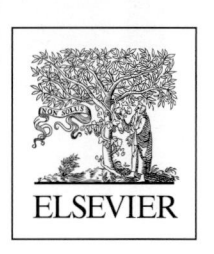

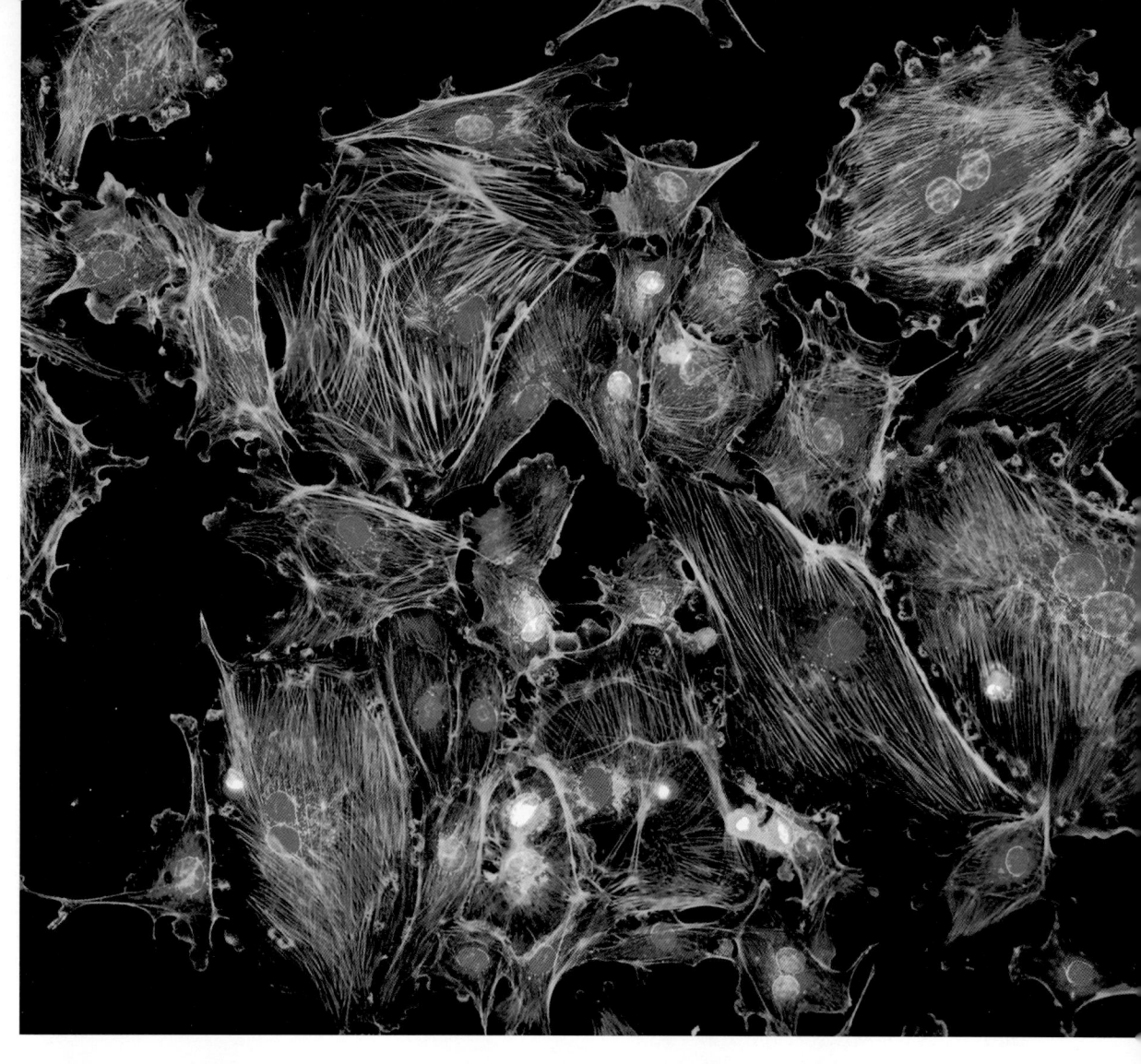

カラーアトラス
機能組織学

原著第2版

Functional Histology　Second Edition

Jeffrey B. Kerr PhD

監訳者　■河田 光博　■小路 武彦

発行：エルゼビア・ジャパン　　発売：医歯薬出版株式会社

翻訳執筆者一覧

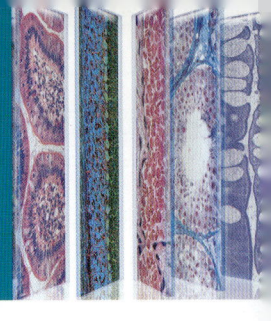

監　訳

河田　光博　京都府立医科大学大学院医学研究科解剖学教室生体構造科学部門　教授
小路　武彦　長崎大学大学院医歯薬学総合研究科医療科学専攻生命医科学講座
　　　　　　組織細胞生物学分野　教授

翻　訳（五十音順）

上田　秀一　獨協医科大学解剖学（組織）教室　教授
小澤　一史　日本医科大学大学院医学研究科 解剖学・神経生物学分野　教授
河田　光博　京都府立医科大学大学院医学研究科解剖学教室生体構造科学部門　教授
小路　武彦　長崎大学大学院医歯薬学総合研究科医療科学専攻生命医科学講座
　　　　　　組織細胞生物学分野　教授
竹田　　扇　山梨大学大学院医学工学総合研究部解剖学講座細胞生物学教室　教授
鶴尾　吉宏　和歌山県立医科大学医学部解剖学第1講座　教授
樋田　一徳　川崎医科大学解剖学　教授
西　　真弓　奈良県立医科大学第一解剖学講座　教授
松崎　利行　群馬大学大学院医学系研究科器官代謝制御学生体構造学分野　教授
由利　和也　高知大学医学部医学科解剖学講座　教授
脇坂　　聡　大阪大学大学院歯学研究科口腔分化発育情報学講座口腔解剖学第一教室　教授

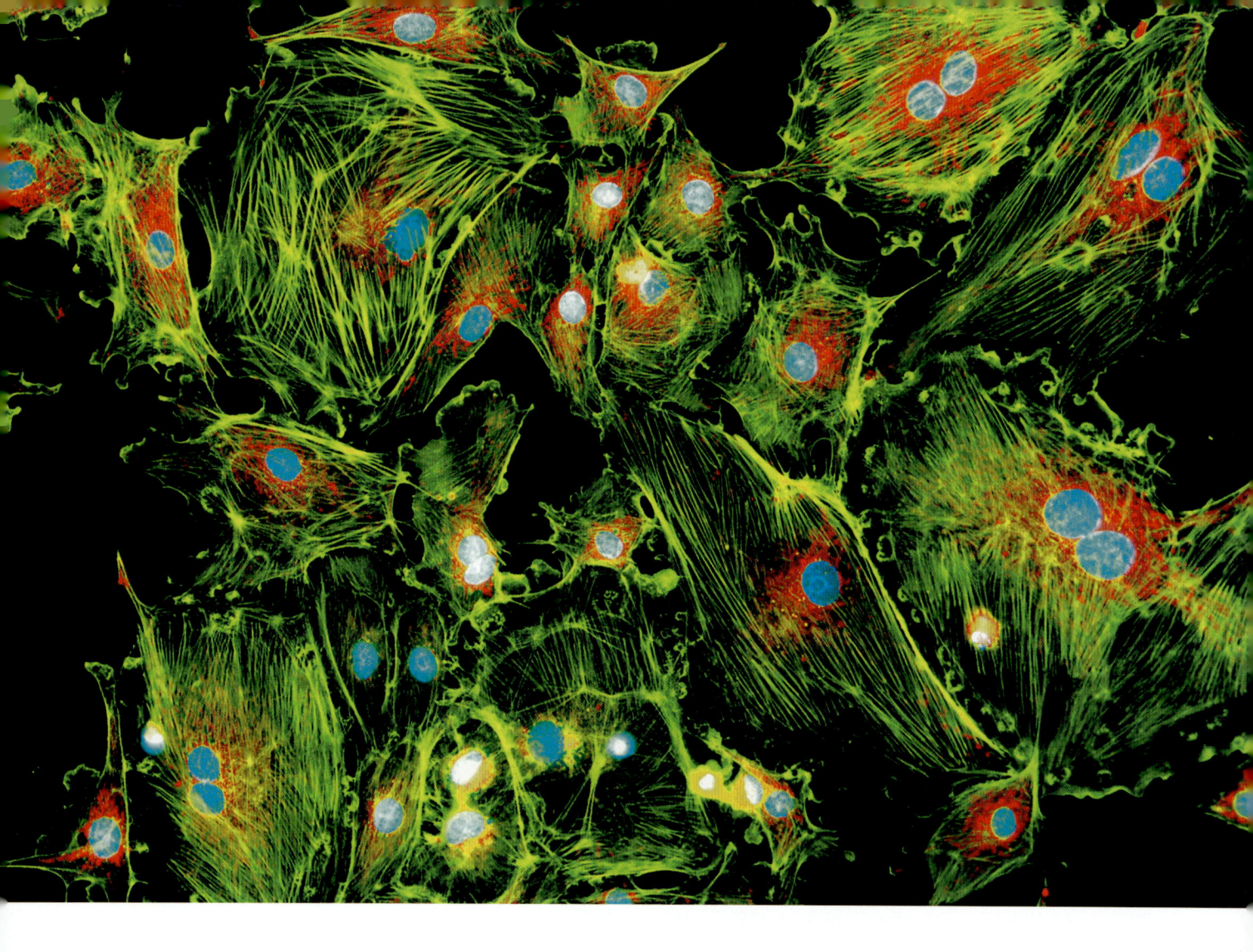

Functional histology
2e

Jeffrey B Kerr PhD

Associate Professor
Department of Anatomy and Developmental Biology
Monash University, Melbourne, Australi

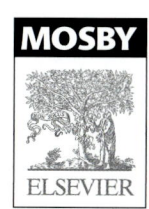

MOSBY
ELSEVIER

Sydney   Edinburgh   London   New York   Philadelphia   St Louis   Toronto

わが妻マーリーンと，息子のジェイミーに

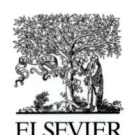

ELSEVIER

Mosby is an imprint of Elsevier

Elsevier Australia. ACN 001 002 357
(a division of Reed International Books Australia Pty Ltd)
Tower 1, 475 Victoria Avenue, Chatswood, NSW 2067

This edition © 2010 Elsevier Australia; images © J B Kerr unless otherwise indicated.
First edition © 1999 Mosby International Limited, © 2000 Elsevier Limited

　本書は著作権により保護されています．1968年の著作権法および2000年の改正著作権法（デジタル化指針）に明示されている場合を除き，本書のいかなる部分も出版社からの書面による事前許可なく転載・再利用，何らかの情報検索システムによる保存，何らかの手段（電子的，機械的，マイクロコピー，複写，録音，その他を含む）による転送を行うことを禁じます．

　すべての著作権者を調査し通知するよう最善の努力を払ったが，十分ではないかもしれません．意図せぬ侵害行為があれば弊社よりお詫び申し上げます．著作権関係の状況について何かお気づきの点があれば，情報をお寄せください．

　本書の内容については慎重に調査・照合を重ね，可能な限り正確な最新情報を掲載するよう努めました．ただし本書に記載されている何らかの処置，治療，薬剤処方，または法的な内容については読者自らご確認ください．本書に由来する何らかの過誤や遺漏によって，人または財産に被害や損害が発生したとしても，本書の著者，協力者，出版社はいかなる責任も負いません．

　本書に掲載されている図版・写真は，出典が明記されているものを除きすべてJeffery B. Kerrが権利を有します．

National Library of Australia Cataloguing-in-Publication Data

Kerr, Jeffrey B.

Functional histology / Jeffrey B. Kerr.
2nd ed.

ISBN: 978 0 7295 3837 4 (pbk.)

Includes index.
Bibliography.

Histology—Atlases.

611.0180222

This translation of *Functional histology, 2e* by *Jeffrey B Kerr* is published by arrangement with Elsevier Australia.

Publisher: Sophie Kaliniecki
Developmental editor: Sunalie Silva and Sabrina Chew
Publishing Services Manager: Helena Klijn
Edited by Deborah McRitchie and Carol Natsis
Proofread by Teresa McIntyre and Kerry Brown
Illustrations by Joseph Lucia
Cover, internal design and typesetting by Modern Art Production Group
Index by Merrall-Ross International

監訳者の序

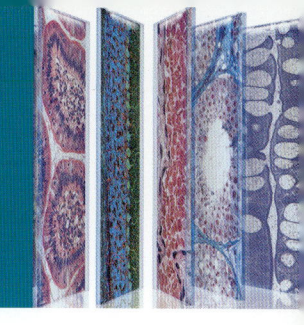

　機能組織学とは，近年，進歩の著しい分子生物学によってもたらされた新たな分子や考え方を取り入れた融合学問，すなわち，機能面に立脚した組織学である．
　著者のKerr博士によって単独で執筆された本書は，ほかの教科書にはない独特の理念とスタイルで貫かれている．

　その特徴の1つは，学習者がどのような考え方で組織学を学べばよいのかについて，一種の物語的，小説的な流れに基づいて執筆されたテキストブックだということである．暗記を得意とする学生には向いていないような書き方に，違和感を覚える読者も多いかも知れない．各章にリズミカルに流れるような文体で記載されている文字の配列は，考える読者を意識したようにも思える．組織学を学ぶ「極意」といった原理原則を基軸に説明文は記載されている．
　2つ目の特徴は，従来の紋切り型の組織学標本に加えて，新しい技術によって得られた標本を相当の数，加えていることである．組織標本を見ながら，分子機能の話をイメージしなければならなかった旧来型組織学では，組織の形態と，それを足場に繰り広げられている分子活動の動態とに乖離があった．組織は組織，分子は分子であるというのが従来の組織学テキストであったと言えよう．それを，このテキストは挑戦的に融合させるべく，蛍光写真を随所に取り込ませながら，分子機能と組織とを融和させているのである．したがって，従来の標本では見ることのできなかった，組織や細胞で繰り広げられている現象を，本書を見ることで，より進化した組織学が習得できるように企画されている．
　単独の著者による，偏向した考え方や表現も数ヵ所認められるが，訳者の方々の努力によってその点は補われている．

　現代はグローバルな時代である．英語が一般的な国際共通言語となされてきている昨今，日本語のみのテキストは，日本をいわば鎖国に追い込むことにもなりかねない．そのようなこともあって，本書においては基本的な英語はできるだけ残すようにした．
　用語は，解剖学用語集を中心に採用したが，細胞生物学や分子生物学の領域で多用されているものも採用した．分子はカタカナ表記によっているため，従来の組織学の教科書に比べ，カタカナ部分が多いのは本書の性格による．

　本書の翻訳にあたって，分担していただいた先生方に心から謝辞を申し上げる．本書によって日本の組織学を学ぶ，医学，歯学，薬学を専攻する学生に加え，生命科学を専門とする学生の若い頭脳が触発され，人体をはじめとする生き物の組織への理解が進めば，監訳者としてのこれ以上の喜びはない．

翻訳者を代表して
2012年12月10日

河田　光博

原著の序

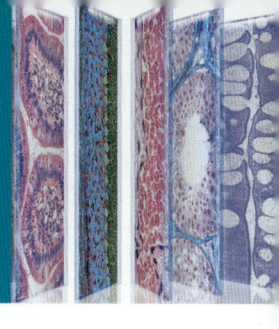

　本書第2版の改正・改訂作業では，生物医科学の最新の文献報告にみられる進展に基づき，組織・細胞生物学の分野における新たな知見を必要に応じて追加した．組織学は今もなお，医師やコメディカルの教育訓練における重要な要素の1つであるが，それは単独の教科として教えられるよりも，大きなカリキュラムに組み込まれていく状況が増えている．しかし，組織学的に重要な概念やその細部を教示することは，簡単に断片化したり組み立て直したりできるものではない．例えば，特定の症例研究や症例シナリオなどの学習教材には馴染まないものである．したがって，本書の各章では，基礎医学で用いられてきた伝統的なアプローチにならい，機能性の観点からみた組織学的知見を説明した後に，それを特定の組織や臓器系に関連づけていく手法をとる．

　組織学の知識は，医学／歯学／獣医学の課程で病理を学ぶための土台となるが，組織学は生物医学領域の基礎研究に従事する学生や大学院生，そして博士研究員にとって，ますます重要なものになっている．健常な状態および実験的に変化を導入した状況において細胞や組織の表現型を同定することは，機能の解明にとって不可欠であり，出生前・出生後の発生について学ぶ上でも同等に重要である．本書の第2章は，こうした必要に応じることを意図している．

　この新版は全体として，医療従事者にとって必要な生物科学の領域に興味をもつ人々，そして，ともに新たな発見を成し遂げ，細胞や組織の機能についての知識を進展させていく学術研究分野に身を置く人々のために作られている．必要に応じて，それぞれの生理学や生物化学との関連から臓器や器官系の生物学について考察を加え，その後に，それらを構成する個々の細胞や組織の役割についての情報を記した．

　本書のような書籍を読むことは，組織学に習熟するための極意があるとすれば，ほんの一部にすぎない．顕微鏡で切片を調べたり，デジタル画像を研究したり，さらには観察対象が何でありどのように機能するのかを見つけたりするときにこそ，あなたの知識が真に試される．もし本書がそうした成果を挙げるために少しでもお役に立つのであれば，生物医学教育への貢献という本書の目標が成就するであろう．

2009年　JB Kerr

謝　　辞

　私が大いなる意欲をもって本書の改訂と刷新に取り組むことができたのは，研究助手や大学院生，博士研究員の諸君とともに日々研究に従事したことに加え，医学および科学を学ぶ学生たちを教える中で貴重な影響を受けたためだ．毎週誰かが常識をはるかに超える質問を投げかけてきた．この点で，彼らの探究心は，標準的な教科書を調べるだけでは見つからない，最新の文献の中に見出されるべき答えを探すための刺激の役割を果たした．答えは原著論文や最新のレビュー論文の中で見つかることもある．「今，目にしているものは何ですか」「この機能は何ですか」といった質問に答えようとするなら，十分に情報を得ておくことが求められるのだ．この意味で，私は上に挙げたすべての諸君に感謝したい．

　多数の図版を同僚の研究者や科学者の方々が提供してくださった．惜しみなくご協力くださるとともに，図の出典をご教示くださったことに御礼申し上げたい．表紙の画像は，Olympus Australia 社の Rishi Raj 氏から快くご提供いただいた．

　第2版を出版する機会を与えてくださった出版社，Elsevier Australia 社に御礼申し上げる．Helena Klijn 氏と助手の Carol Natsis 氏は不断の努力を発揮して，テキストと図版を整理し，見事なページデザインに仕上げてくださった．このことがどれほど助けになったかわからない．お力を貸していただいたことに感謝を申し上げたい．

　最後になるが，家族の支えがなかったなら，本書の改訂作業は終わる見込みすら立たなかっただろう．マーリーンとジェイミーへ，忍耐と理解を示してくれたことへの感謝の気持ちを，ここに記す．

2009 年　JB Kerr

査読協力者

Christine Lunam, BSc (Hons), PhD
Senior Lecturer, Anatomy & Histology
Flinders Medical Science & Technology,
School of Medicine, Flinders University,
Adelaide, Australia

Julie Haynes, BSc, PhD
Senior Lecturer, Anatomical Sciences
School of Medical Sciences, University of Adelaide,
Adelaide, Australia

Julie Haynes, BSc, PhD
Lecturer, Division of Basic Medical Sciences
(Anatomy), St George's, University of London, England

Christoper R Murphy, BSc, PhD, DSc
Borsch Professor of Histology & Embryology Professor
of female Reproductive Biology
Sydney Medical School, The University of Sydney,
Sydney, Australia

Anthony Woods, BA, BSc, PhD (Hons), PhD, MAIMS
Associate Professor
School of Pharmacy & Medical Sciences,
University of South Australia, Adelaide, Australia

目　次

監訳者の序　　v
原著の序　　vii
謝　辞　　viii

1　細　胞　　1
2　様々な組織の起源　　61
3　血　液　　77
4　上皮組織　　95
5　結合組織　　117
6　筋組織　　137
7　神経組織　　161
8　循環器系　　189
9　皮　膚　　207
10　骨格系　　223
11　免疫系　　257
12　呼吸器系　　287
13　口腔・歯と唾液腺　　305
14　消化管　　323
15　肝臓，胆囊，膵臓　　355
16　泌尿器系　　373
17　内分泌系　　393
18　女性生殖器系　　413
19　男性生殖器系　　441
20　特殊感覚　　469

付　録：染　色　　491
索　引　　492

細 胞 The cell

細胞の研究には長い歴史があり，Robert Hooke が乾燥したコルクの切片を観察し，細胞について初めて記載したのは 1665 年であった．

細胞質に細胞核の存在が知られたのは 1831 年で，1839 年までには動物の組織も植物の組織も細胞から構成されることが認められるようになり，細胞説が提唱された．1855 年には Virchow が「すべての細胞は既存の細胞からできてくる」との結論を下した．この考え方は病理学にとって，また細胞の起源を考える上で革新的なものであった．そして現在では，われわれはすべての細胞は究極的には卵と精子からできてくることを知るに至ったわけである．

この章では細胞の構造と機能について述べる．細胞生物学の研究のほとんどは，細胞を構成するすべての部品を見い出し，それぞれの機能を理解しようとするものである．細胞を構成するすべての分子や構造について包括的に述べるのは本書の目的から外れるものであり，細胞の分子生物学を含め，細胞の機能について最新の知識を得ようとするのであれば細胞生物学の教科書や関連のある雑誌で学ぶことを勧める．

細胞は次の 2 つの基本的なグループに分けられる．

- **原核細胞** *prokaryotes* ——細菌，さらに分類すると**真正細菌** eubacteria と**古細菌** archaea
- **真核細胞** *eukaryotes* ——その他のすべての細胞，すなわち原生動物，真菌，植物，動物

古くから原核細胞と真核細胞は分けて考えられてきたが，最近の研究では，これまで考えられてきたように両者がはっきりと区別できるものではないことがわかってきた．

原核細胞は細胞膜をもつが，DNA（デオキシリボ核酸）は核の中に存在せず，細胞質には一般的に小器官がない．

真核細胞の最も重要な構造上の特徴は，細胞内の構成要素を仕切る細胞内膜系が発達していることである．構成要素としては核と細胞質に大きく分けられる．哺乳類の組織は，光学顕微鏡で識別できる数百種類の細胞（その多くは発生に伴って分化したか，既存の細胞が変化したものであるが）と，多種の細胞外物質から構成されている．

あたりまえかもしれないが，組織学においては大きさの概念が重要であることはいうまでもない．しかしながら，組織切片を観察する上で，大きさを相対的にとらえることの重要性は忘れられがちである，あるいは理解されていない．大きさの認識がないと，どのような構造が同じレベルで存在するのか，ある構造の内部にあるのか外部にあるのか，あるいはどれほどの大きさであるはずなのかといったことが見当もつかない．図 1.1 には単位について，図 1.2 には細胞や組織の

単位	サブ単位	例
1 cm	10 mm	器官またはその一部
1 mm	1,000 μm	小生物
0.1 mm	100 μm	組織構成物
1,000 nm	1 μm	細胞小器官，細菌
1 nm	10 Å	分子
0.1 nm	1 Å	原子

図 1.1　組織学および細胞生物学で用いられる単位

細胞と組織	大きさ	細胞と組織	大きさ	細胞と組織	大きさ
長い軸索	1 m	受精卵	200 μm	肝細胞	25 μm
最長の筋細胞	30 cm	細動脈	30〜200 μm	好中球	12 μm
グラーフ卵胞	2 cm	精細管	180 μm	毛細血管	4〜10 μm
肝小葉	0.7〜2 mm	卵細胞	100〜150 μm	赤血球	7 μm
厚い表皮	1.5 mm	薄い表皮	100 μm	血小板	2〜3 μm
絨毛	1 mm	巨核球	50〜70 μm	ミトコンドリアの幅	0.5 μm
細気管支	0.5〜1 mm	黄体細胞	30〜50 μm	光学顕微鏡の解像度	0.2 μm
骨単位	200 μm	膵臓の腺房	40 μm	細胞膜	10 nm

図 1.2　組織学の典型的な大きさ

細胞

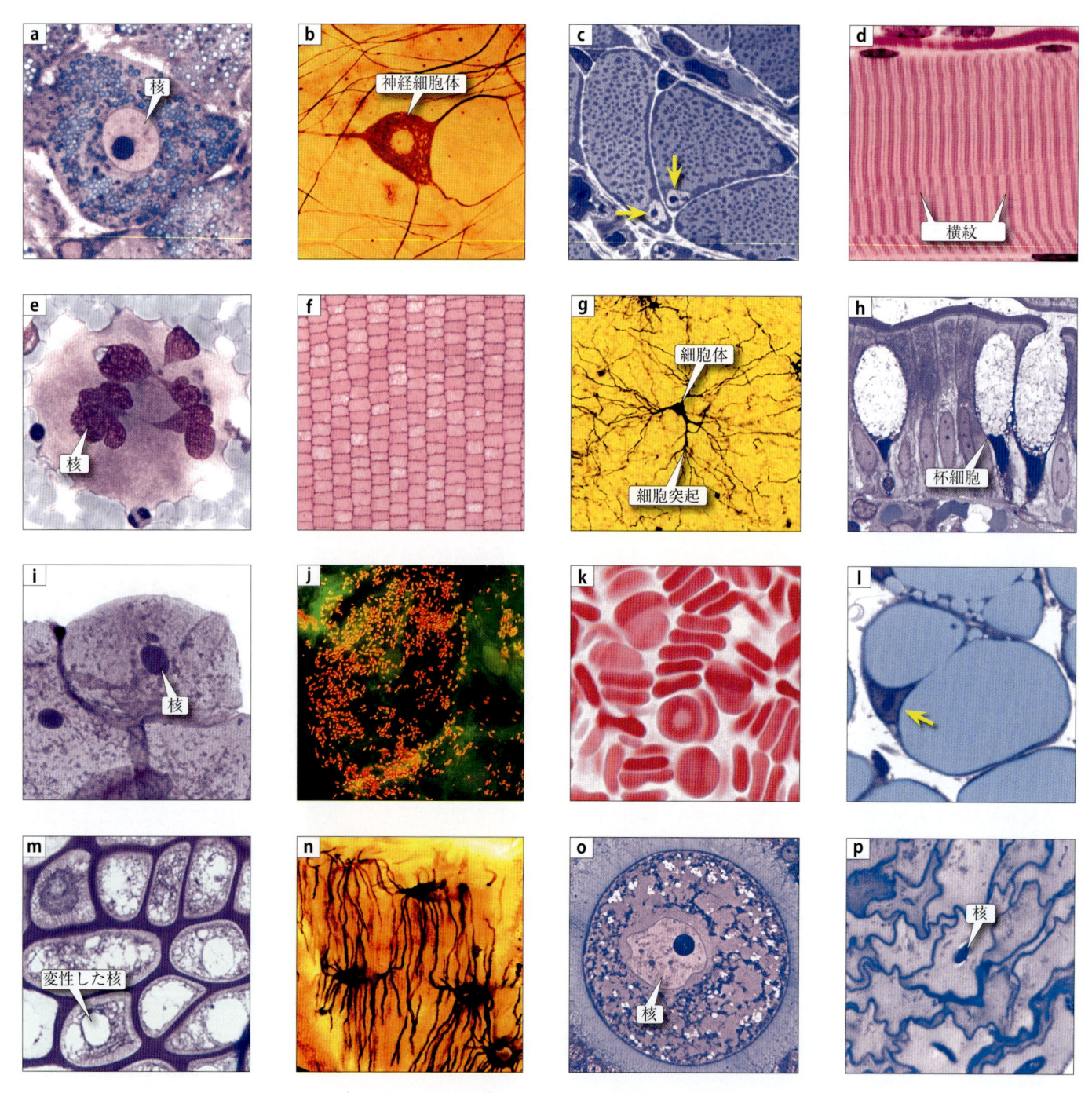

図1.3 a 大きな核，中央に核小体，広い細胞質をもつ典型的な細胞，b 細い樹状突起をもつ神経細胞体，c 辺縁部に核（矢印）をもつ骨格筋細胞，d 細胞質に収縮タンパク質が密に規則正しく配列した骨格筋細胞，e 分葉核をもつ巨核球，f 核をもたない水晶体線維，g 脳のグリア細胞，h 腸管の背が高い杯型をした杯細胞，i 頬粘膜の扁平な上皮細胞，j 口腔細菌（橙色）と頬粘膜細胞（緑色），k 赤血球，l 辺縁に核（矢印）をもつ脂肪細胞，m 軟骨細胞と変性した核，n 細胞質の突起を多数もつ骨細胞，o 中心に核があり，細胞質が豊富な卵母細胞，p 変性し濃縮した核をもつ表皮細胞．

大きさの目安となるものの例を示した．

ほとんどの細胞には核と細胞質があるが（図1.3a〜p），例外もある．例えば，赤血球，多くの水晶体線維，皮膚の角質層などは核をもたない．血小板は細胞質の断片で，これも核をもたない．

細胞のもつ重要な機能特性としては以下のとおりである．
- 遺伝子プログラム
- 運動と形の変化
- 成長と増殖
- コミュニケーション
- 代謝
- 自己調節

動物細胞には核と細胞質があり，細胞ごとにそれぞれ形態的な特徴を有するので，個々の細胞を同定するのは比較的容易である．細胞の周囲の環境は定義として細胞外と呼ばれる．細胞外には多くの構成成分があり，それらは不定形あるいは無構造であるために同定するのが難しい．細胞内，細胞表面および細胞外の構造を学ぶにあたっては以下のカテゴリーに分類して考える．

- **核 nucleus**：膜で囲まれた構造で**染色体** chromosome 上に遺伝情報を含んでいる．通常は球形から卵円形をしているが，細胞の種類によっては様々な形をとりうる（例：好酸球では高度に分葉化，精子細胞では扁平から錐体形，腸管の吸収細胞では薄く引き伸ばされた形など）（図1.4a〜c）．
- **細胞質 cytoplasm**：核の周囲の細胞質には**基質** ground substance または**サイトゾル** cytosol と呼ばれるものが存在する．これは水とタンパク質（両者を合わせて細胞の全重量の85％を占める），核酸，糖複合体，脂質，無機イオン，多くの小さな代謝産物などから構成されるゾル−ゲル状の物質である．サイトゾルには，小器官と呼ばれ特有の代謝機能を担う，主に膜で囲まれた小さな構造物が浮遊状態で存在する．封入体もサイトゾルに存在するが，これは代謝活性をもたず，貯蔵物または蓄積物を含み，細胞を特徴づける細胞質の一時的な構造となりうる．**細胞骨格** cytoskelton は細胞内部の支持構造，枠組みとなり，細胞の運動，可塑性を与えている（図1.5）．
- **細胞表面 cell surface**：細胞の外縁は，**細胞膜** cell membrane または**細胞膜** plasma membrane で囲まれる．

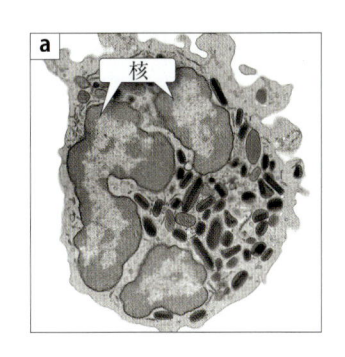

図1.4a 分葉核
3つの部分に分葉した1つの核をもつ白血球（好酸球）．ヒトでは核は2葉に分かれるが，このような電子顕微鏡観察用の薄い切片では分離された核のように見える．×5,500．

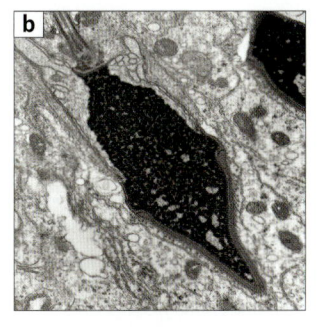

図1.4b 梨状核
梨状の形をしたヒトの精子細胞の核．高度に凝集したクロマチンがみられる．×9,000．

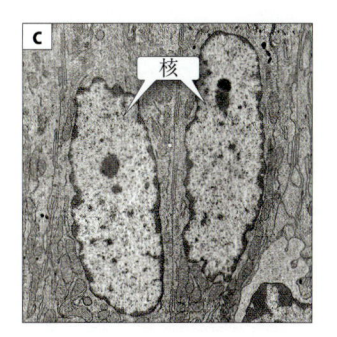

図1.4c 楕円形の核
腸管吸収上皮細胞に典型的な細長い核がみられる．×2,500．

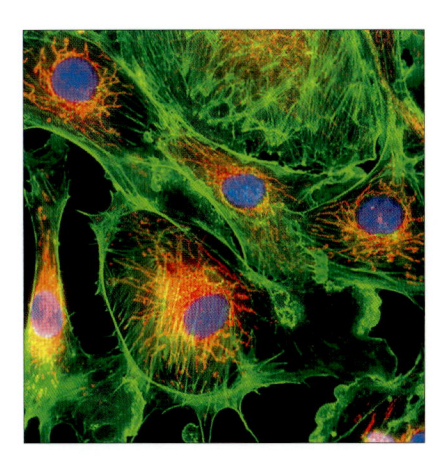

図1.5 細胞骨格
内皮細胞の細胞骨格を蛍光染色した．ミクロフィラメント（フルオレセイン染色，緑色），微小管（ローダミン染色，赤色），核（DAPI染色，青色）．×1,050．

細胞膜は，物質の出入りを規定するものであると同時に，細胞同士の結合にも関与している．指状突起や運動装置といった細胞表面の構造は，細胞に共通してみられる特徴である（図1.6）．

- **細胞外物質** extracellular material：細胞外物質には血漿やリンパ，組織液のような液状のものや，結合組織中の**コラーゲン** collagen や**エラスチン** elastin のような線維が存在する．コラーゲンやエラスチンは**プロテオグリカン** proteoglycan や**糖タンパク質** glycoprotein のような巨大分子を豊富に含むゲル状基質の中に存在する（図1.7a, b）．

細胞は驚くほど複雑である

細胞の超微細構造写真の多くは透過型電子顕微鏡で得られた二次元の画像である（図1.8）．細胞表面や細胞内構造を三次元画像として得られるのは走査型電子顕微鏡である．近年，共焦点蛍光顕微鏡やデジタルデコンボリューション顕微鏡の発達により，細胞の構造や機能解析が格段に進んだ．生きた細胞を四次元（三次元空間に時間を加えて）で観察する技術が進歩すると，細胞生物学のさらなる発展が期待できる．

そうなるとわれわれは，二次元の顕微鏡画像をどのように生きた状態に関連づければよいのだろうか．ここで，考慮すべき点が2つある．

1. われわれが見ているのは本当の細胞の構造なのか？
2. 細胞の中を限りなく拡大してみるとどのようなものなのか？

1について，われわれは本当の細胞の構造を見ているといって良い．その証拠として，次の2つの事実が挙げられる．第一に，生きた細胞を抽出して高解像度の位相差顕微鏡や微分干渉顕微鏡などの光学顕微鏡で観察した細胞の形，大きさ，細胞構成物の分布などは固定をして電子顕微鏡で観察した結果と一致している．

第二としては以下のとおりである．生きた組織を液体窒素，プロパン，エタン，ヘリウムなどですばやく凍結すると，組織の表面から 50 μm までは氷晶の形成がなく急速な凍結が得られる．凍結して不動化した細胞を注意深く溶解し，クライオ電子線トモグラフィーで観察すると，細胞の様子は通常の化学固定された細胞とほとんど同じ構造であることがわかる（図1.9）．

上記の2について細胞の中を限りなく拡大すると，それは非常に驚くべきものがあり，その複雑さには目を見張るものがある．細胞は内部の秩序を保ちつつも常に動いているものであるから，その複雑さはある程度想像できる．もしも細胞が高度に秩序立った構造をしていなければ，それはただの水と高分子の塊が散在した状態にすぎないだろう．工場が種々の個々の仕事をまとめて最終的に製品を完成させているように，細胞も無秩序の中から秩序立った構造を作り出しているのである．われわれはこの無秩序さをエントロピーといっている．エントロピーとは，熱力学の第二法則から得られた概念で，すべては無秩序に向かって進んでいる．

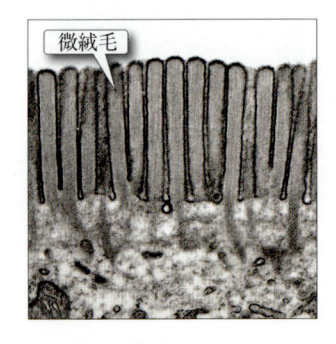

図1.6 微絨毛
特殊な細胞質の突起である微絨毛は，物質の効率的な吸収のために細胞膜表面積を増大させている．腸管上皮細胞は細胞あたり数千もの微絨毛をもっている．×15,000.

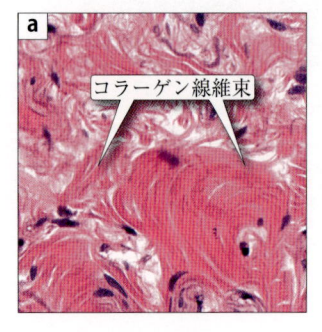

図1.7a 細胞外物質
線維芽細胞が合成し，細胞の周囲を埋め尽くしたコラーゲン線維束がみられる．ヘマトキシリン・エオジン（HE）染色，パラフィン切片．×300.

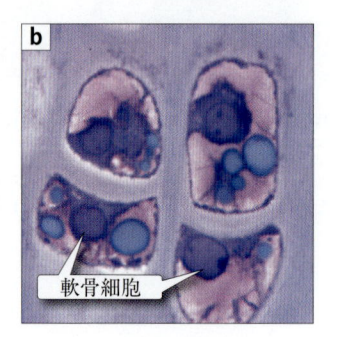

図1.7b 細胞外物質
軟骨細胞を取り囲む細胞外基質は均一に見えるが，コラーゲン線維とプロテオグリカンを含む．トルイジンブルー染色，アラルダイト切片．×700.

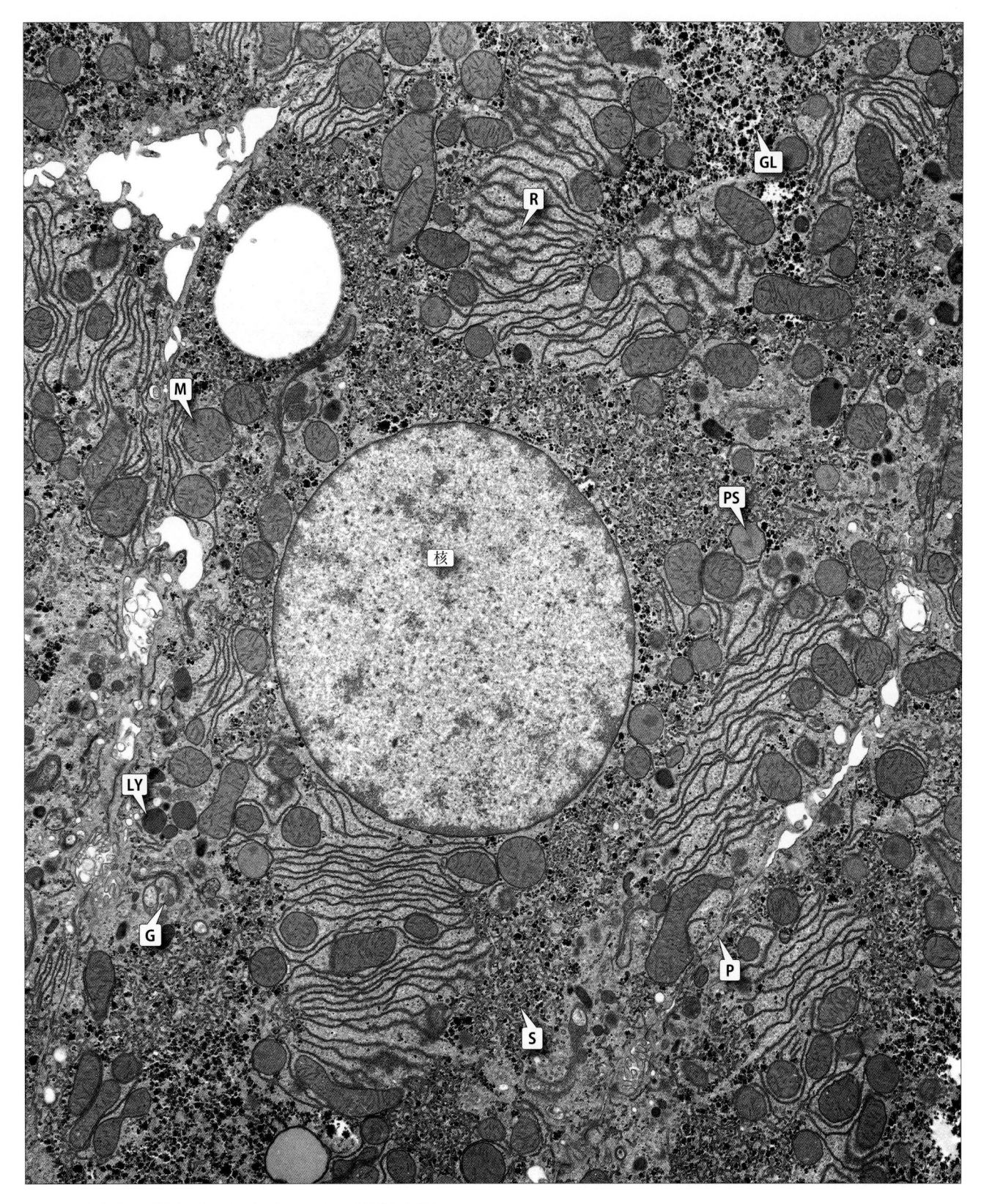

図 1.8 肝細胞の非常に薄い切片（60 nm）の超微細構造
哺乳類細胞の構成要素の多くを見ることができる．典型的な肝細胞は直径が約 25 μm なので，細胞全体を見るには 400 枚以上の連続切片を観察しなければならない．中央の核を取り囲んで，細胞質には多くの膜で囲まれた小器官や封入体がみられる．ミトコンドリア（**M**），粗面小胞体（**R**），滑面小胞体（**S**），リソソーム（**LY**），グリコーゲン（**GL**），ゴルジ装置（**G**），細胞膜（**P**），ペルオキシソーム（**PS**）．× 9,700．

秩序と無秩序 Order versus chaos

　細胞は，いかにしてエントロピーに対処しているのだろうか？　例えて言うならば，修理工というのは道具が整然と並んだ作業場をもっている．道具は自らその場所に整然と並ぶのではなく，修理工が並べるのであり，それにはエネルギーを要する．すなわち，エネルギーが無秩序から秩序を作り出しているのである．修理工がもっている道具の数は 50 〜 100 くらいかもしれないが，細胞は 100 億ものタンパク質を含んでいるのであるから，細胞にとってのエントロピーの障壁は驚くべき大きさである．

　細胞は複雑な生物学的装置とエネルギーを利用して，分子の無秩序から秩序を形成し，各分子が適切なときに適切な場所に保たれているのである．これは細胞内にコンパートメントを築くことでなされている．多くの細胞には，それぞれ分かれてはいるが共同作業を行う小領域が存在する．これによって，細胞は原料を加工して高分子を合成することや，物質輸送，刺激への応答，病原体からの防御，残骸の除去，形の変化，そのほか様々な現象を可能にしているのである．

コンパートメントとパッケージング Compartments and packaging

　ここで初めの疑問に戻り，細胞の内部はどのように構成されているのかを述べたい．細胞の内部構造については電子顕微鏡による発見が大きい．図 1.10a と図 1.10b ではそれぞれ，生物学を学ぶ学生には親しみの深い，肝細胞と膵臓の外分泌細胞の電子顕微鏡写真を示した．いずれの細胞も細胞内には膜で囲まれた，あるいは膜に囲まれていない多くの器官（小器官）がみられる．

　簡単な数学的な公式を用いれば，電子顕微鏡で得られた二次元画像の解析により，膜で囲まれたコンパートメントの面積比や容積比は比較的容易に算出できる．また例えば，ある小器官の表面積が細胞の単位体積に占める割合である相対表面密度なども公式から算出できる．

　計算により算出されたこのような数値は，細胞生物学の教科書ではよく目にするが，膜の量や区画化の程度はあまり正しく理解されていない．細胞の膜の面積は多くの場合，面密度，すなわち細胞の単位体積あたりに含まれる膜面積として，$\mu m^2/\mu m^3$ またはより簡単に μm^{-1} で表記される（図 1.11）．

　多くの細胞は，膜の面密度として 20 〜 40 μm^{-1} であるが，

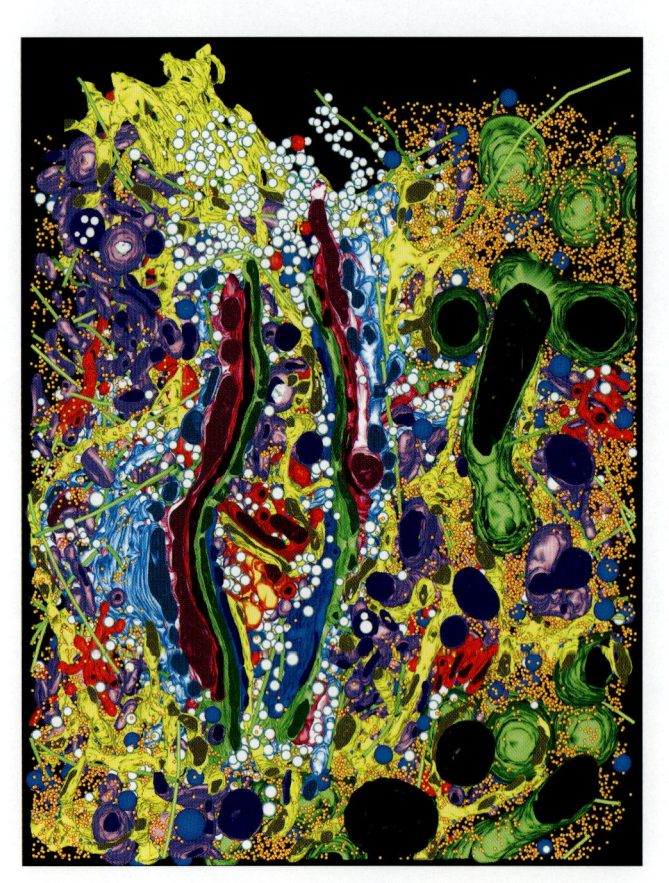

図 1.9　インスリン分泌細胞のゴルジ領域（垂直に配列した膜層板）の三次元モデル

高圧凍結，凍結置換，プラスチック包埋細胞の 3 枚連続切片（400 nm 間隔）を構築した．この画像は 2 軸電子線トモグラフィーにより再構築された 12 μm^3 の領域である．ゴルジ装置−緑色，栗色，薄い青色，濃い青色；小胞体−黄色；ミトコンドリア−緑色；遊離リボソーム−橙色；微小管−黄緑色；有芯小胞−水色；クラスリン非被覆小胞−白；クラスリン被覆小胞・膜−明るい赤色；クラスリン陰性膜・小胞−紫色．× 13,000.（Courtesy B Marsh, Institute for Molecular Bioscience, University of Queensland; from data published in: Marsh BJ, et al. Organellar relationships in the Golgi region of the pancreatic beta cell line, HIT-T15, visualized by high resolution electron tomography. PNAS 2001; 98: 2399-406.）

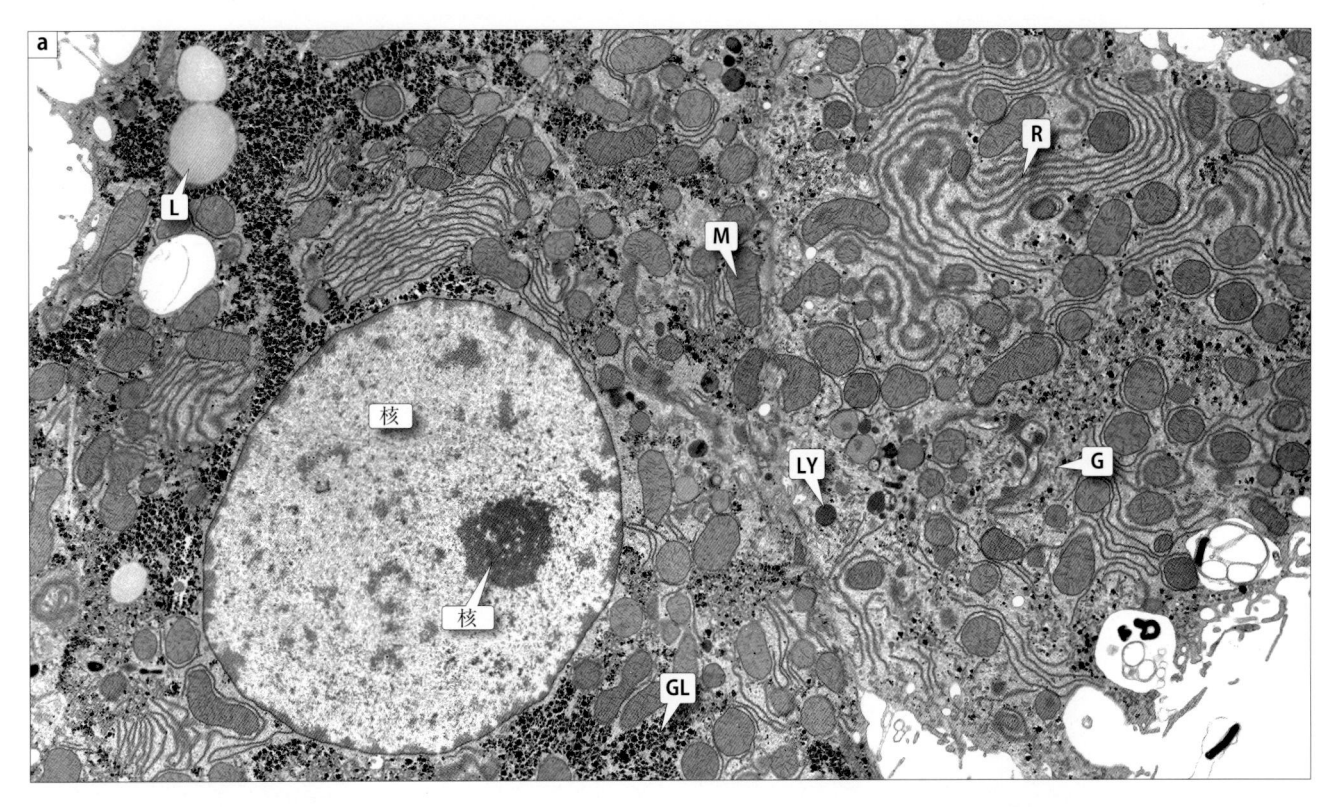

▲図 1.10a　肝細胞の超微細構造
肝細胞には肝臓の多くの代謝機能と関係する細胞機構を見ることができる．粗面小胞体（**R**），ミトコンドリア（**M**），グリコーゲン（**GL**），リソソーム（**LY**），ゴルジ装置（**G**），脂質（**L**）．× 5,500.

▼図 1.10b　膵臓外分泌細胞の超微細構造
膜で包まれたコンパートメントに分泌酵素が入っている．粗面小胞体（**R**），ゴルジ装置（**G**），濃縮空胞（**C**），チモーゲン顆粒（**Z**）．× 11,000.

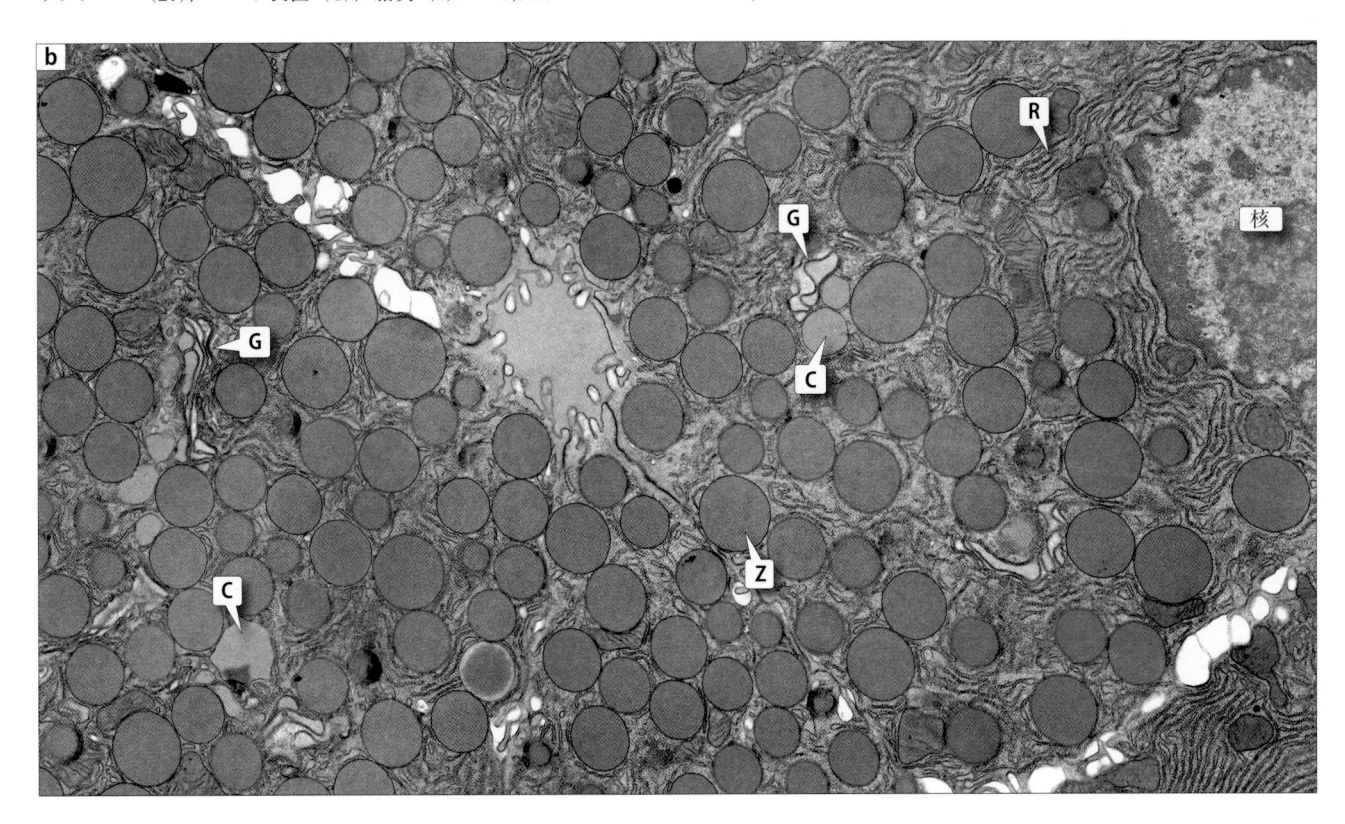

この意味はなかなか理解できないだろう．しかし，$1\ \mu m^{-1}$は$1,000\ m^2/L$に相当するといわれると，真核細胞は莫大な量の膜をもっているということが理解できるであろう．

しかし「莫大な」というと，どれくらいなのだろうか？細胞の微細構造の詳細な図解だけでは細胞の中での本当の大きさの情報を得にくい．電子顕微鏡写真であっても，それは細胞の中のきわめて薄い切片上での画像であるので，十分な大きさの情報は得られない．事実，直径$20\ \mu m$の細胞の電子顕微鏡写真は，実際の細胞の$1/400$または0.0025%の範囲を示しているにすぎない．

図1.12は肝細胞，膵臓の外分泌細胞，精巣の**ライディッヒ** Leydig 細胞の膜面積に関する基本的な数値を比較したものである．

細胞ごとに体積は異なり，膜の総表面積に関しては$13,000 \sim 100,000\ \mu m^2$以上と大きく異なることがわかる．数値が大きいのは確かであるが，聞き慣れない単位であるがゆえに，本当のスケールのイメージがわかず，この数値がいかなる意味をもつのかが理解し難い．そこで，肝細胞，膵臓の外分泌細胞，精巣のライディッヒ細胞を，それぞれゴルフボールの大きさに拡大して考えてみると，膜の総表面積はそれぞれ，$737\ m^2$，$436\ m^2$，$385\ m^2$という数値になる．参考までにシングルスのテニスコートは$196\ m^2$である．

それゆえ，細胞の内部構造は驚くほど複雑である．膜の表面積の話はこの中のほんの一部の話にすぎない．

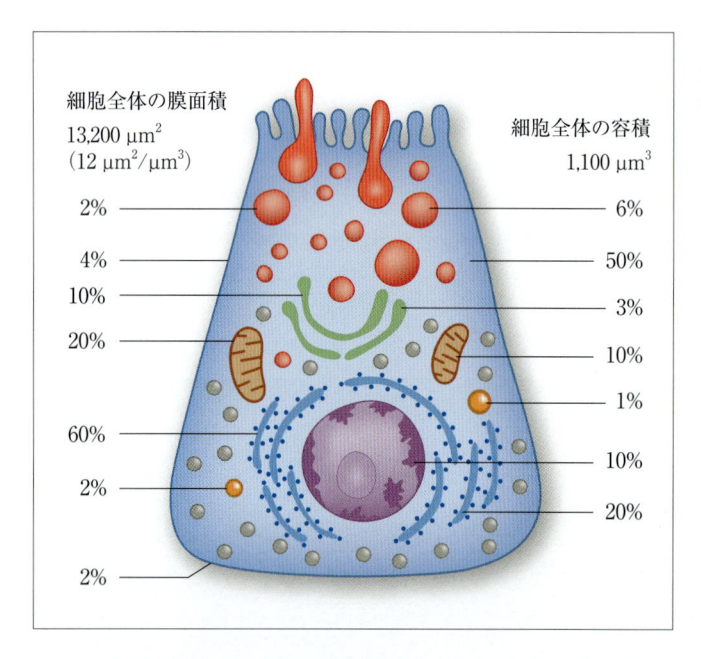

図1.11　タンパク質分泌を行う膵臓腺房細胞のような典型的な外分泌細胞の模式図
細胞の平均容積は$1,100\ \mu m^3$である（各小器官の容積が細胞全体の容積に占める割合は右に示してある）．細胞全体の膜面積は$13,200\ \mu m^2$である（各小器官の膜面積が細胞全体の膜面積に占める割合は左に示してある）．こうした概算により，いかに多くの膜が狭い容積の中に詰め込まれているかを知ることができる．

膜の種類	膜の表面積（μm^2）		
	肝細胞 （体積 $5,000\ \mu m^3$）	膵臓外分泌細胞 （体積 $1,000\ \mu m^3$）	精巣ライディッヒ細胞 （体積 $4,000\ \mu m^3$）
細胞膜	2,200	650	2,400
粗面小胞体	38,000	7,800	770
滑面小胞体	18,000	100	32,000
ゴルジ装置	8,000	1,300	900
ミトコンドリア　外膜	8,000	500	2,600
内膜	35,000	2,200	5,600
核	220	90	220
分泌顆粒	不明	380	不明
リソソーム	450	不明	500
ペルオキシソーム	450	不明	600
エンドソーム	450	不明	200
合　計	110,000	13,000	46,000
1細胞をゴルフボールの大きさとしたときの膜の総表面積	$737\ m^2$ $27 \times 27\ m$	$436\ m^2$ $21 \times 21\ m$	$385\ m^2$ $19.5 \times 19.5\ m$

図1.12　3種類の細胞の膜の種類ごとの表面積の比較（電子顕微鏡写真に基づく解析）

混み合った細胞質 The crowded cytoplasm

細胞内の膜について理解するために，次に膜がどのように分布して特定のドメインを形成しているかを学ぶ．生物学の教科書では**細胞質** cytoplasm をサイトゾルまたは**基質** ground substance と呼ぶことが多いが，その成分のほとんどは水で，そこに無機イオンと有機高分子が加わっている．

サイトゾルはゾルとゲルの混合状態にあり，水状のゲルのようなものである．通常の電子顕微鏡写真を見ると，形として見える細胞質のコンパートメント以外の部分には水分が豊富に存在していて，何もないように見える．しかし実際の様子は少し異なる（図1.13）．例として，**血液** blood を考えてみる．血液を遠心して，有形成分である**赤血球** erythrocyte や**白血球** leukocyte を沈殿させて得られた**血漿** blood plasma は，薄く黄色みを帯びた透明な液体である．そこには**アルブミン** albumin や**グロブリン** globulin，フィブリノーゲン fibrinogen といったタンパク質や他の溶質，気体，栄養分，ホルモンなどが溶けている，あるいは懸濁状態になって存在している．この概念は細胞質にもあてはめることができる．血漿では約90％が水であるが，細胞では全重量の70％が水で，26％が高分子である．

細胞内の水相には細胞内で機能する分子の大半が含まれている．それゆえ，水は生命にとって最も重要な分子であるといえる．サイトゾルは非常に混み合っている．タンパク質と**リボ核酸** ribonucleic acid（RNA）は約300 mg/mLで存在し，これは重量に換算するとアスピリン1錠がわずか1 mLの水に溶けているのと同じことで，きわめて濃いものである．

どのようにして莫大な数の高分子が，適切なときに適切な場所で機能しているのかを知ることはとてもできないが，サイトゾルとその中に存在する膜コンパートメントは，単なる液体で満たされた袋ではないということがわかるであろう．

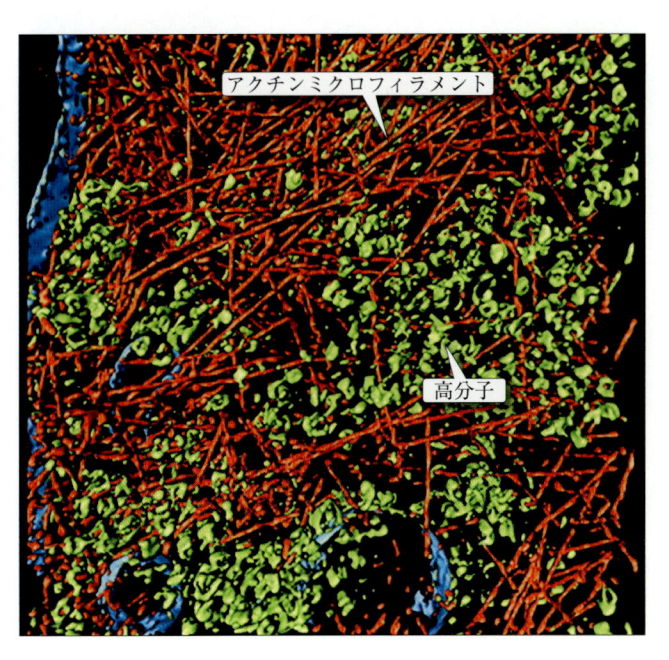

図1.13 クライオ電子線トモグラフィーによる粘菌の細胞質の一部の三次元再構築
傾斜角を変えて複数の画像を取得し，コンピューターで構成したもの．赤い直線状の構造が細胞骨格（アクチン）であり，リボソームと高分子を緑色，膜を青色で示している．×100,000．(Courtesy O Medalia, Max Planck Institute of Biochemistry, Germany.)

細胞の構成
細胞膜 Plasma membranes

　細胞膜は厚さ8～10 nmの**脂質二重層** lipid bilayerからなる流動性のある細胞の境界で，タンパク質が二重層を貫いて存在するか，外表面あるいは内表面に結合するように存在している．電子顕微鏡で観察すると，2本の密度の高い暗い線（脂質二重層）があり，その間に明るい隙間が位置し，全体で3枚の構造として観察される（図1.14a, b）．脂質は膜を形成し，変形や融合が可能で，水溶性成分が細胞内から漏れだすのを防いでいる．膜タンパク質は，脂質二重層を通過する分子の輸送経路を形成したり（図1.14c），受容体として作用したり，細胞内の細胞骨格の構造的な支持となったり，膜上での酵素反応を行ったりしている．高分子やさらに大きな小胞や微生物，細胞の残骸などは，エンドサイトーシス endocytosisやエキソサイトーシス exocytosisによって取り込まれたり放出されたりする．エンドサイトーシスでは膜の一部が分離して小胞として細胞内に取り込まれ，エキソサイトーシスでは分泌物が小胞に詰め込まれて，小胞が細胞膜と融合することで内容物が細胞外へ放出される．

> **Tip**：細胞膜は厚さわずか10 nmであるが，隣接する細胞との境界はパラフィン切片を光学顕微鏡で観察しても確認できる．そこには2枚の細胞膜があり，間に細胞外の物質が染色されて存在していることによる．

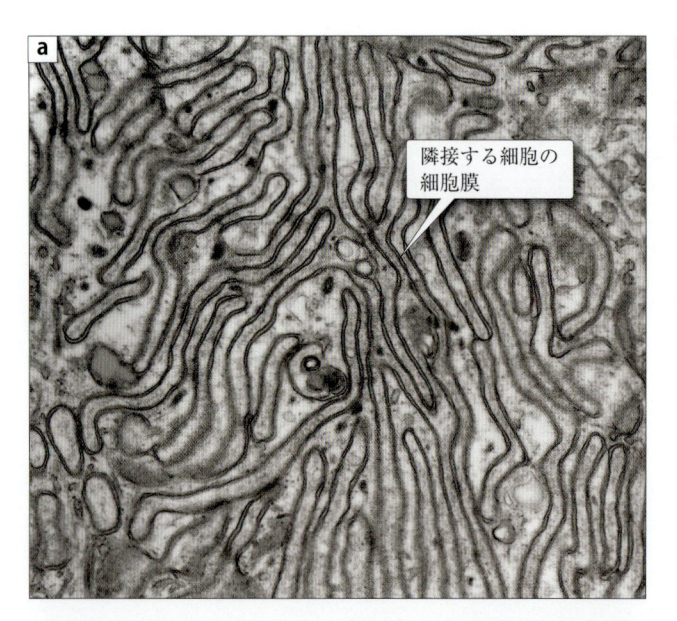

図1.14a　小腸上皮細胞細胞膜の細胞嵌合の超微細構造
高度に折りたたまれ，ヒダを形成した細胞膜によって細胞の側壁面の表面積が増大している．ナトリウムイオンと塩化物イオンが細胞質から狭い細胞間隙に出ることで，管腔から血管系への水分の吸収を促進している．×20,000.

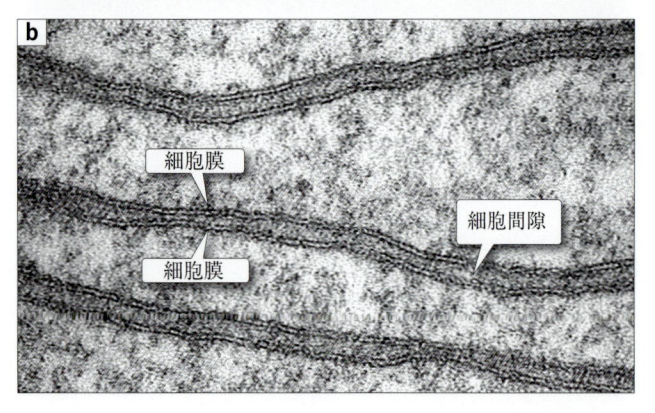

図1.14b　細胞膜の超微細構造
細胞膜は2層の暗い線（約3 nm）と1層の明るい線（4 nm）の3層構造として観察される．暗い部分は組織の固定液として用いられるオスミウムが，リン脂質の外側の頭部に沈着したもので，中央の明るい部分はオスミウムが沈着しなかった炭化水素鎖である．膜と膜の間のやや暗い部分は細胞間隙である．×160,000.

細胞の内部構造 Internal structures

細胞内構成要素の多くはいろいろなカテゴリーで分類できるが，基本的には代謝を営む，合成を行う，エネルギー依存性の，あるいはエネルギー産生機能をもつ構成要素と，これらとは無関係の構成要素として分類される．前者には**細胞小器官** organelle が含まれる．すべての細胞小器官は組織切片か培養細胞で，特異染色または蛍光色素での標識によって光学顕微鏡で見ることができる．細胞小器官は真核細胞に特徴的なものであるとされている．しかし「小器官」（といっても実際には膜で囲まれた小胞であるが）は細菌でも見つかっている．これら細菌の「小器官」は特異的な酵素を含み，似通った構造は真核細胞である寄生虫の一部にも見つかっている．原核細胞と真核細胞との境界はこれまで考えられていたよりも不明瞭であるようだ．最近の知見では，これまで真核細胞に特異的であると考えられていたある種の細胞骨格フィラメントが，原核細胞にも存在することがわかってきた．

核 Nucleus

核 nucleus は遺伝子の貯蔵場所として，細胞の構造と機能の青写真を維持する小器官であるといえる．多くの異なる分子が核と細胞質との間で交換される．核は，他の多くの細胞質の構成要素と同様に，非常にダイナミックであり，細胞分裂時には形を失い，分裂が終わり新たな細胞ができると再び形成される．

核は通常直径5～10 μmであり，**内膜** inner nuclear membrane と**外膜** outer nuclear membrane からなる**核膜** nuclear envelope で包まれている．内膜と外膜との間は30 nm ほどの間隔があり，**核膜腔（核周囲腔）** perinuclear space と呼ば

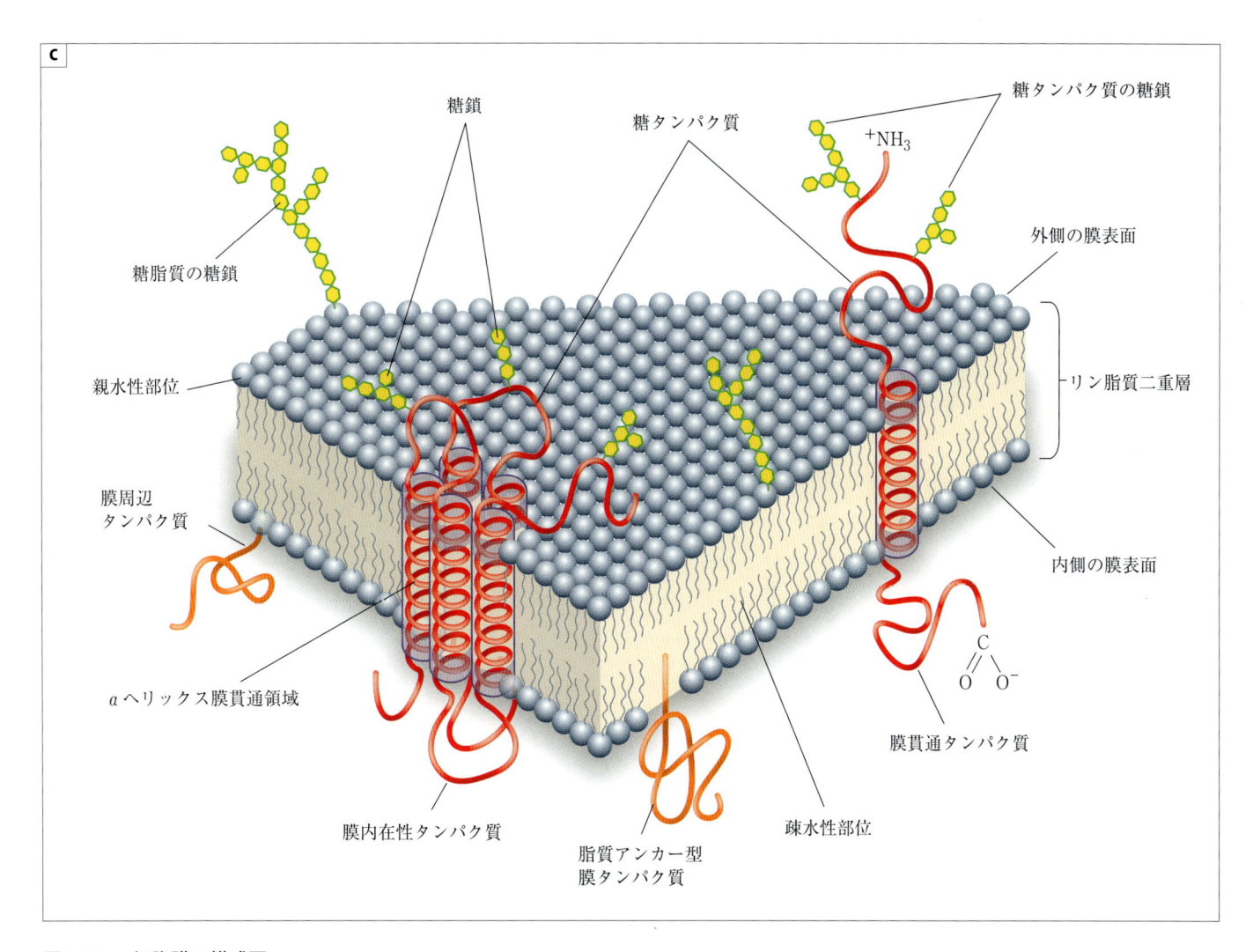

図 1.14c　細胞膜の模式図
細胞膜はリン脂質二重層で親水性の部分と疎水性の部分はそれぞれ外側，内側に面している．膜に埋め込まれたタンパク質は似たような配列を示し，タンパク質のほとんどは側鎖に糖鎖をもつ糖タンパク質である．これらの膜タンパク質は酵素として働いたり，細胞骨格の結合部位となったり，受容体や輸送体として働いたりする．受容体や輸送体として働くタンパク質は膜を貫通している．

細胞の構成

れている（図1.15a）．外膜には**リボソーム** ribosome が点在し，**粗面小胞体** rough endoplasmic reticulum（rough ER）と連続している．つまり，タンパク質合成は核のすぐ近くで行われているのである．**イムノグロブリン** immunoglobulin を合成している**形質細胞** plasma cell では，核膜腔はしばしば分泌タンパク質によって拡張している（図1.15b）．

内膜の内側には**核ラミナ** nuclear lamina と呼ばれる線維性タンパク質の網目構造の薄い層があり，核の形を保っている．核ラミナは，核内の骨格として核の形を保つ働きのある核マトリックス matrix と結合し，おそらく染色体の移動と関係していると思われる．

核膜孔 Nuclear pores

核膜孔 nuclear pore は核膜を貫く穴またはチャネルであり，核への出入口となり，核内の環境を細胞質と連絡している．核膜孔は，染色体の複製や転写に必要な酵素やタンパク質が細胞質から核内へ入る場所となり，RNA や一部合成されたリボソームなど，細胞質で必要とされるものが出る場所となる．核膜孔の分布は，台所の水切りボールの穴のように見える（図1.16）．おそらく1つの核に数千の核膜孔が開いていると思われる．

核膜孔は車のホイールのように見え，カメラの絞りのように中心の穴が開閉し，種々の大きさの分子の通過を調節している．

核膜は裂ける――文字通り多くの細胞で裂けるのである．なぜか？　それは，細胞が分裂するときには複製された染色体が**微小管** microtubule に付着し，互いに反対の極へと引かれていかなければならないからである．これによって染色体は2つの**娘細胞** daughter cell へと分配されるのである．この点に関しては後の「細胞分裂」の項で詳しく述べたい．

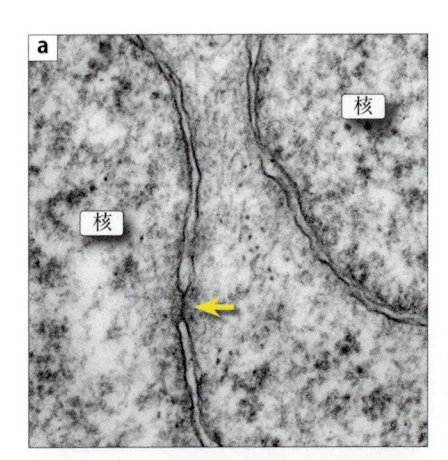

図 1.15a　核膜の超微細構造
核膜は内膜と外膜からなり，両者の間は 10～30 nm の腔がある．核膜を核膜孔（矢印）が貫いているが，ここには1枚の隔膜があるように見える．三次元的には核膜孔は小さな樽状の構造をしていて，核と細胞質との間の物質交換の場となっている．×54,000.

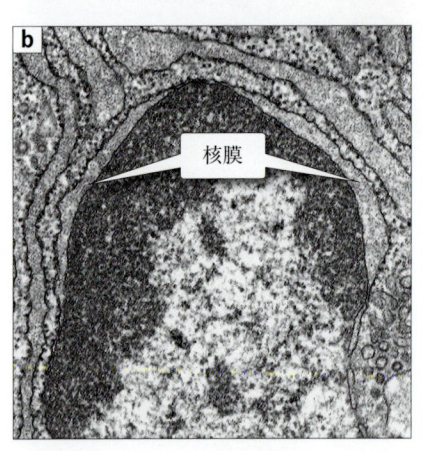

図 1.15b　核膜の超微細構造
外膜にはリボソームが付着している．核膜腔は拡張し，粒子状の物がみられる．粗面小胞体と核膜が連続していることがわかる．×22,000.

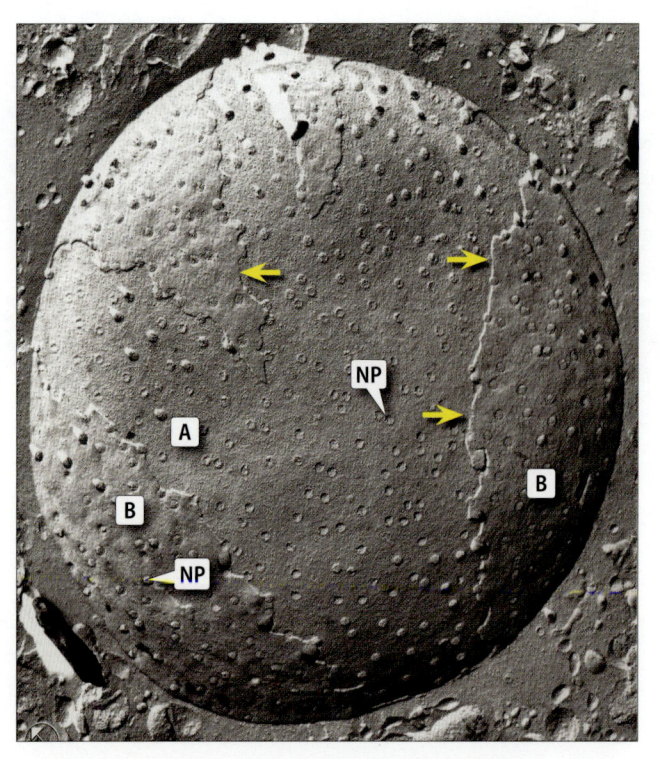

図 1.16　フリーズフラクチャー法による超微細構造
内膜（**A**）と外膜（**B**）には多くの核膜孔（**NP**）がみられ，その数は1つの核あたり数千にものぼる．核膜孔の部分では内膜と外膜が融合している．核膜孔は核膜の両側を結ぶ円柱で，多くの高分子の出入口となっている．矢印は内膜と外膜の移行部を示している．×13,500.
(Courtesy L Orci, University of Geneva; from Orci L, Perrelet A. Freeze-Etch Histology. Heidelberg: Springer-Verlag, 1975.)

核小体 Nucleolus

核小体 nucleolus はリボソーム製造工場であり，1つの細胞に1つ以上の核小体が存在する．核小体は核内で三次元的に区画化された領域の1つであり，複数の染色体に分かれて存在する**リボソーム RNA** ribosomal RNA（rRNA）遺伝子群とともに，rRNA合成および初期リボソーム産生の場となっている．核小体の大きさはその活性レベルと関係している．タンパク質合成が盛んな細胞では，核小体は核の20%またはそれ以上の体積を占めるようになる（図1.17）．

直径約2μmの核小体には，**核小体糸** nucleonema と呼ばれる構造がみられる．核小体糸とは線維状あるいは球状の構成要素が，顆粒状の構造物に結合したような構造として認められる（図1.18a，b）．線維状の部分はrRNAをコードしているDNAを含み，球状の部分はrRNA分子がタンパク質（細胞質から運ばれてくる）とともに形成したリボソームサブユニットを含んでいる．リボソームサブユニットは核膜孔を通って細胞質へと輸送される．核小体を欠損する変異体の胎仔はrRNAを合成できずに発生の初期の段階で死んでしまう．

最近の研究により，核小体からは数百種類のタンパク質が同定され，それらの多くはリボソームの構築に働くことが知られている．残りのタンパク質の働きはわかっていない．

最近，**翻訳** translation が核内で起こりうるという証拠が得られているが，これはまったく新たな概念である．細胞質では間違ったタンパク質が合成されないような仕組みがあるが，もしも不完全な**メッセンジャー RNA** messenger RNA（mRNA）が核内で翻訳されると，間違ったタンパク質が合成されうる．もし，核内での翻訳が行われているのであれば，核または核小体にはmRNAが細胞質に放たれる前に，その品質をチェックするための機構が必要となる．

核にはこのほかにも**斑点** speckle，**ジェム** gem，**分裂体** cleavage body，**カハール体** Cajal body などと呼ばれる多くの小さな構造がみられる．カハール体は，RNAスプライシングに関与する分子の組み立てや，修飾に関係する場と考えられているが，その証拠は乏しい．

クロマチンと染色体 Chromatin and chromosomes

適切に染色された切片を光学顕微鏡で観察すると，非分裂期（**分裂間期** interphase）の細胞の核の**クロマチン**（**染色質** *chromatin*）は，淡い粒子状の部分と，明瞭な密に凝集した部分からなるのがわかる．淡い顆粒状の部分は**ユークロマチン**（**正染色質** *euchromatin*）と呼ばれ，遺伝子が盛んに転写されている部分である．一方，密に凝集した部分は**ヘテロクロマチン**（**異染色質** *heterochromatin*）と呼ばれ，転写されていない部分である．ユークロマチンもヘテロクロマチンも分

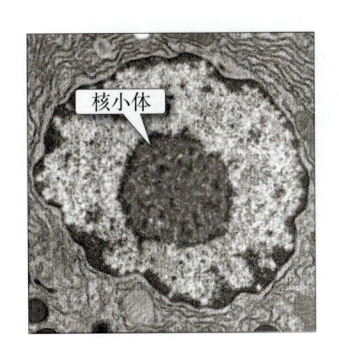

図1.17 核小体
核小体はリボソーム RNA（rRNA）とリボソームサブユニットを合成する場であり，複数の染色体由来のrRNAをコードする遺伝子を含んでいる．核小体には転移RNA（tRNA）をコードする遺伝子も含まれている．この細胞のように，リボソーム合成が盛んな細胞では核小体が大きい．核小体はリボソーム合成が行われていない細胞ではみられず，有糸分裂の間も消失する．×6,000.

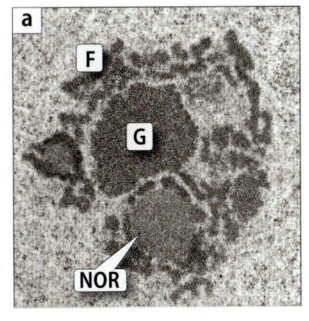

図1.18a 核小体の区画
核小体内に，rRNA遺伝子からなる核小体形成部位 nucleolar-organizing region（NOR），RNAとリボソームタンパク質を組み立てるための顆粒状構成要素（G）と線維状構成要素（F）がみられる．×8,000.

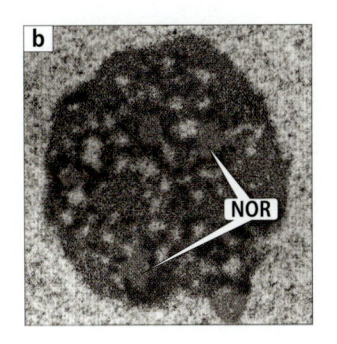

図1.18b コンパクトな核小体の詳細
複数の核小体形成部位（NOR）と，線維状構成要素および顆粒状構成要素からなる核小体糸がみられる．×11,000.

裂間期の細胞のクロマチンにみられ，それぞれ核内で別々の領域を占めている．これらのクロマチン以外の領域には，核から細胞質へ輸送されるRNAが含まれている．**染色体**同士は絡み合っていないで，分裂の際にはほどけたりちぎれたりすることなく2つの細胞に分けられる．ヘテロクロマチンとユークロマチンの割合や分布パターンはしばしば細胞特異的で，細胞の同定を容易にすることもある（図1.19a，b）．分裂の直前にクロマチンは高度に凝集し，染色体として観察されるようになる（図1.20a，b）．クロマチンは，DNAとそれに密に結合した**ヒストン** histone（5つの主なタイプからなる塩基性タンパク質），さらにヒストン以外のタンパク質との複合体である．クロマチンにはDNAの約2倍のタンパク質が存在し，染色体の質量の約10％はDNAから転写されたRNA鎖である．

クロマチンを構成する最小単位は**ヌクレオソーム** nucleosomeである．ヌクレオソームは直径約10 nmで，約146塩基対の二本鎖DNAがヒストン四量体に巻きついた構造である．さらに，10～80塩基対からなる短いリンカーDNAがヌクレオソーム同士を連ねている．ヌクレオソームとクロマチンの関係は図1.21に描かれている．つまり，各染色体は1本の長く連なったヌクレオソームが線維状にまとまったものである．通常の組織切片で，分裂期以外の細胞のクロマチンを電子顕微鏡で観察しても，その微細構造の詳細はほとんどわからない．なぜならば，クロマチンの分子構造はきわめてコンパクトであり，その構成要素はほとんど見えないからである．特殊な処置をして，染色体を抽出し，

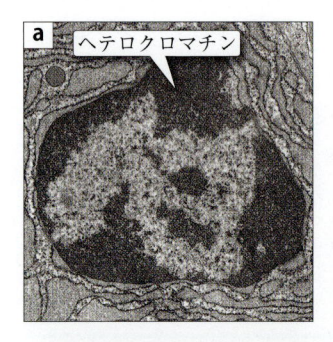

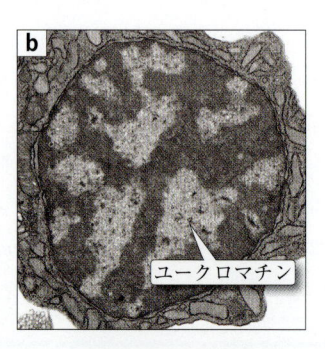

図1.19a，b　ヘテロクロマチンの含有量と分布様式の違い
ヘテロクロマチンが核膜に付着して分布する状態（**a**）と，核全体に広がる状態（**b**）．bは有糸分裂の前期でクロマチンの凝集が起こっている状態である．電子密度の低い部分はユークロマチンであり，クロマチンは脱凝集していて，転写が行える状態である．×8,000．

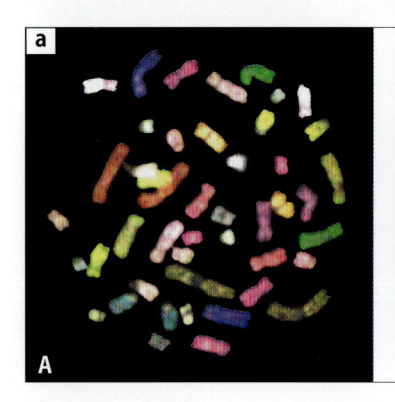

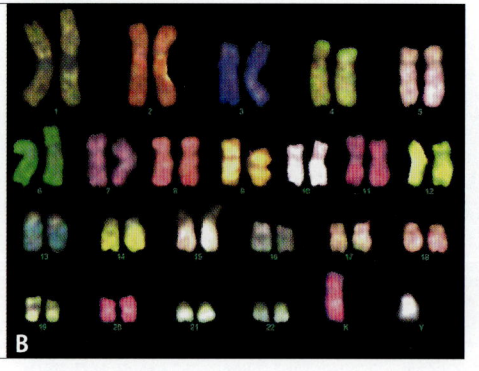

図1.20a　染色体
蛍光 in situ ハイブリダイゼーション（FISH）法により，染色体特異的な蛍光標識相補的DNAプローブを用いて24本の染色体を色分けした様子．**A** 正常ヒトの中期．**B** 染色体の長さとセントロメアの位置によって並べた染色体核型．(Courtesy R Anderson, MRC Radiation and Genome Stability Unit, Harwell, UK.)

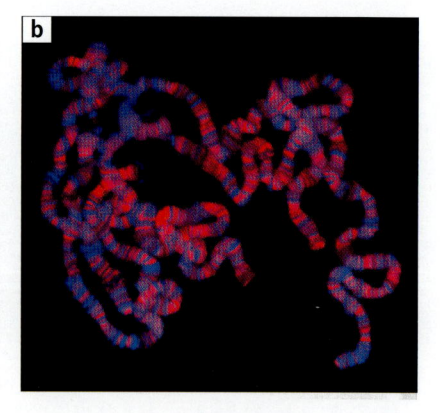

図1.20b　大きな多糸染色体
ショウジョウバエの多糸染色体には縞模様が目立つ．この写真ではヘキストでDNAを標識し（青色），染色体の構造を保つタンパク質であるChromatorを抗体で染色した（赤色）．×700．(Courtesy KM Johansen, Iowa State University; J Cell Science 2006; 119: 2332-41.)

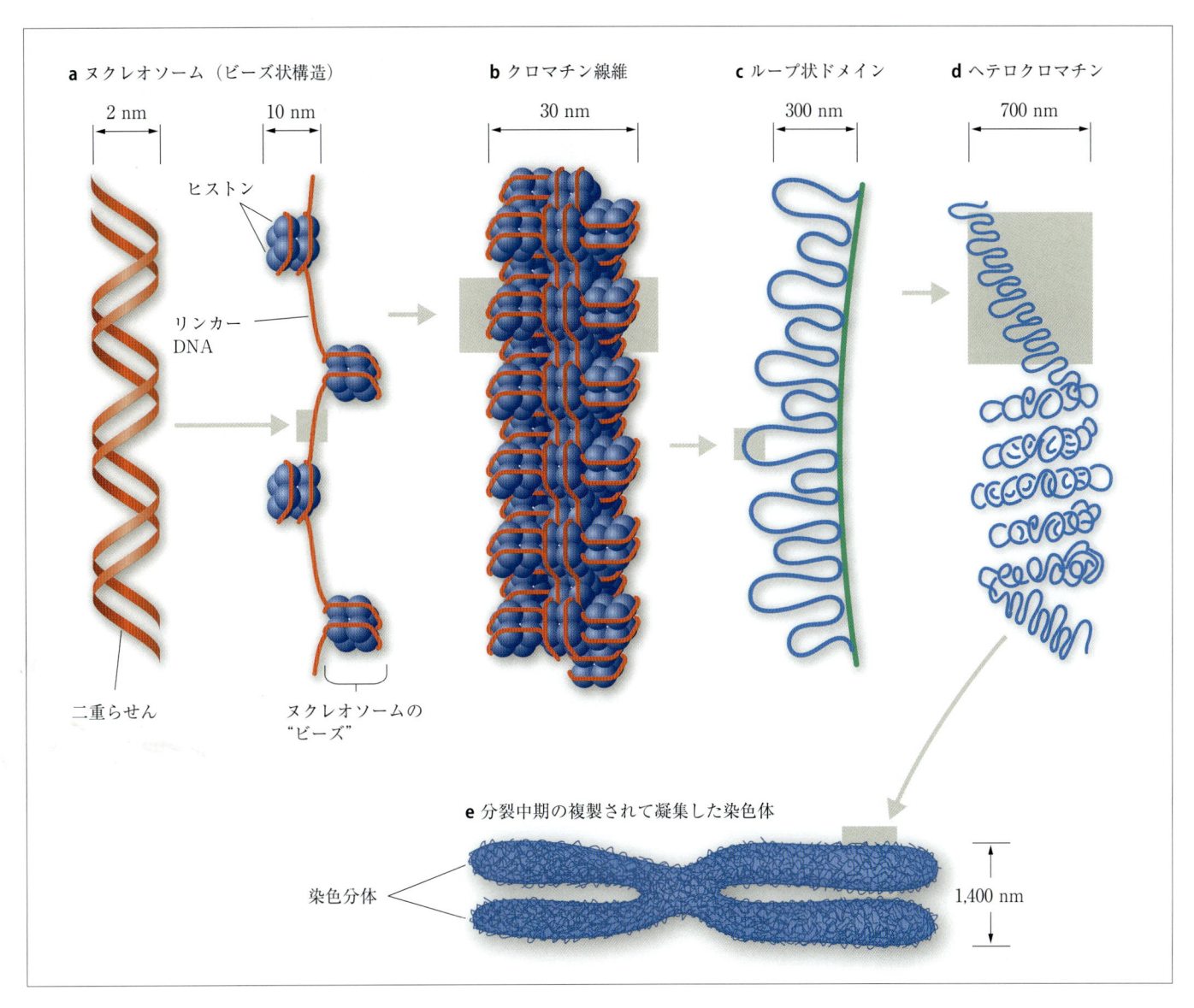

図1.21 染色体の階層構造を説明する模式図
a 糸で連ねたビーズのように，DNAの二重らせんがヒストンタンパク質に巻きつく．b スーパーコイル状に密にたたまれ，クロマチン線維となる．c 線維がループ構造をとり，足場となるタンパク質につなぎ留められる．d 高度に折りたたまれてヘテロクロマチンとなる．e 染色体腕としてコンパクトになる．

ヒストンタンパク質を除去した試料を観察すると，ほどけたDNAを観察することができる（図1.22）．X線結晶回折法を用いると，ヌクレオソームの三次元構造を観察することができる（図1.23）．電子顕微鏡像からは，クロマチン内のDNAはきわめてきつく詰め込まれていることがわかる．こうして，核内にある長さ約1.8 mのDNAは，直径わずか5〜6 μmに収められている．染色体1本の長さは4〜5 μmであるが，ここにはおそらく10 cmものDNAが含まれている．つまり20,000倍もコンパクトになっていることになる．

ヒトの全ゲノムgenomeのうち，わずかに2%以下の遺伝子がRNAとタンパク質をコードしていて，それ以外はRNAもタンパク質もコードしていない．ゲノムのおよそ半分はDNAの繰り返し配列の数百万にも及ぶコピーからなっている．これらのDNAの繰り返し配列や，残りの約半分を占める非コード領域のほとんどは，その機能がわかっていない．

遺伝子は，その機能とは関係なく，むしろ細胞が分化するなかでの発現時期ごとにまとまって，無数の集団を形成していると考えられている．つまり，遺伝子はゲノム内でまったくランダムに並んでいるわけではない．

ヒトゲノムの配列や機能はこれまでに精力的に調べられてきたが，なかでも第5, 16, 19染色体は特に注目された（参照：http://www.jgi.doe.gov/）．第5染色体は923のタンパク質をコードする領域と，**遺伝子砂漠** gene desertと呼ばれる膨大な非コード領域からなる大きな染色体で，これらの非コード領域は多くの脊椎動物で保存されている．遺伝子砂漠は物理的に離れた遺伝子の発現を調節していると考えられている．第16染色体は880の遺伝子からなり，多くのそれ自身（第16染色体）のコピー，あるいは他の染色体のコピーも存在している．また，第16染色体には乳がんや**クローン病** Crone diseaseに関係する遺伝子が存在する．第19染色体には，心臓病や糖尿病と関係する遺伝子を含めて1,460もの遺伝子が存在し，ゲノムに占める遺伝子の割合が他の染色体の2倍にものぼる．

クロマチンには特別な領域がある．ヘテロクロマチンだけは光学顕微鏡で容易に観察できる．なぜならば，ヘテロクロマチンは密度が高く凝集していて，染色されやすいからである．凝集したヘテロクロマチンではDNAは転写されない．ヘテロクロマチンはしばしば一部が核膜につなぎ留められている．ヘテロクロマチンには全ゲノムのわずか10%が存在するに過ぎず，機能遺伝子はほとんど含まれず，多くの繰り返し配列が存在する．ほとんどのヘテロクロマチンは構成的なヘテロクロマチンである．これは永久的に凝集していて転写されない，いわゆるジャンクDNAを含んでいる．**セントロメア** centromereと**テロメア** telomere（図1.24）は構成的なヘテロクロマチンに覆われており，その繰り返し配列が染色体の結合や分配，安定性に寄与している．テロメアは染色体の端をシールして安定化している．しかし，体細胞ではテロメアDNAは細胞分裂時に完全には複製されない．細胞分裂の回数が限界に達すると，テロメアの長さはもはや染色体の端を保護できないほどに短くなってしまう．これにより染色体が異常に付着しやすくなったり，融合しやすくなったりして細胞死に至る．機能的なヘテロクロマチンと呼ばれる部位は，一時的に凝集し不活性になっているクロマチンを含んでいて，細胞のタイプや機能と関係が深い．例としては，女

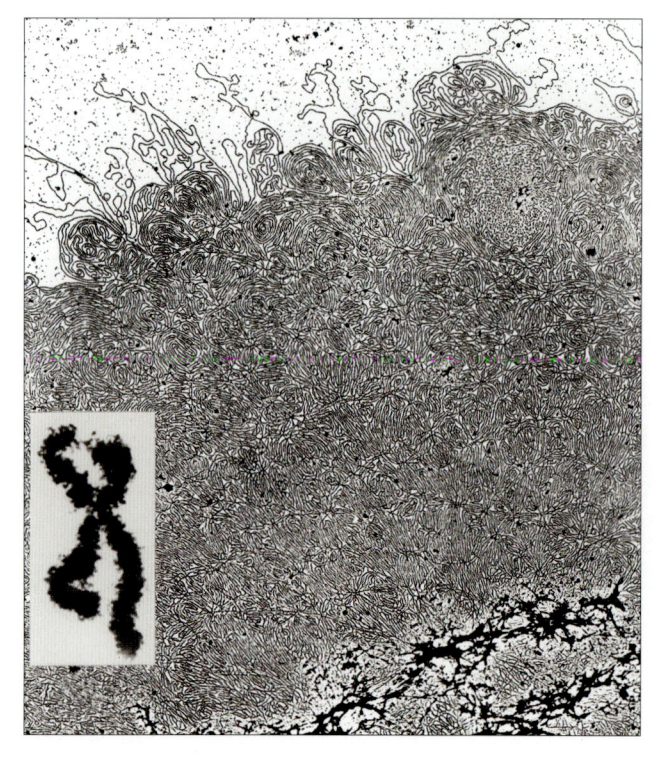

図1.22 染色体の一部の超微細構造
染色体からヒストンを抽出して，DNAを4 nmのフィラメント状にほどいてある．×10,000．(Courtesy U Laemmli, University of Lausanne, Switzerland.)

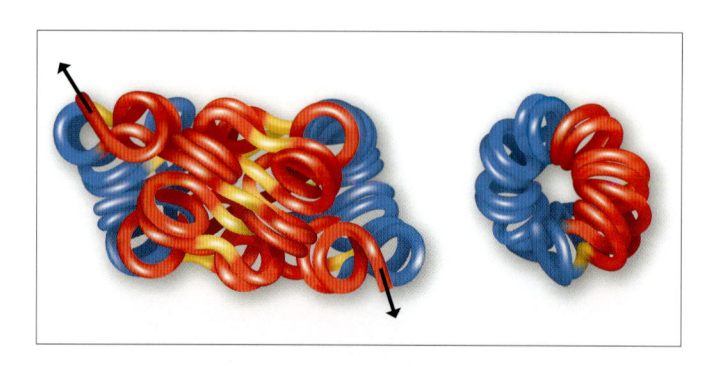

図1.23 ヌクレオソームを形成するDNAのモデル
ヌクレオソームが配列して，直径約30 nmの筒状コイルを形成している．コアDNAは赤色と青色，リンカーDNAは黄色で示してある．(Modified from Dorigo B, et al. Science 2004; 306: 1571-3.)

性の細胞における片方のX染色体の不活性化である．一方で，ユークロマチンは光学顕微鏡では観察できず，電子顕微鏡でも淡い粒子状のものとして観察されるにすぎない．これはDNAに到達しやすく，転写しやすい状態にあることを示している．

ヒトや他の動物，植物のDNA配列を解読することは，分子生物学のブレイクスルーであるといわれてきたが，アデニン，グアニン，シトシン，チミンからなる30億塩基対の配列を明らかにすることがどれほど重要なのであろうか？　ヒトの脳や神経系の複雑さを考えてみた場合，脳は宇宙で最も複雑な1.5 kgの塊であるが，その細胞内のDNAだけがその構造と機能を支配しているのだろうか？　25,000のヒトの遺伝子が，いかにして1,000億のニューロンを，ニューロンの10倍のグリア細胞を，そして10^{15}にのぼる細胞間の連絡を支配しているのだろうか？　18,000の遺伝子が959個の体細胞をコントロールしている線虫と，ヒトが同じ調節機構であるはずがない．個体の一生のうちで，いつ，どのように，どれくらいの遺伝子が発現するのかを決めるには，複雑な調節機構が必要なことは明らかである．今日まで大きなプロジェクトとして行ってきたゲノムの配列決定は，細胞そのもの，細胞同士の関係，あるいは細胞と細胞外環境の関係をコントロールする上での遺伝子の役割を理解するための，ほんの序章にすぎない．こうした遺伝子の役割を解明するには，ゲノムの配列決定よりもはるかに多くの時間が，どんなに少なくとも数十年はかかるであろう．

粗面小胞体 Rough（or granular）endoplasmic reticulum

粗面小胞体は細い管状の膜，あるいは**層板** cisternaと呼ばれる平坦な囊状の膜からなっている．粗面と呼ばれるのはリボソームが小胞体膜の外側に付着していてゴツゴツしていることによる（図1.25a，b）．リボソームはヘマトキシリンやメチレンブルー，トルイジンブルーなどの塩基性色素に親和性があるので，これらの染色により細胞質に粗面小胞体の存在を間接的に見ることができる．粗面小胞体の層板と膜は，細胞質に連続する膜のネットワークを構成していて，その量が多いほど細胞のタンパク質合成と分泌が盛んに行われてい

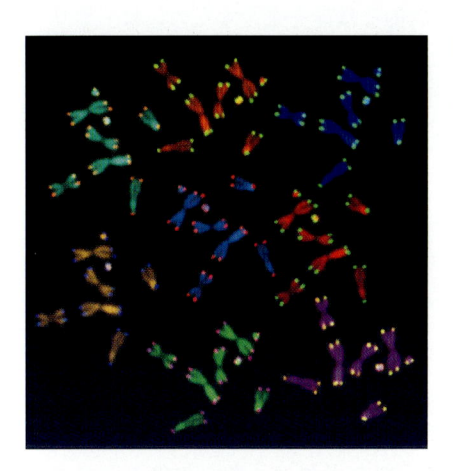

図1.24　蛍光標識された染色体と染色体の端をシールするテロメア
テロメアは単純なDNA配列の繰り返し構造で，染色体の異常な融合を防いでいる．体細胞は分裂を繰り返すと次第にテロメアを失い，やがて死んでいくが，ほとんどの癌細胞では，テロメアDNAを複製するテロメラーゼをもっている．これによって癌細胞は増殖し続けるのである．ある種の胚細胞や雄性生殖幹細胞はテロメラーゼをもっていて，長期間にわたる分裂能を維持している．×1,300.
(Courtesy M Gatti, University of Rome "La Sapienza," Italy.)

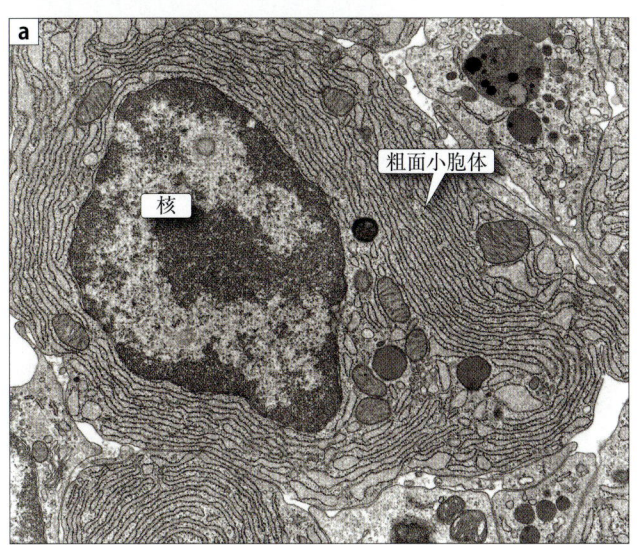

図1.25a　形質細胞の超微細構造
きわめて多くの粗面小胞体の層板が核を取り囲むようにみられる．この小器官は抗体として分泌されるイムノグロブリンの合成に必要である．×8,000.

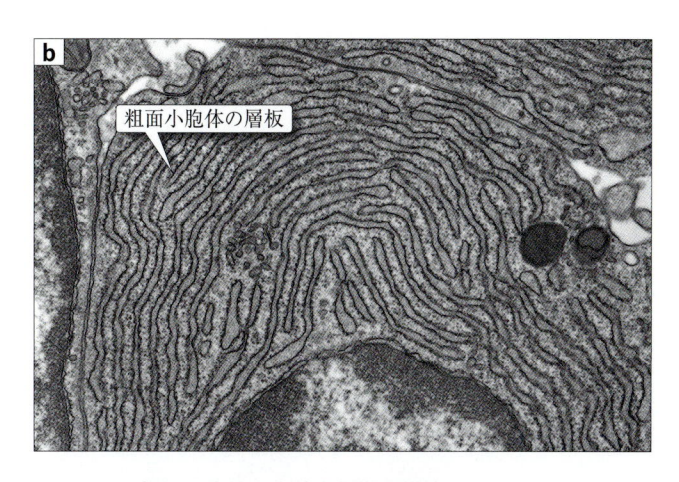

図1.25b　粗面小胞体の高倍率超微細構造
リボソームが付着した膜が平行に並び，内腔が狭い部分や拡張した部分がみられる．リボソームはmRNAと結合すると，アミノ酸からポリペプチド鎖を合成し，合成されたポリペプチド鎖は粗面小胞体の内腔に送り込まれ，折りたたまれ，タンパク質に特有のコンフォメーションをとる．タンパク質は小胞体に留まるか，さらに修飾を受けるために他の小器官へ送られる．×16,000.

ることがわかる．粗面小胞体は核膜の外膜と連続していて，管状の小胞体は，細胞質分裂の**終期** anaphase に新しい核膜を形成する源となる．

粗面小胞体の目的 Purpose of the rough ER

リボソームが膜に付着していることで，新たに合成されたポリペプチドは以下のような動態をとりうる．

- 膜に組み込まれたり，つなぎ止められたりすることができる．これは新たな膜（例：膜に囲まれたコンパートメント）を合成するためには必要なことである．
- 抗体のように，水溶性タンパク質として粗面小胞体の内腔に蓄積され分泌されたり（図1.26），膵臓や唾液腺の細胞のように分泌顆粒にタンパク質や酵素として詰め込まれたりすることができる．

細胞質の遊離リボソームは集団をなしてmRNAに付着し，ビーズを連ねたような状態で存在することがあり，これをポリリボソームという．遊離リボソームで合成されたタンパク質は，一般的には細胞質に留まるか，**ミトコンドリア** mitochondria や**ペルオキシソーム** peroxisome，核内へと運ばれる．

タンパク質合成 Protein synthesis

タンパク質合成装置としてのリボソームの機能の詳細は，細胞生物学の教科書を参照されたい．タンパク質の合成と仕分けについての概略は図1.27に示した．核小体ではrRNAと細胞質で合成されたタンパク質が結合し，小さな40Sと大きな60Sのサブユニットになり，細胞質へと輸送される．40Sと60Sサブユニットは，DNAから転写されたmRNA上で合わさって完全なリボソームとなる．mRNAの情報を翻訳するためには，アミノ酸を1個ずつ正確に並べてポリペプチド鎖を合成していかなければならない．**転移RNA** transfer RNA（tRNA）は，リボソームが結合したmRNAのスタートコドンの部位に特異的なアミノ酸を運んでくる．mRNAのスタートコドンはtRNAのアンチコドンによって特異的に認識される．このような仕組みで，tRNAに結合して運ばれてくるアミノ酸はmRNAのコドンに合致することになり，塩基配列がポリペプチド鎖へと翻訳されていくのである．リボソームはmRNA上を動き，ポリペプチドを合成する分子装置として働く．多くの短いポリペプチドは数分で合成され，長いものでも数時間で合成される．アミノ酸がペプチド結合を形成してペプチド鎖が伸びていくと，リボソームのコア部分のトンネルから出てくる．1本のmRNA上には多くのリボソームが同時に動いていくことで，同一のポリペプチドが大量に合成される．

細胞の膜コンパートメントで必要とされるペプチドの合成においては，その初期の段階で，翻訳に携わるリボソームと合成が開始されたポリペプチドが小胞体に結合し，粗面小胞体となる．粗面小胞体の機能としては，新たな膜の形成に必要とされるタンパク質や翻訳後修飾を必要とするタンパク質を合成し，またこれらのタンパク質を小胞の中に詰め込んで，ゴルジ装置やリソソーム系のような小器官へと運ぶことである．

サイトゾルで合成されたポリペプチドや小胞体で合成されたポリペプチドも，特異的な機能を果たすためには，ポリペプチドが折りたたまれたり修飾されたりして，最終的に三次元構造をとらなければならない．サイトゾルで合成されたポリペプチドは，リボソームから離れた後の折りたたみや修飾もサイトゾルで行われる．核やミトコンドリア，ペルオキシソームへ行くタンパク質は，翻訳後にこれらの小器官に運ばれる．このようなタンパク質は，そのポリペプチドの一部に特異的なアミノ酸シグナル配列があり，それぞれの行き先への仕分けを可能にしている．

粗面小胞体上で合成されるポリペプチドは，翻訳と同時に小胞体内腔へと入っていき，さらに翻訳と同時に折りたたみも起こる．これらの重要な過程は，多くの**分子シャペロン** molecular chaperone と，折りたたみを助ける分子の働きでなされる．正しく折りたたまれたタンパク質は，分泌経路

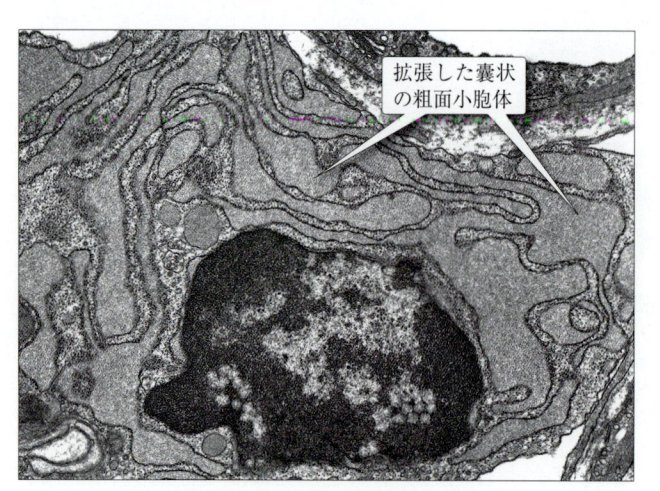

図1.26 形質細胞の粗面小胞体の超微細構造
拡張した粗面小胞体の内腔には粒子状のものがみられる．この形態から，抗体（イムノグロブリン）産生のために盛んにタンパク質合成を行っている様子がうかがえる．イムノグロブリンの重鎖と軽鎖は粗面小胞体内で連結し，糖鎖付加が行われ，分泌前にさらに修飾を受けるためにゴルジ装置へと運ばれる．×10,000．

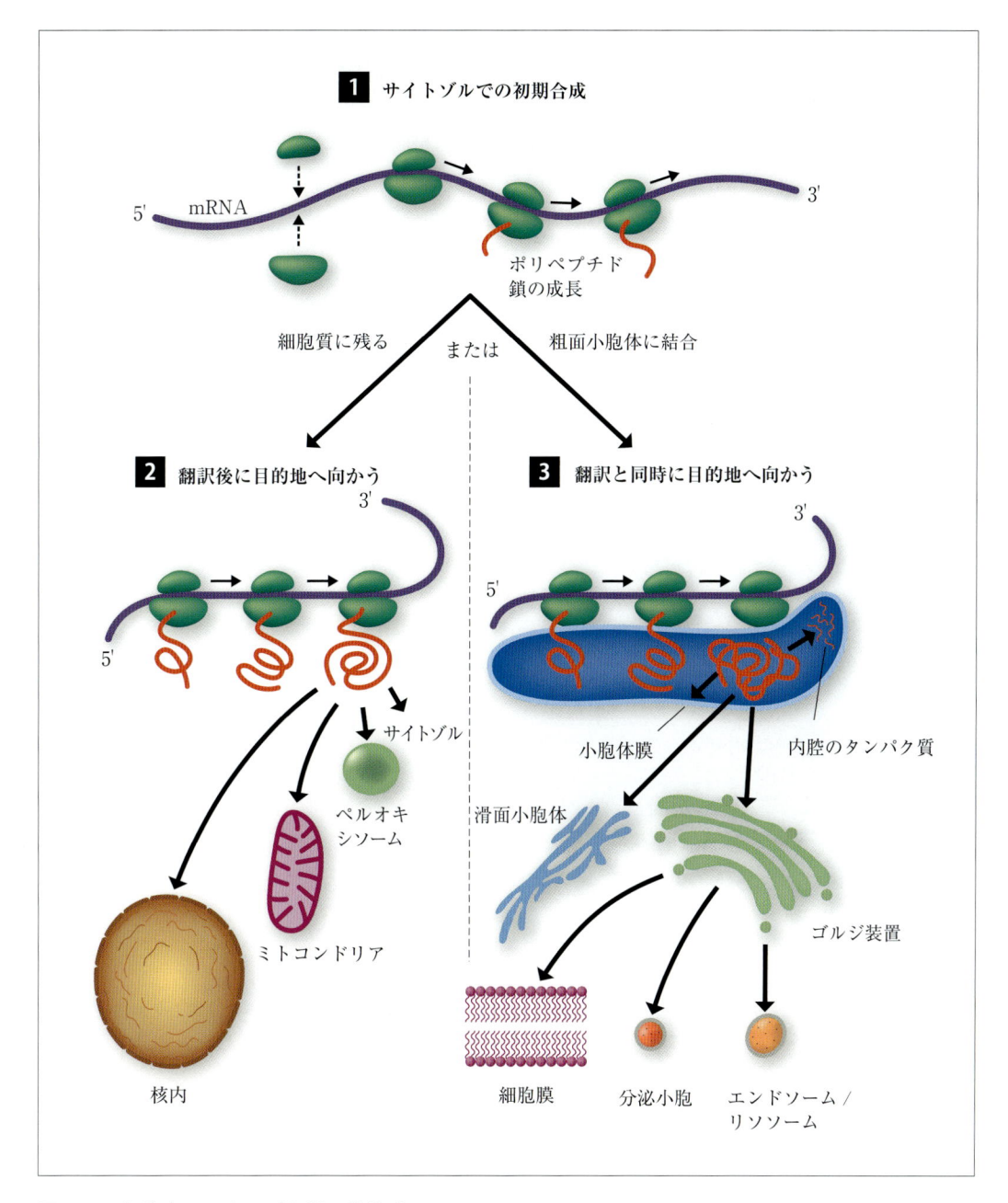

図 1.27　細胞内でのタンパク質の仕分け
1 新たに合成が開始されたペプチドがポリペプチドへと成長する．**2** 細胞質または核で機能するタンパク質は，細胞質の遊離リボソームで合成される．翻訳完了後，タンパク質は細胞質に留まるか，各小器官へそれぞれの手段で輸送される．**3** 細胞内膜系で必要とされるタンパク質，あるいは細胞から分泌されるタンパク質は，リボソームが小胞体表面に付着し，合成されたタンパク質は小胞体腔内へ送られる．翻訳完了後，ポリペプチドは小胞体で機能するか，それぞれの膜コンパートメントへと輸送される．

としてゴルジ装置へと送られ，誤って折りたたまれたタンパク質は**細胞質プロテアソーム** cytoplasmic proteasome へと運ばれ分解される（図1.28）．このように粗面小胞体では翻訳されたタンパク質の品質チェックを行っている．もし，こうした小胞体やサイトゾルでの過程がうまく機能しないと，誤って折りたたまれたタンパク質が分解されずに蓄積し，嚢胞性線維症や，ある種の癌，**アルツハイマー病** Alzheimer's disease やパーキンソン病 Parkinson's disease といった神経変性疾患，II型糖尿病などを引き起こすことがある（図1.29）．ある種の細胞では，粗面小胞体に集まったタンパク質が分泌されず，分解されることもなく一時的に蓄積または凝集することがある．その例としては形質細胞が挙げられる．形質細

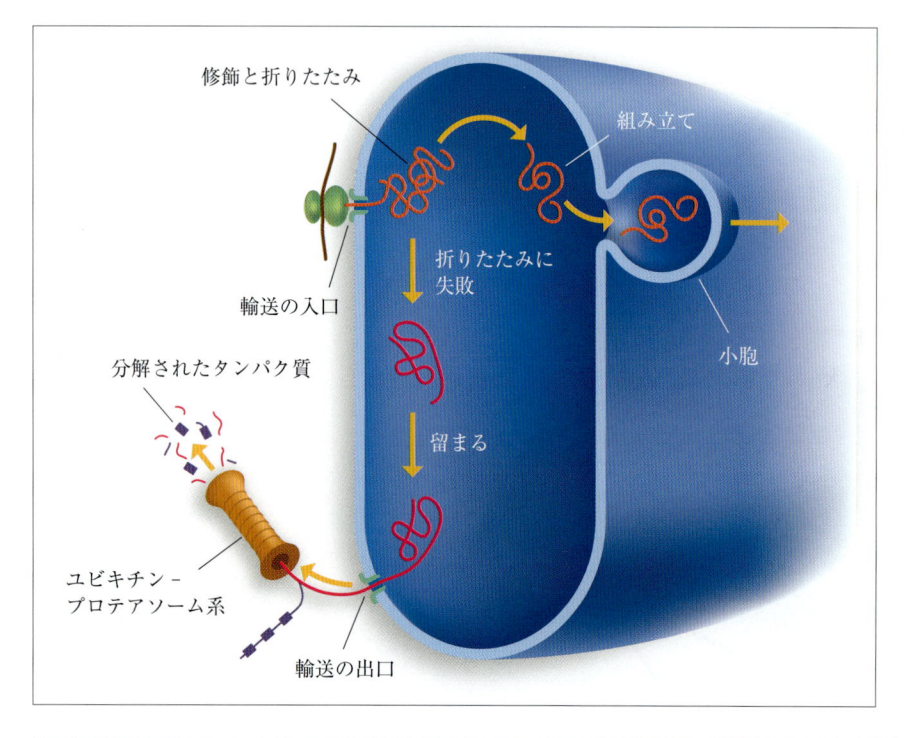

図1.28 ペプチド合成と折りたたみの模式図
粗面小胞体腔のペプチド鎖は組み立てられ，折りたたまれ，ゴルジ装置へ向かう小胞へ詰め込まれる．正しく折りたたまれなかったタンパク質は捉えられ，粗面小胞体から細胞のタンパク質処理場であるプロテアソームへと送られる．

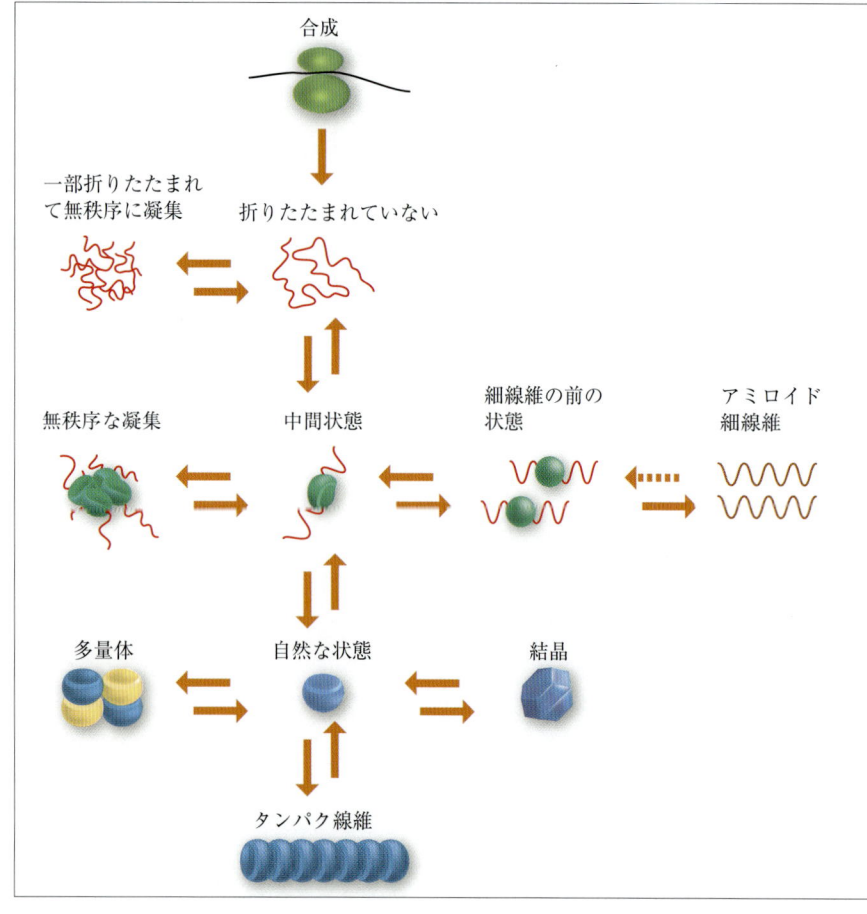

図1.29 タンパク質の運命
新たに合成されたペプチドは熱力学的に安定した自然な状態となり，結晶を作ったり，多量体を作ったり，線維状になったりする．これらがうまくいかないと，異常な折りたたみを受けたり，変性したり，球状タンパク質が無秩序に会合したりして，機能不全や病気を引き起こす．

胞では，イムノグロブリンが放出される前に，拡張した粗面小胞体腔に蓄積するのである（図1.26参照）.

滑面小胞体 Smooth endoplasmic reticulum

滑面小胞体は，互いに連結した管状の膜，あるいは扁平で密な層板状の膜で構成されており，その量と分布は細胞ごとに大きく異なる（図1.30a, b）. 滑面小胞体の機能は，脂質とステロイドの合成（副腎や卵巣，精巣のステロイド産生細胞），バルビツレートなどの様々な薬物やアルコールを含めた有害物質の解毒（肝細胞），炭水化物の代謝（肝細胞），カルシウムの貯蔵と放出（心筋と骨格筋）などが挙げられる. 滑面小胞体にはこれらの機能に関与するタンパク質や酵素が豊富に含まれている.

ステロイド合成と薬物の解毒には，水酸基を有機基質に付加する水酸化反応が必要とされる. 滑面小胞体で作られるステロイドホルモンは疎水性のままである（つまり脂溶性であって水溶性ではない）. これに対して，薬物の水酸化は，薬物の水溶性を増し，血中への溶出を容易にし，身体からの排出を促す.

肝細胞の滑面小胞体では，酵素による炭水化物代謝が行われていて，貯蔵グリコーゲンを分解（異化）することで，血糖値の変動を小さく保っている. 肝細胞内のグリコーゲンは，滑面小胞体に付着した顆粒として貯蔵され，電子顕微鏡で容易に観察できる.

心筋や骨格筋でのカルシウムの取り込みと貯蔵は，筋線維の収縮に必須である. 筋細胞では，滑面小胞体は広範囲に筋小胞体として存在し，筋原線維の間を平滑な膜のネットワークが埋め尽くしている. カルシウムが筋原線維の周囲の細胞質に流出すると，**アクチン** actinとミオシンの相互作用を起こして，その運動機能を果たす.

> **Tip**：小胞体は活動的な小器官である. タンパク質合成（粗面小胞体），ステロイド合成や薬物の解毒（滑面小胞体），カルシウムの貯蔵と放出（筋小胞体），および細胞分裂の最後の核膜再構成には必須の小器官である.

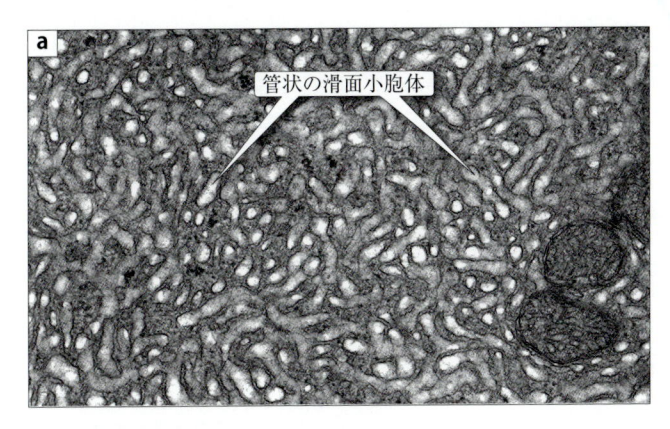

図1.30a ステロイドホルモン産生細胞の滑面小胞体の超微細構造
灌流固定された典型的な組織では，滑面小胞体は管状の膜が密に詰め込まれたように存在する. 浸漬固体された組織では，管状の滑面小胞体は壊れて，無数の小胞が人工産物として観察される. ×25,000.

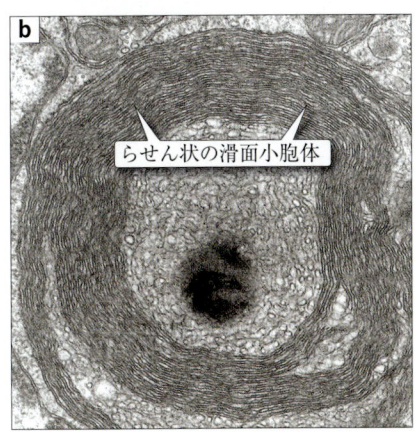

図1.30b 密に積み重なった膜がらせん状に並んだ滑面小胞体の超微細構造
このような構造は，盛んにステロイド産生を行っている黄体細胞やライディッヒ細胞でみられる. 最近の研究では小胞体膜の細胞質側表面のタンパク質が，らせん状構造を維持していることが示唆されている. ×20,000.

細胞の構成

ゴルジ装置 Golgi apparatus

　ゴルジ装置はおそらく最も複雑で興味深い小器官であり，細胞質の主な仕分け装置である．ゴルジ装置は膜が積み重なって弯曲した層板を形成し，普通は細胞の一極に分布する．電子顕微鏡では膜の積み重なった様子が観察され，細胞質のある領域に複数のユニットを形成して存在するゴルジ装置の分布を知ることができる（図1.31）．

　ゴルジ装置は非常にダイナミックな小器官であり，サイトゾルまたは他の膜コンパートメント由来の高分子（化合物）のプロセッシングとともに，タンパク質や脂質をそれぞれの行き先へ仕分けするのに必須の小器官である．これらの機能はゴルジ層板と，それに関係する多くの膜小胞の中で果たされる．ゴルジ装置内の特異的な領域に存在する酵素はタンパク質に糖鎖を付加したり，糖分子やタンパク質に硫酸基を付加したりする．こうしたプロセッシングの後にこれらの高分子化合物は選別され，小胞に運ばれ，次のいずれかに分かれる．すなわち，細胞内の他の小器官へと運ばれるか，細胞膜へと運ばれ，例えば分泌物として放出されるかのいずれかである．

　細胞の他の領域からの新しい膜小胞は，ゴルジ装置と融合することもあるし，ゴルジ装置から他の領域へと膜小胞として出芽することもある．このために，ゴルジ装置の周囲はたくさんの輸送小胞が取り囲んでいる．

　ゴルジ装置の凸面は通常，粗面小胞体に面していて，**シス** cis 面または形成面と呼ばれ，一方，凹面は**トランス** trans 面または成熟面と呼ばれる（図1.32）．シス面，中間層板，トランス面の膜はそれぞれ生化学的，機能的に異なり，上述のような機能のほかに，前駆体タンパク質の切断による活性ペプチドの産生や脂質合成などを行っている．

仕分けの中心の場 A central sorting station

　物質が小胞体からゴルジ装置，そして細胞膜へと運ばれる経路を**順輸送** anterograde transport と呼ぶ（例：外分泌腺で分泌物を合成し，顆粒に詰めて分泌顆粒として運ぶこと）．顆粒が細胞膜と融合すると，小胞体由来の膜は細胞表面膜の一部となる．細胞表面の膜面積を一定に保つために細胞は膜を細胞内へと回収している．このような輸送を**逆輸送** retrograde transport と呼び，小胞はゴルジ装置そして小胞体へと運ばれる．

　このように，ゴルジ装置は仕分けの中心の場として小胞体，小胞，細胞膜との間の膜の往来をコントロールしている（図1.33）．ゴルジ装置は，常に膜が付加されたり失われたりして，変形したり引き離されたりしているが，細胞内での分布場所は維持されている．ゴルジ装置の細胞内分布は**細胞骨格**，特に微小管とアクチンと関連する**モータータンパク質** motor protein の働きによって調節されている．こうした細胞骨格やモータータンパク質は，ゴルジ装置の動的平衡を維持しているだけでなく，小胞の往来や輸送にも必須のものである．

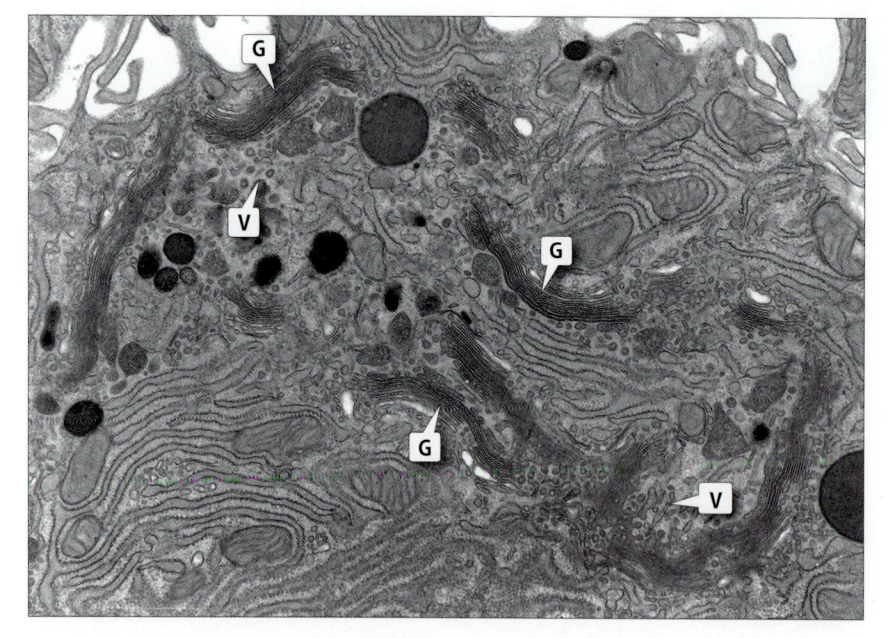

図1.31　ゴルジ装置の超微細構造
ゴルジ装置（**G**）の膜は平滑な膜が平行に積み重なった層板を形成し，多くの小胞（**V**）を伴っている．ゴルジ装置は粗面小胞体で合成されたタンパク質を取り込み，修飾し，輸送し，分泌小胞として放出する．さらにはリソソームを産生するなど多くの機能を果たす．また，エンドサイトーシス経路や調節的および構成的分泌経路における仕分けの場所としても機能している．×17,000．

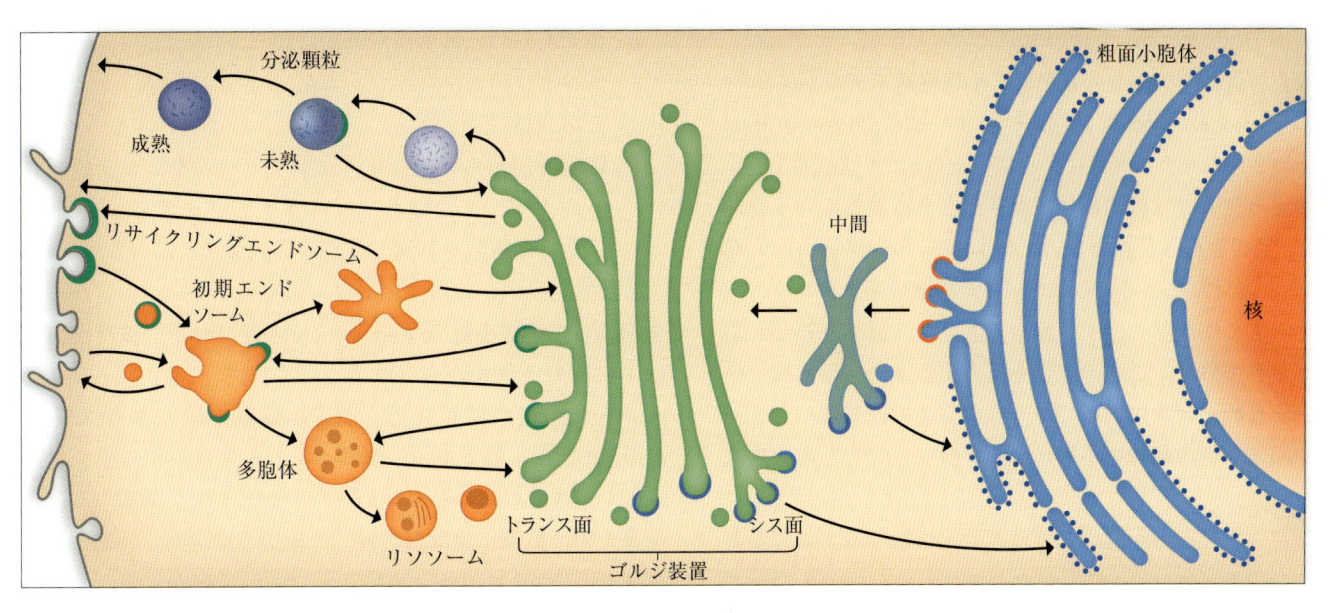

図 1.32　ゴルジ装置の役割
小胞体・ゴルジ装置と分泌・リソソームコンパートメントとの間の輸送やリサイクリングは小胞によって行われる．形成面あるいはシス面と呼ばれる面は小胞体と面している．成熟面あるいはトランス面と呼ばれる面は，分泌経路の小胞や細胞外・細胞内物質の分解にあたるエンドソーム－リソソーム系の小胞に面している．小胞およびそれに含まれるタンパク質の局在と行き先の調節には，タンパク質や膜に含まれている特異的なマーカーや標識，膜ドメインの長さなどが関与している．このようにゴルジ装置は様々な膜コンパートメント間で輸送される物質の仕分けと，詰め込みの中心的な場として機能している．

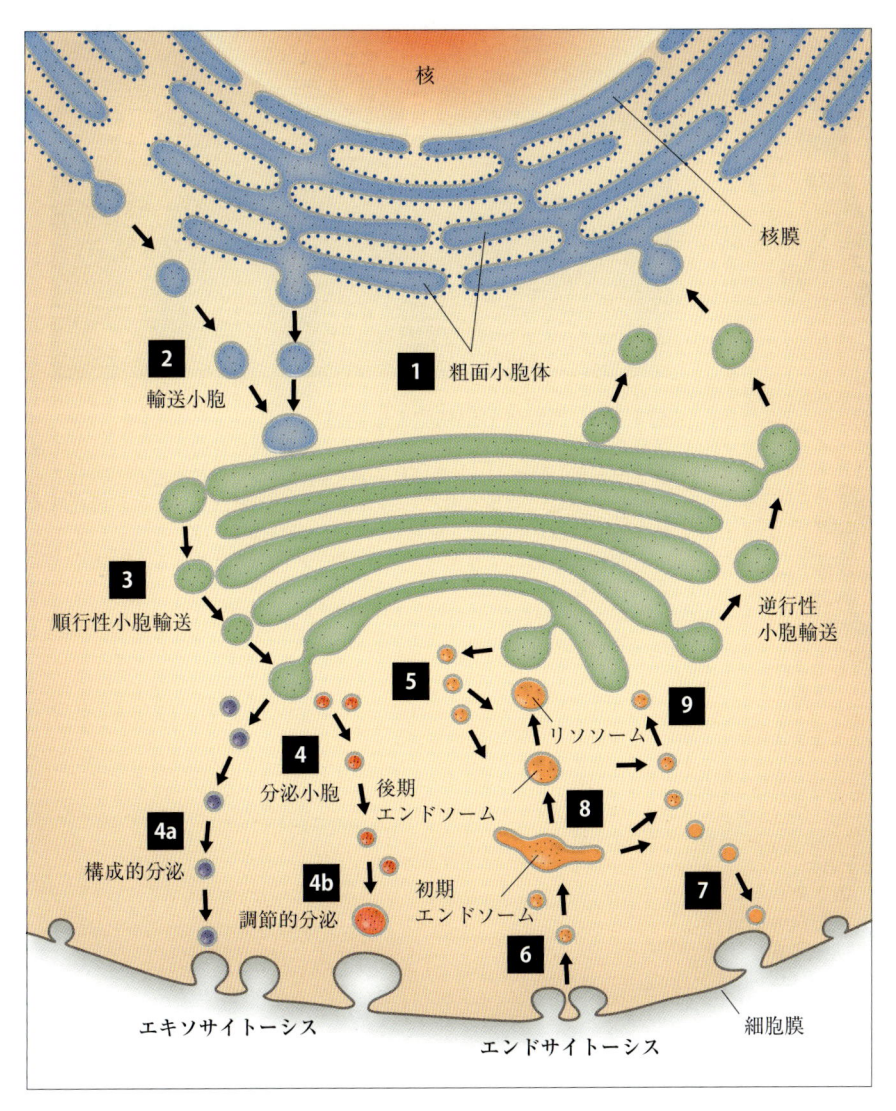

図 1.33　細胞内小胞輸送の詳細
1 粗面小胞体でのペプチドと膜脂質の合成，2 ゴルジ装置への小胞の輸送，3 ゴルジ層板を横切る小胞の移動，あるいは層板と関係しながらの小胞の移動，4 成熟タンパク質を含む小胞が分離し，エキソサイトーシスによる分泌経路へ向かう，5 エンドソーム－リソソーム系への加水分解酵素の輸送，6 エンドサイトーシスによる細胞外物質の取り込みとエンドソームへの輸送，7 取り込んだ過剰な膜の細胞膜表面へのリサイクリング，8 エンドソームから一次および二次リソソームへの成熟，9 ゴルジ装置さらに小胞体への膜のリサイクリング．

輸送機構 Transport mechanisms

ゴルジ装置内での小胞の移動は，**小胞輸送モデル** vesicular transport model と**層板成熟モデル** cisternal maturation model の2つのメカニズムによって考えられている（図 1.34）．小胞輸送モデルでは膜層板は保存され，ある層板から小胞が出芽し，別の層板へと融合し，シス面からトランス面方向（順方向）へと運ばれると考えられている．層板成熟モデルでは，層板そのものが成熟し，シス面からトランス面へと移動すると考えられており，このモデルを支持する証拠も得られている．いずれのモデルにおいても，ゴルジ装置内在性のタンパク質や脂質は別の種類の小胞によって回収されると考えられている．

タンパク質を含む小胞の仕分けと輸送におけるゴルジ装置の重要な役割は図 1.35a に示した．これらの小胞の主な行き先は次のとおりである．

1. 頂部あるいは基底側壁部細胞膜
2. エンドソーム–リソソーム系
3. 分泌顆粒
4. 細胞表面から回収して，エンドソームやゴルジ装置へと向かう，または**トランスサイトーシス** transcytosis によって細胞を通過して反対側表面へと向かう．

これらの系の小胞はサイトゾルの特別なタンパク質が被覆を形成し，**被覆小胞** coated vesicle と呼ばれる．被覆小胞には主に次の3種類が存在する．すなわち，COPI（cytosolic coat protein I）被覆小胞，COPII 被覆小胞，**クラスリン** clathrin 被覆小胞である．被覆タンパク質は平坦な膜を出芽させ，形成される小胞に詰め込むタンパク質を選別する役割を果たす．被覆小胞は細胞外への輸送と細胞内への輸送に関与する．COPI はゴルジ内輸送とゴルジ装置から粗面小胞体への逆行性輸送に関与する．COPII は粗面小胞体からゴル

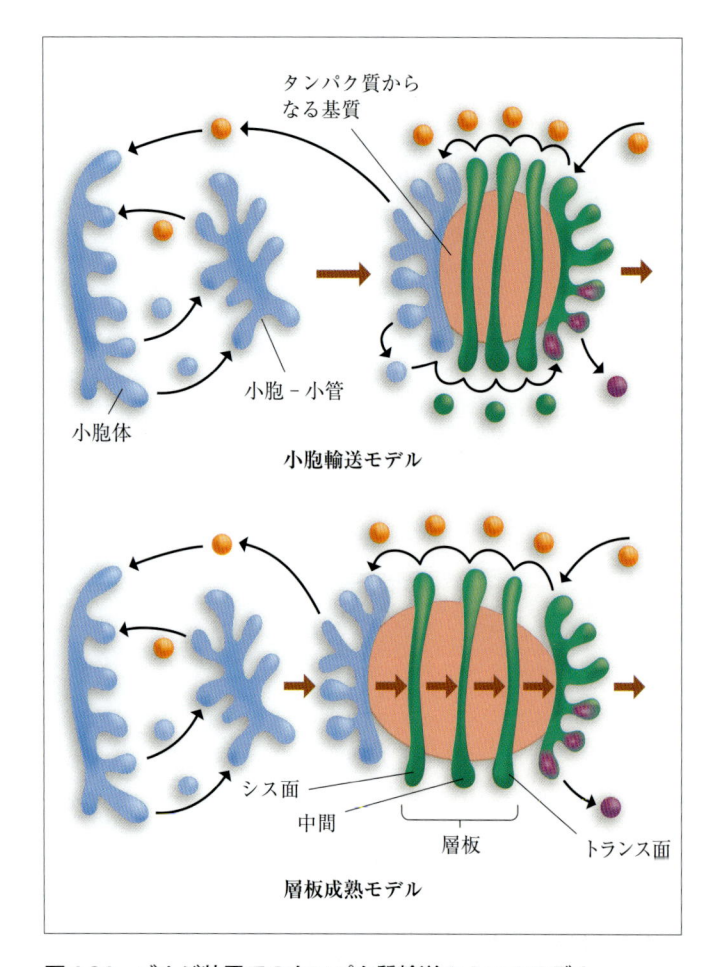

図 1.34　ゴルジ装置でのタンパク質輸送の2つのモデル
小胞輸送モデルでは，ゴルジ膜層板はその場に留まり，置き換わることもない．順方向に移動する小胞はシス面からトランス面方向へと出芽し，層板と融合する．逆方向に移動する小胞はこれとは逆向きに移動する．**層板成熟モデル**では，小胞体からの小胞はゴルジ層板と融合し，層板そのものがトランス面へ向かって成熟していき，そこで断片化して小胞となる．被覆小胞はゴルジ装置内在性の膜を逆方向へと輸送する．

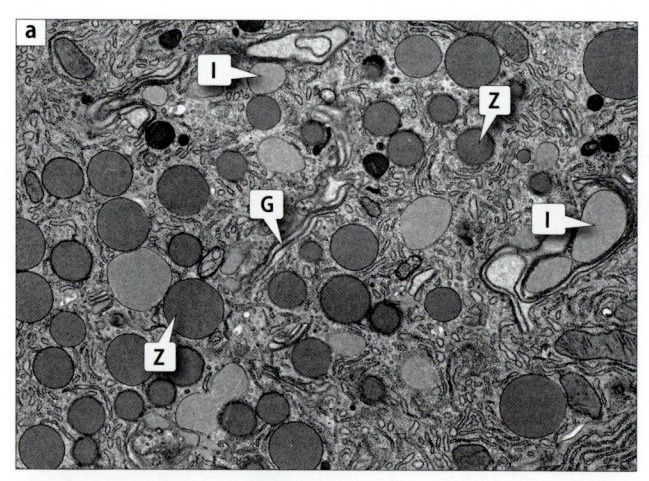

図 1.35a　膵臓外分泌細胞の細胞質
多様なゴルジ装置（**G**）の断面がみられ，それに付随するように，未熟なチモーゲン顆粒（**I**）と呼ばれる新たに作られた分泌小胞がみられる．これらの小胞には多くのタンパク質が含まれていて，これが消化酵素となって濃縮されると，成熟したチモーゲン顆粒（**Z**）となる．チモーゲン顆粒は刺激によりエキソサイトーシスで放出されるまで細胞内に蓄えられる．× 9,500.

ジ装置へと順行性輸送に関与し，クラスリンはゴルジ装置後の経路にのみ関与する．被覆小胞は形成されるとすぐに被覆を失い，小胞から離れた被覆タンパク質は新たな小胞の出芽に利用される．

被覆を失った小胞は小胞上の特異的な標識や受容体を利用して，標的の小器官や細胞膜に間違いなく到達することができる．小胞は標的に連結し，小胞と標的膜の融合を起こす．

分泌と吸収におけるゴルジ装置の役割
The Golgi in secretion and absorption

ゴルジ装置は，分泌細胞において，いつ，どのように分泌性タンパク質の放出を行うかを決定する重要な場である．放出は連続的あるいは調節的に行われる（図 1.35b）．

構成的分泌 constitutive secretion とは，**分泌小胞** secretory vesicles あるいは分泌顆粒の細胞膜表面への一定の流れ，連

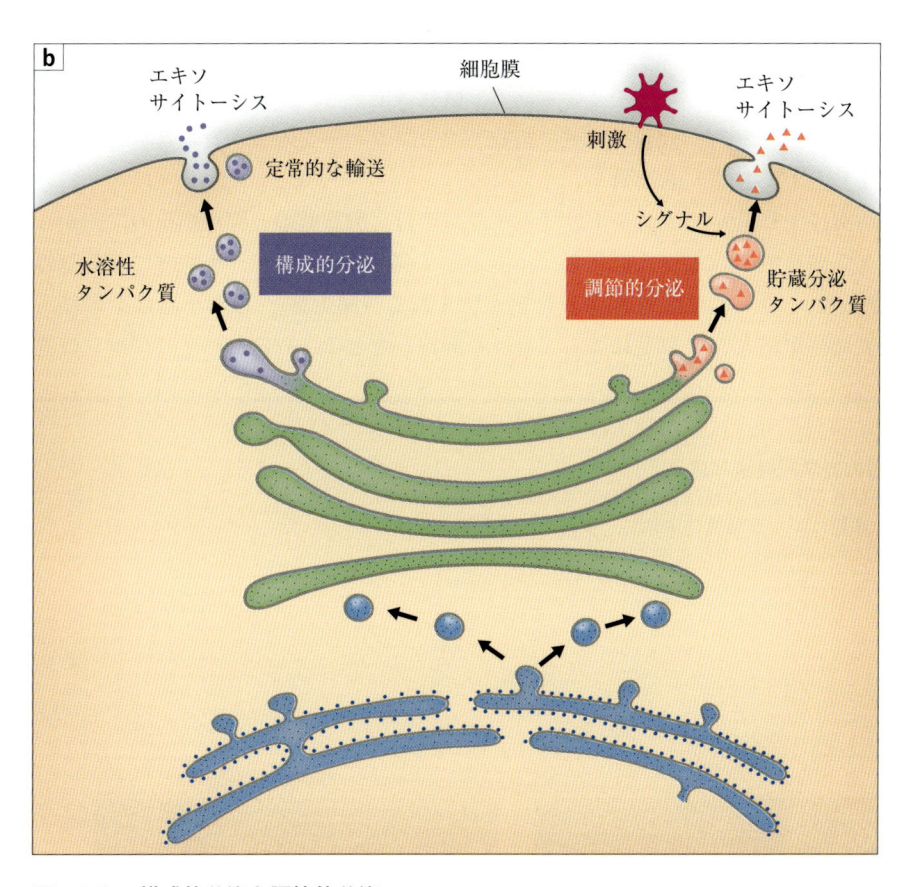

図 1.35b　構成的分泌と調節的分泌
ゴルジ装置由来の小胞で，構成的に分泌されるタンパク質を含むものは，連続的に細胞表面へ輸送され，細胞膜と融合して放出される．調節的分泌では，小胞形成とその放出は細胞が受容する特異的な刺激によって調節されている．分泌小胞は細胞質で成熟し，内容物が濃縮され，特異的なシグナルに応答してエキソサイトーシスで細胞から放出される．

続的な放出を意味する．すべての細胞でこの過程は必要である．**調節的分泌** regulated secretion とは，通常は特異的な刺激に反応して，必要に応じて分泌するものである（例：膵臓**ランゲルハンス島** Langerhans islet のベータ細胞でのインスリンの分泌，肥満細胞からのヒスタミンの放出，膵臓腺房細胞からの消化酵素の分泌など）（図1.36a，b）．タンパク質が集まり，詰め込まれ，ゴルジ装置から出ていく過程で，タンパク質は濃縮され，プロセッシングを受け，小胞に詰め込まれる．小胞は成熟した分泌小胞，あるいは**チモーゲン顆粒** zymogen granule となり一時的に細胞質に蓄えられ，放出シグナルの到達を待つ．チモーゲン顆粒の膜と細胞膜の融合をエキソサイトーシスと呼ぶ（図1.37）．

放射性標識したアミノ酸を分泌細胞に取り込ませ，オートラジオグラフィーの手法を利用した電子顕微鏡解析により追跡すると，外から取り込んだアミノ酸がチモーゲン顆粒中に現れるまでの時間は約1.5時間であることがわかった．

チモーゲン顆粒が細胞膜と融合すると細胞膜表面積が増大する．盛んに分泌を行っている膵臓の細胞では，もともと30 μm^{2}しかない頂部膜に，新たに約900 μm^{2}の膜が加わることになる．明らかにこれは細胞にとって大きな問題である．しかしながら細胞は，細胞膜表面に膜を加えられると同時に，過剰な膜を取り込むことができる．このリサイクリングの過程は一種の**エンドサイトーシス**である．膵臓の細胞では表面の膜を90分，マクロファージでは30分でリサイクルできる．

吸収機能をもつ細胞では，盛んにエンドサイトーシスを行っているので，ゴルジ装置の働き，すなわちゴルジ装置と細胞膜との間の順行性と逆行性の膜の往来のバランスをとることが必要である．吸収機能をもつ細胞としては，例えば消化管や腎臓の細胞，マクロファージのような貪食細胞などが含まれる．

エンドサイトーシスとは，細胞膜の一部が細胞内に向かって入り込み，小胞として解離する現象で，小胞内には細胞外に存在する物質が含まれる（図1.38）．この小胞はその後，細胞によって様々な経路をたどる．一例として，ゴルジ装置

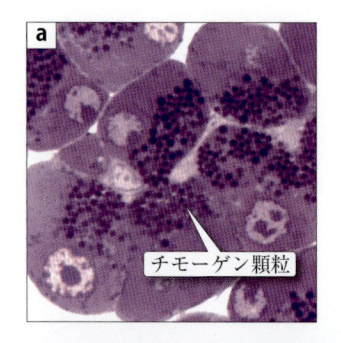

図1.36a　膵臓腺房の光学顕微鏡写真
チモーゲン顆粒と呼ばれる濃染する顆粒を頂部側にもつ外分泌細胞がみられる．これらの顆粒はゴルジ装置に由来し，多数の消化酵素を含んでいる．トルイジンブルー染色，アラルダイト切片．×1,100．

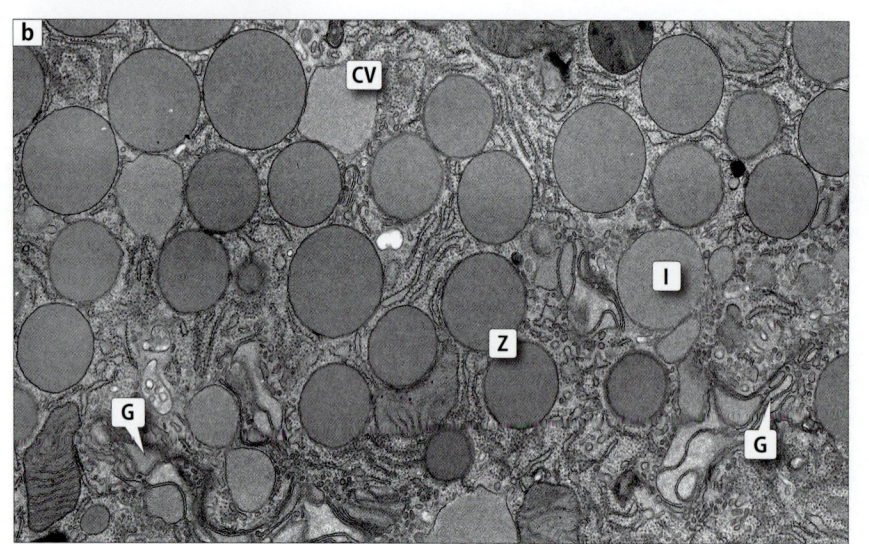

図1.36b　チモーゲン顆粒形成の超微細形態
ゴルジ装置（**G**）から形成された初期のものは不均一な形状をした濃縮胞（**CV**）であり，プロセッシングされた酵素が含まれている．濃縮胞が丸くなり，未熟な（**I**），成熟したチモーゲン顆粒（**Z**）となるが，その様子は，顆粒内部のタンパク質が凝縮され，電子密度が高くなるという変化として認められる．×16,000．

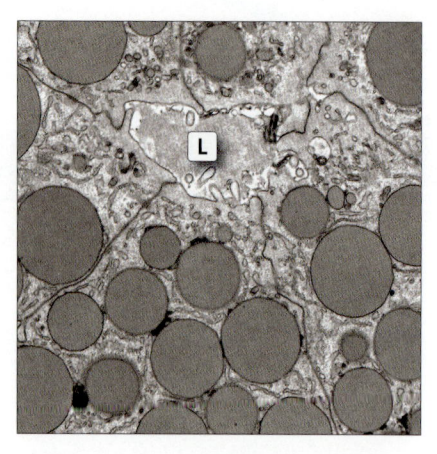

図1.37　チモーゲン顆粒の超微細構造
チモーゲン顆粒が腺腔（**L**）の直下を満たし，エキソサイトーシスによる放出に備えている．顆粒膜が頂部細胞膜と融合すると，顆粒内容物が放出される．その証拠として腺腔に微粒子状の物質が認められる．×8,500．

で作られた未熟なリソソームであるエンドソームと融合し，内容物が細胞外からの物であれば分解される．

ゴルジ装置は独自の小器官なのか The Golgi's identity crisis

ゴルジ装置に関する最新の研究でも解明されていない問題がある．それはゴルジ装置の独自性と一生に関してである．

細胞分裂の際にはゴルジ装置は観察されなくなる．これについては2つの説がある．1つの説は，ゴルジ装置はタンパク質にまで分解され，そのほとんどは小胞体へいくが，一部は娘細胞へと受け継がれ娘細胞でのゴルジ装置の再構築の元となるというものである．もう1つの説は，ゴルジ装置のタンパク質は小胞体へいくが，細胞分裂が終わると小胞体は再びゴルジタンパク質を産生しゴルジ装置を再形成するというものである．

ミトコンドリア Mitochondria

ミトコンドリアは，細胞のエネルギー産生とその他の代謝反応の中心の場であり，インゲン豆様の形をした小器官として認識されている．しかし，実際には様々な形をしており，長くヘビのような管状のもの，分岐するものもあり，細胞の隅々までネットワーク状に広がることもある．ミトコンドリアは，電子顕微鏡で観察する薄い切片上に数多く観察されることから，細胞内にきわめて豊富に存在すると思われがちである．例えば，肝細胞は500〜1,000個のミトコンドリアを含むと考えられるが，この見積もりはおそらく誤りである．電子顕微鏡像の再構築によるミトコンドリアの配置に関する研究や，位相差顕微鏡による生きた細胞の観察から，ミトコンドリアはしばしば大きく分枝を繰り返したり，ちぎれたり，融合したりする動的な小器官であることがわかっている．

一般的には幅は0.5〜1μm程度で，電子顕微鏡により複雑なミトコンドリア内部構造が観察され，4つのコンパートメントが区別されている（図1.39）．外膜は多くの分子に透過性を示し，ミトコンドリア内外の物質移動を可能にする．内膜は長く陥入して，管状あるいはヒダ状の**クリステ** crista と呼ばれる構造を形成し，そこにはアデノシン三リン酸（ATP）を産生する**呼吸鎖** respiratory chain を構成する酵素が存在する．これらのタンパク質は，電子顕微鏡で，クリステの広い表面に付着する多くの粒子として観察される．詳細は有酸素呼吸の化学に関することであるが，ATPは生化学反応を引き起こす化学エネルギーを供給する．**膜間区画** intermembrane space は外膜と内膜の間である．マトリックスは内膜の内側であり，ミトコンドリアのコアの部分である．マトリックスには酵素のほかにDNA（細胞の全DNAの1%未満で，ちょうど37遺伝子を含む）を含んでいて，このDNAはRNAと13種類の膜タンパク質のサブユニットをコードしている．ミトコンドリアに含まれる900程度の遺伝子産物のうちのほとんどは，核DNAによってコードされている．

ミトコンドリアは，もともと存在するものが成長・分裂することによってのみ形成される．ミトコンドリアのほとんどすべては卵子由来であり，精子由来のものはきわめてまれである．母方のミトコンドリアDNAの変異はすべての子どもに引き継がれるが，娘だけがその変異を子孫に伝える．ミトコンドリアの機能異常は病気を引き起こしうるが，多くは脳と骨格筋の障害を引き起こし，その頻度は10万人に15人程度である．

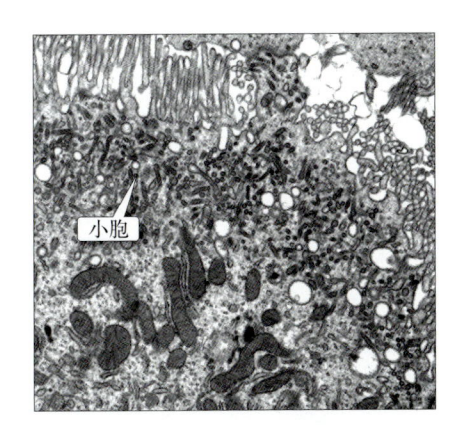

図1.38 頂部側細胞質の超微細構造
様々な小胞がみられ，その多くは受容体依存性エンドサイトーシスに由来するクラスリン被覆小胞である．×4,000．

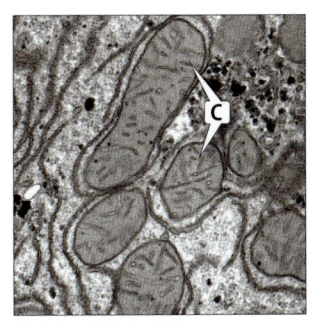

図1.39 典型的なミトコンドリアの超微細構造
ヒダ状のクリステ（**C**）とマトリックスには小さな粒子がみられる．マトリックスで起こるトリカルボン酸サイクルと脂肪酸の酸化により，電子がクリステへ供給され（イオン勾配が形成される），酸素が還元され，ATP（細胞の化学エネルギー）が産生される．マトリックスの粒子にはカルシウムのような貯蔵陽イオンが含まれている．×16,000．

細胞の構成

ミトコンドリアの構造上の差異はクリステに認められる．典型的なミトコンドリアはクリステの形状がヒダ状で，ヒダの間隔は広いが，心筋タイプではクリステが豊富で密である（図1.40）．これに対して，ステロイドタイプではクリステが主に管状で，広い表面はステロイド合成のための酵素で満たされている（図1.41）．ステロイドタイプのクリステ膜では，コレステロールをプレグネノロンに変換し，ステロイド合成のための前駆物質としている．ステロイド産生は，**ステロイド産生急性調節タンパク質** steroidogenic acute regulatory protein（StAR）の働きで，数分以内に10～100倍に刺激されうるし，おそらく急速にステロイド産生を抑制することも可能である．このような調節によって，循環ステロイドホルモンレベルを瞬時に調節することが可能となるが，ステロイド産生細胞が最小限のホルモンしか貯蔵していない理由も説明できる．

細胞呼吸は有酸素過程である．栄養分の酸化によって生じる原動力が，クリステ膜上で電子を電子受容体へと伝達し，ATPの産生へと至る．電子は炭水化物の異化によって生じ，酸素が電子受容体となり水を産生する．電子のエネルギーがクリステのプロトンポンプを駆動し，その結果ATPが産生される．

筋ではブドウ糖1分子の完全な酸化により，36分子のATPを産生することができる．

消化経路 Digestive processes
エンドソームとリソソーム Endosomes and lysosomes

エンドソームとリソソームは細胞外物質の取り込み，膜のリサイクリング，高分子化合物の分解などに関与する小器官として存在する．エンドソームはエンドサイトーシスの膜系に属し，ゴルジ装置由来の小胞と，細胞膜からエンドサイトーシスとして取り込まれて形成された小胞からなる（図1.42）．エンドソームの機能は，ゴルジと細胞膜との間の膜のリサイ

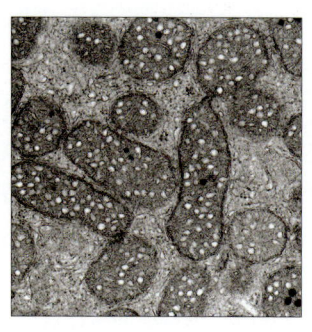

図1.41　ステロイド産生細胞のミトコンドリアの超微細構造
クリステは典型的な管状を呈し，ステロイド産生の酵素のために広い表面積を作り出している．内膜ではコレステロールをプレグネノロンへと変換するが，その酵素活性はホルモン依存性であり，つまりミトコンドリアでの反応はステロイド産生の律速段階であるといえる．×15,000.

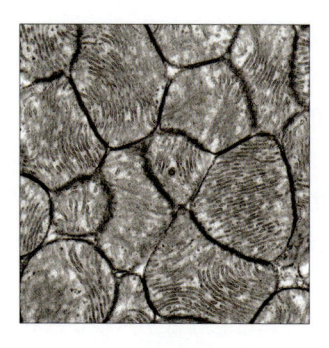

図1.40　心筋細胞内のミトコンドリアの超微細構造
非常に豊富で密なクリステがみられる．この豊富なクリステによって，絶えず周期的に収縮する細胞へ十分な量のATPを供給することが可能となる．それぞれのミトコンドリアでは解糖系で得られるピルビン酸を使って，毎秒25万もの電子を産出していると考えられる．×13,000.

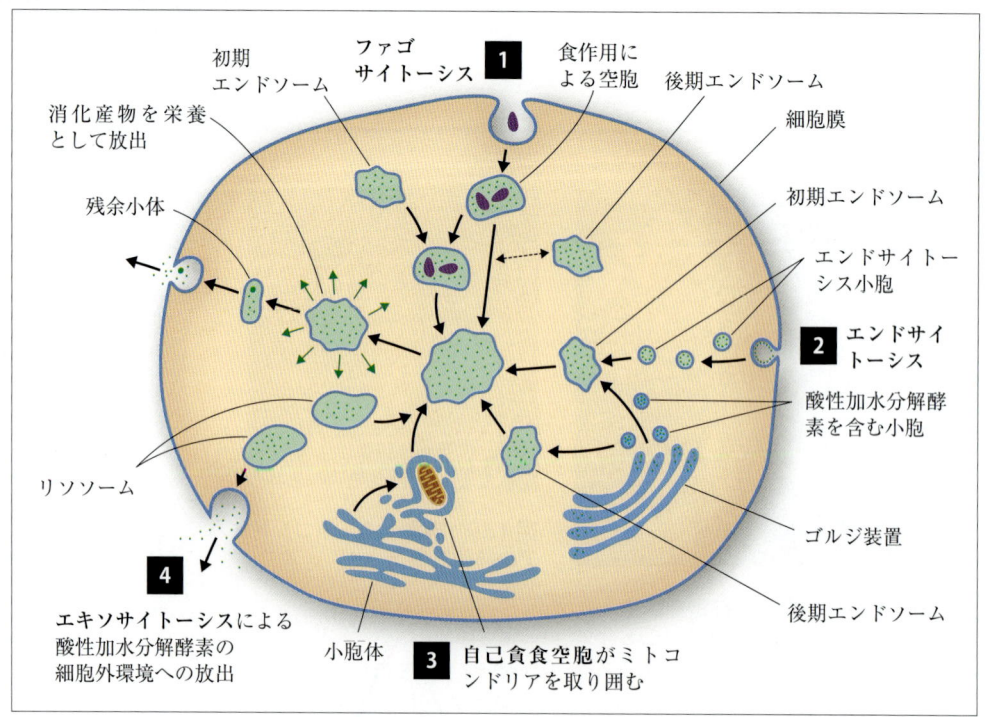

図1.42　エンドソーム−リソソーム系が関与する様々な分解経路
1 ファゴサイトーシスによる細胞の残骸や微生物の取り込み．空胞野形成と水解酵素を豊富に含むエンドソームとの融合がおこる．**2** 小胞のエンドサイトーシスからエンドソーム系との融合．**3** 余分なあるいは機能しない細胞内物質の自己融解とエンドソーム系への隔離．**4** 細胞外での消化機能のため，エンドソーム−リソソーム系からの加水分解酵素の放出．

クリング，およびエンドソームそのものがリソソームへと成熟することが挙げられる．これらの機能により，分泌（構成的分泌および調節的分泌）に必要な膜と，エンドサイトーシスにより高分子化合物を細胞内へ運ぶのに必要な膜のターンオーバーのバランスを維持している．それゆえエンドソームはゴルジ装置と関連した，補助的な仕分けの場であるといえる．内因性あるいは細胞外から取り込まれた物質のうち，損傷を受けたか，もはや必要でないものは，分解のためにリソソームへと送られる．

リソソームは，酸性加水分解酵素と呼ばれる多種類の消化酵素を含む小器官で，ゴルジ装置とエンドソームに由来し，最後の成熟過程として形成される（図 1.43）．

細胞外物質あるいは細胞膜の一部をエンドサイトーシスによって取り込む過程は，大きく次の2つに分けられる．**食作用**（**ファゴサイトーシス** phagocytosis）は大きな粒子状のもの（微生物や細胞あるいは細胞の断片などを含む）を取り込み，**飲作用**（**ピノサイトーシス** pinocytosis）は液体や溶質を取り込む過程である（図 1.44）．

ファゴサイトーシスは，残骸物や病原体，あるいは死んだ細胞を処理するために特殊化した細胞で主にみられる．例としては，血液中や細胞外基質にみられる好中球，マクロファージ，単球や，他に上皮細胞などが挙げられる．ファゴサイトーシスによって残骸物やアポトーシスで死んだ細胞を除去することは，組織の再構築にとって重要なことであり発生段階や炎症反応，正常細胞のターンオーバー，その他様々な免疫反応においてみられる現象である．

ピノサイトーシスはすべての細胞で行われており，いくつかの基本的なメカニズムによる．マクロピノサイトーシスは，**膜のラッフリング** membrane ruffling により細胞膜が伸び出して，細胞外に存在する比較的大きなものをエンドサイトーシス小胞として取り込む．**カベオラ** caveola は細胞膜の小さなフラスコ型の陥凹構造で，詳細はまだ解明されていないが，

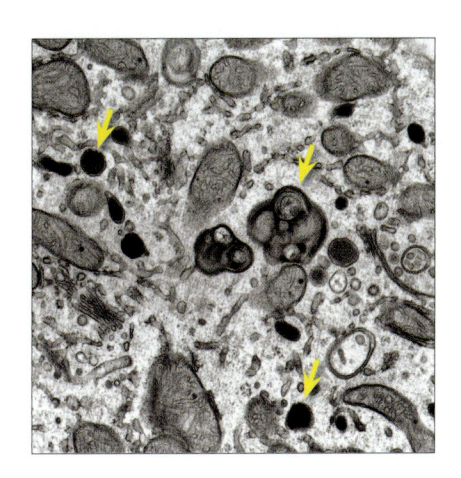

図 1.43 リソソーム
リソソーム（矢印）の電子密度は様々で，部分的に分解された膜成分がみられる．リソソームは加水分解酵素とリパーゼを含んでおり，細胞内外の物質の分解のための取り込み小胞の最終段階である．× 12,000.

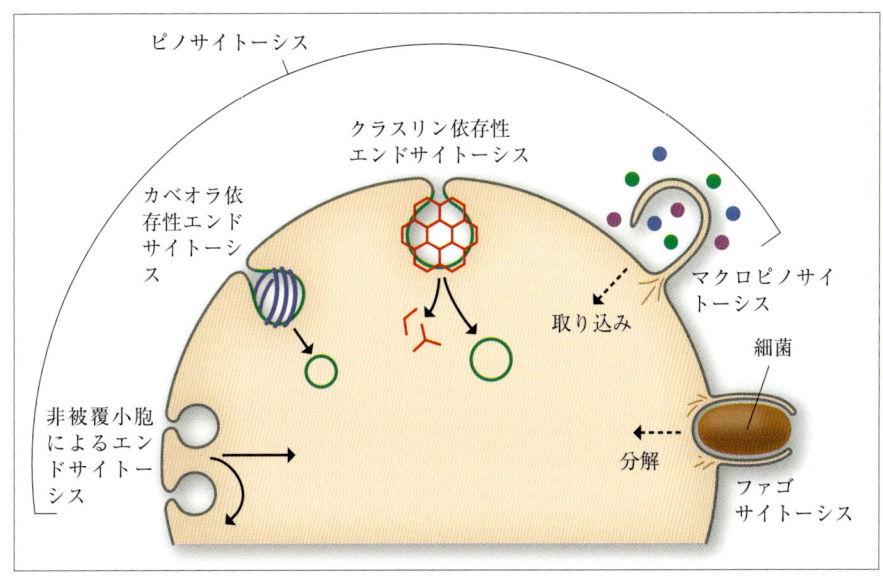

図 1.44 細胞膜を通過して細胞内へ入る経路
非被覆小胞によるエンドサイトーシスでは，膜の回収か液体の取り込みが行われる．カベオラはカベオリンタンパク質にコートされた膜の陥凹であり，小胞を形成することもある．クラスリン被覆小胞は，クラスリンのコートが外れると非被覆小胞となり，エンドソーム系と一緒になる．マクロピノサイトーシスでは，膜のラッフリングによりヒダ状に突出した膜が，取り込むものを取り囲んだのちに細胞膜と融合することで，大きな取り込み小胞（マクロピノソーム）が形成される．細菌や細胞の残骸のように，より大きなものについてはマクロファージ，単球，好中球のような食食細胞でよくみられる．アクチン依存性のファゴサイトーシスによって取り込まれる．

エンドサイトーシスに関与する（図1.45）．カベオラは多くの細胞にみられるが，特に内皮細胞に多い．カベオラの機能と**カベオソーム** caveosome との関係には多くの議論がある．なぜならば，カベオラを欠損するマウスでは，肺線維症による呼吸障害のほかには特別な変化がみられないからである．

クラスリン依存性エンドサイトーシスは，あらゆる細胞で，細胞膜の特異的な受容体を介して高分子化合物を取り込む際に起こり，詳細が調べられている．最もよく知られているのは，**低密度リポタンパク質** low-density lipoprotein（LDL）やトランスフェリンの取り込みである．受容体依存性エンドサイトーシスと呼ばれることがあるが，これは必ずしも正確な表現ではない．というのも，ほとんどのピノサイトーシスは受容体とリガンドの結合が関与しているからである．クラスリン依存性エンドサイトーシスにおける細胞膜の陥入には，クラスリンによる被覆が必要である．クラスリン被覆は，クラスリン3分子からなる**トリスケリオン** triskelion という基本単位が集まって，籠状の構造を形成したものである（図1.46）．被覆小胞はクラスリンを失い，エンドソームへ運ばれ，受容体-リガンド複合体が処理される．最後に，**液相エンドサイトーシス** fluid phase endocytosis と呼ばれる過程では，細胞は細胞外の液体を非選択的に常時取り込んでいる．このように形成された小胞は細胞表面の膜面積の数パーセントを占めるが，わずか数分で消失する．こうしてエンドサイトーシスにより，細胞膜はわずか2時間で完全にリサイクリングされていることになる．

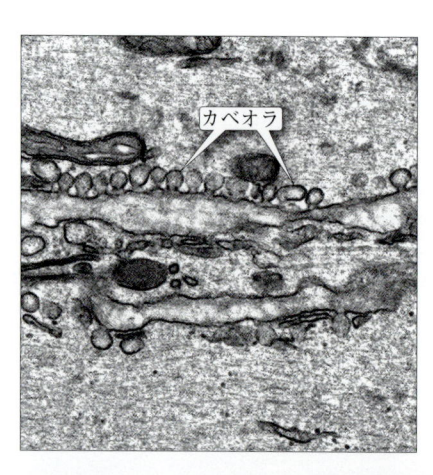

図1.45　カベオラの超微細構造
細胞膜に連結した小さなフラスコ型の小胞構造がみられる．カベオラはカベオリンタンパク質にコートされた小胞で，多くの細胞でみられる構造である．カベオラは内皮細胞では大量の液相取り込みを行っていると考えられるが，その他の細胞においてはその機能はほとんどわかっていない．×32,000.

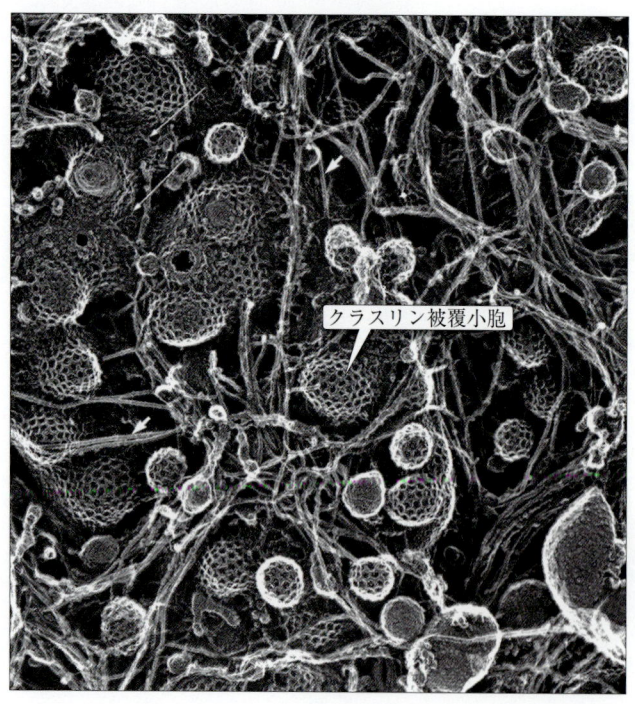

図1.46　急速凍結-ディープエッチングによる肝細胞の細胞質側表面の超微細構造
細胞膜からのエンドサイトーシスによるクラスリン被覆小胞が多数みられる．クラスリンの格子は籠状の構造として観察される．このようにクラスリンが自己会合することで，細胞外物質を含む小胞のエンドサイトーシスが行われる．クラスリン被覆が外れると小胞はその標的，多くはエンドソーム系へと向かうことができる．クラスリン被覆はクラスリン3分子からなるトリスケリオンと呼ばれる基本構造から構成されていて，クラスリンは細胞膜へとリサイクリングされると考えられる．×60,000.（Courtesy J Heuser, Washington University School of Medicine, USA; Cell 1982; 30: 395-406.）

分解産物の行方 Fate of digested materials

リソームで消化される物質は，分解されて細胞で再利用されるが，場合によっては細胞外へ放出されるか，あるいは未消化物として細胞内に残される（図1.47）．

成熟したリソームにはその由来により2種類が存在する．**異種貪食リソーム** heterophagic lysosomes とは，ピノサイトーシスおよびファゴサイトーシスの様々な経路で取り込まれた細胞外の物質を含むものである．細菌や死んだ細胞のような大きなものを取り込む際には，**ファゴソーム** phagosome と呼ばれる取り込み小胞によって取り込まれ，分解のためにリソームと融合する．リソームでの加水分解によってできた水溶性の分解産物は，細胞で再利用されうる．

分解しきれない物質は**残余小体** residual body として留まる（図1.48）．残余小体は電子顕微鏡的には膜で囲まれた電子密度の高い構造としてみられ，細胞内の色素沈着や細胞の老化と関係している．

オートファジー autophagy または自己貪食と呼ばれる現象は，細胞内の正常な小器官や膜，さらにはより大きな細胞質の一部を，細胞内部でリソームによって分解し，リサイクリングする機構である（図1.49）．**オートファジーリソーム** autophagic lysosomes とは成熟リソームの第二の種類で，

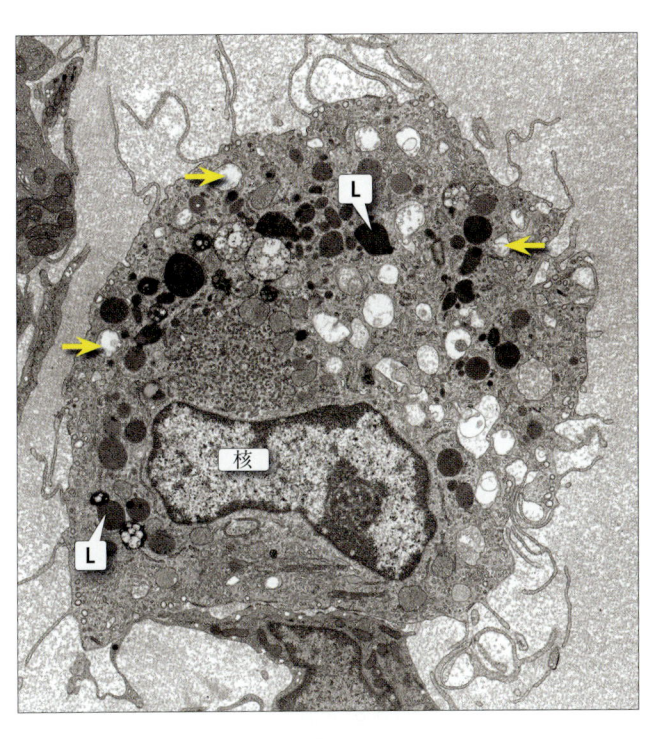

図1.47 マクロファージの超微細構造
電子密度の高いリソーム（L）とエンドソーム（矢印）が多数みられる．リソームには，取り込み小胞に由来する取り込み産物が含まれている．マクロファージは取り込み活性が非常に高く，エンドソーム-リソーム系が非常に発達しているのがわかる．×5,300．

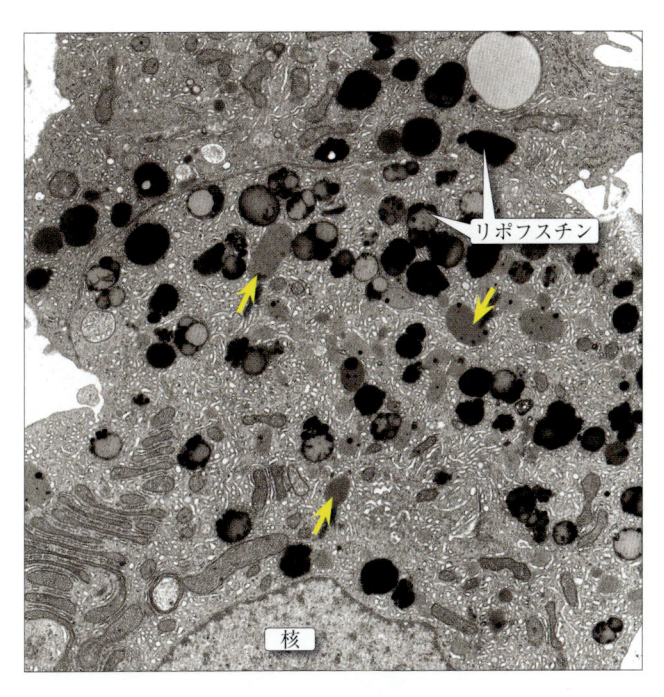

図1.48 リポフスチン顆粒の超微細構造
リポフスチン顆粒（残余小体とも呼ばれる）は，脂質とリソーム系で消化しきれなかった，電子密度の高い未消化物からできている．電子密度の低い小器官は成熟したリソームである（矢印）．×6,300．

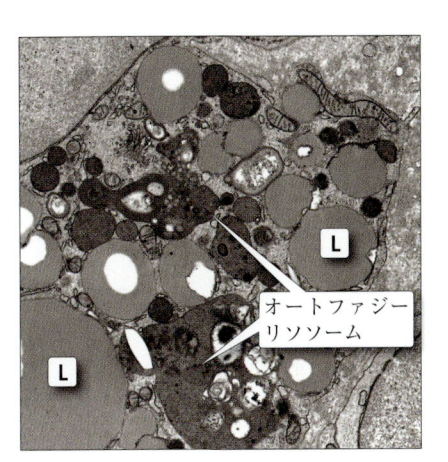

図1.49 オートファジーリソームの超微細構造
オートファジーリソームはエンドソーム由来で，pH5程度の酸性環境の中に，多くの加水分解酵素と分解されるべき細胞内物質を含んでいる．リソームの酵素はゴルジ装置で産生されて，小胞に詰められて初期エンドソームへと送られる．エンドソームは徐々に成熟してリソームとなる．脂肪滴（L）も認められる．×6,700．

細胞内由来の基質を含んでいる．オートファジーは細胞が分化して細胞内機構を再構築する際や，組織が再構築する際に起こる現象である．

すべての真核細胞でオートファジーは起こり，細胞の生き残りや，細胞の恒常性を保つうえで必須の機構である．とりわけ肝細胞や神経細胞，心筋細胞で細胞内の品質管理の面で重要である．オートファジーとアポトーシスとの関係は複雑で，両者は共通の因子で制御され，互いの過程を調節し合っている．アポトーシスについてはこの章の後半で扱う．

ペルオキシソーム Peroxisomes

ペルオキシソームはリソソームに似た構造をしており，膜で囲まれた0.5 μm程度の大きさの小器官である（図1.50）．ペルオキシソームは解毒，アルコールの分解，脂肪酸の酸化，窒素含有物の代謝といった機能を果たす．ペルオキシソームはオキシダーゼを含み（しばしば結晶として観察される），有害な過酸化水素を作り出す．ペルオキシソームはさらにカタラーゼも含み，過酸化水素をすぐに酸素と水に分解する．この働きにより，過酸化水素は決してペルオキシソームを出ることはなく，その毒性が細胞質に漏れることを防いでいる．

ペルオキシソームの形成に関しては，既存のペルオキシソームに由来する，あるいは小胞の融合に由来することが示唆されてきた．最近の研究では，ペルオキシソームの膜成分は小胞体に由来することがわかってきた．ペルオキシソームの機能不全あるいは形成不全は神経疾患との関連があり，致死的な遺伝疾患となるものもある．

細胞質封入体 Cytoplasmic inclusions

小器官は細胞の中で必須の代謝機能を有する小さな器官であるが，細胞質封入体は一般的に不活発な構造物で，細胞の生存にとっては重要な意味をもたない．

グリコーゲン Glycogen

グリコーゲンは貯蔵多糖であり，電子密度の高い，直径0.1 μm程度の小さなロゼット状のグリコーゲン顆粒として認められる（図1.51）．グリコーゲンは肝細胞，心筋および骨格筋細胞に豊富に含まれている．肝細胞ではグリコーゲンは滑面小胞体の近くに認められ，滑面小胞体に存在する酵素の働きで，グリコーゲンからグルコースを得て，グルコースの血中への放出により血糖値を調節している．

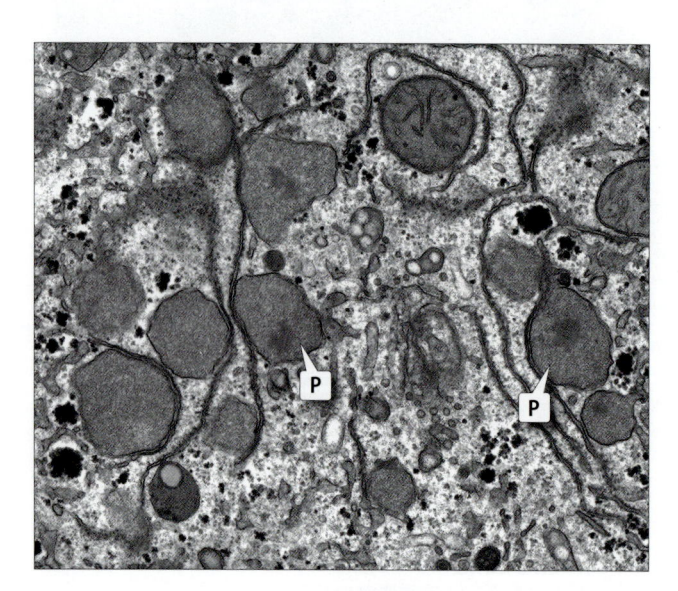

図1.50　ペルオキシソームの超微細構造
ペルオキシソーム（P）は当初，ミクロボディと呼ばれていた．ペルオキシソームは膜で囲まれた直径約0.5 μmの小器官であり，酸素を用いて基質を酸化し，過酸化水素を産生する酵素と，過酸化水素を分解するカタラーゼを含む．これらの酵素は脂質代謝に必須であり，髄鞘の構成成分を合成したり，長鎖脂肪酸を分解したりする．ペルオキシソームは肝細胞に豊富に存在し，粗面小胞体由来のタンパク質と細胞質由来のタンパク質を含み，分裂により数を増すと考えられる．×21,000.

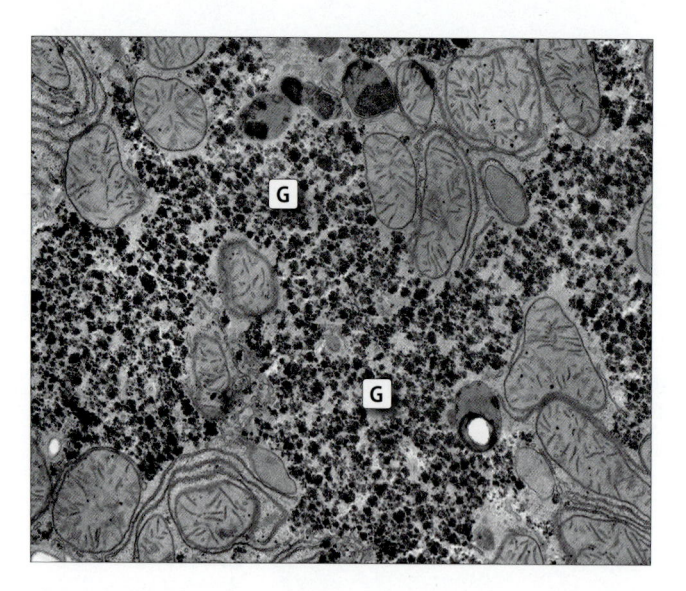

図1.51　グリコーゲン
グルコースはその重合体であるグリコーゲンとして，細胞質に顆粒の集団，あるいはロゼットとして貯蔵される（G）．グリコーゲンはグルコースに分解され，血中に放出されるか，解糖系に入りミトコンドリアでのクエン酸回路の基質を与える．×14,000.

1　細　胞

脂肪 Lipid

脂肪は多種類の細胞で貯蔵されるが，なかでも脂肪細胞では貯蔵脂肪が細胞質のほとんどを占め，直径100 μmにもなることがある．脂肪は脂肪酸，コレステロール，リン脂質，糖脂質や，その他の脂質からなる．脂肪の多くはエネルギー源として貯蔵されるが，一部は膜生成のため，ステロイドホルモン合成のために貯蔵されている．脂肪細胞以外（図1.52）では，様々な大きさ（0.5～5 μm）で，膜で囲まれていない均一な電子密度の球状滴として認められる（図1.53a，b）．貯蔵脂肪の量は普通は細胞の代謝活性に反比例する（貯蔵脂肪が多いと細胞の活動状態は低い）．

脂肪細胞では脂肪が細胞の90％以上を占め，細胞質は薄く，核が脂肪滴の縁に沿って細胞の一端に押しやられている．この形態は最も普通にみられる白色脂肪で認められる．もう1つの脂肪のタイプは褐色脂肪である．褐色脂肪は熱産生の源となる．

色素 Pigments

物質がリソソーム系で処理されても，なお消化できる状態で残っていると，その"食べ残り"は残余小体（上述）と呼ばれ，膜で囲まれていることもあるし，囲まれていないこともある．

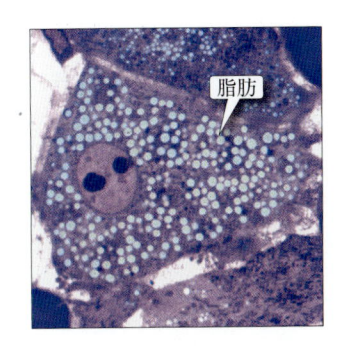

図1.52　黄体細胞
脂肪封入体が細胞質に散りばめられている．これらは脂肪滴と呼ばれ，ステロイドホルモン合成のためのコレステロールを貯蔵している．トルイジンブルー染色，アラルダイト切片．×700．

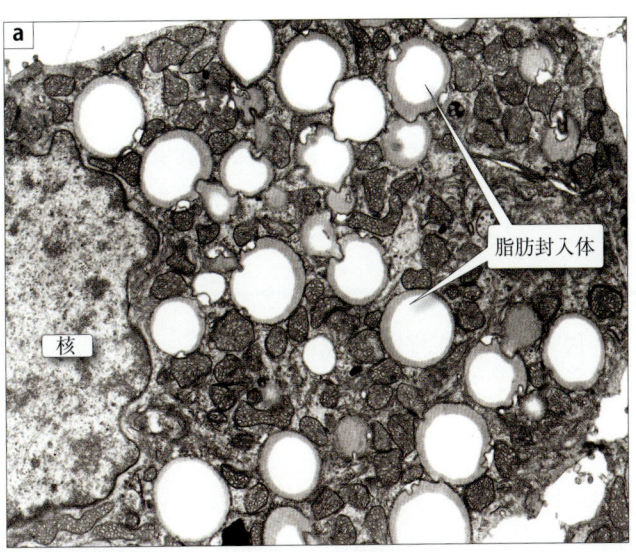

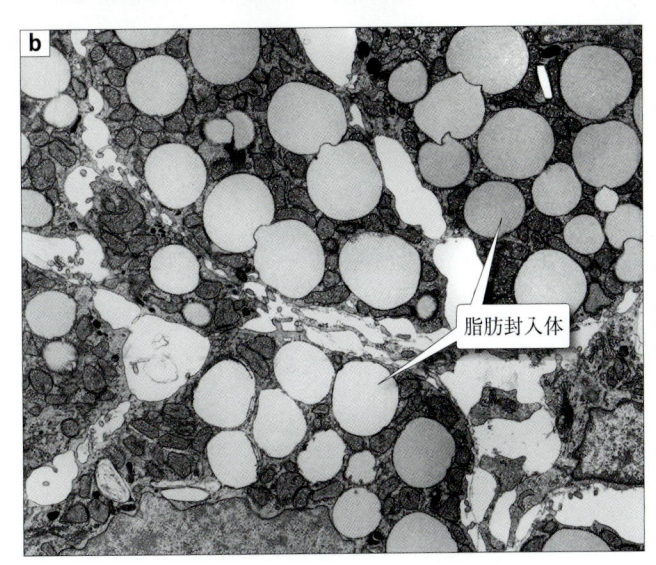

図1.53　脂肪封入体の超微細構造
a 試料作製過程で一部抽出されている．×6,000．b 均一な封入体として見える．×5,500．脂質・脂肪はトリグリセリド，コレステロールあるいはそのエステルとして封入体に貯蔵されていて，その直径は様々で，膜で囲まれていない．脂質はミトコンドリアでの酸化的代謝によるATP産生の燃料となる．脂肪封入体は肝細胞や乳腺の腺房細胞に普通にみられ，脂肪細胞では大量にみられる．またステロイド産生細胞（副腎皮質細胞，黄体細胞，ライディッヒ細胞など）でもみられ，ステロイド産生のためのコレステロールを供給している．変性細胞のファゴサイトーシスによっても副産物として脂肪封入体ができる．

細胞の構成

残余小体には光学顕微鏡で褐色に見えるリポクローム，あるいはリポフスチン色素と呼ばれる高密度の分子が含まれている．超微形態的には膜の断片を象徴する暗い塊の凝集がみられ，しばしば圧縮されゆがんだ形をしている．リポフスチンは脂肪の酸化の最終産物であり，老化細胞で豊富にみられる．メラニンも色素の一種で，皮膚や髪，虹彩に色素を与え（図1.54），網膜や脳幹の黒質にも認められる．

結晶 Crystals

結晶は，細胞によっては常に存在するが，通常はきわめてまれな構造物である．好酸球に存在する細胞質顆粒の内部には，寄生虫に毒性を示すタンパク質の結晶様構造を含んでいる（図1.55）．骨では細胞外基質のコラーゲンに埋め込まれるようにヒドロキシアパタイトの結晶が存在する．

精巣の精祖細胞やセルトリ細胞は2～3μmの針状の結晶をもっている．大きい結晶は20μmにもなり，ヒトのライディッヒ細胞の細胞質にみられる（図1.56）．タンパク質を豊富に含む結晶であるが，その機能は不明である．

> **Tip**：細胞の一般的なモデルでは，細胞内コンパートメントとして，核，細胞内小器官，封入体，そしてそれらが存在する液性環境としてのサイトゾルが示されている．各コンパートメントはそれぞれ特異的な役割を果たすが，通常相互作用をもち相互依存的に，取り込み，排出，合成，分解などの重要な働きをしている．

細胞骨格：細胞の支持，形状，運動
Cytoskeleton：cell support, shape, and motility

細胞骨格という言葉は硬くしっかりした構造を想像させるが，実際はこの概念はあまり正しくない．電子顕微鏡によって得られた微細構造は，生きて動いている細胞を制止させた状態で観察したものであることを思い出してほしい．構造は保たれているが，われわれが見ているのは動いていたものを静止させたものである．細胞は常に動き，形を変え，表面の細胞膜や内部構造も動いているが，これを可能にしているのが細胞骨格である（図1.57, 図1.58）．

ナノメートルスケールで見ると，細胞骨格は細胞に安定性

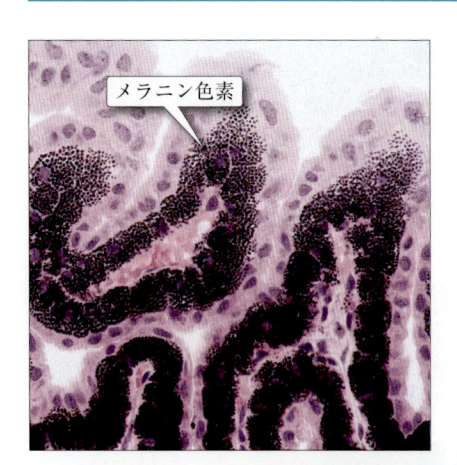

図1.54 眼の毛様体の色素細胞
色素はメラニン顆粒であり，毛様体色素細胞は，虹彩と網膜の色素上皮層と連続した上皮層を形成している．色素は眼に入ってきた光のうち，光路を外れた光を吸収する．HE染色，アクリル樹脂切片．×350.

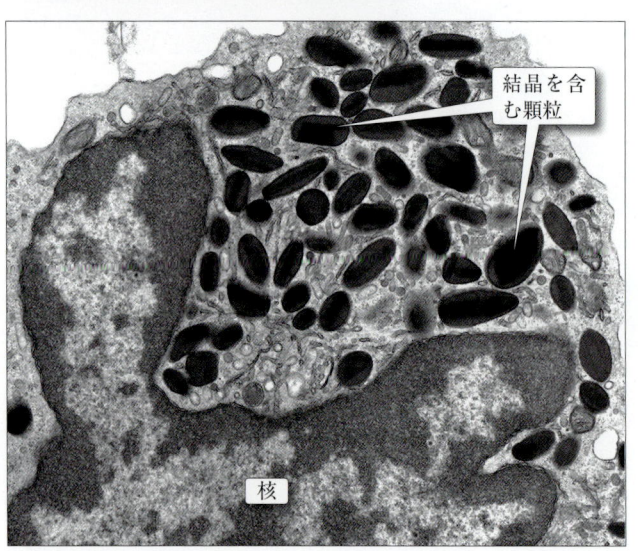

図1.55 好酸球の顆粒内にみられる結晶様構造の超微細構造
この結晶には寄生虫を処理するためのタンパク質が含まれている．×13,000.

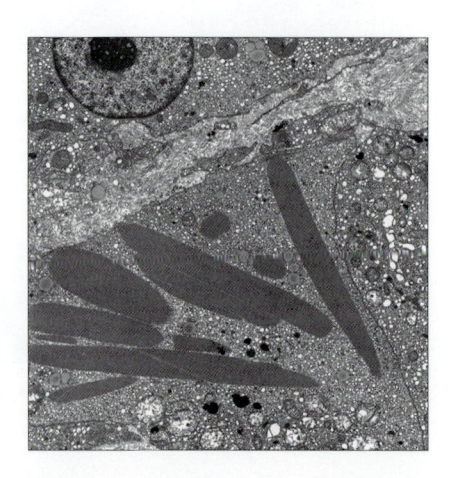

図1.56 ヒト精巣ライディッヒ細胞の細胞質にみられる大きな結晶様構造
タンパク質を豊富に含む結晶で，規則的な格子様構造がみられる．機能は不明である．×2,700.

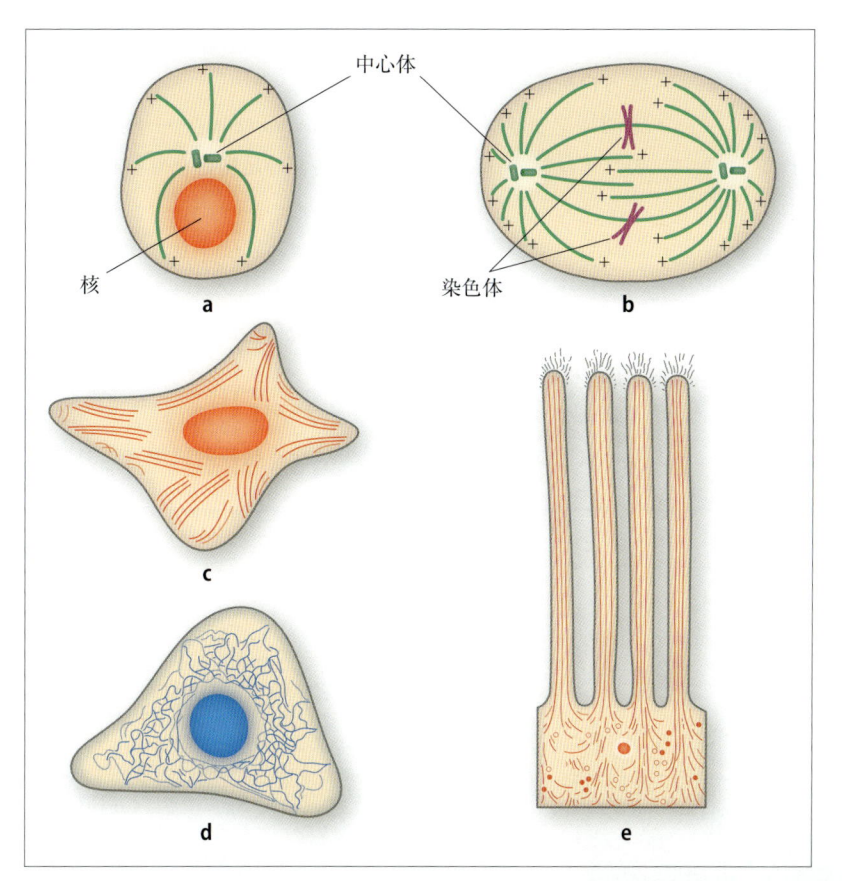

図1.57 細胞骨格系の概観
a 中心体から伸びる微小管．**b** 分裂中の細胞で紡錘体を形成する微小管．**c** アクチンミクロフィラメント．**d** 核を取り囲む中間径フィラメント．**e** 微絨毛の軸をなすアクチンフィラメント．

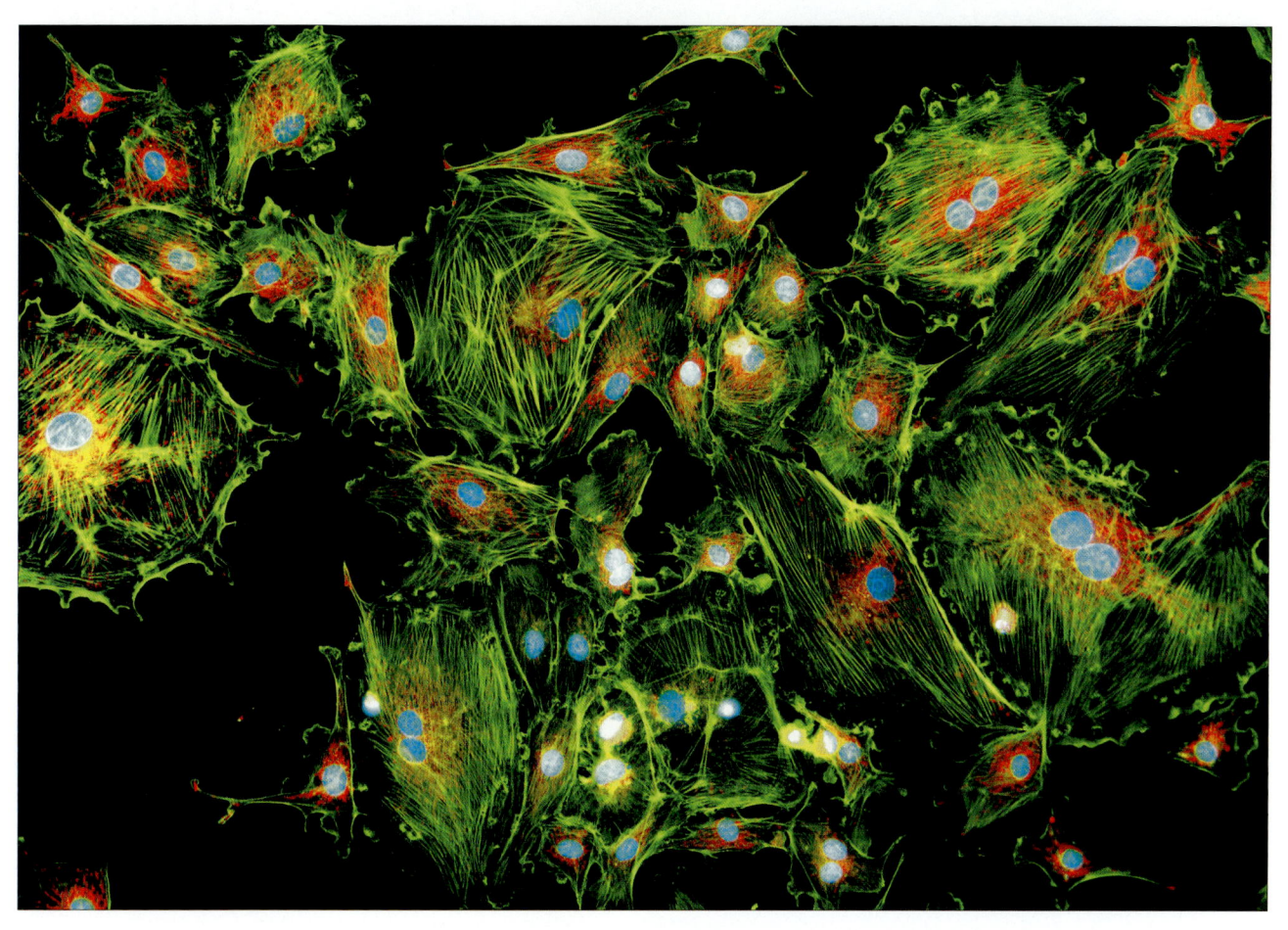

図1.58 ウシの動脈内皮細胞のミクロフィラメント細胞骨格
蛍光色素で標識してある．微小管は赤色で，アクチンミクロフィラメントは緑色で，核は青色で標識してある．×800．
（Courtesy Rishi Raj, Olympus Australia.）

1 細胞

35

細胞の構成

を与えているが，同時にサイトゾルの中での可塑性も与えている（例：細胞分裂のとき）．これによって機械的負荷を作り出したり，機械的負荷に抵抗したりしている．このように細胞の形は細胞内部の張力と圧力のバランスで保たれていて，一部は細胞骨格成分の重合と脱重合によって保たれている．細胞質では特殊なモータータンパク質が細胞骨格をレールとして利用し，小器官や高分子構造の輸送にあたっている．

細胞骨格を大きく分類すると以下の通りである（図1.59）．

- 微小管——直径25 nmの円筒状の細管で，運動と細胞の形の維持に働く．圧力に抗する．
- ミクロフィラメント microfilaments ——直径7 nmのアクチンの重合体で，運動と網状構造・束状構造の形成に働く．張力に抗する．
- 中間径フィラメント intermediate filaments ——直径10 nmのコイル状のタンパク質で，動きの足場となり機械的な強度を与える．張力に抗する．

これらの細胞骨格成分は細胞質全体に広がり，複雑な三次元の網状構造を作り，高分子構造や膜コンパートメントを支えている．電子顕微鏡写真ではその存在は確認できないが，細胞内の細胞骨格の多さには驚くべきものがある．網目は非常に細かく，孔の大きさはわずかに50 nm程度で，これよりも大きな粒子は単純拡散ではなく積極的に輸送されてい

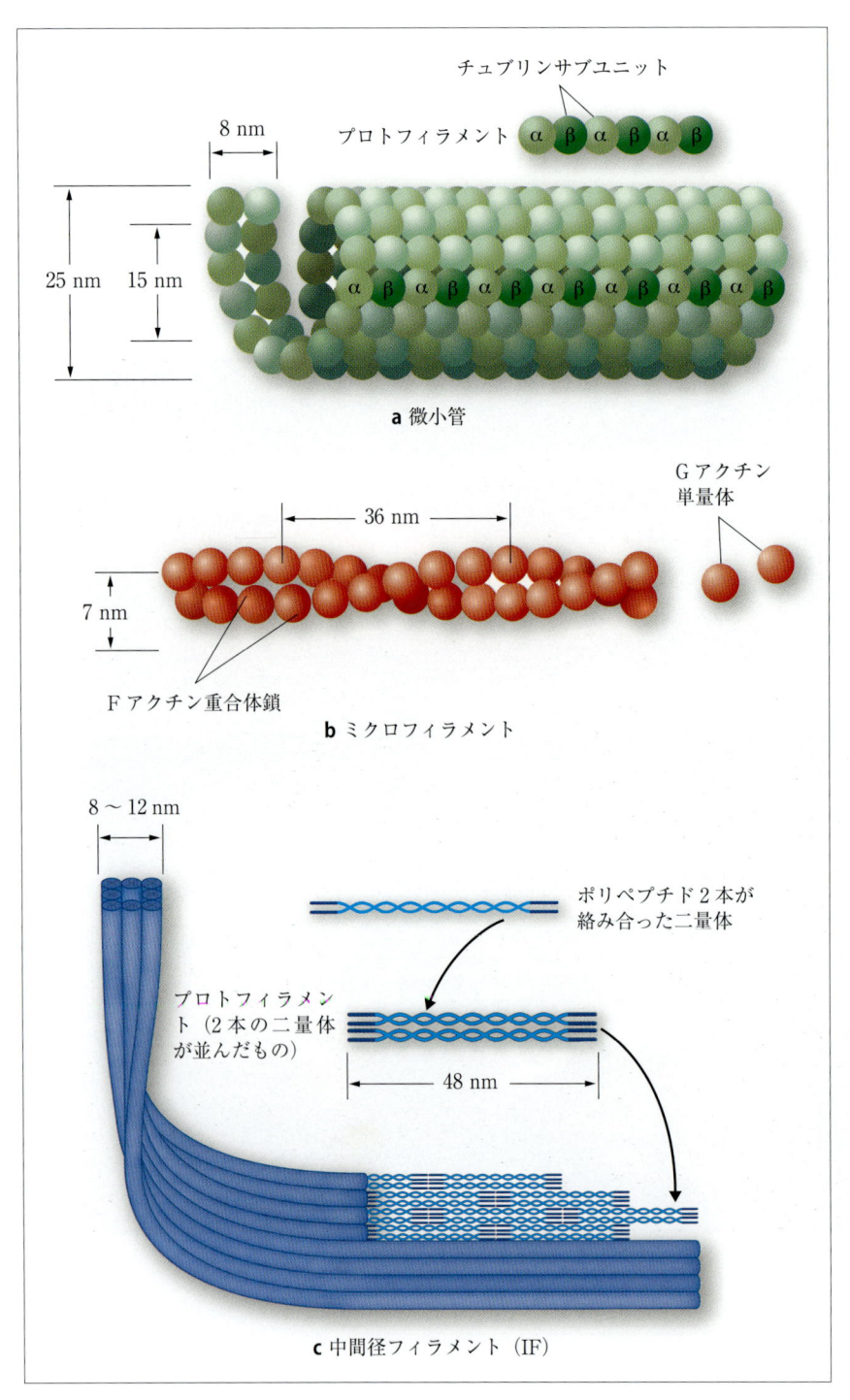

図1.59　3種類の細胞骨格の比較

いずれも細胞の支持構造となる．**a** 微小管は α チュブリンと β チュブリンのサブユニットが並んだ，13本の直線状のプロトフィラメントが形成する円筒状の構造である．細胞の形に影響を及ぼし細胞内輸送に関与する．**b** ミクロフィラメントはアクチン分子（Gアクチン）が2本らせん状に重合したもの（Fアクチン）で，柔軟性をもっている．アクチンは細胞の形を決め，細胞の運動を可能にする．**c** 中間径フィラメントは様々なタンパク質からできるが，二量体から四量体（プロトフィラメント）を作るという共通する構造をもつ．8本のプロトフィラメントが巻きつきロープ状の構造を作る．中間径フィラメントは非常に安定していて，細胞に機械的強度を与える．

a 微小管

b ミクロフィラメント

c 中間径フィラメント（IF）

る．リボソームは 30 nm ほどの大きさであり細胞質を動き回ることができるが，膜に囲まれた構造はすべてその動きを制限され，あるいはコントロールされている．

微小管 Microtubules

微小管はチュブリンタンパク質からなるダイナミックな円筒状の構造である．微小管は常に形成されては壊され，その半減期はわずかに数分であり，いわゆる**動的不安定性** dynamic instability を示す．微小管はチュブリン二量体の重合により形成され，極性をもっている．プラス端（＋）ではチュブリンの重合が速いが，マイナス端（－）では重合が遅い．マイナス端は普通は**中心体** centrosome につなぎ止められており，微小管の細胞質への伸長はプラス端によってなされる．生きた細胞では，プラス端は伸長と急激な短縮を繰り返していて，動的不安定性という言葉が用いられる（図 1.60a）．微小管は細胞質のかなりの部分を占め，形状はまっすぐであったり曲がっていたり，圧力がかかると折れ曲がったりする（図 1.60b）．

微小管は複製した染色体を二分し，細胞を 2 つに分ける**有糸分裂** mitosis においても本質的な働きをする．

微小管の重合を阻害する薬品は癌の治療で用いられる．植物アルカロイドのコルヒチンや，合成試薬で可逆的阻害剤であるノコダゾールなどが微小管の重合を阻害する作用をもつ．**ビンブラスチン** vinblastine や**ビンクリスチン** vincristine（ツルニチソウ由来）は異常な微小管の凝集を起こすため，細胞分裂時の紡錘体を壊し，細胞分裂を止めるので化学療法剤として用いられる．これらの薬品は抗有糸分裂薬と呼ばれる．セイヨウイチイ由来のタキソールは微小管を長時間にわたって安定化し，細胞分裂を止めるので化学療法剤（タキサン系抗代謝拮抗薬）や研究用試薬として用いられる．

多くの細胞では，微小管には**微小管結合タンパク質** microtubule-associated proteins（MAPs）が結合している．微小管結合タンパク質は，微小管の安定性を増す働きをしていて，例えば神経の軸索などで重要な働きをしている．そのほか細胞極性の維持，分化途中の精子で伸び続ける尾の細胞

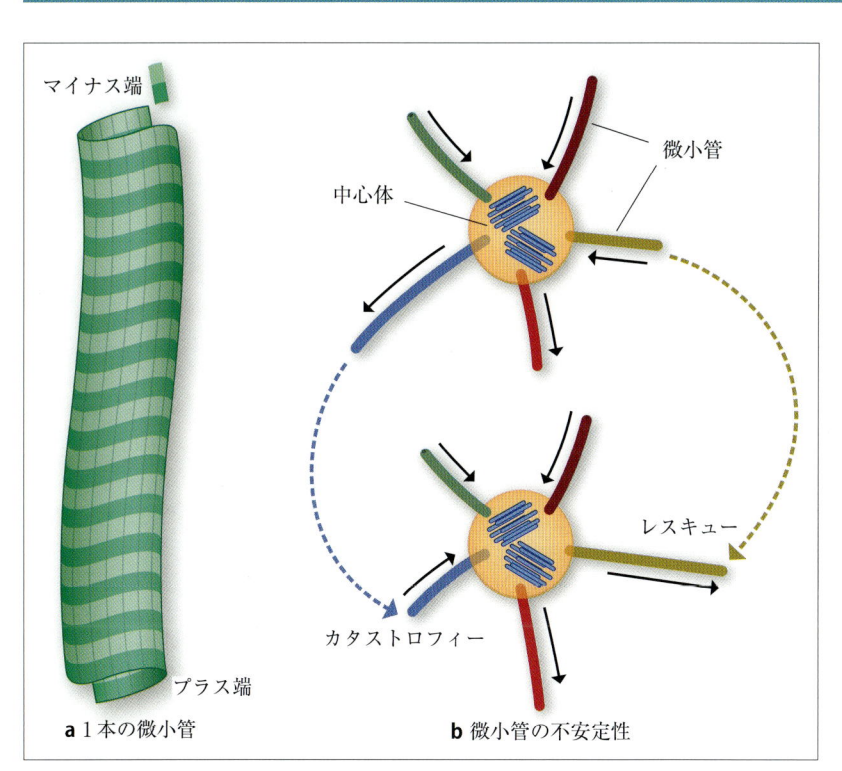

図 1.60a　微小管の動態
a 微小管は両端でチュブリンサブユニットが自己会合する．プラス端は β チュブリンでキャップされ，マイナス端は α チュブリンでキャップされる．微小管はこのように両端が構造上異なり，極性をもち，方向性がある．
b マイナス端は中心体につなぎ止められていて，プラス端は遅い伸長と速い退縮を繰り返す．退縮はカタストロフィーと呼ばれ，伸長はレスキューと呼ばれる．青色の微小管は初め伸長していたが（b 上図），その後，カタストロフィー相へと移行した（b 下図）．黄土色の微小管は初め退縮していたが（b 上図），その後，レスキュー相へと移行した（b 下図）．

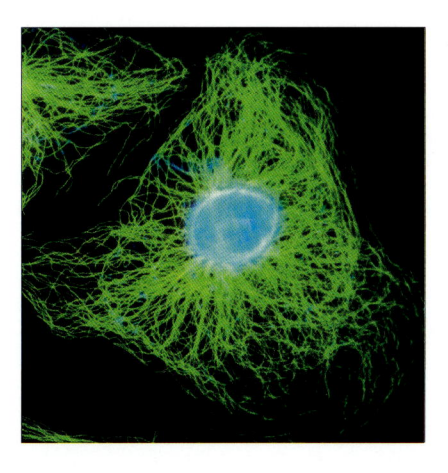

図 1.60b　微小管ネットワーク
微小管は緑色の蛍光色素で標識されている．マイナス端は細胞の中心付近に位置し，プラス端は細胞膜へと向かっている．微小管がレールとなり，分子モーターの働きによって荷が細胞質中に運ばれる．核は青色で標識されている．× 1,800．
(Courtesy J Zbaeren, Inselspital, Bern, Switzerland.)

質の再構築などにおいても重要な役割を果たしている．

微小管は小器官や小胞，タンパク質が細胞内を動くためのレールとして働いている．普通の細胞では輸送距離は数マイクロメートルであるが，神経の軸索内輸送においては坐骨神経などでは1mにも及ぶ．

微小管結合タンパク質はモータータンパク質で，ATPをエネルギー源にして，モータータンパク質に結合した細胞構成成分を，微小管に沿って運ぶ働きをする．ダイニンは細胞の中心に向かって運ぶモータータンパク質で，キネシンは反対方向に運ぶモータータンパク質である．ダイニン，キネシンともに小胞体やゴルジ装置，ミトコンドリア，リソソームの分布をコントロールしている（図1.61）．これらの分子モーターは，2つの**頭部** head と**ストーク** stalk の構造をもち，頭部がレールに結合し，ストークが荷あるいは他のモーターに結合する（図1.62）．分子モーターは2つの頭部が交互にレールをたぐるように（hand over hand と呼ばれる）少しずつ力強く進むが，ダイニンなどのように8〜32 nmという広い歩幅で進むものもある．

有糸分裂においては，微小管は中心体（次項）から伸び出して，染色体の動原体に付着する紡錘体を形成し，染色体を

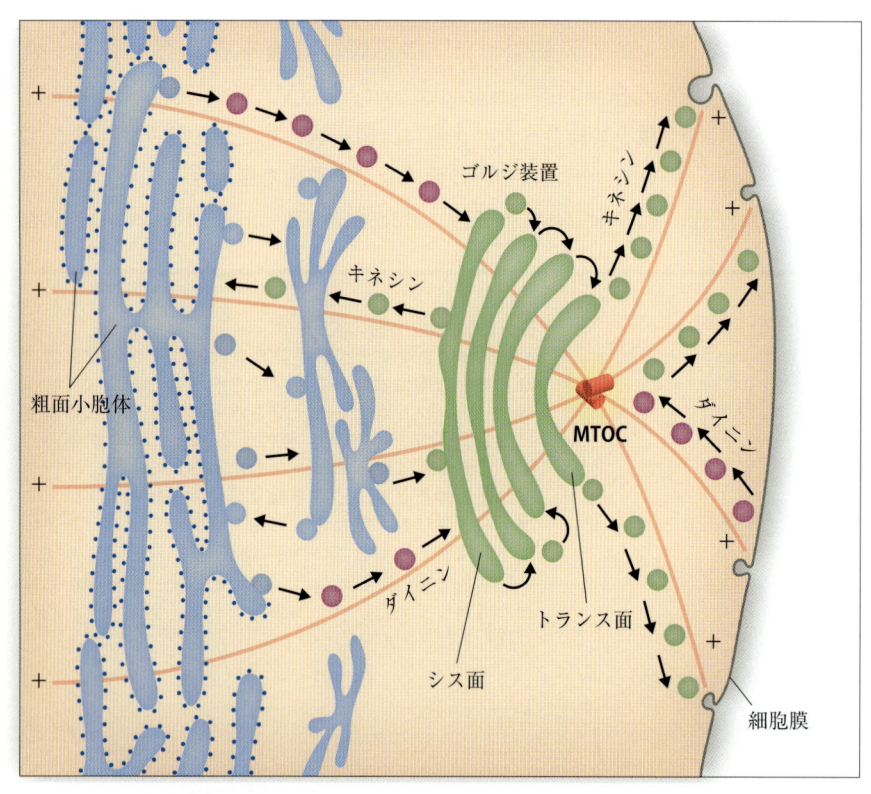

図 1.61　微小管の分布と役割の概略図
微小管形成中心（**MTOC**：一対の中心子）から伸びる微小管はレールのような役目をし，小胞（色つきの円）輸送にはダイニンやキネシンといった微小管結合タンパク質が働く．微小管結合タンパク質はATPをエネルギー源として，微小管の上を歩きながら荷を運ぶ．微小管結合タンパク質には微小管を安定化させるものや，脱重合させる働きをもつものもある．微小管結合タンパク質には荷を運ぶだけでなく，細胞内の膜コンパートメントを安定化させる働きもある．

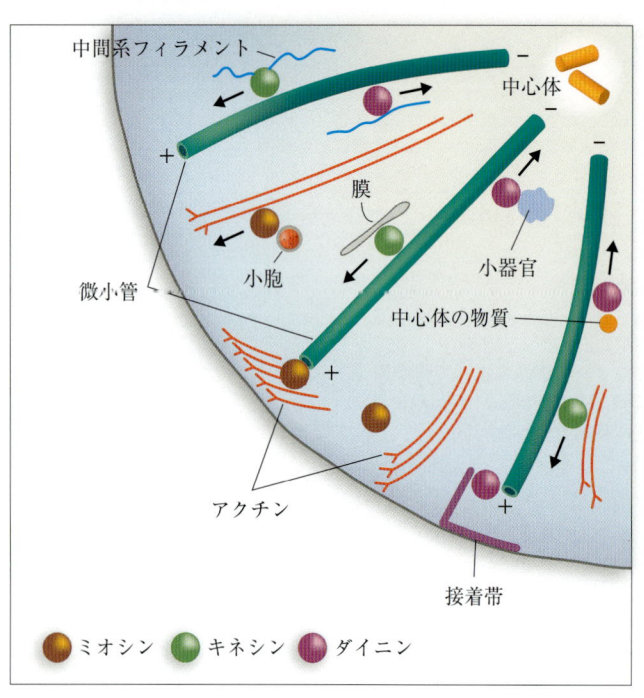

図 1.62　細胞骨格を用いた輸送メカニズム
キネシンとダイニンは微小管モータータンパク質で，フィラメントや膜，高分子に付着して，これらを極性をもった微小管に沿って運ぶ．キネシンは微小管の順方向に動き，ダイニンは逆方向に動く．ミオシンは筋細胞でアクチンフィラメント上を動くが，小器官も運ぶ．いずれのモーターも動くためのエネルギー源はATPの加水分解から得ている．

38

娘細胞まで導く．これは染色体に付着した微小管の伸長と短縮によるものである（図1.63）．紡錘体の微小管の一部は，染色体には付着せず，反対側からの微小管と平行に重なる．モータータンパク質は，互いに重なった両極からの微小管を両極に押し戻すように働き，両極を引き離す．その他，両極の中心体から細胞皮質に向かって放射状に広がる微小管もあり，そこではダイニンのようなモーターが働き，両極を引き離し細胞質分裂を行う．

中心体 Centrosome

微小管は**微小管形成中心** microtubule-organizing center（MTOC）である中心体から伸びる．分裂間期の細胞では中心体は核の近傍に位置する．微小管形成中心は2つの中心子と中心子周辺物質からなり，中心子周辺物質を新たな微小管形成の重合核として，微小管が中心体から放射状に伸び出す（図1.64）．中心子は3連の微小管が9本並び，円筒状構造を作る．その長さは 0.25 μm 程度で，2つの中心子が互いに90°の角度で配置している．中心体は細胞周期の分裂間期と分裂前期の間に複製され，紡錘体を形成する時期に最も明瞭に認められる．細胞は中心子周辺物質から中心子を *de novo* 合成することができる．

中心子は中心体形成に必ずしも必要ではない．中心子は植物細胞では存在しないし，ある種の動物の卵細胞では，有糸分裂の初期に中心子を破壊してから分裂するものもみられる．初期胚の有糸分裂時には中心体はみられない．

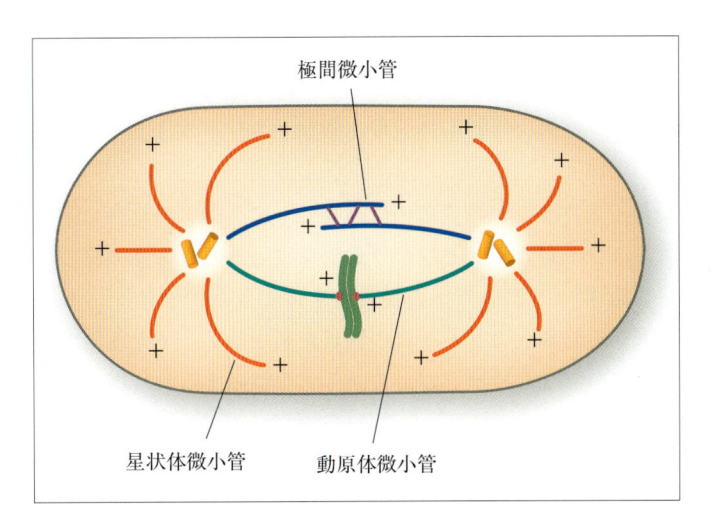

図 1.63 有糸分裂時の微小管の配置
中心体は細胞の両極に位置し，そこから放射状に伸びる微小管（星状体微小管）のマイナス端をつなぎ止めている．染色体へと伸びる微小管は紡錘体を形成し，紡錘体には2つのタイプがある．動原体微小管は染色体に付着し，分裂時には2本の娘染色体をそれぞれの極へ向かって引く．極間微小管は互いに付着はしていないが，重なるように位置し，互いに滑るようにして中心体同士の距離を遠ざける．

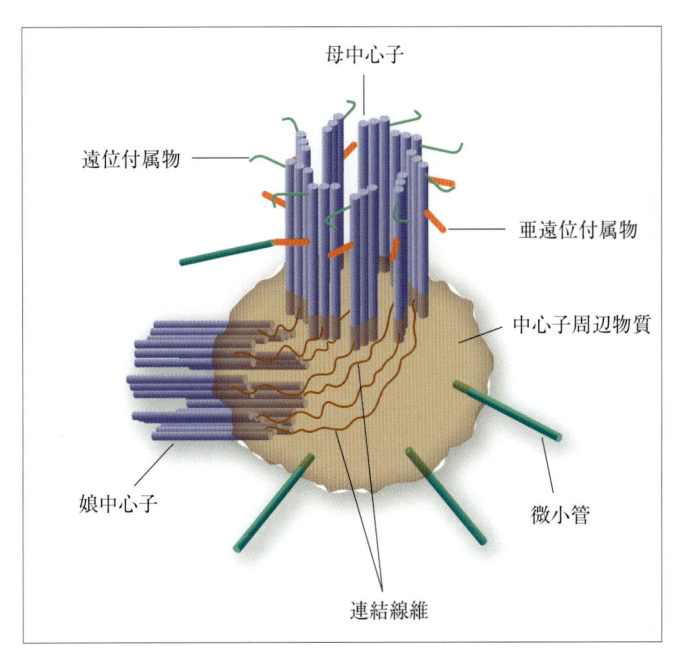

図 1.64 中心体を形成する一対の中心子と中心子周辺物質
中心体は 0.5 μm 程度の大きさの微小管形成中心である．微小管は中心子周辺物質につなぎ止められていて，中心子周辺物質と母中心子から伸長する．非分裂時の細胞は1つの中心体をもち，有糸分裂時には分裂に先立ち DNA と同時に複製される．

ミクロフィラメント Microfilaments

　ミクロフィラメントは，ほとんどの細胞で主要な細胞骨格の構成要素であり，細く，直線状だが変形しやすいアクチンフィラメントである．アクチンフィラメントはアクチン分子が，きつく二重らせん状に重合した，数マイクロメートルの長い線維である．アクチンフィラメントがまっすぐなのは，物をぶら下げた紐のように張力が働いているからである．

　ミクロフィラメントはアクチン結合タンパク質によって架橋され，三次元網目構造を形成している（図1.65）．アクチン分子は可逆的に重合し，細胞膜直下に特に豊富に存在する．細胞膜直下のアクチンは細胞を支持し，形を調節し，細胞がはって移動する際の，細胞表面の動きを修飾するなどの働きをしている．アクチンの重合は2段階で起こる．初めに，アクチン分子単量体が重合して三量体を形成し（**核形成 nucleation**），それが元になって単量体が次々と結合し（**重合 polymerization**），伸長が始まる．ミオシンタンパク質を染色すると，アクチンフィラメントが矢尻構造として認められる．矢尻の基部は伸長端（プラス端）である．矢尻の先端は非伸長端（マイナス端）である．ゆっくりとした伸長ではトレッドミルのように，アクチンサブユニットが伸長端に加わり，マイナス端から除去される．**フィロポディア filopodia** はスパイク状の突起であるが，その形成においては，アクチンフィラメントの束が細胞膜直下の樹状アクチンネットワークから伸長し，円錐状の突出構造を形成し，細胞質を突出させる（図1.66）．フィロポディアより幅広く，扁平な**ラメリポディア lamellipodia** の場合，アクチンは高度に枝分かれしたブラシ状の構造を形成し，そこではすでに存在するフィラメントから枝分かれするように新しいフィラメントの成長が起こっている．伸長端でのアクチンフィラメントの重合は，数種類のタンパク質と，アクチンサブユニットに結合しているATPを要する．フィラメントの伸長は，フィラメントが長くなりすぎて押せなくなる前に終了する．こうして作られた足場は，細胞膜に沿って圧力を生み出し，その力は曲がったアクチンフィラメントがまっすぐになろうとする力によって補助される．

　生体内では，アクチンフィラメントは細胞間の接着帯につなぎ止められていて，細胞の結合面を帯状に取り巻いている．線維芽細胞のような細胞を培養すると，細胞表面の何ヵ所かでプラスチックの基質に貼り付く．そのような貼り付き面ではアクチンフィラメントが密集していて束を作っている．この束はストレスファイバーと呼ばれ，細胞をつなぎ止め，基質に張力を及ぼしている．接着面にはインテグリン受容体が存在し，細胞移動の牽引役となっている（図1.67）．線維芽細胞などはゆっくりと移動するが，好中球のような細胞は速く動く．このような移動速度を調節する仕組みはよくわかっていない．

　サイトカラシンは真菌の代謝物で，アクチンの重合を阻害する．ファロイジンとファラシジン（もっとも毒性の高いキノコ毒素）はアクチンの脱重合を阻害し，アクチンネットワークを安定化させる．この性質を利用して，蛍光色素で標識されたファロイジンは，アクチンを標識するのに用いられている．

　ミクロフィラメントの働きとしては，アクチンとミオシンによる筋収縮，培養細胞のアメーバ様運動，植物細胞や動物

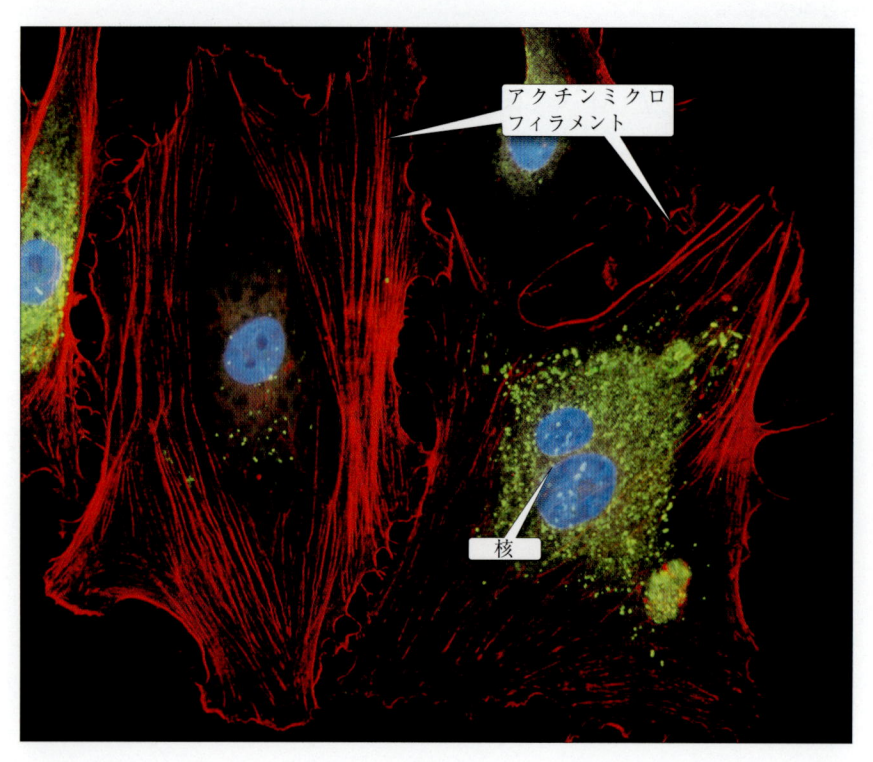

図1.65　赤い蛍光色素で標識されたアクチンミクロフィラメント
アクチンタンパク質は重合し，細くて曲がることのできる線維を形成し，網状，束状のきれいな配列をしている．アクチンフィラメント束はしばしば細胞膜付近にみられ，細胞の形を決めている．重合と脱重合によりフィロポディアやラメリポディアといった細胞質の突出を形成し，細胞がはうような動きを調節している．× 1,600．(Courtesy J Zbaeren, Inselspital, Bern, Switzerland.)

細胞でみられる原形質流動，細胞質分裂時の分裂溝形成などが良く知られている．細胞質分裂時の分裂溝においては，フォルミンというタンパク質の助けで，アクチンフィラメントの収縮環が細胞膜直下に構成される．収縮環の収縮はベルトを締めるようなもので，筋収縮のようにフィラメントが互いに滑り運動をすることで行われる．その活性はミオシンタンパク質による補助を受ける．

中間径フィラメント Intermediate filaments

中間径フィラメントは最も安定していて，最も溶解しにくい細胞骨格で，65以上の遺伝子によってコードされるタンパク質によって構成される．タンパク質の自己会合と重合によって 10 nm のフィラメントを形成する．このフィラメントは 8 本のプロトフィラメントが平行配列し，さらに縦方向にも連なって形成される．中間径フィラメントは安定的というよりは動的な構造といえ，精巧な網目構造を作る．その多くは核周囲部にみられるが，細胞質全体に放射状に広がっている（図1.68）．中間径フィラメントは小腸吸収上皮において，

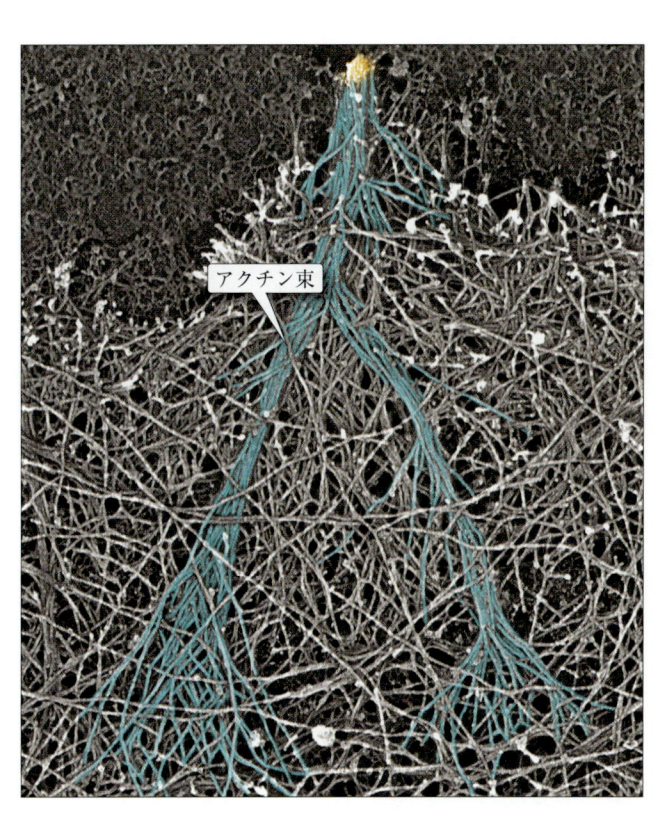

図1.66 細胞質フィロポディアのプラチナレプリカ電子顕微鏡像
アクチンフィラメントの芯は 2 本の線維束からなっている（青色）．根部ではフィラメントは放散し，深部ネットワークに合流している．アクチンフィラメントは Y 字状に合わさり，フィロポディアの突起を形成している．× 45,000．(Courtesy T Svitkina, University of Pennsylvania; J Cell Biology 1999; 145: 1009-26.)

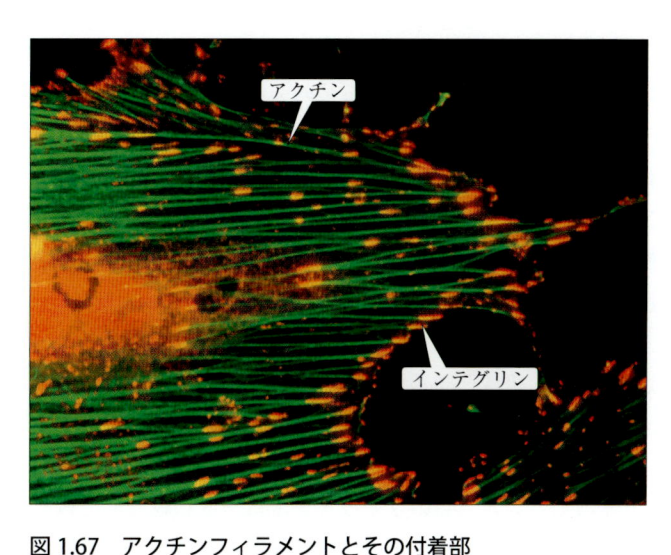

図1.67 アクチンフィラメントとその付着部
アクチンフィラメント（緑色）とインテグリン（橙色）の基質結合部位との関係を示す蛍光顕微鏡像．細胞質の右への移動は，ミオシンによるアクチンの左方向への移動と，付着部を利用してアクチンが右方向へ伸長し，細胞質が突出することでなされる．× 2,000．(Courtesy K Burridge, University of North Carolina, USA.)

図1.68 中間径フィラメント
ヒトⅡ型肺胞上皮腫瘍細胞株のケラチン 18 染色の共焦点像．中間径フィラメントは核を取り囲むリング状の部分から伸び出して，細胞膜接着斑にまで達する安定した構造である．細胞に機械的強度を与えている．× 1,400．(Courtesy E Flitney, Northwestern University, Feinberg School of Medicine, USA.)

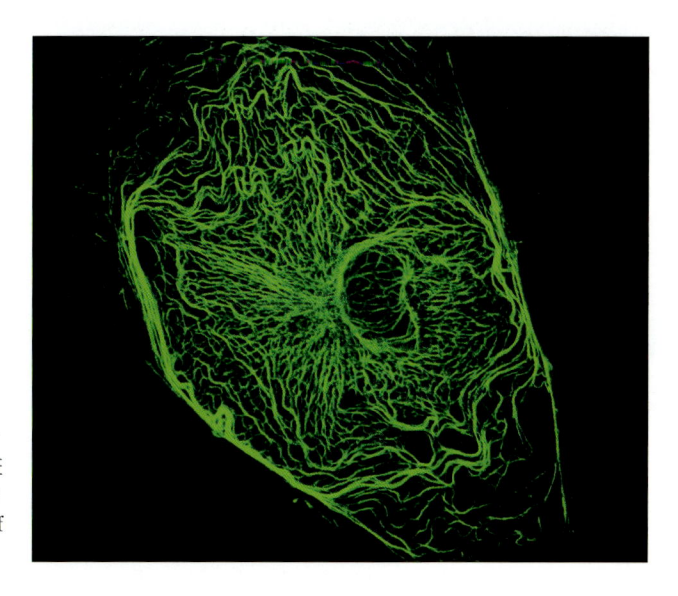

微絨毛のミクロフィラメントコアをつなぎ止める働きをしている（図1.69）。中間径フィラメントは大きく5種類に分類される。そのうちの4種類は細胞質にみられる細胞骨格タイプで，1種類は核内にみられる**核ラミン** nuclear lamin である。細胞骨格タイプの中間径フィラメントの主要なものは上皮細胞に豊富に存在するケラチンタンパク質であり，トノフィラメント tonofilament とも呼ばれる。**硬ケラチン** hard keratin は髪，爪，角などを形成する。ほかの中間径フィラメントとしては，**ビメンチン** vimentin（線維芽細胞），**デスミン** desmin（筋細胞），**グリア線維酸性タンパク質** glial fibrillary acidic protein（グリア細胞），**ペリフェリン** peripherin（神経細胞），**ニューロフィラメント** neurofilament（神経細胞の長い軸索），**ネスチン** nestin（神経系の幹細胞）などがある。中間径フィラメントは細胞に機械的強度を与える。神経細胞では，新たな中間径フィラメント構成タンパク質は細胞体で合成されるが，合成された単量体がフィラメント形成のために必要とされる（つまり重合が起こる）場所は，樹状突起や軸索の遠位部である。この**軸索輸送** axonal transport は微小管モータータンパク質によって行われる。

がん細胞で発現している中間径フィラメントのサブタイプは，その由来組織と同じであることが多いので，サブタイプを調べることは癌の原発巣を知る上で有用である。

ケラチンフィラメントは，細胞間連結結合装置である接着斑と連結している。このフィラメントは上皮組織などで細胞同士を機械的に連結する。皮膚などはその良い例で，細胞同士が特に強固に連結し，バリアー機能を果たしているのである。最近の研究では，ある種の細菌ではクレセンチンと呼ばれる，真核細胞の中間径フィラメントに相当するタンパク質を有することがわかってきた。このタンパク質は細菌の弯曲した形態を保つ働きがある。

細胞表面：外部環境との相互作用 Cell surface: interactions with external environment

多くの細胞は形を変えたり，動いたり，細胞外環境との物質交換をしたりする際に，必要に応じて細胞膜を精巧に変化させる。特別に分化したものとしては，光学顕微鏡でも観察できる程度の細胞膜の伸長であり，微絨毛，線毛と鞭毛，不動毛などがある。

微絨毛 Microvilli

微絨毛は長さ1μm程度の微小な頂部細胞膜の突起で，吸収表面積を著しく増大させている。微絨毛は多くの種類の細胞でみられるが，小腸管腔面に特に発達している。光学顕微鏡では細く，まっすぐな"刷子"縁 "brush" border として認められる（図1.70）。電子顕微鏡では無数の指状の突起として観察され（図1.71），小腸管腔面の総面積は200 m^2 にも達する。

微絨毛の芯には，垂直に走るアクチンミクロフィラメントが微絨毛先端から始まり，下方の細胞質で**終末扇** terminal web（TW）と呼ばれる，水平に走る収縮性ミクロフィラメントにつなぎ止められている（図1.72）。終末扇が収縮すると微絨毛が互いに広がり，その間のスペースが増加し，管腔内容物の吸収を促進する。微絨毛が収縮したり長くなったりすることで，栄養分を混ぜ合わせる働きもしている。

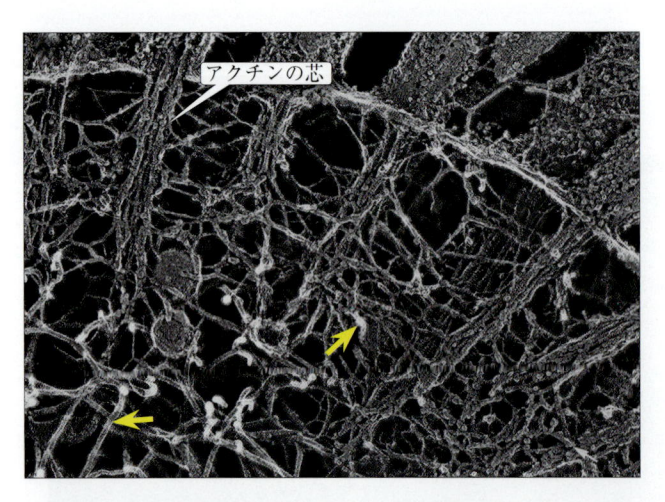

図1.69　小腸上皮細胞の微絨毛を支える終末扇
急速凍結－ディープエッチング－ロータリーレプリケーション法．微絨毛のアクチンフィラメントの芯は，中間径フィラメント（矢印）の豊富な網目構造に連結し，つなぎ留められている．×67,000.（Courtesy J Heuser, Washington University, School of Medicine, USA; J Cell Biology 1981; 91: 399-409.）

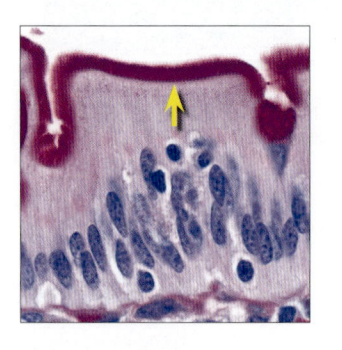

図1.70　刷子縁
小腸上皮細胞の管腔側表面に無数の微絨毛（矢印）が発達し，光学顕微鏡で刷子縁として観察される．深紅色に染まっている部分は，粘液性成分が存在する．PAS染色．パラフィン切片．×450.

1 細胞

線毛と鞭毛 Cilia and flagella

線毛と鞭毛は，細胞表面の運動性の突起である（図1.73）．線毛は気管，気管支，卵管の管腔面にみられ，鞭毛は精子の長い尾がそうである．いずれも構造は同じであるが，長さ（線毛は2～10 μm，鞭毛は50 μm），細胞あたりの数，運動様式が異なる．多くの細胞は，1～2本の線毛で構成される一次線毛 primary cilia をもっている．一次線毛は一時的な構造で，細胞のアンテナとして働き，細胞外のシグナルを受容し核へ伝達すると考えられている（図1.74）．上皮細胞の線毛は，同一周期で往復運動 to-and-fro を行い，細胞表面の粒子や細胞，ごみ，あるいは粘液を一方向に効果的に運ぶ．鞭毛は波動を描くように，むちを打つような動きをする．

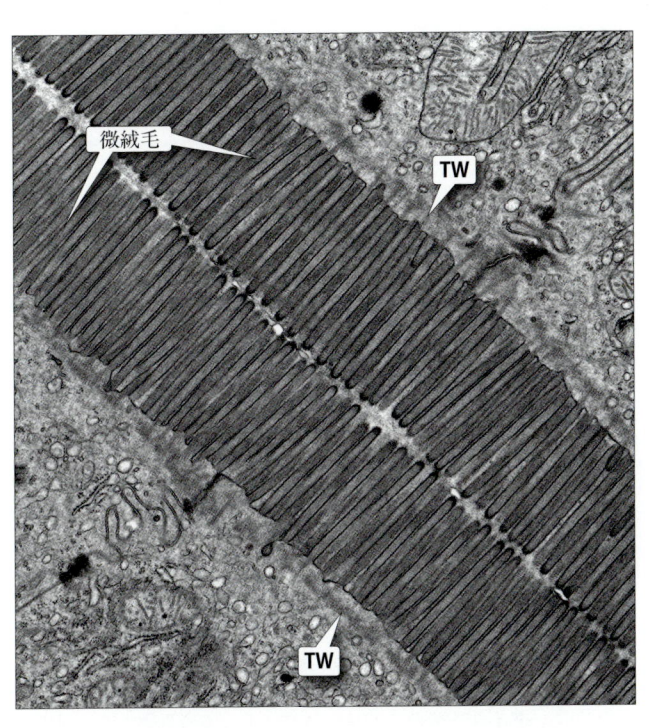

図1.71 小腸上皮細胞頂部側表面の微絨毛の超微細構造
それぞれの微絨毛内部には，アクチンフィラメントの芯が終末扇（TW）と呼ばれる細胞質まで伸び出している．終末扇には様々な細胞骨格フィラメントが発達し，微絨毛をつなぎ留めている．×12,000

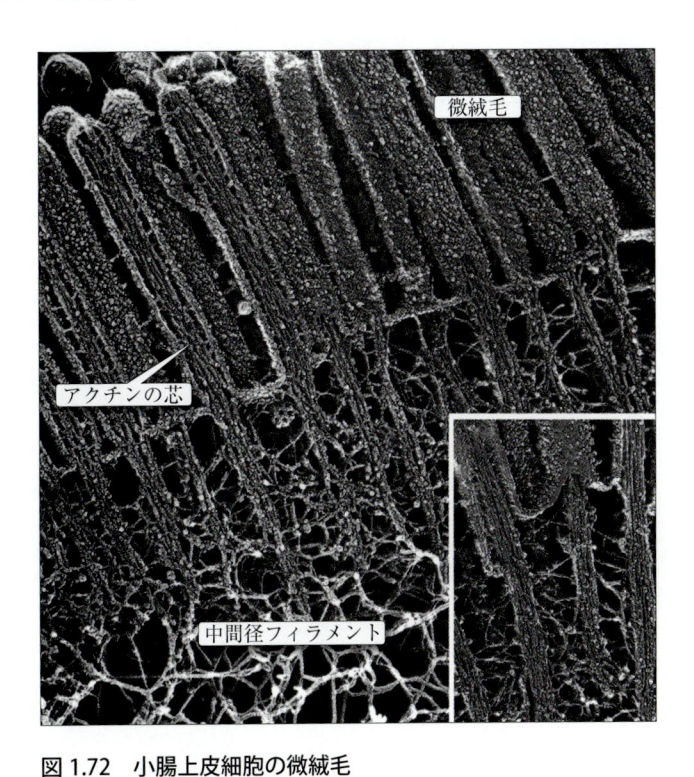

図1.72 小腸上皮細胞の微絨毛
固定後，急速凍結‐ディープエッチング‐ロータリーレプリケーション法で観察．微絨毛内部のアクチンフィラメントの芯が束状の根として細胞質まで伸び出し，深部の細い中間径フィラメントの網目構造との間に細かな細線維として観察される．×47,000.（Courtesy J Heuser, Washington University, School of Medicine, USA ; J Cell Biology 1982; 94: 425-43.）

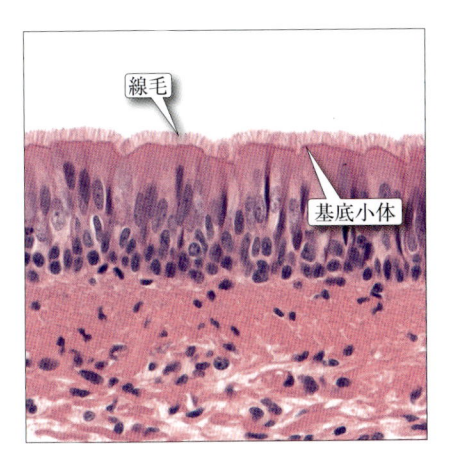

図1.73 上皮の頂部側表面から伸び出す線毛
線毛はブラシの毛のように見える．線毛の下方に見える濃い線は，線毛をつなぎ留める基底小体が配列していることによる．HE染色，アクリル樹脂切片．×300.

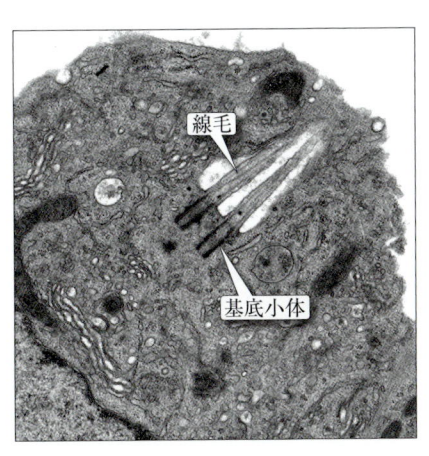

図1.74 中心子の一種である基底小体から伸び出す一対の一次線毛
分裂間期には中心子は細胞膜近傍に行き，線毛の軸糸の形成に関与する．一次線毛は細胞のアンテナとして働き，細胞外環境を感知し，細胞にシグナルを伝達する．×9,000.

43

細胞の構成

　線毛と鞭毛の芯は**軸糸** axoneme と呼ばれる構造でできている．軸糸は9本の2連微小管（周辺微小管）が一対の中心微小管を囲み，いわゆる「9 + 2」構造をしている．周辺微小管は中心微小管と9本の放射状のスポークで連結されていて，周辺微小管からはダイニン腕が側方に伸びている（図1.75a，b）．局所的な ATP の加水分解によるエネルギーを利用して，ダイニン腕は瞬間的に隣の微小管に付いたり離れたりしている．ちょうど爪車（ラチェット機構）のような感じである．微小管は長さを変えないので，1本の2連微小管がもう1本の2連微小管の上を滑る．微小管が軸糸の一方向に滑るとき前向きの力強いストロークを生み出し，逆方向へは戻るストロークを生み出す．

　臨床的には線毛・鞭毛の機能不全として**カルタゲナー症候群** Kartagener's syndrome が知られている．カルタゲナー症候群はまれな常染色体劣性遺伝疾患であり，ダイニン腕が欠損している．この結果，気管支拡張症（肺に粘液が充満する），不妊症（精子の運動性欠如，または卵管機能不全による受胎障害），内臓逆位（右側の心臓，左側の肝臓，右側の脾臓など，先天性の臓器の側方反転）などが起こりうる．

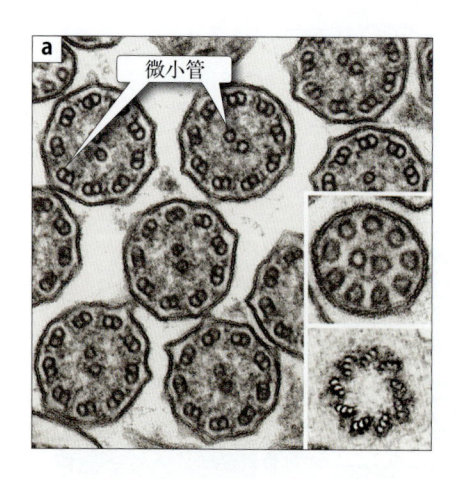

図 1.75a　線毛横断面の超微細構造
微小管の「9 + 2」配列が軸糸の芯を形成している．× 33,000．
上の挿入図：線毛先端部の様子で，外側の9本の微小管と中心の一対の微小管からなっている．× 38,000．
下の挿入図：9本の3連微小管からなる基底小体である．× 55,000．
(Courtesy Pavelka M, Roth J. Functional ultrastructure. Wien: Springer-Verlag, 2005.)

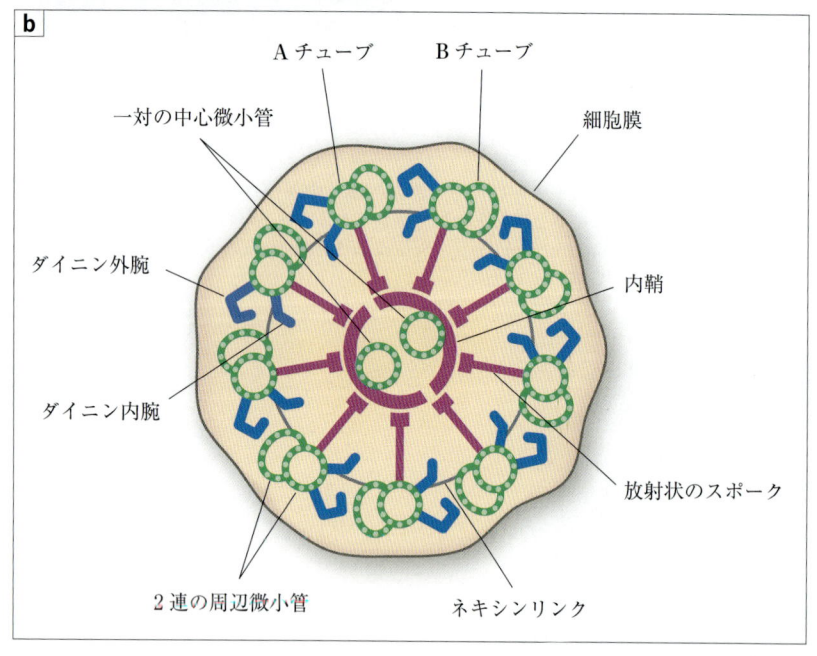

図 1.75b　一対の中心微小管と9本の2連微小管からなる周辺微小管の模式図
ダイニン腕の ATPase 活性によって周辺微小管の間で滑り運動が起こり，線毛が曲がる．同じ方向への，位相をわずかにずらした線毛運動により，表面の粘液や粒子，細胞，細胞の残骸などを運ぶことができる．

不動毛 Stereocilia

不動毛は非運動性の微絨毛の長い束であり，精巣上体管の管腔面にみられ，精巣から送られてくる液体成分の吸収を行っている（図1.76）．精巣上体管の不動毛の長さは25 μmにも及ぶ．

不動毛は内耳にもみられ，聴覚や平衡覚を感知する役目を果たしている．内耳の不動毛はゼラチン層に伸び出し，直線加速によってゼラチン層が動かされると不動毛が曲がり，脳への神経インパルスを送る．これに応じて体勢を直したりするのである．視覚情報が得られなくてもエレベーターが動いていると動きを感じることができるのは，内耳の不動毛の働きである．半規管での角加速度の感知も同様なメカニズムである．宇宙飛行士が無重力状態でも乗り物酔いになるのは，角加速度を感じているためと考えられている．

蝸牛の有毛細胞にも不動毛が存在し，不動毛はリンパ液中に伸び出していて，リンパの振動に反応して音を感知する．

細胞結合：接着と交流 Cell junctions: attachment and communication

多くの細胞は組織中で密集して存在しており，細胞同士を結合させる機構と，細胞間で連絡をとり合う機構が存在する．血液中の細胞や血液細胞由来で組織間隙に存在する細胞，細胞外基質によって隔てられて存在する細胞など，自由な状態で存在する細胞でも，他の細胞と接着する，あるいは相互作用を及ぼし合う機構は保持されている．

細胞は特別な細胞結合様式によって接触し，シグナルを交換している．細胞結合は細胞の種類に関係なく，それぞれ特有の構造をしている．細胞結合は細胞膜にみられ，主に4種類に分けられる（図1.77）．細胞によってはすべての種類の細胞間結合をもつものもあり，1種類または2種類をもつものもある．また細胞によっては，細胞間結合が局所的に，あるいは極性をもって分布することがある．

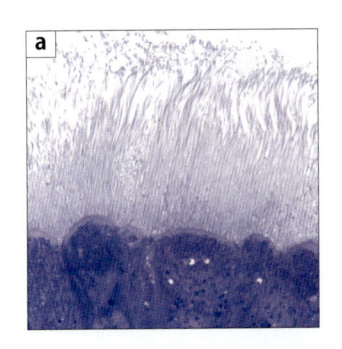

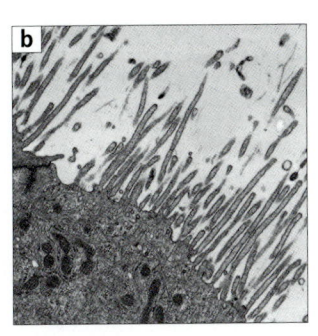

図1.76　不動毛
精巣上体管の管腔側表面の光学顕微鏡像（**a**）と電子顕微鏡像（**b**）．不動毛はアクチンフィラメント芯をもった微絨毛に似ていて，軸糸をもたず，運動しない．聴覚有毛細胞の不動毛は音に反応する．**a**：トルイジンブルー染色，アラルダイト切片．×800．**b**：×7,000．

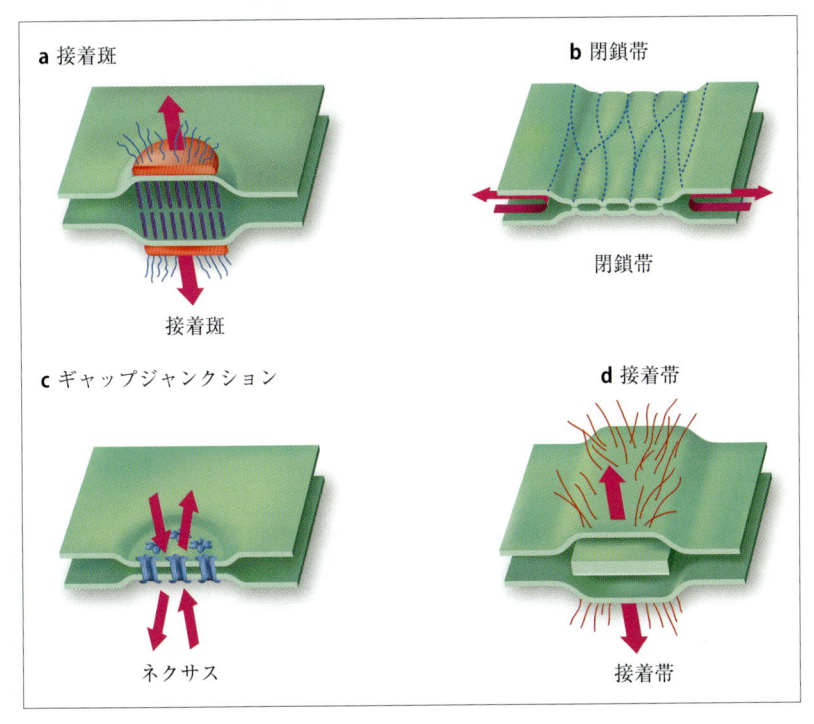

図1.77　4種類の細胞間結合の模式図
細胞間結合は多くの種類の細胞間でみられるが，特に上皮細胞間で発達している．**a** 接着斑による局所的な接着，**b** 閉鎖帯によるバリアー機能，**c** ギャップジャンクションによる分子の交換，**d** 接着帯による幅広い帯状の接着．

閉鎖帯（タイトジャンクション）Zonula occludens

閉鎖帯（密着帯）zonula occludens は，より一般的にはタイトジャンクション tight junction と呼ばれ，隣接する細胞の細胞膜同士が合わさり，シャープな隆起で癒合している（図1.78a〜c）．隆起は分岐吻合を繰り返し，細胞を取り囲むように帯状の癒合領域を形成する．ちょうど2枚のトタン板を合わせた様子をイメージすると，隆起が接触し癒合する様子が理解できるであろう．癒合の長さは閉鎖バリアーを象徴し，物質の通過を防いでいる．

閉鎖帯は，特に小腸上皮細胞間に発達し，頂部細胞膜面の直下の側壁部細胞膜を閉鎖している．細胞間隙を効果的に閉鎖することで，液体や分子，イオンの細胞間の透過を防いでいる．もし細胞間隙が閉鎖されないと，これらの物質が腸管腔へ漏れ出ることになる．すなわち閉鎖帯は細胞間隙輸送を遮断しているのである．

閉鎖帯はバリアーとなっているので，小腸内容物が上皮細胞層を通過して吸収されるためには，上皮細胞そのものを通過しなければならない（経細胞輸送）．閉鎖帯の隆起の数が増すと，閉鎖が強固になり，より堅固なジャンクションとなる．

細胞側壁部細胞膜の閉鎖帯はフェンスのように働き，フェンスを境に細胞膜を頂部細胞膜と基底側壁部細胞膜に分けている．この働きで，頂部細胞膜と基底側壁部細胞膜の分子構成は異なるように保たれ，機能的にも構造的にも細胞の極性が維持されている．

閉鎖帯は，膀胱や精巣の精細管などの多くの上皮，導管細胞，肝細胞，膵臓の細胞などにみられる．

接着帯（アドヘレンスジャンクション）Zonula adherens

接着性の結合は細胞同士を連結し，細胞内のアクチンフィラメントネットワークを別の細胞のアクチンフィラメントネットワークと連結させる．接着帯は細胞や組織を機械的ストレスから保護する働きがある．接着帯は閉鎖帯とセットで存在するか，あるいは心筋細胞や表皮細胞では単独で存在

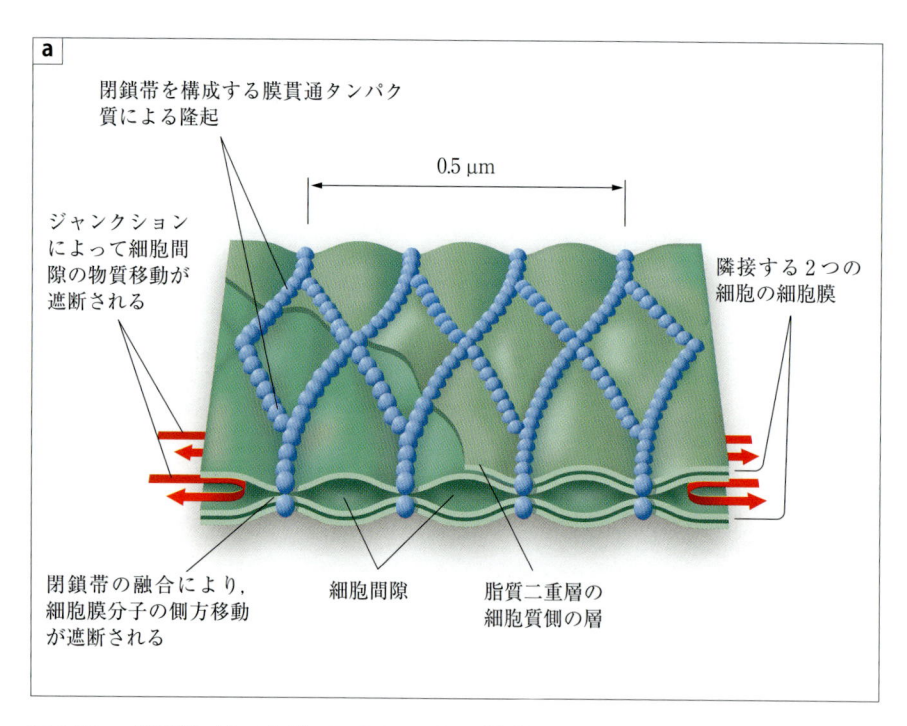

図 1.78a　閉鎖帯（タイトジャンクション）の模式図
閉鎖帯では，隣接する細胞膜間に多数の細胞膜癒合が形成されている．細胞膜が癒合している部位では膜貫通タンパク質が存在し，相互に連結する多数の隆起を作る．

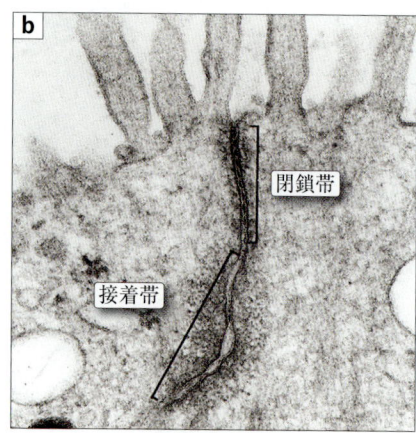

図 1.78b　閉鎖帯の詳細
閉鎖帯には，隣接する細胞膜間の癒合点がみられる．接着帯もみられる．接着帯の細胞膜間の隙間の部分では，カドヘリンによって細胞膜同士が結合されている．接着帯ではカドヘリンにアクチンフィラメント束が連結している．×60,000．(Courtesy P Cross, Stanford University, USA.)

図 1.78c　小腸上皮閉鎖帯（タイトジャンクション）の凍結割断電子顕微鏡像
結合部は分岐吻合する紐が不規則な網目構造を作ったように見え，外側の割断面では溝として観察される．この溝の部分は細胞膜が癒合している部分である．×39,000．

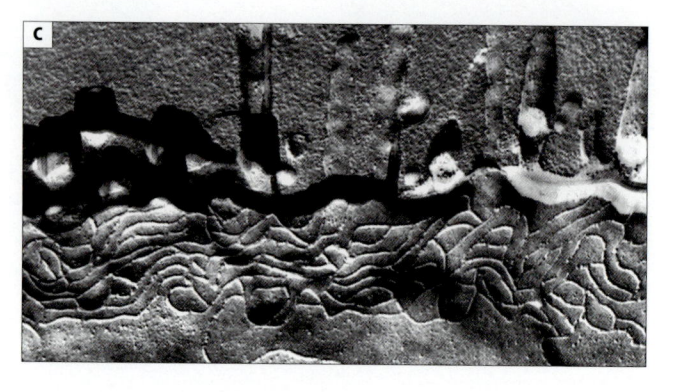

する（図1.79）．接着帯では，隣接する細胞膜同士は20 nmの間隙で隔てられ，細胞膜には接着分子であるカドヘリン cadherin が貫通している．多くの細胞では，接着帯は細胞の頂部表面の近くで，細胞を取り囲むような帯状の構造として存在し，隣接する細胞同士を強固に接着している．細胞質側では裏打ちタンパク質を介して，アクチンフィラメントネットワークと連結している．これによって上皮の側面を介して力を伝達している．

接着斑 Desmosome

接着斑（デスモソーム）は接着性の結合で，ボタン状の構造をしており，macula adherens またはスポットデスモソーム spot desmosome とも呼ばれる．接着斑は側壁部細胞膜にみられ，隣接する細胞膜同士は25 nmの間隙で隔てられている．間隙には接着分子が集まっており，その様子は点溶接の集まりのようである（図1.80a, b）．接着斑には2種類のカドヘリン接着分子が存在し，細胞間接着を強固に維持している．細胞質側には平行に走る板状構造があり，そこへ中間径フィラメントが連結している．この連結により，隣接する細胞の細胞骨格同士が間接的に連結され，ねじれに対する強度を増している．接着斑は皮膚のようなある種の上皮細胞では非常に良く発達している．表皮細胞では接着斑によって細胞同士をつなぎ留め，強度を与え，皮膚を厚い不透過性の層として維持している．これによって皮膚はすり切れたり裂けたりすることから守られている．接着斑は心筋細胞間でも発達しており，組織を剪断ストレスから保護している．

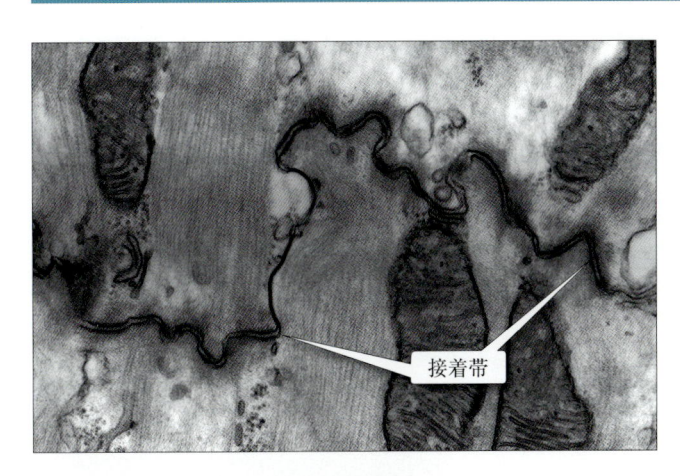

図1.79　心筋細胞間の接着帯（アドヘレンスジャンクション）の超微細構造
細胞間隙には接着分子であるカドヘリンが存在し，そこには細胞質のアクチンフィラメントも連結している．接着帯は細胞間の接着の役割を果たしている．×26,000．

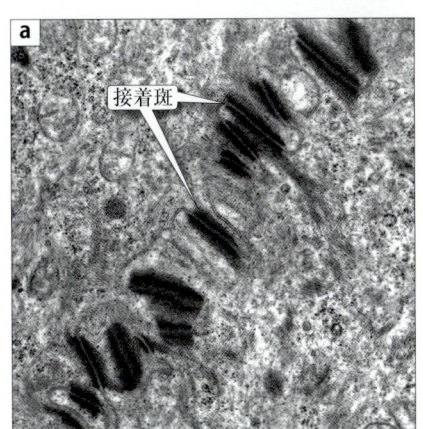

図1.80a　表皮細胞間の接着斑の超微細構造
接着斑は接着タンパク質による細胞間の局所的な接着である．細胞間隙を挟んで両側の細胞質には電子密度の高い斑状構造があり，細胞内の中間径フィラメントが連結している．×13,000．

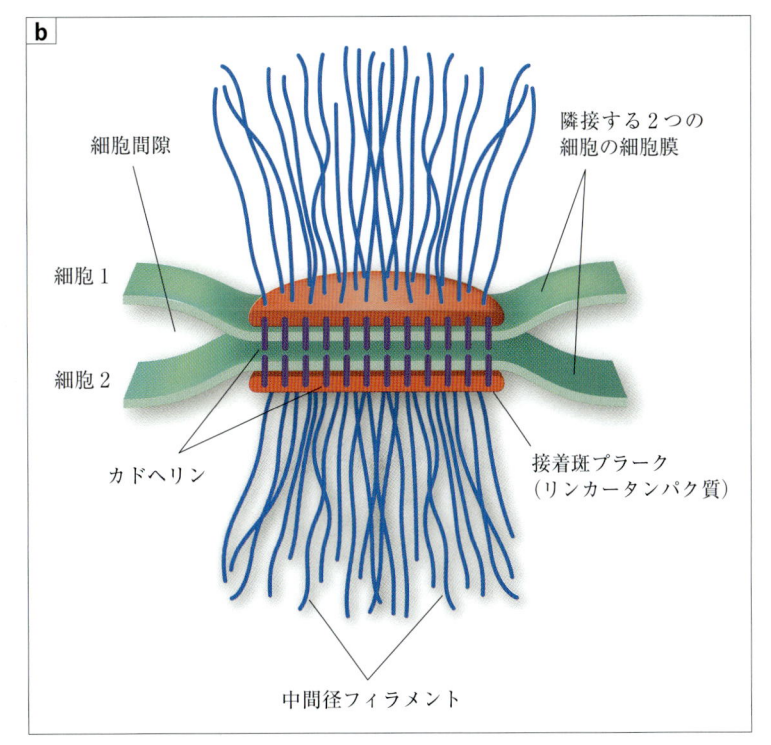

図1.80b　接着斑の模式図
接着斑プラークに中間径フィラメント（ケラチン，デスミン，ビメンチンなど）が連結している．このように接着斑では，隣接する細胞の細胞骨格を間接的に連結している．接着斑は表皮細胞の有棘細胞間にとりわけ発達している．

ヘミデスモソームは上皮細胞の基底側にみられ，斑状接着によって基底膜に接着している．細胞膜のインテグリンが接着分子として働き，インテグリンは細胞質では中間径フィラメントと連結している．

ネクサス（ギャップジャンクション）Nexus

ネクサスあるいはギャップジャンクション gap junction は，細胞間隙が 3 nm ほどに狭くなった部分で，隣接する細胞の細胞質同士を連絡している場所である．細胞質同士の連絡は，コネキシンタンパクから形成される**コネクソン** connexon と呼ばれる小さな円筒状の構造によってなされる（図 1.81a, b）．ギャップジャンクションは，**コネキシン** connexin の分子特性に依存した選択的なシグナル伝達経路となる．ギャップジャンクションでは，イオンやサイクリック AMP のような小さな分子の交換が可能である．コネキシンノックアウト動物やノックイン動物の研究からわかるように，細胞を生理的に連結する意味できわめて重要な構造である．ギャップジャンクションは細胞間に直径 1 μm 程度の円形領域として分布する．電気的な抵抗を減少させることができ，例えば心筋細胞ではきわめて重要で，細胞から細胞へと興奮をすばやく伝え，心房と心室の周期的な同調した収縮を実現している．

> **Tip**：単細胞生物と異なり，多細胞生物では細胞は組織を作り，器官を形成している．細胞は様々な結合によって連結し，細胞膜の接着・癒合，細胞間コミュニケーションがみられる．ほとんどの結合では細胞骨格が関与しており，細胞間での細胞骨格ネットワークが形成されている．

細胞増殖と細胞周期

組織では以下のような状況下で新たな細胞が生み出される．
- 組織の分化と成長のための細胞数の増加．
- 絶えず失われていく細胞の補充．
- 自然な，あるいは誘導された組織喪失後の再生．

細胞増殖は通常コントロールされており，新たに作られる細胞数は，成長するために必要な数，および古くなった細胞を置き換えるために必要な数と合致している．細胞によって

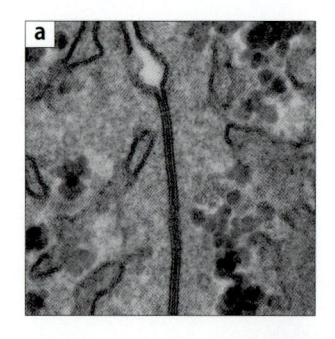

図 1.81a　ギャップジャンクション（ネクサス）の超微細構造
隣接する細胞膜はわずか 2〜3 nm の間隙で接している．この隣接部位では微小なチャネルによって透過路が形成されていて，イオンや小分子（1 kDa または大きさで 2 nm 以下）は通過できる．ギャップジャンクションは細胞表面で直径数マイクロメートルに及ぶ．× 65,000．

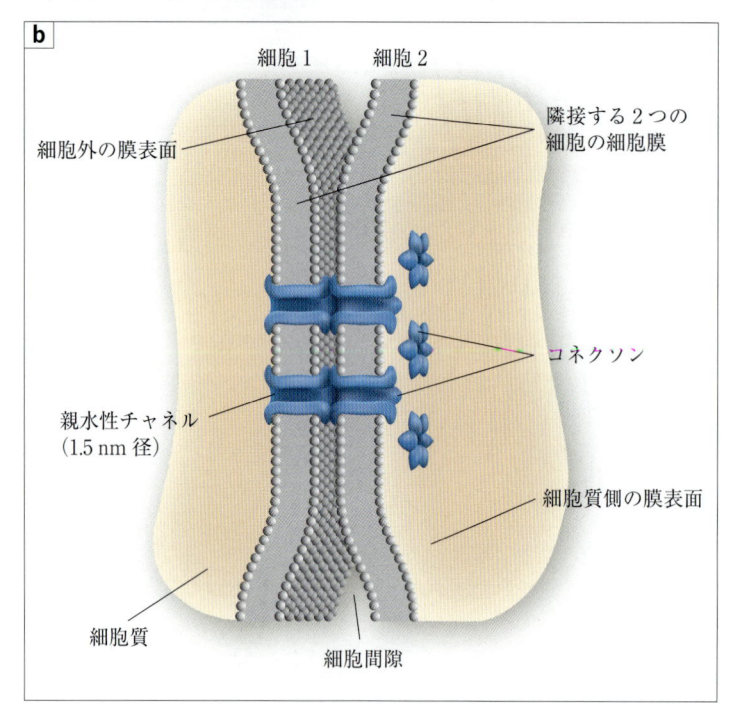

図 1.81b　ギャップジャンクションの模式図
コネクソンによる連絡チャネルは，1 つのジャンクションに数千個存在することもある．コネクソンは開閉し透過性を調節している．

は二度と増殖しない細胞もあるし，数日の寿命で常に新たな細胞で置き換えられなければならない細胞もある．組織は構成する細胞の増殖能によって以下の3グループに分類される．

- **永久的な組織** *permanent tissues*：細胞分裂も再生も起こらない組織である．例：ヒトの脳では神経細胞の自然な再生は起こらない．もし，永久的な組織が破壊されると，おそらく非特異的な細胞で置き換えられる（死んだ心筋細胞は線維芽細胞で置き換えられる）．その他の更新されない組織としては，成人の眼の水晶体中心部の細胞，ヒト女性およびほとんどの哺乳類の，メスの生殖細胞などが挙げられる．卵巣の生殖細胞は年齢とともに次第に減少していく．
- **安定した組織** *stable tissues*：通常は分裂しないが，傷害を受けたような場合には再生しうる組織である．例：肝臓は部分的な破壊，あるいは外科切除の後に増殖が起こる．
- **再生能の高い組織** *labile tissues*：常に細胞が置き換わっている組織である．例：上皮，汗腺，骨髄，男性生殖細胞など．

細胞周期 The cell cycle

細胞周期は大きく2つの周期に分けられる．すなわち，細胞が分裂して2つの娘細胞になる **M期** *M phase*（分裂期）と，細胞分裂が起こらない分裂間期（休止期）である．

多くの細胞は有糸分裂により2個の娘細胞になる．娘細胞はその親細胞と同一なものである．一方で幹細胞のような細胞は，幹細胞そのもの，あるいは分化していく細胞を作り出す．

有糸分裂は**核分裂** karyokinesis と**細胞質分裂** cytokinesis の2段階でM期を形成し，普通は1時間程度の短い時間で終わる．分裂間期は細胞によって異なり，増殖の速い細胞では1日程度，永久的な組織では最後まで分裂間期のこともある．

分裂間期 Interphase

分裂間期は G_1 期，S期，G_2 期の3つの時期に分けられる（図1.82）．S期はDNA合成を行い，染色体が複製される．G_2 期はM期までの準備期間である．細胞周期はしばしば24時間で進むが，必ずしもすべてがそうではない．細胞によっては G_1 期に週単位，年単位，あるいは永久的に留まることがあり，この休止状態を特に G_0 期と呼ぶ．S期の染色体の複製により，それぞれの染色体が2本の同一な**姉妹染色分体** sister chromatid となり，92の染色分体からなる46本の倍化染色体が形成される．

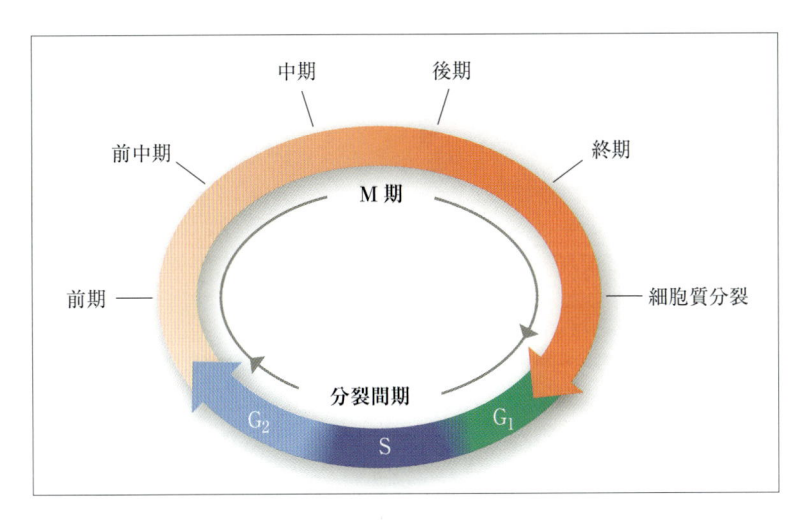

図1.82 細胞周期と有糸分裂
細胞は前期（染色体の凝集）で有糸分裂（M期）に入り，前中期（赤道面に整列），後期（分配），終期（核再構築），細胞質分裂（細胞質の分離）と進む．G_1（ギャップ期）で細胞は一時休止し，S期（DNA複製），G_2（ギャップ期）へと進む．この過程でDNA合成が正確に行われているかチェックされる．その後細胞は再びM期へと入る．

細胞増殖と細胞周期

M期 M phase

G₂期を過ぎた細胞はM期へと入る．M期は4つの時期に分けられる（図1.83a～f，図1.84a～h）．有糸分裂の目的は，紡錘型をした微小管の二極性のネットワークを利用し，姉妹染色分体を紡錘体の両極へと分配することにある．分配された染色分体は脱凝集し，娘細胞の新しい二つの核を形成する．**前期** *prophase* では染色体は凝集し，染色分体の対はセントロメアで合わさる．セントロメアの側方には，それぞれの染色分体に微小管結合部位（動原体）がある．一対の中心子は細胞の両極に移動し，核膜が崩壊して見えなくなると，中心子からの20本ほどの**紡錘体微小管** spindle microtubule がそれぞれの動原体を捕らえ，付着する．この状態は**前中期** *prometaphese* であり，染色体は微小管によって細胞の中心に移動する．**中期** *metaphase* になると，姉妹染色分体（染色体）は紡錘体微小管に保持されて細胞の赤道面に整列し，"**中期板** metaphase plate"を形成する．**後期**になると，染色分体同士の連結がはずれ，分離され，紡錘体微小管が短縮することで染色分体が両極へと引き離される．さらに後期には，染

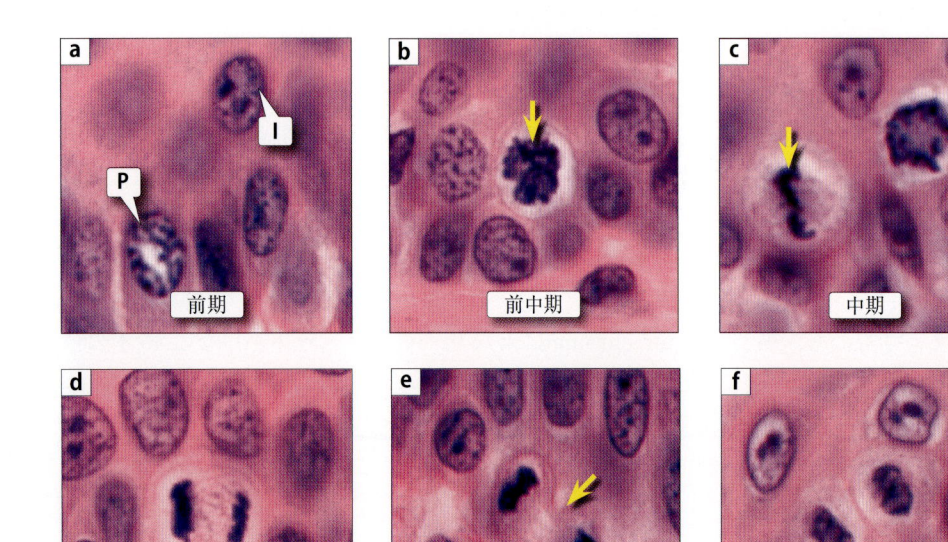

図1.83　有糸分裂の諸段階
a 分裂間期と前期：分裂間期細胞（**I**）には，核，核小体，分散したクロマチンがみられる．前期細胞（**P**）では染色体が凝集している．各染色体はS期に複製された2本の染色分体からなっている．**b** 前中期：核膜が消失して，染色体（矢印）が紡錘体微小管の付着により，細胞の中心に集まりつつある．**c** 中期：染色体が赤道面に並んだ様子を側面から見た細胞（矢印）と，90°回転して極方向から見た細胞（＊）．**d** 後期：染色体が2セットの染色分体に分かれ（ここから染色体と呼ぶ），紡錘体微小管によって互いに引き離される．**e** 終期：セットの染色体は核の形成を始め，細胞質には分裂溝が現れる（矢印）．**f** 細胞質分裂：脱凝集し始めた染色体を含む新しい2つの核が形成され，分裂溝では細胞が2つの娘細胞に分離される．HE染色，パラフィン切片．×1,000.

色体-紡錘体複合体が細胞皮質にシグナルを送り，アクチンフィラメントによる収縮環を形成する．収縮環はのちに娘細胞を分離する場所となる．最後に，終期では染色体は両極で凝集したのちに不明瞭になり，ヘテロクロマチンとユークロマチンとなる．さらに核小体と核膜が再構築される．つながった状態の娘細胞は，引き続き起こる細胞質分裂で分離される．新しくできた2つの細胞は細胞周期のG_1期に入る．男性の生殖細胞では細胞質分裂が不完全で，娘細胞は細胞質間橋によって連結されたままである．

前期に紡錘体が形成されていくにつれ，微小管とダイニンが核膜を引き伸ばすことで核膜が裂け，細胞質が流入する．続いて染色体の濃縮と中心体間の紡錘体形成が完了する（図1.85）．終期と細胞質分裂時に新しい核膜が再構築される過程では，管状小胞体の膜がクロマチンに結合し，クロマチン表面を膜のネットワークで覆う．管状の膜は安定化し，シート状になり，合わさり，核膜となる．

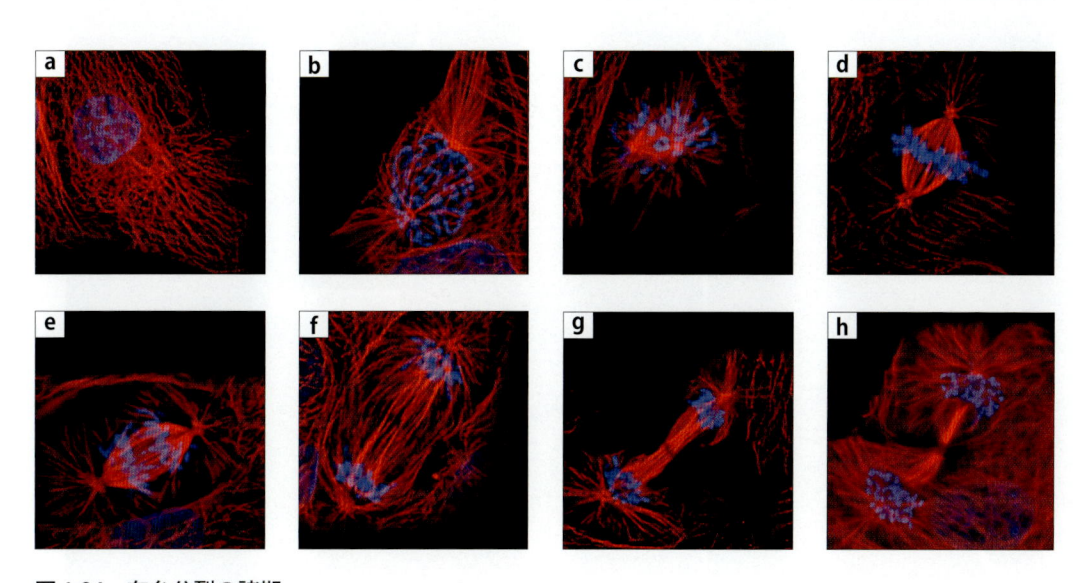

図1.84 有糸分裂の諸期
染色体を青色，微小管を赤色で標識した蛍光画像．**a** 分裂間期，**b** 前期，**c** 前中期，**d** 中期，**e** 中後期，**f** 後期，**g** 終期，**h** 細胞質分裂期，×900．（Courtesy Pollard T, Earnshaw W. Cell biology. Philadelphia: Elsevier, 2002.）

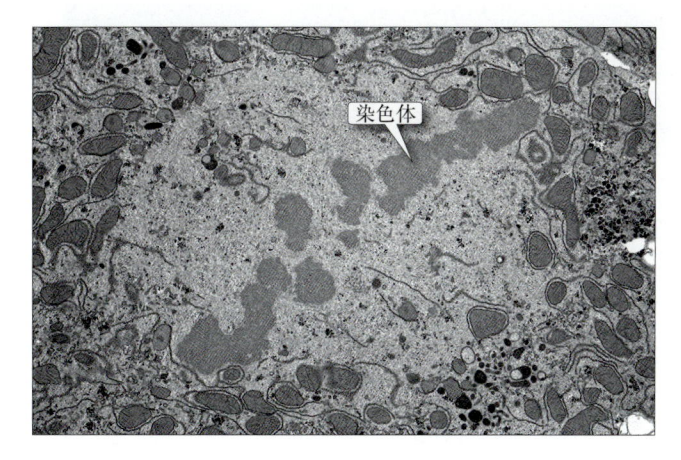

図1.85 分裂中期細胞の超微細構造
染色体が赤道面に並び，前中期に崩壊が始まった核膜は消失している．微小管上の分子モーターであるダイニンが核膜に付着し，張力を与えることで核膜の崩壊が始まると考えられている．核膜と核ラミナを引っ張り，穴をあけることで細胞質タンパク質が流入する．×4,200．

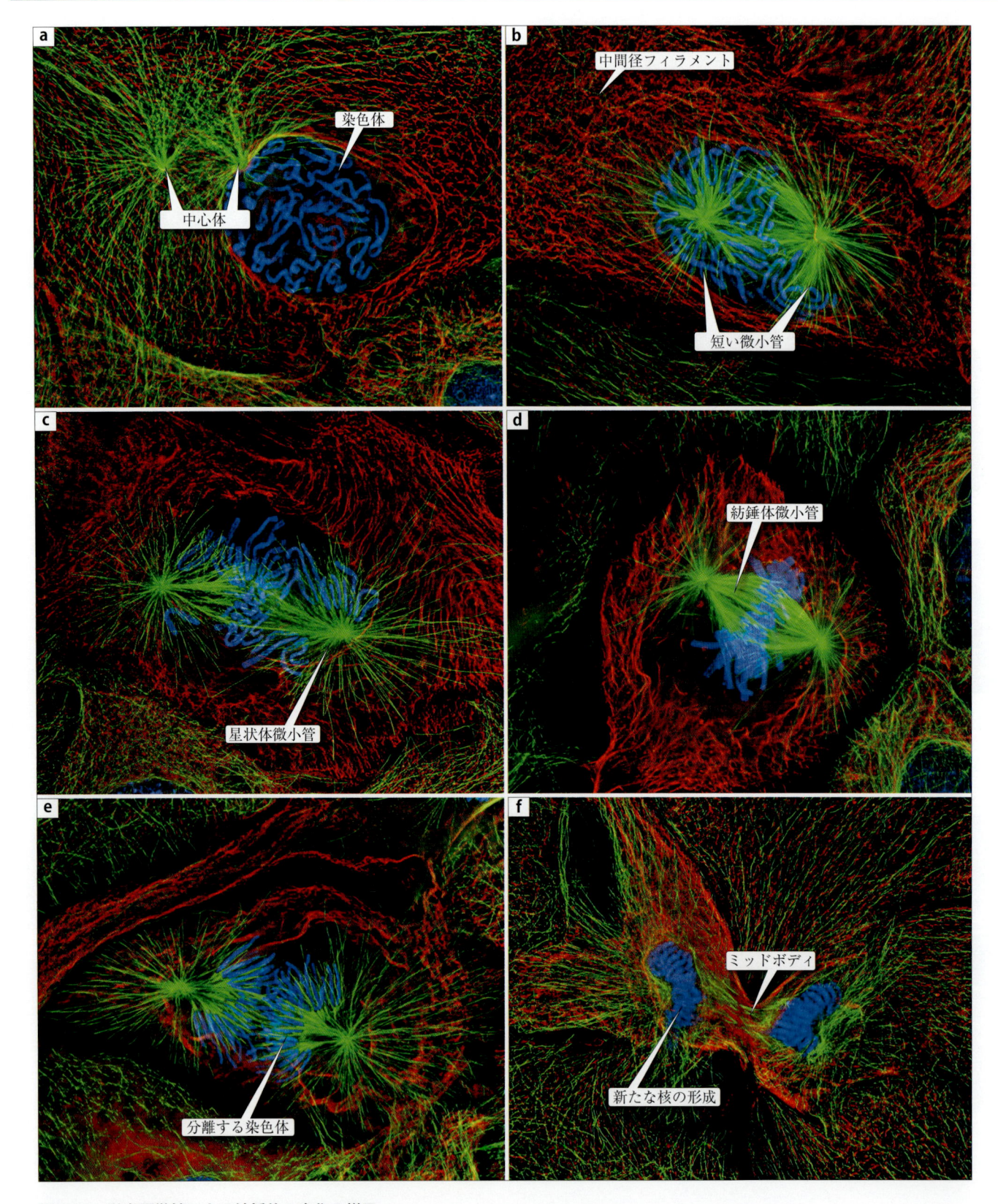

図1.86 蛍光顕微鏡による紡錘体の変化の様子
微小管は緑色，染色体は青色，中間径フィラメントは赤色で示した．**a** 前期の早い段階では，長い微小管は中心体から伸びている．**b** 前中期の早い段階では微小管は短い．**c** 前中期の中頃の段階では，中心体が分かれて星状体を形成し，細胞の両極に位置する．**d** 中期には紡錘体を形成し，微小管が染色体に付着する．**e** 後期では微小管が，複製された染色体を二分する．**f** 終期から細胞質分裂にかけては，新たに形成された核の間に微小管の束（ミッドボディ）がみられる．×1,600．（© Rieder C, Wadsworth Center, New York, USA.）

紡錘体形成，染色体，分離
Spindle formation, chromosomes, and cleavage

　双極紡錘体の形成は微小管伸長の核である中心体の働きによるもので，多くの微小管が染色体を捉えるまで伸長と退縮を繰り返す(図1.86a〜f)．紡錘体形成は染色体の存在によっても誘導され，染色体の周囲で微小管の形成が起こり，動原体に結合する．微小管モータータンパク質は染色体腕にも結合し，紡錘体微小管に沿って染色体を輸送することができる．紡錘体は4種類の微小管から構成されている．すなわち**星状体微小管** astral microtubule は極と細胞皮質を結び，**染色体微小管** chromosomal microtubule は染色体腕と極とを結び，**動原体微小管** kinetochore microtubule は極と動原体を結び，**極間微小管** interpolar microtubule は両極間を結ぶ(図1.87)．染色体が赤道面に並ぶと，染色体が微小管を安定化し，収縮環のアクチン・ミオシン複合体形成が誘導されると考えられる．このアクチン・ミオシン複合体により，のちの細胞質分裂の分裂面に分裂溝が形成される．後期には染色体は，そこに結合した微小管の退縮により両極に分離され（分離の速さは 0.1 μm/s 程度），極間微小管の間の滑り運動および星状体微小管の退縮によって，両極間の距離が広げられる．

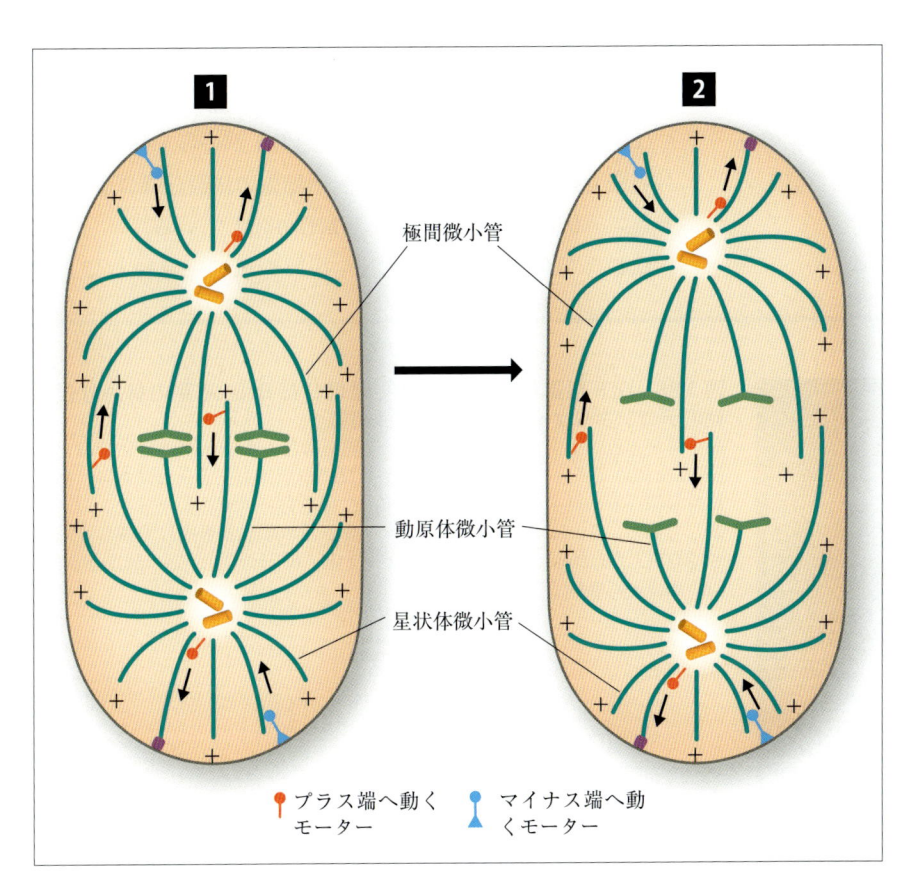

図1.87　後期の微小管と微小管モータータンパク質の働き
1 動原体微小管が染色体のセントロメア領域の動原体に結合する．**2** 極間微小管のモータータンパク質が微小管同士の滑りを起こし，紡錘体極（一対の中心子からなる中心体）を互いに引き離す．星状体微小管モータータンパク質は紡錘体極を細胞の端に向かって引く．有糸分裂の後期には微小管はダイナミックに変化する．すなわち，動原体微小管は退縮し，極間微小管は伸長し，星状体微小管は退縮する．

収縮環によって，ミッドボディを含む狭い細胞質間橋に紡錘体が圧縮される（図1.88）．細胞質間橋が切り離されると，終期に染色体が新しい核に収まってから，細胞膜によって2つの娘細胞に分離される（図1.89）．

細胞周期チェックポイント Cell cycle checkpoints

　細胞には，細胞周期における細胞の進行をコントロールする生化学的ステップがあり，細胞周期の停止または進行のチェックポイントとして働いている．停止か進行かのコントロールは，サイクリン依存性キナーゼ（Cdk）の周期的な変化を必要とする．サイクリン依存性キナーゼは，細胞周期のすべての周期で重要なイベントを調節するタンパク質をリン酸化する．サイクリン依存性キナーゼの活性は，その名の示すように，サイクリンというタンパク質に依存している．サイクリンはサイクリン依存性キナーゼと結合し，酵素活性を誘導する．サイクリンは細胞周期に伴って，濃度が上昇したり低下したりする．

　主なチェックポイントは以下の4点である（図1.90）．

- G_1制限点（R点）は細胞の大きさと代謝状態をモニターする．
- S期チェックポイントはDNA損傷をチェックする．
- G_2期チェックポイントはDNAの損傷とDNA複製の問題をチェックする．
- 有糸分裂中の中期スピンドルチェックポイントは，すべての染色体が赤道面に正しく整列して中期板を形成するまで，後期への移行を制限している．

減数分裂：遺伝的多様性の鍵
Meiosis : the key for genetic diversity

　減数分裂 meiosis は特殊な細胞の増殖機構で，男性・女性生殖細胞に限られている．減数分裂によって，通常の染色体数の半分をもつ**一倍体細胞** haploid cell が形成される．卵巣では生殖細胞の減数分裂により，通常1個の卵を作り出し，月周期で排卵される．精巣でも生殖細胞の減数分裂によって，無数の一倍体精子を毎日数百万個作り出している．

　減数分裂では，一度のDNA複製の後に，連続して2回

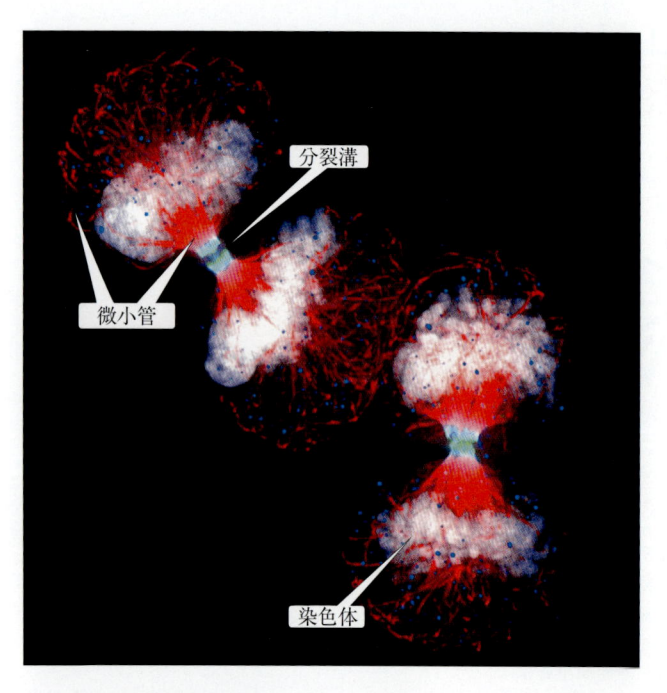

図1.88　GFP標識ヒトAurora Bを発現したHeLa細胞の有糸分裂終期のデコンボリューション蛍光顕微鏡像
微小管を赤色，セントロメア内タンパク質を青色，Aurora B-GFPを緑色，DNAを白色で表示してある．Aurora Bはプロテインキナーゼであり，動原体への微小管の結合をコントロールする，染色体パッセンジャータンパク質として働く．Aurora Bは中央紡錘体の微小管の編成と形成にも関与する．×2,000．（Courtesy Andrews P, University of Dundee, Scotland; Nature Cell Biology 2003; 5: 101.）

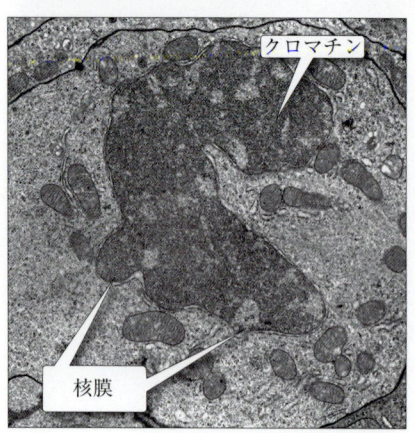

図1.89　細胞質分裂後の細胞の超微細構造
凝集した染色体の周囲に核膜が再構築され，核の特徴的な形態を形成していく様子がみられる．核外膜にはその細胞質側にリボゾームがみられ，粗面小胞体が核膜の再構築に関与していることを示している．×6,500．

1 細胞

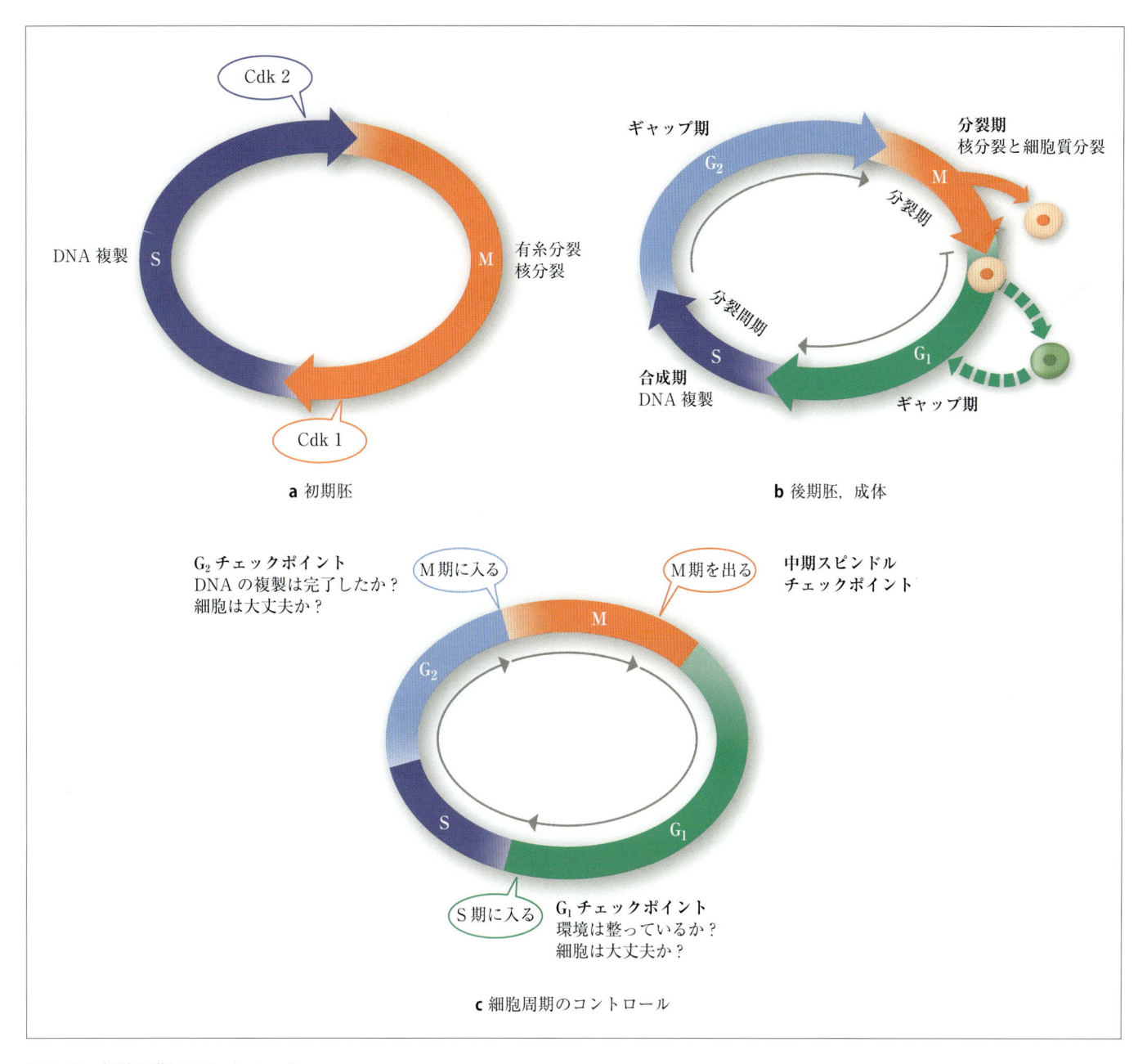

図 1.90　細胞周期のコントロール
a 胚では，細胞は有糸分裂ののち，新たな DNA 合成のためにすぐに S 期に入る．細胞周期の進行は，サイクリン依存性キナーゼ（Cdk）によって誘導される．Cdk はサイクリンタンパク質が結合すると活性化される．細胞周期における膜や紡錘体，染色体の変化に重要な影響を及ぼすタンパク質は，Cdk によってリン酸化される．**b** 細胞周期の 4 つの段階．分裂していない細胞は分裂間期（有糸分裂期と次の有糸分裂期の間）にある．組織によっては細胞が G_1 期（または G_2 期）から周期をはずれ，長期間あるいは永久に休止状態となることがある．細胞周期に留まるか，はずれるかは，近傍の細胞からのポジティブあるいはネガティブなシグナル，循環因子，または細胞の代謝状態などによって決定される．**c** 細胞周期におけるチェックポイントは，次の段階に入る前に，細胞の状態を監視するポイントである．G_1 チェックポイント（制限点，R 点）は DNA 合成期に入ることを決定するポイントで，成長因子や細胞の大きさ，栄養分の供給によって左右される．G_2 チェックポイントは，DNA 合成が完成していることをチェックして，有糸分裂への移行をコントロールする．中期スピンドルチェックポイントは，後期の染色体分離に先立って，すべての染色体が紡錘体に結合していることをチェックする．

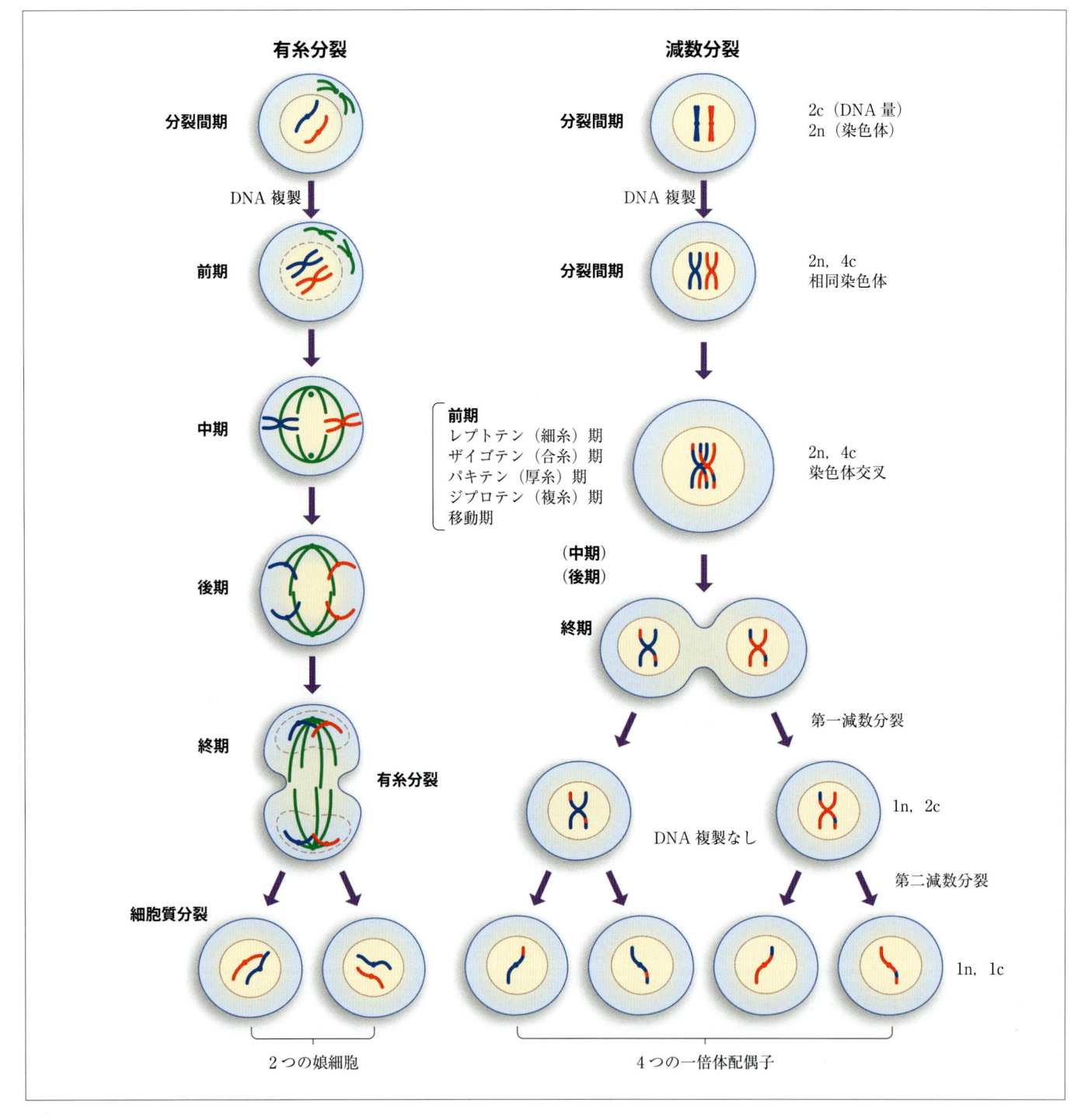

図 1.91 有糸分裂と減数分裂の比較

簡略化し，有糸分裂には2本の染色体のみを，減数分裂には1組の相同染色体のみを示した．各段階は組織切片で容易に観察できる．細胞外部から，あるいは細胞内部からの刺激により細胞は細胞周期に入り，そして有糸分裂に入る．細胞外部からの刺激としては成長因子，タンパク質，ステロイドホルモンなどがある．細胞内部からの刺激としては癌原遺伝子（正常な増殖をコントロールする）や癌抑制遺伝子（増殖を抑える）の働きがある．増殖遺伝子の変異は癌遺伝子の発現につながり，細胞増殖が加速され，癌となる．サイクリンタンパク質とサイクリン依存性キナーゼは，その量と活性によって，核膜の崩壊や染色体の凝集を引き起こしたり，細胞周期に必須のタンパク質の合成をコントロールしたり，紡錘体の形成を引き起こしたりする．これによって分裂間期から有糸分裂期までの進行が調節される．

の細胞分裂が起こる．減数分裂は，**相同染色体** homologous chromosome（父方由来と母方由来）の対合と，父方および母方由来の染色体間での遺伝子の部分的な組換えによって，子孫の遺伝的多様性を生み出している．相同組換えののちに染色体は別々の細胞に分離される．

性染色体 X と Y は形態学的には異なるので，女性は 23 の相同染色体ペアを，男性は 22 の相同染色体ペアをもっていることになる．遺伝的素因の共有については，一卵性双生児は別として，兄弟（男女問わず）をみると明らかであろう．すなわち表現型上も遺伝子型上も，兄弟はある種の特徴を共有している，つまり生物学的な両親と家系を共有しているということである．これは減数分裂における次の 2 つの過程によって達せられる．第一に，男性，女性ともに相同染色体は第一減数分裂でランダムに分配され，ヒトでは 23 の染色体が，800 万以上の組み合わせで異なる配偶子に分配されうる．第二に，第一減数分裂の前期において，相同染色体の対応する領域間の遺伝子の組換えが起こるので，卵と精子はさらに多様な遺伝子構成が可能となる．このようにして，一人の個体からできるすべての配偶子は，遺伝的には近くても，それぞれわずかに異なる遺伝子配列をもっていることになる．

2 段階の細胞分裂 Two phases of cell division

減数分裂は，生殖細胞の成熟過程と分裂過程からなり，2 段階の細胞分裂を行う（図 1.91）．第一分裂では前期が長く，染色体の組織学的違いから**レプトテン（細糸）期** leptotene，**ザイゴテン（合糸）期** zygotene，**パキテン（厚糸）期** pachytene，**ジプロテン（複糸）期** diplotene，**移動期** diakinesis の 5 段階に分けられる．前期ののち，中期，後期，終期が続き，その後，第二分裂が起こる．第二分裂は，染色体の複製が起こらない点を除いては有糸分裂と同様である．この結果，4 つの一倍体細胞（それぞれ 23 本の染色体をもつ）ができあがる．卵巣では，卵母細胞は第一分裂の前期の後半で停止し，排卵前に減数分裂を再開する．このような減数分裂の一時的停止は，出生時から閉経の前まで約 40 年間続くものもある（第 18 章参照）．精巣では，生殖細胞は思春期から減数分裂に入り，途中で停止することなく，約 24 日で分裂を終了する（第 19 章参照）．

組換えは遺伝子を交換する
Recombination exchanges genes

相同染色体の対応する領域間の組換えにより，新しい染色体ができる．組換えが起こるためには，相同染色体は互いに近くに集まり，染色体間の一部を交換しなければならない．細糸期には相同染色体がペアになり配列し，合糸期には**対合** synapsis する．このとき，相同染色体間に対合複合体が作られ，対合の形成を促進する（図 1.92）．厚糸期には相同染色体が**交叉** crossing over し，対応する領域間の交換を行い，交叉部が結合した**キアズマ** chiasma と呼ばれる構造をとる．複糸期には染色体の対合が離れ，移動期にはキアズマの部分だけで結合した状態になる．後期には相同染色体の各ペアは分離し，両極へ移動し，それから終期，細胞質分裂期を経て，第一減数分裂が終わる．

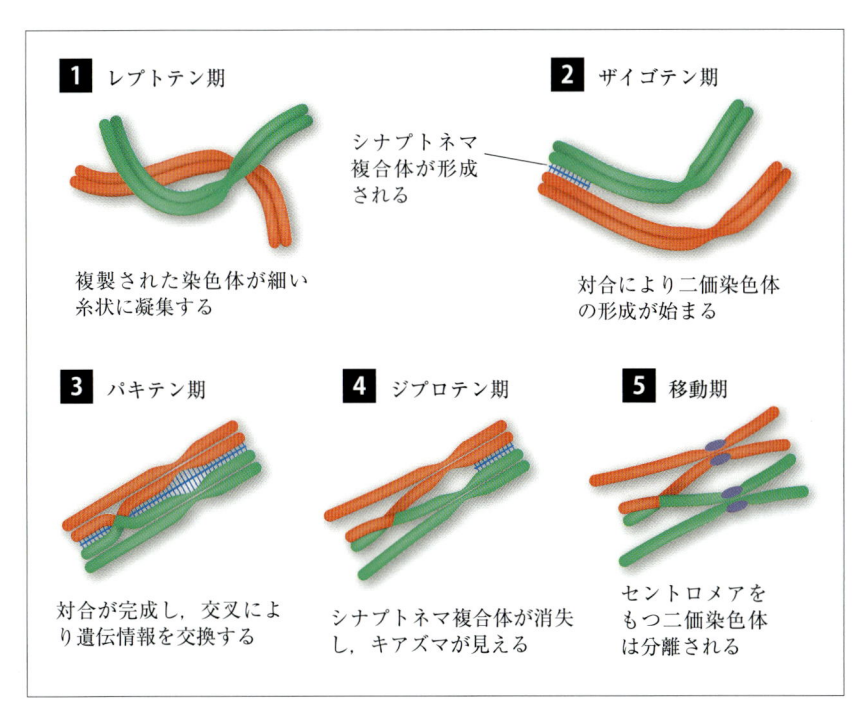

図 1.92 減数分裂前期の染色体の変化
1 細糸期には，相同染色体のそれぞれは複製されて，姉妹染色分体で構成され，細い糸状に見える．**2** 合糸期には，相同染色体（母方，父方由来）は対合面のシナプトネマ複合体に沿って並び，4 本の染色分体からなる二価染色体を形成する．**3** 厚糸期には染色体の対合が完成し，交叉による，染色体の対応する領域間の組換えが行われる．**4** 複糸期にはシナプトネマ複合体が消失し，染色体が分離するが，組換えが行われた交叉部は結合したままで，キアズマと呼ばれる．**5** 移動期には染色体は非常に短く，セントロメアはさらに分離され，相同染色体はキアズマの部分だけで結合している．移動期ののち核膜が崩壊し，紡錘体が形成され中期へと進む．

1 レプトテン期 — 複製された染色体が細い糸状に凝集する
2 ザイゴテン期 — シナプトネマ複合体が形成される／対合により二価染色体の形成が始まる
3 パキテン期 — 対合が完成し，交叉により遺伝情報を交換する
4 ジプロテン期 — シナプトネマ複合体が消失し，キアズマが見える
5 移動期 — セントロメアをもつ二価染色体は分離される

相同染色体の交叉は50ヵ所にものぼり，生殖のたびに，次世代に伝える遺伝子構成を混ぜ合わせることができる．その結果と利点は，ちょうどトランプのカードを切るのと似ている．すなわち，すべてのカードは残っているが，カードの並び方によってゲームの行方が変わるように．

細胞死

細胞は変性して死ぬが，それは組織の成長，再構築や周期的な更新といった，自然で生理的な過程による死，あるいは傷害や病的状況への反応としての死のいずれかである．死んでいく細胞は形態学的変化を示し，主に次の2つの過程，すなわち，**壊死** necrosis あるいは遺伝子上でプログラムされた細胞死であるアポトーシスのいずれかをたどる．文献によれば，遺伝子上でプログラムされた細胞死には，10通りもの過程がある（Nomenclature Committee on Cell Death）．

壊死は細胞外環境の悪化により引き起こされ，普通は多くの細胞が集団として同時に死ぬことが多い．細胞は膨大化し，破裂によって細胞内容物が周囲に漏れ出す．核は比較的保たれることが多いが，最終的には内容物の溶解が起こり，DNAに結合する色素では染まらなくなる（**核溶解** karyolysis）（図1.93）．壊死した細胞とその残骸は，近くの細胞，または浸潤してきたマクロファージによるファゴサイトーシスで最終的には除去されるが，壊死の産物は急性の炎症反応を引き起こすのが普通である．

アポトーシスは，普遍的ではないがよくみられ，コントロールされた生理的な細胞死である．アポトーシスによる細胞死のほとんどは，**プログラム細胞死** programmed cell death として知られるが，細胞毒性をもつ化学物質や薬剤によっても誘導されうる．アポトーシスは，外因性あるいは内因性の要因によって開始され，シグナル伝達系の連鎖反応の結果起こるものである．胚形成，器官形成において，また成体組織でもアポトーシスは起こっている．生体組織でのアポトーシスは，恒常性を保つために細胞増殖とのバランスをとるときや，上皮細胞の正常な変性，腫瘍の増殖や進展などにおいてみられる．こうして，細胞の誕生と死は通常はバランスが取れている．もし仮に，老齢になるまで細胞の増殖だけが続くとすると，骨髄とリンパ節は重さ2トン，消化管は16kmの長さにも及ぶことになる．

アポトーシスが起こっている細胞は収縮し，小器官は凝集し，おそらく断片化が起こり，**アポトーシス小体** apoptotic body を形成する（図1.94a，b）．核ではエンドヌクレアーゼ活性により，DNAが150～180塩基対の長さに断片化され，クロマチンの凝集が起こる．核もおそらく断片化し（**核崩壊** karyorrhexis），アポトーシス細胞またはアポトーシス小

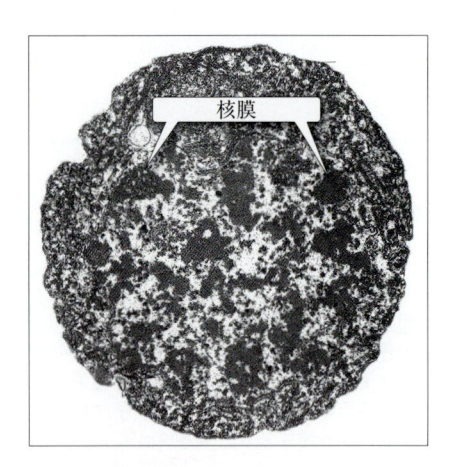

図1.93　壊死細胞の超微細構造
壊死細胞が崩壊していく様子がわかる．核膜とクロマチンの残骸だけがみられる．壊死による細胞死は，虚血のような，組織への非特異的な傷害への反応である．×4,700.

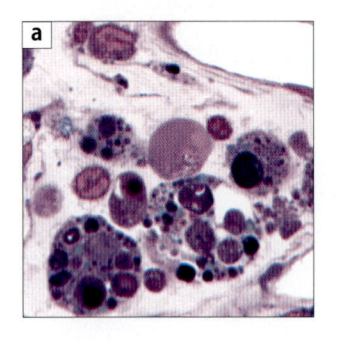

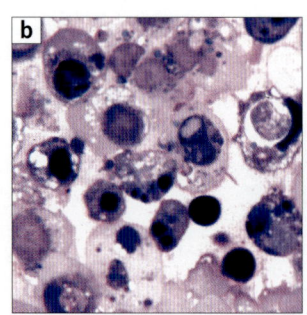

図1.94　アポトーシスにより死んでいく細胞の組織像
a 核は保たれているが，細胞質では変性した小器官が凝集している．b 核のクロマチンが凝集し，濃染する核濃縮として認められる．アポトーシスで死んでいく細胞の典型的な像として，細胞が丸くなり，核と細胞質の物質の凝集が断片化して，多数のアポトーシス小体が認められる．アポトーシスはおそらく実験的にも誘導できるが，再生および成長を続ける組織で，あるいは分化と退化を繰り返す組織で，普通に生理的な過程として起こる細胞の排除機構である．アポトーシスは細胞の自殺，あるいはプログラム細胞死ともいわれている．トルイジンブルー染色，アラルダイト切片．×700.

体は，すぐにマクロファージや近くにある健康な細胞によるファゴサイトーシスで処理される（図1.95a～c）．このようにして炎症反応が起こらないようにしている．アポトーシスは4～6時間で終了するので，あまり目立たない細胞死である．さらに，アポトーシス細胞は貪食細胞や上皮細胞，線維芽細胞，内皮細胞によってすぐに処理されるので，一見普通の組織であっても，かなりの速さで細胞が失われているという事実を認識し難い．

自爆プログラムのスイッチ
Switching on the self-destruct program

　細胞生物学および分子生物学において，アポトーシスに大きな関心が寄せられたのは癌との関係からである．異常な増殖をする変異細胞を除去することは，腫瘍の進展を阻止できることになる．p53タンパク質は癌抑制遺伝子の産物であり，その不活性型変異はヒト癌の約50%でみられる．p53は普段は働いていない転写因子であるが，活性化されると細胞周期を抑制する多数のタンパク質，および場合によってはアポトーシスを誘導する多数のタンパク質のスイッチを入れる．p53に誘導されるアポトーシスの細胞致死効果のほとんどは，Bcl-2ファミリー（濾胞性B細胞リンパ腫）の2つの前駆体タンパク質であるPumaとNoxaの転写誘導に始まる．アポトーシスの調節因子としては，細胞の自殺を防ぐBcl-2ファミリー（Bcl-2, Bcl-xL, Bcl-W, Mcl-1, A1），または細胞の自殺を促進するBcl-2ファミリー（Bax, Bak, Bok, Bad, Bik, Hrk, Bid, Bim, Puma, Noxa, Bmf）がある．

　アポトーシスの実行役はカスパーゼcaspaseである．カスパーゼはアスパラギン酸特異的システインプロテアーゼであり，アポトーシスの終末段階での形態変化を引き起こす．カスパーゼは受容体を介する外因性経路，またはミトコンドリアを介する内因性経路によって直接的に活性化される．ミトコンドリアを介する内因性経路では，アポトーシス誘導タンパク質によって，ミトコンドリアからチトクロームcが放出される．チトクロームcはカスパーゼを活性化し，破壊反応が進むのである．

　アポトーシス細胞の変性が進むにつれて，カリウムイオンの漏出に伴い細胞は収縮する．細胞は凝集し，断片化し，膜で包まれたアポトーシス小体を形成し，残骸の廃棄へと向かう．アポトーシス細胞は，ホスファチジルセリンを細胞膜表面に提示する．これは貪食細胞へ"私を食べてください（eat me）"とのメッセージとなり，貪食細胞はそれを認識し，飲み込み，除去し，アポトーシス細胞の内容物を封じ込めて，炎症反応が起こるのを防ぐ．

　アポトーシス細胞死が起こらないと様々な病気を引き起こす．正常であればプログラムされた死によって死んで行く細胞が，異常に生き残ってしまい，癌や自己免疫疾患を引き起こす．さらにアポトーシスを引き起こす刺激に対する異常な抵抗性は，がん治療に対する抵抗性と関係があると考えられている．逆に，長く生き残るべき細胞の不適切な死は神経変性疾患や筋変性疾患といった変性疾患や，虚血性心疾患と関連があるとされている．

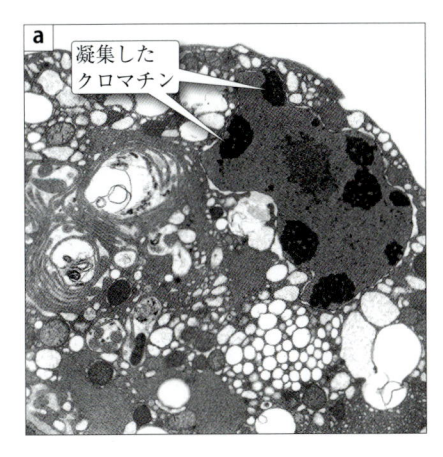

図1.95a　アポトーシス初期の超微細構造
クロマチンは凝集して分断化している．細胞質では小胞が膨張し，小器官は解体され奇怪な膜の渦巻き状構造となっている．クロマチンの凝集は，組織発生の段階で発現されるエンドヌクレアーゼの活性で，DNAが150～180塩基対の長さに断片化された結果である．×5,000.

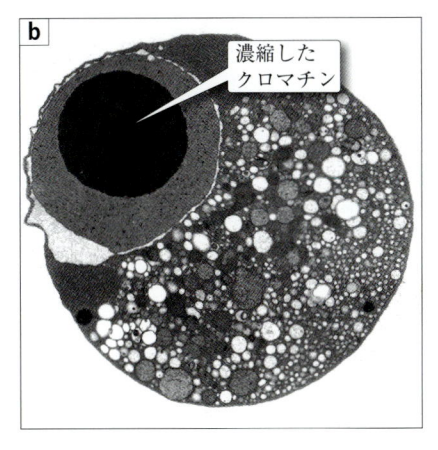

図1.95b　アポトーシスの超微細構造
アポトーシス細胞でのDNAの断片化後，クロマチンは凝集して，たいていは1つの塊になる．加水分解酵素をはじめとする多くの酵素の働きで，細胞質の小器官は分解され，奇怪な形態を示すようになる．分解した細胞はマクロファージや近くの普通の細胞のファゴサイトーシスによって除去される．×5,000.

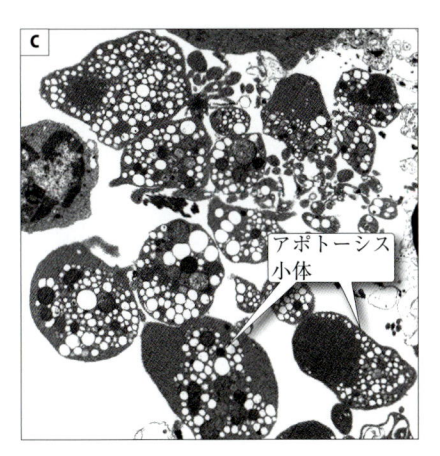

図1.95c　アポトーシス後期の超微細構造
死んでいく細胞は細かく分断され，光学顕微鏡でアポトーシス小体として認められる．断片化された残骸は近くの細胞のファゴサイトーシスで除去される．除去に働く細胞は組織によって異なるが，マクロファージか上皮細胞がほとんどである．残骸の除去に炎症反応は伴わない．×3,600.

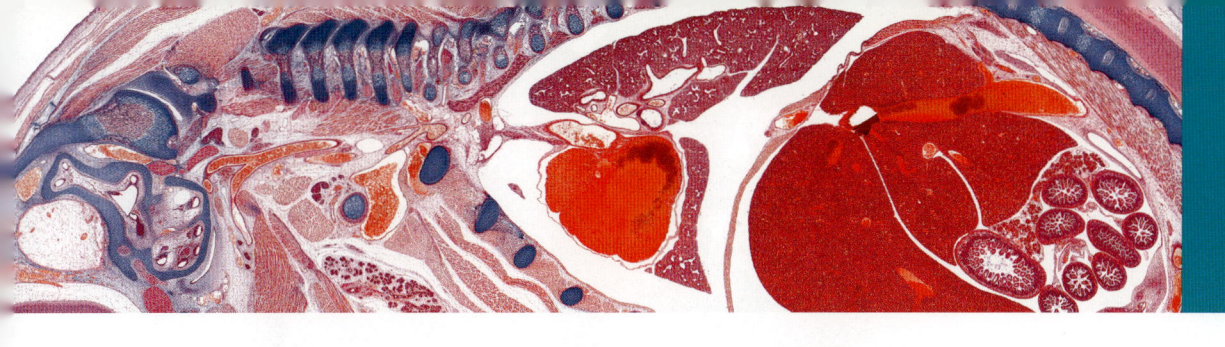

様々な組織の起源 Origin of tissue types

多様な細胞

　解剖学的視点から組織学を理解する一般的なアプローチとして，成人の器官や器官系を，それを構成する組織や細胞の特徴に基づいてその構造を比較しながら俯瞰するというやり方がある．この方法は細胞生物学を生理学や病理学と統合して理解するには有用であろう．しかしながら，そのためには学生がすべての**器官** organ にある組織を構成する細胞成分や非細胞成分についてよく理解していることが前提となる．家屋が基礎，壁，窓，屋根のほかに様々な部材から構成されるように，器官も似たような形で基本要素の組み合わせからできている．そのような基本要素の実体は，組織を構成する上で必須な部品とそれが「カスタムメード」された構造に関する知識として整理されており，これらを**一次組織** primary tissue と総称する．では，一次組織はどのようにして発生するのであろうか？　一般の発生学の教科書にはその答えが書いてあるが，組織学の教科書に書かれていることはまずないであろう．

　さて組織というものは**細胞** cell と**細胞外物質** extracellular material から構成されており，それ自体は**胎芽** embryo に始まる細胞の発生プログラムによって形成されることを知っておいて欲しい．これらの形態形成能をもつ細胞は特異な再編成過程を経た上で一次組織に分化する．**胚形成** embryogenesis が進んで胎児期に達すると，発生中の組織はおのおのの場所で特徴的な形に分化して，最終的にはそれぞれに特有の形態と機能を有する器官を形成するに至る．

初期胚の細胞 Cells of the early embryo

　成人の体を構成する数十兆の細胞のうち，**卵子** oocyte と**精子** sperm というたった 2 つの細胞が受精によって**接合子（受精卵）** zygote (fertilized egg) と呼ばれる 1 つの細胞になる．この受精卵という言葉は胚の発生初期数日にわたる細胞分裂期を指す．胎生期と出生後に多くの細胞分裂，細胞移動，細胞の成長と分化（それぞれの細胞独自の機能特化が行われること）が行われ，細胞は最終的に組織や器官になる．

　多様な組織の起源は何かという先ほどの問いに対する解答の一つとして，一次組織の元となる 3 種類の主要な**胚葉** embryonic germ layers 【訳注：胚葉が 3 種類からなることは組織学を学んだことがある者には周知の事実であるが，こ

こであえて「主要な」といっているのは，後で神経堤細胞を第四の胚葉と見なしているためであろう】が挙げられる．胚葉は受精後約 5 日目に形成される**胚盤胞** blastocyst から発生する（図 2.1a～g）．この初期胚は**内部細胞塊** inner cell mass (ICM) と呼ばれる細胞の塊をもった中空の球である．内部細胞塊は胚性幹細胞（ES 細胞）を含んでおり，この細胞こそは胚葉さらには一次組織や器官を形成する細胞すべての出発点である．

胎芽の発生 Development of the embryo

　ヒト発生の最初の 2 週間（すなわち接合子から始まって**割球** blastomere と呼ばれる細胞を形成するまでの時期）は伝統的に前胎芽期と呼ばれる．その理由は発生を続けている接合子は第 3 週に所定の細胞集団を形成し，それぞれが必ず所定の組織や器官に分化するからである．したがって胎芽期（3～8 週）は内臓の多くと体の外形が作られ，初期の器官形成，体の折りたたみ，頭部，体幹や初期の四肢形成が行われる時期として記載されてきた．およそ 9 週で胎芽は胎児期に入るが，胎児という用語は胚がヒトとして認知可能な形になったことを意味する．

　体外受精 in vitro fertilization (IVF) の開発と**幹細胞** stem cell やクローン技術への関心の大きな高まりとともに胚の定義が見直されるようになった．現在，胚あるいは「初期胚」という言葉の含意は単にその細胞数や形態，発生時期，あるいは体長（図 2.2）だけによるものではなくなっている．むしろこれらの細胞塊がこれまで伝統的に「胎芽 embryo」「胎児 fetus」，さらには完成された新生児として認められるような特徴をもつ個体に成長する潜在能力を秘めているか否か，という観点から理解されるようになったのである．

　今日の学問的な定義では，ヒトの場合には受精から接合子が卵割を行う最初の 2 週を越えて 8 週未満の期間を胎芽と呼び，8 週より後を胎児と呼んでいる．

胚葉が一次組織を形成する Germ layers contribute to primary tissues

　胚盤胞が**子宮内膜** endometrium に着床すると内部細胞塊は 2 層の細胞に分化する．すなわち胚の形成に関わる**胚盤葉上層** epiblast と**胚盤葉下層** hypoblast である．後者は原始内

多様な細胞

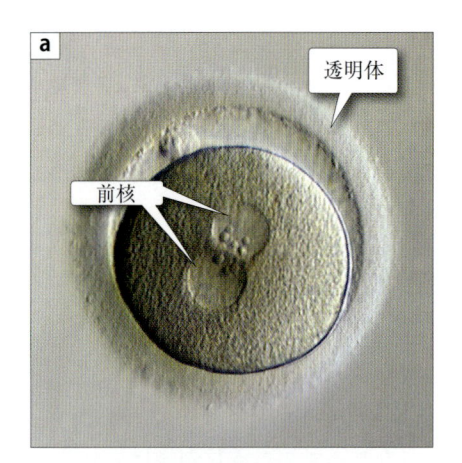

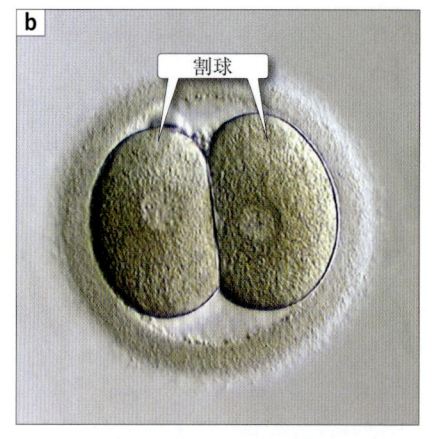

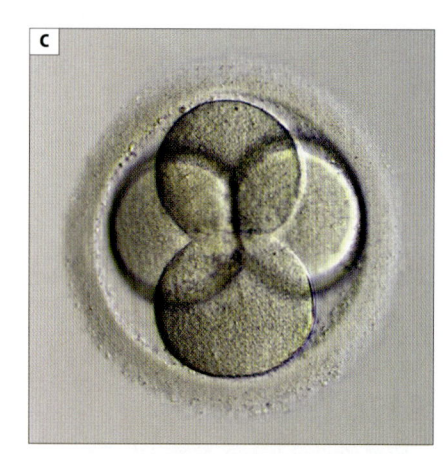

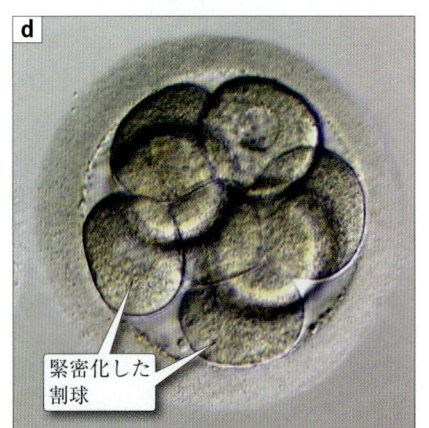

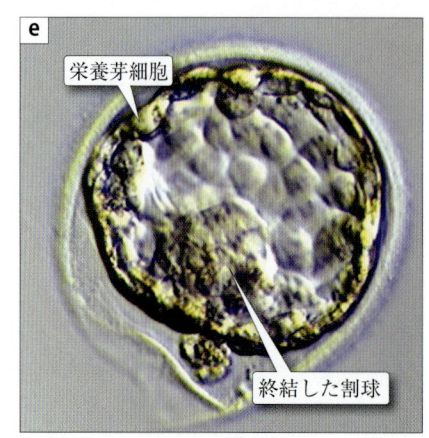

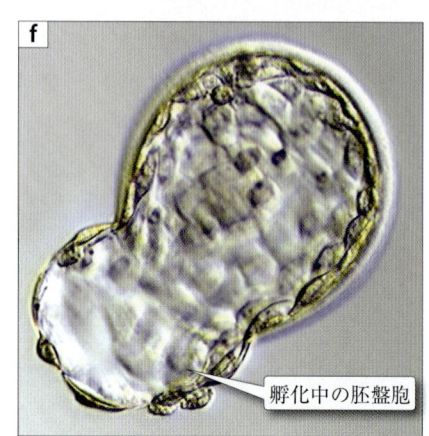

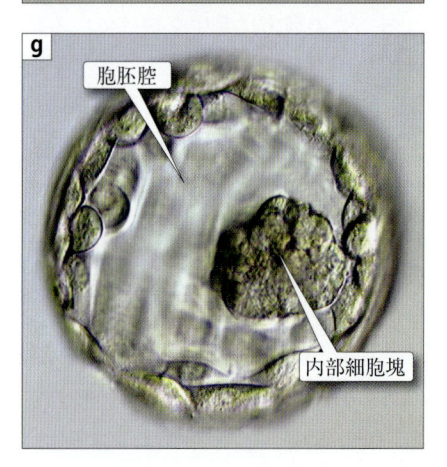

図 2.1　ヒト胚の卵割ステージ

a 精子と卵子由来の2つの前核をもった受精直後のヒト受精卵．前核同士が接触し融合することでそれぞれの染色体が混ざり接合子を形成する．この接合子は，細胞分裂が開始前の状態にある．接合子は糖タンパク質に富む殻に包まれており，その中に極体がみられる．この殻は卵胞形成初期にできる．**b** 受精1日後，第一卵割の結果割球と呼ばれる2つの細胞が生まれる．割球は12～18時間毎に分裂を行い，それに伴って胚のサイズが大きくなる．**c** 受精2日後，割球は4つになっている．**d** 受精3～4日後，割球は8つになっており，桑実胚と呼ばれる．割球は細胞間の接触面積を増しながら緊密化する．**e** 受精5日後，胚内部に腔が形成され胚盤胞と呼ばれる．この時期には割球が房状に集まり内部細胞塊を形成する．外周部の割球は栄養芽細胞，あるいは栄養外胚葉細胞を形成する．この細胞は胎盤の形成に寄与する．栄養外胚葉の外側に，変性した透明体がみられる．**f** 胚盤胞が透明体から抜け出しているところである．この過程はしばしば「孵化」と呼ばれる．**g** 胞胚腔と呼ばれる液体で満たされた内腔の一極で，内部細胞塊が緊密化している．内部細胞塊の細胞はいまだその発生学的運命が決まっていない．この段階で胚盤胞が子宮内膜に着床する．（Images courtesy L Veeck, Cornell University, New York, USA; from An atlas of human blastocysts. New York：Parthenon, 2003.）

発生段階	受精後日数	形態	大きさ
接合子，2～4～8細胞期	1～2	中身の詰まった細胞の球（割球）	最大 30 μm
胚盤胞，50～60細胞	4～5	腔と内部細胞塊，外周は栄養外胚葉の形成	100 μm
胚盤胞晩期，100細胞	8～10	内部細胞塊*と胚盤葉上層	200～500 μm
発生を続ける胚盤胞が子宮に着床	12～14	2層性胚盤（胚盤葉上層と胚盤葉下層）	1～2 mm
原腸形成	15～16＋	3層性胚盤（胚盤葉上層→外胚葉**，胚盤葉中層→中胚葉**，胚盤葉下層→内胚葉**）	2 mm＋

図 2.2　細胞の分類と初期胚の特徴
*胚性幹細胞
**三胚葉
【訳注】一般に三胚葉はすべて胚盤葉上層から生ずると考えられている．胚盤葉下層は原始内胚葉と呼ばれ，卵黄嚢の形成に参画するが，基本的に胚そのものには関係せず，胚盤葉上層由来の definitive endoderm によって置換される．

2 様々な組織の起源

a 8日胚で着床進行中

ラベル: 胚盤葉上層／栄養膜合胞体細胞／子宮内膜／栄養膜細胞／胚盤胞腔／胚盤葉下層

b 9日胚で胚盤葉上層と胚盤葉下層が形成されたところ

ラベル: 栄養膜合胞体細胞／胚盤葉上層／胚盤胞腔／胚盤葉下層／栄養膜細胞

c 13日胚で着床が完了したところ

ラベル: 子宮組織／栄養膜合胞体細胞／胚盤葉上層／胚外中胚葉

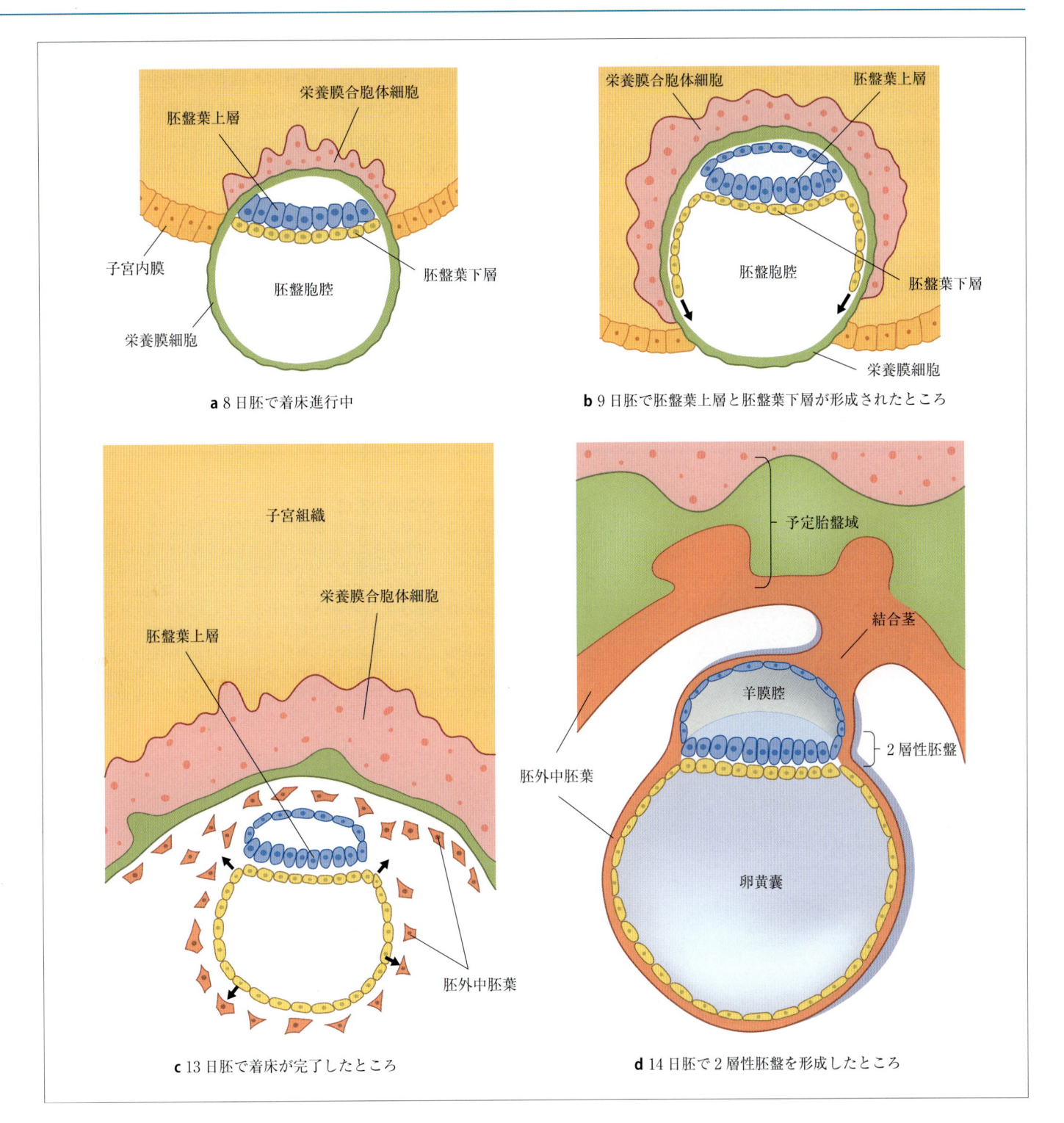

d 14日胚で2層性胚盤を形成したところ

ラベル: 予定胎盤域／結合茎／羊膜腔／2層性胚盤／胚外中胚葉／卵黄嚢

図2.3　着床と2層性胚盤

a 着床中の胚盤胞が子宮内膜に侵入しているところで，栄養芽細胞が栄養膜細胞という単層の細胞に分化する．子宮内膜内では栄養膜細胞の外層が内膜に浸潤し，合胞体を形成する．合胞体は細胞質中に多数の核をもち，栄養膜合胞体細胞と呼ばれる．内部細胞塊は2種類の細胞になる．上層は胚盤葉上層で，胚盤葉下層は胚盤胞腔に面する．**b** 内部細胞塊の上部【訳注：胚盤葉上層の上】に小さな腔が形成される．これが羊膜腔であり，ここを羊水が満たすことになる．胚盤葉下層は胚盤胞腔を裏打ちする胚外組織の細胞を作り，卵黄嚢の初期発生に寄与している．栄養膜合胞体細胞は子宮内膜に向かって増殖を続け，胎盤の形成に関わる．**c** 着床が完了すると，胚盤葉上層と胚盤葉下層が明瞭に区別され，基底膜でこれらの構造が分けられる．胚盤葉下層由来の細胞が原始卵黄嚢と呼ばれる新たな腔を形成し，機能的な胎盤が完成するまでのあいだ，胚に栄養を供給する液体を入れる．成長を続ける栄養膜合胞体細胞は栄養膜細胞に繋がる突起と絨毛を形成する．ここはヒト絨毛性性腺刺激ホルモン（hCG）が産生される場所である．このホルモンは黄体を維持することで子宮内膜の妊娠環境を持続させている．またこのホルモンの尿中への排泄は妊娠の初期診断マーカーになっている．**d** 受精後約14日で胚は胚盤葉上層と胚盤葉下層をもつ2層性胚盤となり，その上下に腔が存在する．羊膜は結合茎（羊膜茎）によって絨毛膜に繋留され，そこには一次絨毛，栄養膜合胞体細胞と母体の血管が存在する．（Modified from Carlson BM. Human embryology and developmental biology. 3rd edn. Philadelphia：Mosby, 2004.）

胚葉 primitive endoderm とも呼ばれ，**卵黄嚢** yolk sac という胚外組織の形成にかかわっている．これら2つの細胞層は2層性胚盤を形成する（図2.3a〜d）．

胚盤葉上層は胚性幹細胞 ES cells を含んでおり，これが妊娠中に増殖と分化を経て3層の胚葉を形成する．すなわち**外胚葉** ectoderm，**中胚葉** mesoderm，**内胚葉** endoderm であり，ここから胎児さらには成人のすべての組織が形成されることになる（図2.4）．**卵巣** ovary や**精巣** testis にある生殖細胞（それぞれ卵と精子と呼ばれる）が受精によって接合子となるが，これらの生殖細胞は胎生4週頃に内胚葉細胞に生じる原始性腺細胞からできる．これが**始原生殖細胞** primordial germ cells（PGCs）である．この細胞は胚盤葉上層にある十数個の細胞に由来すると考えられている．

3層の胚葉組織はヒトを含む脊椎動物の特徴である4種類の一次組織を形成する．胚葉内の細胞は細胞分裂と分化を経て，1つあるいは複数の一次組織の性質と機能を獲得する．このような同一胚葉内の細胞同士あるいはほかの胚葉由来の細胞との相互作用によって細胞の機能特殊化や組織分化が起こり，最終的に様々な器官系を形作ることになる．

ところで，4種類の一次組織とは**上皮組織** epithelium，**結合組織** connective tissue，**筋組織** muscle，**神経組織** nerve である（図2.5）．

さらに**神経堤** neural crest と呼ばれる細胞が重要な一群をなし，これらは胎生4週位に発生し，からだの広汎な領域に移動する（図2.4参照）．たいていの器官はいくつかの胚葉からできている．**神経系** nervous system は**神経外胚葉**

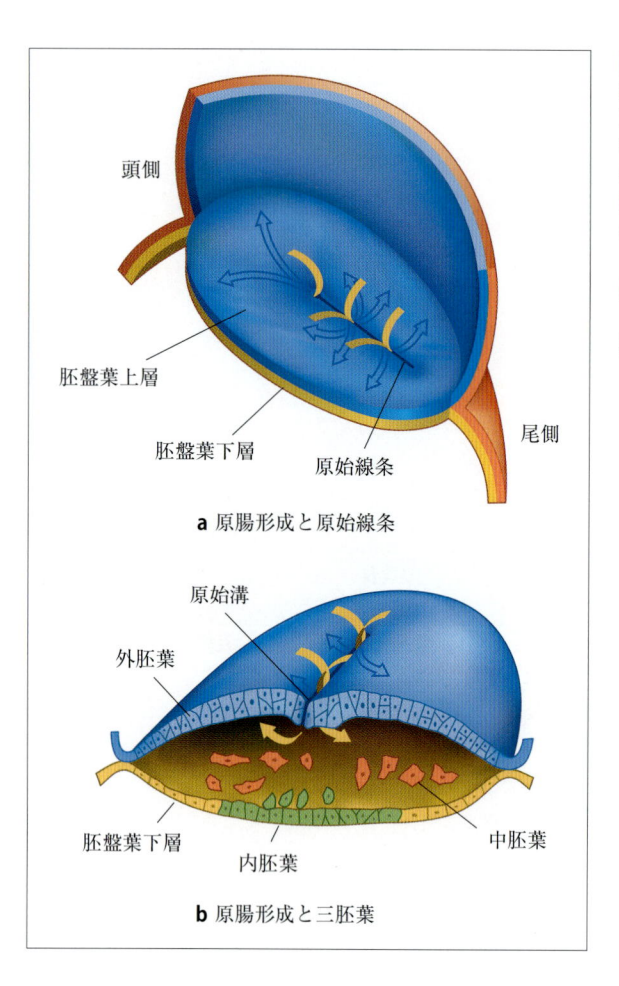

図2.4 原腸形成と三胚葉層の形成
a 原腸形成とは2層性の胚盤が3層性の胚盤になる過程を指す．この過程は受精後15〜17日目に起こる．原始線条と呼ばれる胚盤葉上層の薄い細胞からなる帯状の構造が尾部に出現する．これは胚盤葉上層の細胞が分裂して2層性胚盤の正中線に移動した結果である．原始線条は胚の頭尾軸，からだの左右，背腹軸を規定する．
b 原始線条は狭幅の窪みとなり，原始溝と呼ばれる．ここに向かって胚盤葉上層の細胞が移動する．これらの細胞は胚盤葉上層から剥離して，胚盤葉下層の細胞と置き換わって内胚葉細胞を作る．原始溝から移動してくるほかの細胞は胚盤葉上層と胚盤葉下層の間に定着して，中胚葉と呼ばれる胚葉組織を作る．胚盤葉上層の中にとどまっている細胞は外胚葉になる．外胚葉，中胚葉，内胚葉は胎児のすべての組織と器官の元になるものである．

neuroectoderm 由来であるが，外胚葉由来ではない血管も存在する．腸管は腸管上皮に着目すれば内胚葉由来であるが，腸管壁を構成する結合組織や筋層は中胚葉由来である．また腸管に侵入する神経は外胚葉由来である．普通にはみられない場所にある特定の組織が発生することを**異所** ectopia, **組織異所形成** heterotopia, **組織迷入** aberrance と呼ぶ．例えば，異所に精巣がある例（**精巣下降異常** maldescent, **停留精巣** cryptorchidism），中枢神経系で灰白質が異所形成される例（発生中の脳での**神経芽細胞** neuroblast の遊走障害），あるいは胃への膵組織の迷入例（**メッケル憩室** Meckel's diverticulum）などが挙げられる．**化生** metaplasia はある1つの種類に分化した組織が別の種類の組織に**形質転換** transformation することを指す（例：**骨格筋** skeletal muscle の中に**骨** bone が形成されたり，**気管支上皮細胞** bronchial respiratory epithelium が**扁平上皮** squamous epithelium で置換されたりする）．

胚葉から生じる組織 Germ layer derivatives

第3週に形成された外胚葉，中胚葉，内胚葉は4～8週にかけてすべての組織と器官の原基を生じる．次にそれぞれの胚葉の細胞が成長して体の基本構築と様々な器官系を規定するパターンを作り出す（図2.6）．

神経堤 Neural crest

神経堤は非常に多様な細胞や組織を生じるという点で第4の胚葉ともいえる組織である（図2.7）．神経堤組織は神経外胚葉（主に中枢神経系を形成する）と体性外胚葉（主に表皮を形成する）の間に生まれる一時的な移動性の神経外胚葉組織である．神経堤細胞は発生中の神経管から剝離し，あらかじめ決められた経路を通って最終目的地に移動する．その主な目的地は体幹と頭部である．

神経堤細胞は分化多能性を示し，様々な種類の細胞に分化することができる．頭部では骨格系や歯組織に，体幹部では末梢神経系，後根神経節，交感神経幹とその**神経節** ganglia, **副腎髄質** adrenal medulla, **腸管自律神経節** gut autonomic ganglia, **アミン前駆体摂取脱カルボキシル化細胞** amine precursor uptake and decarboxylation (APUD) cell に，外胚葉性組織の中では皮膚の**メラニン細胞** melanocyte に分化するという具合である．また神経堤細胞は幹細胞としての性質を有する細胞集団として理解されている．

一次組織のタイプ				
胚葉	上皮組織	結合組織	筋組織	神経組織
外胚葉	あり	頭部のみ	なし	あり
中胚葉	あり	あり	あり	なし
内胚葉	あり	なし	なし	なし

図2.5　一次組織の分類

胚　葉		
外胚葉	中胚葉	内胚葉
脳，脊髄，末梢神経 皮膚，毛，爪 乳腺 下垂体 歯のエナメル質 眼，耳，鼻の感覚上皮 神経堤細胞，この細胞はほとんどの神経節 ／メラニン細胞／副腎髄質を作る 末梢神経系の被覆構造 脳と脊髄の髄膜	結合組織 軟骨 筋肉 脈管系 腎臓 卵巣，精巣，導管 囲心腔，胸膜腔，腹膜腔の裏打ち 脾臓 副腎皮質	腸管，肺の上皮性裏打ち 扁桃，甲状腺，副甲状腺の実質 胸腺 肝臓，胆嚢，膵臓 膀胱と尿道の大部分の上皮細胞性裏打ち 鼓室，乳突洞，耳管

図2.6　三胚葉から誘導される器官と組織

多様な細胞

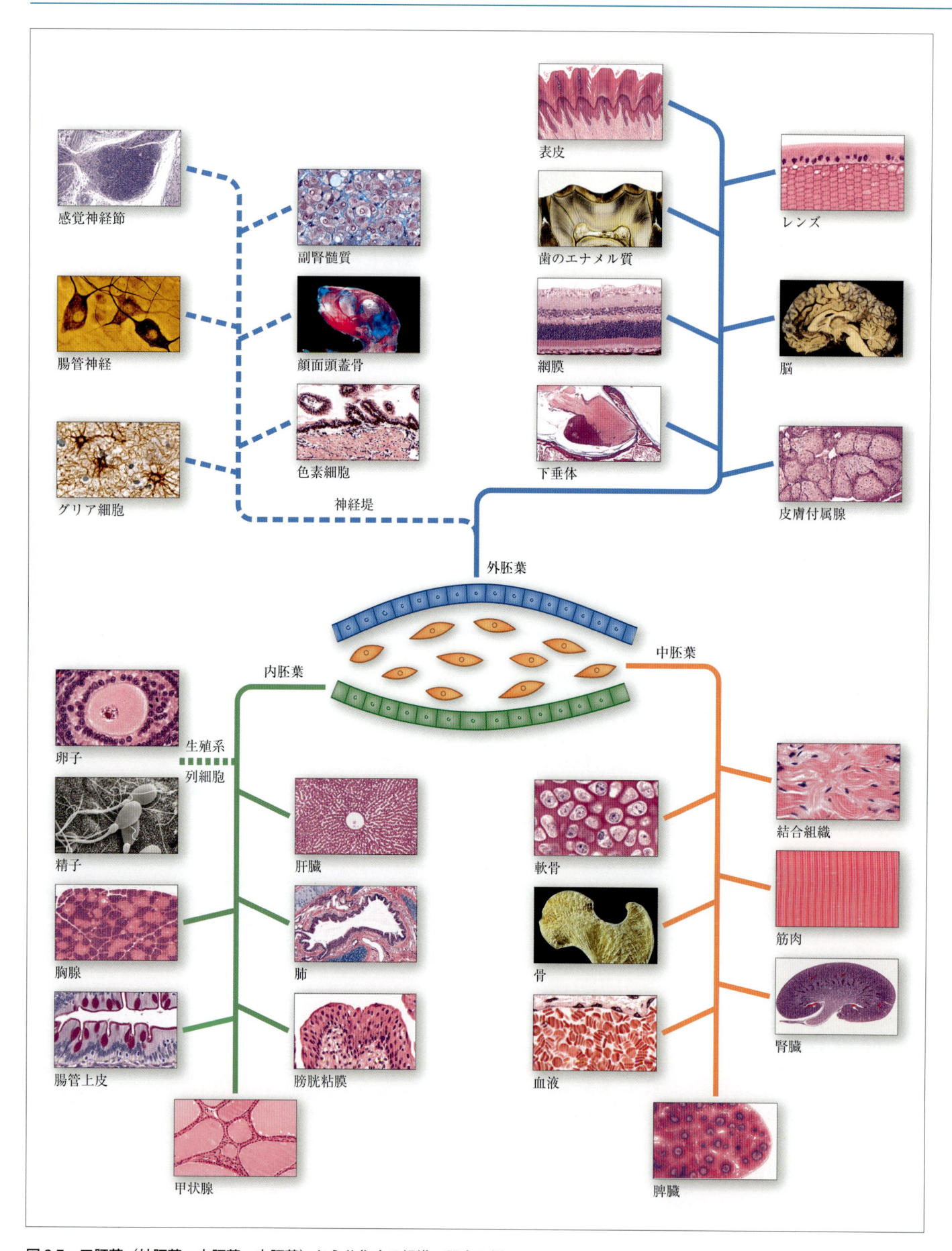

図 2.7 三胚葉（外胚葉，中胚葉，内胚葉）から分化する組織，器官の例
原腸形成というプロセスによって各胚葉が形成され，それぞれの胚葉を構成する細胞の原基分布図が決定される．この過程が組織系譜の青写真を決定する．

幹細胞 Stem cells

　成人幹細胞 adult stem cell（AS cell）は出生後の体のあらゆる組織に存在する．この細胞は自己の再生を行うのに加えて，組織の特徴をもった特定の細胞に分化することで寿命の限られた細胞を補充している．AS細胞は**皮膚** skin，**腸管** gut，**骨髄** bone marrow，**脳** brain，**脊髄** spinal cord などの器官に存在する．in vivo や細胞培養系での ES 細胞，AS 細胞と**胚性生殖細胞** embryonic germ cell（EG cell）の性質の違いを知ることは，様々な疾患の発生を理解し，疾病の治療の可能性を考えていく上で示唆的である．細胞の発生能力を記述する際によく使われる用語を図2.8にまとめた．

細胞と細胞外基質

　何が細胞で，何が細胞ではないか（つまり細胞外にあって生命ではない物質であるか）を論理的に理解し見分けられるようになることがまずは基本となる．すべての組織は細胞と細胞外の物質からできている．その組織が例えば骨のように岩石に比肩する硬さをもとうとも，**血液** blood や**腹腔液** peritoneal fluid のように液体であろうとも関係ない．すべての組織は細胞と細胞外成分からなる．骨は硬い（細胞外の）骨基質に埋められた**骨細胞** osteocyte をもつ．また血液は**血漿** plasma という液体に懸濁された**赤血球** red cell，**白血球** white cell，**血小板** platelet をもつ．腹腔液（腹水）は細胞外組織液の中に少量の白血球を含んだものである．

細胞を非細胞成分から見分けるのは最初は困難かもしれない．なぜなら，その違いがわかるようになるまでに時間がかかるからである．成功の秘訣はすべての細胞の一般的な形態学的特徴と，明らかに細胞ではないあらゆる構造の様々な特徴を理解することである．これは必ずしもヒトの体にある全部で数百種類の細胞の形，大きさ，相対的な存在比を覚えることを意味するものではない．

　すべての細胞は組織学標本において以下に示す共通の構造的特徴をもっている．

- **核** central nucleus：これは細胞の中心にあり周囲よりも暗く染色される〔ヘマトキシリン＆エオジン hematoxylin & eosin（HE）染色で他の構造よりも紫/青に濃染する〕．
- **細胞質** cytoplasm：核の周りを取り囲み通常は核よりも淡く染まる（HE染色で桃色）．
- **細胞境界**：細胞や細胞外物質などに比して明らかに際立った色調に染まる．ただし，ここでみえる構造は本来わずか10 nm程の厚みしかない実際の細胞膜ではなく，隣接した2つの細胞の細胞膜と細胞間物質が合わさったものである．

標本を実際に観察する際に，細胞と非細胞成分を見分ける方法として次の3項目を念頭に置くことが重要である．

- 細胞の大きさのバリエーション．
- 切断面が組織のどこを通っているかというバリエーション．
- 三次元の対象を二次元に還元して観察する際の細胞の形のバリエーション．

胚盤胞	着床前の初期胚．着床に必要な外周部の栄養外胚葉細胞と，胚性幹細胞をもつ内部細胞塊からなる．
細胞運命	胚あるいは本来とは異なる胎外などの場所での細胞の潜在的発生能力．
エピジェネティック	次世代に伝達されうるが可逆的な遺伝子機能の変化で，DNAの配列には変化は生じない．DNAの修飾やDNA配列へのタンパク質の結合の調節などを含む．
細胞系譜	未成熟細胞から特定の1つあるいはさらに多くの種類の細胞に分化してゆくプロセス．
細胞系譜制限	ある系譜の細胞が別の系譜の細胞にはなれないこと．
分化多能性 multipotent	2つ以上の分化細胞を作り出すことができる性質．例えば骨髄造血細胞は赤血球と白血球を作ることが可能である．
可塑性	細胞系譜を越えて別のものになりうる性質．
分化多能性 pluripotent	胚や成人でみられるすべての細胞に分化しうる能力．内部細胞塊から得られる胚性幹細胞，始原生殖細胞から生まれる胚性生殖細胞，成人の精巣腫瘍から得られる胚性癌（EC）細胞．
前駆細胞	幹細胞やその子孫である細胞を作り出すことができる．細胞分裂は可能であるが，自己再生はできない．より分化した細胞を生み出す能力をもっている．
幹細胞	自己再生と分化の双方が可能な細胞．
悪性奇形腫	三胚葉からの組織をもつ生殖腺腫瘍で，例えば骨，上皮，神経節，筋肉，軟骨，腺などをもつ．腫瘍細胞は分化多能性EC細胞から生まれる．EC細胞自身は始原生殖細胞から発生する．
治療目的のクローン作製	脱核した卵子の細胞質に成人の細胞核を移植することでその遺伝情報を再プログラム化すること．
分化全能性	すべての細胞に分化しうる能力．受精卵とごく発生初期の割球のみが本当の意味で分化全能性をもちうる．内部細胞塊の細胞やES細胞は栄養外胚葉細胞には分化できない．
分化単能性	ただ1種類の細胞型しか作り出せない幹細胞．例えば精巣の精原細胞は精子を作る．

図2.8　発生学でよく用いられる専門用語の定義

いくつかの実例 Some examples

- 扁平型細胞 squamous-type cell（表皮 epidermis, 血管を裏打ちする内皮細胞 endothelium, 中皮細胞 mesothelium）：著しく平たく引き伸ばされた構造をもち, 目玉焼きや敷石のような形態を示す. また, 平滑筋細胞の場合は糸巻きのような形をしている. 細胞の核も同じようにかなり薄く扁平で, 取り囲む細胞質の厚さとほとんど差がない（図2.9a）. 細胞の形状によって球状 spherical cell, 立方状 cuboidal cell, 円柱状細胞 columnar cell という名称が与えられ, 細胞核はきわめて明瞭である（図2.9b）.
- 不整形, 星状, あるいは著しく長い細胞 irregular, stellate or very elongated cell（多くの亜型がある）：普通の細胞とはかなり異なった形を示すが, 核はもっている. 核は必ずしも見えないことがある. というのも組織標本を作っているわずか5〜10 μmの切片には核が入ってこない場合があるからである. これは, 特に弯曲した粘膜 mucosa 面にある背の高い円柱状細胞を水平断にしたときによくみられる. 鏡検像は明瞭な細胞境界や密に詰まった多角形を示すが, その中心に核がみられない.
- 脂肪組織 adipose tissue（脂肪）：脂肪細胞 adipocyte の核は細胞質に充満する脂肪によって隅に押しやられた非常に小さい核である（図2.9c）. 組織標本を作製する際に脂肪が溶出されてしまうと, 細胞は非常に菲薄な細胞境界で囲まれた一見中空の円として観察されるようになる.
- 有髄神経線維 myelinated nerve：横断面で観察すると, 脂肪が抜けた髄鞘（これは脂質に富む）がその中心に軸索 axon をもつ中空の輪のようにみえる. この輪状構造そのものはシュワン細胞 Schwann cell の薄い細胞質で縁どられている（図2.9d）.
- 骨格筋線維 skeletal muscle fiber（端同士で縦方向につながった複数の筋原細胞からなる）：その長軸方向で切片になった場合に筋線維の縁に沿って多数の長楕円形の核がみられる. このとき核の間には境界はなく, 筋線維のへりは三次元で見た場合に長い円柱状になっている. 筋線維はその細胞質を自らが合成した物質, つまり収縮タンパク質, で満たされた骨格筋細胞（の一例）である（図2.9e）.
- 細胞分裂像 mitotic figure：核がみられない. 核は染色体が形成される分裂前期 prophase の終わりに消失する. この後, 染色体 chromosome がばらばらになり典型的な間期 interphase の核の形態をとるようになると, 核は終期 telophase の終わり頃に再び姿をみせる（図2.9f）.
- 赤血球 erythrocyte：核をもたない. 核は赤血球が骨髄か

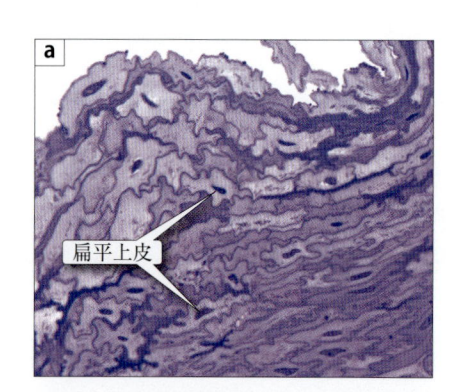

図2.9a　扁平上皮細胞
不規則な形をした扁平な細胞がみられる. ×600.

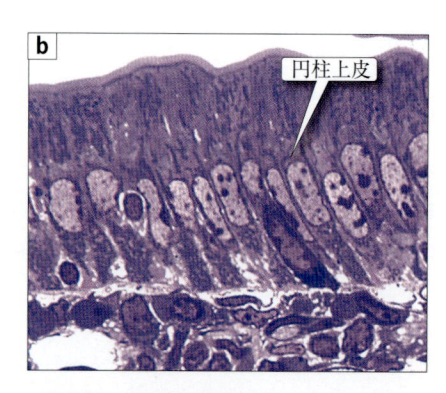

図2.9b　円柱上皮細胞
×700.

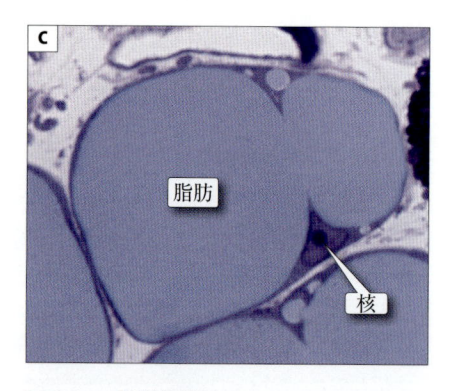

図2.9c　脂肪細胞
細胞の大半を脂肪が占めている. 細胞質は薄い輪郭線となり核は辺縁に寄せられている. ×800.

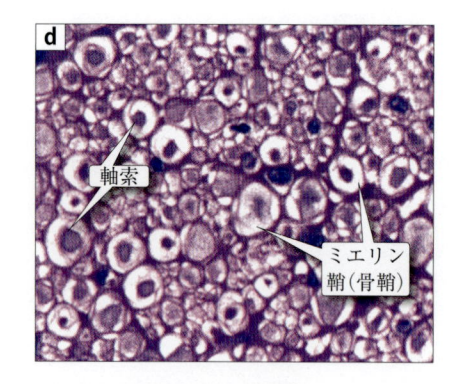

図2.9d　髄鞘をもった神経
中心に軸索があり周囲を【訳注：標本作製時の処理によって】髄鞘が抜けた鞘で囲まれている. ×400.

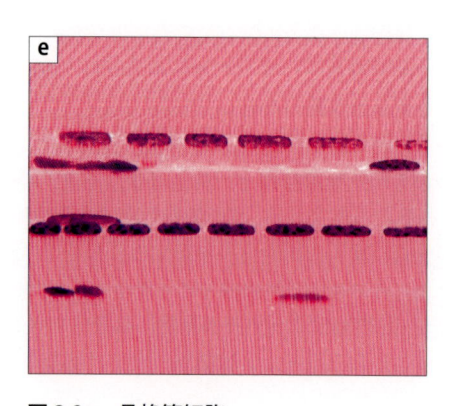

図2.9e　骨格筋細胞
多数の核をもち収縮に関係する線維で細胞質が満たされているため横紋が見える. ×275.

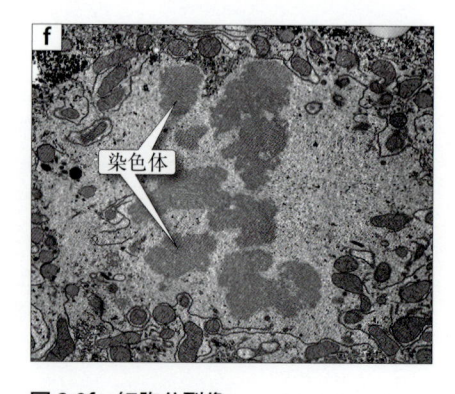

図2.9f　細胞分裂像
染色体がみられる. 核膜が消失していることに注意せよ. ×4,000.

ら血流に放出される際に失われる．この「細胞」はヘモグロビン hemoglobin と酵素を詰め込んだ細胞膜の袋である．細胞質が細胞の産生物で満たされた細胞である（図2.9g）．
- **成熟した水晶体線維 mature lens fiber**：眼にあり，核をもたない．この線維は六角形の細長いプリズム状の構造（もとは上皮細胞であった）でその細胞質には**クリスタリン** crystallin と呼ばれるタンパク質が高密度に詰まっている（図2.9h）．
- **巨核球 megakaryocyte**：骨髄にある倍数体の細胞である．この細胞は細胞質分裂がない状態で，核の複製だけが起こった結果生じたもので，その中心には多数の分葉した核をもつ（図2.9i）．
- **肝細胞 hepatocyte**：1つの細胞中に2つの細胞核をもつことがしばしばある（図2.9j）．
- **血小板 platelet**：巨核球の細胞質が断片化してできたものである．その形状は両凹型の円盤で核を欠くが，顆粒と細胞小器官をもつ（図2.9k）．

細胞外物質 Extracellular material

これまでに組織切片での細胞の構造を概説したので，そろそろ細胞外のすべての物質が細胞外物質であると結論づけてよいものだろうか？　残念ながら答えはノーで，それほど単純化できるものではない．例えば，**重層上皮** stratified epithelium の中に埋まっている細胞は直接周囲の上皮細胞に囲まれており，細胞外物質に囲まれている訳ではない．ただし上皮細胞の深層では必ず細胞外基質が存在する（すなわち基底膜の反対側に細胞間物質がある）．

一般にほとんどの細胞は（あるいは上述したように上皮を形成する一連の細胞が）細胞外組織によって補強されているといってよい．細胞外組織は結合組織と呼ばれる．またこれは，その種類と存在する場所によっては組織液で浸されていたり，まったく逆に骨を作る細胞外基質のように硬い構造であったりする．

組織や器官がどのようにして4種類の一次組織から形成されるかを十分に学んだ後には，何が細胞外基質で，何がそうではないか，ということを完全に理解できるようになる．

一次組織の種類

組織学を習得する秘訣は，組織構築とそれに関わる詳細な知見を体系的に学習して理解することであり，それは次に挙げた目標に集約されると思われる．
- 細胞とは何であるか，またどのようにそれを細胞外物質（非生体）と違うのかを理解し見分けられるようになること．
- 細胞の基本的な形態学的性質と，明らかに細胞成分ではな

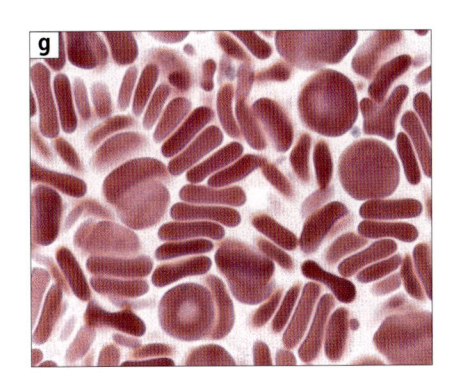

図2.9g　赤血球
核をもたない．×1,200．

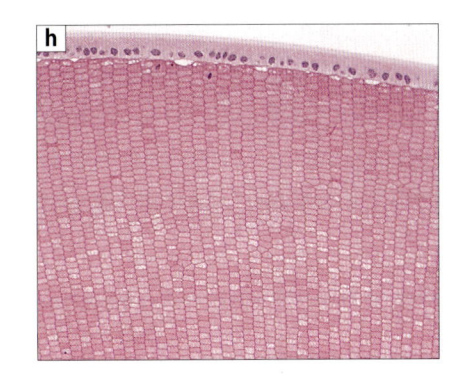

図2.9h　水晶体線維
水晶体線維が高密度に詰まっている．×200．

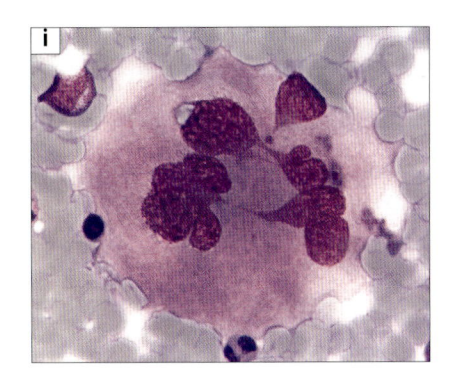

図2.9i　巨核球
骨髄のもので多くの分葉した核をもつ．×800．

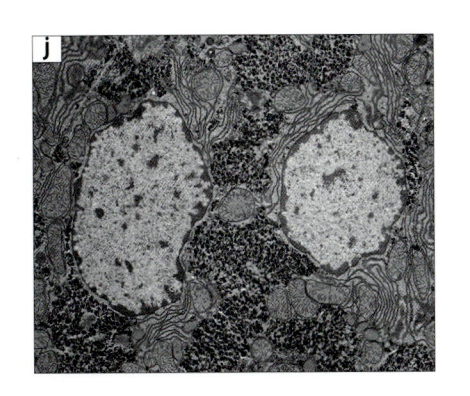

図2.9j　肝細胞
核を2つもつ肝細胞．×3,000．

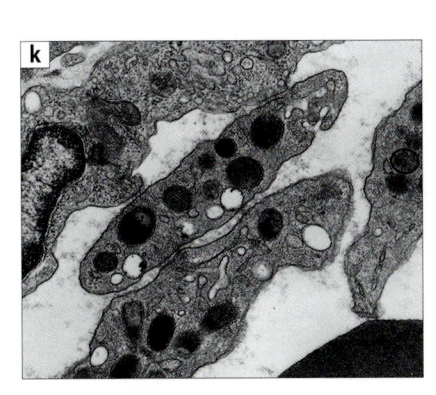

図2.9k　血小板
細胞質が断片化した血小板である．×17,000．（Courtesy P Cross, Stanford University, California, USA.）

いあらゆる構造の形態学的特徴が多様であることに馴染むこと．そうすれば，細胞の形態学的類型が個々の細胞の型を同定する際の強力な鍵となる．またこの方法によって体にある数千の様々な細胞の1つひとつのすべてを見分けられるようになる．

- 発生期の胚芽に由来する構造と胚葉の一般的な発生運命を知ること．
- 基本となる4種類の一次組織に精通すること．それというのも，すべての器官や組織は一次組織のいくつか，あるいはすべてから作られているので，確実にそれらを同定し，機能を理解することができるようになるからである．
- パターン認識する能力を身につけること（例：すべての**偽重層上皮** pseudostratified epithelium はどこにあっても同じようにみえる．**末梢神経** peripheral nerve は独特のパターンをもっている．**弾性軟骨** elastic cartilage はどこにあっても同じように見える）．
- 形態学的な関連性を意識すること．正常な組織では特定の細胞と特定の組織の結びつきが必ずみられる．また，ある構造を探すとき，別の構造との結びつきから同定が可能となる．もしこのような規則が破綻しているときには，パターン認識と構造のつながりに変化が生じたことを意味し，その状態は病的であるということになる．

一次組織を俯瞰して理解するには，すべての組織とそれを構成する細胞を，胎芽に，より厳密にいえば胚葉に由来するものとして大枠で捉えるのがよい．例えば，**消化管** gastrointestinal tract とこれに由来する**腺** gland は基本的に4種類の一次組織で構成されており，さらにこれらが三胚葉に由来することがわかる．消化管組織の部位別の違いは，このような基本的主題が単に場所によって変奏されているものにすぎない．

一次組織について学ぶことがどれほど重要であるかをいくら強調しても強調しすぎることはないが，それはなぜだろうか？　それは一次組織の生物学的特徴をよく理解し，顕微鏡像，教科書の図，提示された画像から一次組織を見分ける能力をもつようになれば，諸君が筋金入りの組織学者であると断言できるレベルにまで組織学に精通したといえるからである．

これほど大胆に断言してしまってもよいものなのだろうか？　4つの一次組織に関して熟知していれば，あらゆる正常な器官や組織を見分けることが必ずできるようになる．それというのもすべての器官やその様々な構成要素は少なくとも1つの，通常は複数，もしくは全種類の一次組織からできているからである．したがって，そのような能力を身につければ，組織学を習得するために，教科書，組織標本箱，画像データバンクなどにある様々な標本のそれぞれでみられる色々な細胞の形や組織形態の特徴を丸暗記する必要がなくなるのである．これは成功の秘訣が試験前の一夜漬けにあるという意味ではない．パターン認識が重要であるということなのである．

機能的特性も含めたパターン認識は一次組織のパターンを理解する秘訣である．例えば，**硝子軟骨** hyaline cartilage はどこにあっても同じであるし，偽重層上皮もいつも同じ形をとる．また，平滑筋はどこにあっても同じ形である．その一方で，似たようにみえる**線維芽細胞** fibroblast から**平滑筋細胞** smooth muscle cell を見分けるのに役立つ明らかに異なった特徴ももっているのである．

パターン認識をする上でのもう1つのヒントは形態学的な関連性を理解することである．すなわち，一般に正常組織では特定の細胞と特定の組織のつながりが必ずみられることである．またこのようなつながりは，ある構造を同定したとき

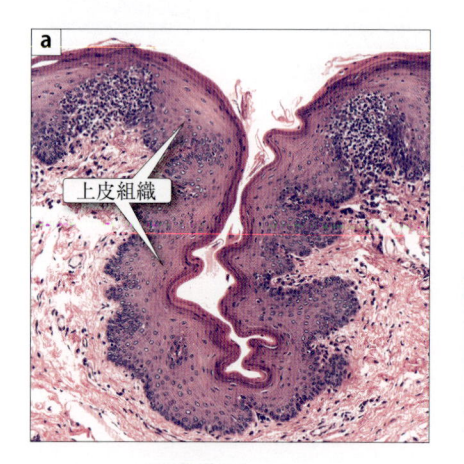

図2.10a　上皮組織
保護バリアーを形成する多層性細胞が観察される．上皮の深部では基底膜に接しており，この層が上皮細胞層を支持組織層から分けている．ヘマトキシリン・エオジン（HE）染色，パラフィン切片．×80．

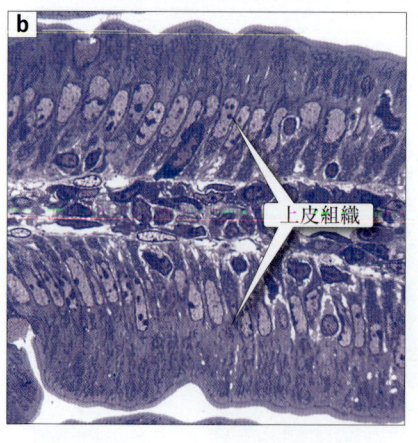

図2.10b　上皮組織
小腸粘膜でみられる背の高い細胞である．基底膜を挟んで上部と下部に上皮細胞がみられる．トルイジンブルー染色，アラルダイト切片．×480．

に常に別の構造の存在を予見させるほど確かなものである．一方，病的な組織ではこのようなつながりの多くが失われる．例えば，**中枢神経系** central nervous system の外で**神経細胞** neuron cell が集合している構造を神経節と呼ぶが，これは一見卵巣の**一次卵胞** primary follicle のようにみえるかもしれない．しかしながら，神経節細胞は卵巣内にはみられないし，卵胞は神経節があるような場所（腸管，腺，さらには脊髄神経根に支配される場所）には存在しない．神経節も卵胞もそれぞれが別の特異的な周辺組織とつながりをもっているのである．例えば，神経節は平滑筋，結合組織，腺細胞や神経線維などと，卵胞は卵巣の結合組織性基質とである．

ヒトでみられる4種類の一次組織
The four primary human tissue types

　基本的な組織型の類似点や相違点を学ぶと，どのようにしてそれぞれの器官が組織から作られているかを分析しやすくなる．つまりすべてとはいわないが，憶測に基づいて判断されることが少なくなり，これによって得られるメリットは次のように多い．

- 初見で正常組織標本を見分け，その機能について議論できるようになる．
- 発生学の研究で器官や組織の構成要素を確実に見分けられるようになる．
- トランスジェニック動物，変異体，あるいはノックアウト，ノックイン動物にみられる器官，組織の機能障害，形態異常を理解する能力が培われる．
- 病理組織標本を解釈する上での確固たる判断基準ができる．

　ここまでで一次組織の総論を述べてきたが，次章で一次組織の各論を扱うことにしよう．

上皮組織 Epithelial tissue

　この組織は1層あるいは多層の細胞からなり，体の外表面や管腔臓器内面を裏打ちする「粘膜」と呼ばれる構造を作る（図2.10a, b）．上皮細胞は多くの場合互いに密接に結合しており，細胞接着や細胞間コミュニケーションの場となる特殊な結合装置で互いに連絡している．**腺組織** glandular tissue はほとんどの場合，上皮細胞由来である（図2.10c）．細胞シートが単純にあるいは複雑に陥入して特定の**外分泌腺** exocrine gland を形成する．これらの外分泌腺は導管を通じて上皮表面に分泌を行う（例：**汗腺** sweat gland，舌の漿液腺と粘液腺 seromucous gland，呼吸器系や**膵臓** pancreas の腺など）（図2.10d, e）．外分泌腺の分泌部は**実質** parenchyma と呼ばれ，実質を取り囲む中胚葉由来の組織が被膜や中隔を形成する（**間質** stroma とも呼ばれる）．**内分泌腺** endocrine gland は血液あるいはリンパ液中にホルモンを放出する．この器官は上皮から発生して最終的には上皮との接点を失う．上皮組織は例えば吸収や分泌調節の界面となったり，外界とのバリアーとして機能したりすることもある．

　上皮は血管をもたず，いく層もの結合組織層からなる**基底膜** basement membrane に付着し，これによって支持されている．一般に上皮組織の細胞更新は非常に活発であり，絶えず剥離して新たな細胞で置き替わっている．

結合組織 Connective tissue

　この組織は，線維成分を含む豊富な**細胞外基質** extracellular matrix に埋まった細胞と不定形もしくはゲル状の基質からできている．結合組織は体のあらゆる場所に存在し，ほかの組織を支持したり束ねたりしている．いつもという訳ではないが，血管や神経はしばしば結合組織の中を走行している．骨，軟骨，腱，靱帯，臓器の被膜，そして脂肪

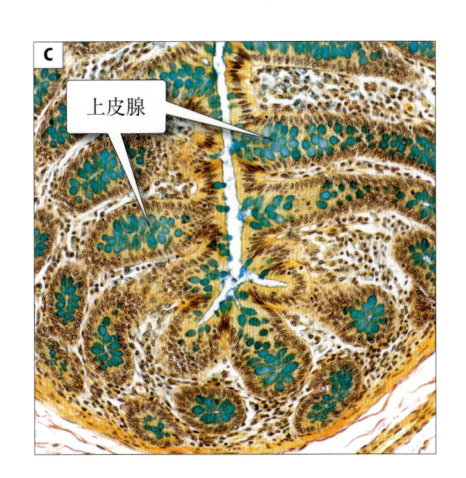

図2.10c　結腸上皮
深い腸陰窩を形成する腺様構造がみられる．陰窩には粘液を分泌する多くの杯細胞が存在する（緑色）．アルシアンブルー/ヴァン・ギーソン染色，パラフィン切片．×80．

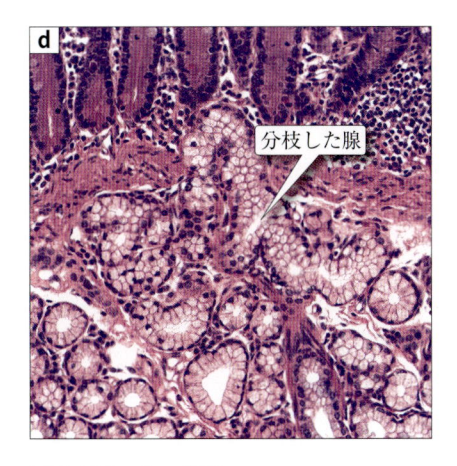

図2.10d　十二指腸
表層の上皮から分枝した腺構造がみられる．腺からの分泌物は上皮の深くにある腸陰窩に放出される．HE染色，パラフィン切片．×130．

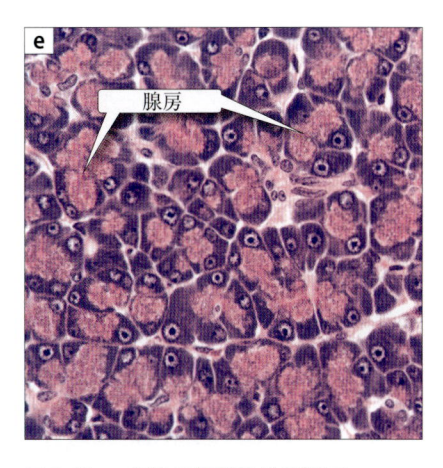

図2.10e　多数の膵臓外分泌腺房
ここから分泌された物質は分岐した一連の導管を通って十二指腸に導かれる．HE染色，パラフィン切片．×200．

一次組織の種類

などは特殊な結合組織である．浮遊細胞を伴った液体である血液，造血器としての骨髄もまた特殊な結合組織である．結合組織の多くは線維芽細胞，**コラーゲン** collagen，**弾性線維** elastic fiber などに加え隙間を埋める多糖類，タンパク質などの巨大分子，さらに水からなる基質で構成される．結合組織はその構成要素によって強さや弾性が異なっている．また，血液と周辺組織の間で栄養や老廃物の交換を可能とする媒質になっている．

以上のように結合組織はかなり多様な形態を示すため，学生はしばしばその全貌を把握するのに苦労しているようである．このような状況を打破するためには主要な組織像を体系的に学習することである．また，その際に結合組織というものは細胞間に存在する基質が優勢で，細胞成分が占める割合は低いということを頭の隅においておくとよい．

結合組織の基本構成は**疎性結合組織** loose connective tissue と**緻密結合組織** dense connective tissue である（図2.11a〜c）．疎性結合組織は細胞成分に乏しい上，細胞外成分の多くは緩やかに束ねられているだけである．疎性結合組織でみられる隙間，孔などは透明で半流動性のゲル様の物質で満たされ，これらは多様な線維によって支持されている．その主要な成分がコラーゲンと**エラスチン** elastin である．しばしば線維網を形成する脂肪組織や細網組織もこのグループに属する．

緻密結合組織（図2.11d〜f）も細胞成分が占める割合は様々であるが，この組織の場合はきわめて豊富な細胞間物質をもち，空隙はほとんどみられない．この組織の特徴はコラーゲン／エラスチンからなる基質がかたまりを作っていることである．また骨の場合にはこれが結晶様基質となる．したがってこのタイプの結合組織は強靭である．それに加え様々な程度の弾性や可塑性ももつ．

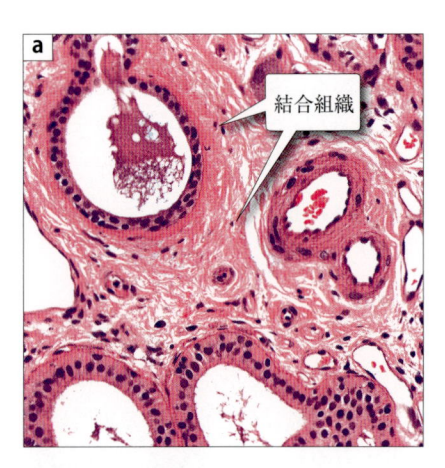

図 2.11a　疎性結合組織
導管や血管の周囲を覆っている．散在する線維芽細胞と，コラーゲン線維が不定形な細胞外物質と混ざったものがみられる．HE染色，パラフィン切片．×300．

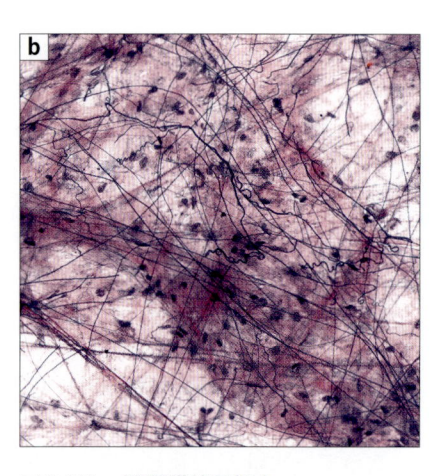

図 2.11b　腸間膜伸展標本
不規則に並んだ弾性線維がみられる．HE染色．×120．

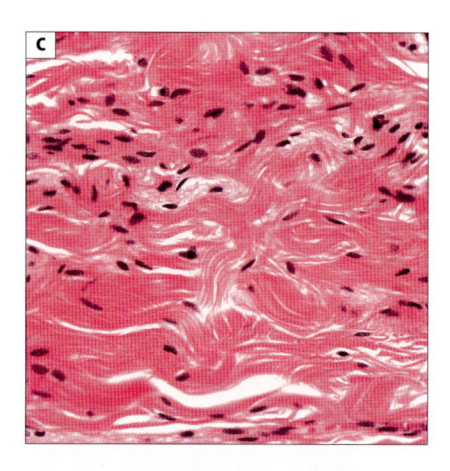

図 2.11c　細網線維の網目状構造
リンパ節の実質に強度をもたせている．細網線維染色，パラフィン切片．×180．

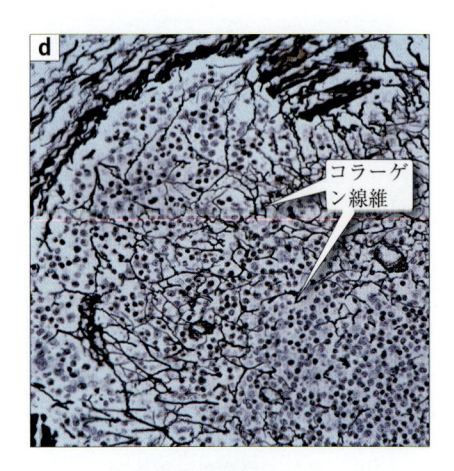

図 2.11d　緻密結合組織
コラーゲン線維の束が不規則に配置されている．散在する核は線維芽細胞のものである．HE染色，パラフィン切片．×300．

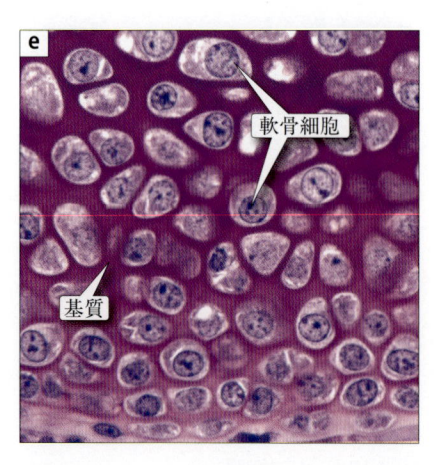

図 2.11e　多くの軟骨細胞の間にある緻密結合組織
軟骨はコラーゲンからなる厚い基質とプロテオグリカンより構築される．HE染色，アクリル樹脂．×350．

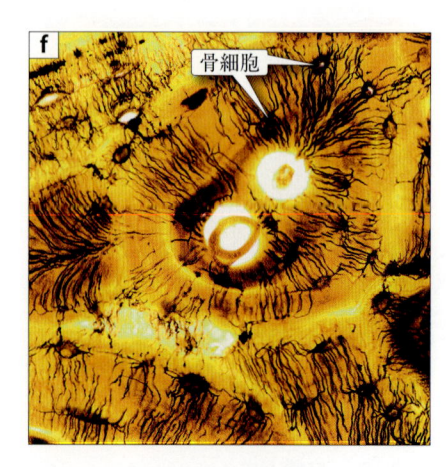

図 2.11f　骨の緻密結合組織
骨細胞が多くの突起を伸ばしている様子が観察される．その周囲の基質は有機質と無機質からなり，コラーゲン，カルシウム，燐酸塩が含まれる．銀染色，パラフィン切片．×250．

筋組織 Muscle tissue

筋肉は筋細胞からできており，この細胞は細長い形をなしているために筋線維とも呼ばれる．筋肉は**骨格筋** skeletal muscle，**心筋** cardiac muscle，**平滑筋** smooth muscle に分けられる（図 2.12a〜c）．筋細胞の細胞質には**アクチン** actin と**ミオシン** myosin からなる特殊な収縮性タンパク質があり，適当な刺激に応じてこれらのタンパク分子が相互作用することで相対的な動きが起こる（細胞，筋線維，筋肉全体の収縮である）．この刺激は内因性のものもあれば神経からの場合もある．**骨格筋**は最も多くみられる筋組織でアクチンとミオシンが離れたり会合したりして横紋（明暗の帯）を作っている．骨格筋は骨を別の骨を基準にして相対的に動かす．心筋（心臓）も横紋をもつが，随意的な神経制御下に置かれている多くの骨格筋とは異なり，**自律神経系** autonomic nervous system による支配を受け，内因性の収縮リズムをもっている．**平滑筋**は多くの動脈，静脈や腸管，呼吸器官，泌尿器官などの中空臓器の壁を作っている．外分泌腺は普通とは少し異なった平滑筋細胞（筋様細胞）で包まれていることが多い．

神経組織 Nerve tissue

神経組織には**脳** brain，**脊髄** spinal cord，12 対の脳神経を含む末梢神経，神経節（中枢神経系の外にある神経細胞の集塊）と特殊な受容体が含まれる．**神経細胞** *nerve cell*（ニュー

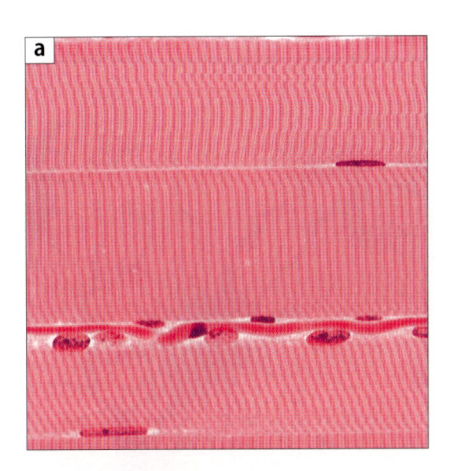

図 2.12a　骨格筋
典型的な横紋と辺縁に寄った核がみられる．
HE 染色，アクリル樹脂．×250．

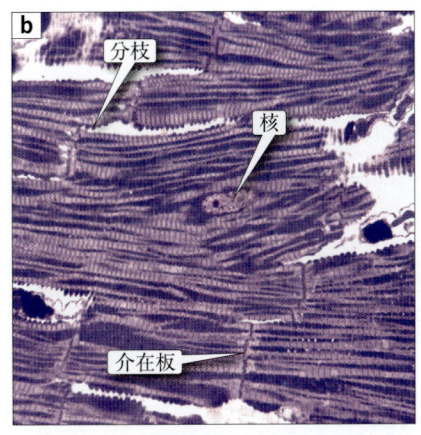

図 2.12b　心筋細胞
線維の分枝と中心に位置する核，横紋，細胞間結合【訳注：介在板】がみられる．トルイジンブルー染色，アラルダイト切片．×500．

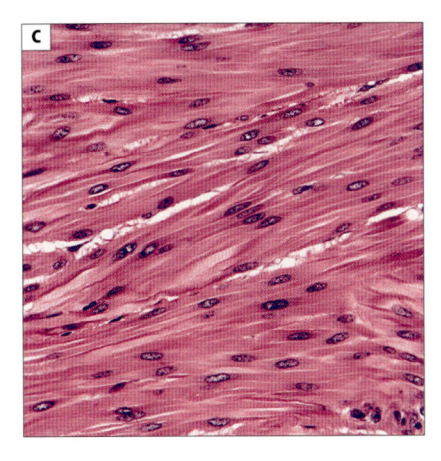

図 2.12c　平滑筋細胞
核は中心に位置し，横紋は欠如している．
HE 染色，パラフィン切片．×250．

一次組織の種類

ロン neuron）は細胞体（細胞核とそれを囲む細胞質），そこから伸びる多くの**樹状突起** dendrite と 1 本の**軸索** axon からなる（図 2.13a, b）．樹状突起は細胞体に活動電位を伝え，軸索は細胞体から出る活動電位を次の細胞に伝える．神経組織は脆弱で柔らかく，複雑な構造であるため，これがほかの組織と同じように細胞や支持組織から構成されていると想像するのが難しいくらいである．

軸索はシナプス（結合）を介して神経細胞同士を連絡している．このように神経系もほかの組織と同様に数十億個の細胞から作られている．

神経膠細胞 neuroglia，もしくは**グリア細胞** glial cell は中枢神経系にある非興奮性の支持細胞であり，その数は中枢神経系で神経細胞の 5 〜 10 倍である（図 2.13c）．グリア細胞は構造的，機能的な支持を行っている一方で，中枢神経系腫瘍（神経膠細胞腫，星状膠細胞腫）の発生母体として最も高頻度のものである．

末梢神経は髄鞘をもつ場合ともたない場合がある（図 2.13d）．いずれの場合でも軸索はシュワン細胞の細胞質で包まれている（シュワン細胞は神経膠細胞に似ているが，発生原基は神経堤である）．髄鞘をもった神経では，シュワン細胞の細胞質が軸索の周りをらせん状に取り囲み，髄鞘を形成する．髄鞘をもっていない神経では軸索がシュワン細胞の細胞質が陥凹したところに埋め込まれる形を取るが，髄鞘を欠く．

末梢神経系で神経線維束の膨らんだ部分が**神経節** ganglia（図 2.13e）であり，ここには被覆された神経細胞体と末梢神経系のグリア細胞がみられる．神経節は感覚，あるいは運動神経回路の中継点として機能する．これに相当する中枢神経

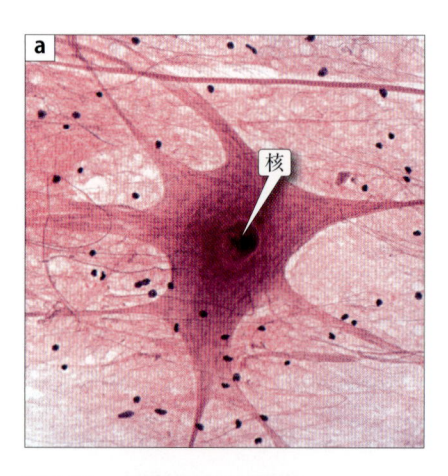

図 2.13a 運動神経の細胞体
複数の樹状突起と 1 本の軸索からなる神経突起がみられる．核は細胞の中心に位置し，細胞小器官や細胞封入体からなる密な構造で囲まれている．HE 染色，伸展法．× 500.

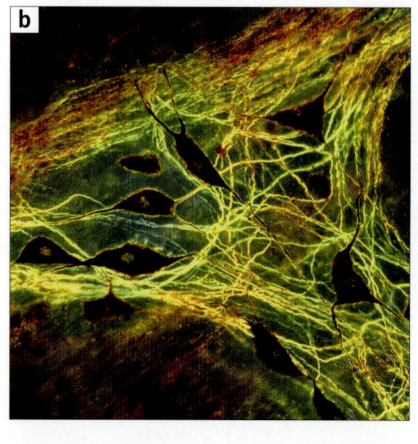

図 2.13b 腸管壁にみられる神経細胞体群
【訳注：1 つの神経細胞の】樹状突起の広がりと神経ネットワークにみられる多くの軸索，樹状突起に注意されたい．銀・金染色，厚切片．× 300.

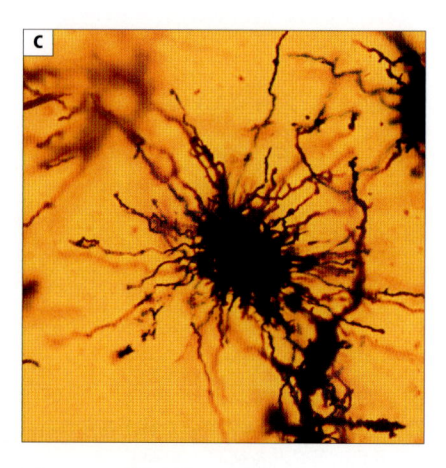

図 2.13c 脳のグリア細胞
多くの細胞突起を出した典型的な像で，これらの突起はほかの細胞との接着や相互作用に当たっている．ゴルジ染色，パラフィン切片．× 500.

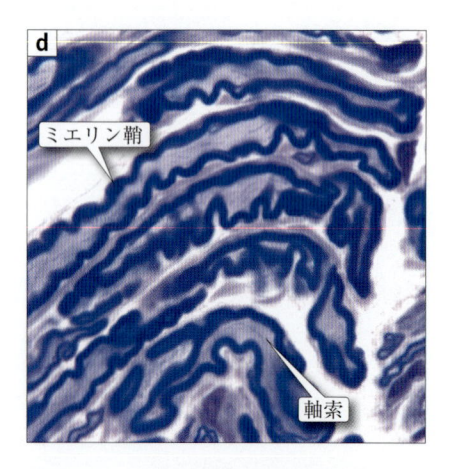

図 2.13d 有髄神経線維の長軸断面
髄鞘が濃い青に，軸索が薄い青に染まっている．トルイジンブルー染色，アラルダイト切片．× 500.

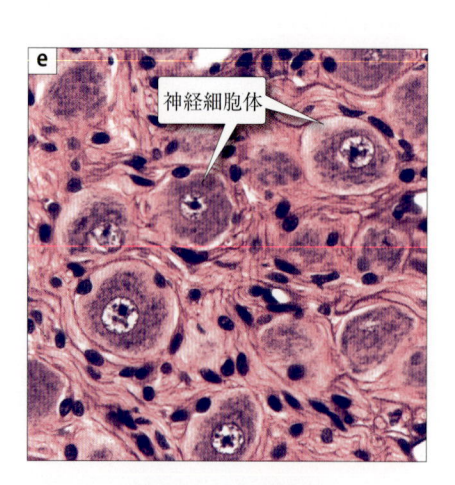

図 2.13e 神経節の神経細胞体
支持細胞と神経線維が神経細胞の周囲に存在する．HE 染色，パラフィン切片．× 350.

系の構造は**大脳** cerebrum や**小脳** cerebellum の深部に存在する**灰白質** gray matter の**島状構造** island でこれを**神経核** nucleus と呼ぶ.

からだの設計図に組織を当てはめてみる
Integration of tissues into the body plan

細胞の起源と組織のタイプをそれぞれ別々に論じてきた理由は，相違点と類似点を形態と機能という2つの観点から区別するのが便利な方法だからである（図2.14）．その一方で，胎生期の発生と出生後の成長の過程で作られる器官や器官系では，多くの種類の細胞や，複数のあるいはすべての一次組織がそれぞれ分離独立して発生するのではなく，機能的に統合された形で生まれてくる．そしてこのような機能的統合体はわれわれに一つの挑戦的な課題を提起する．すなわち正常な器官を構成する細胞や組織の機能を，発生中やそれが完成したその場で理解せよというものである．この問題に対処できれば，病理組織学や発生生物学を理解する基盤が形成されたことといえる．同時に，正常であれ何らかの変化を伴う場合であれ，病理組織学や発生生物学を，それぞれの組織を構成する細胞という観点から把握する上で役立つ．図2.15

組織	タイプ	構造	例	胚葉の由来
上皮組織	単層上皮	扁平	脈管の裏打ち, 漿膜	中胚葉
		立方	腎集合管	中胚葉
		円柱	汗腺, 分泌管, 水晶体上皮	外胚葉
			腸管の裏打ち	内胚葉
	重層上皮	扁平	表皮, 角膜	外胚葉
		立方	汗腺の導管	外胚葉
		円柱	大唾液腺の導管	外胚葉
	偽重層上皮	円柱	気管	内胚葉
	移行上皮	扁平, 立方, 円柱	膀胱	内胚葉
結合組織	疎性結合組織	輪状	皮下組織	中胚葉
		脂肪	皮下組織, 内臓脂肪	中胚葉
		網様	リンパ節, 脾臓, 肝臓の枠組み	中胚葉
	緻密結合組織	交織	真皮	中胚葉
		平行	腱／靱帯, 軟骨, 骨	中胚葉
	特殊結合組織	細胞や体液	血液	中胚葉
筋組織	平滑筋	紡錘形	中空臓器の外壁, 多くの血管の外壁	中胚葉
	心筋	分岐した円柱状	心臓壁	中胚葉
	骨格筋	多核の円柱状	骨や軟骨あるいは緻密結合組織につく骨格筋	中胚葉
神経組織	細胞	神経細胞	中枢神経系：大脳皮質の灰白質, 小脳, 脳や脊髄の灰白質や神経核, 末梢神経系：神経節	外胚葉
		神経膠細胞	星状膠細胞, 希突起膠細胞, 上衣細胞	外胚葉
			小膠細胞	中胚葉
	神経突起	有髄, 無髄	中枢神経系, 末梢神経系, 自律神経系	外胚葉
	受容体	自由神経終末, 被覆型	皮膚, 角膜, 真皮	外胚葉

図 2.14　一次組織の簡単な分類

一次組織の種類

に示した標本は妊娠末期のラット胚であるが，これはそのような挑戦的課題の好例である．この中からどれでも構わないので体の構成要素を1つ選び，諸君の知識の程度を次の観点から試してみて貰いたい．すなわち，(i) 胚葉の由来，(ii) そこに存在する一次組織のタイプ，(iii) 最終分化した組織のタイプ，(iv) 既知の，または発生後に予想される細胞のタイプである．

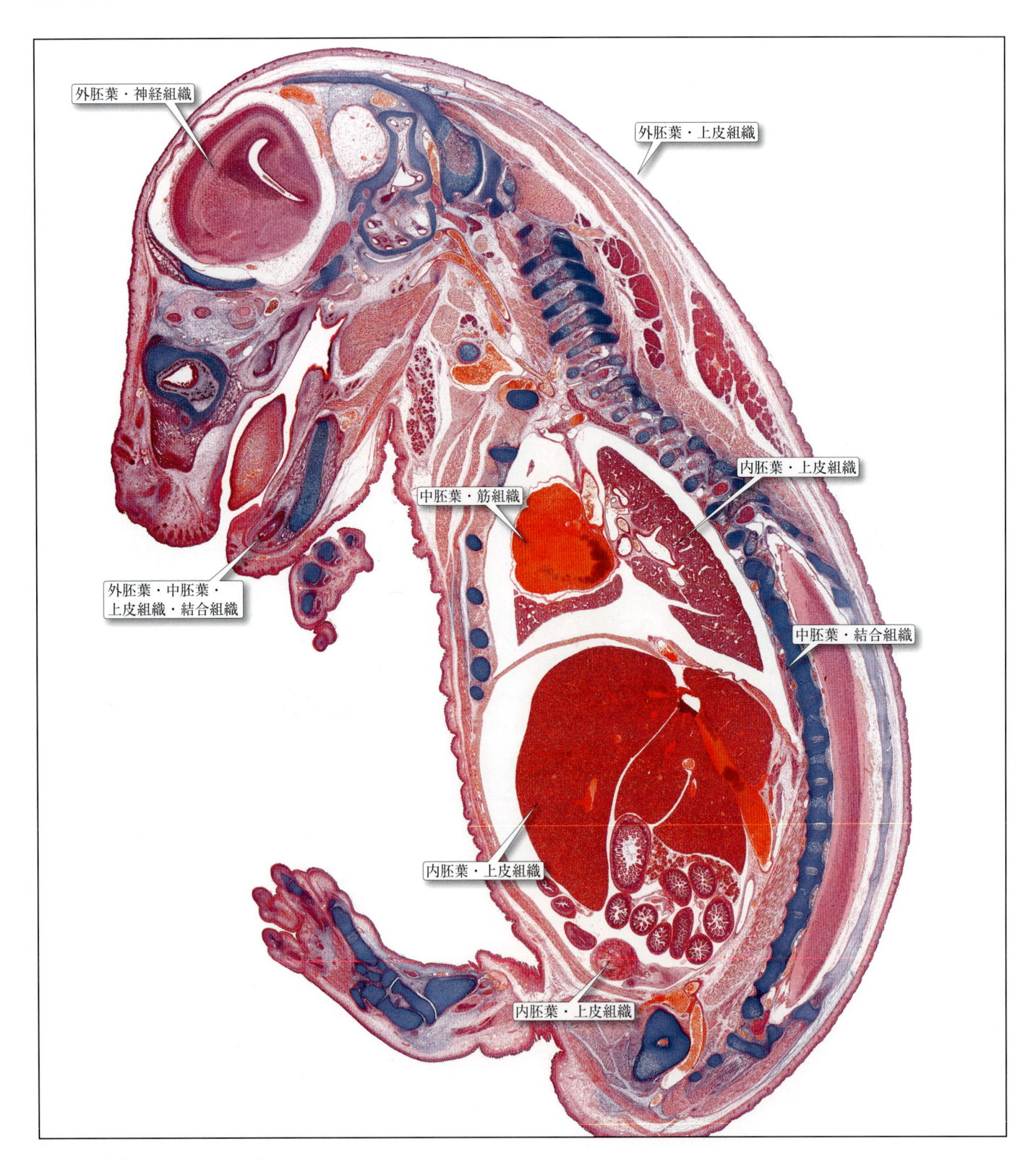

図2.15 妊娠20日目のラット胚
様々な器官や組織がみられる．図には由来する胚葉名と一次組織名が示してある．HE/アルシアンブルー染色，パラフィン切片．×12.

血 液 Blood

　血液 blood は平均的なヒト成人で約 5 L 存在する液状の結合組織である．細胞成分が全体の約 45％を占め，**血漿** plasma と呼ばれるタンパク質に富む液体成分がそのほかの大部分を占める．診断のための血液検査はほかのどの組織の検査よりもはるかに頻繁に行われる．血液と造血器を研究する学問分野は**血液学** hematology と呼ばれ，基礎医学，臨床医学，検査医学にまたがっている．また血液学は血液そのものを侵したり，血液症状が出たりする様々な疾患の診断や治療という観点で，**免疫学** immunology，**病理学** pathology，**分子遺伝学** molecular genetics，**腫瘍学** oncology などとの接点をもっている．

　血液と骨髄の組織学を学ぶ際には，染色した**血液塗抹標本** blood film，骨髄塗抹標本や**骨髄** bone marrow を含む髄腔の切片を観察するというのが一般によくとられる方法である．骨髄標本を見れば，その組織が著しく細胞成分に富むことがわかる．他方，血液塗抹標本は有形成分の形態を見るのには適しているが，そこからこの組織本来の複雑性をうかがい知ることはできない．日常の血液臨床検査では 50 以上もの項目に関しての測定が行われるが，ここには微生物学的検査，抗体検査，ホルモン濃度，特殊化学検査などの特別な検査項目は含まれていない．また血液検査は法医学的検査でも重要な位置を占める．

　血液と骨髄の生物学的・医学的重要性を基本から理解するためには次の諸点に留意する必要がある．

- 造血は骨髄で起こり，その調節は成長因子やホルモンでなされていること．
- **造血** hemopoiesis は**胎芽** embryo，**胎児** fetus，**成人** adult でそれぞれ異なること．
- 様々な血球の種類を識別し，その正常な比率と機能を理解すること．
- **ヘモグロビン** hemoglobin（Hb），**血液凝固** coagulation，**血液型** blood group system，特に ABO 式と Rh 式 Rhesus system の血液型の機能を理解すること．
- 骨髄疾患と血球疾患に関して理解すること．

骨　髄

　骨髄は複雑で，かつ非常に細胞成分に富む組織であり，ヒト成人では特定のいくつかの骨の髄腔にしか存在しない．体内の骨髄の体積のおおよそ半分が活発に造血を行っている**赤色髄** red marrow であり，残りは活動性の低い**黄色髄** yellow marrow と造血細胞の塊を含んだ脂肪組織である（図 3.1a ～ d）．また，脂肪組織は黄色髄でより多くみられる．活動性の骨髄は次のような多くの機能をもっている．

- 多様な種類の血液細胞を作り，これを血中に放出すること（造血）．
- 絶え間なく新しい血液細胞を作り出し，成熟した血液細胞の喪失を補充できるように，恒常的に自己複製を行うこと．
- 細胞の死骸，変性過程にある細胞，変性細胞を**貪食** phagocytosis し，ヘモグロビン合成に不可欠な鉄を貯蔵し再利用すること．
- **免疫グロブリン** immunoglobulin を作ること．
- 貯蔵している予備の細胞を血中に動員したり，その発生を促進したりすること．また，髄腔に種々の形の血球を増殖させること．

形　態 Morphology

　ヒト成人骨髄の構造を組織切片で見ると，密に詰まった索状構造と造血細胞の島状構造からなり，これらの間を縫って分岐した叢状の血管洞が存在する（図 3.2）．骨髄は**細網細胞** reticular cell と線維からなる結合組織性基質で支持されている．この線維は島状あるいは索状構造をとる造血細胞間を脂肪細胞とともに満たしながら緻密なネットワークを形成している．**マクロファージ** macrophage が多数存在し，栄養動脈由来の血管が広範囲に分岐して**血管洞** sinusoid の叢を形成する．骨髄で新生された血液細胞はこれらの血管洞に入り，集合静脈を介して骨髄を出る．

　新生児や幼児では髄腔のほぼ 100％が赤色髄であるが，学童期以降加齢とともに不完全ではあるが徐々に黄色髄で置き換えられていく．成人で赤色髄が残存する部分は**胸骨** sternum，**肋骨** rib，**椎骨** vertebra，**鎖骨** clavicle，**肩甲骨** scapula，**骨盤** pelvis，**頭蓋骨** cranial bone，**大腿骨** femur と**上腕骨** humerus の近位端である．加齢により骨髄のコロイド変性が頭蓋骨でみられることがあるが，そのほかにも**神経性食欲不振症** anorexia nervosa や飢餓で同様の変性がみられる場合がある．多くの有核細胞の中には幹細胞があり，自己複製を行うと同時に分化，増殖して様々な分化系譜の細

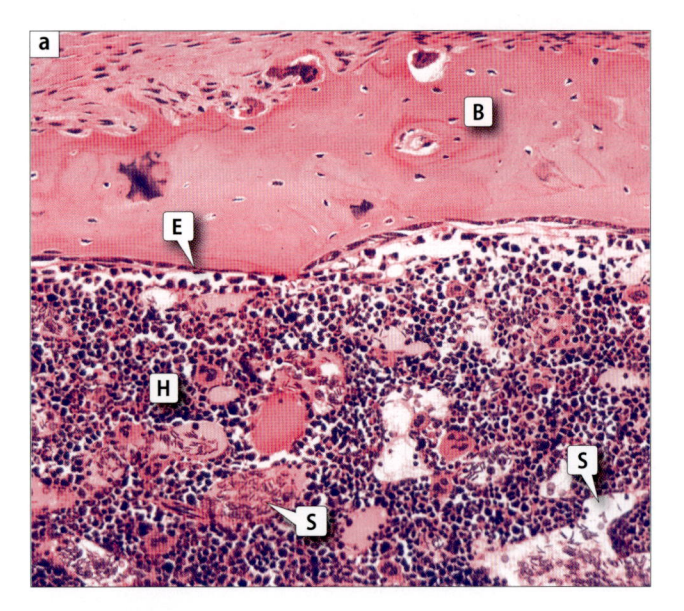

骨　髄

図 3.1a　赤色髄
長管骨の緻密骨（**B**），骨内膜（**E**）の深部にある髄腔には細胞成分に富む骨髄がみられる．典型的な赤色髄では造血細胞（**H**）が索状構造をとる（すなわち脂肪がほとんどみられない）．無数の血管性類洞（**S**）が新生された血液細胞を静脈系に運び出す．骨髄の広がりとその構築は安定なものではなく，治療薬，疾患，その他もろもろの刺激によって直ちに変化する．ヘマトキシリン・エオジン（HE）染色，パラフィン切片．×150.

図 3.1b　黄色髄
黄色髄では様々な量の脂肪細胞（**AC**）と島状の造血組織（**H**）がみられる．双方とも細網細胞と線維からなる結合組織の網細工によって支持されている．血管性類洞（**S**）は栄養細動脈（**A**）から発生した毛細血管に由来する．類洞間空隙は常に赤色あるいは黄色髄で満たされている．HE 染色，パラフィン切片．×250.

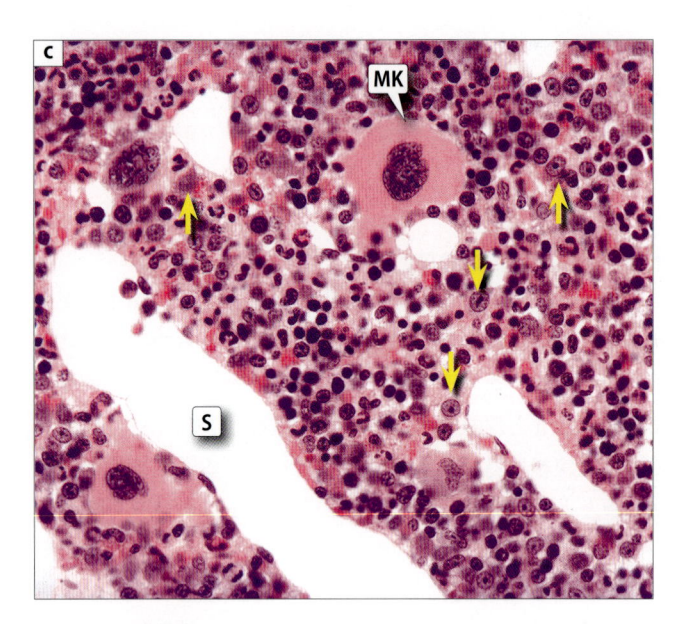

図 3.1c　造血組織
巨核球（**MK**）は造血細胞の中で最も大きく通常直径が 60 μm に達する．この細胞は巨大化し断片化することで血小板を産生する．造血組織には細胞が密集しているが，その中には細網細胞やマクロファージ（矢印）もある．類洞（**S**）は死後に血液が失われるため空洞に見える．造血幹細胞は再生能力をもち，骨髄系とリンパ系前駆細胞は普通の状態で毎日 10^{11} 個以上入れ替わる血液細胞を補充するために増殖し成熟している．HE 染色，パラフィン切片．×350.

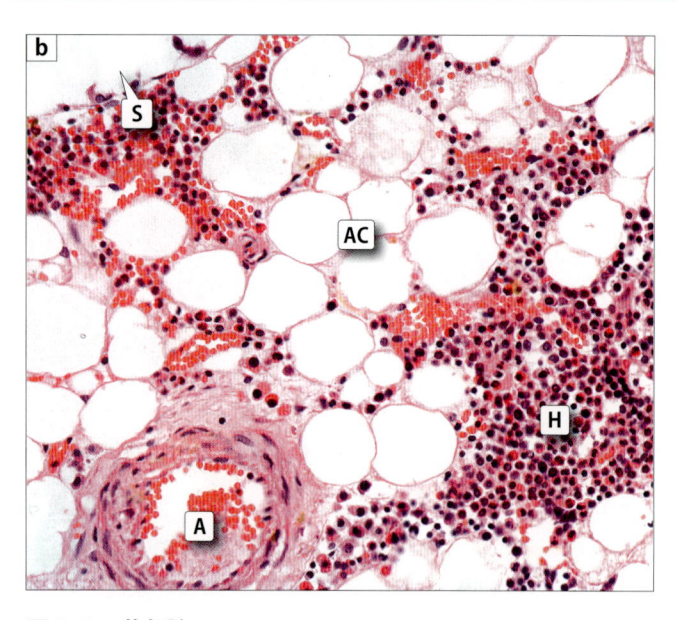

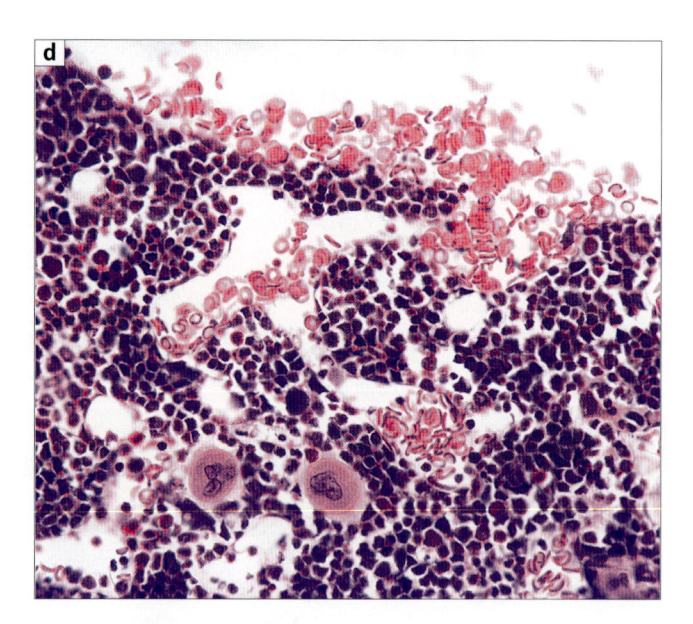

図 3.1d　骨髄の血管性類洞
この組織は多くの血液細胞を含み，その多くが赤血球で，血中を循環していたものと新たに造血されたものが混在している．新生された赤血球が類洞に放出される過程は，内皮細胞間の隙間をくぐり抜けるのではなく，細胞質そのものを通り抜ける（transcellular）とされている．この現象は細胞自体の圧力と局所で合成された因子や血中を流れている因子などが類洞壁を部分的に変化させることによるものと思われる．HE 染色，パラフィン切片．×300.

胞になっていく．幹細胞は骨髄細胞1万～10万個あたり1個の割合で存在する．その中で最も幼若なものは多能性**造血幹細胞** hemopoietic stem cell（HSC）である．

起　源 Origin

胚や胎児の骨髄の起源とその発生は，まず胚外組織である**卵黄嚢** yolk sac に始まるとこれまで考えられてきた．卵黄嚢では妊娠約3週で**赤血球** erythrocyte の発生（赤血球造血）が中胚葉細胞から始まる．その後，妊娠中期（第2三半期）にかけて胎児の**肝臓** liver（図3.3）と**脾臓** spleen もある程度造血に関与するようになるが，最終的には胎児の骨髄に取って代わられる．その一方で，マウス胎仔で行われた実験では，血液系の元となる細胞は胚内組織から生まれ，肝臓にコロニーを形成するという報告がある．この結果はヒト胚の組織切片を免疫組織化学で調べた研究でも確認されている．その後，骨髄の原基はさらに全身の髄腔にばらまかれて，主要な造血組織となる．**胎盤** placenta もまた血液細胞の供給源であると考えられている．

分化複能性をもつ血液前駆細胞（赤血球，白血球を造血できる幹細胞）は体幹部の中胚葉〔**傍大動脈内臓胸膜** para-aortic splanchnopleure（PAS）〕から新たに（de novo）形成される．続いて多能性造血幹細胞が**背側大動脈，原始性腺，中腎組織** dorsal aorta, primitive gonad, and mesonephric tissue（AGM）に現れる．マウスでは卵黄嚢で生じた造血前駆細胞が成獣での造血幹細胞の形成にも関与しているという報告がある．これは AGM 領域の中にある造血幹細胞の少なくとも一部が卵黄嚢の前駆細胞に由来することを意味している．PAS-AGM 領域は器官形成期に形質転換するため，造血幹細胞のコロニーは胎児の肝臓に形成されるようになり，胎生期後期に骨髄に播種し，生後は唯一の正常な造血組織として確立される．中胚葉を誘導して造血組織形成を促す因子は恐らく**形質転換成長因子β** transforming growth factor β（TGF-β）と**線維芽細胞成長因子** fibroblast growth factor（FGF）であると考えられる．骨格系の発生が比較的遅いた

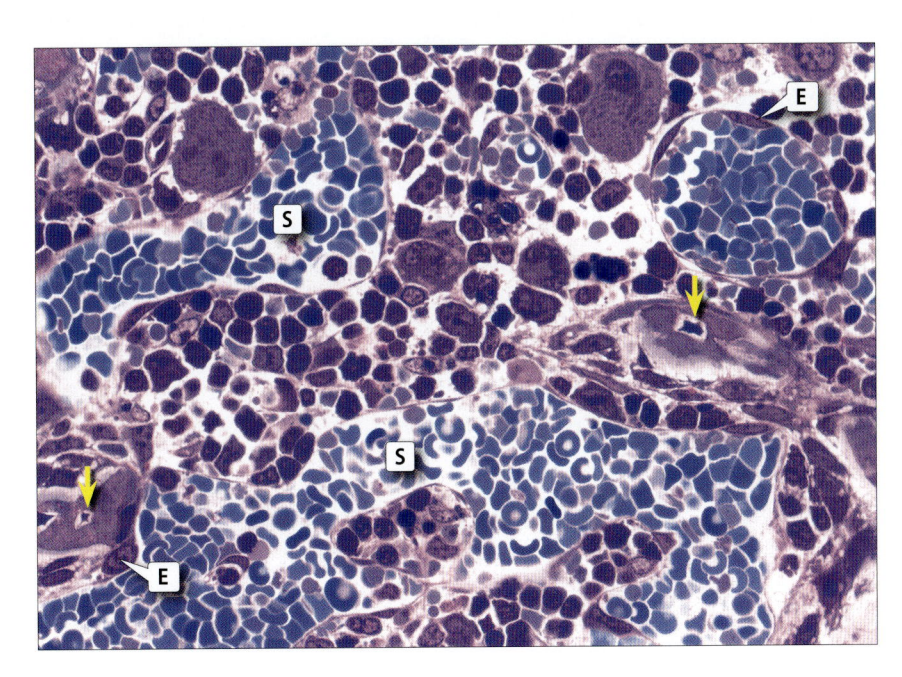

図 3.2　髄腔内での骨髄
数多くの赤血球を満たした血液類洞（**S**）と発生途中の血液細胞をもった造血組織索がみられる．この索状構造の組織には骨細胞（矢印）もみられ，類洞とは内皮細胞（**E**）を介して隔てられている．トルイジンブルー染色，アラルダイト切片．×600.

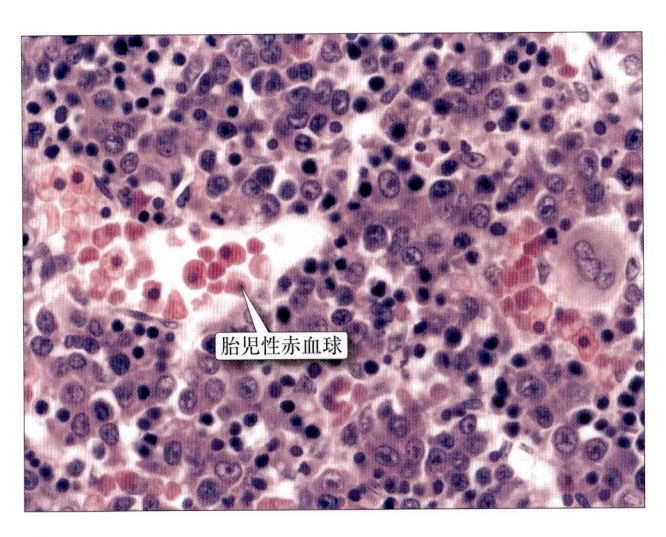

図 3.3　造血を行っている胎児の肝臓
ヒトの胎児肝臓での造血は胎生6週くらいで開始する．【訳注：体のサイズに比して】胎生期に肝臓が大きいのは造血が行われているからである．ヒトでは肝臓での造血がピークを迎えるのは胎生4～6ヵ月の間である．HE 染色，パラフィン切片．×400.

めに理想的な造血環境を提供する髄腔の容積が限られることなどを考えると，卵黄嚢，PAS-AGM，肝臓で赤血球などの血液細胞が作られることは，必要不可欠である．

造血 Hemopoiesis

多能性造血幹細胞（長期持続型造血幹細胞）は自己複製をする細胞であり，造血系全体が生涯にわたって存続する上で必要な細胞である．この少数の造血幹細胞プールからは短期持続型造血幹細胞が作られ，ここから2系統の細胞系譜に特化した幹細胞が生ずる．骨髄球系幹細胞とリンパ球系幹細胞である．これらはいずれも自己複製しないと考えられており，それぞれの細胞系譜に特化した細胞を作るための増殖と分化を行う細胞である．したがって，造血幹細胞の分化は，分化ヒエラルキーの頂点にある造血幹細胞が徐々に自己再生能を失いながら細胞系譜に入っていき，そこで細胞分裂能が高まるという特徴をもっている．in vivo で幹細胞を確実に同定することはまず不可能であるが，培養系ではこれらの細胞やその直近の分化段階にある細胞（細胞系譜に入った前駆細胞）は，大きな核とポリリボソームを多く含む細胞質を示す．すべての造血幹細胞（多能性，細胞系譜に入っているもののいずれでも）は表面抗原分類によるCD34を発現している．**表面抗原分類** cluster of designation（CD分類）とは細胞表面抗原を認識する一連のモノクローナル抗体の名称である．しかしながら，CD34は血中あるいは骨髄の正常に成熟した白血球では発現されない．

幹細胞とは，培養系（in vitro）で1種類あるいはそれ以上の血液細胞を生み出す能力をもつ分化コロニーを形成できるものとされる．このような**コロニー形成単位** colony-forming unit（CFU）は半永久的な増殖能をもつ．CFUは様々な増殖因子に反応して不可逆的な運命決定を受けた未熟な細胞（これを**芽球** blast と呼ぶ）を生み出す．その後，芽球は増殖し，成熟した血液細胞となる．骨髄の塗抹標本では芽球は組織学的に明瞭であり，それぞれの芽球が最終的に分化する予定の細胞と似た形態学的特徴をもっている．

造血の一般的な枠組みとして（図3.4），**骨髄系** myeloid lineage と**リンパ系** lymphoid lineage，骨髄に由来すると考えられている3種類の細胞（一部の**樹状細胞** dendritic cell，**肥満細胞** mast cell，**ナチュラルキラー細胞** natural killer lymphocyte）があるが，後3者のそれぞれがどのように発生するのかに関しては正確なところはわかっていない．骨髄系のすべての細胞は骨髄の血管洞に放たれる．リンパ系の細胞に関しては，ナチュラルキラー細胞も同様の機作で血中に入るようである．一方，**Bリンパ球** B lymphocyte と**Tリンパ球** T lymphocyte は形態学的には成熟していても免疫学的にはナイーブな状態で循環系に入る．というのも，おのおのの細胞が免疫学的に成熟し，抗体を産生する形質細胞や機能的なT細胞になる場は二次リンパ組織と胸腺だからである．幹細胞とCFUは末梢血中でみられることもあるが，恐らく末梢白血球の1,000個に1個以下の頻度であると考えられる．

造血の制御 Regulation

造血系の制御は主に幹細胞と骨髄基質の細胞膜を介した相互作用，さらに数多くの成長因子の働きによるものである．このような成長因子の多くは糖タンパク質で，あるものは広範囲の細胞系譜に，あるものは特定の細胞系譜にホルモン様の効果を示す．細胞外の環境は幹細胞が成長し成熟する場である**骨髄ニッチ** marrow niche を維持していく上で大変重要である．多くの成長因子は骨髄の局所で細網細胞，内皮細胞，マクロファージやT細胞から作られる．例外的なのはエリスロポイエチンで，腎皮質で作られる．

造血成長因子にはインターロイキン，幹細胞因子，一連の**コロニー刺激因子** colony stimulating factor（CSF）が含まれる．CSFは1つあるいは多数のCFUを活性化する因子であり，GM-CSF（培養系で顆粒球，マクロファージ，樹状細胞などに作用），M-CSF（マクロファージに作用），G-CSF（顆粒球に作用）などが知られている．これらの成長因子は協働して機能したり，あるものが別のものの産生や活性を亢進させたり抑制したりする．そしてすべての因子がアポトーシスを抑制し，細胞のさらなる増殖と成熟を促している．

造血成長因子の生物学は大変複雑で，その詳細については血液学の成書を参照されたい．臨床医学ではこれらの因子が骨髄疾患の治療においてきわめて重要である．G-CSFやGM-CSFは放射線治療や化学療法のあとに，造血系を賦活化するために用いられるし，HSCや前駆細胞を末梢血から採取する際にも用いられる．このようにして集められた細胞は幹細胞移植に用いられる．

組織学的検査 Histologic study

骨髄の組織学的検査は塗抹標本で行うのが最適である．それはこの方法であれば細胞それぞれの細かい特徴が明瞭にわかるからである．しかし，骨髄内での病理変化をとらえるには組織切片を作る必要がある．造血過程でみられる多様な細胞の一つひとつに関してここで敷衍することは本書の目指すところではないので省略し，ごく基本的な特徴についてだけまとめておく．

Tip: 骨髄標本を得る方法として次の2つがよく用いられる．(i) 髄腔（胸骨や骨盤がよく用いられる）に針を刺して吸引する．するとざらざらした感じの液体が得られ，これを塗抹標本に使用する．(ii) トレフィン（冠状ノコ）をガイドにして長く中空で大径の針を骨に刺し，骨髄を骨そのものと同時にコア採取する．腸骨がよく用いられる．得られた標本は**ホルマリン固定**，脱灰された上で切片となり，骨髄構造全体を観察できるようになる．

赤血球の造血 Erythropoiesis

赤血球造血 erythropoiesis は**前正赤芽球** pronormoblast（または**前赤芽球** proerythroblast）の出現をもって始まることが知られており，この細胞が増殖，成熟することで一連の赤芽球系細胞になる（図3.5a）．赤血球は赤芽球島と呼ばれる構造の中で成熟する．この構造は中心にマクロファージがあり，その突起が周囲に伸びて有核の赤血球を囲んでいる．赤芽球島は胎児の肝臓でもみられる．赤芽球はヘモグロビンを合成し，最終的には脱核し骨髄網状赤血球となる．この細胞はクレシルブルー染色で顆粒状に見える RNA をもってい

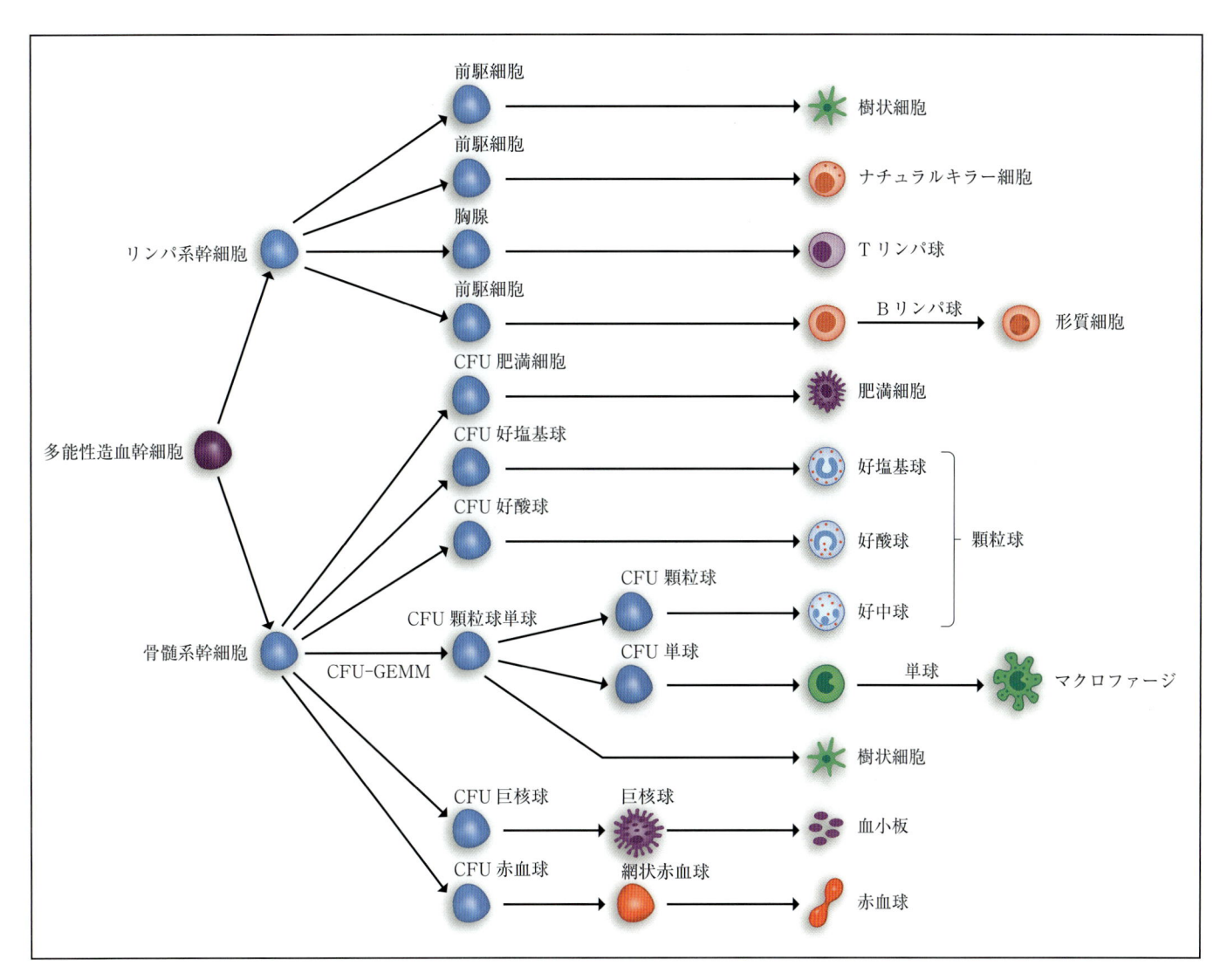

図3.4 造血プロセス
多能性造血幹細胞は骨髄系とリンパ系の幹細胞を作り出す．このプロセスは様々な成長因子によって活性化されており，あるものは広い範囲の細胞に，あるものは特定の細胞系譜だけに効果がある．骨髄系細胞の分類はあくまでも一例であり，血液学の成書を参照すると似たような系譜図が様々な点で異なって描かれている．骨髄系は恐らく肥満細胞も含むと思われるが，コロニー形成単位 CFU – GEMM（顆粒球，赤血球，単球，巨核球）から発生する．CFU-GEMM は分化複能性幹細胞で，CFU と呼ばれる様々に分化を開始した前駆細胞を生み出す．抗原提示細胞である樹状細胞は骨髄系，リンパ系のいずれの前駆細胞からも生まれることが知られている．肥満細胞は CFU 肥満細胞から生ずるとされており，この細胞あるいは前肥満細胞が血流に乗りそれぞれ適当な場所で肥満細胞となる．

骨髄

る．**網状赤血球** reticulocyte が 1 ～ 2 日に渡って血中を循環し，成熟した赤血球になるまでの間に合成される総ヘモグロビン量の約 35％をこの RNA が担う．哺乳類では胎児の赤血球は有核である（図 3.5b）．両生類，爬虫類，魚類，鳥類は成獣でもその赤血球が有核である．

エリスロポイエチン erythropoietin（EPO）はその多くが腎臓で，ごく一部が肝臓で作られる成長因子で，赤血球造血とヘモグロビン産生を促す．ヘモグロビンには胎芽型，胎児型（HbF），成人型（HbA）の 3 種類が存在する．HbA は生後 6 ～ 12 ヵ月から多くみられるようになり，成人の血中ヘモグロビンの 99％を占める．HbF は HbA に比して酸素への親和性がより高いので，母体から胎児への酸素の運搬を促進する効果があると考えられる．

Tip：成人では 1 時間あたり 100 億個の赤血球が作られており，これは 1 週間で 400 mL 以上の量になる．赤血球の産生はエリスロポイエチンによって制御されている．このような産生とのバランスを取るために，老化した赤血球は脾臓や肝臓でマクロファージによって壊される．ヘモグロビンは次の 2 つの形で代謝される．(i) 鉄とアミノ酸に分解されての再利用．(ii) ヘムの分解産物は胆汁色素となり肝臓，腸管，腎臓から排泄される．

顆粒球造血 Granulocytopoiesis

顆粒球造血 granulocytopoiesis は顆粒をもった**白血球** leukocyte あるいは**多型核白血球** polymorphonuclear leukocyte（不規則に分葉した核をもつ）を産生し，好中球，好酸球，好塩基球が含まれる．これらの中では好中球の発生

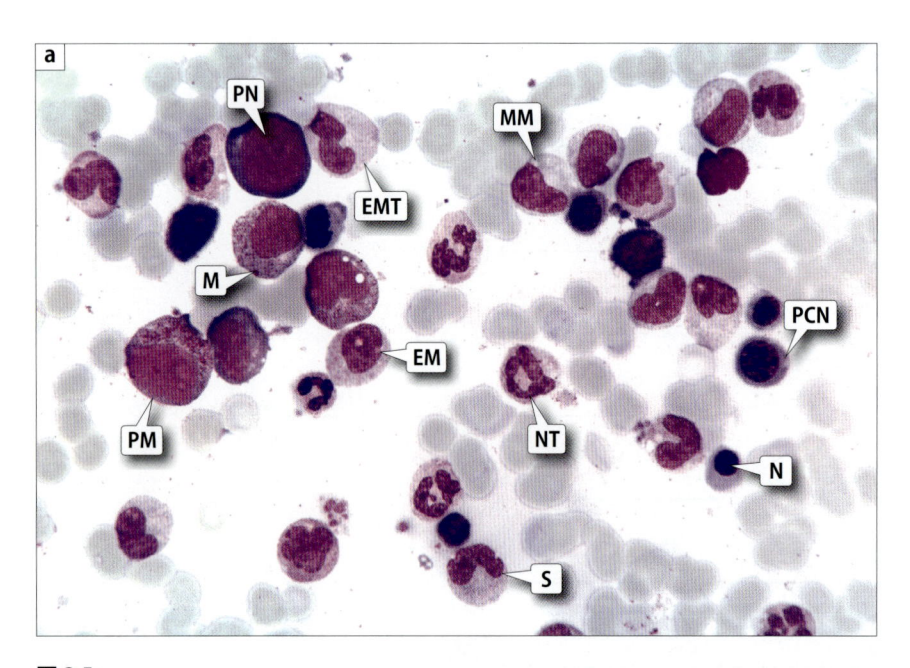

図 3.5a
赤芽球の系譜：前正赤芽球（**PN**：大きな核と少ない細胞質）は 8 ～ 32 個の赤血球を作る．多染性正赤芽球（**PCN**：円形の核，中程度の細胞質）はヘモグロビンを多く産生し，細胞分裂の最終段階にある．正赤芽球（**N**：核はこれまでより小さい）は DNA の合成は行わず，脱核前のステージである．
好中球の系譜：前骨髄球（**PM**：大きな細胞で暗調の顆粒をもつ），骨髄球（**M**：円形の核で小さい顆粒をもつ）は細胞分裂の最終段階にある．後骨髄球（**MM**：腎臓，ソラマメ型の核をもち，多くの場合小さな二次顆粒をもつ），桿状核球（**S**：馬蹄形の核をもつ）は末梢血に出現する最も幼若なステージの白血球である．好中球（**NT**：分葉した核をもつ）．
好酸球の系譜：骨髄球（**EM**：エオジンに染まる顆粒をもつ），後骨髄球（**EMT**：ふっくらとした S 字型の核と好酸性の顆粒をもつ）．HE 染色，塗抹標本．×750．

過程が最もよく解明されている．分化能をもった CFU が**骨髄芽球** myeloblast となり，これが増殖して顆粒をもった**前骨髄球** promyelocyte になる．それから**骨髄球** myelocyte に分化し，馬蹄形で陥凹した核をもつ細胞となる．**桿状核球** (band, stab) と呼ばれる．最終的に著しく分葉した核をもつ成熟好中球となる．好酸球，好塩基球もそれぞれ粗く赤い顆粒や紫紺に染まる顆粒をもつ以外では好中球と同様に発生する．ただし，これらの細胞では核の分葉様式はせいぜい2分葉である（図 3.5c）．

肥満細胞 Mast cells

肥満細胞 mast cell は好塩基球と関係しており，その発生起源も恐らく CFU であると考えられる．前駆細胞はいまだ同定されていないが，ヒト肥満細胞は CD34 陽性の造血幹細胞から作られることがわかっており，マウス胎仔の血液でみつかっている前肥満細胞に類似したものからできると考えられている．成熟した肥満細胞は血中にはみられず，その成熟は通常結合組織内で起こる．

単球造血 Monocytopoiesis

単球造血 monocytopoiesis で生まれるものは単球－マクロファージ系の細胞で，CFU-GM（顆粒球－マクロファージ）前駆細胞に由来し単球芽細胞と前単球細胞を経て作られる．成熟の過程で核はしばしば陥凹したソラマメ型から最終的には馬蹄形ないしはわずかに分葉した形になる．単球細胞は骨髄で最大の細胞の一つである（直径約 20 μm）．顆粒がみられることはまれで，単球が血流を離れるとマクロファージに分化する．

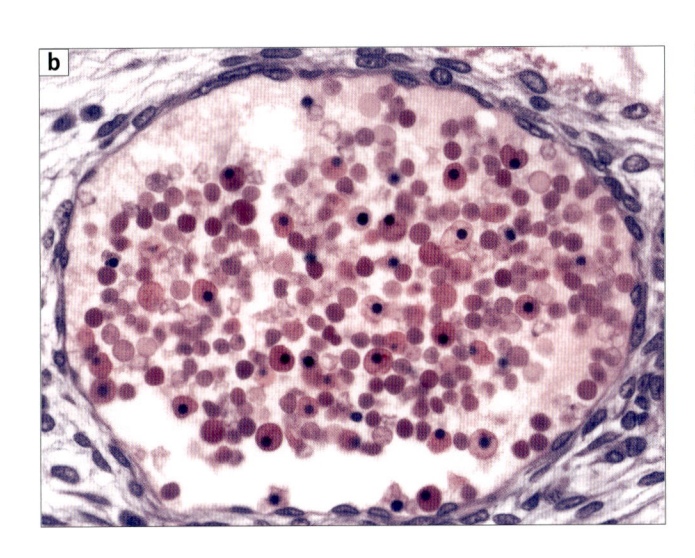

図 3.5b　胚と胎児の赤血球
胎生 12 週では 5〜10% の細胞が核をもっており，その後急速に減少する．出生時には約 0.1% が有核赤血球であるが，生後 4 日も経つとほとんどみられなくなる．有核赤血球が引き続き観察されるときは溶血性貧血，出血，低酸素状態などの異常を伴うことが多い．HE 染色，パラフィン切片．×450.

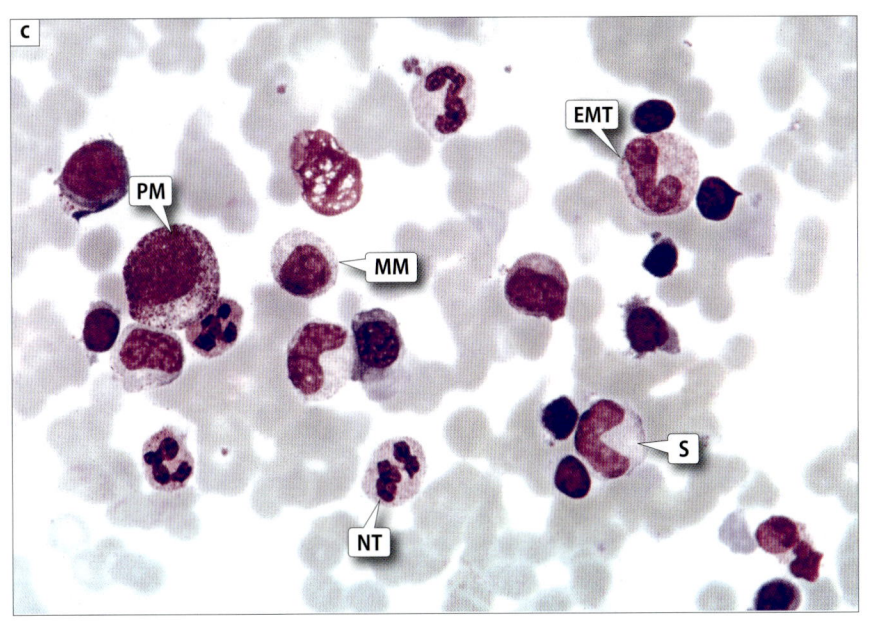

図 3.5c
好酸球の系譜：好酸球も好中球の発生と同様の成熟プロセスを取るが，好酸球は赤みがかったオレンジ色の顆粒をもつ．前骨髄球（**PM**：大きな細胞で多くの顆粒をもつ），好酸球性後骨髄球（**EMT**：大きなソーセージ状の核と好酸性顆粒をもつ），
好中球の系譜：後骨髄球（**MM**：卵形もしくは楕円形の核と小顆粒をもつ），桿状核球（**S**：馬蹄形，あるいは鉤状の核をもつ），好中球（**NT**：分葉した核と小さな顆粒をもつ）．HE 染色，塗抹標本，×750.

骨髄

樹状細胞 Dendritic cells

樹状細胞，別名**抗原提示細胞** antigen-presenting cell（APC）も，CFU-GM から生まれ，骨髄を離れた後は血流に乗って末梢リンパ組織に落ち着く（図 3.6）．この細胞はリンパ球系にも由来すると考えられているが，正確な起源はいまだ不明である（第 11 章に詳述）．

リンパ球造血 Lymphocytopoiesis

リンパ球造血 lymphocytopoiesis は顆粒をもたない白血球，すなわち T および B リンパ球と第 3 グループに属する顆粒リンパ球（ナチュラルキラー細胞）を産生する．骨髄での組織学的な成熟過程はリンパ芽球 lymphoblast，**前リンパ球** prolymphocyte，リンパ球 lymphocyte という流れで理解されており，核/細胞質比が高いことが特徴である．B 細胞は骨髄で生まれ二次リンパ組織に行きわたる．一方で T 細胞は胎児期，生後を通じて胸腺に棲みつき，ここで免疫学的能力を獲得した T リンパ球となる．その詳細に関しては第 11 章で扱う．

血小板産生 Platelet production

血小板産生，別名**巨核芽球造血** megakaryocytopoiesis は CFU-GEMM（顆粒球，赤血球，単球，巨核芽球）に始まり，巨核球コロニー形成細胞 CFU-meg を形成し，そこから**巨核芽球** megakaryoblast が生まれる．この細胞は核や細

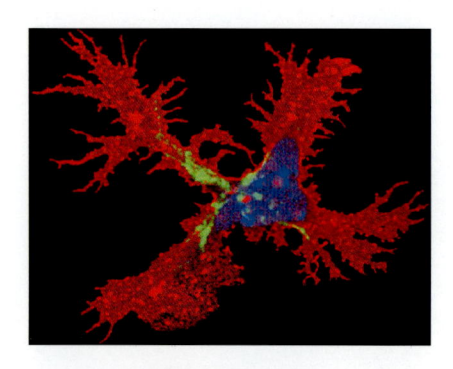

図 3.6　単離した樹状細胞を蛍光顕微鏡で観察する
皮膚や全身に存在する細胞で，抗原提示細胞としての機能をもつ．抗原を捕縛したのち血流によってリンパ節に輸送され T リンパ球との相互作用を行う．× 1,700．(Courtesy V Villadangos, Walter & Eliza Hall Institute, Melbournr, Australia.)

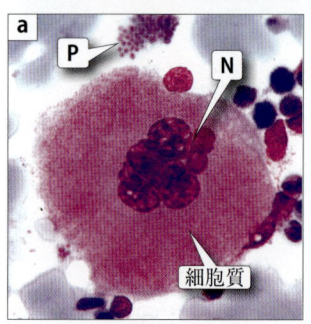

図 3.7a　成熟した巨核球
多分葉したポリープ状の核をもち（**N**：8～32 対の染色体をもつ），核内分裂による成熟のため巨大な細胞質を有する．細胞質内粒子は細胞膜で形成された細い導管様構造で仕切られており，ここが将来の血小板を作る際の境目になる．血小板が放出されるときには前血小板塊（**P**）がみられる．これはしばしばリボン状になったり切手シート状になったりする．これらが断片化して骨髄の類洞に入っていく．発生初期には，CFU-meg や巨核芽球が骨髄由来の増殖因子に反応する．トロンボポイエチンは巨核球の発生を制御している．HE 染色，塗抹標本，× 700．

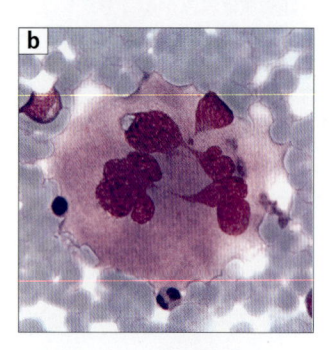

図 3.7b　巨核球の核の分葉が進んだステージ
核を構成するいくつかの分葉が細い線で結ばれている．核の形が非定型的なのは多数に分葉した 1 つの核に倍増した染色体のセットが組み込まれているためである．細胞質分裂は完結していない．HE 染色，塗抹標本，× 600．

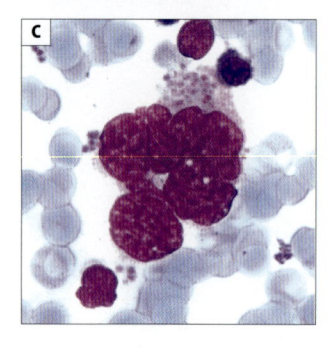

図 3.7c　巨核球の断片化
非常に少量の細胞質に囲まれた核を残して，数千にも達する血小板が放出されているところを示す．残った巨核球は変性し，骨髄のマクロファージによって処理される．巨核芽球のステージから血小板が骨髄の類洞に放出されるまでの期間は約 1 週間である．HE 染色，塗抹標本，× 650．

胞質の分裂を伴わずに DNA 量だけが繰り返し倍増する**内分裂** endomitosis という過程を経て巨核球となる．この結果，巨核球は 60 μm かそれ以上の大きな細胞となり，核は多数の分葉を示し，染色体は 4～32 倍体となる（図 3.7a～c）．繊細な顆粒（図 3.8）をもった細胞質は直径 2～3 μm の血小板に断片化し，数は巨核球 1 個あたり数千個に達する．血小板（図 3.9）は骨髄の洞様血管に放出されたのち血流に乗り，血管内皮が障害された部位で止血栓を形成する．血小板の産生は**トロンボポイエチン** thrombopoietin という成長因子によって促進される．この因子は主に肝臓で作られるが，腎臓や骨髄でも産生される．

血　液

血液とは有形成分，すなわち赤血球，白血球，血小板が血漿と呼ばれる少し黄色がかった透明な液体に浮遊したものである．正常成人での血液量は 4.5～6 L の間で，そのうち体積比で 55％が血漿，45％が赤血球（**ヘマトクリット** hematocrit），1％弱が白血球と血小板という構成になっている．

血液の機能は多岐にわたり，かつ非常に複雑である．また，それは有形成分のみならず，血漿に溶解している膨大な種類の物質とも関係している．これらの物質は血流を介して組織の代謝活性を反映したものとなっている．血液の主要な機能をいくつか挙げる．

- 全身の組織にくまなく酸素を分配することと，二酸化炭素，窒素化合物をそれぞれ肺と腎臓を介して排出すること．
- 腸管や肝臓で代謝された栄養分を輸送すること．
- 体温，pH，電解質，糖，コレステロールの量を調節すること．
- 脈管内の体液量を調節すること．
- 感染から身を守り，傷害時に身体からの血液喪失を防ぐこと．

血漿の約 90％は水である．血漿から凝固系のタンパク質を除いたものを**血清** serum と呼ぶ．血漿に溶解している主な成分はタンパク質（多くがアルブミンで，そのほかに免疫グロブリン，凝固因子，代謝酵素と代謝に関係する多くのタンパク質がある），呼吸ガス，有機性栄養分，代謝老廃物，様々な種類の電解質である．

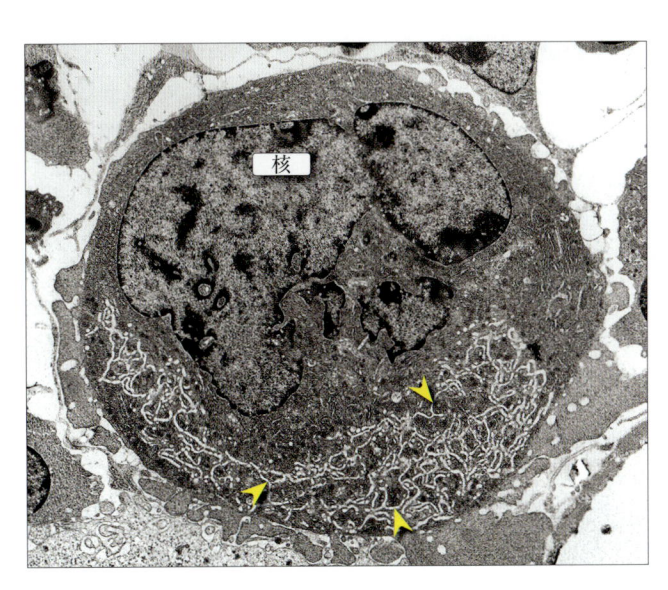

図 3.8　巨核球の超微細形態
細胞質中に細胞膜が陥入してできた多くの運河状構造がみられる（矢先）．さらに発生が進むと細胞は数多くの偽足を伸ばす．偽足が伸びる際には微小管が働いており，球根状の末端をもった前血小板突起を作る．これらの構造はダイナミックに屈曲したり分岐して自由末端の数を著しく増大させている．血小板因子を詰め込んだ小胞が偽足先端に移動し，これが巨核球から前血小板を遊離させている．× 3,800．（Courtesy P Cross, Stanford University, California, USA.）

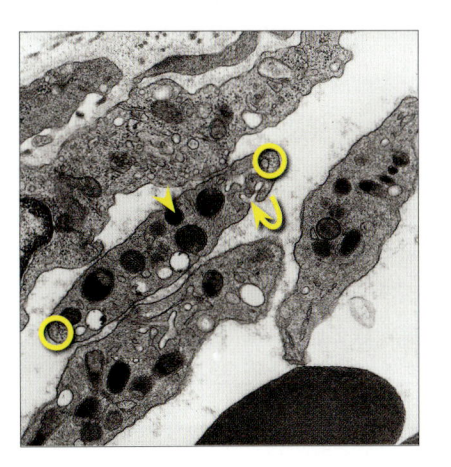

図 3.9　板状の形態をとる血小板の超微細形態
血小板は血流に約 10 日間留まったあと，主に脾臓のマクロファージによって除去される．血小板は数種類の顆粒（矢先）をもっており，この中にはリソソーム，フィブリノーゲン，血小板由来増殖因子（PDGF）などが入っている．PDGF は創傷治癒過程で血管の修復を促進する．血小板から分泌される凝固因子は運河状構造の中に放出される（曲矢印）．血小板外周部では微小管（円で囲まれた領域）がリング状構造を作っており，血小板の形を保持している．× 15,000．（Courtesy P Cross, Stanford University, California, USA.）

有形成分 Formed elements

有形成分を構成する3種類の細胞要素（赤血球，白血球，血小板）は普通の細胞にはみられない特徴をいくつかもっている．

- これら3種類のうち2種類は厳密には細胞ではない．赤血球は核や細胞小器官をもたず，血小板は骨髄の巨核球が断片化して生じた非常に小さな細胞質の破片である．
- 白血球は完全な細胞である．
- これらの血球成分のいくつかは数日間の寿命しかもたないので，再生される必要があるが，ほかのものは20年あるいはそれ以上生き続けることができる．
- ほとんどの血球細胞は細胞分裂を行わない．したがって骨髄での造血によって補われる．
- 血中に存在することになっている細胞の中には末梢血でほとんどみられないものがある．非常に数が少なかったり，組織学的特徴に乏しかったりするためである．

染色塗抹標本を用いると，形態，大きさ，色，核/細胞質比という形態学的特徴から7種類の基本成分が同定可能である．赤血球はほかを引き離して最も多い成分で（全体の99％を占める），これに続いて血小板，白血球がくる．血小板は非常に小さいため，その同定には油浸か高開口数をもつ乾燥系対物レンズを使用するのが最もよい．

白血球は5種類の異なる細胞からなり，しばしば2つのグループに分けられる．顆粒球は細胞質内に顆粒をもち（好中球，好酸球，好塩基球），主に細胞貪食や炎症に関係する細胞である．顆粒球の中でも特に好中球は，その核が不規則で多数の分葉を示しているのでしばしば多型核白血球とも呼ばれる．第2のグループに分類される白血球には日常よく行われる塗抹標本で明瞭な顆粒を認めることができない．したがって，無顆粒白血球とも呼ばれることもあるが，一般にはリンパ球，単球という固有名が使われる．リンパ球は体液性免疫，細胞性免疫のいずれにも関係し，単球は貪食細胞のもとである．

血液細胞の量，存在構成比や血液学的検査データの正常値範囲は教科書によっても異なるし，正常な成人でも年齢，性別，地理的因子による生理的変動がみられる．生きている細胞と固定して染色した細胞ではその大きさもかなり異なるので，個々の細胞それぞれの大きさに関する明確な基準というものはない．

> **Tip**：正常血での白血球の相対比（多い順）を覚えるには次の記憶用語呂合わせを使うとよい．<u>n</u>ever <u>l</u>et <u>m</u>onkeys <u>e</u>at <u>b</u>ananas〔すなわち，好中球（neutrophil），リンパ球（lymphocyte），単球（monocyte），好酸球（eosinophil），好塩基球（basophil）の順番である〕（図3.10）．
> 　血液塗抹標本の観察はカバーグラスをかけてもかけなくてもよい*．まず低倍率の対物レンズを用いて，スメア全体のちょうど真ん中の辺りでスメアが薄くなっている部分を観察するとよい．次に60〜100倍の油浸レンズを用いて細胞の形を詳しく観察する．赤血球数は白血球数の約500〜1,000倍である．

赤血球 Erythrocytes

赤血球は両凹型をした無核細胞で，酸素を肺から組織へ，二酸化炭素を組織から肺に運搬するヘモグロビンを満たした軟らかい袋に喩えられる（図3.11a〜c）．細胞膜の下層にあり変形可能な細胞骨格タンパク質は，赤血球が体の中で最も径の小さい**毛細血管** capillary を通ったり，わずか3μm程度の径しかない毛細血管の窓を介して脾臓の赤脾髄に入ったりする際に，形を変えられるようにしている．酸素が肺胞から血液中に拡散し赤血球に入ると，酸素はヘモグロビンのヘ

血液中の主要な有形成分の性質

	赤血球	血小板	好中球	好酸球	好塩基球	単球	リンパ球
サイズ（μm）	7	2〜3	9〜15	12〜17	10〜14	15〜20	7〜16
循環血中での寿命	4ヵ月	10日	1〜2日	1〜2日	数時間〜数日	3日	3日〜20年
白血球に占める割合	（全体の99％）	−	60％	1〜3％	0〜1％	4〜10％	20〜30％
1μLあたりの数	5×10^6	3×10^5	\multicolumn{5}{c}{7×10^3}

図3.10　主要な血液中有形成分の特徴

---

*訳注：厳密にはカバーグラスをかけないと球面収差が出て明確な像が得られないことが多い．

ム鉄と可逆的に結合し，鮮紅色の酸化ヘモグロビンを形成する．末梢組織からの二酸化炭素は主に（約70％が）血漿中に溶解しているが，一部は赤血球のヘモグロビンの**グロビン** globin と反応する．赤血球数は成人男性の場合400万～600万/μL，成人女性や子供の場合は400万～450万/μLである．ヘモグロビン濃度は成人男性で13～16 g/dL（130～160 g/L，あるいは80～99 mmol/L），成人女性では12～15 g/dL（120～150 g/L，あるいは74～93 mmol/L）である．

老化した赤血球は主に脾臓でマクロファージによって処理されるが，このプロセスは肝臓や骨髄でも行われる．ヘモグロビンは分解されてグロビンとなり，一般の代謝に利用される．鉄は回収され新たなヘモグロビンの合成に再利用されたり，肝臓に貯蔵されたりする．**ポルフィリン** porphyrin 分画は黄色色素である**ビリルビン** bilirubin に変換され，肝臓で処理されてから，胆汁中に分泌される．

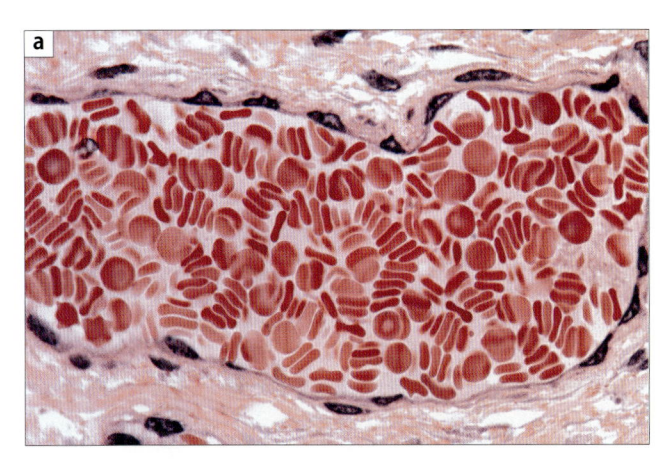

図3.11a　赤血球
組織を固定するとしばしば静脈や細静脈などの血管内に赤血球が観察される．赤血球が様々な形をしていることに注意されたい．これは赤血球が様々な断面で切片になっていることと，赤血球が可逆的に変形できることを反映したものである．赤血球はこのような柔軟性をもっているので，最も細い毛細血管（8～10 μm）や赤脾髄（類洞での3～4 μmの窓状構造）を押し分けながら進むことが可能となる．老化した赤血球（約4ヵ月）は赤脾髄で破壊される．HE染色，アクリル樹脂．×600．

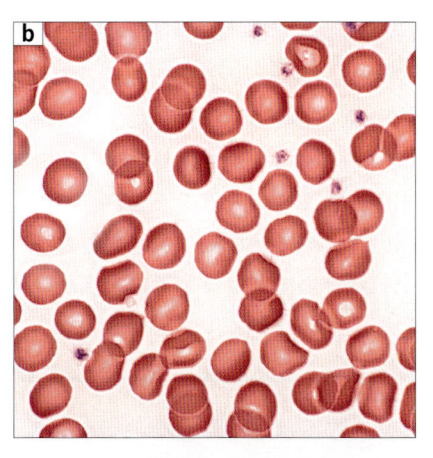

図3.11b　染色塗抹標本での赤血球
この標本では赤血球は扁平な楕円形であり，直径が7～7.5 μmである．中心部の染色が薄い部分は赤血球の最も薄い部分で，赤血球が両凹な円盤状であることを示している（中空ではないドーナッツに似ている）．一般的なロマノスキー Ramanowsky 染色で桃色に染まるものは乾燥重量の90％を占めるヘモグロビンであり，これが血中での酸素運搬の97％を担う．血中のほとんどの二酸化炭素は血漿に溶け込んで重炭酸として運ばれる．重炭酸への変換は赤血球の炭酸脱水酵素による．血液や骨髄の塗抹標本に用いられるロマノスキー染色はメチレンブルー，アズール色素，エオジンなどを含む．よく用いられる特殊染色としてメイ・グリュンヴァルト・ギムザ May-Grünwald-Giemsa（MGG），ライト Wright 染色，リーシュマン Leishman 染色などがある．染色方法によって赤血球は桃色や青みがかった灰色の陰影として見える．×800．

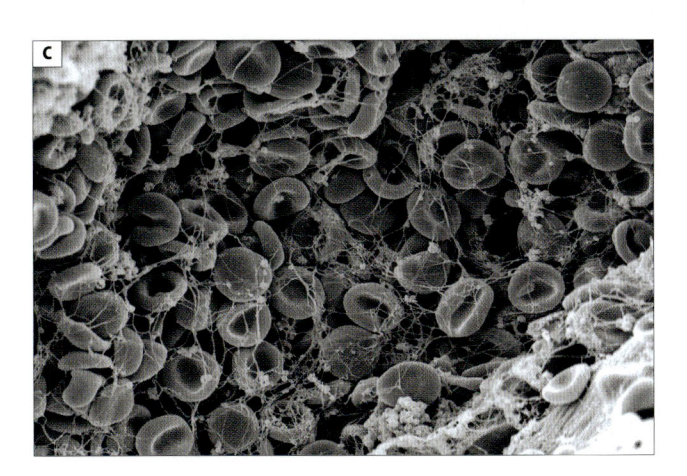

図3.11c　走査型電子顕微鏡で見た赤血球
両凹な円盤状の形をしており，単位体積あたりの表面積を大きくするので，ガス交換が効率的に行われる．フィブリン糸が見えていることから血液凝固の早い時期であろう．×1,000．(Courtesy K Tiekotter University of Portland, Oregon, USA.)

血小板 Platelets

血小板 platelet（栓球 thrombocyte とも呼ばれる）は血管内皮細胞が傷害を受けた際に凝血塊を形成して止血する．形状は円盤状で，よく組織された細胞骨格と多様な分泌顆粒をもつ（図3.9）．血小板は止血栓と呼ばれるバリアーを形成して失血を防ぐ（止血 hemostasis）．したがって，血小板は血液凝固に必須である．血液凝固とその調節に関係している因子として，血小板，傷害を受けた血管内皮細胞，さらに血漿中に存在する多くの酵素やタンパク質などが挙げられる．

血管障害が起こると血小板は内皮細胞下の組織に付着し，円盤状から球状に変化し，凝固を促進する突起や偽足を伸ばす．続いて血小板が活性化されて，凝集が持続し，顆粒の内容が放出される．その成分は血漿と組織からの凝固因子を活性化し，血漿内でトロンビンと呼ばれるタンパク質を作り出す．次にトロンビンが血漿中のフィブリノーゲンを不溶性のフィブリン線維網に変え，血小板の融合と安定した止血栓の形成を促す（図3.12）．血小板顆粒の中には**血小板由来増殖因子** platelet-derived growth factor（PDGF）をもつものもあり，その放出によって線維芽細胞と平滑筋細胞の増殖による修復が促進され，血管壁を修復する．

血液凝固プロセスは，通常自己終息するものである．これは血流により循環している**アンチトロンビン** antithrombin や**ヘパリン** heparin，あるいは局所から放出される因子，それに凝固因子が血流によって希釈されることで終結する．**血友病** hemophilia という遺伝性疾患では**凝固因子** clotting factor（例：第VIII因子）の欠損により関節や筋肉内への自然**出血** bleeding が起こる．

> **Tip：**血友病は多様であり，その多くは凝固因子 VIII や IX の遺伝的欠損である．これらの因子をコードする遺伝子は X 染色体上にある．この変異は血友病 A，B という伴性劣性遺伝様式を取るため，通例患者は男性である．血友病はヨーロッパの王室を脅かしていた．重症の血友病では，筋肉や関節を少しでも傷めるたびに出血が起こる．治療法は進歩してきており，「感染微生物などが検査済で陰性の」安全な血漿由来因子や遺伝子組換えで産生した抗血友病因子の投与などが選択される．

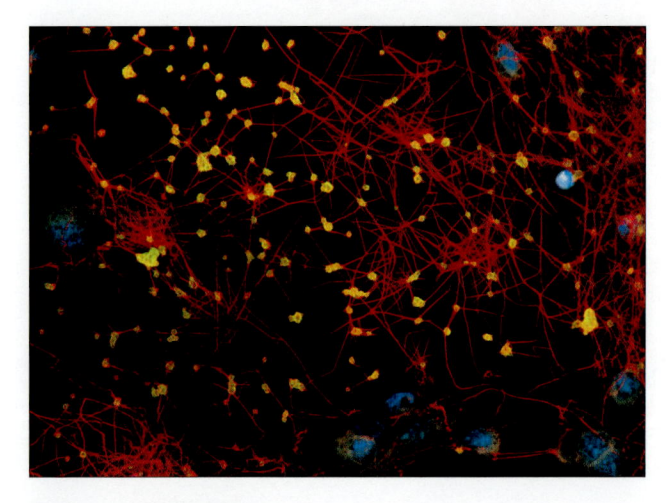

図 3.12　止血栓の形成
培養ヒト血管内皮細胞上のセルフリー系（細胞がない状態）で全血を用いて誘導した血塊を示す．フィブリンが赤で，活性化され星状になった血小板が黄緑色【訳注：実際には黄色】に染まっている．血液凝固過程は大変複雑な反応群（カスケード）からなり，凝固因子が次々に活性化し最後のステップでプロトロンビンをトロンビンに変換する．トロンビンはフィブリノーゲンをフィブリン線維に変換し，フィブリン線維が架橋して網目を作る．障害を受けた血管内皮細胞に粘着したり自身が塊を形成するほかに，血小板は凝固因子が吸着できるような場を与えることで血液凝固過程を促進している．フィブリン線維の塊が血球，血小板，血清を捕縛する．これによって血管からの漏出は止まり，失血が回避されるのである．×1,700．（Courtesy J Zbaeren, Inselspital, Bern, Switzerland.）

好中球 Neutrophils

　好中球は白血球の50～60%を占める．通常は炎症が起こっている場所に集まり，細菌や死細胞，さらに傷害を受けた細胞などを貪食して処理する細胞である．好中球は血管内皮に付着し，次に内皮細胞の間隙をぬって血管外遊走して組織のなかに侵入する．好中球にみられる多数の青紫色の小顆粒はリソソームである（図3.13a, b）．活性化した好中球が病原体を貪食すると，これらの微生物や粒子に顆粒が融合して**食込融解小体** phagolysosome（ファゴリソソーム）を形成する．この中で酸化化合物が貪食した物を殺したり分解したりする．好中球顆粒にはさらにプロテアーゼ，酸加水分解酵素，リゾチームなどの抗菌物質が多く含まれている．

　好中球は身体に生来備わった免疫防御系の主要なエフェクター細胞である．貪食した外来性物質を分解した後，好中球は死滅する．そして，炎症が激しかったり長引いたりするとここから分泌される酵素が，宿主の細胞と外来性物質の双方を液状化して，粘稠で半液体状の「膿」と呼ばれるものを作り出す．好中球は最終分化した細胞であるため，細胞分裂を行わない．寿命は1～2日と短いため骨髄の造血組織から絶えず供給される必要がある．したがって骨髄はその造血能力のかなりの部分を好中球の産生に費やしている．最近の研究から好中球は貪食しなくても細菌を処理できることがわかってきた．これは好中球がDNA，ヒストンとエラスターゼをもった細長い細胞膜の突起を形成することによるとされている．この構造はNETs（neutrophil extracellular traps）と呼ばれ，細菌に結合してこれを捕縛し，菌を殺す高濃度の抗菌物質を局所に注入し留めることで感染制御を行っていると考えられる．

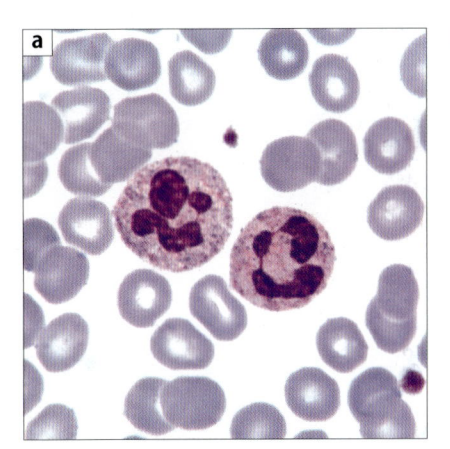

図3.13a　好中球
白血球の中で最も数が多い（60%）好中球（多形核好中球とも呼ばれる）は分葉した核が細い核線維でつながれた核をもつ．細胞質には多くの細かい顆粒をもち，何十種類ものタンパク質をもっている（ヒドロラーゼ，プロテアーゼ，オキシダーゼやほかの殺菌性物質）．これらの物質によって，好中球は細菌や死細胞，異物の除去を行う．また好中球の機能は，好中球がよく集積する炎症や感染巣で発揮される．好中球はそのような場所に最初に集まる白血球であるが，その寿命は短く，貪食を行うことでその役割を果たすと死ぬ．それゆえ，好中球はほかの白血球に比べて数多く骨髄で造血されるのである．MGG染色．×1,000．

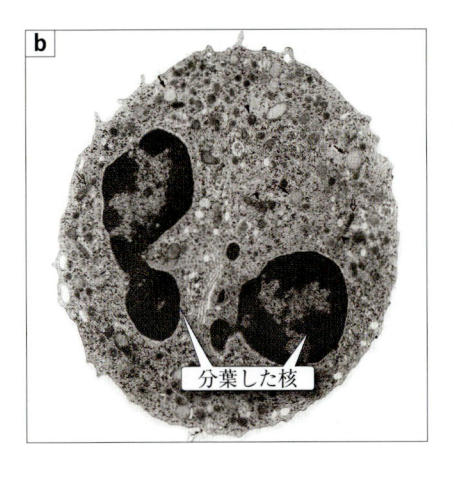

図3.13b　好中球の超微細形態
2つに分葉した核と数多くの細胞質顆粒がみられる．この中にはアズール好性リソソーム顆粒，好中球特殊顆粒，三次顆粒が含まれる．アズール好性顆粒は酸脱水素酵素や抗菌物質をもっている．特殊顆粒はリゾチームといくつかの分解酵素をもっている．これらの顆粒がファゴリソソームを作り，微生物と異物の貪食と分解に関与する．三次顆粒は様々なタンパク質分解酵素をもっており，好中球が結合組織中を移動するために必要であると考えられている．細胞体に蓄えられた大量のグリコーゲンは低酸素下で好中球が働くときのエネルギー源となる．×8,000．(Courtesy M Pavelka and J Roth: from Functional ultrastructure. Vienna; Springer, 2005 with permission.)

血液

好酸球 Eosinophils

好中球より少し大型で，数はかなり少ない．好酸球の機能は多岐にわたっており，寄生虫 parasite の駆除，限定的ではあるが細菌の貪食，抗原－抗体複合体の貪食，ほかの白血球の活性を抑制する物質を分泌してアレルギー反応や炎症反応の調節すること，などである．好酸球中の派手な顆粒は酸性色素に親和性を示すタンパク質が濃縮されているためで，染色がうまくいけば暗赤色から深紅色になる（図3.14）．寄生虫殺傷能力をもつタンパク質のほとんどは結晶構造を作っており，これは電子顕微鏡でのみ観察される（図3.15）．寄生虫に結合すると，好酸球はその顆粒を直接寄生虫の細胞膜に放出して，細胞膜破壊のきっかけを作る．好酸球は外界に晒されている粘膜深部の結合組織にみられることが多い．

好塩基球 Basophils

好塩基球は顆粒球の中で最も小さく，塗抹標本ではほとんどみられない．しかしながら深紫色に染まる細胞内顆粒は分葉化した核をほとんどマスクしてしまうほどであるので，かえってそれが好塩基球を同定しやすくしている（図3.16）．顆粒はほぼ均質で（図3.17），血管拡張作用をもつヒスタミンや抗凝血作用をもつヘパリンを含む．好塩基球は造血組織で完全に分化した後血流に入り，免疫反応や炎症反応が起こっている末梢組織でみられるようになる．好塩基球はアレルギー反応時にその膜表面にもっているIgE受容体を介し

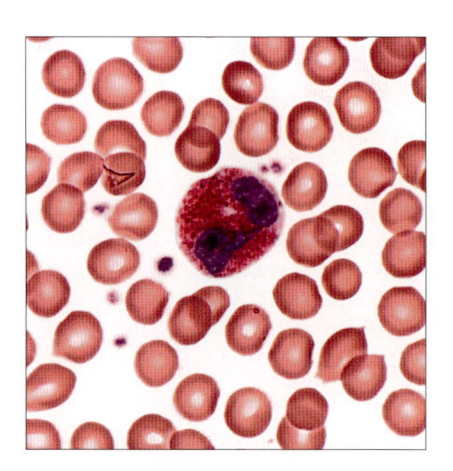

図3.14　好酸球
好中球よりもわずかに大きなサイズで（直径12～17 μm），白血球の約1～3%を占める．通常は2葉からなる核と赤みがかったオレンジ色の顆粒で同定することができる．この顆粒には塩基性で陽イオン性のタンパク質，特別な神経毒，ペルオキシダーゼが入っており，原虫類や寄生虫に対して細胞傷害性を発揮する．一方で細菌の貪食能は制限されており，T細胞や肥満細胞などのほかの免疫系細胞の機能調節を行っている．好酸球は皮膚アレルギー，ある種の喘息などの炎症反応にも関係している．それというのも，好酸球が好塩基球や肥満細胞から放出されるヒスタミンやロイコトリエンを不活性化し，炎症反応を抑えるからである．MGG染色．×1,000．

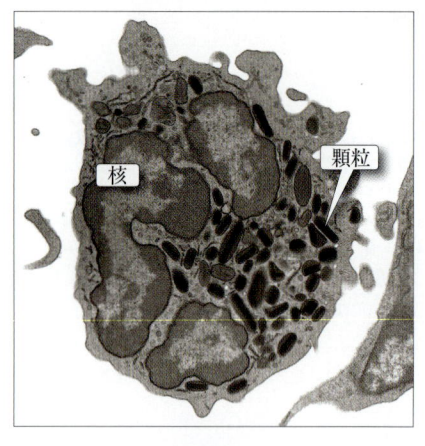

図3.15　好酸球の超微細形態
特徴的で大きな細胞質内顆粒と分葉核をみせる．顆粒の中の結晶体は塩基性タンパク質を主成分とし，そのほかのタンパク質と共に原虫や蠕虫に対して毒性を発揮する．好酸球が寄生虫に結合すると顆粒が送り込まれ寄生虫を殺す．×6,700．

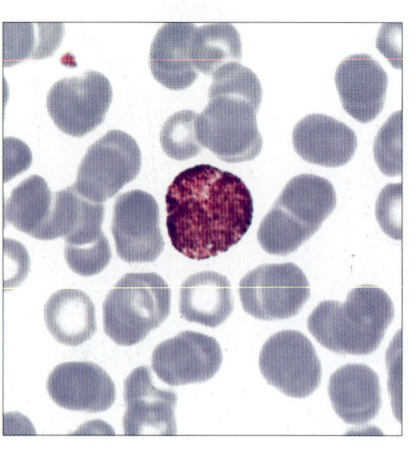

図3.16　好塩基球
顆粒球の中では最も小さく（直径10～14 μm），塗抹標本でみかける頻度も最も低い（0～1%）．好塩基球は紫～黒色の顆粒をもっており，これは通常2葉になっている核を覆い尽くす形で存在する．これに似た細胞で別種の細胞として知られている組織肥満細胞があるが，炎症反応や過敏反応で活性化されると，両者ともヒスタミン，ヘパリンやアナフィラキシー（全身性の反応）の原因となる遅効性の物質を分泌する．特にアレルゲンは好塩基球のIgE受容体と結合してこれを活性化し，脱顆粒が促進される．この反応は血管の弛緩，気管支収縮，毛細血管からの組織液の漏出，顆粒球の炎症巣への集積を惹起する．このようなアレルギー反応は生体に様々な反応をもたらす．花粉症，蕁麻疹，アレルギー性喘息，アナフィラキシーである．MGG染色．×1,000．

て活性化され，顆粒を放出し，破裂する．このとき上述した物質が花粉症，蕁麻疹，アレルギー性喘息などでみられる症状を惹起する．

> Tip：好塩基球と肥満細胞は血液系のなかでは「悪玉」にされがちである．というのも，この細胞は花粉症，喘息，アナフィラキシーなどのアレルギー反応の原因となっているからである．一方で寄生虫感染に対する免疫反応や細菌感染に対する先天性免疫を担う「善玉」としても知られている．

単 球 Monocytes

単球は通常ほかの白血球よりも大きく細胞の中心に卵円形，U字型，あるいは一部が凹んだ核をもつ．また，その細胞質には小さな空胞や非常に繊細な微粒子状の顆粒をもつ（図3.18）．顆粒の数は少なく，サイズも小さいが（図3.19），貪食した細胞，微生物，細胞の残骸や微粒子などの異物などを分解するためのリソソームをもっている．単球はせいぜい数日を血中で過ごした後，様々な組織の中に入ってそこに滞在する．そして組織中でマクロファージとなる．単球とマクロファージは単核球–マクロファージ系という1つの集団を作っている．

貪食作用に加えて，単球／マクロファージは抗原を処理して抗原特異的なT細胞にこれを提示する．この機能は細胞性免疫と液性免疫の調節において鍵となるものである．単球とマクロファージはまた，骨髄での造血を促進するインターロイキンを合成して分泌する．インターロイキンは多くの免疫反応において，特にリンパ球を中心とする白血球を誘引してこれを活性化するというきわめて重要な役割を担っている．

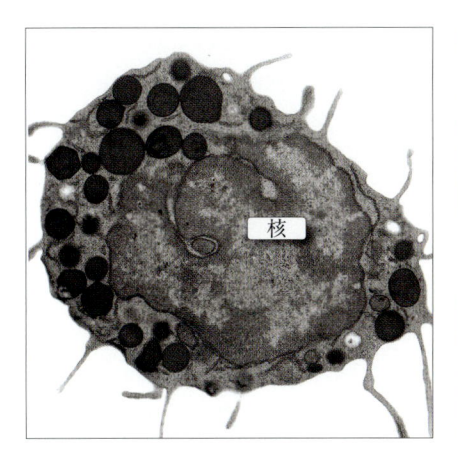

図 3.17 好塩基球の超微細形態
マウスの結合組織から得られたもので，電子密度の高い細胞質内顆粒（肥満細胞よりは少ない）と典型的な分葉核をもっている．× 8,000.

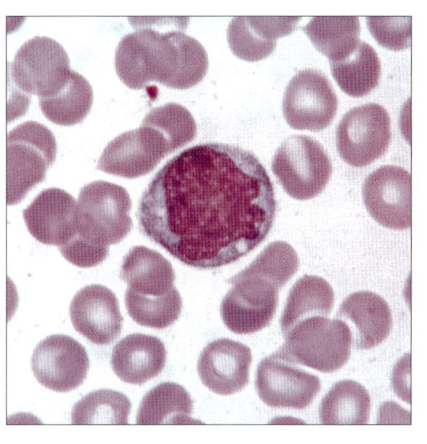

図 3.18 単 球
単球は通常の塗抹標本でみられるものの中で最も大きく（直径 15 ～ 20 μm），不規則に少し分葉した核をもつ．核の形はソラマメ型あるいは腎臓型である．細胞質は繊細な微粒子状にみえるが，しばしば空胞をもつ．単球はリソソームをもっているが，その数は血中を離れマクロファージとして成熟するわずか1日の間に増加する．マクロファージは単核球貪食細胞系として身体の隅々に行きわたる．単球やマクロファージは大変活発な貪食細胞であり，細菌や異物として認識された細胞や多くの物質を呑み込み破壊する．単球やマクロファージは分泌活動も行う．その結果，ほかの免疫細胞を活性化する．また重要な点はこの細胞は抗原を捕縛，加工し，特定のT細胞に提示することで，免疫反応全体を賦活化することである．MGG染色．× 1,000.

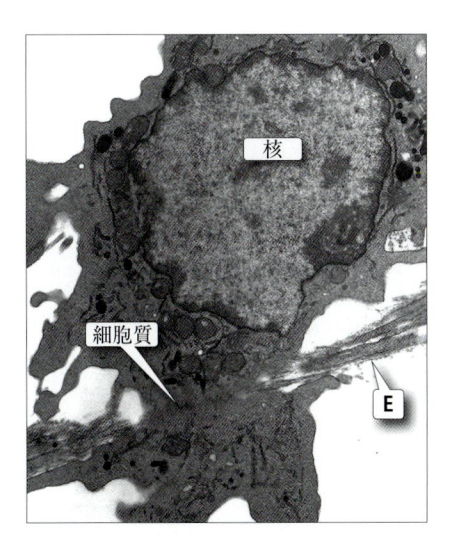

図 3.19 単球の超微細形態
血管内皮細胞（E）を乗り越えて移動しているところである．これによって単球はマクロファージになる．マクロファージになると単球ではごく少数であったリソソームの数と大きさが増し，貪食能が獲得される．× 5,200.

リンパ球 Lymphocytes

リンパ球は全白血球数の約 1/3 を占める．塗抹標本ではすべて同じようにみえるが（図 3.20：円形の核をもち，輪郭となっている細胞質の厚さは薄〜中くらいで，顆粒はみえない），機能的には数百万種類もの異なったクローンからなる．リンパ球はおおまかに B リンパ球（骨髄の B に由来），T リンパ球（未熟なリンパ球は骨髄で作られるが，成熟は胸腺 T で行われる）に分けられる．

塗抹標本では小リンパ球（直径 7〜10 μm）と大リンパ球（直径 11〜16 μm）が観察されるが，サイズと形態が特定のリンパ球集団と相関したり，機能的に異なる様々なリンパ球集団と相関したりすることはない．リンパ球の型を知るにはモノクローナル抗体を使う必要がある．B 細胞は抗体を産生する形質細胞となるが，T 細胞は免疫反応でほかの細胞の働きを助ける細胞【訳注：$CD4^+$ ヘルパー T 細胞】，標的細胞を破壊する細胞傷害性の細胞【訳注：$CD8^+$ 細胞傷害性 T 細胞】となる．免疫系でのリンパ球の役割については第 11 章で扱う．

血液疾患とその臨床的解釈

貧　血 Anemias

貧血 anemia はヘモグロビン濃度が加齢や個人の性が原因で正常範囲より低くなったときに起こる．また，酸素運搬能力が著しく低下した疾患の症状でもある．貧血をきたす疾患としては，大量出血，赤血球寿命の短縮，赤血球機能の低下，栄養不良，血漿量の増大などが挙げられる．

鉄欠乏性貧血 iron-deficiency anemia は最もよくみられる血液疾患であり，非感染性疾患の中では恐らく最も頻度が高いものであろう．鉄の供給不良は不適切な食生活，吸収障害，慢性のあるいは大量出血（消化管やしばしば子宮），正常な月経などによって起こりうる．

骨髄は造血の際の DNA 合成を維持するために十分な量の葉酸やビタミン B_{12} などのビタミンを必要とする．**悪性貧血** pernicious anemia では消化管がビタミン B_{12} を十分に吸収できないため，骨髄や末梢血で赤芽球系の細胞のサイズが大きくなる．

ヘモグロビン合成の異常による遺伝性貧血は重篤な疾患と関係していることが多く（必ずしも貧血の直接的な結果でなくてもよい），骨髄移植が有効な治療となることもある．Hb の構造異常に基づく疾患群（ヘモグロビン血症）の一例には**鎌状赤血球貧血症** sickle-cell anemia があり，Hb 合成の低下に起因するものには一連の**サラセミア症候群** thalassemia syndrome がある．前者では酸素とほとんど結合していないときに赤血球が変形し，血管の閉塞や末梢の低酸素状態を招き，痛みを引き起こす（鎌状赤血球発作，あるいは**クリーゼ** crisis とも呼ばれる）．また赤血球の寿命が短いため貧血となる．サラセミアは Hb のグロビン鎖の 1 本が欠損していたり，合成不全が起こったりすることによる．典型的な症例では赤血球は青白い小さなサイズのものとなり，生命予後は悪い．

白血病 Leukemias

白血病 leukemia は骨髄にみられる新生物であり，その結果，様々な異常白血球が産生され，血流に入り，組織を浸潤する．この疾患は重症で急速に進行して死に至るものから，定期的な治療は必要であるものの予後良好な軽いものまでかなり広い疾患スペクトルを示す．白血病細胞は突然変異した造血幹細胞や CFU から作られ，腫瘍クローンを無制限に増やす．白血病には赤血球の減少（貧血），白血球の機能低下（感染），血小板の減少（出血傾向）などを伴う．

白血病の病因として様々な原因が挙げられているがまだよくわかっておらず，発症にはいくつかの因子が関わっていると考えられている．疫学的な要因には放射線（例：原子爆弾による被爆），化学物質（ベンゼン，アルキル化剤など），ウイルス（ヒト成人 T 細胞白血病ウイルスなど），遺伝性疾患（染色体異常を伴う症候群など），環境因子（まだよくわかっていない）などがある．

急性白血病，慢性白血病という言葉は，治療をしなかった

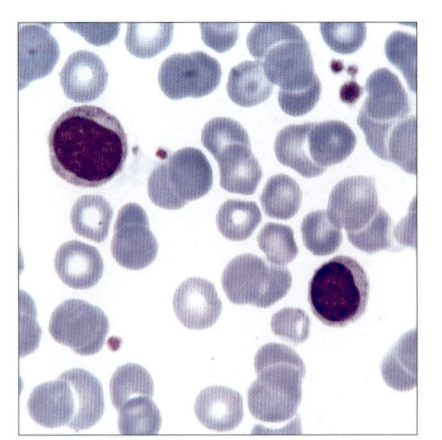

図 3.20　リンパ球
リンパ球の主な機能は特異的抗原と反応することである．それによって抗体産生が促進される．またほかの白血球，リンパ球の活性化によって，微生物，感染した組織，抗原性をもつと認識された異物の直接攻撃も促される．循環血中のリンパ球は様々な大きさを示すが（直径 7〜16 μm），これは主に細胞質の大きさによるものである．しかしながら T 細胞と B 細胞という 2 つの大きなサブタイプを通常の組織学的検査で見分けることはできない．リンパ球の寿命は数時間から 20 数年にわたり，リンパ組織，リンパ液，血液を渡り歩くことがしばしばである．マクロファージやほかの抗原提示細胞とともに，免疫系の基盤を形成している（第 11 章で詳述）．MGG 染色．× 1,000.

場合の臨床経過を生命予後が短い（週から月単位）のか長い（年単位）のかという基準で分ける用語である．急性白血病では悪性度が高く未熟で異常な白血病細胞が出現し，特に好発年齢はない．**急性リンパ性白血病** acute lymphoblastic leukemia（ALL）は小児でみられる急性白血病である．**急性骨髄性白血病** acute myeloid leukemia（AML）は成人によくみられる白血病である．小児のALL症例の多くは化学療法のみか，骨髄移植（BMT）との併用で治癒するが，成人の症例ではこの治療法はほとんど奏効しない．多くのAML症例は予後が悪く，5年生存率も低い．

慢性リンパ性白血病 chronic lymphoblastic leukemia（CLL）は最もよくみられる慢性白血病であり，小児での発症はきわめてまれである．この白血病では一般にリンパ球数が増加する．異常なリンパ球が蓄積し，末梢組織が浸潤されていくという点で，CLLは進行性である．予後は1〜20年で，化学療法が一般的な治療法である．

慢性骨髄性白血病 chronic myeloid leukemia（CML）でも白血球数が増加するが，症例数はCLLほど多くなく，小児症例はまれである．CMLはその経過中に次第に慢性の安定した病期【訳注：寛解期】から進行期に進み，平均余命は5〜6年である．ただし，症例による幅は広い．治療はインターフェロンγ（増殖抑制剤），ヒドロキシウレア（DNA合成を障害），ブスルファン（アルキル化剤），あるいは骨髄移植である．

> **Tip**：自動血算装置が普及したことで，血液塗抹標本を検査する必要性が近年うすれ，血液検査の10％ほどを占める程度となっている．塗抹標本は，血算が異常値を示したとき，自動血算装置が異常な値を示したとき，臨床像から厳密な確定診断が必要とされるときに行われることが多い．また塗抹標本は特定の感染症，血小板減少症，貧血，白血病，リンパ腫，骨髄不全の診断の際に重要である．

血液型 Human blood groups

赤血球の細胞膜には特別なタンパク質（抗原）が発現しており，その有無により血球をいくつかのグループに分けることができる．ABO式やRh式の血液型を決定している抗原は，輸血の際にレシピエントから異物として認識されると輸血不適合反応を起こす．この結果，赤血球の凝集や破壊が起こる．したがって輸血前には必ず血液型の検査を行う．

赤血球凝集促進抗原であるA型，B型はABO式血液型の基盤をなす．ABO型のそれぞれの頻度は人種によって異なる．白色人種ではほぼ人口の半分がO型で（すなわちA，Bのいずれの抗原，**凝集源** agglutinogen ももたない），40％がA型，約10％がB型，3〜4％がAB型である．O型の個体は「万能ドナー」であると考えられていた時代もあったが，この血液型の個体は**凝集素** agglutinin と呼ばれる抗体（抗A・抗B抗体）を血漿中にもつので，これは誤った認識である．凝集素は腸管からの抗原類似物質の吸収により誘導されると考えられる．これらの物質は赤血球細胞表面には存在しないがA，B抗原に大変良く似た抗原性をもっている．したがって，ドナーとなるO型の血液が抗A・抗B凝集素をもっており，これがレシピエントの血液と強く反応して赤血球を破壊することがごくたまにある．実際には，血液型が一致した場合のみ，輸血が行われている．

Rh式の血液型は最初アカゲザルで発見された．いくつかの赤血球抗原が分類されるが，中でもD抗原が臨床的に最も重要である．この抗原は85％の個体に存在し，この抗原をもつ場合Rh（＋）と表記する．残りの個体はRh（−）である．Rh（＋）の血液をRh（−）のレシピエントに輸血することは危険ではないが，レシピエントの体にRh（＋）の血液に対する抗体が産生される．数ヵ月後に同様な輸血を行うと，レシピエントの体内に産生された抗体がRh（＋）の赤血球を凝集させ，拒絶反応が起こる．

同様の問題はRh（−）の母親がRh（＋）の胎児を妊娠した際にも起こる．最初の妊娠では通常何も起こらないが，母体の血中には抗Rh抗体が生ずる．次の妊娠でRh（＋）の胎児を懐胎した場合，母体の抗体が胎児の赤血球を破壊し新生児溶血症候群と呼ばれる状態を引き起こす．この病態では貧血，低酸素症が起こり致死的になることもある．このような悲劇は，初回妊娠の分娩時に母体へRhoGAM（抗Rhガンマグロブリン）を投与し，2回目の妊娠で胎児がRh（＋）である場合には再度RhoGAMを投与することで予防可能である．RhoGAMは抗Rh抗体の産生を防ぐ．

骨髄移植 Bone marrow transplants（BMT）

全骨髄を経静脈注入して入れ替える**骨髄移植** bone marrow transplant は，血液や免疫系の疾患を治療するために50年以上にわたって利用されてきた．最初は細胞分画をせずに使用されてきたが，近年は細胞の精製と適切な患者の選択を行うこと【訳注：HLA型の適合】で骨髄移植成績を向上させている．自己血移植を別にすると，骨髄移植の成功は組織適合抗原の合ったドナーに依存しており，当該症例の家族の約1/3しか適合しない．高純度で造血幹細胞を精製することが可能な場合には，両親や子供など組織適合性抗原が半分だけ一致したドナーも供給源となりえなくもないが，レシピエントの死亡率は無視できないほど高い．造血幹細胞移植に対する遺伝子治療も特定の症例では成功していなくもないが，この方法を汎用するには現在はまだ実験的な段階であるといえる．

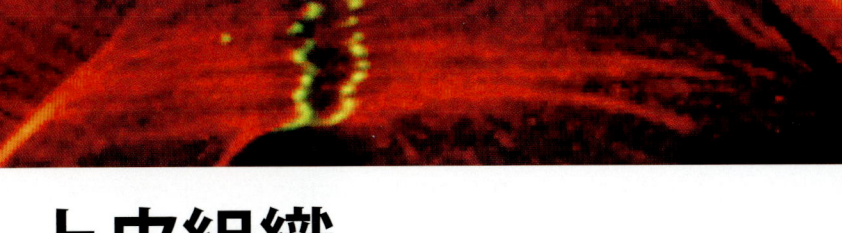

上皮組織 Epithelium

上皮組織は全身の**内表面** inner suface と**外表面** outer suface を覆い，腺組織を形成して**分泌機能** secretory function を営む．上皮組織を構成する細胞は連続したシート状に並び，その**自由表面** free surface に面する**体外環境** underlying tissue とその深部組織との間を境界している．このような上皮組織は，単層ないしは重層化した細胞によって形成され，その細胞の機能，形，大きさ，配向の仕方などは実に多様である．そのため，上皮という用語は形態学的特徴に基づいている．

上皮の同定と分類は，それらを構成するすべての要素の体系的評価に依存している．上皮の様々なタイプの分類を進めていくと，必ずしも機能を覚える必要はなくなる．なぜなら，大きさ，形，存在場所，構成様式は機能を考える上での強力な手がかりをしばしばわれわれに提供するからである．また身体を覆う表面，あるいは管状ないしは体腔表面などの凹みや管腔構造の内側表面として，**上皮細胞** epithelium cell は保護，物質の**選択的透過** selective permeability，分泌，表面との物質輸送，感覚受容などの多くの役割を演じている．上皮細胞は互いに密接に並んでいるが，隣り合った細胞間には物質のやりとりはほとんどない．

上皮細胞の多様性

発達と恒常性 Development and homeostasis

上皮組織を生理学的に異なる区分として亜型あるいは細分類するということは，上皮細胞が全身にわたって広く分布している事実を反映している．組織学の観点から上皮細胞に関する生物学的な説明のほとんどは，生体の恒常性の維持に関する成体組織の構造と機能に関係している．しかし，上皮細胞はまた，胎芽や胎児の形態形成や成長，生後の器官や組織の発達に関し，本質的な役割を有している．上皮は胎芽の3つのすべての胚葉（**外胚葉** ectoderm，**中胚葉** mesoderm，**内胚葉** endoderm）に由来していることから，器官の多様な機能と特色とともに形態的特徴をも規定する．

発生学的な由来と多様性 Embryologic origins and diversity

上皮は，3つの胚葉に由来する．

- 内胚葉（上皮組織の一種）は，腸，呼吸器系，膀胱，肝臓，胆嚢，膵臓，腸管に付属する様々な上皮由来の腺を形成する．
- 外胚葉（これも上皮組織の一種）は，皮膚とその付属腺，また口腔，鼻腔，肛門の上皮を形成する．
- 中胚葉（間葉系組織）は，心血管系の上皮性成分（内皮），腹膜，胸膜，心膜を覆う中皮，様々な管状組織や泌尿生殖器系の付属腺などを形成する．

上皮組織の構築 Epithelial architecture

多細胞生物 metazoa の特徴的な表現形態は，上皮組織の構築であり，**ヒドラ** Hydra のような最も単純な動物でさえ上皮細胞による2つの同心円状の筒により構成されている．高等動物においては，シートないしは細胞層を形成し器官形成や，くびれ形成を経て器官系へと成長する能力は，上皮の典型的特徴である．図4.1に複雑な器官を形成し，それを維持する上皮の特徴のいくつかを列記した．これらの特徴のす

上皮の特徴	機能または役割
細胞間接着	細胞同士あるいはその基底部との間に存在し，組織や器官に対して必須
細胞は極性を有する	非対称的な内在構成とともに3つの面（頂部，側壁部，基底部）の識別
細胞はシートを形成する	成長と発達に伴う組織と器官の幾何学的形態の先駆け
細胞外基質へのつなぎ留め	上皮の構成と隣接する組織との相互関係に不可欠
細胞増殖	ほとんどの上皮の修復や細胞再生に寄与
無血管	上皮自身への血液やリンパ液の供給はない
防御機能	保護，吸収，分泌，感覚
腺形成	ほとんどの腺組織は上皮細胞由来

図4.1 上皮細胞とその機能的関連の特徴

上皮細胞の多様性

べては，出生前後のいずれの発達段階においてもみられるものであり，特に器官に出入りする細胞を調節することにより，総じて上皮由来の成体器官の恒常性の維持に関わっている．

成体において上皮組織の異なるタイプとそれに関連する機能を記載することは，一般的で体系化されたやり方である．この方法は組織学を学ぶ上では重要ではあるが，もし上皮細胞が組み込まれた器官の中でどのように分類され，またどのように理解されているかを説明する前に上皮細胞の特色を説明する方が，器官における上皮の役割をより深く理解できるであろう．

形態と様式の変化
Changing shape and pattern

上皮細胞は単層もしくは重層化したシートを形成するが，この単純な構成は明らかに内臓諸器官やその内部に含まれる多くの腺や独立して存在する腺によって異なる．この細胞シートはどのようにして曲がり，ねじれ，折り込まれるなどの形態変化を起こすのだろうか？　分子生物学的情報は必ずしも細胞集団の形態変化を引き起こす唯一の構造とは限らない．むしろ非線形的な上皮細胞層の形成は，例えば胎児発生の際にみられるような，広範な細胞の動きの結果生じる単純な機械的ストレスに関係しているであろう．上皮シートに物理的圧力を加えると，ツイスト（TWIST）などの遺伝子の活性化が起こる．このTWISTは管や筒の形成に必要な陥入

を調節する．物理的圧迫は上皮細胞の膜からβカテニンタンパク質 β-catenin protein を核へ移動させ，形態変化を起こす遺伝子が活性化されると考えられる．そのような遺伝子がいかにして"形態変化"をもたらすのか？　上皮細胞の基本的な特性はその極性であり（すべての部位の上皮細胞が必ずしも同一に発生するのではない），それは一連の細胞の形態を形成することを含めた発生および機能にとって不可欠なものである．

細胞極性 Cell polarity

細胞には極性がある．細胞の向きや形，小器官や含有物，膜の構成要素は，特殊化した機能を細胞内の異なるドメインに組み込ませる．ほとんどすべての細胞は極性をもち，酵母からヒトに至るまで共通してみられる細胞の特性の1つである．

上皮の特性の1つとして，細胞の形，内容物，表面構造の特殊化，隣接の細胞との関係，とりわけ機能担当の空間的分布などに極性は現れている（図4.2，図4.3）．上皮細胞は遺伝子レベルでプログラム化して極性をもつ．しかし細胞を取り巻く環境もまた，外部の細胞や細胞外基質との相互作用を介して大きな影響を及ぼす．1つの例として，細胞を単離して培養したときなどの離解に対する上皮細胞の反応性が挙げられる．その場合，細胞は極性（特に表面の特殊性）を失うが，適切なコラーゲンゲルや細胞外基質の上で培養すると，その極性は維持される．

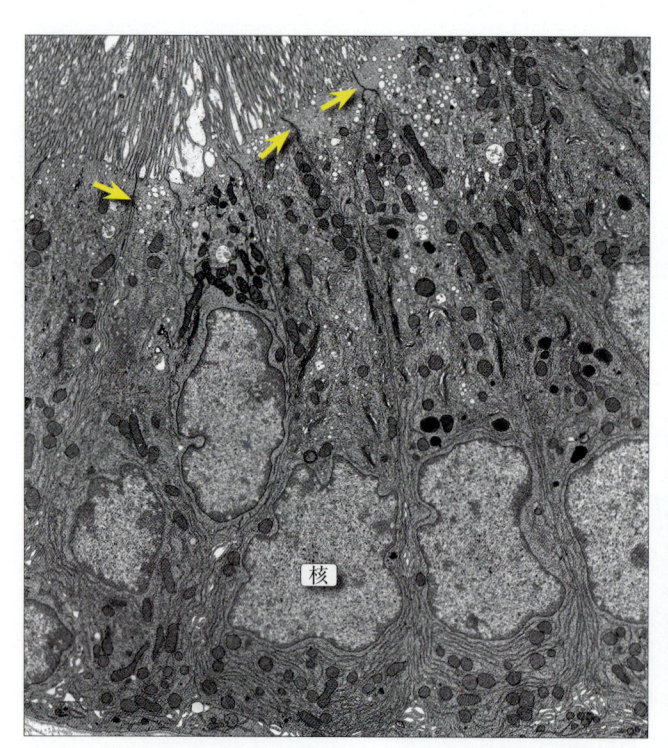

図4.2　円柱上皮細胞の微細構造
細胞小器官の分布の極性を示している．粗面小胞体は基底部に，ゴルジ装置，リソソーム，エンドサイトーシス小胞は頂部に存在する．頂部面近くの細胞膜の濃い部分（矢印）に注目．これらは細胞間接着部位である．×4,000.

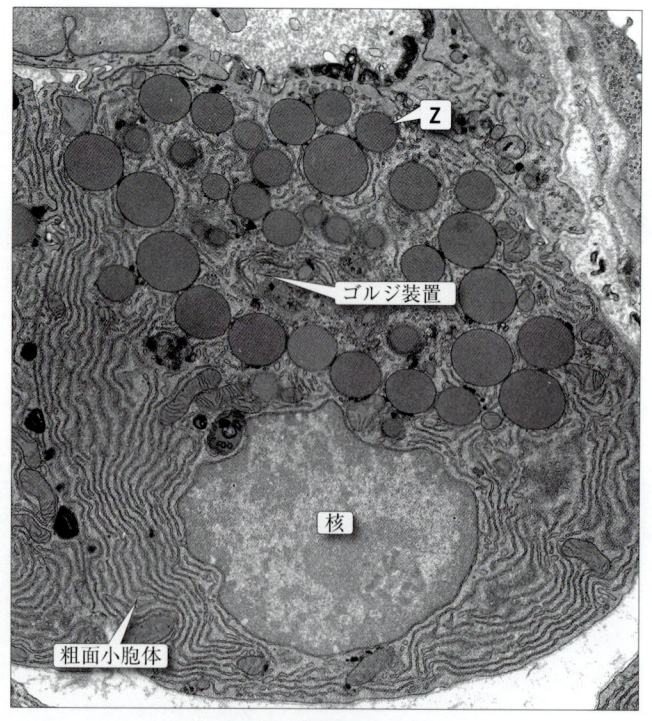

図4.3　膵臓の腺上皮細胞の微細構造
細胞質の基底・側方領域は粗面小胞体により占められる．ゴルジ装置の膜は細胞質の中央部分に，チモーゲン分泌顆粒（**Z**）は細胞の中央から頂部に存在している．×10,000.

3つの面が基準 Three surfaces and the norm

上皮細胞はその形態と機能が異なるが，それらの細胞膜は共通の特性を有している．それは頂部/基底部の極性をもたらす脂質とタンパク質の非対称的構成である．細胞膜は3つのドメインに分けられる．頂部面（通常，腔内に面している），隣接の細胞に接する側壁面，基底膜や血流供給を含む細胞外基質に面した基底面である（図4.4）．重要なこととして，**閉鎖帯** tight junction は細胞膜を基底-側壁部から頂部を区分し，その面の極性とその結果，細胞膜を介した物質交通による細胞内の極性を生じる．

上皮細胞の頂部および基底-側壁部の細胞膜は，水，電解質，分子，微生物，細胞構成要素，あるいは上皮全体にわたって細胞全般の動きを制御する．その過程としては，細胞間・細胞内拡散，小胞中の高分子の細胞内輸送，再利用のための膜のエンドサイトーシス（細胞内へ向かう輸送），あるいは貪食（細胞全体またはその一部による取り込み）による不要

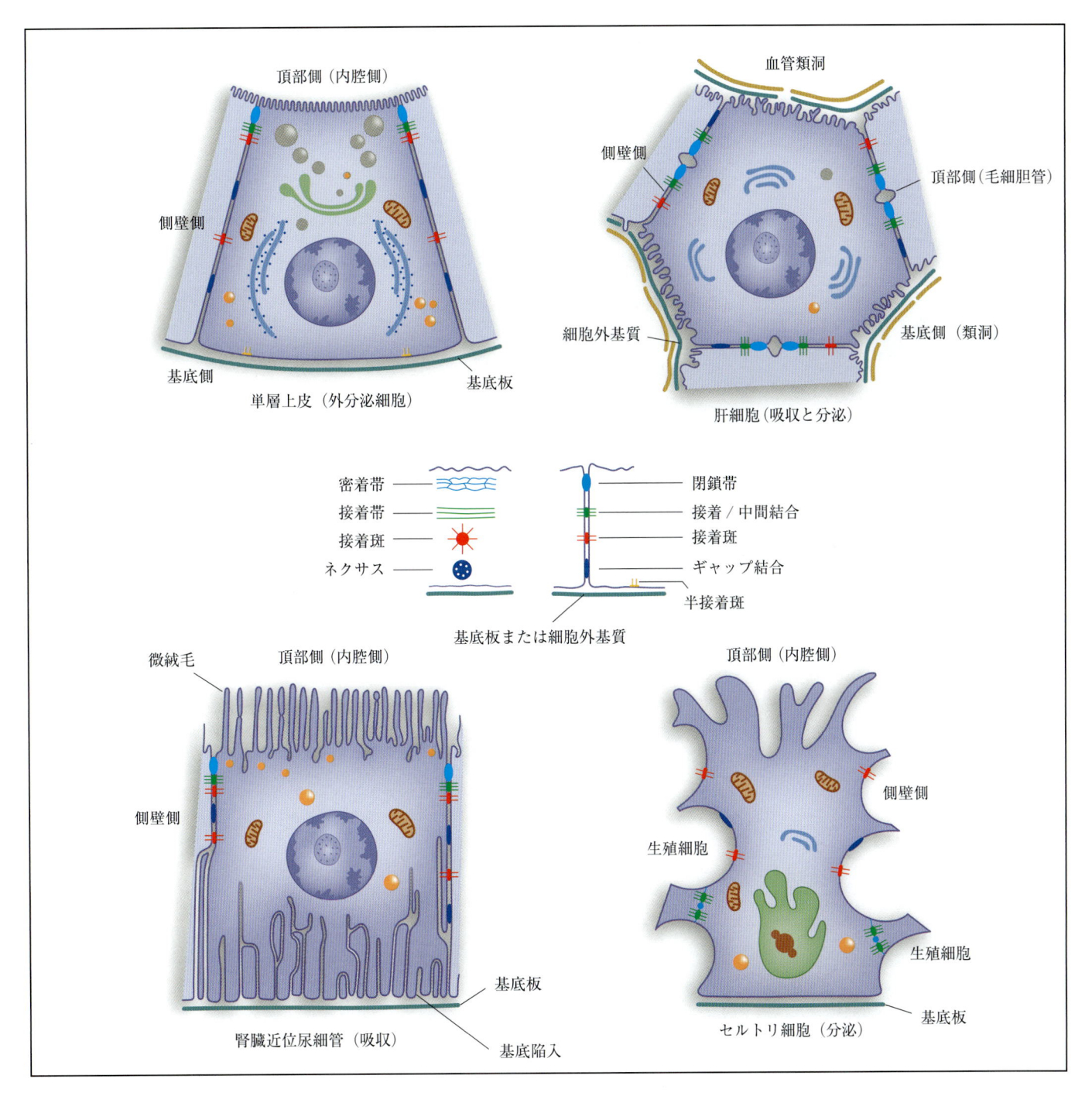

図4.4 上皮細胞の極性
上皮細胞の方向性に伴う機能は，その面にある細胞膜と細胞小器官の極性を有する構成が反映される．典型的には，細胞表面は図の4つの例に示すように，これらの領域（ドメイン）は接着複合体により区分され，その接着複合体は細胞間接着の役割をもつ．半接着斑は細胞を基底板につなぎ留める．ギャップ結合は電気的・物質的なカップリングを可能にする．表面の膜の折れ込みは表面積を拡大させ，吸収や分泌の効率を高める．（Modified from Simons K, Fuller SD, Ann Rev Cell Biol 1985; 1: 243-88.）

上皮細胞の多様性

物質の分解，液体や調節分子の飲み込み（小さな小胞の細胞内への輸送），または上皮細胞内で合成された物質の放出，などがある．

これらの特性から，3つの面の可能性がそれぞれのドメインの上皮組織に特異的な存在位置に"合致"するか"合致しない"かといった観点から上皮の形態形成を引き起こす，という仮説を導き出している．

表面の特殊化 surface specializations

細胞膜表面の修飾は上皮細胞極性の顕著な例の一つである．微絨毛は短く（長さ約 1 μm），指状の突出物で，多くの上皮細胞の表面にみられる．特に小腸粘膜のような吸収上皮の先端側（内腔に面した側）の細胞膜や腎臓の近位尿細管の細胞膜によくみられる（図4.5）．微絨毛は頂部側の膜の表面積を著しく拡大し，細胞内への吸収効率を高めている．特に長い微絨毛を**不動毛** stereocilia という．大きさと形から線毛に似ているが，実際は線毛のように運動性はないので微絨毛と呼ばれている．精巣上体や輸出管にあり液性成分の吸収の表面積を拡大し，内耳の有毛細胞にあって平衡覚・聴覚機能のための感覚受容体として働いている（図4.6a，b）．

線毛は運動性を有する長さ 10 μm までの上皮細胞の頂部表面から伸びる突起で，細胞表面にある小粒子や粘液，細胞

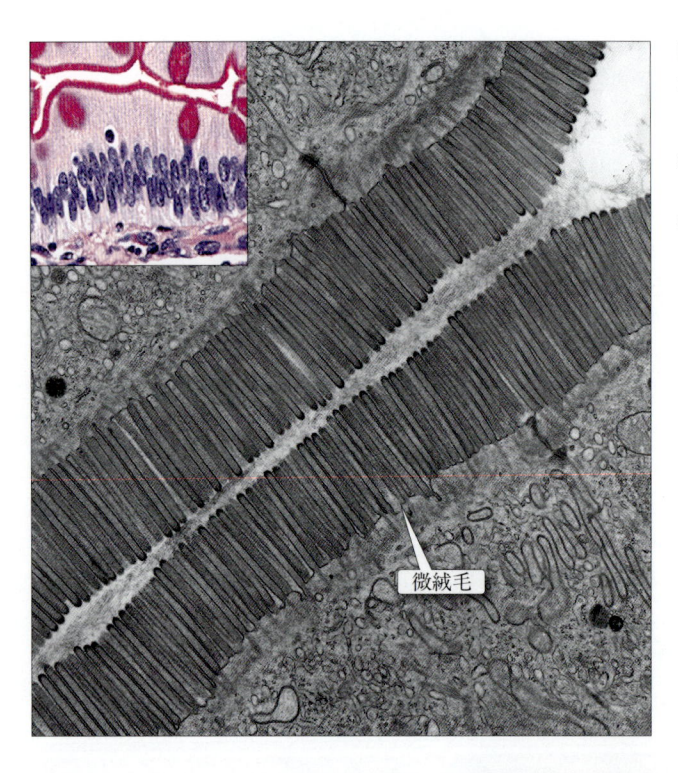

図4.5　微絨毛
光学顕微鏡により，上皮の頂部の表面は PAS 染色によりマゼンダ色に染まった（ムコ多糖類が豊富な）物質線により境界される．挿入図：PAS 染色，×280．

微細構造レベル（図の主要な部分）では，境界は上皮の頂部の細胞膜の突出による多くの細い微絨毛であることがわかる．細胞膜によって縁取られる微絨毛は，腸内腔が面する細胞の頂部の細胞膜の表面積を著しく拡大させる．×15,000．

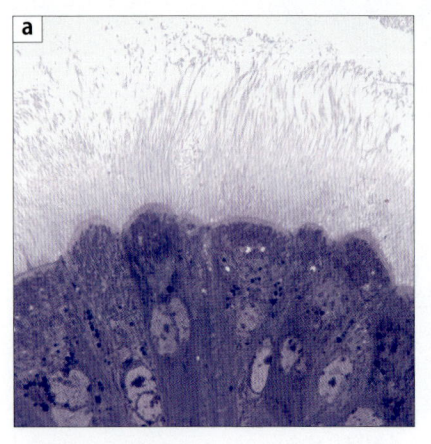

図4.6a　不動毛
不動毛は非常に細く，このように上皮細胞の頂部が細長く突出している．トルイジンブルー染色，アラルダイト切片．×1,000．

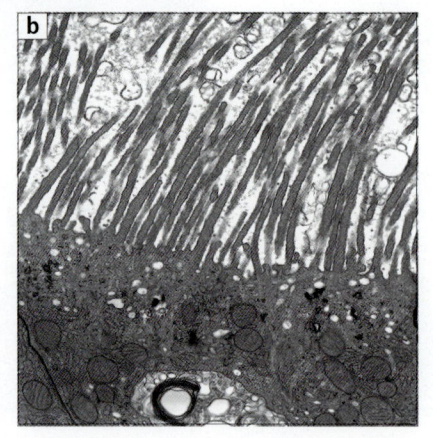

図4.6b　不動毛の微細構造
不動毛の微細構造が頂部の細胞膜が長く突出している様子を示す．これら不動毛はアクチンフィラメントを含み，可動性に富む．このため，不動毛は特殊化した線毛というよりも微絨毛に似ている．その機能は吸収と考えられている．×6,000．

自身の動きに関わる（図4.7）．線毛細胞は呼吸器の気道や卵管などでみられる．個々の線毛の芯には正確に配列した微小管の束と，関連タンパク質による**軸糸** axoneme があり，2本の微小管を中心に9本の微小管が取り巻くリングを形成している（9 + 2のパターン）．これらの構造の協調的な滑走運動により，線毛は全体として波状の運動（周期22 Hz）を生じる（第1章参照）．

上皮の基底－側壁部での細胞膜について特筆すべき構造分化は，接着斑（特に表皮において多く認められる）と腎臓の近位・遠位尿細管，汗腺や唾液腺の導管の細胞膜の複雑で広範な嵌入である．細胞膜表面のこの増大はイオンや液体の輸送を促進させ，分泌物や内腔物質の構成の調整に関わっている．

基底板 The basal lamina

上皮は結合組織の上に乗っている．細胞外タンパク質の層は，基底側の上皮細胞に平行して薄く，マット状で，基底板と呼ばれる．この基底板の外側には主にコラーゲンからなる結合組織の層がある．基底板は通常100〜150 nmの厚さで，電子顕微鏡によってようやくわかる（図4.8）．上皮の基底膜は基底板とコラーゲンが豊富な層によって構成される．光学顕微鏡で基底膜は観察可能で，1 μm以上の厚さがある（図4.9a，b）．基底板による支持，半接着斑による接着，選択的透過がなされ，上皮の構成や維持に影響を及ぼす．これらの層とタンパク質構成の詳細は第5章で解説する．

> **Tip**：基底板と基底膜は混同して使われることが多い．厳密には両者は異なる構造である．しかし基底板が基底膜の一部であることを知る限りにおいて，混同して用いるのは組織学的には許容範囲であろう．

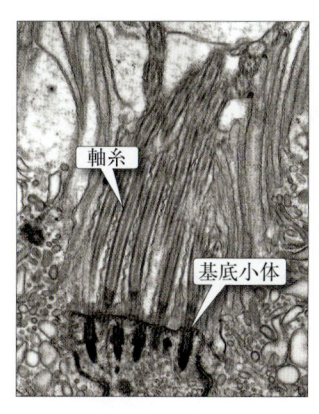

図4.7 細胞膜の先端表面から突出した線毛の微細構造
それぞれの線毛の芯には縦走する微小管があり軸糸を形成している．これらは基底小体によって細胞につなぎ留められている．線毛は上皮細胞の表面付近の液体，小粒子や粘液をリズミカルに撹拌ないしは動かす．×13,000．

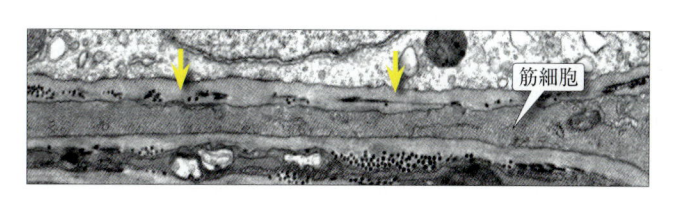

図4.8 基底板の微細構造
微細構造はその上に存在する上皮細胞の細胞膜に近接した薄くて不透明な細胞外成分の層である（矢印）．コラーゲン線維は基底板に隣接して観察され，その外側には筋細胞と線維芽細胞の薄い層がある．×12,000．

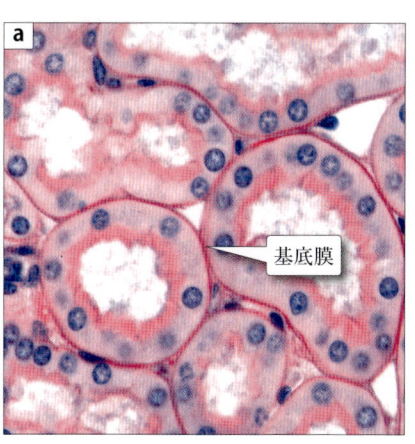

図4.9a 腎臓上皮細胞の基底膜
基底膜は腎臓の上皮細胞の管を取り巻く鮮鋭な境界を形成する．濃いマゼンダ色は炭水化物（特にプロテオグリカン）と多くのタンパク質の複合を意味する．PAS染色，パラフィン切片．×350．

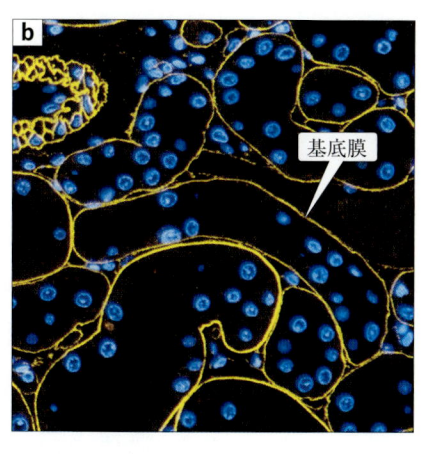

図4.9b 腎臓尿細管周囲の基底膜
免疫蛍光染色によるこの標本は，腎臓尿細管を取り巻く基底膜を鮮鋭に示すラミニンタンパク質を示す．ラミニンは細胞外基質に接着機能をもたせ，引き伸ばしに対して抵抗性を示す．×200．青色は上皮細胞の核．（Courtesy J Zbaeren, Inselspital Bern, Switzerland.）×200．

増殖能 Proliferative capacity

　正常の上皮では，細胞は一生を通じて変化しないか，自然に失われた細胞に置き換わるために更新しつづけるか，あるいは傷害を受けたり，そうでなければ再生を促すように刺激を受けた際に再生する能力を維持している．上皮細胞の増殖が異常をきたすと，その結果として上皮は新生物（良性・悪性腫瘍）に，あるいは別の種類の細胞へ形質転換するなどの異形成的変化を示す．

　ほとんどの上皮は体細胞分裂による再生能があり，これを維持し続ける．また刺激を受け増殖する上皮もある．一方，少数ではあるが，決して増殖しないものもある．このように成体では，増殖能から上皮は3つのグループに分けることができる．

永続的で（再生することなく）そして安定した上皮組織
Permanent (non-renewable) and stable epithelial tissues

　永続的な上皮組織は，水晶体の核部分の細胞や内耳の聴覚性の有毛細胞など，成体となったときには分裂しない細胞が存在する組織である．安定的な（そして状況により再生可能な）組織は，成体となってからは通常分裂しない細胞を含んでいる．しかし，組織が傷害を受けたり，生理的な変性の必要性が生じたりすると，そのような組織においても細胞増殖は起こる．一例として肝臓が挙げられる．肝細胞は長期に生存し，ほとんど増殖しない．しかし細胞が（疾患などによって）破壊されたり，（部分的な肝臓切除の後に）取り除かれたりすると，既存の肝細胞の体細胞分裂により新たな肝細胞ができる．

不安定な（安定的に再生可能な）上皮組織
Labile (steady-state renewable) epithelial tissues

　上皮の組織では細胞増殖は常に起こり，継続的に細胞が消失し，細胞が入れ替わる．このような細胞の更新には幹細胞が関与する．幹細胞は比較的未分化な細胞で，分裂によって細胞を供給し子孫を増やす．それにより上皮組織の機能を発揮することができるようになる．この変化しやすい上皮の例として腸（図4.10，図4.11），表皮と精細管上皮が挙げられる．幹細胞は典型的には内腔面から離れて上皮の基底部分に存在する．

　健常な個体では細胞増殖期，増殖間期では厳密に制御されている．したがって，新生した細胞数は個体の成長と不要となった細胞に置き換わるのに必要な数と一致する．もしも細胞増殖が正確にコントロールされないと，多すぎるか少なすぎるかして極端な数の細胞が作られてしまい，新たな細胞は本来の上皮ではない別の上皮に形質転換してしまう．これらの異常のすべては病理学的あるいは臨床医学的な重要性を含んでおり，本章の末尾で簡単に論じてみたい．

上皮の素材 The building blocks of epithelia

　細胞増殖，細胞極性，遊走，形態変化の組み合わせは，幾何学的構造，すなわち典型例として囊，管，腔などを作る上皮のメカニズム中で起こっている．成体では一般に腺や管状器官がこれらの構造にあたる．囊タイプの単層上皮構造は，乳腺腺房，甲状腺濾胞，肺胞などにみられる．囊タイプが管タイプに結合すると，気管支の枝のように複雑な気管支分岐のネットワークが肺胞囊に終わる（図4.12a，b）．分岐の有無にかかわらず，管状上皮は器官中でごくあたりまえにみられる．では，どのようにして上皮は管や腔を形成できるのだろうか？　5つの一般的なカテゴリーがある（図4.13）．

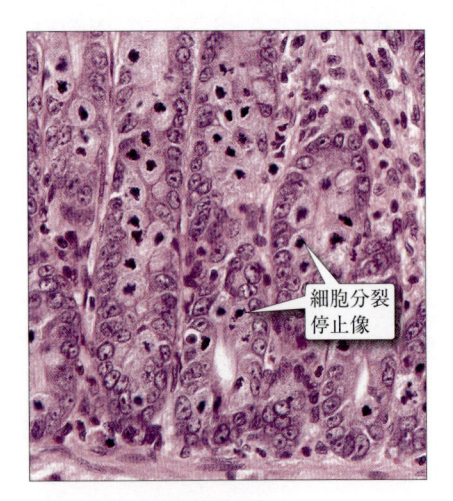

図4.10　上皮細胞の増殖
小腸を縁取る上皮は，コルヒチン処理によって多くの体細胞分裂停止の像を見ることができる．コルヒチンは細胞分裂を停止させる．この図は腸陰窩の基底部分にある幹細胞とその子孫の細胞の位置を示している．HE染色，パラフィン切片．×200．

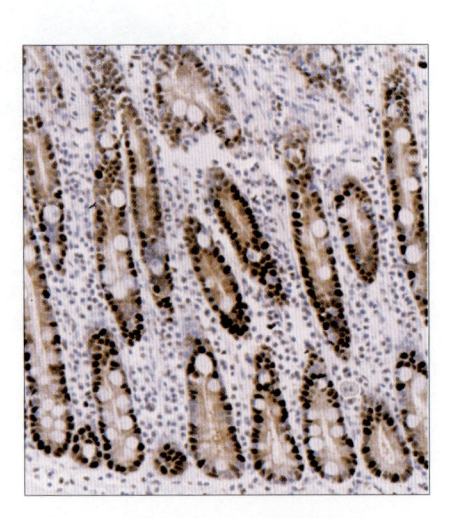

図4.11　細胞増殖の免疫細胞化学
細胞周期S期における上皮細胞が，増殖性細胞核抗原 proliferating cell nuclear antigen（PCNA）に対して免疫染色で濃染している．この免疫陽性細胞は腸上皮組織における分裂途中の幹細胞とその子孫の細胞である．HE染色，パラフィン切片．×90．

4 上皮組織

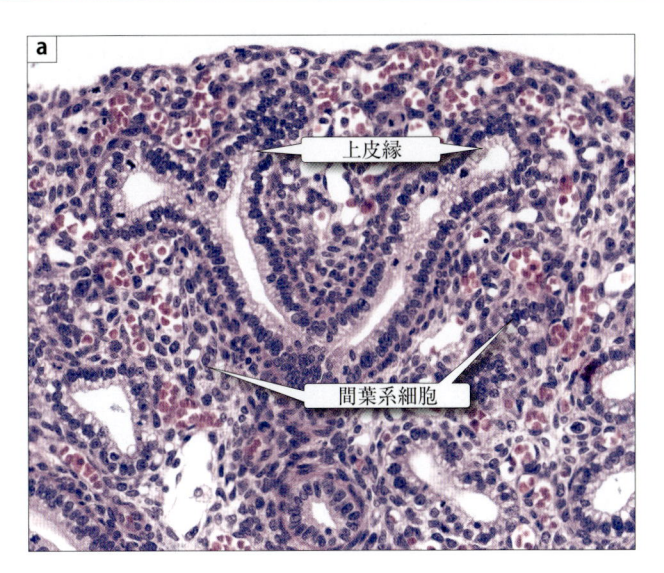

図 4.12a 上皮の形態形成
胎児肺の上皮細胞が管状あるいは囊状に構築される．発達中の上皮細胞は極性をもって基底板と面し，成長する上皮の周りの中胚葉組織が気管支の発達を調節する．HE 染色，パラフィン切片．×250．

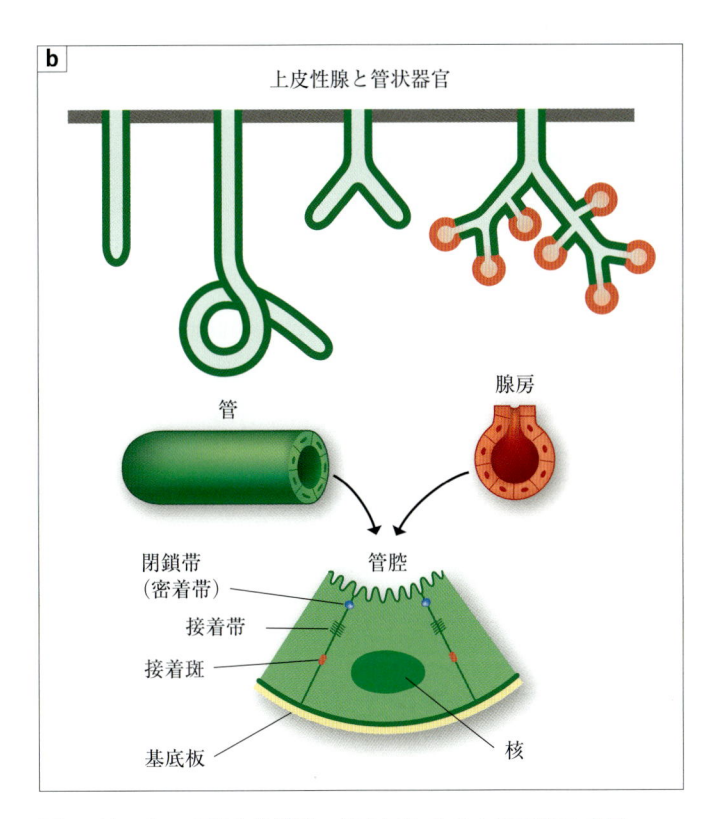

図 4.12b 2つの基本的構造，管と房からの上皮組織の成長
細胞集塊は，頂部および基底面の極性と細胞間の様々な結合構造の形成に依存している．発達中に上皮細胞が増殖すると，上皮細胞の分化と亜型化を調節するのは上皮を取り巻く結合組織の間葉系細胞である．

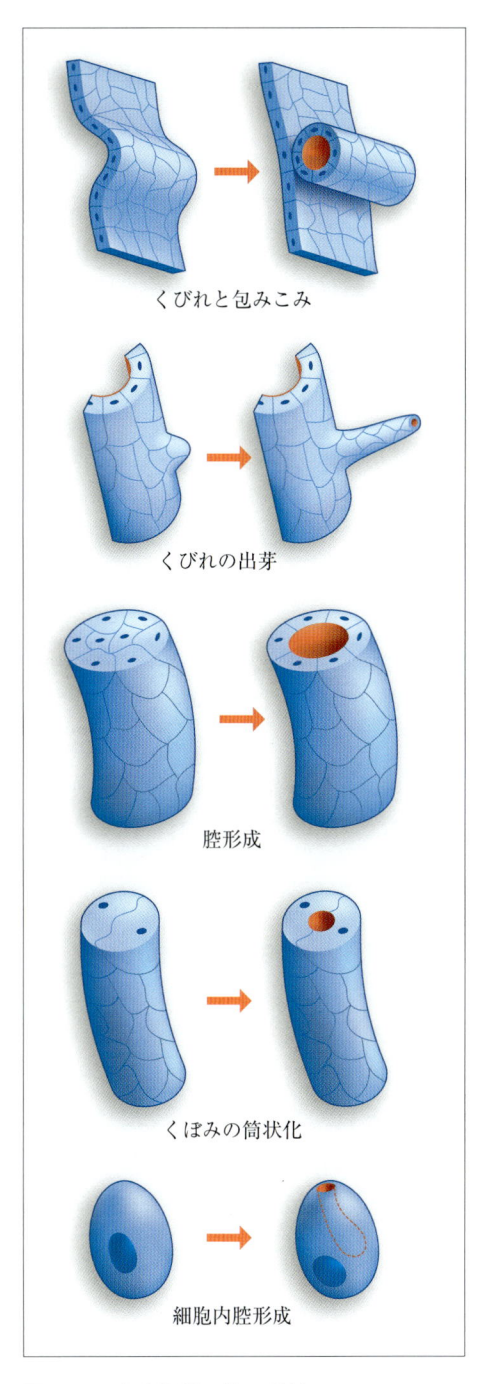

図 4.13 上皮組織の管の発達
この図は上皮組織の管の形成の一般的なスキームで以下の5つの過程を示している．(i) 神経管の形成のように，"くびれ／包み込み"，(ii) 肺，腎臓，外分泌腺など多くの器官にみられる"出芽"，(iii) 腟や子宮などのように"腔"を形成，(iv) 無脊椎動物の腸心臓のような"くぼみ"，(v) 発達段階での脳血管や胃の壁細胞にみられる"細胞内腔形成"である．(Modified from Lubarsky B and Krasnow MA. Tube morphogenesis: making and shaping biological tubes. Cell 2003; 112: 19-28.)

101

1. "包み込み"は，上皮シートのくびれが生じ，その結果，裂け目や溝を作り，やがてその縁が融合して閉じ，細胞のシートに平行な1本の管を作る．
2. "出芽"は，既存のシートないしは管から遊走/増殖し，管の分枝を作る．そして，連続的な内腔によって連続するさらなる出芽を作る．
3. "腔形成"は，しっかりとした円柱状の塊の中央部分の細胞の消失が必要である．
4. "くほみの筒状化"は，腔が細胞の円柱構造の中に延びていく．
5. "細胞内腔形成"は，内部を膜によって縁取られた内腔が単一の細胞中に形成されることが必要である．

上皮組織形成に必要なメカニズムの中で，頂部側の（基底側の反対で，将来自由表面となる）膜の形成，細胞質内小胞の融合（その結果，小さな腔を形成），細胞分泌（腔の開口を維持する）が特に重要と考えられる．

上皮組織が構築される際に重要な役割を演ずるメカニズムとして，細胞骨格や隣接する細胞間の結合装置，接着を阻害する因子や膜におけるイオンポンプ，基底側の細胞表面に特異的な細胞外基質の影響などの動的な変化を付け加えるべきであろう．

上皮組織の幹細胞 Epithelial stem cells

継続的な細胞の置換更新は，ほとんどの上皮組織にとって自然な細胞寿命や死を迎えるための必要な現象の1つである．置換更新の時間枠は多様性に富む．例えば，腸上皮は約5～6日毎，表皮の角化細胞は4週ごと，肺の上皮は約6ヵ月ごとに自己再生する．幹細胞は，細胞自身の新生や上皮に特異的な細胞系に分化によって，必要とされる新たな細胞を永続的に供給する．また多くの場合，傷害を受けた後に上皮組織の修復を可能としている．

上皮組織の幹細胞による細胞の子孫形成は，特に傷害を受けたり疾患に罹患した後の修復や再生の予見などの観点から，非常に興味深い．

上皮組織の幹細胞でよく知られた例を以下に挙げる．
- 腸陰窩では，幹細胞が上方，すなわち内腔方向へ移動し，絨毛の様々な上皮細胞へ分化する一方，基底方向に移動するものはパネート細胞 Paneth cell となる．
- 角膜は，辺縁の眼瞼部分で上皮が強膜に接する．そこでは幹細胞が角膜の中心に向かって新たな上皮細胞を供給している．
- 乳腺は，その終末部分の房（腺房）で幹細胞が，例えば妊娠時などに新たな導管や腺房を数多く作ることができる．
- 毛包では，幹細胞が毛包を取り巻いて筒状に存在し，皮膚，毛，付属皮脂腺に分化する．

上皮組織の幹細胞の挙動をコントロールする因子について，われわれの理解は完全ではない．進化の上で古い分類に属するWnt/β-catenin，Notch，BMPシグナル経路が，幹細胞の特異性，維持，活性化を相互に影響を及ぼしている（Wnt＝ショウジョウバエ wingless 遺伝子＋ある種のウイルスにより活性化されると乳癌を引き起こすマウス遺伝子；β-catenin＝アクチンと細胞結合をつなぎ留めるタンパク質；Notch＝折れ込んだ notched 翼をもつショウジョウバエのミュータント；BMPは骨形成に関するタンパク質）．

> **Tip**：ある頭字語を聞いたことがないとしよう．その場合，なぜそれが使われているのかを理解してほしい．もちろんこれは簡単ではないが，DNA, FGF, LacZ, MHC, p53, Shh, TGF などの意味を推測するよりも，むしろ由来を知るほうがよい．

上皮組織と間葉組織の相互作用
Epithelial-mesenchyme interactions

正常な発達と継続的な機能においては，上皮は一般に間葉組織と見なされる近接の結合組織との相互作用に依存していることが多い．間葉組織は組織に適切な刺激を与え，また逆に影響を受けている．間葉組織の影響下での上皮のタイプの変化は組織の組換え実験や移植の研究によって示される．未分化な肺組織は，胃の間葉組織と組み合わせると胃腺へ，腸の間葉組織とでは腸上皮へ，肝臓の間葉組織とでは肝細胞へと分化する．

マウス，トリ，トカゲの上皮をマウスの間葉組織と共培養すると，間葉組織による上皮組織の成長について相反する現象がみられる．間葉組織は上皮の毛包や羽などの原型を誘導する．しかしどれも特異的な局所の間葉系細胞の支持を失っていることから，正常な発達は阻害される．上皮組織は，間葉組織の構成に必要な独自のシグナルを発すると考えられている．同様な相互作用が，成体の一部あるいはすべての上皮組織において正常に制御されるかどうかはわかっていない．

細胞接着とコミュニーケーション

上皮細胞は細胞結合によりつなぎ留められている．それにより構造的な支持，細胞の形態の調節，小分子による接着や細胞間交通が可能となっている．上皮組織は，基底板あるいは基底膜を構成する細胞外結合組織成分の上に乗っている．上皮の下にある，より深部の支持組織中の血管は，基底板を通る拡散により栄養素や液成分を上皮組織に供給する．なぜなら，上皮組織には血管がないからである．

ほとんどすべての細胞がもつ隣接の細胞との接着能に加えて，上皮組織には細胞間結合のための特殊分化がある．電子顕微鏡によって観察されるこれらの結合装置は細胞間を接着，あるいはつなぎ留め，細胞の形を変え，選択的な高分子の上皮間輸送を制限し，細胞から細胞へのシグナル交換を可能としている．機能的な意味では，細胞結合装置は細胞極性

(後述)に重要な因子の1つであり，以下の3つの主要なグループに分類される．
- 閉鎖帯
- 接着結合（接着帯）
- コミュニケーション結合

結合の構造と機能については第1章で紹介しており，ここでは上皮組織の観点から簡単に再度考察してみる（図4.14a～c）．

場合はバリアー機能として）を行っている．これにより，すべてではないがいくつかのイオンや小分子の動きを可能としている．これらの結合装置は表層や側方の細胞膜にみられる様々な特徴的なタンパク質（受容体，輸送物質，つなぎ留め領域）を区分するなど一種のフェンスとして機能している．精巣の**セルトリ細胞** Sertoli cell では，接着複合体は隣接の細胞の基部に対面して存在しており，血液・精巣を形成している．

閉鎖帯 Tight junctions

閉鎖帯は上皮組織での密封装置の1つである．別名，閉鎖結合とも呼ばれ，上皮組織のうち隣接する細胞の細胞膜の脂質二重膜の外側が融合しており，ほとんどの場合内腔面の直下にある．また密着帯とも呼ばれ，閉鎖帯は，接着複合体として知られる細胞結合装置の三つ組の1つである．閉鎖帯は細胞の接着と上皮細胞間の狭いスペースにおける分子の細胞間交通（頂部から基底へ，基底から頂部へ）の調節（多くの

接着帯 Adhering junctions

接着帯は上皮細胞を互いにつなぎ留めている．すなわち，互いに細胞をあるいは細胞をその下にある基底板に接着ないしはつなぎ留めており，はっきりと形態的に識別できる．接着結合（接着帯または中間結合）と接着斑（デスモソーム）はそれぞれ第2，第3の接着複合体である．接着帯は薄いバンドかベルト（それゆえ**帯** zonula という名前がついている）として細胞周囲を取り巻くように形成され，アクチンの豊富

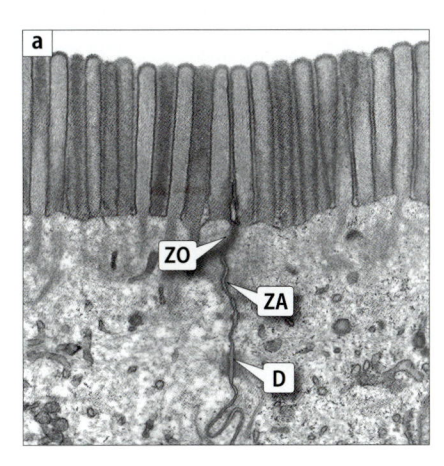

図4.14a　接着複合体
閉鎖帯（**ZO**）あるいはタイトジャンクションは分子やイオンの上皮内外への流れを調節している．接着帯（**ZA**）は細胞の周囲につなぎ留めるためのベルトを形成し，隣接の細胞のベルトに向かい合い，細胞質のアクチンフィラメントの束によって細胞を接着している．接着斑（**D**），あるいは接着斑はリベットのような働きで，スポット状の細胞間の接着装置でつなぎ留めている．そこでは細胞間の中間径フィラメントが着いて，細胞骨格の部分として細胞を貫通して伸びている．× 17,000.

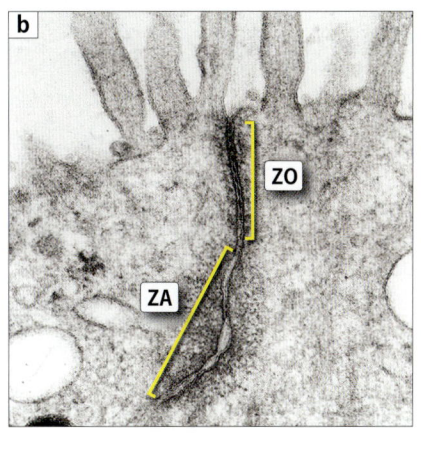

図4.14b　閉鎖帯（ZO）の詳細
この図は隣接する細胞膜と接着帯（**ZA**）の間の接合部位を示す．双方の膜の間の隙間はカドヘリン受容体タンパク質によって占められている．カドヘリンはマックを密接に結合させる．**ZA** はアクチンフィラメントの束と，アクチンフィラメントはまたカドヘリンとつながっている．× 60,000. (Courtesy P Cross, Stanford University, California, USA.)

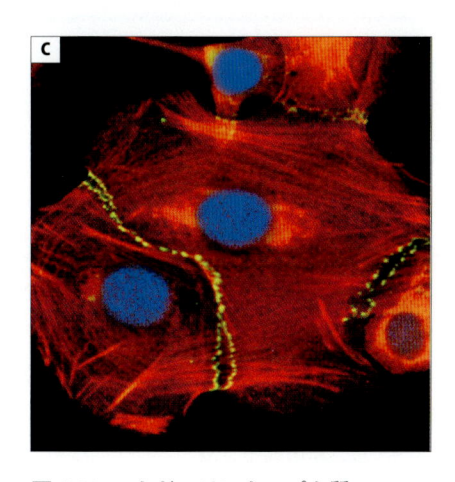

図4.14c　カドヘリンタンパク質
マウス皮膚から得られた培養上皮細胞で，接着帯を形成するカドヘリンタンパク質（黄色の粒）蛍光免疫染色を示す．これらは"接着ジッパー"として結合装置を形成し，細胞境界を密封する．アクチンフィラメントは赤色，核は青色で示される．× 600. (Courtesy E Fuchs, Rockefeller University, New York, USA; from Vasioukhin V, et al, Directed actin polymerization is the driving force for epithelial cell-cell adhesion. Cell 2000; 100: 209-19.)

な収縮性フィラメントの縞状構造により接着している．これらのフィラメントは細胞の形を変化させる．そして細胞の粘着性のために，細胞の平坦なシートをヒダや溝に変え，特に器官形成の間の組織成長に基本的に重要な上皮細胞による中空な管を形作る．接着斑はリベットやスポット溶接に似たもので，細胞内部の支持骨格として働く中間径フィラメントにつながる．接着帯や接着斑の部位では，向かい合う膜同士は癒合せず，細胞間接着を可能にする連結タンパク質を含む狭い細胞間隙により分けられている．半接着斑は，基本的には基底膜に面した片側半分の接着斑である．すなわち細胞と基質の接着，あるいは局所的な接触が基底側の細胞膜で形成されており，細胞内のアクチンフィラメントと細胞外の結合組織基質成分との間の結合がなされている．

コミュニケーション結合
Communication junctions

コミュニケーション結合は細胞間の物質輸送を可能とする．ネクサスあるいはギャップ結合はほとんどの細胞と上皮組織にみられ，幅1μmまでのきわめて近接した部位であるが，向かい合う隣接の細胞膜同士の癒合はない．ギャップ結合は細胞間の分離したパッチで，ギャップ結合部位を貫通している微小な孔あるいはチャネルを介して細胞間コミュニケーションを行う部位である．この貫通路により隣接の上皮細胞間の化学的・電気的カップリングが可能となる．

上皮組織のタイプ
単層上皮 Simple epithelium

単層扁平上皮（図4.15a〜c）は，1層の細胞によって構成される．この細胞の細胞質は非常に薄く，組織切片でははっきりと観察できない．しかし核の部分のみ表層に向かい膨らんでいる．単層上皮の例として血管上皮（内皮という），肺胞上皮と腹膜腔，胸膜腔，心膜腔の上皮（中皮という）などがある．単層立方上皮（図4.16a〜c）は，1層の細胞によってできているが，細胞の背丈は幅と同じであり，細胞表面の水平の切片断面は多角形を示す．ときに円柱状の細胞形態を示すこともあるが，卵巣の外表面を覆う上皮，水晶体囊，腎

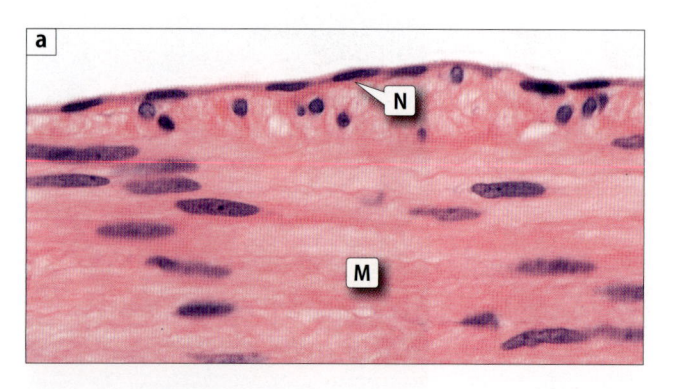

図4.15a　単層扁平上皮
扁平な細胞による単層の細胞層は胃腸の外表面を縁取る中皮を形成する．核（N）は見えるが，細胞質は平坦でほとんど見えない．平滑筋（M）はより深層に位置する．この上皮は組織・器官の湿度を保ち，摩擦抵抗のない胃腸の動きを助けている．HE染色，パラフィン切片．×450．

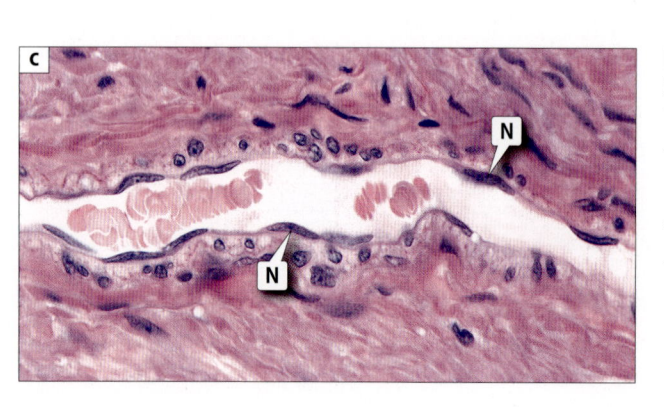

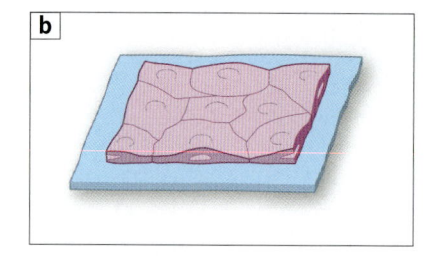

図4.15b　単層扁平上皮
単層扁平上皮細胞は敷石状で，基底板の上に位置する．核は細胞質よりも厚く，ゆえにその部分は膨らんでいるように見える．

図4.15c　内皮
動脈，静脈，毛細血管，リンパ管にかかわらずすべての脈管組織は，内皮と呼ばれる単層扁平上皮によって内腔を縁取られる．扁平な核（N）と薄い細胞質に注目する．この上皮（内皮）によりガス交換と代謝物の交換が可能となり，血管作動性因子を産生し，また細胞を遊走させ，血小板の凝集を調節している．HE染色，パラフィン切片．×400．

臓の集合管，外分泌腺の導管などがある．単層円柱上皮（図4.17a〜f，p106参照）は分泌性ないしは吸収性の組織によくみられ，胃腸（胃，小腸，大腸）の内腔，唾液腺など比較的大きな内径の外分泌腺にみられる．線毛をもつ円柱上皮は卵管や子宮内腔にみられる．

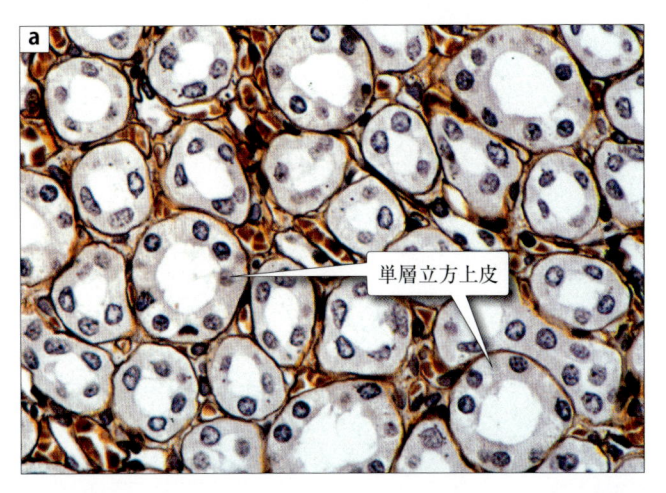

図4.16a　単層立方上皮
腎臓尿細管は，細胞の背丈と幅がほぼ同じ立方状細胞によりなる上皮組織である．機能的には，この上皮組織は吸収性か分泌性であることから，管腔面での環境に対応して特化している．銀染色，パラフィン切片．×330.

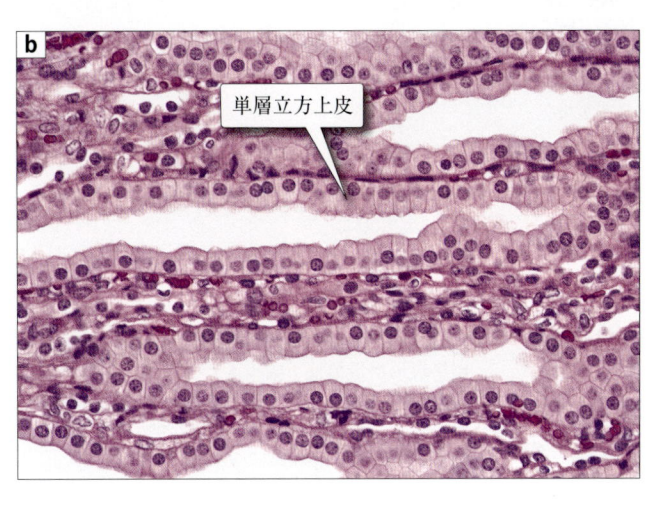

図4.16b　腎臓尿細管を縁取る単層立方上皮
これらの管は腎臓の濾過成分を運び，水を再吸収して尿の濃縮を行う．これらの細胞はまたナトリウムイオンの吸収，カリウムや重炭酸イオンの分泌により，酸塩基バランスに重要な役割を担う．HE染色，パラフィン切片．×250.

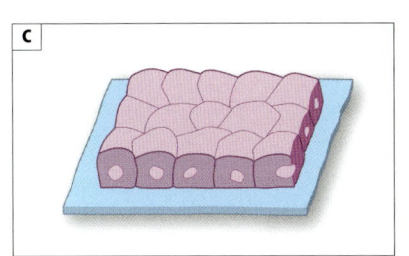

図4.16c　単層立方上皮
立方上皮の細胞は，組織切片の方向で縦断面では立方状，水平断面では多角形を示し，サイズと形は互いに類似している．これらの細胞は多くの外分泌腺，卵巣表面，甲状腺濾胞，水晶体嚢の前方部分などにみられる．

上皮組織のタイプ

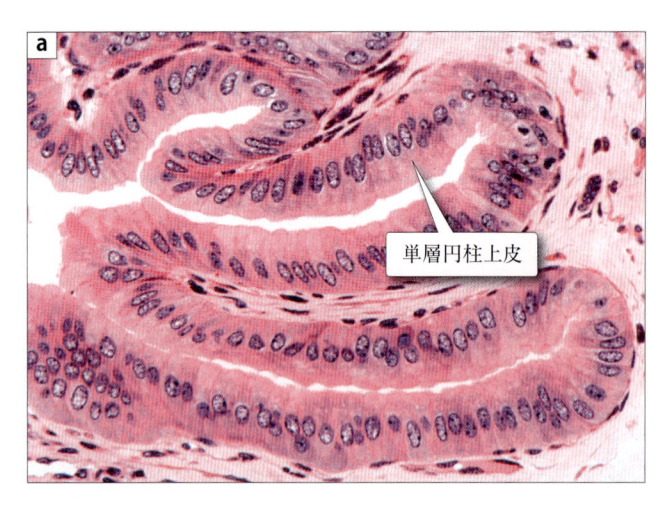

図 4.17a　単層円柱上皮
この組織は背丈の高い胆嚢の円柱上皮細胞を示している．この細胞の核はほとんどの場合，同じ高さである．これらの細胞はほとんど分泌か吸収に関係している．この標本の場合，後者（水の吸収）が主な機能である．HE 染色，パラフィン切片．× 125．

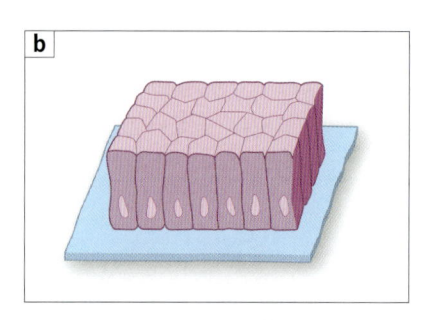

図 4.17b　単層円柱上皮
細胞は同じ高さで，基底板に対して垂直に直立して並んでいる．横断面の切片では，細胞は六角形ないしは多角形として観察される．胃腸や外分泌腺の大型の導管の内縁などに存在する．

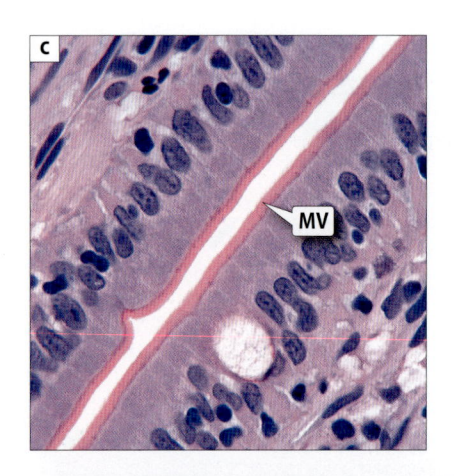

図 4.17c　微絨毛をもった単層円柱上皮
刷毛，あるいは上皮の刷子縁は微絨毛（**MV**）による．これは上皮細胞の内腔表面の細長い突出で，吸収のための管腔内の有効表面積を拡大している．主に腸でみられる．HE 染色，パラフィン切片．× 350．

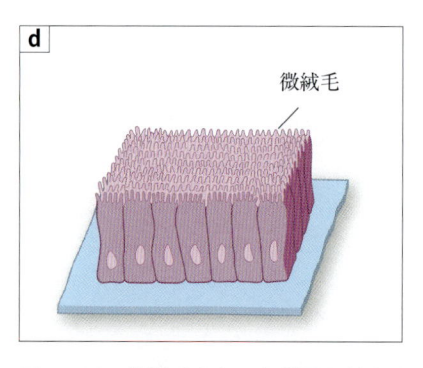

図 4.17d　微絨毛をもった単層円柱上皮
刷子縁の微絨毛は 1 細胞あたり数千本あり，刷毛の毛が密に束ねられているのに似ている．微絨毛は長さ 1〜1.3 μm で，その芯部のフィラメントが細胞質なしで頂部表面につながっている．

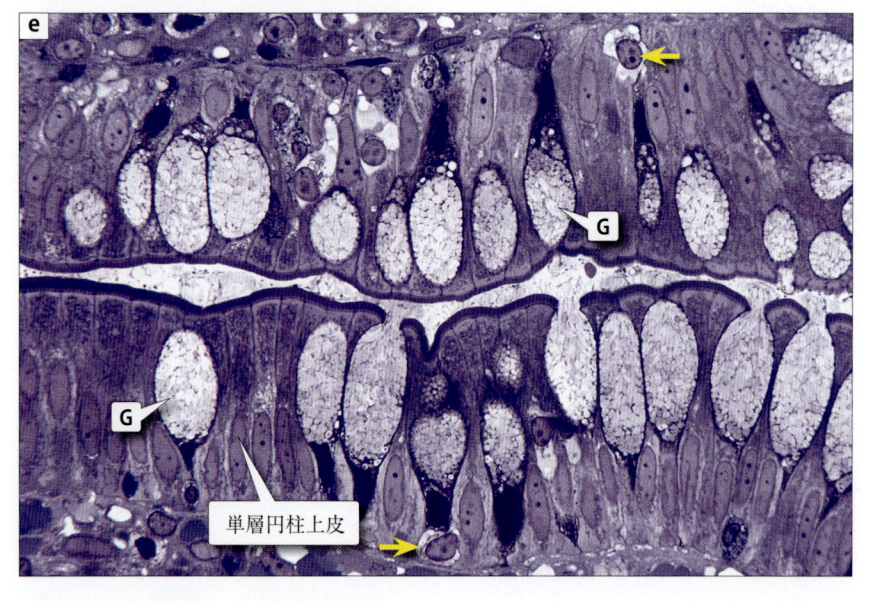

図 4.17e　杯細胞をもつ単層円柱上皮
粘液を産生する杯細胞（**G**）は腸粘膜にある．多くの球形の細胞（矢印）はリンパ球である．上皮においてはその存在は通常は一過性であるが広汎に認められるので，単層円柱上皮の分類を変えることはない．トルイジンブルー染色，アラルダイト切片．× 500．

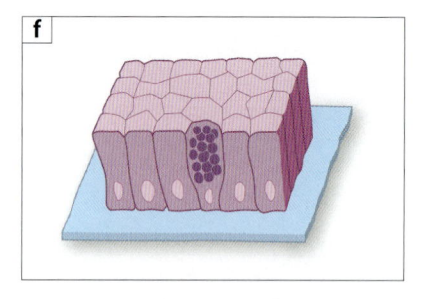

図 4.17f　杯細胞をもつ単層円柱上皮
この単層上皮における杯細胞の出現は，ほかの多くの分泌性および吸収性の細胞の中で，細胞自身が粘液を分泌する集団があることを意味する．

4 上皮組織

偽重層（多列）上皮
Pseudostratified epithelium

核は様々な高さにみられ，あたかも層を形成しているように見えるが，実際は単層の細胞層である（図4.18a～d）．細胞はすべて基底板に乗っているが，すべての細胞が管腔自由面に達しているというわけではない（図4.19）．偽重層上皮は上部気道（気管，気管支）にみられる．基底寄りの細胞は幹細胞で，そのほか多くの細胞は頂部側（自由面・内腔面）

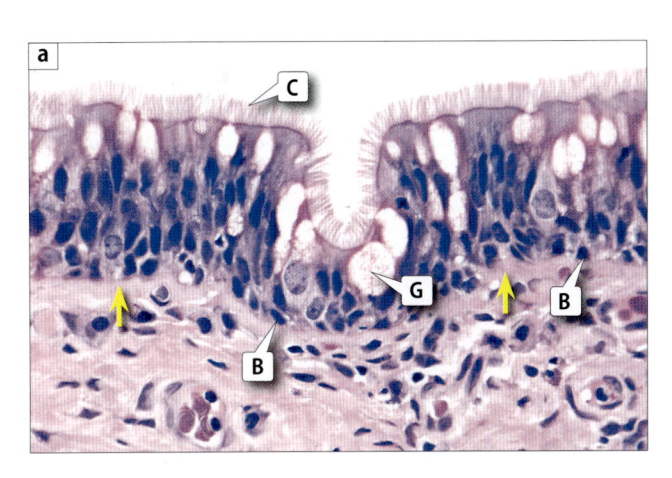

図4.18a　偽重層上皮
複数の基底細胞（**B**）をもつ円柱上皮で，細胞の集積した層がみられる．実はすべての細胞が基底板（矢印）に接するが，そのすべてが内腔表面に達する訳ではない．杯細胞（**G**）と線毛（**C**）がみられる．正確な分類としては杯細胞をもつ偽重層線毛円柱上皮となる．気管や気管支の上皮に特徴的である．HE染色，アクリル切片．×250．

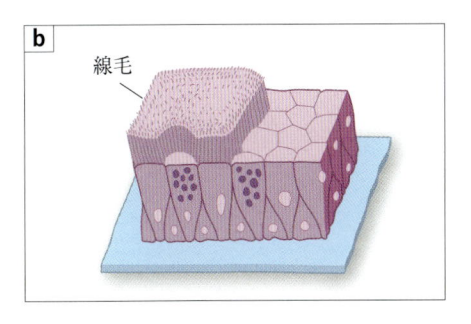

図4.18b　偽重層上皮
すべての細胞は基底板の上に乗るが，円柱状細胞のみが内腔表面に達する．すなわち，異なる核の高さの単層上皮である．

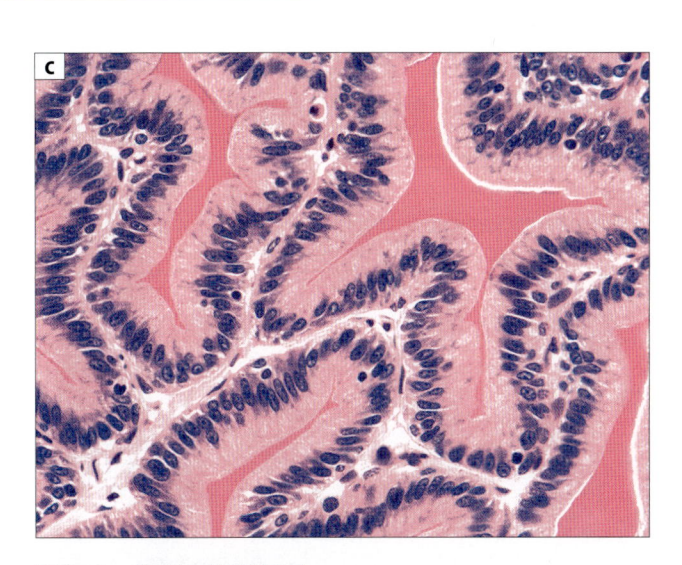

図4.18c　精嚢の偽重層上皮
ほとんどが背丈の高い分泌性細胞と基底細胞であり，このほかに上皮内にリンパ球や自己再生可能な幹細胞がある．頂部の内腔表面は境界鮮明で，腸上皮にみられるような丈の低い微絨毛によって占められている．HE染色，パラフィン切片．×200．

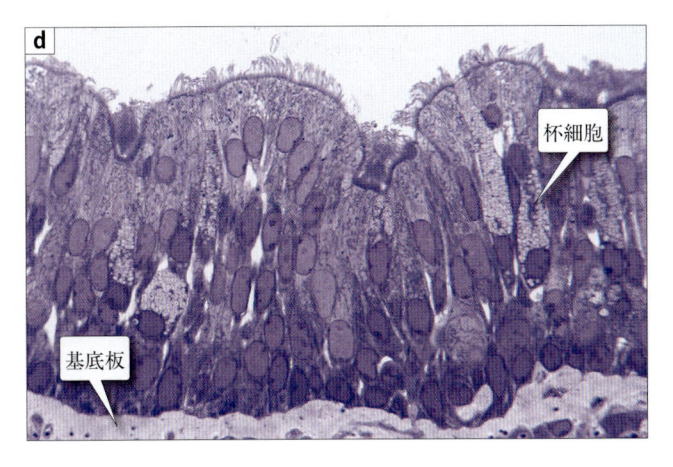

図4.18d　気管支の上皮
ここは線毛をもった偽重層上皮である．細胞の核は上皮内の様々な高さにみられるが，細胞質は非常に細く，基底板に接している．杯細胞は多数の薄く染まる粘液顆粒を含む．トルイジンブルー染色，アラルダイト切片．×500．

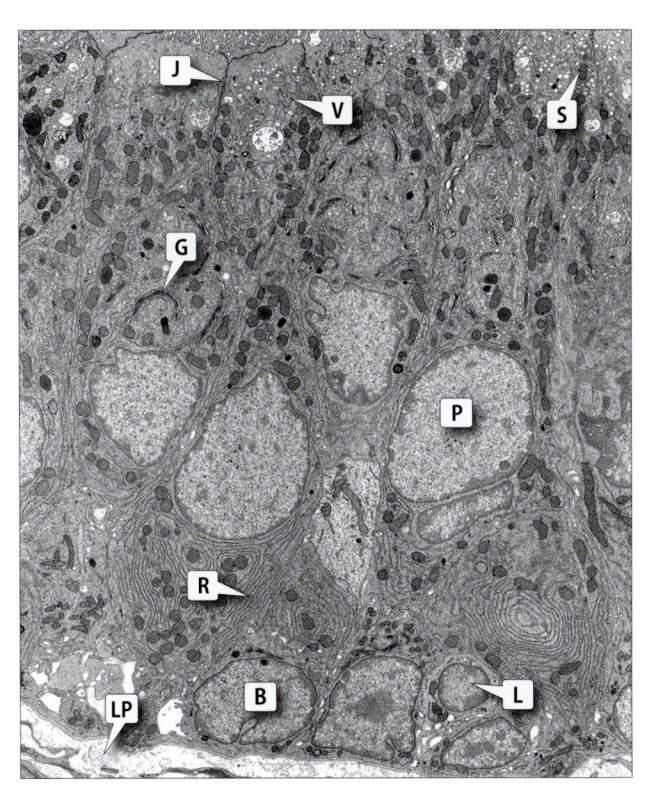

図4.19　上皮の微細構造
精巣上体管の偽重層上皮の微細構造を示す．内腔側に不動毛（**S**）を有する主細胞（**P**），基底細胞（**B**），上皮内リンパ球（**L**）が観察される．粗面小胞体（**R**），ゴルジ装置（**G**），エンドソームと呼ばれる小胞（**V**）といった小器官の極性をもつ偏在について注目する．接着装置（**J**）は細胞をその頂部部分で互いに結合して，内腔型の上皮組織内への物質の侵入を制限している．粘膜固有層（**LP**）も下方にみられる．×3,000．

上皮組織のタイプ

に線毛をもつ．また中には粘液を分泌する杯細胞になるものもある．したがって，気管と気管支の上皮の分類は杯細胞を含む偽重層線毛円柱上皮ということになる．上部気道以外には精巣上体管，精管，尿道などの男性生殖器の外分泌管にある．

重層上皮 Stratified epithelium

　この上皮組織は2ないしそれ以上の細胞層で形成される．主な機能は外部からの接触に対する抵抗性を上皮にもたせて，より深部の組織に対する物理的バリアーを形成することである．分泌が必要なときには，その下部の分泌腺から表面に向かって上皮組織内を貫通する導管を伸ばしている（皮膚の汗腺など）．

　重層扁平上皮は身体の主な防御性の上皮組織で，非角化性と角化性の2つのタイプがある．非角化性重層扁平上皮 stratified squamous non-keratinized epithelium（図4.20a〜d）は，口腔のほとんど，食道，肛門管，そして腟の表面にみられる．

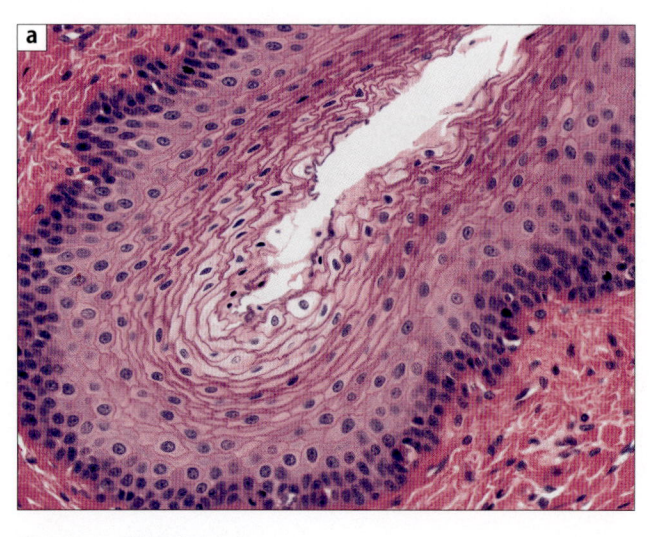

図4.20a　重層扁平上皮
細胞が多層化している．基底部分は立方状で（増殖能あり），内腔面では扁平状となる．この場合，ケラチンはみられない．これらの深層はバリアーとして機能し，部分的には摩擦を軽減する．細胞は内腔方面に向かって移動し，そこで削ぎ落とす．HE染色，パラフィン切片．×250.

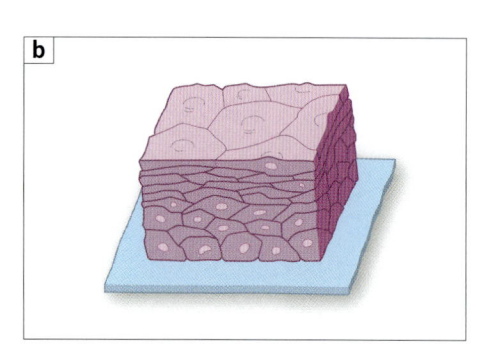

図4.20b　重層扁平上皮
多層化した構造に注目する．表層の扁平細胞により特徴的な分類がされる．この上皮は保湿性がある．例として，頬粘膜，咽頭や喉頭の部分，食道，角膜，肛門管や腟の部分に存在する．

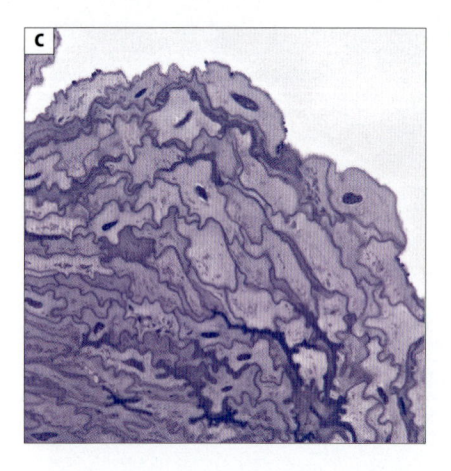

図4.20c　非角化性重層扁平上皮
表層の上皮細胞は不整形あるいは多角形で，次第に細長くなりついに表面では扁平となる．細胞は核を消失することなく，過剰なケラチンによって満たされることもない．したがって表面は比較的滑らかで，強い摩擦力に屈することはない．この標本は舌である．トルイジンブルー染色，アラルダイト切片．×600.

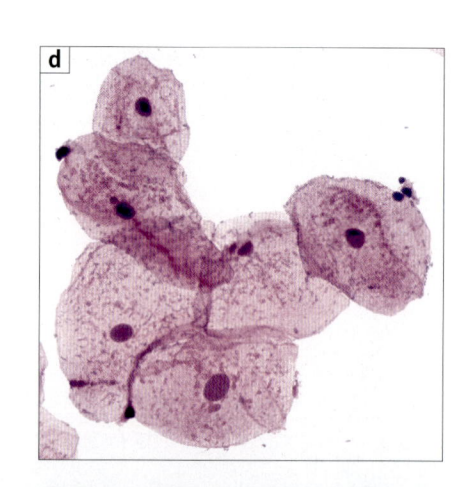

図4.20d　単離された扁平上皮細胞
頬粘膜から採取された扁平上皮は平坦な形態の大きな細胞質をもつ．HE染色，細胞塗抹標本．×650.

皮膚は**角化性重層扁平上皮** stratified squamous keratinized epithelium の1例である．これは厚く，表層のケラチンにより死んだ細胞層が，より深層の生きた細胞層に強く接着している（図4.21a，b）．上皮の中で最も深層の細胞は立方状の細胞で，表層に向かって上皮内を移動する．その過程で次第に平坦で扁平になり，核は消失し，やがてケラチンのみになる．

重層円柱上皮（図4.22）と重層立方上皮は比較的まれである．重層円柱上皮では，円柱上皮は立方状あるいは多面体の細胞が1ないし2層を形成している．この上皮は咽頭の腺の大型の導管にみられる．時々，表層細胞に線毛があり，これは喉頭蓋や軟口蓋の鼻部に認められる．唾液腺の導管は重層立方上皮である．乳腺の乳汁分泌の腺房もこの形態を示す．重層立方上皮のより分化した例として，発達した卵胞の顆粒細胞と精巣の精細管上皮（図4.23）などがある．聴覚器の蝸牛の壁の部分にある血管条は特徴的な重層上皮である．上皮内血管叢で基底板に接している．

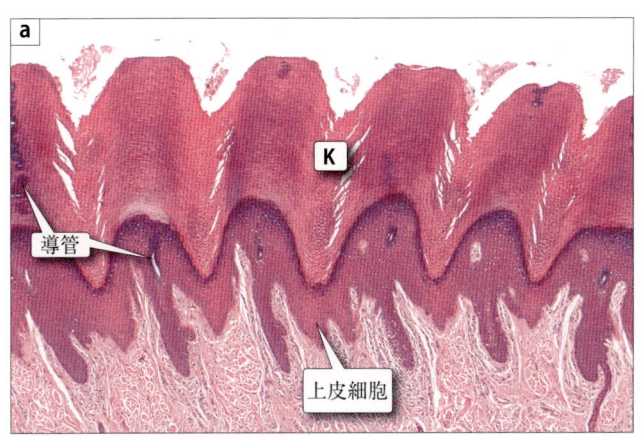

図4.21a　角化性重層扁平上皮
手の手掌側表面の上皮で，表面から剝がれた細胞の死んだ残骸であるケラチン（**K**）の厚い層がみられる．汗腺からの導管が防御用のケラチンの層を貫いている．HE染色．パラフィン切片．×50．

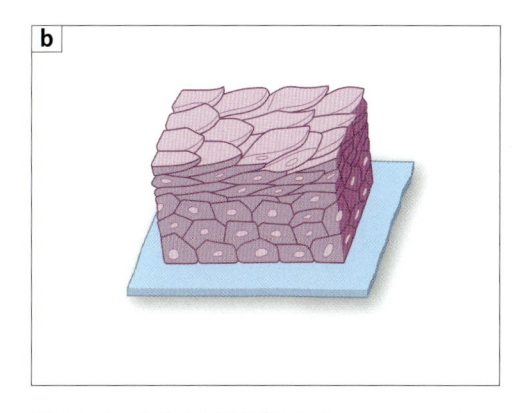

図4.21b　角化性重層扁平上皮
厚い皮膚の表皮で，核は消失して多層化したケラチンを残したり，扁平化している．これにより乾燥を防ぎ，摩擦に抵抗している．皮膚のほかに歯肉，舌の糸状乳頭，鼻腔および肛門の上皮にみられる．

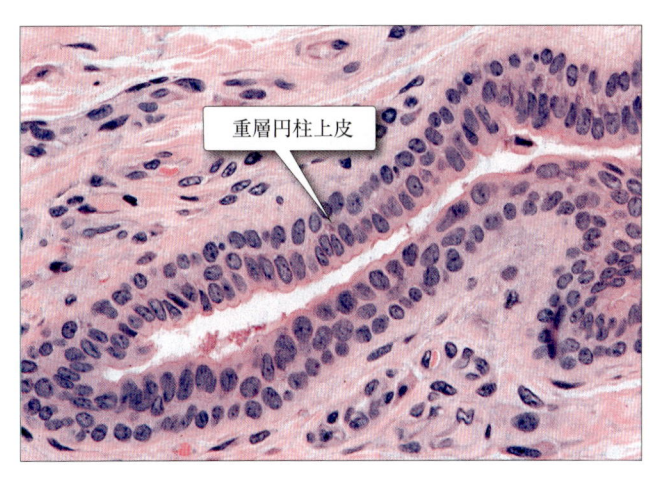

図4.22　重層円柱上皮
主に唾液腺，膵臓，汗腺，尿道のような外分泌腺の径の大きな導管にみられる．この上皮組織は重層立方上皮の部分を示している．表層の細胞は基底板には接していない．機能的には内腔の物質の修飾（吸収）と導管の維持である．HE染色，パラフィン切片．×200．

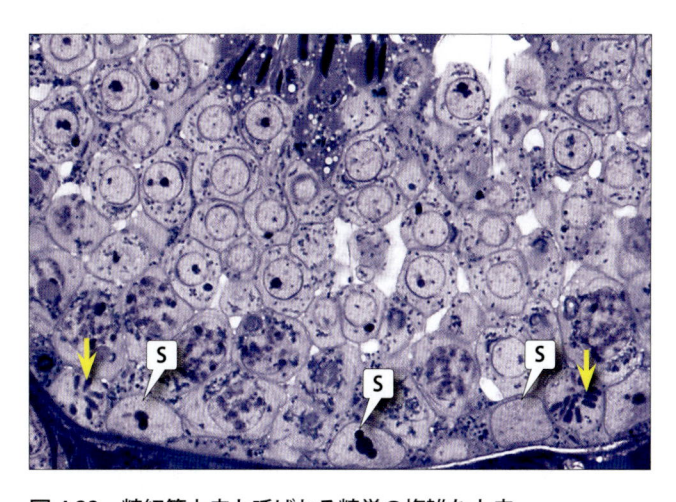

図4.23　精細管上皮と呼ばれる精巣の複雑な上皮
異なるタイプの生殖細胞による重層化した細胞層に注目する．ここでは2つの細胞が体細胞分裂している（矢印）．非増殖性のセルトリ細胞（**S**）は基底板に接している．トルイジンブルー染色，アラルダイト切片．×600．

移行上皮 Transitional epithelium

重層扁平と重層円柱の間の移行型という意味で上皮の型が命名された（図 4.24a, b）．これらは腎臓の腎杯，尿管，膀胱，尿道の一部にみられる．膀胱が収縮あるいは休止状態では上皮は多層化し，細胞は多面体ないし円柱状であるが，伸展された状態では上皮は立方状と扁平状が混合した 2 〜 3 層の細胞による構造となる．

> **Tip**：上皮の表面は"粘膜"あるいは"粘液性膜"と呼ばれる．これは胃腸管の上皮について専ら用いられるが，他の中空器官，腔，あるいは通路を覆う上皮などでも用いられることがある．これらの器官は，上皮以外に結合組織，しばしば（しかしすべてという訳ではないが）平滑筋層を含んでいる．例として，口腔／鼻腔の粘膜，膀胱／尿道粘膜，子宮粘膜などがある．"漿液性膜"は単層扁平上皮と結合組織からなる．それは腹膜，胸膜，心膜腔，その延長としての臓器表面（胸腔および腹腔内臓）などの体腔を覆っている．

腺と分泌

上皮はときに腺に分化し，導管を介して産生物質を表面（外部，内部，管腔）に分泌する．これらは外分泌腺と呼ばれる．杯細胞などの上皮細胞は分泌に特化したもので，単細胞性の腺と考えられる．内分泌腺も上皮由来であるが，導管をもたず，血管内に直接分泌する．

ほとんどの腺は上皮組織由来である．腺は特別な物質を合成・分泌する分泌性細胞の集合である（図 4.25a, b）．上皮（あるいは中胚葉もしくは神経外胚葉）からの発達分化の過程で，内分泌腺は上皮あるいは自由表面との連絡がなくなる（すなわち導管を失う）．しかし豊富な血管支配を受けている．これによりその産生物であるホルモンを局所あるいは遠く離れた組織へ分配するようになる．このような内分泌腺の主なものとして下垂体，副腎，性腺，甲状腺ならびに副甲状腺，膵臓のランゲルハンス島，松果体などがある．その組織と機能は第 17 章で記載する．

外分泌腺を分類するには様々な方法があるが，中でも組織

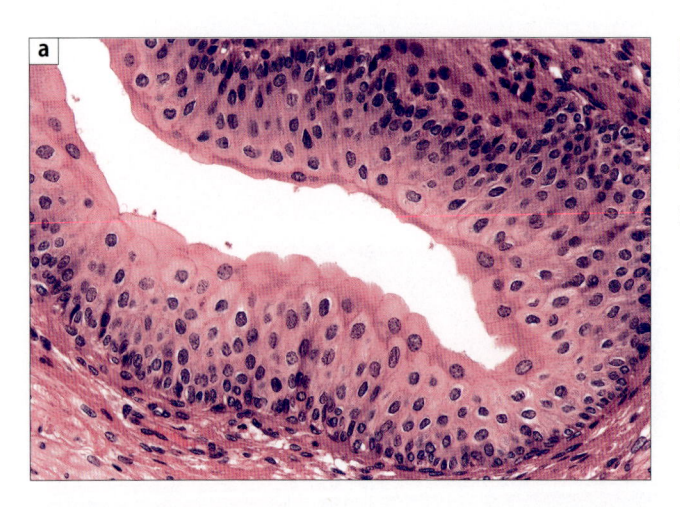

図 4.24a 移行上皮
泌尿上皮とも呼ばれるこの上皮は，腎臓の腎杯から尿道までの尿路系にみられるが，ここで示すように膀胱組織でよく知られる．上皮は多層化しているが，膀胱の緊張が緩むと（すなわち尿が排出された後は）折り重なり，膀胱内容量が増えると薄く伸展する．それに伴い表層の細胞は立方状から扁平状にその形を変える．移行上皮は尿漏れに対するバリアーの一つとして働く．HE 染色．パラフィン切片．×200．

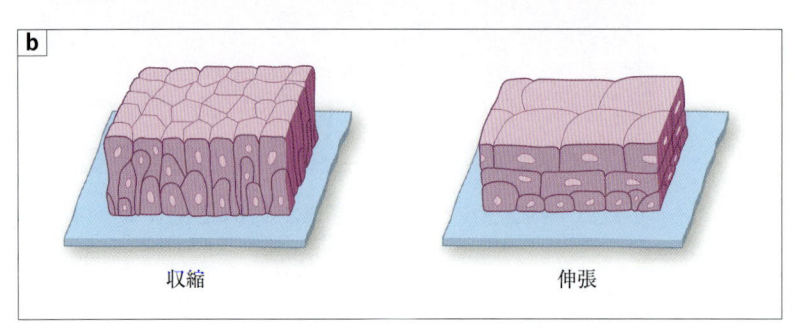

図 4.24b 移行上皮
膀胱が収縮した場合（空の膀胱）と伸びた場合（満杯の膀胱）の移行上皮の組織の変化．表層は非常に薄いが接着複合体は維持され，細胞間からの漏れを防いでいる．

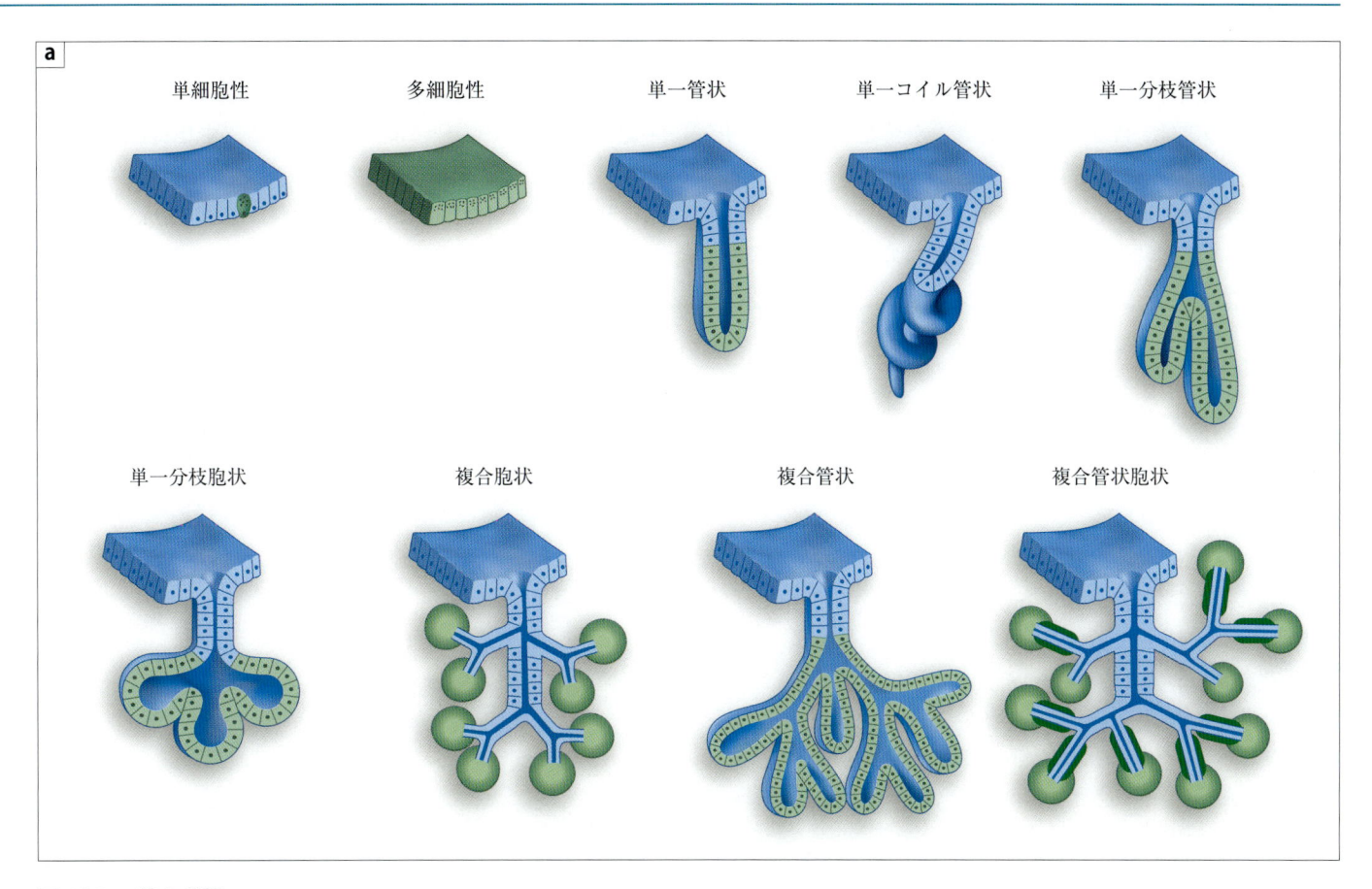

図 4.25a 腺の分類
分泌部分は緑，導管と非分泌部分は青で示している．単細胞性の腺は特に腸や気道の杯細胞などである．多細胞タイプは胃粘膜にみられる．単一管状腺は導管をもたず，大腸などにみられるものである．単一コイル管状腺は汗腺などで導管をもつ．単一分枝管状腺は導管はないか短く，胃腺や小唾液腺にみられる．単一分枝胞状腺は皮脂腺などにみられる．複合胞状腺は膵臓の外分泌部にみられる．複合管状腺は多数の分枝をもち，十二指腸のブルンネル腺にみられる．複合管状胞状腺は顎下腺にみられる．

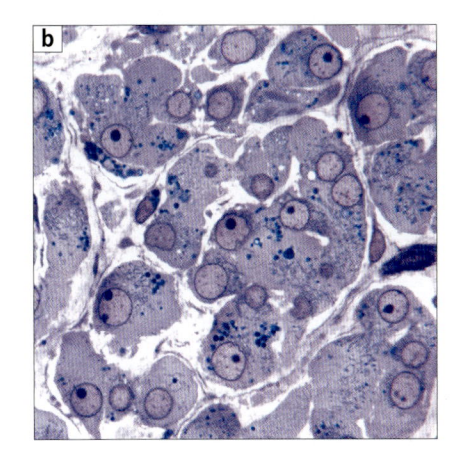

図 4.25b 内分泌細胞
内分泌組織あるいは腺の細胞はその産生物質（ホルモン）を血管系の血流に直接分泌する．これにはホルモンが細胞外腔を通って血管までたどり着く必要がある．内分泌細胞は上皮様の形態を示す（しかし必ずしも上皮由来ではない）．そして単一もしくは精巣の管の間の組織にあるライディッヒ細胞 Leydig cell などのように非常に多くの細胞の集合により構成される．トルイジンブルー染色，アラルダイト切片．×600．

腺と分泌

- 腺は単細胞性か多細胞性かに分けられる．粘液を分泌する単細胞性の腺は，ほかの多くの粘液を分泌しない細胞の中での単一の粘液分泌細胞である（図4.26）．多細胞性の腺は細胞の配列と導管の分枝パターンにより分類される．最も単純な多細胞性の腺あるいは腺上皮は分泌細胞による単一のシートまたは層による．その例として，胃内腔に面する分泌細胞などがある（図4.27）．
- 腺はその導管の形態により分類される．すなわち，単一管状（分枝をしない，時にコイル状を呈する；図4.28a）と分枝状の導管系をもつ腺に分けられる（図4.29a, b）．
- 分泌細胞の配列により，腺は管状（管のような形），胞状

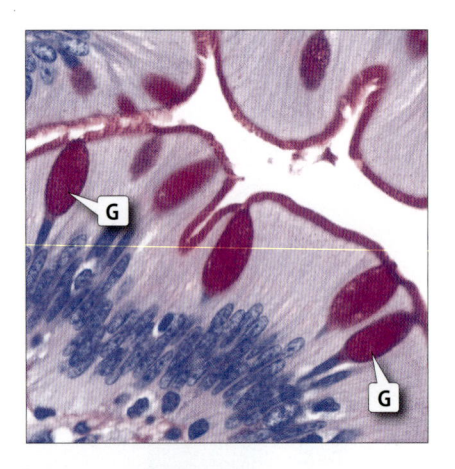

図4.26 単細胞性の腺
小腸パラフィン切片のPAS反応による染色により，粘液が豊富な構造，ここではマゼンダ色で染まる杯細胞（**G**）が観察できる．一方，腺は通常，分泌細胞を多く含む大型の組織として考えられるが，これら杯細胞は単細胞性の腺の一例である．PAS染色，パラフィン切片．×400.

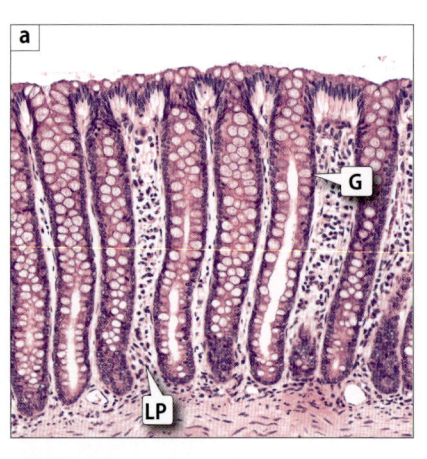

図4.28a 単一管状腺
大腸上皮が粘膜固有層（**LP**）に深く落ち込んで，腸腺あるいは腸陰窩と呼ばれる単一管状腺を形成する．腸陰窩には杯細胞（**G**）と吸収上皮細胞がある．内腔への分泌あるいは内腔からの吸収は腸陰窩の狭い通路で行われる．この通路は単一の組織切片で全体が現れるとは限らない．HE染色，アクリル切片．×100.

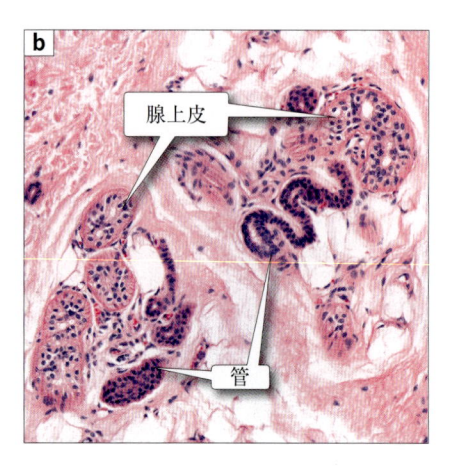

図4.28b 単一コイル管状腺
これは汗腺に特徴的で，立方上皮の形態を示す．コイル状の管の特徴から，内腔は切片像では不連続である．この管は単一のもので（より濃く染まっている），皮膚表面に達し，開口している．HE染色，パラフィン切片．×100.

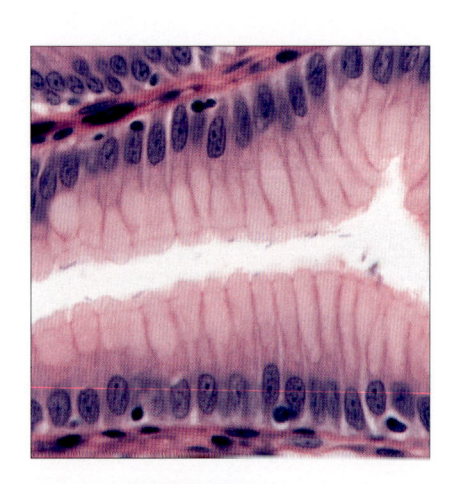

図4.27 多細胞性の腺
胃小窩の内面を縁取る粘液分泌性の円柱細胞．核は基底寄りに位置し，長い円柱状の細胞質は分泌顆粒で埋め尽くされている．これらの上皮細胞のほとんどは寿命が短く，4〜5日毎に新たな細胞と置き換わっている．HE染色，パラフィン切片．×600.

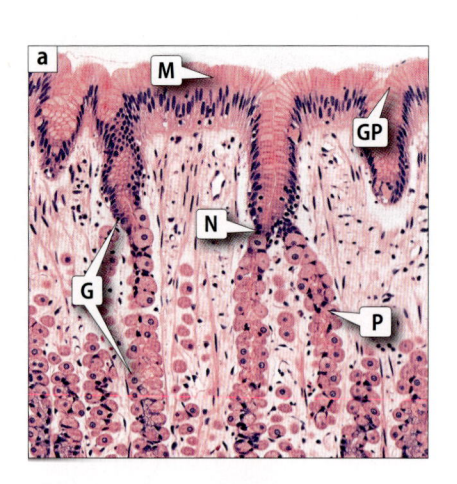

図4.29a 単一分枝管状腺
胃腺（**G**）は内表面の胃小窩（**GP**）から続く管の頸部（**N**）から分枝している．酸分泌性の壁細胞（**P**）と表層粘液細胞（**M**）を示している．HE染色，パラフィン切片．×125.

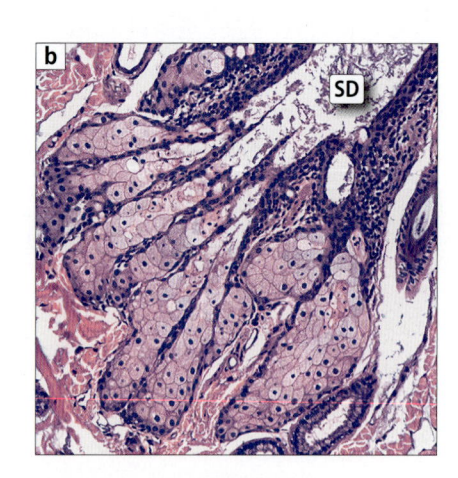

図4.29b 単一分枝胞状腺
皮脂腺は複数の細長いあるいは房状の分泌部をもち，すべては毛包につながり1つの皮脂腺導管に達する．これは分泌細胞全体が放出される全分泌の一例である．HE染色，パラフィン切片．×150.

また房状（平底形），管状胞状/房状（囊のような膨らみをもつ管）に分類される．しかし，二次元的な組織切片では，これらをはっきりと区別することは難しい．
- 単一管状の腺の例として，管状，コイル状，分枝状の分泌構造を示す．複合状の腺は分枝状の導管系と，胞状，管状，管状胞状の分泌部分をもつ（図4.30, 図4.31, 図4.32）．

- 腺の分類でもう一つ重要なものとして分泌物の性状によるものがある．粘液性，漿液性，混合性（漿粘液性）が，それぞれ粘液分泌（舌腺など），漿液あるいは水溶性分泌（耳下腺），また粘液性，漿液性両方の分泌細胞が混在（顎下腺）などが同定できる．
- 最後に，外分泌腺は分泌物が放出されるメカニズムによっ

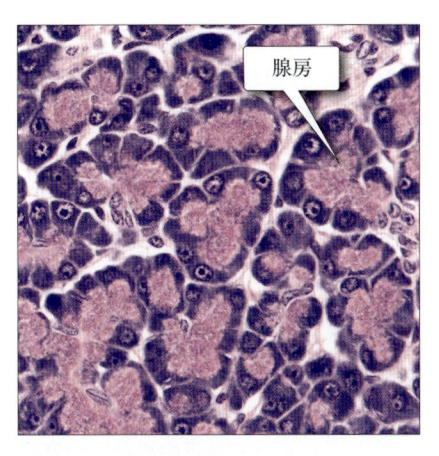

図 4.30　複合胞状腺
膵臓の外分泌部には結合組織によって囲まれる複数の腺房がある．この膵臓の腺房細胞は錐体形で，濃染する基底側の細胞質と内腔側にある酸好性のチモーゲン顆粒を含む．この顆粒は導管系へ放出される．本導管系は分枝して末梢では腺房に至る．一方この導管は中枢側では吻合して大きくなり，やがて主および副膵管に至る．HE染色，パラフィン切片．×225.

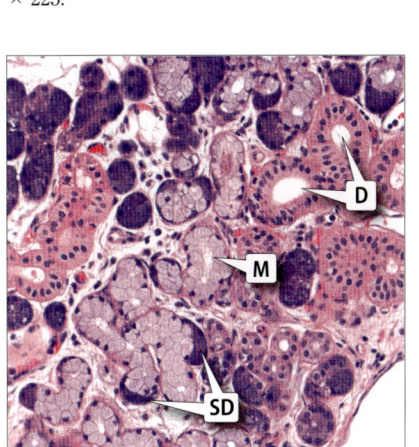

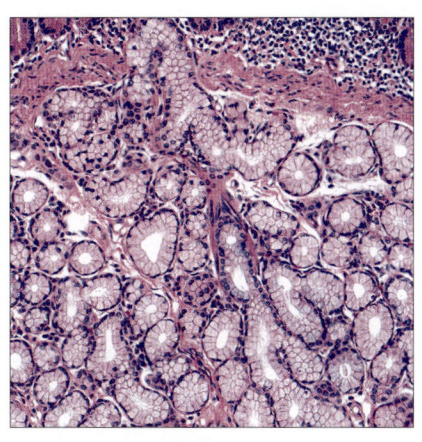

図 4.31　複合管状腺
十二指腸の粘液分泌性のブルンネル腺は多くの分枝をもつ管状の構造を示す．分泌された粘液は腺の導管内を通り，やがて腸陰窩の基底部分に放出される．HE染色，パラフィン切片．×100.

図 4.32　複合管状胞状腺
顎下腺は漿液粘液混合性の外分泌腺で，粘液細胞（**M**）と漿液細胞の双方がみられ，漿液半月（**SD**）もみられる．その形態はときに管状，特には胞状で，複雑な導管系（**D**）につながる多くの分枝をもつ．これらの導管はやがて結合して口腔へ分泌物を放出する．同様な構造は舌下腺にもみられる．HE染色，パラフィン切片．×150.

ても分類される（図4.33）．メロクリン（またはエクリン）分泌は分泌顆粒が細胞膜と癒合して放出される（例：汗腺，膵臓外分泌）．アポクリン分泌は分泌顆粒がそれに接する細胞質の一部とともに放出される（乳腺）．そして全分泌では分泌細胞そのものが産生物質とともに放出される（皮脂腺）．

> **Tip**：外分泌腺からの一般的な分泌のタイプは，粘液性（濃く，粘度が高い），漿液性（水溶性，しかし多くのタンパク質を含む），汗，皮脂（脂質の多い油性の皮膚の分泌物），乳汁（乳房からの分泌），耳垢（特別な皮脂，耳脂）などである．内分泌腺は生化学的に多様であるが，タンパク質やステロイドが主体である．

異常な状態と病態的特徴

　上皮と上皮由来の腺は多様性に富み，ほとんどの器官に存在している．したがって，その種類，細胞数，細胞の形に影響する異常の度合いは大きい．特定な上皮に関連するより一般的な異常についての解説は，関連する他章に譲る．

　一般的に，上皮細胞の機能異常は細胞数，増殖，分化を変化させる．形が小さくなったり体積が少なくなったりした細胞は**萎縮** atrophic といい，かなりの数の細胞が減少した場合にそれらの組織や器官は萎縮しているという．この現象には生理的（胎児や胎芽における上皮の成長や更年期以降の子宮内膜など）なものと病理的（腸の上皮に影響する様々な疾患など）なものがある．萎縮は可逆性である．ホルモンや成長因子の供給が減少した後に適切な刺激を受けると，腺上皮が正常なサイズに戻ろうとする．肥大は，特別な刺激に対応した細胞の大きさの可逆的な増大であり，甲状腺（甲状腺腫）や男性の副生殖器（精嚢）などのホルモン感受性上皮組織によくみられる．

　全体の組織塊に成りえなかった上皮組織は，器官における細胞数が不十分である．発達段階において，もしもある器官が形成されないと，その現象は非形成と呼ばれる（例：片側腎臓のみの発達）．形成不全という状態では，器官は細胞増殖により定型的に成長するが，発達初期の段階で異常が生じ，未熟な組織を形成してしまう．もし上皮が成長し続けるが不十分な細胞増殖のために正常なサイズに至らなかった場合，その器官や組織は低形成に分類される．一方逆に，もし継続的な刺激が特別な集団の上皮細胞の数を増やすと，その状態は過形成と呼ばれる．生理的な過形成の例は，妊娠や分娩後の授乳期における乳腺の拡大（腺とその導管の増殖）や乾癬（皮膚病の一つ）や湿疹における表皮細胞の増殖などがある．過形成の病態はよく知られ，前立腺肥大や甲状腺の過剰な成長を起こすいくつかの状態が挙げられる．

　上皮組織が分化して，その特徴的な役割を発揮するために

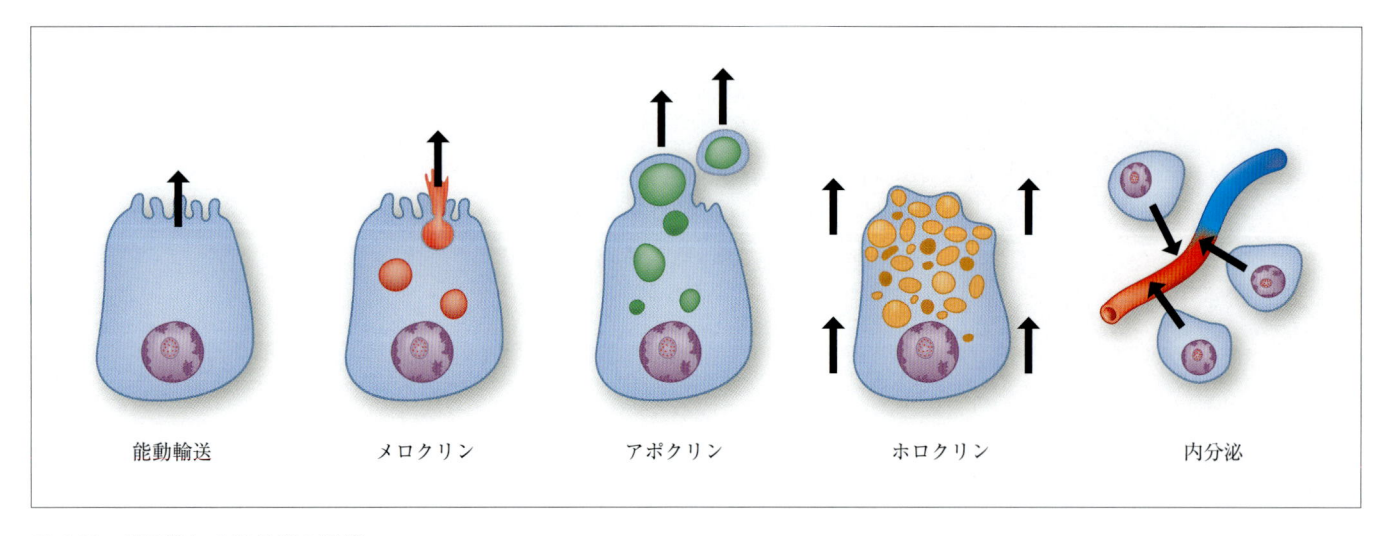

能動輸送　　メロクリン　　アポクリン　　ホロクリン　　内分泌

図4.33　腺細胞による分泌の様態
能動輸送はイオン（ナトリウム$^+$やカリウム$^+$）の流れや浸透圧の維持を行う．メロクリン分泌（あるいはエクソサイトーシス）は細胞膜が癒合し，分泌顆粒がその内容物を放出する．アポクリン分泌は細胞質の一部が分泌物とともに一緒に流出する．ホロクリン分泌は細胞全体が分泌物として離解する．内分泌は分泌物を血管の血流に放出する．

構造的・機能的に特化した子孫を作ると，その作られた細胞は特定な上皮組織では通常はみられない場合も起こる．この変化を異形成という．それは，上皮細胞の前駆細胞へ影響する組織成長に対する異常な刺激や組織傷害に関連している．しかし，作られた新たなタイプの上皮細胞は，異常な位置の正常な細胞なのかもしれない（これらの細胞は癌の場合，必ずしも異常あるいは非制御性ではない）．扁平上皮の異形成は，特に喫煙者の気管支によくみられる．杯細胞を含む正常な偽重層線毛上皮が皮膚の表皮に類似した上皮に置き換わってしまう．腺の異形成は胃でも起こる．例えば，胃上皮の潰瘍や慢性炎症（胃炎）などでは胃の粘膜が腸陰窩のようになる．

上皮の形成不全は異常な発達の際に起こり，成熟細胞の大きさ，形，さらにその構成を変えてしまう．これは腫瘍化の前兆である．ときに非定型的な過形成として，この現象は子宮頸部でよく研究され，組織学的にmild, moderate, あるいはsevereと段階づけられ，severeは非侵襲的癌との関連性が指摘され，上皮内癌としても知られる．

新生物（すなわち癌）は細胞増殖が調節されず，その結果，異常な増殖性細胞の塊（すなわち癌）となる．新生物の生物学は本章の観点からは外れるが，略説すると2つのタイプがある．すなわち，良性（非癌性）と悪性（癌性）の2つである．良性の新生物は局所的な成長あるいは拡大せずまた遠隔に転移もしない腫瘍で，多くの場合，結合組織によって取り巻かれている．一方，悪性新生物は周囲の組織に侵襲あるいは浸透し（一次癌），広がるかほかの組織に転移して拡大成長し，二次癌などに進展する．上皮組織の悪性腫瘍を癌腫という．

上皮と再生医学 Epithelia and regenerative medicine

皮膚の上皮組織は熱傷患者の移植術への応用としてよく知られている．フィブリン基質上で増殖させた上皮細胞の培養とコロニーは皮膚組織のシートを形成する．それは植皮の成功率が高い．遺伝子治療の培養への応用の可能性は，将来，皮膚疾患のいくつかの予防を予見できるものかもしれない．同様に，失明した角膜の疾患や傷害の治療でも成功できるかもしれない．辺縁部分に含まれる角膜上皮の幹細胞の移植は組織を再生し，視力を回復させる．辺縁部の幹細胞の培養と角膜上皮シートの移植は眼の傷害の治療に用いられている．

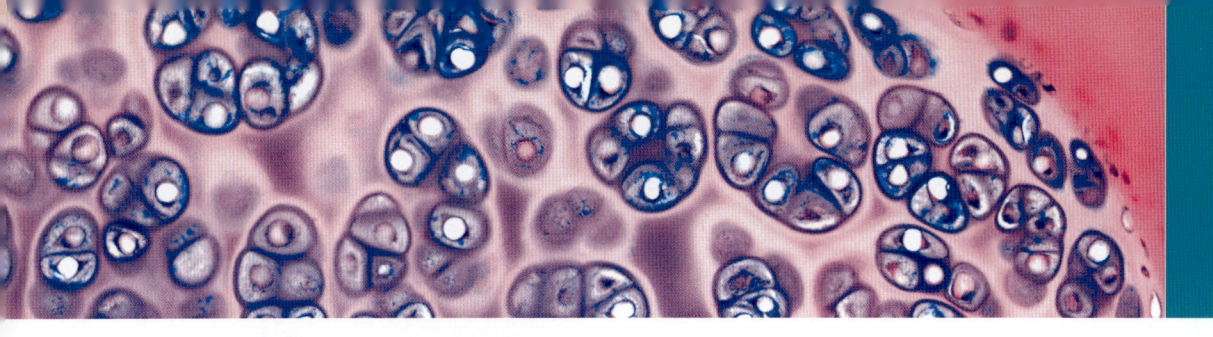

結合組織 Connective tissue

　結合組織は全身にみられる組織で，すべての器官を内部と外部の双方から支持する．しかし結合組織の機能は，枠組みや骨組みといった単一の役割の範疇を大きく超えたものである．ほかの組織型との複雑な相互関係の点で，結合組織は支持組織とみなすことができる．つまり，単に構造的な役割だけでなく，近接した異なる組織の発達，成長，さらに恒常性における動的な機能を有している．

　結合組織の状態を理解することは，骨の成長や修復，腱や靭帯損傷，肺気腫，浮腫，高血圧，創傷治癒，皮膚の老化，関節疾患のある種の腫瘍形成を含む関連する医科学や臨床医学の理解のために，重要な基礎を提供する．

　支持あるいは結合組織の概念を紹介する際に諸君が直面する3つの課題がある．
- 組織学の教科書は本によって分類法が異なること．
- 構造と機能の関係が莫大な量であり大変複雑であるために，時に，一見して戸惑うほどにずらりと並んだ分子生物学の配列が，さらに複雑さを増大してしまう．
- 結合組織が液体状の成分（血液や血漿は時に結合組織として扱われる）から硬い塊のもの（骨など）まで幅広く含まれるということを理解する困難さ．

　結合組織は細胞とそれを取り巻く基質によって構成される．それぞれの成分の比率や関係は多様である．基質あるいは**細胞外基質** extracellular matrix（ECM）は液体性か，固体性か，あるいはその中間のいずれかである．この多様性は基質が構成される様式やその役割に起因する．基本的にECMは線維あるいは炭水化物，タンパク質，電解質を含む水，栄養素，そしてホルモンを構成するゾル－ゲル型物質の混合物である．基質は支持組織の主要な成分である（図5.1）．非典型的な例は血漿である．教科書によっては血液を，肝臓のように結合組織でないものに由来する多くの可溶性タンパク

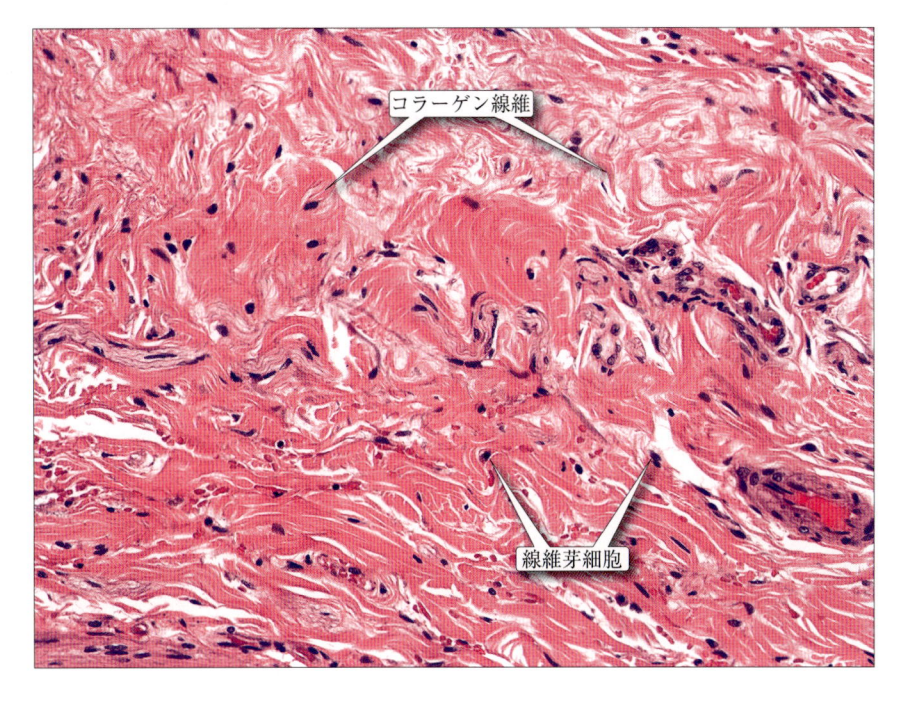

図5.1 典型的な結合組織
主にコラーゲン線維の不規則な束による組織で，組織の間には隙間や空に見える部分がある．これは主に物理的な圧迫とゲル状の細胞外基質の溶出によって起こった組織標本作製での人工産物である．線維芽細胞が全般にみられる．ヘマトキシリン・エオジン（HE）染色，パラフィン切片．×300.

質として液状の結合組織として分類しているものもある．また，器官の湿り気は，結合組織や上皮組織による産生物あるいは血液からの滲出物である間質液や細胞外液によるということを覚えておくべきであろう．

広義には結合組織は以下のものを含む．
- 様々な種類と数量の細胞．
- 不溶性の線維，多くの場合ネットワークか基質として．
- 線維性ネットワークを膨らませるタンパク質の豊富な重合体．
- 細胞と基質を架橋する接着タンパク質．
- 水：電解質や滲出した血漿タンパク質とともに間質組織に液状あるいはゲル状の性質を付与．

> **Tip**：多くの器官の結合組織は2つの要素を構成する．実質，これは器官特異的な機能を担う細胞集団である．そして間質はその実質を支持している．結合組織は全身にわたってくまなく存在している．

細胞タイプ

明確に定義される結合組織細胞の様々な対応はまったく異なる形態と機能を示すが，すべては胎生期中胚葉由来の間葉系細胞から分化する（図5.2）．

- 線維芽細胞：結合組織細胞の主体は線維芽細胞である（図5.3）．線維芽細胞は支持組織においてその空間を占め，器官の膜，腱，関節を作るなど，その広範な存在から最もよく知られた細胞である．
- 脂肪細胞：脂肪あるいは脂肪細胞は間葉系細胞ないしは中間的な細胞型の**脂肪芽細胞** lipoblast から分化する（図5.4）．
- 他の支持組織細胞：支持組織のほかの細胞として，軟骨芽細胞（軟骨を作る）（図5.5），骨芽細胞（骨を作る），そして筋芽細胞（筋細胞を作る）などがある．中胚葉や間葉が前駆体となる組織としては血液・造血組織，脈管，性腺，副腎皮質，脾臓，腎臓などがある．これらの組織について本稿では結合組織の組織学としての観点からは論じない．
- 遊走性，一過性，定住性細胞．結合組織は血液由来の1ないしそれ以上の細胞種を示す．これは驚くべきことではな

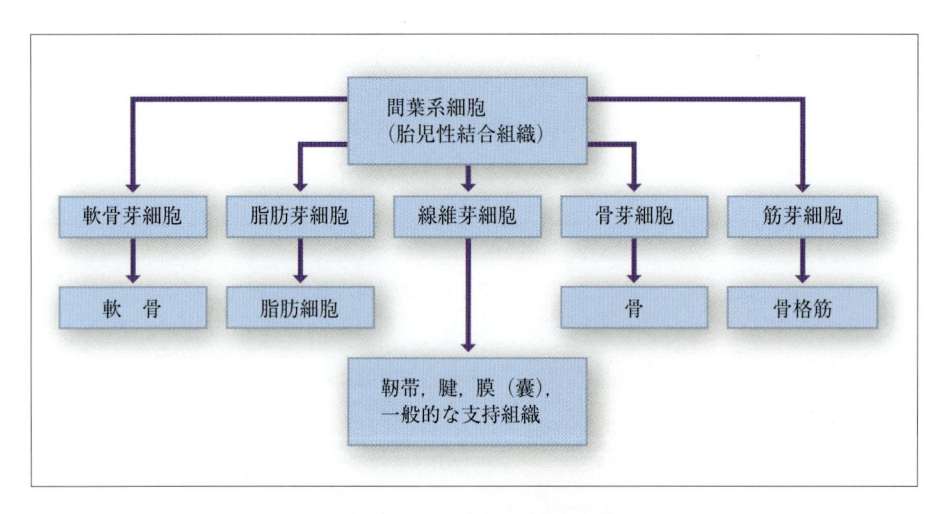

図5.2　間葉系組織由来の細胞系列
間葉系細胞は，異なる組織タイプを構成する多様な細胞に分化する．

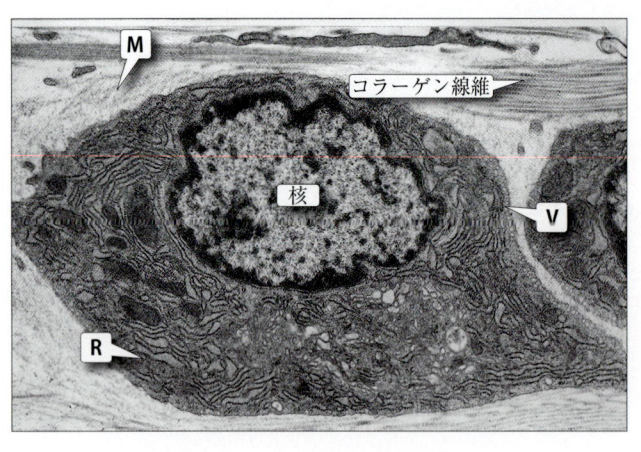

図5.3　線維芽細胞とコラーゲン線維
コラーゲン線維分子を積極的に合成する線維芽細胞は多くの粗面小胞体（**R**）を含む．コラーゲン線維の細胞内前駆体であるプロコラーゲンは小胞（**V**）によって細胞外腔へ分泌される．基質（**M**）は線維性集合体を示す．おそらくこれはプロコラーゲン由来のトロポコラーゲン分子で，コラーゲン線維に自己集塊していく．×8,000.

い．つまり，結合組織は血管系と血流を供給する組織との間の区分であるからである．例として形質細胞，マクロファージ，肥満細胞などの白血球がある．マクロファージと肥満細胞は，一時的あるいは長期的な定住細胞である（図5.6a〜c）．

- 間葉系細胞．支持組織の全般的な分類上，基本的に重要である（図5.7a〜c）．自己複製のほかに，前述したように胎芽期や胎児期の発達および成体における再生などにおいて間葉系細胞はすべての細胞へ分化することができる．故に，幹細胞あるいは多能性細胞とみなされる．間葉系細胞という名称は，分化するための特別な刺激を待つ未熟な，あるいは前駆性の線維芽細胞という意味をもつ．これまで述べてきたすべての芽細胞は，より特殊化した細胞へ分裂や発達をする能力を有する（例：腱形成に関わる線維芽細胞は腱の中で成熟した線維細胞となる）．

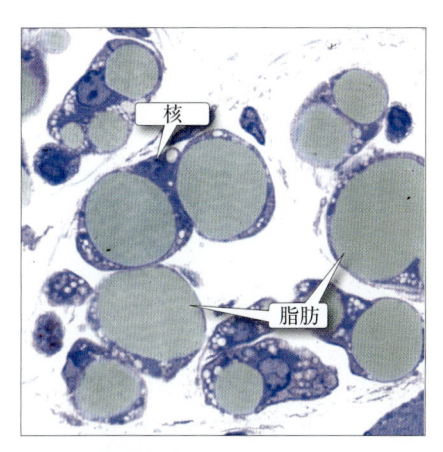

図5.4　脂肪細胞
単一で，しかし多くの場合に集合してみられる脂肪細胞は集塊し，脂肪滴を蓄える．脂肪滴は成長し，核を細胞質の片隅に押しやり，薄い辺縁に押し込める．脂肪組織は脂肪貯蔵と脂肪動員のほかには，断熱効果と代謝に影響するホルモンのいくつかを産生する．トルイジンブルー染色，アラルダイト切片．×450．

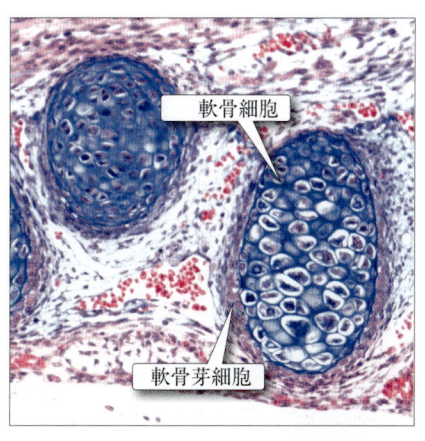

図5.5　軟骨細胞
辺縁層の軟骨芽細胞からできた軟骨細胞の島状の集まり（青色）．青く染まっている基質が軟骨である．このような特異的な軟骨構造は骨の前駆組織で，標本は胎児の発生初期の脊柱から得た．HE/アルシアンブルー染色，パラフィン切片．×90．

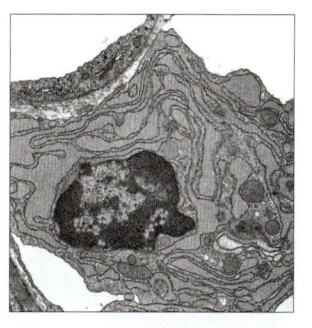

図5.6a　結合組織の形質細胞
白血球ファミリーの一員の活性型Bリンパ球由来の形質細胞は，組織における一過的な細胞で，疎性結合組織全般にわたって広く認められる．その役割は外来の抗原に反応して抗体を産生することである．×2,200．

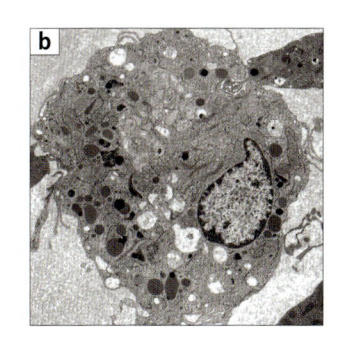

図5.6b　マクロファージ
マクロファージはほとんどの結合組織でみられる．この細胞には貪食機能があり，免疫監視機構の一部として抗原提示細胞として働く．血球の単核球由来で，結合組織に入り，マクロファージに成熟する．マクロファージは一時的あるいは長期にわたり結合組織に存在する．×1,600．

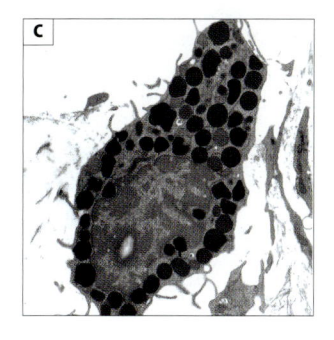

図5.6c　肥満細胞
結合組織はそれほど豊富ではないが血管の近くにみられ，骨髄の前駆細胞に由来する．細胞の多くの密な顆粒は，特にアレルギーや炎症反応により放出され，血管の緊張性と透過性を調節している．×5,200．

細胞タイプ

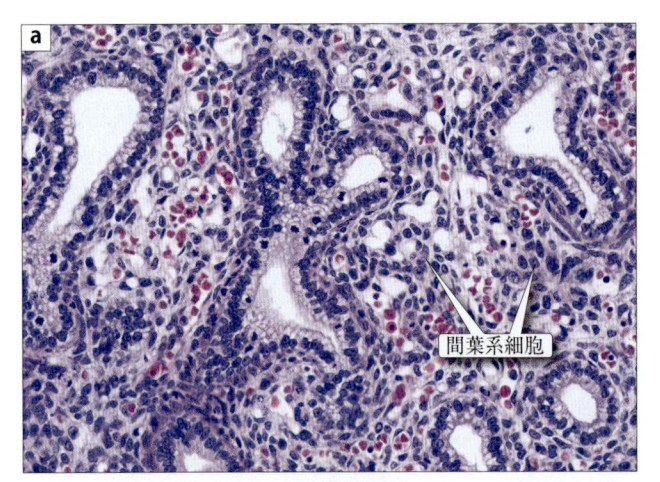

図 5.7a　間葉系細胞
胎生期の中胚葉由来で，器官形成に必須な役割を演ずる．この図は胎児期の肺の例で，間葉系細胞が原始的な呼吸器官の内胚葉由来の上皮細胞を取り囲んでいる．間葉系細胞は胎芽・胎児の発達の過程で多くの上皮細胞の形成を促す．これは上皮−間葉系相互作用の考えられる過程の1つである．HE 染色．パラフィン切片．×250．

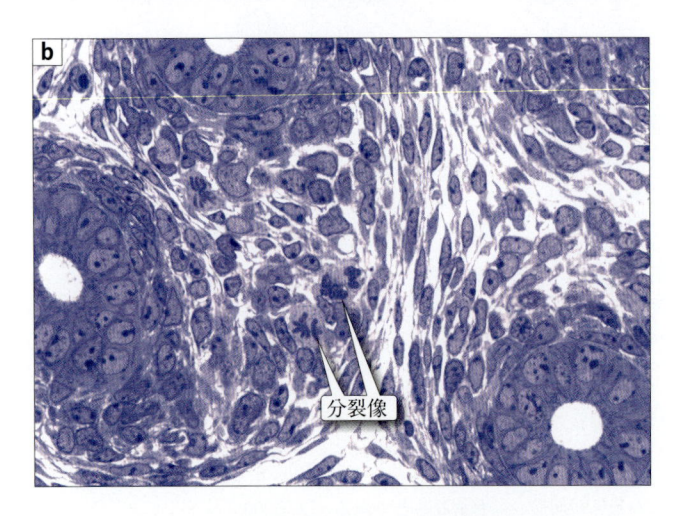

図 5.7b　胎児精巣上体における発達中の精巣上体間質の結合組織における間葉系細胞
これらの細胞は典型的な星形あるいは紡錘形で分裂能を示す．そして多くの分化の道筋を示す線維芽細胞，筋・筋細胞，あるいは器官や組織のタイプに依存するほかの細胞系などへの分化である．トルイジンブルー染色，アラルダイト切片．×650．

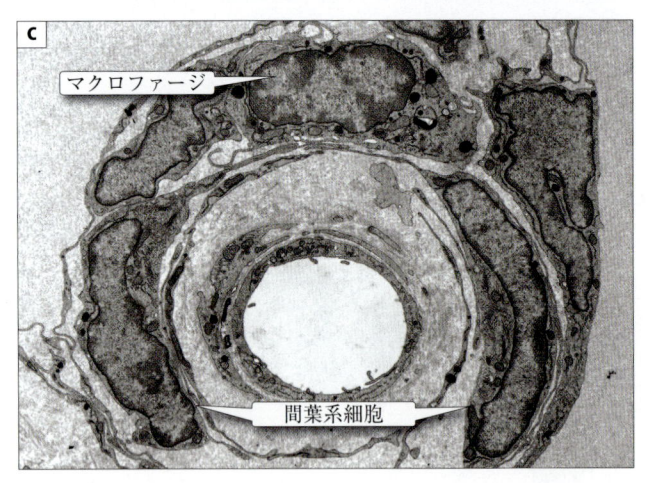

図 5.7c　成体の間葉系細胞の微細構造
毛細血管後細静脈に付随する間葉系細胞を示す．これらの細胞は線維芽細胞に似ているが，コラーゲン線維はそれほど目立たない．特別な組織と局所の刺激により，間葉系細胞は多様な範疇の細胞分化を遂げる．付近にマクロファージがみられる．×2,900．

基 質

基質の成分は，線維，プロテオグリカン，糖タンパク質，水・電解質，ホルモン，ガスなどの可溶性物質である．線維は多少は同定しうる構造をもつが，一方，タンパク質高分子，多糖類，水はこのような構造的特徴をもたず，無定形ないしは無構造である．両者の混在がしばしば理解を混同させる．というのは，顕微鏡学的にまったくあるいはほとんど確認できない構造である組織成分を命名することは難しいからである．

同定しうる構造をもつ基質成分は，組織学的に観察可能な線維タンパク質，あるいは支持構造としての線維である．すなわち，コラーゲン線維（細網線維を含む）と弾性線維である．

無定形な基質のゲル状の状態は，"基礎基質 ground substance" として知られており，多糖類とプロテオグリカンと呼ばれるタンパク質の混合物からなる．このプロテオグリカンはより小さな分子である糖タンパク質（以前はムコタンパク質と呼ばれていた）でできている．

これら高分子の集合体のすべては，負に荷電するために十分な量の水を必要とする．血漿成分を除く細胞外あるいは細胞内の水の総量は，平均的な成人で約 11 L（全身の水の 25%，体重の 15%）にのぼる．

線維性成分の第一の機能は，強度と変形，伸展に対する抵抗性をもたせることにある．水和された基質タンパク質の第一の機能は，栄養素の供給とゾル－ゲル複合体の密度に依存した機械的支持である．支持組織の機械的・物理的特性は，線維性あるいは基質性成分の混合と，そのいずれが主体をなすかに依存している．

基質線維 Matrix fibers

コラーゲン線維は線維芽細胞によって合成され，I 型から XX 型の，少なくとも 20 の亜型が存在する（図 5.8a, b）．I 型は最もよくみられるタイプである．その高い張力（重量と強度の関係は比較的柔らかな鋼に匹敵する）は 3 つの主

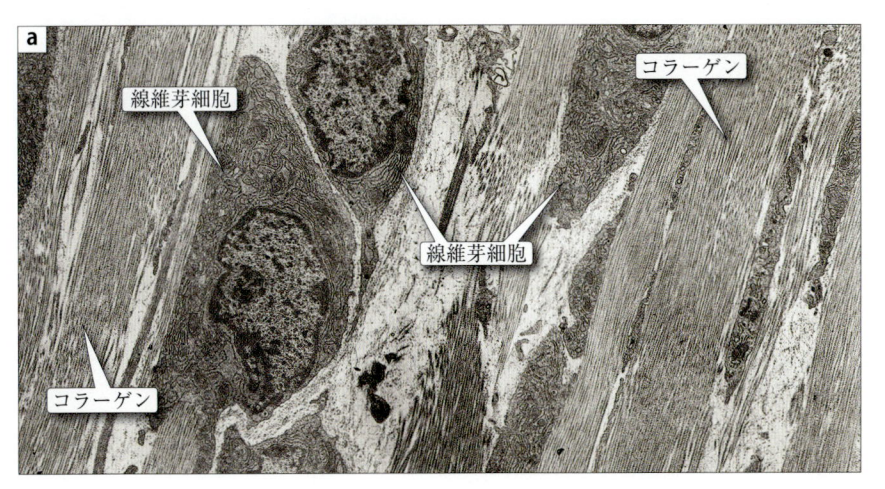

図 5.8a　コラーゲンと線維芽細胞
線維芽細胞は，それが分泌するコラーゲン分子と密接な関係にある．コラーゲン分子は多くのコラーゲン原線維を構成する．組織標本ではコラーゲン線維あるいは線維束としてみることができる．コラーゲン原線維の配列や集積は，原線維関連コラーゲン（XII 型コラーゲン）とデコリンのようなプロテオグリカンによって決まる．コラーゲン分子は，三重らせんのペプチド前駆体として，線維芽細胞中で合成される．ペプチドが細胞外へ放たれると，タンパク質はトロポコラーゲンと呼ばれる．その後自発的な集合と架橋が起こる．× 4,000.

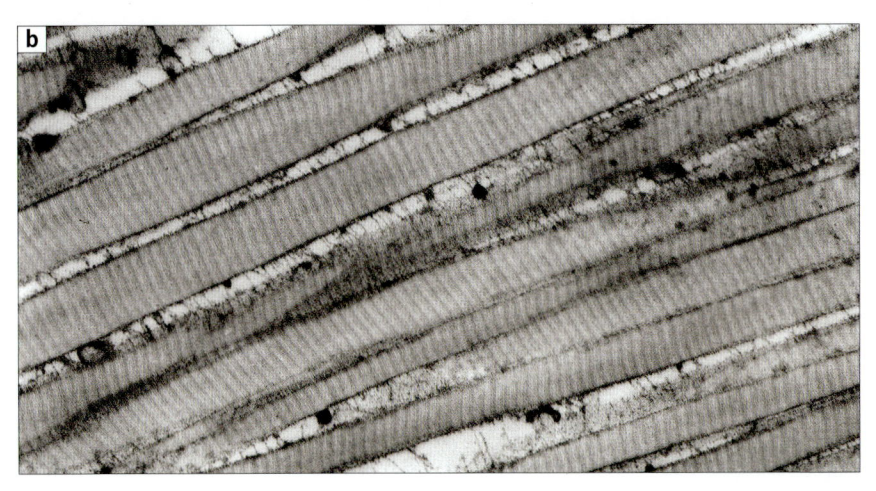

図 5.8b　コラーゲン原線維
本図はエラスターゼとともに腱組織を培養して得られた．原線維を作るコラーゲン分子の反復性の規則的な配列を示す．はっきりしたバンド状のパターンに注目しよう．原線維は線維状の鎖，おそらく XII 型あるいは XIV 型コラーゲンによって安定化する．多くの原線維の集合により，径 0.5〜3 μm のコラーゲン線維ができる．線維の大きな塊は光学顕微鏡で束として観察される．× 38,000.

基質

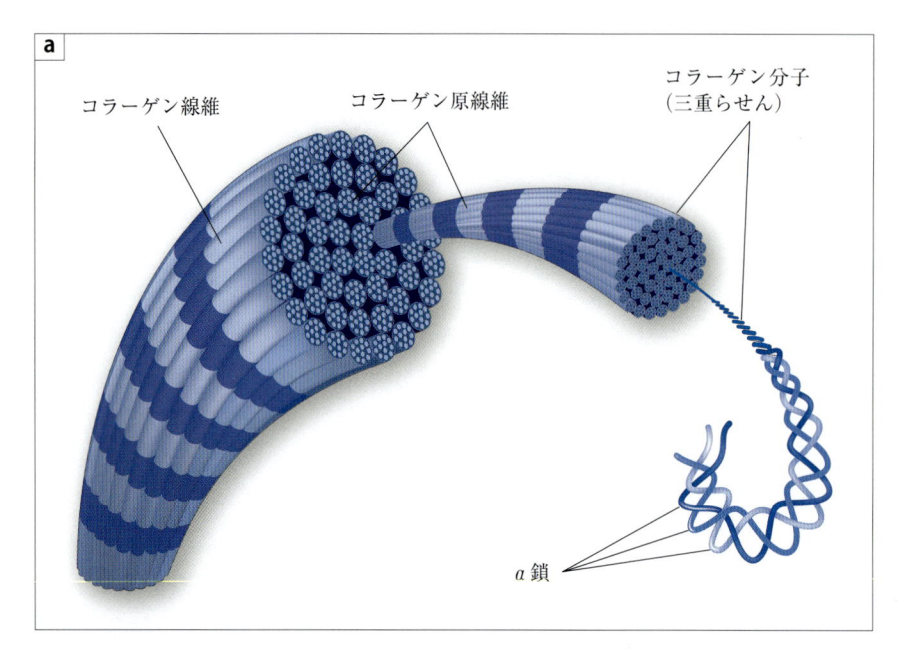

図 5.9a　コラーゲンの構造

コラーゲン分子を構成するポリペプチドの超らせん構造を示す模式図．鎖構造の構成が形成するコラーゲンのタイプを決める．線維芽細胞内のプロコラーゲン分子は，径 1.5 nm，長さ 300 nm の三重らせんの"コイル状コイル"になるように重合する．分泌顆粒内で放出後，ペプチダーゼはペプチドの端を切断しトロポコラーゲン分子を作る．そのトロポコラーゲン分子の多くは，10～300 nm 径の原線維を作る．多くの原線維はより大きい（径が 3 μm に及ぶ）線維に集合し，ついには組織切片で観察されるようなコラーゲン線維の束となる．Ⅰ～Ⅲ型，Ⅴ型，Ⅺ型コラーゲンは原線維となるが，Ⅳ型コラーゲンは基底膜の中で細かな網目構造となる．

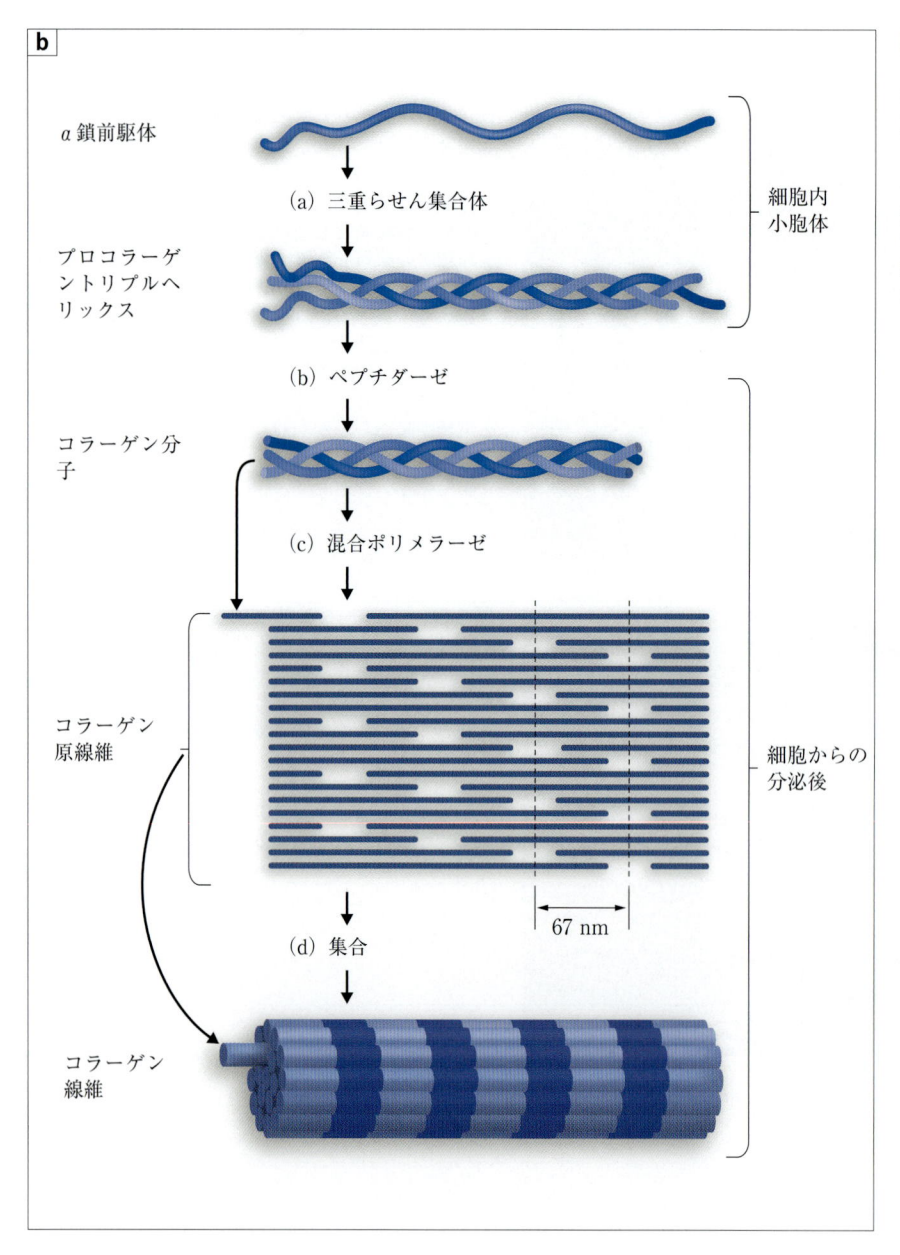

図 5.9b　コラーゲンの集合

コラーゲンの線維はタイプにより 0.5～3 μm 径になる．それらは多くのより小さい径 300 nm までの原線維によって構成されている．実際のコラーゲンタンパク質はコイル状の鎖による三重らせんである．反復して現れる明暗の縞は，原線維中のコラーゲン分子集合のずれから生じる 67 nm 間隔の隙間による．コラーゲンはかなりの物理的強度をもち，腱，靭帯，軟骨，骨などのような組織の強靭な特性を裏付ける．

要なタンパクの超らせん状に曲がりくねったロープあるいはケーブルタイプの構成による（図5.9a，b）．全身のタンパク質の25％を修飾し，個々の線維が相互に集合し，やがて顕微鏡で観察できる大きな束あるいは線維となる．

コラーゲンのタイプ Collagen types

　コラーゲンは身体の中で最も豊富にあるタンパク質である．骨，靱帯，腱，被膜，関節包はⅠ型コラーゲンを含む．Ⅱ型・Ⅲ型コラーゲンもよく研究されている．Ⅱ型は軟骨と眼球の硝子体に，Ⅲ型は多くの腺，皮膚，特に大型の血管の網目状あるいは網状の格子構造としてみられる．Ⅰ型・Ⅱ型・Ⅲ型コラーゲンは，身体の90％のコラーゲンを占めている．コラーゲン線維は比較的安定的で，寿命の長いタンパク質である．Ⅱ型コラーゲンの更新周期はほぼ1年である．Ⅳ型コラーゲンははっきりとした原線維の形態はなく，基底板にみられる．

　骨は別に述べることとし，ここではコラーゲンの含有比率の高い（80％以上）腱と靱帯について考えてみる．腱の張力強度は大きく，ヒトでは約280〜1,260 kg/cm^{2}ほどである．筋はわずか5 kg/cm^{2}ほどの力に耐えるのみである．横断面では，腱と靱帯の微細構造として太い径と細い径が観察される．生理学的に腱と靱帯は不可逆的ダメージはなく，元の長さの3〜4％までの引っぱりに耐えることができる．緩やかあるいは適度な引っぱり（4％以上の引き伸ばし）は線維断裂に関係し，臨床的にストレステストで関節弛緩を引き起こす．この臨床像は線維の50％の断裂を意味する．線維の完全な断裂（10〜20％の引き伸ばし）と靱帯・腱の機能不全は危険である．なぜなら，痛みは一過性にすぎないが，さらなる負荷を強いることは複数の傷害を引き起こす可能性があるからである．

エラスチン，弾性線維，細網線維
Elastin, elastic fibers, and reticular fibers

　エラスチンと弾性線維は，バイオポリマーであるエラスチンとともにフィブリリンと呼ばれる微小線維によってできている．これら2つの成分は水とともに線維に弾性を与える．線維は分枝し，同心円状あるいは平坦なシートを形成する．動脈の壁，腸間膜，筋腱膜が弾性を必要としている場所にみられる（図5.10a〜e）．皮膚，大血管，肺の弾力性は弾性線維のゴムのような特性に依存している．皮膚の真皮では広範な分布パターンがみられる．エラスチンは体重の5％以下にすぎないが，皮膚の弾力性には大変重要である．エラスチンはこのほかに外耳，脊柱の弾性項靱帯と黄色靱帯などにもみられる．

　弾性項靱帯は80％のエラスチンと20％のコラーゲンを含む．そして靱帯を屈折することなく脊柱の屈曲と伸展を可能

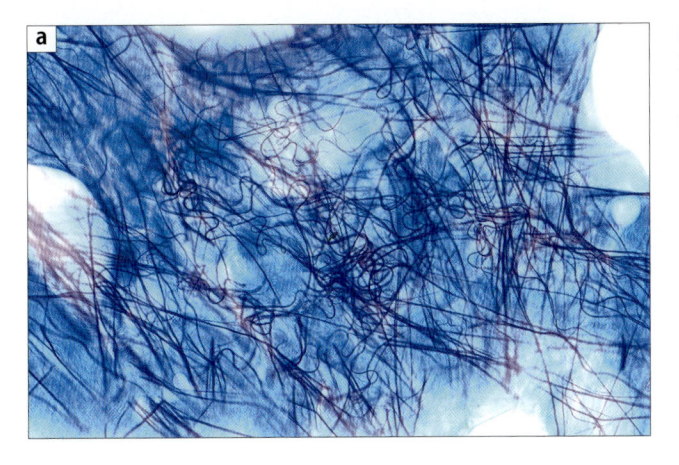

図5.10a　靱帯の弾性線維
大頬骨筋の靱帯を含むこの組織切片は高密度の弾性線維を示す．組織は切除し固定されると縮むので，ちょうど伸びていないゴムのように，弾性線維は緩み，強く反跳する．この靱帯の弾性特性は，加齢に伴う結合組織のたるみに対抗する．ゴモリトリクローム染色，パラフィン切片．×120．

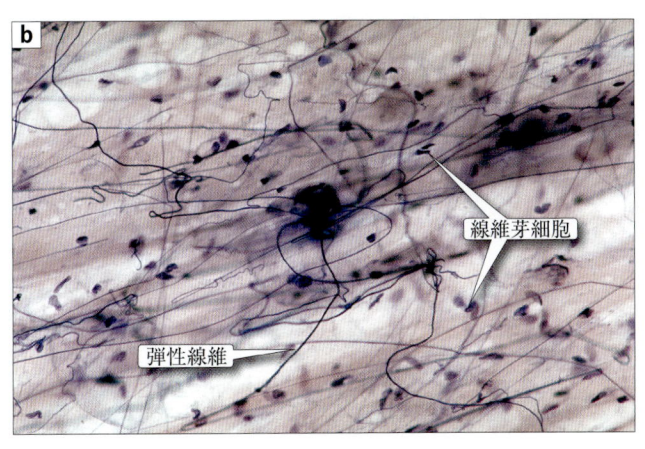

図5.10b　腸間膜の弾性線維
弾性線維を染めた腸間膜の伸展標本である．結合組織内で曲がりくねっている．これらの線維は，胃腸管に関連する膨張や蠕動運動に重要な腸間膜の伸展と可動性を可能とする．焦点の異なる面にみられる細胞の核は線維芽細胞の核である．この線維芽細胞は弾性線維とそれを支持する細胞外基質を合成する．ゴモリトリクローム染色．×250．

基 質

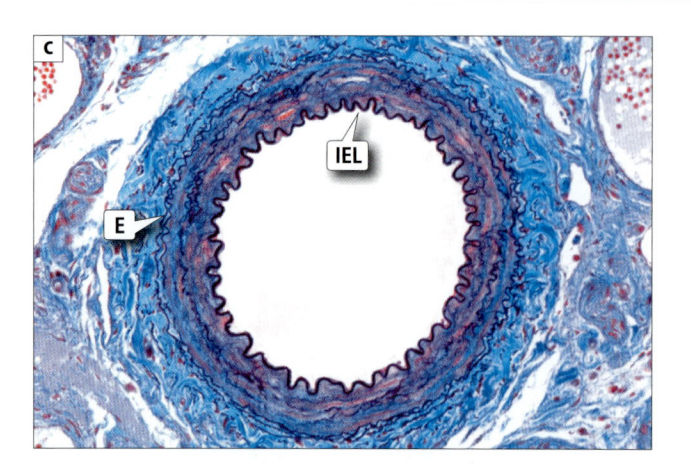

図 5.10c 動脈壁の弾性線維
動脈壁と，より少ない程度ではあるが筋の静脈，そしてより大きい静脈では平滑筋によって合成された弾性線維が明瞭な配列を示す．この図の細動脈では，緩やかな波状の弾性線維成分のシート（内弾性板：**IEL**）が観察できる．エラスチンのより薄いシート（**E**）は中膜と外膜の結合組織の中にみられる．血管が弛緩すると，折れ縮んだ弾性板は元に戻ってまっすぐになり，血流を流しやすくしている．ゴモリトリクローム染色，パラフィン切片．×150.

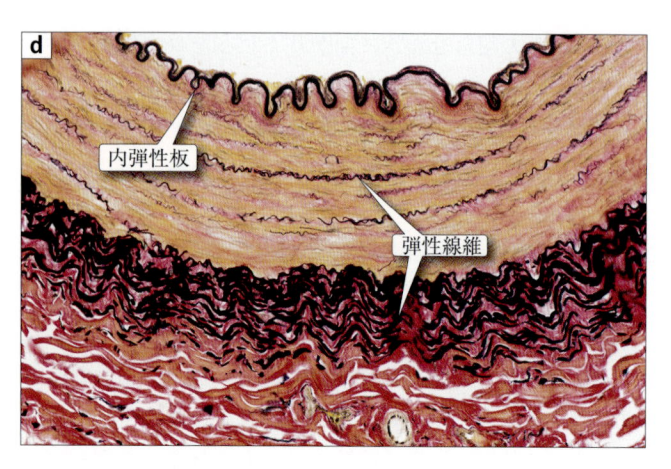

図 5.10d 筋の動脈
筋の動脈はよくみられるもので，高い血圧に抵抗できるように厚い壁をもっている．組織標本作製のための固定の後，血管は部分的に収縮し，内弾性板をホタテ貝のようにする．壁内の平滑筋層（黒く染まっている）にはほとんど弾性板はみられない．しかしより多くが外膜にある．ここは結合組織が折れ曲がっている．弾性線維は反動により血管を膨張させる．ヴァーヘフ/HE染色，パラフィン切片．×300.

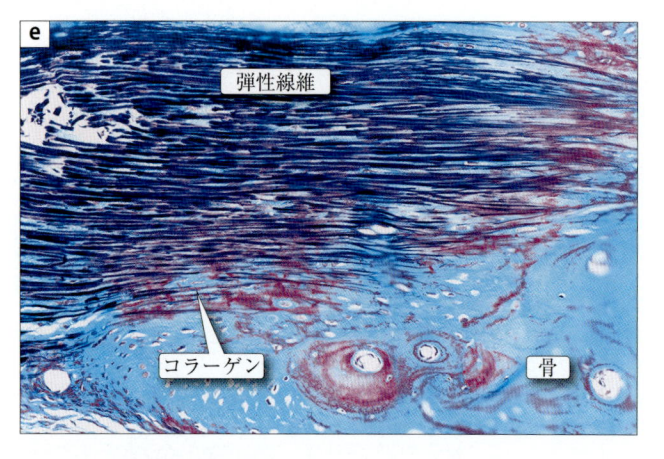

図 5.10e 脊椎の靭帯
椎骨の椎体間の靭帯は脊柱内の強靭な密着を維持している．しかしその中には脊柱の屈曲と伸展を可能とする豊富な弾性線維が含まれている．屈曲と伸展の程度は弾性線維の中に混在しているコラーゲン線維により制限される．そのほかに弾性線維が豊富な靭帯としては頸椎の項靭帯，声帯靭帯，そして眼球水晶体の提靭帯などがある．ゴモリトリクローム染色，パラフィン切片．×100.

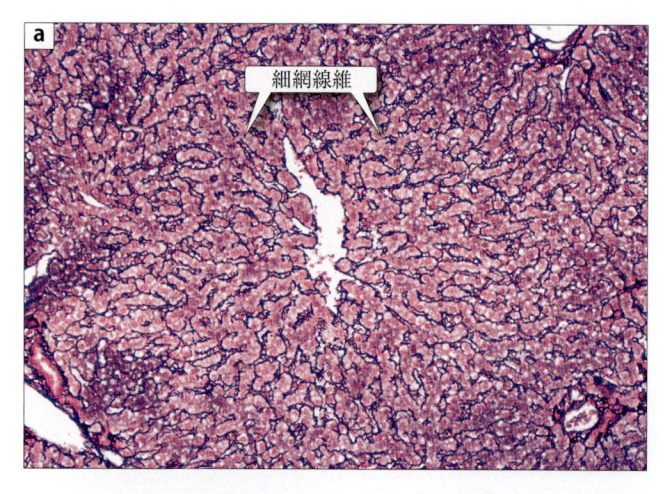

図 5.11a 肝臓の細網線維
この肝臓の標本では細網線維は類洞の辺縁（すなわち類洞内皮細胞と肝細胞の間のディッセ腔）にみられる．細網線維はⅢ型コラーゲンで，肝小葉の細胞を構造的に支持する役割をもつ．これらの線維は特殊なタイプの脂肪貯蔵細胞（伊東細胞）により合成される．伊東細胞はまたⅠ型・Ⅳ型・Ⅴ型・Ⅵ型コラーゲン，糖タンパク質，プロテオグリカンを産生する．しかし基底板は電子顕微鏡ではみられない．ゴールドン＆スィート/HE染色，パラフィン切片．×80.

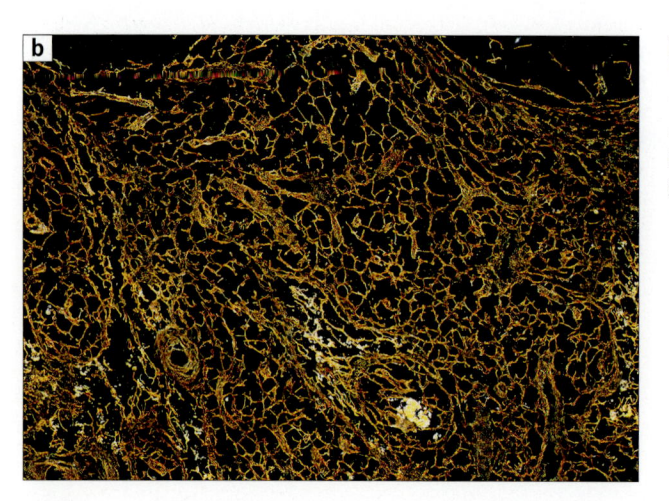

図 5.11b リンパ節の細網線維
リンパ節のようなリンパ器官は，多くの細胞すなわちリンパ球，マクロファージ，そのほかの免疫系細胞の内在に適した器官組織内の細網線維による枠組みに依存している．この組織切片では，複雑で密な線維ネットワークが暗視野顕微鏡により明瞭にわかる．同様な構成は脾臓にもみられる．細網細胞（線維芽細胞）が線維を作る．ゴールドン＆スィート/HE染色，パラフィン切片．×150.

としている．そうでなければ，脊髄を損傷してしまう．ヒトではこの靭帯は未発達であるが，四足動物では頭部をもち上げるのに役立っている．弾性線維は線維芽細胞，平滑筋細胞，軟骨細胞によって作られ，不可逆的ダメージなしで120％もの伸展を可能とする．

機能不全の状態として，以下のものが含まれる
- 肺気腫（エラスチン消失）．
- 紫外線に曝露された（過剰な日光など）際の皮膚の弾性の減少．
- 動脈壁の不適切な弾性により動脈硬化や高血圧になる．

細網線維（Ⅲ型コラーゲン）は広範な組織に網目ないしは格子状の構造を形成する．細網線維が存在する組織は，多くの腺組織のほかに平滑筋や血管の周囲，リンパ組織内，それほど密でない支持組織などである（図5.11a，b）．

微細線維 Microfibirils

微細線維は径約10～12 nmの明瞭な管状タンパク質で，主成分はフィブリリンである．エラスチンが弾性線維を形成するための足場を提供していると考えられている．

基質：高分子 Matrix：macromolecules

前述したように，基質は細胞と線維を取り囲み，それらを支持する．通常，基質は線維芽細胞による産生物質であるが，軟骨や骨では軟骨細胞や骨細胞によって産生される．顕微鏡による観察では，基質成分は半透明ないし中空様，組織タイプや染色により様々な程度の無定形性状として認められる．基本的に，基質はプロテオグリカンと糖タンパク質の混合物であり，細胞外基質のいくつかの主要なタンパク質の機能を図5.12に示す．

プロテオグリカン Proteoglycans

プロテオグリカンはすべてではないが，主に線維芽細胞から作られる（軟骨組織による軟骨芽細胞と骨における骨芽細胞はプロテオグリカンを分泌している）．そしてグリコサミノグリカン（GAG）と呼ばれる大きく負に荷電した炭水化物が豊富な鎖が中心部のタンパクコアに繋がれた大きな複

細胞外基質の主要なタンパク質			
分子	型	通常の分布	機能
アグレカン	プロテオグリカン	軟骨	水和，Ⅱ型コラーゲンの枠組みの膨化
軟骨基質タンパク質	糖タンパク質	関節以外の軟骨	コラーゲンを架橋
Ⅰ型コラーゲン	原線維	骨，腱，靭帯，皮膚	伸展強度
Ⅱ型コラーゲン	原線維	軟骨，眼房水	伸展強度，圧迫に対する抵抗
Ⅲ型コラーゲン	細網原線維	腺，免疫組織，皮膚，血管	格子様支持，順応
Ⅳ型コラーゲン	網目構造	基底板	支持，細胞行動
Ⅷ型コラーゲン	格子	デスメ膜（眼球角膜）	伸展強度
Ⅹ型コラーゲン	格子	胎児軟骨	初期の骨形成
デコリン	プロテオグリカン	骨，腱，靭帯，皮膚	コラーゲンを架橋
エラスチン	原線維ネットワーク	多くの支持組織	弾性，反動性
フィブリリン	微細線維，プロテオグリカン	弾性線維とともに分布	足場
フィブリノゲン	血漿タンパク質	血漿	フィブリン塊
フィブロネクチン	糖タンパク質	細胞外基質に広範に	接着，細胞遊走
ラミニン	糖タンパク質	基底板	発達，分化
オステオカルシン	基質，タンパク質，糖タンパク質	骨，歯	結晶化調節
von Willebrand 因子	糖タンパク質	血漿	血小板と血管の接着

図5.12　細胞外基質の主要なタンパク質
細胞外基質の主要なタンパク質のいくつかの通常の分布と機能．（Based on date from Ayad S, et al. The extracellular matrix facts book. London; Academic Press, 1994.）

基質

合物で，高分子全体で剛毛ブラシのようである（図5.13）．GAGはアミノ糖のポリマーで，コンドロイチン，ケラタン，デルマタン，ヘパラン硫酸のように，そのほとんどは硫化物である．複数のプロテオグリカンは，次いで非硫化性の，ヒアルロン酸と呼ばれる長さ5μmの大きなGAGに付く．複合体全体では，結合組織の線維（コラーゲン・弾性，微細線維）を通り，その通路をプロテオグリカンは分解と合成を繰り返し，その周期は2〜3週である．

多数のプロテオグリカンが相互に繋がると，プロテオグリカン集塊を作る（例：軟骨のアグリカン）．この集塊は負に荷電したアミンと硫酸化合物をもつことから水に高い親和性をもつ．よって穴の開いた水和性の殻ともいう．この最も典型的な例は硝子軟骨でみられる．軟骨のGAG基質の半径3 nm内，眼球硝子体の約300 nm内のわずかな隙間を水が占めている．このように流れに対する抵抗は高く，その結合組織はゲル状である．水和性の混合物はコラーゲンに結合し，共に圧迫による変形に抵抗している（例：関節軟骨の加重状態）．

気管や気管支の枝の硝子軟骨部分のような組織では，強固な支持機能をもたせるものもある．

プロテオグリカンは水溶性なので，組織切片作製中に溶出してしまう．このため結合組織中では洗い出された構造を呈するものもある．全体の95％が基質，5％がその基質を合成・調節する細胞，すなわち軟骨細胞によって構成されている硝子軟骨などである．

接着性の糖タンパク質 Adhesive glycoproteins

基質中の糖タンパク質は以下に列記する主要なグループに分けられる．

- 接着性タイプ：フィブロネクチンやラミニンなど．
- 骨格性タイプ：カルシウム結合や石灰化に影響を及ぼす．
- そのほかフィブリリンのような弾性線維を補強するもの．
- インテグリンなどの細胞を基質に結合させる膜タンパク質．

> **Tip**：結合組織は有機基質によって囲まれた細胞をもつ．これらの細胞は線維芽細胞のような非常に小さいか，あるいは脂肪細胞のように大型なものがある．すべての細胞タイプは高分子基質を分泌するかその中に埋まり込んでおり，組織切片では無形性なものとして現れる．観察できるのは基質の中の線維であるが，これも結合組織のタイプによる．

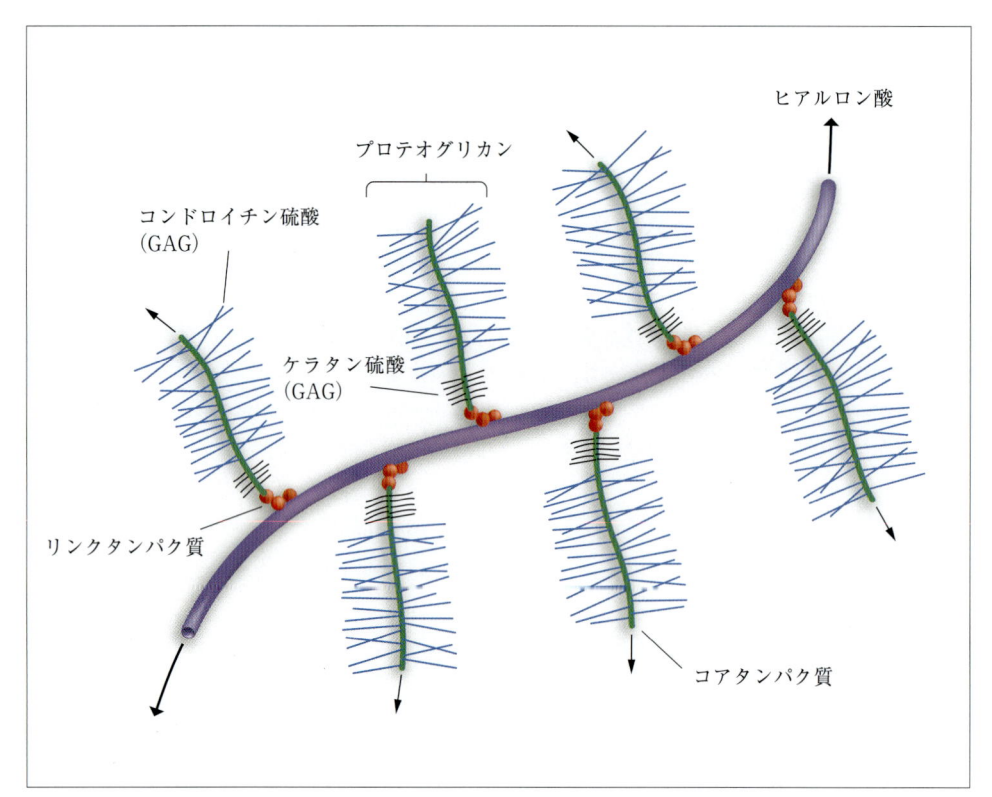

図5.13 軟骨基質分子
硝子軟骨にみられるグリコサミノグリカン（GAG）巨大分子の図解．この分子混合物は電子顕微鏡で観察される．大きさは数マイクロメートルの長さに及ぶ．ヒアルロン酸はプロテオグリカンのアグレカン（集塊）が接着する幹のGAGタンパク質である．アグレカンのGAGは剛毛の刷毛に似ており，主にコンドロイチン硫酸あるいはケラタン硫酸によってできている．アグレカンはコラーゲンに結合し，一定の強度を軟骨基質にもたせる．これらの複合体はまた親水性で水に結合するが，これにより軟骨を拡大し膨らませ，体重を支持する滑膜関節の関節軟骨における重要な特性の1つとなっている．

基底膜

基底膜は結合組織の線維と基質の特別な集合構造で，上皮組織の基底部に接し観察される．また，血管内皮，筋，脂肪，末梢神経の周囲にもみられる．その用語は光学顕微鏡で観察される薄いシート様の構造に用いられるが（図5.14a〜c），微細構造レベルでは2つの成分があることがわかる．1つは基底板という薄い基質の層，もう1つはその外側にあるコラーゲン原線維による細網板である（図5.15）．基底膜は上皮組織に連結と支持をし，拡散に際しての選択的なフィルターになっている．これらの層を合わせた厚みは，上皮のタイプや関連する線維芽細胞によって様々であり，時に数マイクロメートルにも及ぶ．基底板はそれを産生し，その上に存在する細胞の細胞膜にしばしば接している．しかし時にはこの2つの層は**薄層** lamina rara または**透明板** lamina lucida と呼ばれるもう1つの層により区別されていることもある．このような場合，基底板は**緻密層** lamina densa として扱われる．透明板は細胞内アクチン・中間径フィラメントと緻密層との間を架橋するインテグリンを含んでいる．ラミニンは透明板に豊富で，細網板に存在するコラーゲン原線維（Ⅳ型）とともに構造的なネットワークを形成する．基底板のほかの構造タンパク質にはヘパラン硫酸（ペルレカン）とエンタクチンがある．上皮を保護するバリアーの1つとして基底膜／基底板は，癌細胞が下層の結合組織に侵入する際に重要な役割をもつ．

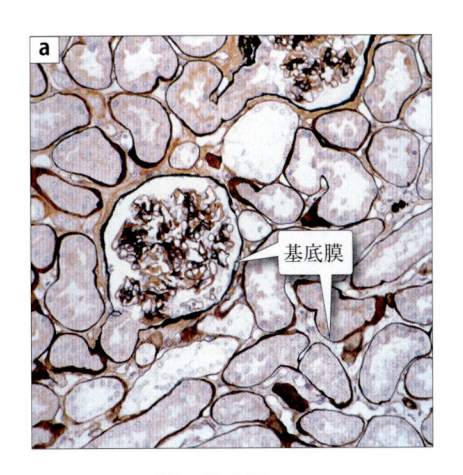

図 5.14a　腎臓の基底膜
銀染色法による腎臓組織の染色で，糸球体や尿細管の基底膜が茶褐色に染まる．基底板は上皮組織や血管内皮の下にあり，ほとんどの筋細胞，脂肪細胞，末梢神経の軸索を取り囲んでいる．これはⅣ型コラーゲンと構造的な糖タンパク質，ラミニンなどによって構成され，不規則なネットワークを形成する．銀染色．パラフィン切片．×100.

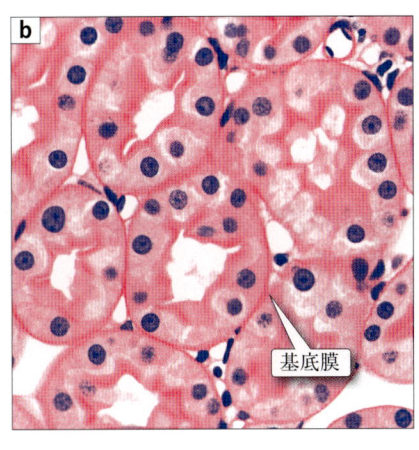

図 5.14b　基底膜
炭水化物を染める過ヨウ素酸シッフ（PAS）染色により，基底膜はその内容物であるペルリカン（プロテオグリカン），ラミニン，構造的糖タンパク質（エンタクチンもしくはニドゲン）の成分により陽性に染まる．基底板は支持，選択的な細胞性・分子性のフィルター，組織の構築や成長を助けるための細胞間相互作用など，多くの機能をもつ．PAS染色．パラフィン切片．×250.

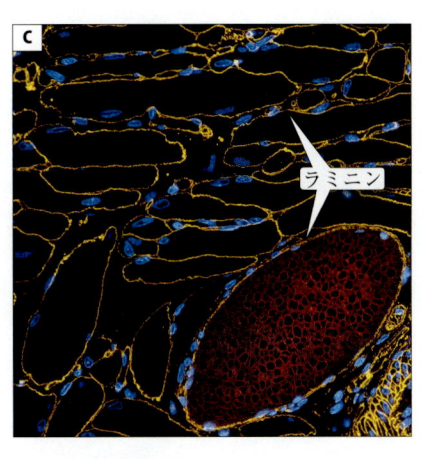

図 5.14c　基底板
基底板のラミニンに対する免疫蛍光抗体法．ラミニンは骨格筋線維と細静脈の平滑筋の薄い壁の周りに認められる（核は青色）．このように基底板は上皮組織に特異的なものでなく，ほかの組織にもみられる．×200.
(Courtesy J Zbaren Inselspital, Bern, Switerland.)

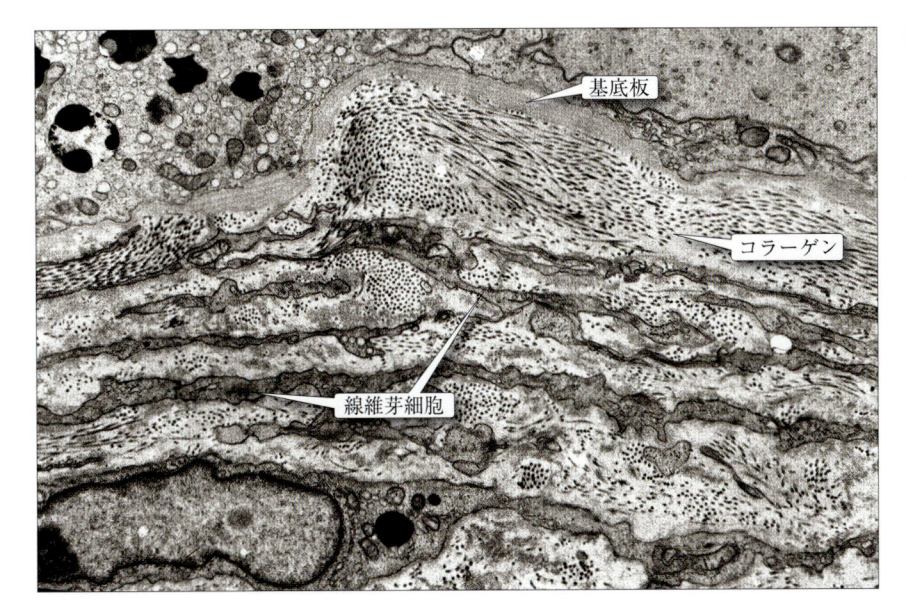

図 5.15　基底膜の微細構造
上皮組織に近接する支持層の微細構造で基底板を示す．基底板は細胞外基質の埋まった薄い線維芽細胞の細胞質とコラーゲン線維により構成される．上皮の型によりこれらの層はその数や厚さが多様性に富む．基底板は組織に支持と柔軟性，基底側の上皮細胞への接着などの機能をもたせている．×7,000.

分　類

支持組織（結合組織）の様々な組織学的タイプはそれぞれはっきりと異なっていることは明らかであるが，その形態に基づいた多数および少数のグループに分けられる．基本的な用語として結合組織が使われるが，それは解剖学，病理学，臨床医学において共通な表現として用いられていることによる．

疎性結合組織 Loose connective tissue

基本的な疎性結合組織（例：組織標本作製過程で作られた基質内の腔や隙間など）は，最も広範に存在するものである．散在する線維は豊富な無形性の基質によって分離されている（図5.16a～c）．それはまた器官を支持するための変形性と空間を占有する"詰め込み"式の骨組みを組織に付与する．

脂肪組織 Adipose tissue

脂肪組織は2種類の脂肪細胞によって構成されている（図5.17a～c）．1つは成人の白色脂肪細胞，もう1つは新生児期に豊富で成長とともに減少する褐色脂肪細胞である．脂肪組織の機能は，以下の4つである．

- 脂肪の合成と貯蔵．
- 予備的エネルギーとして活動．

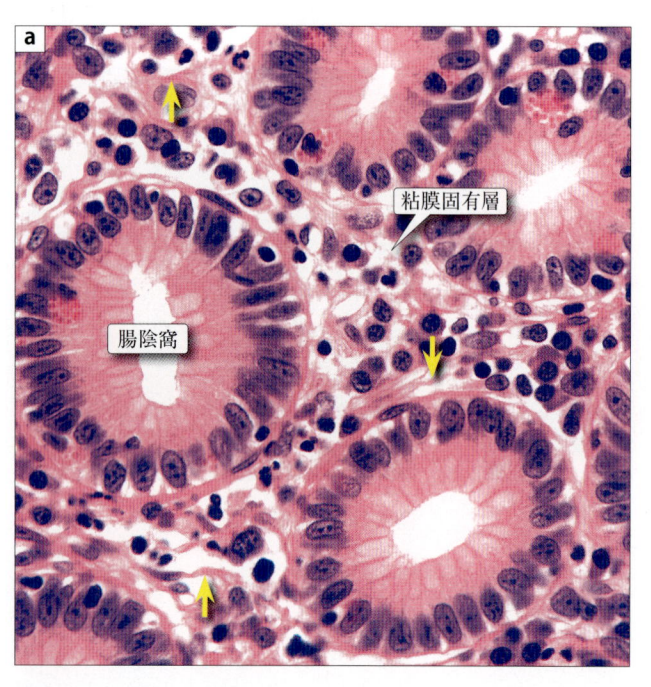

図5.16a　疎性結合組織
細胞遊走を可能とする粘膜固有層と呼ばれる疎性（あるいは中空の）結合組織によって囲まれた腸陰窩の横断面像．ここでは線維性タンパク質成分は最小限で，多くは神経－血管成分や免疫系の遊走細胞を含む腺間組織である．コラーゲン線維の構造骨格（矢印）は線維の細い網目である．部分的に見える空の隙間は組織標本作製の際の人工産物で，声帯ではゾル－ゲル基質により満たされている．HE染色．パラフィン切片．×400.

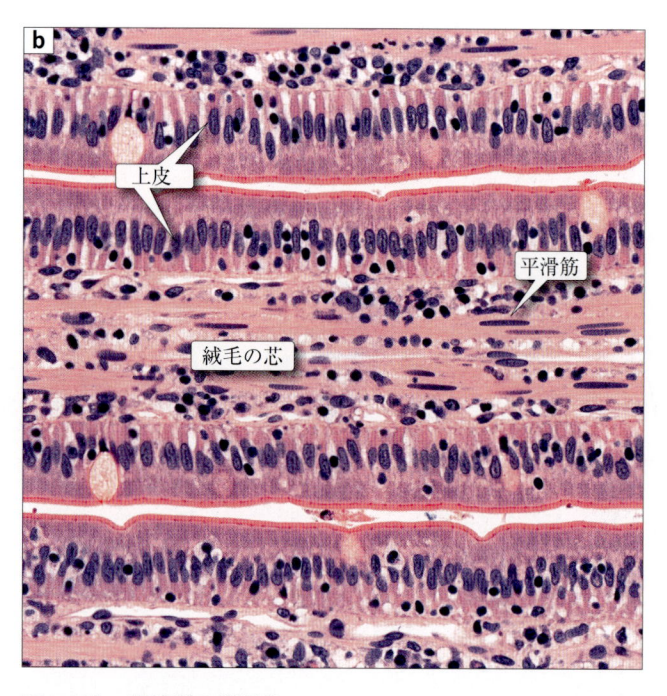

図5.16b　腸粘膜の縦断像
この図は疎性結合組織を含む腸粘膜の3つの絨毛を示す．線維芽細胞，白血球，マクロファージ，肥満細胞などは細胞成分が多く，ほかに血管や紡錘形の平滑筋細胞がある．これらすべては細胞外基質により支持される．この細胞外基質は水和性多糖類―タンパク質の中に埋もれた線維性タンパク質（コラーゲン，エラスチン）を含んでいる．HE染色，パラフィン切片．×300.

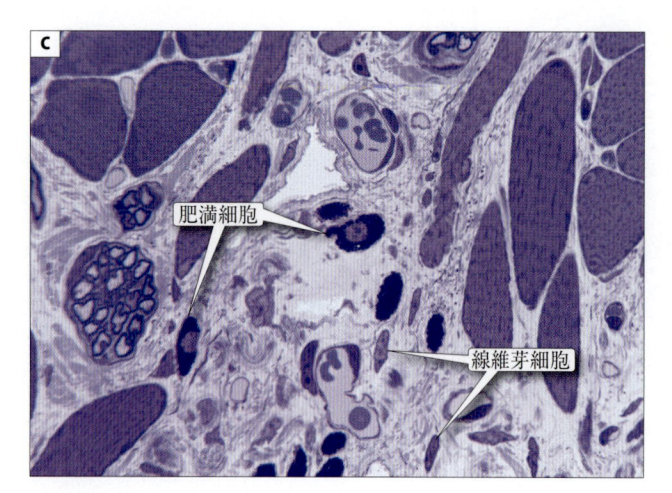

図5.16c　筋，神経，血管成分を支持する疎性結合組織
肥満細胞は濃染する顆粒を含む．多くの線維芽細胞が散在している．基質によって分けられた小さなコラーゲンの束と微細線維はこの種の結合組織に特徴的である．血管系と組織の間の栄養素の交換は，この結合組織基質を通して拡散により生じる．トルイジンブルー染色，アラルダイト切片．×490.

- 皮下の断熱物質．
- 多くの関節部分における衝撃緩衝．

一方，脂肪組織は非常に活発な代謝および内分泌の複合的器官である．白色脂肪組織はレプチン，**腫瘍壊死因子** tumor necrosis factor α（TNF-α），アディポネクチンのようなアディポカインと呼ばれる生理活性ペプチドを分泌する．これらのペプチドによる内分泌機能は，インスリン作用や炎症反応の障害など，関連する代謝機能への逆効果により，脂肪組織の過剰あるいは欠失として認められる．

細網組織 Reticular tissue

例えばある種のリンパ組織，肝臓，多くの腺組織などの細網組織は，広範な分枝ネットワークを形成する細い線維構造を示す（図 5.18）．

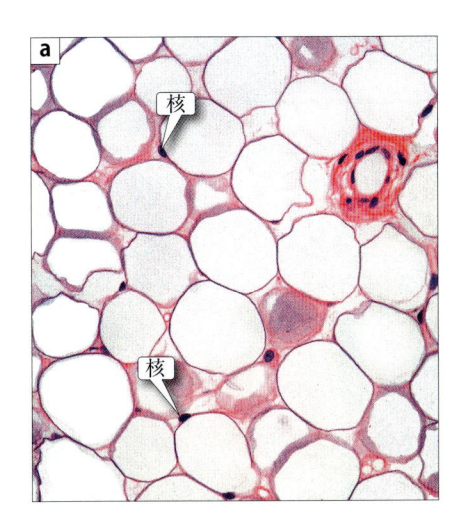

図 5.17a　脂肪組織
組織切片標本の脂肪細胞（脂肪貯蔵細胞）は多くの場合，ほんのわずかな薄い細胞質と端の方に偏在した核をもつ．つまり，その脂肪内容物は組織標本作製で使われる有機溶剤によって溶出する．ほとんどの脂肪組織は白色脂肪である（細胞ごとに単一の脂肪滴を含む）．褐色脂肪（それぞれの細胞に複数の脂質封入物を含む）は，特に新生児の肩甲骨，胸骨，腋窩周囲にみられる．脂肪細胞は疎性結合組織によって支持されている．HE 染色．パラフィン切片．×300．

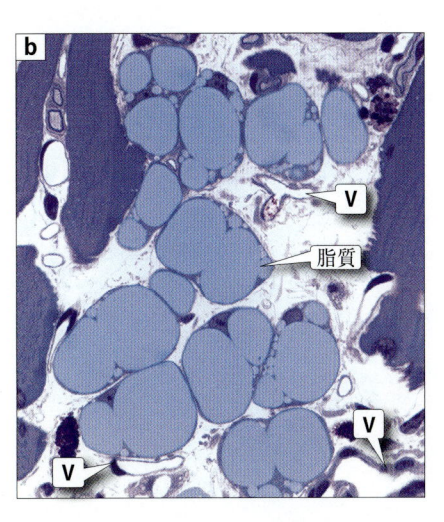

図 5.17b　脂肪細胞の脂肪滴
脂肪細胞はトリグリセリドとして貯蔵される脂肪酸を含む．グルタールアルデヒド-オスミウムで固定された標本でよく保存されている．肝臓と腸からの脂肪酸はリポタンパク質として血管（V）を介し循環する．これらリポタンパク質は脂肪細胞の表面で遊離脂肪酸に変わり，次いで再エステル化を受け細胞内でトリグリセリドとなる．脂肪組織から放出された脂肪酸はほかの組織の燃料を供給する．脂肪はその下方の組織に対し断熱性と機械的保護を与える．トルイジンブルー染色，アラルダイト切片．×350．

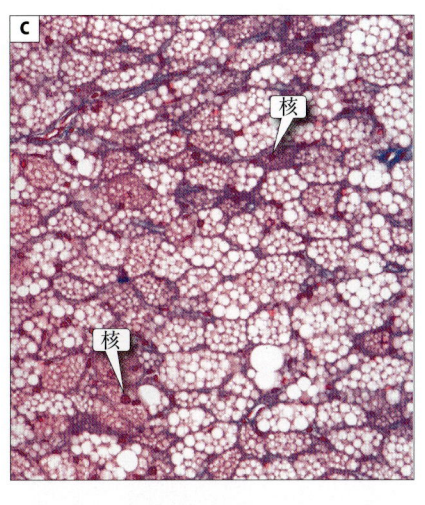

図 5.17c　褐色脂肪細胞
褐色脂肪細胞（あるいは多胞性脂肪組織）は多くの脂肪滴と中央部に核をもつ．褐色の色は豊富な血管支配とミトコンドリアによるものであり，これにより高い呼吸機能と熱発生を伴う．褐色脂肪は白色脂肪よりも小さい．交感神経に支配と調整をよく受けている．ノルエピネフリン（ノルアドレナリン）放出は結果としてミトコンドリア内の脂肪酸の酸化をもたらし，これにより熱を発生する．このエネルギー源は新生児においては重要であり，震えを伴わない熱発生として知られている．白色あるいは褐色脂肪細胞は多能性間葉系幹細胞より始まり，最初は共通の，そして後に多様な経路で分化すると考えられている．小児期を過ぎると褐色脂肪は次第に減少するが，副腎，腎臓，動脈などでは成人期を通じて残存する．HE 染色，パラフィン切片．×250．

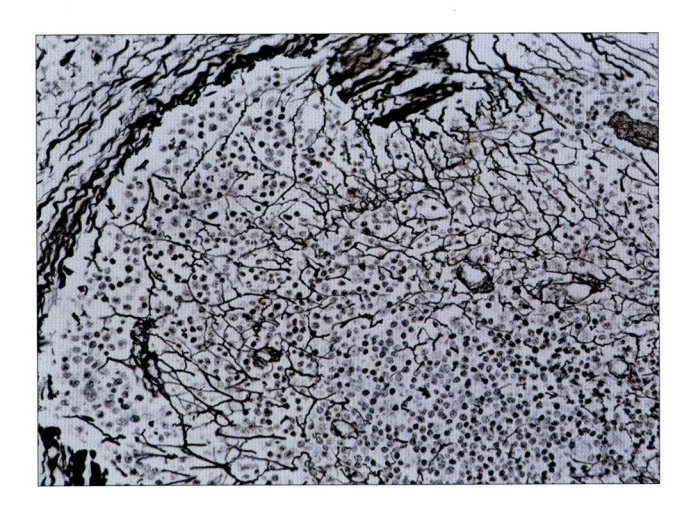

図 5.18　細網線維
リンパ節のようなリンパ組織はⅢ型コラーゲンの細網線維の細かなネットワークにより支持されている．線維は臓器の被膜に由来し，リンパ節の軟部組織の内部に伸長し，分枝する．リンパ濾胞では，細網線維は濾胞を取り囲み，貫通し，ここでみられるような多くの小型の濃い核をもつリンパ球の活動のための枠組みを作る．レチクリン法，パラフィン切片．×180．

分類

粘質性（膠様）結合組織と腸間膜
Mucous connective tissue and mesentery

粘質性（膠様）結合組織は主に胎児で生じ，細胞や線維がほとんどない多くの基質を含む（図5.19）．臍の緒がそのよい一例で，ヒアルロン酸（ヒアルロナン）が多くを占めている．

腸間膜と粘性あるいは滑液性膜は，疎性結合組織とそれを覆う上皮の例である．その主要な機能は支持，栄養，液性分泌能を与えることである（図5.20）．

緻密結合組織 Dense connective tissue

緻密不規則性結合組織では，コラーゲン束は様々な三次元配列を示し，異なる方向からの伸展に対して組織を保護する．例として，真皮，神経や腱を取り巻く鞘，臓器被膜，そして深在筋膜などがある（図5.21a～d）．

> **Tip**：疎性あるいは中空性結合組織は多様な線維成分を含む．しかし細胞外基質はいつも顕著にみられる．緻密結合組織は線維が多く（通常はコラーゲン），基質は少ない．

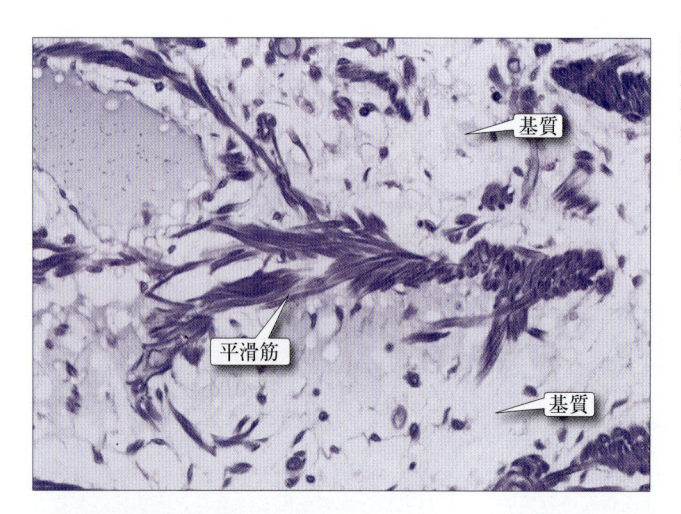

図5.19 粘質性（膠様）結合組織
胎児や胎芽では，疎性結合組織は散在性の間葉系細胞とともに高い比率で膠様基質を含む特徴を示す．本標本中で曲がりくねった細胞線維は発達中の平滑筋細胞である．基質は中空を示す．そこには親水性かつ保水性でゲル状の形態のプロテオグリカンが豊富である．トルイジンブルー染色，アラルダイト切片．×100．

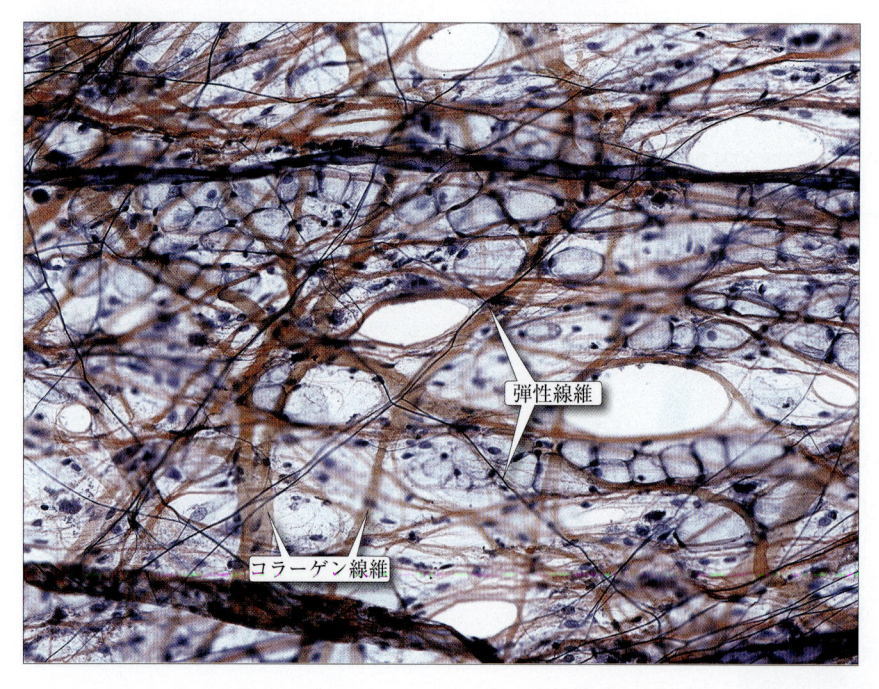

図5.20 腸間膜
これは腸間膜の伸展（すなわち切片ではない）標本で，半透明性の腹壁と多くの腹腔臓器に接着した腹膜の二重層を示す．コラーゲン線維と非常に細い弾性線維による疎らなネットワークによってできている．これにより脂肪細胞（脂質の溶出による空のスペース）と細胞外基質を支持している．ここには線維芽細胞，肥満細胞，マクロファージ，白血球など多くの細胞が含まれる．この組織は扁平上皮の表面をもつが，これらの細胞はこの標本では識別できない．レチクリン法．×150．

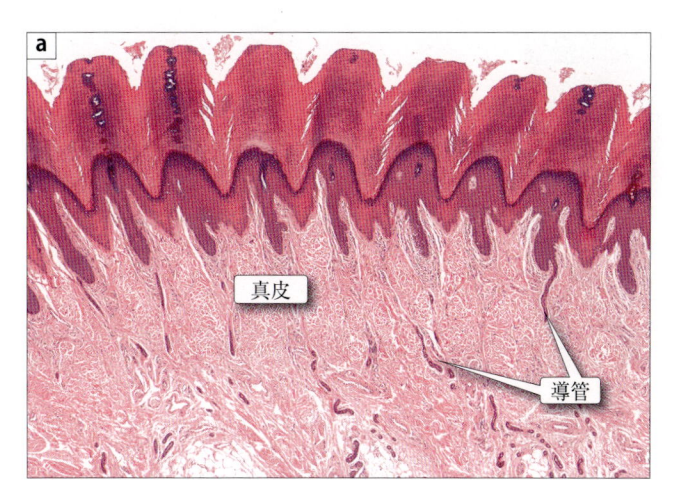

図 5.21a　真皮の緻密不規則性結合組織
厚い皮膚の切片で，真皮という緻密不規則性結合組織の広範な上皮下組織を示す．この層には隙間がほとんどない．複数の濃く染まった汗腺の細い導管が真皮にみられる．この結合組織は上皮を支持し，変形性で，皮膚の動きと伸展を可能にしている．真皮の表層の表皮への接着は，この2つの組織の間の内面での多くの咬み合い構造により増強される．HE染色，パラフィン切片．×40．

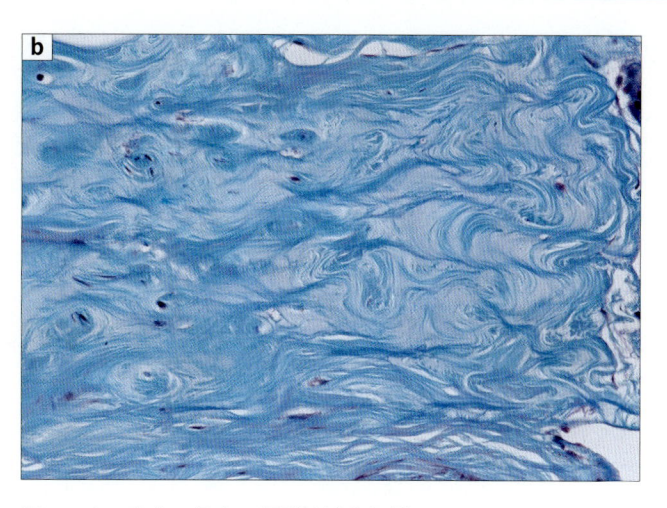

図 5.21b　真皮の緻密不規則性結合組織
本図はシート状で波状のコラーゲン束の層を示しており，緻密結合組織の不規則タイプに特徴的である．線維芽細胞の核が散在してみられ，細胞外基質はコラーゲン線維間の距離を保つ．この皮膚の標本にみられるように，コラーゲンの束と線維の形は，組織が異なる方向からの機械的圧力に晒されていることを示す．マッソントリクローム染色，パラフィン切片．×300．

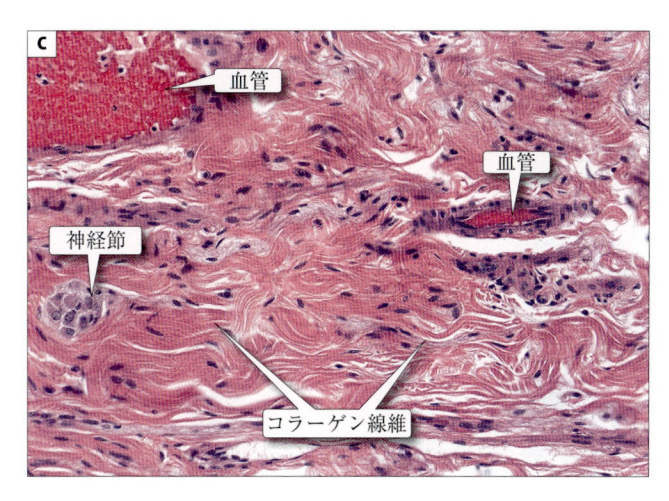

図 5.21c　腸の粘膜下組織
コラーゲンが少なく細胞外基質の多い領域によって区分されたコラーゲンの束は，ある程度の可塑的変化を可能とする．しかし伸展力に対する抵抗が，この種の結合組織の主要な機能である．コラーゲン束の中で薄く染まった領域はグリコサミノグリカンやプロテオグリカンと糖タンパク質を含んでいる．これらの基質分子は水和，接着，コラーゲンやエラスチンへの結合，線維性および基質成分の分子構成に関与している．細胞核のほとんどは線維芽細胞を示している．血管と神経節がみられる．HE染色，パラフィン切片．×200．

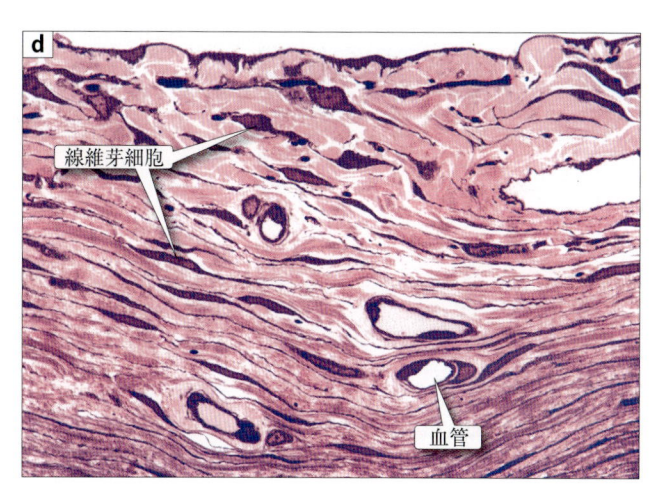

図 5.21d　臓器被膜
異なる方向に配列するコラーゲン束の複数の層と細長い線維芽細胞により構成される．コラーゲンの間の細長い隙間は組織特異的な糖複合体とグリコサミノグリカンによって占められている．被膜は伸展や引き裂きの力に対して高い抵抗性を示すが，またそれらが覆う組織の内容物や集積物を保持するのに重要な役割を演ずる（例：卵巣，精巣，脾臓，関節腔，前立腺など）．血管もまた示している．トルイジンブルー－塩基性フクシン染色，アラルダイト切片．×400．

分　類

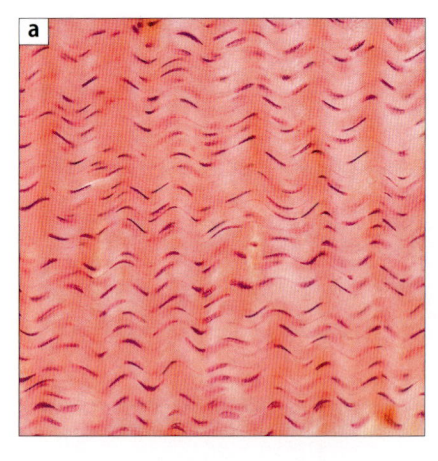

図 5.22a　腱の緻密規則性結合組織
腱は波立つリボン状のコラーゲン線維の縮れたパターンを示す．これは筋が腱を通して力を発揮する際の伸張力の方向に対応している．波状の折れ曲がり角度と腱の縮みは加齢とともに減少する．高い比率のコラーゲン線維は，アキレス腱などのように，腱に対するかなりの強度を付加する．HE 染色，パラフィン切片．× 250.

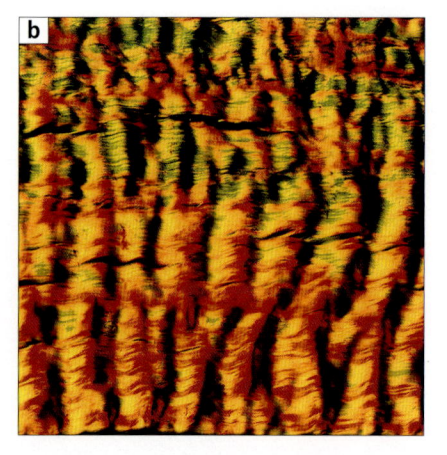

図 5.22b　円偏光で観察した腱
腱におけるコラーゲン束の波状の形態を強調して示している．規則的に変わる明暗のバンドは，偏光した光の波長に対するその方向性によって起こるコラーゲンタンパク質の周期的な屈折特性に基づいている．この波状構造は筋から腱へ伝わり，伸張や収縮力からの開放の際に起こるショック緩衝の機能をもつ．マッソントリクローム染色，パラフィン切片．× 250.

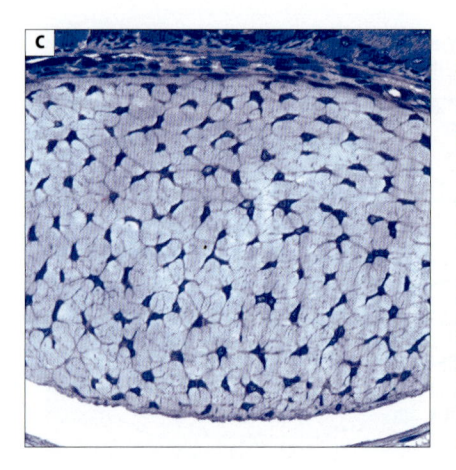

図 5.22c　小さい径の腱の横断面
規則的な配列の線維芽細胞を示す．線維芽細胞は周囲を介在する I 型コラーゲンを合成する．線維芽細胞の形態は星形である．腱は骨格筋や平滑筋と混在している．骨格筋では核は細胞（筋線維）の端に位置するが，平滑筋は中央部分にある．トルイジンブルー染色，アラルダイト切片．× 300.

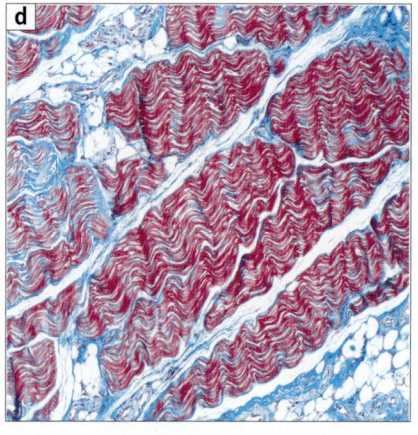

図 5.22d　短い靭帯の断面
疎性結合組織によって隔たれた波打つコラーゲン束の集団を示す．腱と比べると，より多くの基質がコラーゲン線維を隔てている．これらの領域は共に淡く染まるより微細なコラーゲンと様々な量の弾性線維を含んでいる．より小さく，短い束と外基質は，通常の程度の動きに際して関節の安定性に寄与する靭帯の役割とともに，骨間の接着とともにその可動性をより効果的にしている．マッソントリクローム染色，パラフィン切片．× 175.

緻密規則性結合組織では，最大の伸張力を発揮するために平行あるいは規則的な配列による一定の方向に並んでいる．その例として，腱，靭帯，腱膜，支帯などがある（図5.22a～d）．

軟　骨 Cartilage

軟骨は散在する軟骨細胞が作る豊富な細胞外基質により構成される．この細胞外基質は，プロテオグリカンとそれに埋まり込んでいるコラーゲン線維によってできている．成人では神経，血管，リンパ管などは通常含まれない．骨ほど硬くはないが，衝撃や伸張などに対する抵抗性はある．このため"すじ"とも呼ばれる．

硝子軟骨 Hyaline cartilage

透明，あるいはガラス状の硝子軟骨は軟骨の中で最も一般的にみられるものである．その異なる基質成分から，弾性軟骨と線維軟骨は硝子軟骨の亜型と考えられる．

硝子軟骨は青みがかった乳白色を呈し，主にプロテオグリカンやコラーゲン以外のタンパク質，コラーゲンによる基質によって囲まれる軟骨細胞を含む．成熟して軟骨細胞になる細胞は軟骨芽細胞と呼ばれるが，この2つの細胞の識別は必ずしも明確ではない（図5.23a, b）．コラーゲンは光学顕微鏡ではみることができない．硝子軟骨は硬いがもろくはなく，圧迫や切断の力に対して抵抗性が高い．例として，滑膜靭帯の関節表面，肋軟骨や気管軟骨，骨端成長板などがある．

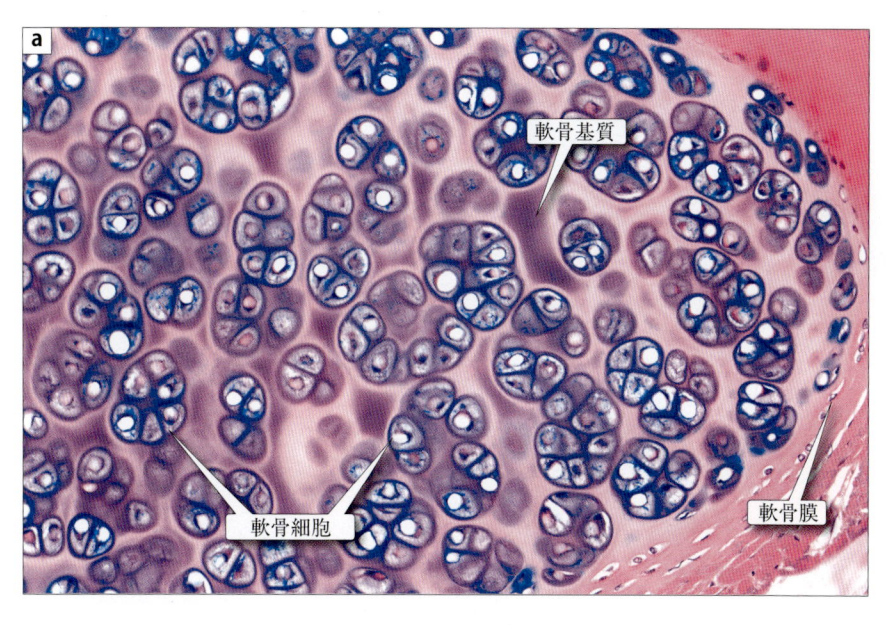

図 5.23a　成長する硝子軟骨
成長する硝子軟骨には大型の卵型あるいは多角形の軟骨細胞がみられる．これらは軟骨基質のコラーゲンとプロテオグリカンを分泌する．成長する軟骨では，軟骨膜は右側にあり，増殖や多細胞集団へ集合し，後に散乱することにより，ここから新しい軟骨細胞が生まれる．基質は濃く染まり，特別なタイプのプロテオグリカンが集まっていることを示していることに注目する．ほかのタイプの軟骨としては線維性，弾性，胎児性のタイプがある．それぞれはまたサブタイプに分けられる（硝子軟骨は骨端，関節，気管あるいは気管支などにみられる）．HE染色，アルシアンブルー染色，パラフィン切片．×250．

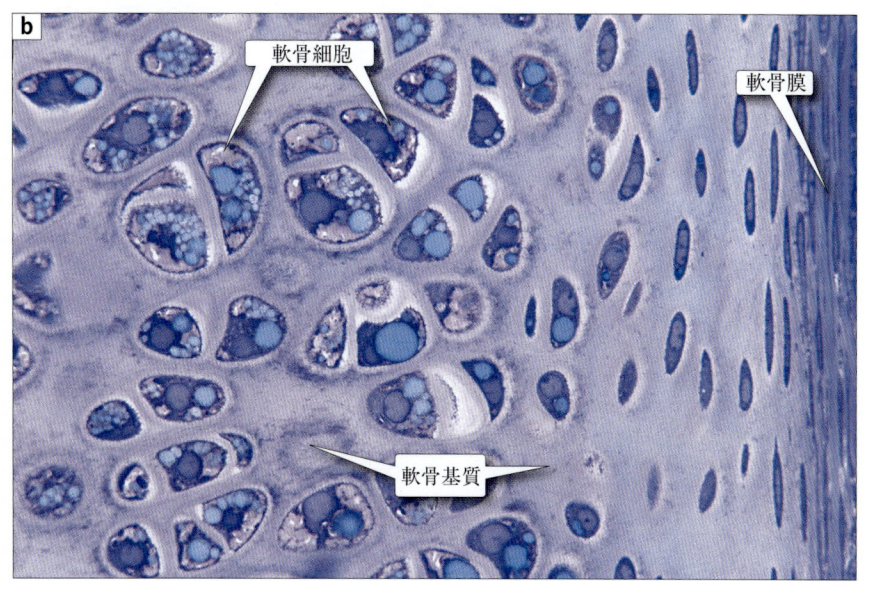

図 5.23b　硝子軟骨
硝子軟骨の標本．軟骨膜は表層の線維性の層で，扁平で新たに作られた軟骨細胞を含む，より深部にある軟骨形成層に混ざる．これら新たに形成された軟骨細胞は基質を分泌し，軟骨の成長に加わる．より深層の軟骨細胞は分裂し，同質遺伝子群と呼ばれる集塊を形成する．これは間質の軟骨成長に寄与する．成熟した軟骨細胞の周りのより濃く染まる基質に注目してほしい．これはプロテオグリカンの豊富な基質の合成の部分である．トルイジンブルー染色，アラルダイト切片．×350．

分類

　関節の硝子軟骨においては，ヒアルロン酸とタンパク質の混合物は粘り，滑り特性と摩擦を軽減するような関節表面に理想的な特性を軟骨に付与する．軟骨細胞は，小腔として細胞を閉じ込める空間を規定する薄い基質の縁取りによって囲まれている（図5.24）．時には2つの軟骨細胞が小腔にみられる．基質におけるプロテオグリカンは，トルイジンブルー染色で異染性あるいは塩基好性に染まることによってその存在が確認される．一方，領域区分の基質は軟骨小腔を取り囲み，細胞を保護するとともに基質の集合を調整している．それほど密でない基質が軟骨との間を占めている．その役割は組織に機械的な強度を付加している．酵素による消化処理によって，この領域とそこにある軟骨細胞はコンドロンと呼ばれ，硝子軟骨の基本的な機能ユニットと信じられている．もしダメージを受けたり，疾患によって侵食されたりすると，硝子軟骨は再生性に乏しくなる．関節の硝子軟骨の生物学は第10章で述べることとする．

弾性軟骨 Elastic cartilage

　弾性軟骨は黄色がかっている．多くの軟骨細胞が含まれ，基質は成熟な軟骨細胞の前駆細胞によって作られた弾性線維の密なネットワークにより十字に架橋されている（図5.25）．それは大きな可動性と弾性を有している．例として，外耳，喉頭蓋，耳管などがある．

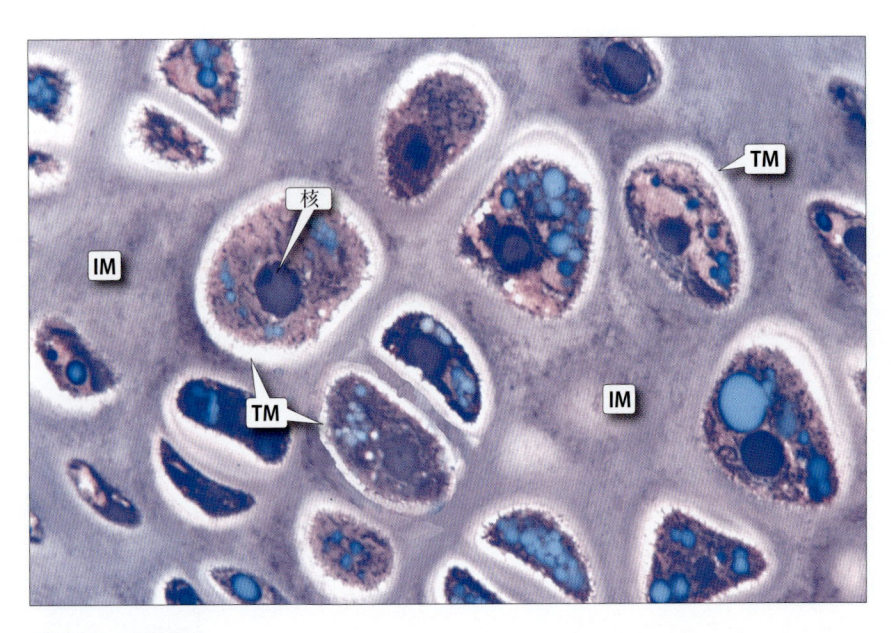

図5.24　軟骨細胞
軟骨細胞は球形の核とグリコーゲン，粗面小胞体，ゴルジ装置，脂肪滴（青緑の封入体）を含む細胞質をもっている．細胞周囲の光輪あるいは小腔はひずみによる人工産物である．しかし生体の小腔には主にアグレカンという保水性の高いヒアルロン酸のコアをもつ大型のプロテオグリカンが満たされている．この層は領域基質（**TM**）と混じり，境界内のすべての成分はコンドロンという軟骨の恒常性のための主要な単位を形成する．TMはⅡ型コラーゲン（そしてある程度のⅪ型コラーゲン）とプロテオグリカンのうちのコンドロイチン硫酸グリコサミノグリカンを含む．ケラタン硫酸は，領域間基質（**IM**）のⅡ型コラーゲンの間のプロテオグリカンの中では優位に存在する．トルイジンブルー染色，アラルダイト切片．×600．

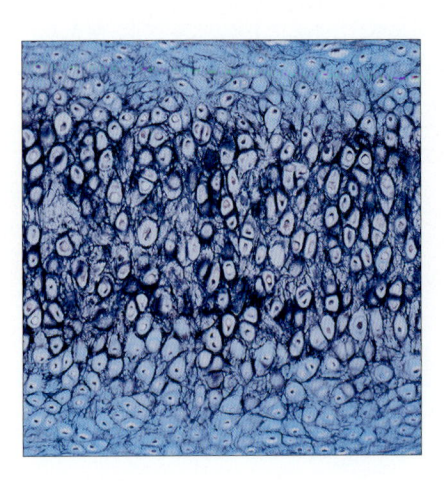

図5.25　弾性軟骨
喉頭蓋の組織で，弾性軟骨の芯をもち，部分的に軟骨細胞の脱出，軟骨膜に伸びる領域間基質における弾性線維の豊富なネットワークを含む基質内に埋没するなどがみられる．基質はまたアグレカンとⅡ型コラーゲンを含む．弾性線維はまた外耳，耳管，喉頭軟骨にもみられる．ゴモリトリクローム染色，パラフィン切片．×80．

線維軟骨 Fibrocartilage

　線維軟骨は白く，コラーゲンの強固な束と軟骨のほかのタイプよりも少ない無定形の基質により特徴づけられる（図5.26a, b）．これは硝子軟骨と密な線維性組織の中間的な組織である．線維軟骨は単独では観察されない．通常，近接の組織に混じっていることから，明瞭な軟骨膜はない（図5.27a, b）．かなりの伸張力を有し，圧迫に対する抵抗性が高い．例として，

- 椎骨間の線維円板
- 腱と骨の結合
- 膝関節と肩鎖関節，顎関節などの関節円板

などがある．

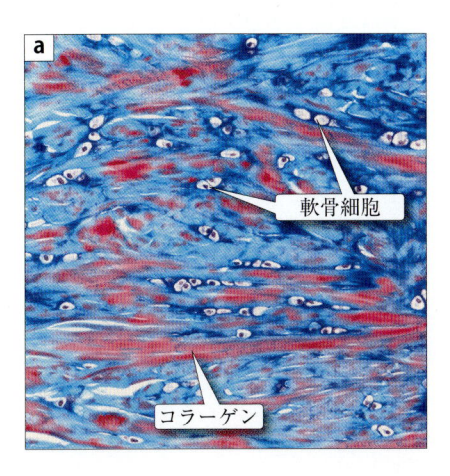

図5.26a　膝関節の線維軟骨
線維軟骨は硝子軟骨と緻密線維性結合組織の混合組織のように，線維によって強化され，整列した豊富なコラーゲン束と部分的な軟骨細胞，プロテオグリカン基質により取り囲まれた同一遺伝子系群を含む組織である．線維軟骨は強力で，圧迫と伸張に抵抗する．線維軟骨は椎間円板，恥骨結合，肩関節唇，寛骨臼とこの標本のような膝関節半月のようないくつかの靭帯の関節円板などにみられる．マッソントリクローム染色，パラフィン切片．×180．

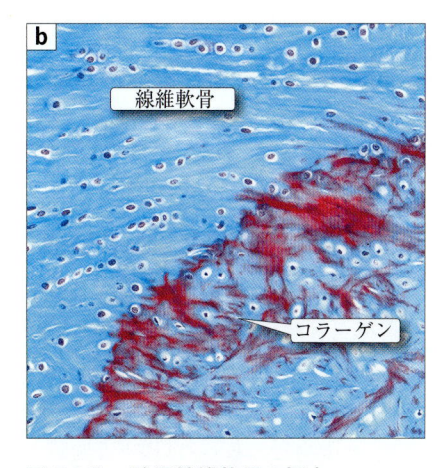

図5.26b　胎児線維軟骨の標本
胎児線維軟骨は成長する軟骨や骨に合流する．線維軟骨の軟骨細胞は，成長する軟骨－骨組織に咬み合うコラーゲン線維とともに整列している．これにより組織間がつなぎ留められる．マッソントリクローム染色．パラフィン切片．×150．

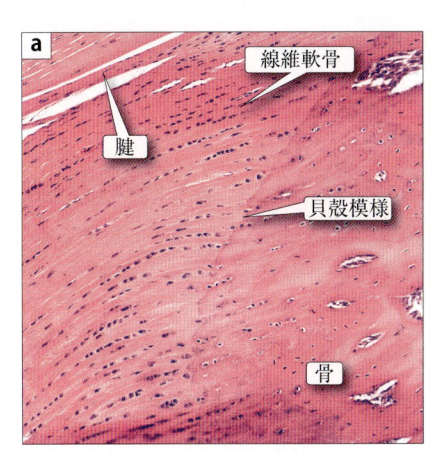

図5.27a　線維軟骨と腱付着部
腱付着部は靭帯および腱の骨への密着部位である．腱の場合，腱，線維軟骨，石灰化した軟骨，骨の4つのゾーンがある．これらはすべて一緒に異なる結合組織を比較するのに役立ち，1つの組織を形成する．すなわち，腱：散在する線維芽細胞の核，線維軟骨：軟骨細胞の組の整列，石灰化した軟骨：より密な基質，骨：散在する骨細胞と多くの比率の基質などである．付着部位は貝殻模様あるいはセメント線で示されている．HE染色，パラフィン切片．×100．

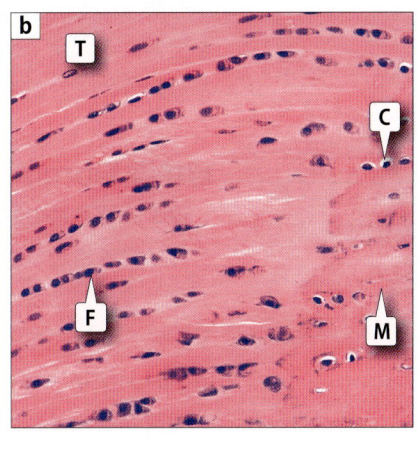

図5.27b　腱付着部の貝殻模様
ここで示す貝殻模様は，近傍の軟骨細胞（**C**）から作られた基質小胞により保たれた石灰化（カルシウム）の集合に対応する細い縞の帯である．カルシウムとヒドロキシアパタイト結晶は基質小胞の中で集積する．そしてその内容物で貝殻模様の領域に豊富な特別な糖タンパク質はカルシウムリン酸（ヒドロキシアパタイト）の保留を促し，これにより基質コラーゲンに結合を可能とする．こうして，線維軟骨（**F**）は腱（**T**）と石灰化した基質（**M**）の移行的な組織として，完全に石灰化した骨の端で存在する．HE染色，パラフィン切片．×200．

骨 Bone

骨については第10章で述べることにしているが，ここでは，細胞外基質がヒドロキシアパタイトと呼ばれる針状の結晶塩類の形をとる緻密結合組織の極端に硬い型として少し考えてみることとしよう．電解質はリン酸カルシウムで，骨重量の65％を形成する．基礎基質とコラーゲン線維は共にミネラル化（無機化）している．骨に認められる細胞は骨細胞で，骨小腔と呼ばれる小さな隙間に位置している．緻密あるいは緻密骨は石灰化した硬い塊である．海綿状，あるいは海綿骨は多孔性である．これは石灰化した細い梁（骨梁）によってできており，骨髄や脂肪に満たされる網目格子パターンを形成する．

特殊な結合組織 Specialized connective tissue

血液と骨髄は第3章でより詳しく述べたが，これらを結合組織に分類する組織学者もいる．

血液は中胚葉由来で，細胞成分と血漿によって構成される．血漿（基礎物質と基質）は様々な物質が溶解している水によってできている一種の液性結合組織である．血漿の線維は，血餅形成でみられるフィブリンのより糸である．

骨髄は赤血球の前駆体によって構成されている．それは骨の髄腔でみられる．赤色骨髄は赤血球のヘモグロビンによってそのような色を呈する．黄色骨髄は高い比率で脂肪細胞を含んでいる．このような骨髄は，細網細胞によってできる細網線維の格子により支持されている．ちなみに細網細胞は，骨髄の島を貫通する血管を縁取る特別な支持細胞の1つである．

疾　患

マルファン症候群 Marfan's syndrome

マルファン症候群はフィブリリン遺伝子の突然変異によって起こり，結果としてエラスチンの異常をきたす．これは広範な程度の組織不整となり，関節の緩み，長い四肢，脆い血管壁，そして眼球水晶体の脱臼などを起こす．

マルファン症候群の患者は，大動脈壁の重篤な破裂によりしばしば40歳代半ばで死に至る．現在の研究は，遺伝的背景を明らかにし，遺伝子改変マウスを用いて効果的な治療法に発展するような基礎生物学と病理学を探求する方向性にある．

エーラース・ダンロス症候群 Ehlers-Danlos syndrome

エーラース・ダンロス症候群は，真皮と腱のコラーゲン線維の異常の結果起こる遺伝性の異常である．これは関節脱臼と皮膚の変形が現れる．将来の対策は今後の分子遺伝学的研究にかかっている．

脂肪腫 Lipomas

脂肪腫は一般的に脂肪組織の表層的な良性腫瘍である．多くの場合，被膜に包まれ，通常の組織よりも多くの線維性組織の隔膜を含む．ほとんどは体幹と上肢に生じる．

肉芽組織 Granulation tissue

肉芽組織は傷害された結合組織を修復し，創傷治癒に関与している．創傷における主な線維型となるⅠ型コラーゲンである血管を巻き込んだコラーゲン基質とその中にある線維芽細胞の層を含んでいる．肉芽組織は，吸収（死亡組織の場所），置換（皮膚傷害部位），制限（孤立した膿瘍の場所）などとして生じる．その結果，瘢痕形成となる．

壊血病 Scurvy

ビタミンC欠乏症あるいは壊血病は，通常の長さに足らない異常なコラーゲンの合成を行ってしまう．壊血病は創傷を治癒に至らず，口腔では歯の消失や歯肉出血（骨異常と血管脆弱性により引き起こされる）が生じる．

線維腫 Fibromas

線維腫は良性の軟部組織の腫瘍で，コラーゲンを産生する．それは緻密結合組織中の塊として現れる．これらの腫瘍と悪性化はまれである．

関節リウマチ Rheumatoid arthritis

関節リウマチは炎症性の関節疾患である（詳しくは第10章参照）．関節における滑膜の肉芽組織による硝子軟骨の破壊である．その原因は依然として不明だが，免疫複合体を形成する局所の抗体産生がこの状態に関わっていると考えられている．

腱鞘腫瘍 Tendon sheath tumors

腱鞘腫瘍はコラーゲン，マクロファージ，線維芽細胞の集積により生ずる．最も一般的にみられるのは手指と足である．悪性ではない．

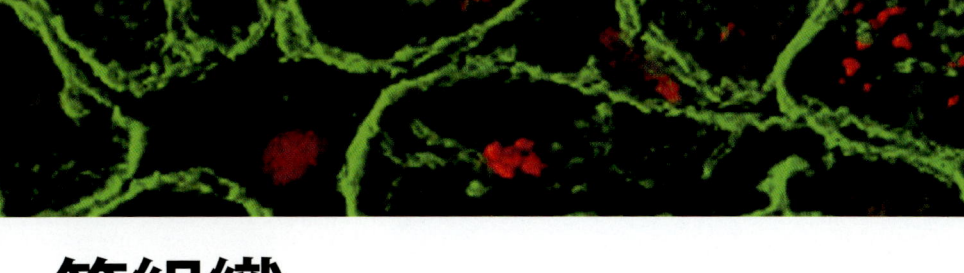

筋組織 Muscle

ヒトやほかの哺乳動物においては，3種類の筋が認められる（図6.1）．
- **骨格筋** skeletal muscle は通常，腱を介して骨に付着している．
- 心臓に存在する**心筋** cardiac muscle．
- 管腔臓器の壁や内臓に存在する**平滑筋** smooth muscle．

これらの筋は，収縮に伴って生じる機械的な力によって運動を起こすが，それぞれの筋は解剖学的な部位や機能に対応して特有な構造を示す．すべての筋の収縮は，細胞質のアクチンとミオシンフィラメントの相互作用に依存しており，アクチンフィラメントがミオシンフィラメントに沿って平行に滑り込む．筋組織は，微細構造や分子生物学の知識によって細胞の機能が理解できることを示す良い例である．

収縮に加えて，筋細胞は次の性質をもっている．
- 安静状態の長さよりさらに伸びる
- 安静状態に戻る（弾力性）
- 大きさ（肥大）または数（過形成），あるいはその両方が増加する

これらの3種類の筋のさらに細かな分類は，臓器および組織内における特有の生理機能や部位に基づいている．

骨格筋

骨格筋には横紋がある．骨格筋は横紋筋または随意筋として知られ，容易に染色標本や切片で認められる．個々の骨格筋細胞は，円柱状で周辺に多数の楕円形の核（1個の細胞につき数百以上）をもち，細胞質は縦断面で交互に明暗の縞模様を示す（図6.2a～c）．これらの横紋は収縮性のフィラメントが重なり合ったもので，顕微鏡のコンデンサーを下げてコントラストを増強させることによって，よりいっそう明瞭となる．

骨格筋細胞はよく筋線維とも呼ばれる――この用語はすべての種類の細胞に対して用いられている．筋細胞が長い理由は，胎生期や胎児期において多数の筋芽細胞が癒合したためである．横断面においては筋細胞は多角形を呈し，強拡大では1個またはそれ以上の核が，細胞質の周辺に存在し，細胞質は多数の点状の構造物から構成されているようにみえる（図6.3a～c）．

	3種類の筋の特徴		
	骨格筋	心筋	平滑筋
細胞の長さ	様々：1 mm～20 cm	50～100 µm	50～100 µm（子宮は0.5 mmまで）
細胞の直径	10～100 µm	10～20 µm	5～10 µm
形態	長い円柱が平行に並ぶ，周辺部に多数の核，横紋	短く分岐した円柱状，中央に1個の核，横紋	細胞は紡錘形で端は細い，中央に1個の核，横紋はない
連結	筋束，腱	細胞の端同士が結合	結合組織，ギャップ結合や接着斑による結合
調節	体性運動神経，随意	内因性リズム，不随意な自律性調節	不随意，自律性，内因性活動，局所刺激
筋力	速く，強い	一生持続するリズム	緩徐で持続性またはリズミカル

図6.1 3種類の筋の特徴
それぞれの種類の筋，特に骨格筋と平滑筋では臓器および組織における特殊な機能または部位によってさらに細かい分類がなされている．

骨格筋

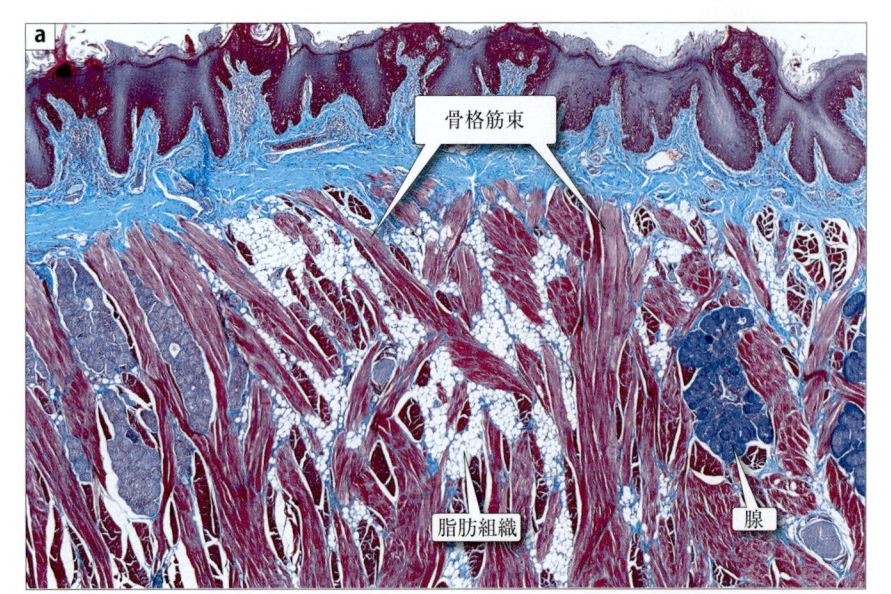

図 6.2a 舌の骨格筋線維
舌の骨格筋の低倍率所見では，筋束と呼ばれる帯状の筋が認められる．ほとんどの筋線維は骨に付着しているのではなく，結合組織と混じり合っている．これらの筋は運動ニューロンで支配され，形態学的に骨格筋である．腺および脂肪組織が筋線維の間に観察される．マッソントリクローム染色，パラフィン切片．×10．

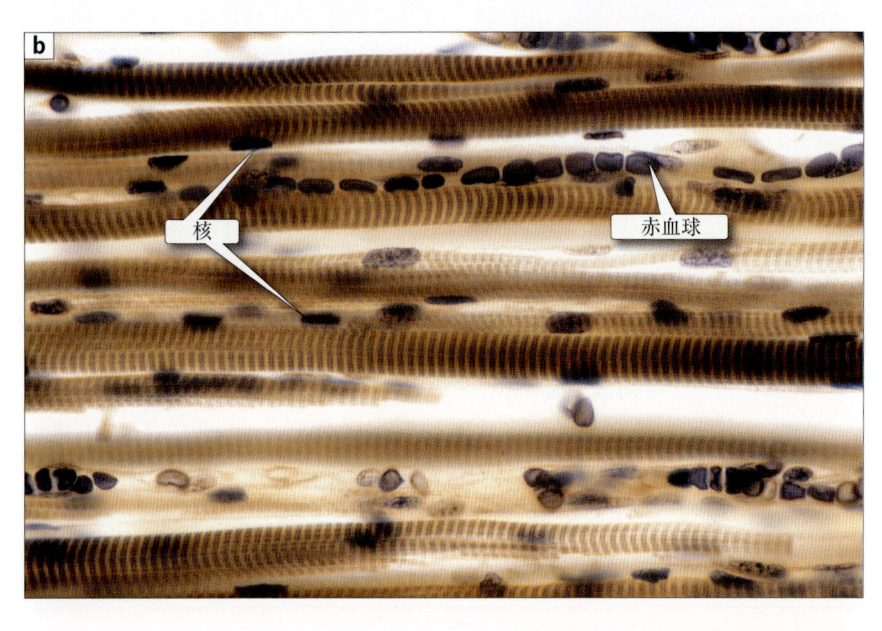

図 6.2b 骨格筋線維の厚い切片
筋線維の形態は長い円柱状で，きれいに並んだ明暗の横紋が明瞭である．多くの扁平な核が線維の辺縁に並んでいる．線維間の毛細血管中には濃染した赤血球が認められる．ハイデンハイン鉄ヘマトキシリン染色，パラフィン切片．×500．

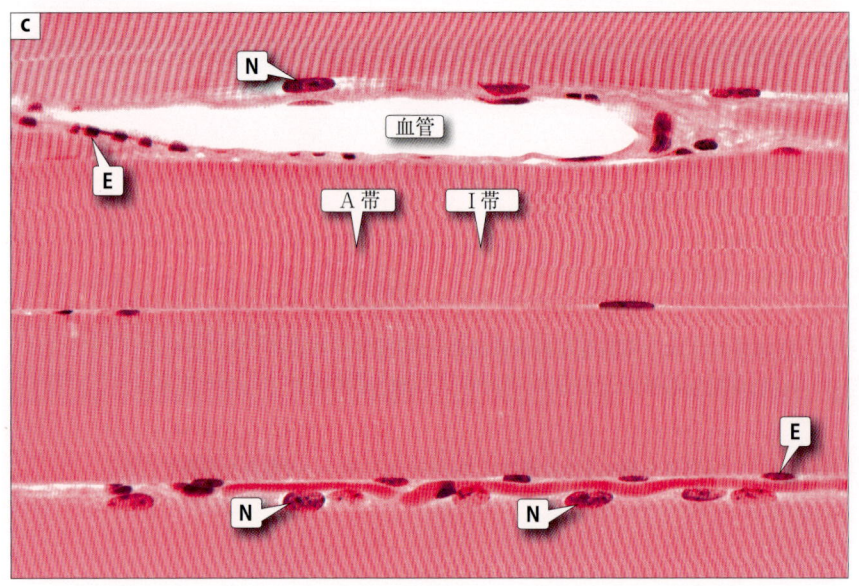

図 6.2c 中程度の倍率で見える数個の骨格筋線維
筋線維は，毛細血管や小静脈といった小血管を含む筋内膜で境界されている．暗いA帯と明るいI帯でできた横紋はきれいに並んだ筋節のパターンを示す．筋節とは各I帯の中央部と中央部の間の部位である．筋線維は辺縁の核（**N**）を含み，その部の横紋は少しだけ押し下げられている．筋内膜にみられるほかの細い核（**E**）は内皮細胞，周細胞または線維芽細胞である．ヘマトキシリン・エオジン（HE）染色，アクリル樹脂．×240．

6　筋組織

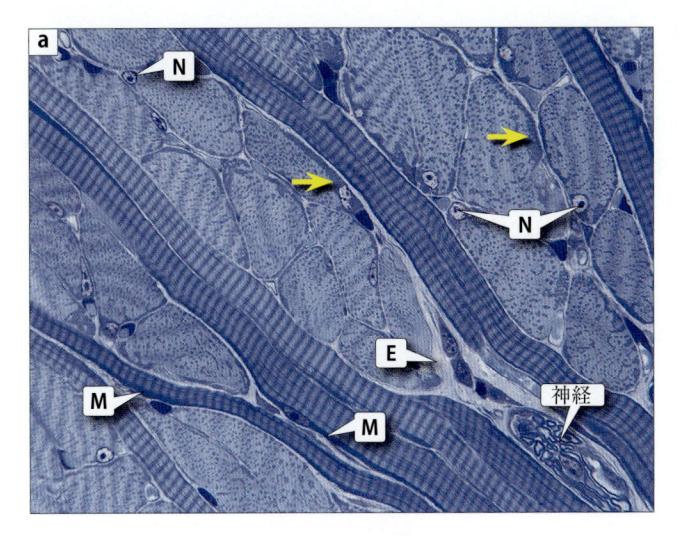

図 6.3a　線維の細胞学
アラルダイト樹脂を用いた筋線維の薄い縦断および横断切片では，筋内膜（**E**）に有髄神経線維が認められる．横断された筋線維における辺縁の核（**N**）や細胞膜の直下に集積しているミトコンドリア（矢印）を有する細胞質に注意せよ．同様のミトコンドリアの集積は縦断された線維（**M**）においても細胞膜直下の細胞質に何ミクロンにも渡って伸びている．トルイジンブルー染色，アラルダイト切片．×250．

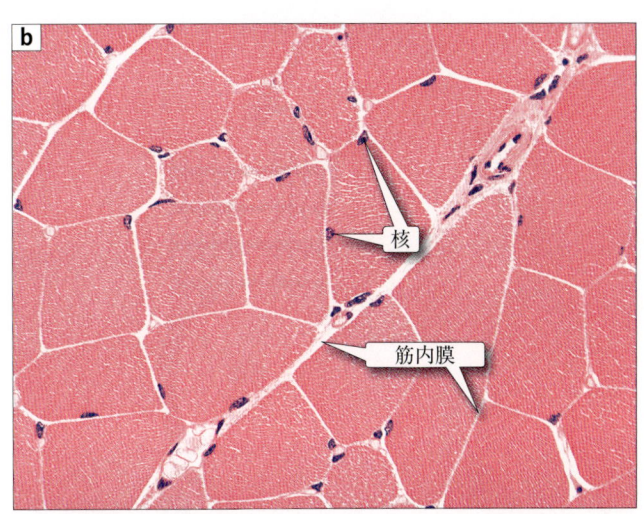

図 6.3b　骨格筋線維の横断切片
横断面は多角形で，1個または複数の辺縁部の核が特徴的で，多核であることを示している．染色されたパラフィン切片では，線維の断面はまだら状または点状を示し，収縮性のフィラメントがある A 帯および I 帯が斜めに切れた所では，しばしばやや暗い帯と明るい帯が認められる．薄い筋内膜が各線維を取り囲んでおり，血管や付随する内皮細胞，コラーゲン線維を産生する線維芽細胞，細網線維，細胞外基質を含んでいる．HE 染色，アクリル樹脂．×300．

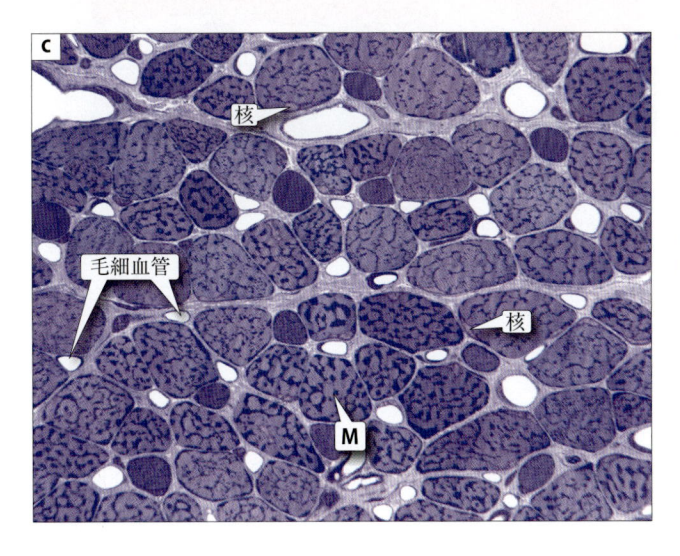

図 6.3c　外眼筋
外眼筋は小さな径の筋で，とりわけ速い運動に適しており，疲れに対してもかなり抵抗性をもつ．より小さな径の筋線維の横断切片では，好気性代謝のためミトコンドリア（**M**）が豊富で（酸素を燃焼させて ATP を産生する），またミオグロビン（酸素供給の補助を行う）が中〜高密度にあるため濃染している．少し大きな径の筋線維にはほとんどミトコンドリアがなく，ミオグロビンも少ないため明るくみえる．これらの線維は解糖性速筋である．この標本はいろいろな線維が混在しており，小さい筋は疲れにくく，大きな筋は収縮が速い．周辺部に核があり，毛細血管も豊富である．トルイジンブルー染色，アラルダイト切片．×400．

骨格筋

筋　束 Fascicles

筋には区画が存在する．個々の筋は結合組織の膜—**筋上膜** epimysium によって包まれている．筋上膜は筋の内部に入り込んで**筋周膜** perimysium の中隔を作り，筋を多くの**筋束** fascicle に分ける（図6.4）．筋束は数十から数百の**筋線維** muscle fiber を含んでおり，個々の筋線維はさらに**筋内膜** endomysium と呼ばれる結合組織によって包まれている（図6.5a，b）．

これらの3種類の**筋膜** fascia は，動脈，神経，静脈，リンパ管の出入りや，また筋束と筋線維の間の自由な運動を可能にする．これらの筋の基本的組織構造は，小さな筋（例：内耳の筋，外眼筋）や長い筋（例：下肢の筋）においてもあてはまる．

ほとんどの筋は腱を介して骨に付着している—腱は上述した筋膜から続く強靱な結合組織である．しかし，骨格筋のすべてが骨に付着しているわけではない．舌やいくつかの咽頭，

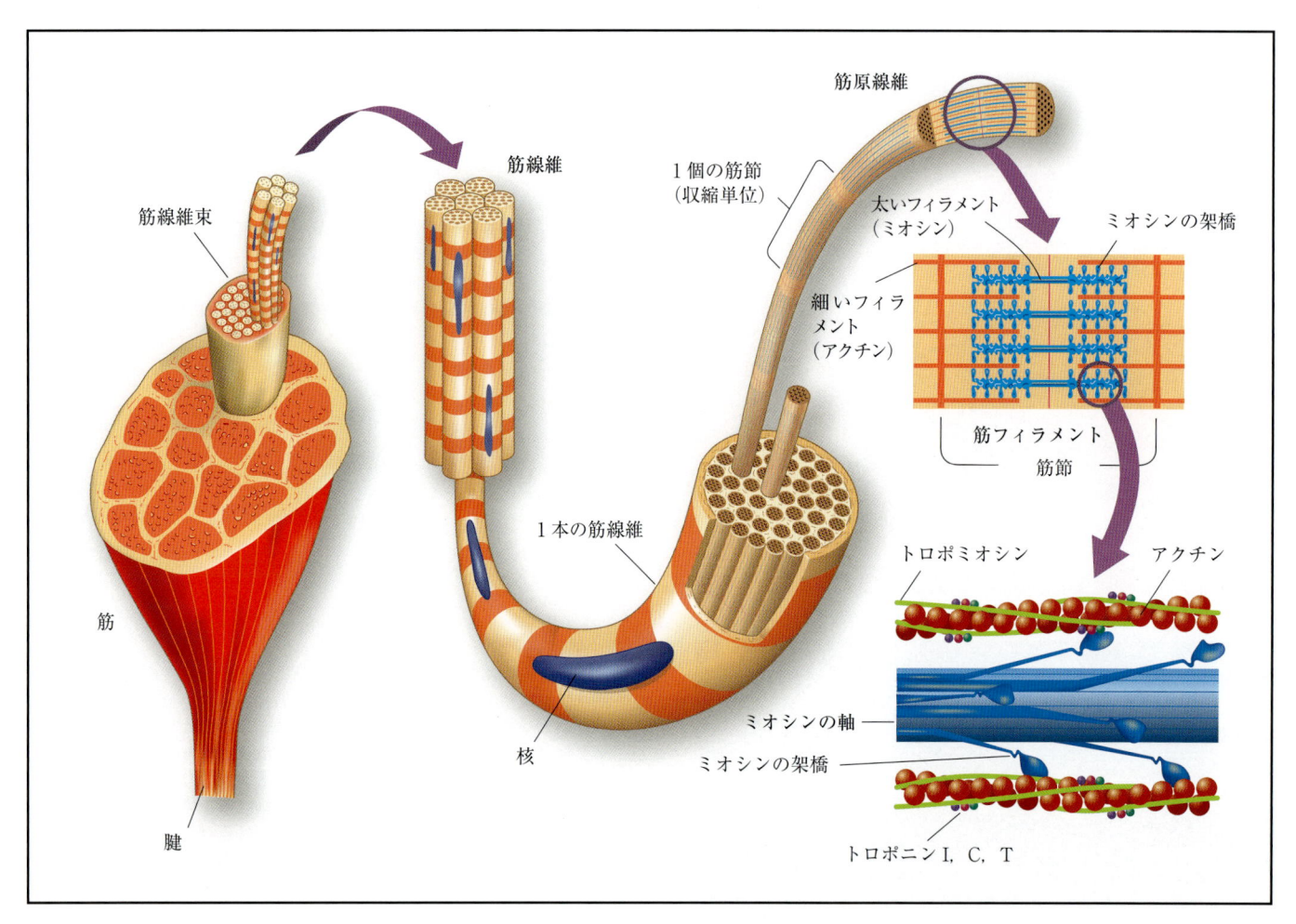

図6.4　骨格筋のマクロ，ミクロおよび分子構造
各筋線維は多数の細胞の癒合の産物であり，多くの桿状の筋原線維を含んでいる．筋原線維は，小胞体とミトコンドリアを間にはさんで筋形質の大部分を占める．収縮性のフィラメントは筋線維を形成し，収縮の単位である筋節を構成する．アクチンの細いフィラメントは太いミオシンフィラメントの上を望遠鏡のように滑り，筋収縮を引き起こす．アクチンに関連するタンパク質（トロポミオシンとトロポニンの複合体）は，カルシウムイオンの濃度の変化に反応してミオシンとアクチンの相互作用や架橋形成を可能にしたり不可能にしたりするスイッチとして働く．

140

食道の筋は結合組織への付着を介して収縮する．同じことが長い筋（例：大腿の縫工筋）の筋束（および内部の筋線維）についてあてはまり，筋の長さは20 cmまでであるが筋細胞の中には全長まで及ばずに筋の途中で終わる短いものが存在する．ほかの筋ではより小さな筋束や筋線維の連続からなり，それらの端はしばしば筋の中央部で細くなって終わる．

筋線維 Fibers

筋線維は非常に長い1個の細胞である．骨格筋線維は胎生期において多くの筋芽細胞の前駆体が癒合してできる（図6.6）．筋芽細胞は細胞分裂によって増殖するが，一旦，筋線維（筋管）になると細胞分裂は行わない．筋芽細胞が連続して付加されて細胞の合胞体を形成し，筋線維は長さを増し，

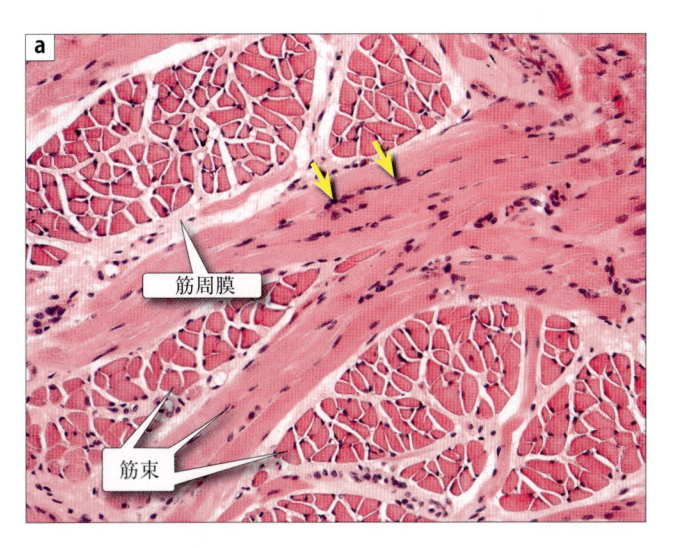

図 6.5a　筋束と線維
骨格筋の弱拡大像では筋線維が束になり，切片に対して縦にあるいは横に走っている．横紋は明瞭ではないが，組織が骨格筋であることがわかる．それは（i）横断像で核が周辺部に位置している，（ii）縦断像でエオジンで好染される線維の間に細長い核が長い列を作って並んで配列している（矢印）からである．筋束は筋周膜によって包まれており，血管や神経は筋周膜の中を走って筋全体に行きわたっている．HE染色，パラフィン切片．×80．

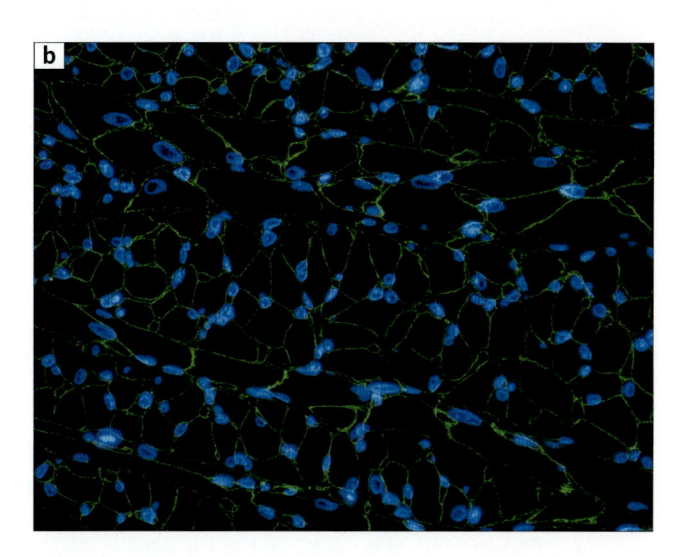

図 6.5b　ラミニン
ラミニン（緑色）の免疫蛍光所見は骨格筋線維を取り囲んでおり，核は青くラベルされている．ラミニンは筋内膜の細胞外基質の要素である．×200．（Courtecy J Zbaeren, Inselspital, Bern, Switzerland.）

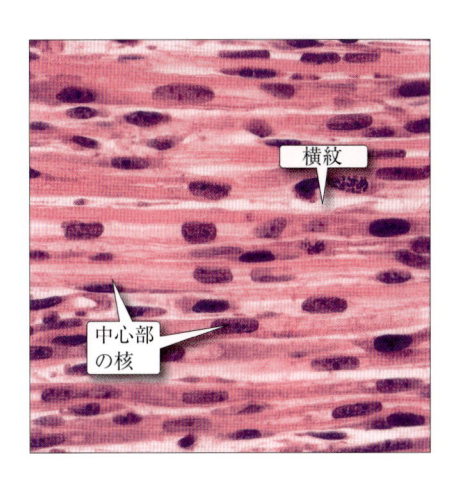

図 6.6　骨格筋の発生
間葉系細胞に由来し，筋芽細胞は増殖して細胞の端と端が癒合して連続した核をもつ筋管が形成される．淡い横紋は発生中の収縮性フィラメントが合成され組み立てられていることを示す．原始的な筋線維は筋芽細胞を付加させて長く伸長する．HE染色，パラフィン切片．×450．

骨格筋

細胞質内のタンパク質を合成し始める．それによって核は線維の辺縁に移動していく．成長する線維はこのようにして多核となり，骨格筋としての特徴をもつ（図6.7a～c）．発生中の筋線維は生化学的にも生理学的にも特殊であり，成熟してⅠ型筋線維（遅くて，赤色）およびⅡ型筋線維（速くて，白色）になる．どちらの線維になるかは，発現する遺伝子によって決定される．胚や胎児の異なる時期や部位によって，線維の形成には第1波と第2波があり，前者は主にⅠ型の遅筋線維，後者はⅡ型の速筋線維を形成する．

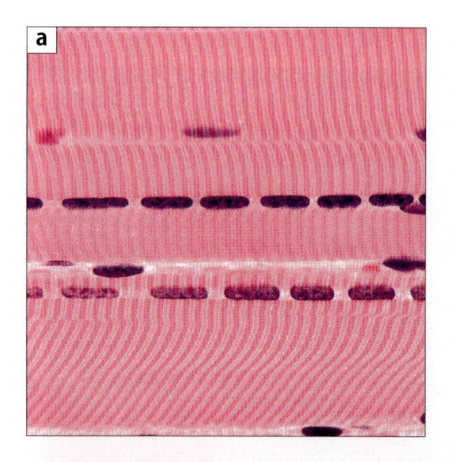

図6.7a 多核の筋線維
骨格筋線維は筋線維の周辺に位置する多くの核をもつ．筋線維は多核の細胞で，明暗の横紋を示すタンパク質を細胞内に有している．この明暗は，フィラメントの重なった部分と重ならない部分からなる．筋線維の成熟により，これらのフィラメントが産生されると核は細胞の辺縁に移動することになる．HE染色，アクリル樹脂．×320．

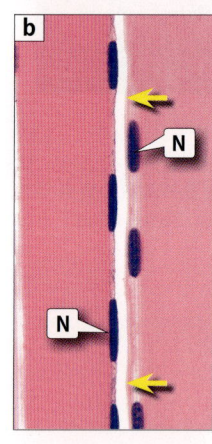

図6.7b 多核を示す筋線維
筋線維は多核であることを示し，核（N）は筋形質膜（矢印）のすぐ直下に存在する．胚発生および胎児期に筋芽細胞になる前駆細胞が，増殖し細胞分裂を停止して合胞体となり，内部に筋原線維を形成して多核の筋線維となる．成人の核内の遺伝子は，収縮性タンパク質の異なるアイソフォームの産生を調節しており，特にミオシンについては重要で，筋線維は多くのサブタイプ（例：速筋と遅筋）に分化する．これらのタンパク質の発現は，外部からの電気刺激，運動，手術による速筋の遅筋への移植またはその逆の移植によって変化する．HE染色，アクリル樹脂．×250．

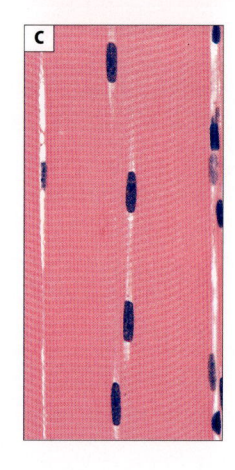

図6.7c 骨格筋線維表面の強拡大での観察
並んでいる核は，ミトコンドリアを含む色の淡い領域に囲まれている．この切片では核が筋線維の中央に位置するような印象があり，横紋をもつ心筋と間違えてみえる．これは標本がたまたま細胞膜よりも少し深く，核の位置で平行に切断されたためである．HE染色，アクリル樹脂．×250．

筋原線維 Myofibrils

　筋線維は**筋原線維**myofibril を含んでいる．1個の筋線維(すなわち筋細胞)には直径 0.5〜2 μm の筋原線維が縦に配列しており，筋原線維は明暗の縞模様を示す（図 6.8a, b）．1個の筋線維には 1,000 本以上の筋原線維が含まれる．この横紋の模様は，細胞質の収縮性フィラメントから構成される収縮単位，すなわち**筋節** sarcomere の繰り返しによってできている．筋節は筋管が筋線維を形成するときに組み立てられる．筋全体にわたる結合組織の連続性により，筋線維の端に生じた力は筋全体の端である腱へと伝えられる．横断面において点状にみえる線維は，筋原線維の切断面である（図 6.9a, b）．筋線維の細胞膜は**筋形質膜** sarcolemma と呼ばれ，その外側には基底板，細網線維，コラーゲン線維が存在している．しばしば細長い衛星細胞が筋形質膜と基底板の間に存在する．この衛星細胞は筋細胞になる能力を有している――この細胞は，組織障害の後に新しい筋線維を作ったり，筋線維が肥大するときに核 DNA を提供したりする．

　筋線維の細胞質は**筋形質** sarcoplasm と呼ばれる．主に筋原線維を含み，核の近傍で筋形質膜の直下にゴルジ膜 Golgi membrane やミトコンドリアが存在する．グリコーゲン，脂質，そのほかのミトコンドリア，**筋小胞体** sarcoplasmic reticulum（SR）と呼ばれる平滑な膜でできた管の網目や**横管系** transverse tubular（TT）system が筋原線維の間の狭い領域を占めている．筋小胞体はほかの細胞における滑面小胞体そのものであり，横管系は筋原線維と交差するように内部まで伸びて陥入した筋形質膜である（図 6.10a, b）．

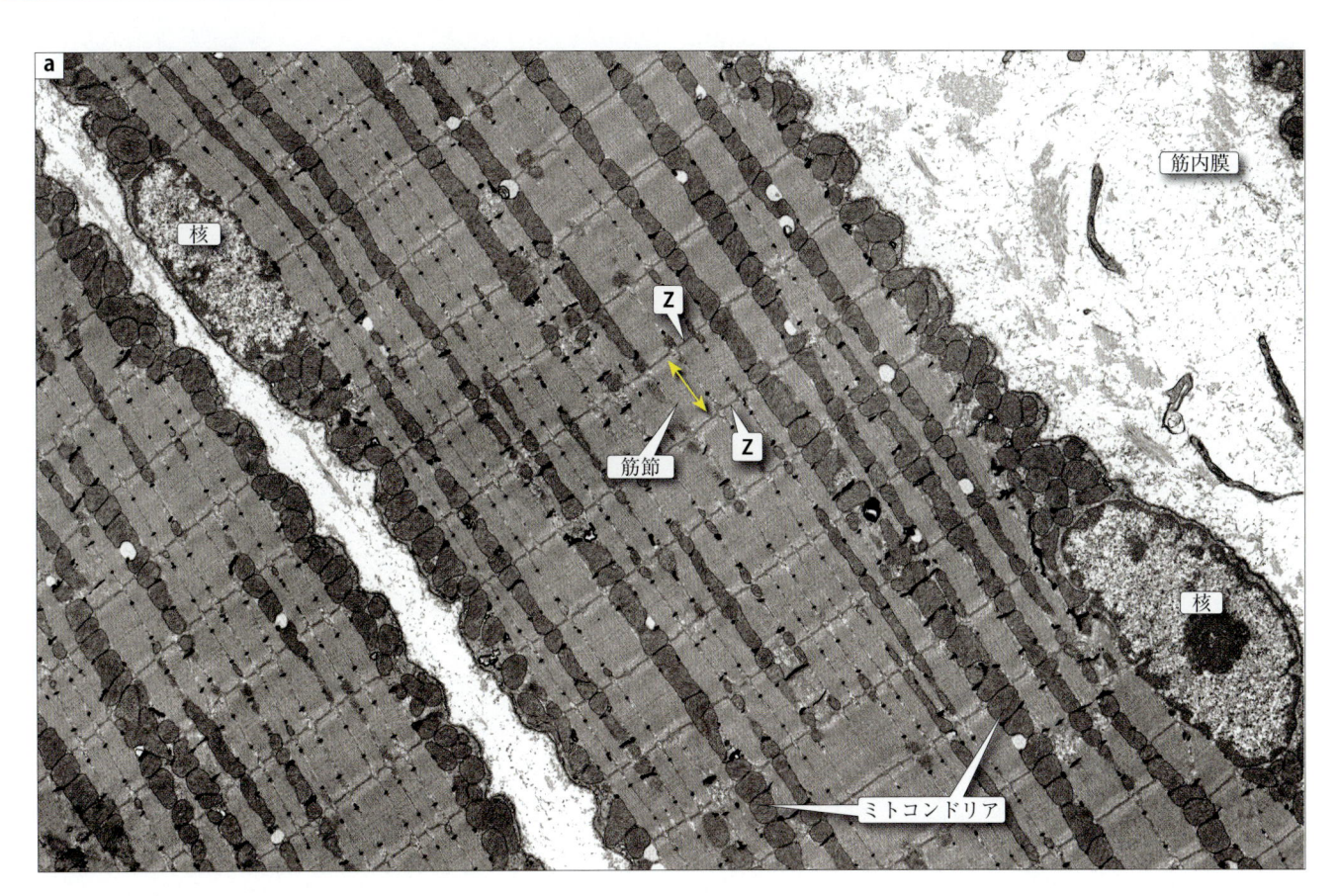

図 6.8a　骨格筋の微細構造：縦断切片
筋線維の一部分が示されており，筋形質膜の直下に核が2つ存在し，筋原線維の間にミトコンドリアが列をなして配列している．筋収縮の基本単位である筋節が連続する Z 線（**Z**）と Z 線の間に配列しており，筋線維を横切ってほぼ完全な形で認められる．筋内膜の疎性結合組織は血管や神経の通過路として働いたり，筋の収縮，伸長，弛緩時に筋線維の運動を滑らかにさせたりする．× 5,600.

骨格筋

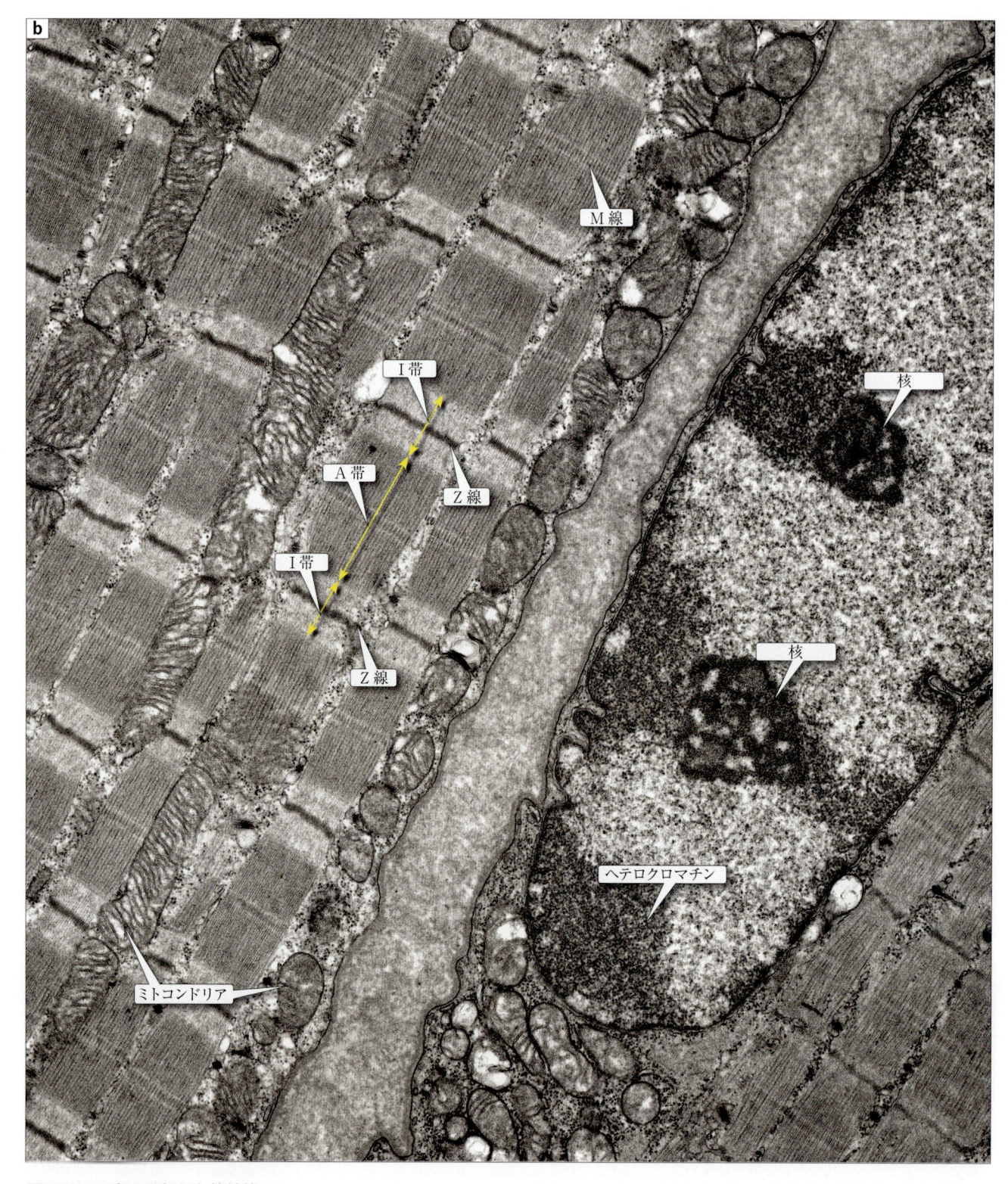

図 6.8b　2 本の平行した筋線維
筋形質膜とその外側にみられる薄い基底板によって境界される 2 本の筋線維を示す．1 本の筋線維の核には核小体とヘテロクロマチンがみられる．細胞質は筋原線維とミトコンドリアの柱，そしてグリコーゲン顆粒を含む．筋節では Z 線，A 帯（収縮時でも長さは変わらない），I 帯（収縮時に短くなる）が認められる．筋節の中央に明調な H 帯があり，そのなかに M 線がある．I 帯はアクチンの細いフィラメントと関連タンパク質としてトロポニン，トロポミオシンを含む．A 帯にはミオシンの太いフィラメントがあり，ミオシンは 2 本のらせん状を作る重鎖と，重鎖の球状の頭部を結合する 2 本の軽鎖から成り立っている．× 20,000.

6　筋組織

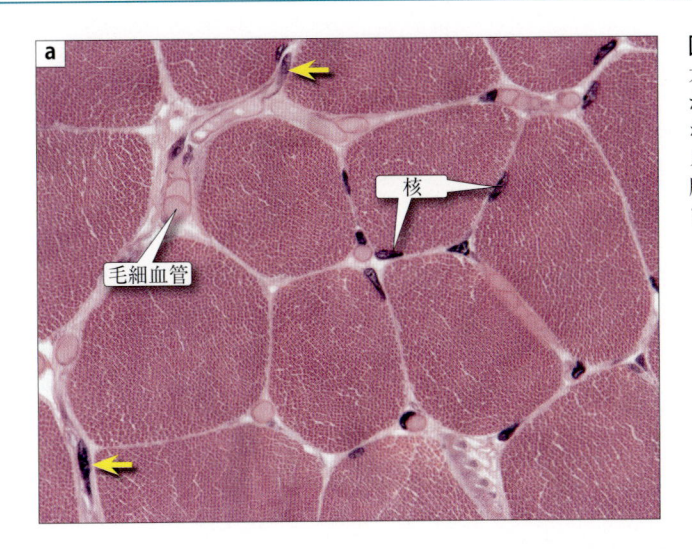

図 6.9a　筋線維：横断切片
太い筋線維の切片では筋原線維が非常に密に存在しており，ミトコンドリアがあまり豊富でないのでIIB型の線維（白筋または速筋線維）であることがわかる．主なATP（エネルギーのため）の供給源はグリコーゲンがグルコースに代謝される嫌気性代謝である．この筋の収縮は速いが疲れやすい．筋内膜の毛細血管と線維芽細胞（矢印）とともに筋線維の核がみられる．HE染色，アクリル樹脂．×370.

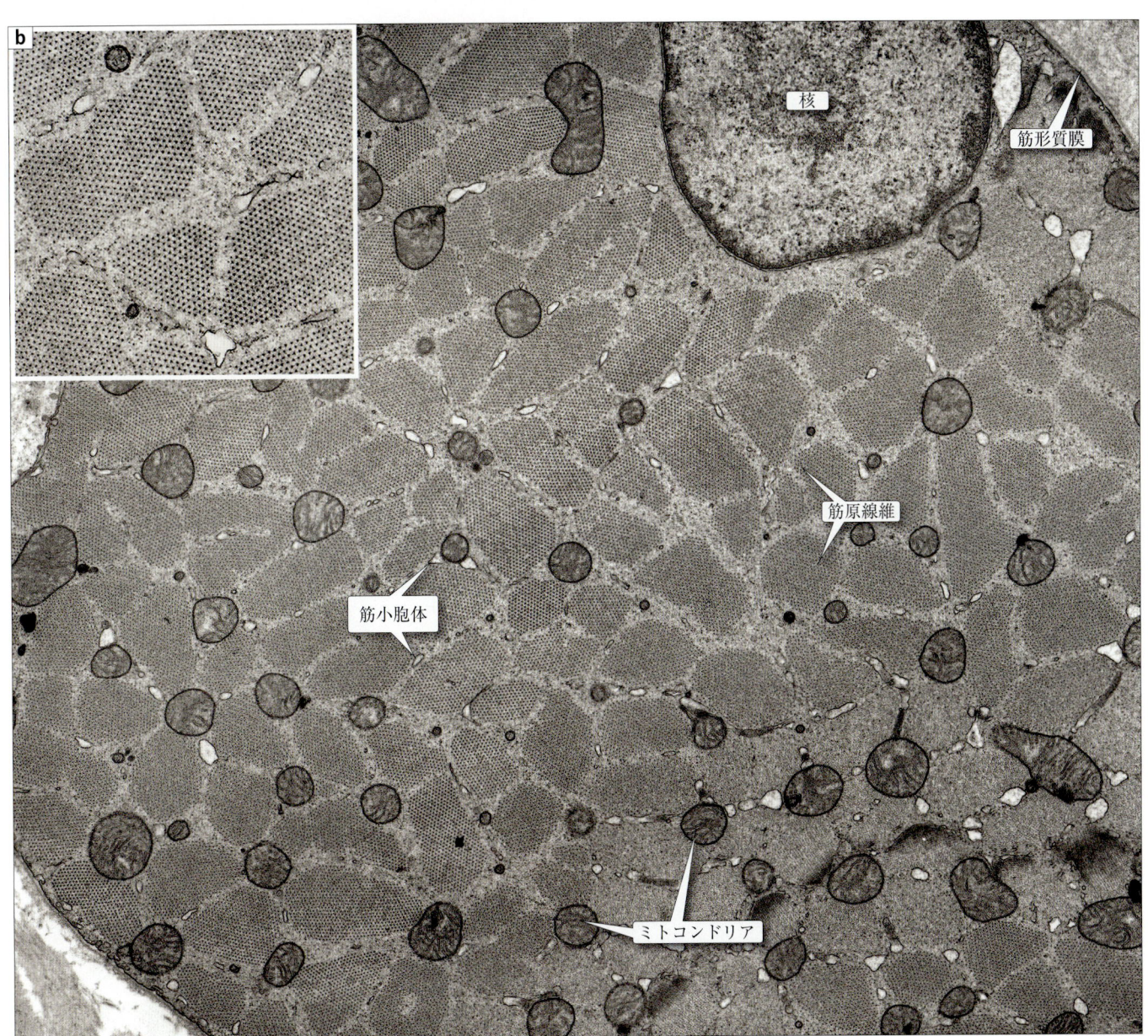

図 6.9b　骨格筋の横断切片の微細構造
筋線維の横断像では，核および細胞膜とともに基底板が観察される．筋原線維の柱が，ミトコンドリアと筋小胞体の膜を含む筋形質によって区切られている．×12,000.

挿入図：強拡大像では，各筋原線維に収縮性フィラメントが規則正しく配列しており，六角形を呈している．太い点状の構造物はミオシンフィラメントである．×25,000.

骨格筋

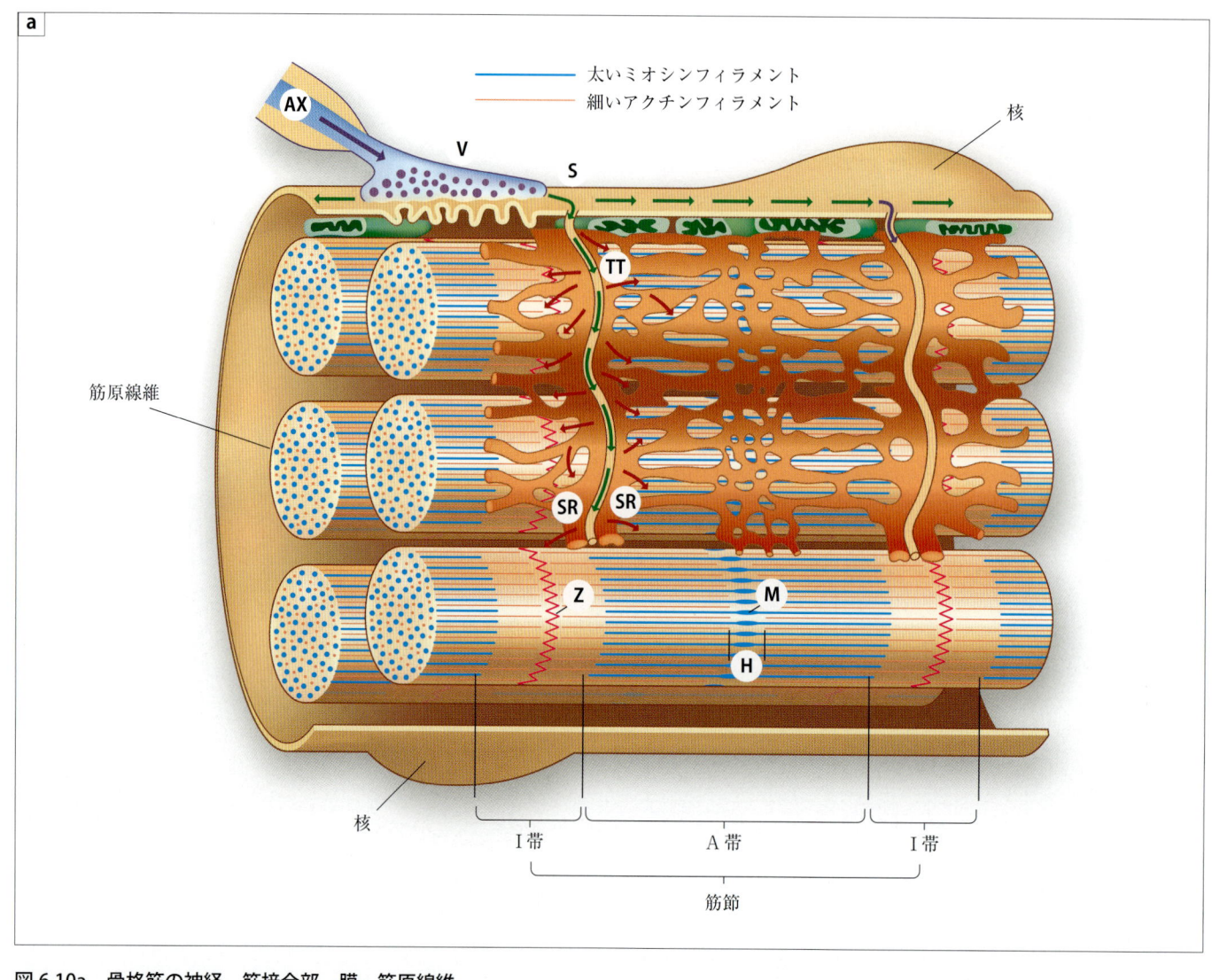

図 6.10a　骨格筋の神経，筋接合部，膜，筋原線維

運動ニューロンの軸索（**AX**）は終末部で膨らみ，運動終板（その1つをここで図示している）を作る．軸索の終末部には神経伝達物質であるアセチルコリンを含む小胞（**V**）が多数存在する．活動電位が終末部に到達すると（紫の矢印），脱分極してアセチルコリンを放出し，筋形質膜（**S**）の受容体と結合する．筋形質膜そのものが脱分極すると，活動電位は筋全体に広がり，横管系（**TT**，緑の矢印）を通り，数ミリ秒以内に細胞のすべての部分に伝わる．筋小胞体（**SR**）の膜は横管と密接な位置関係にあり，3つ組を作っている．3つ組の電気インパルスは筋小胞体（赤の矢印）のカルシウムイオンを放出させ，ただちに筋原線維と筋節にイオンが広がる．筋節の構成要素は次のように示されている．A 帯，I 帯，**M**：M 線，**H**：H 帯，**Z**：Z 線．

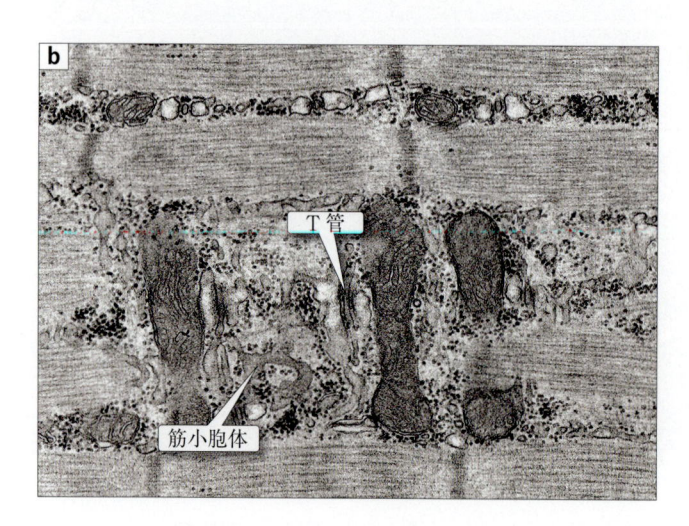

図 6.10b　筋形質の微細構造

筋小胞体の膜が認められる．これは筋原線維の間に伸び出して，細胞膜につながる細い膜の突出物と3つ組を形成する．これらの陥凹はT管と呼ばれ，T管の脱分極により筋小胞体からのカルシウムイオンの放出が起こる．× 40,000．

筋節－収縮の単位 Sarcomeres—the units of contraction

筋原線維における収縮性フィラメントには2型が存在する．
- 太い線維．これはタンパク質のミオシンからなる（図6.11）
- 細い線維．これは主にタンパク質のアクチンからなる

両者のフィラメントは規則的に反復する区画をなし，アクチンフィラメントが付着するZ線と呼ばれる横線構造によって区切られる（図6.12）．筋節は2本の連続するZ線を含めてZ線に挟まれる領域をいう．幅が広く暗調な帯はA帯といい，太いフィラメントと細いフィラメントが重なり合っているところである．暗調ではないI帯は細いフィラメントを含んでいる．A帯中のH帯とM線は電子顕微鏡によって観察される．

ミオシンフィラメント（A帯）とアクチンフィラメント（I帯）がかみ合うことで筋節の収縮がもたらされるが，これはアクチンフィラメントがミオシンフィラメントに沿って滑り込むというフィラメントの滑り説によって説明される．この滑り込みにはATPが必要なエネルギー源として供給される．フィラメントの長さは変わらないが両フィラメントが滑り込んでいるときに隣り合うZ線は近づき，I帯は短縮するがA帯の幅は変化しない．筋節は連続的につながっているので，個々の筋節の収縮が筋全体の収縮をもたらす．1本の筋線維には数百あるいはそれ以上の筋原線維が，また1本の筋束には多くの筋線維が存在しているので，全体として生じる力は相当なものになる．筋を引き伸ばすと筋節の長さは増すが，安静時には再びもとの長さに戻る．

フィラメントの位置 Positioning of filaments

ミオシンフィラメントおよびアクチンフィラメントは付属するタンパク質のフィラメントにより固定されて一直線上に並ぶ．**アクチニン** actinin はアクチン結合タンパク質で交差結合によりアクチンを固定する．**ジストロフィン** dystrophin は筋線維の表面を固定させる交差結合タンパク質である．これらのタンパク質の欠損は筋力低下や筋萎縮（例：筋ジストロフィーのような）を引き起こす．**タイチン** titin は巨大なタンパク質でZ線に付着しA帯やI帯にまで及ぶ．タイチンは集合してミオシンフィラメントに付着するので，I帯においてはミオシンフィラメントの端とZ線との間でバネのように作用する．**デスミン** desmin はすべての種類の筋において重要な，中間径フィラメントタンパク質である．これは筋節の間に存在し過剰な伸展を抑制するように働く．

筋収縮で鍵となる分子はミオシン分子である．A帯においてミオシンフィラメントはゴルフクラブのヘッドのような形をした横にとび出た腕をもっている．この腕がアクチンと一時的に架橋し，（ATPの加水分解で生じたエネルギーによって）屈曲して，ミオシン上にアクチンを滑らせる．この架橋が繰り返し成立したり離れたりすることで，あたかもミオシンの頭が，アクチンの上を"歩いている"ような印象を与える——細いフィラメントが太いフィラメントの上に引っ張り込まれることになる（図6.4参照）．

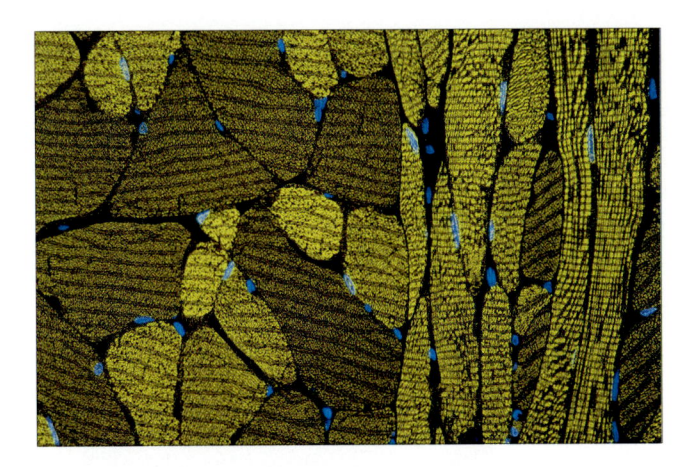

図6.11　ミオシンフィラメント
骨格筋線維の免疫蛍光像で，ミオシンIIタンパクの局在を示す．ミオシンフィラメントは筋節のA帯に相応する正確に並んだ帯として認められる．線維の核の核酸は青色に染色されている．×350．（Courtecy J Zbaeren, Inselspital, Bern, Switzerland.）

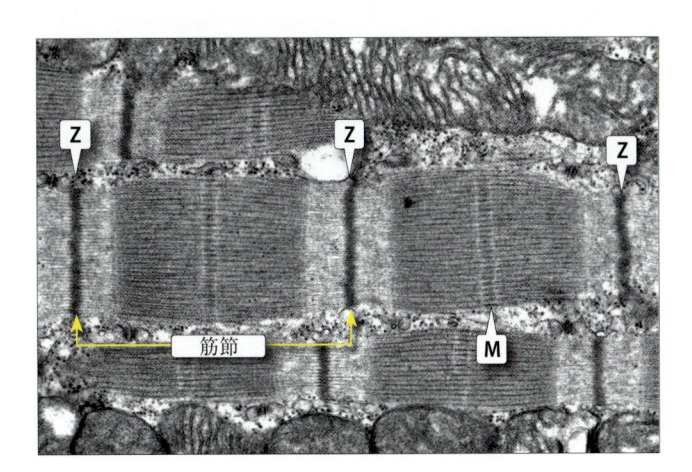

図6.12　筋節
筋節は骨格筋線維の収縮の基本単位であり，連続するZ線（**Z**）の間に相当する．収縮または伸展する時，筋節の長さはそれぞれ変化するが，太いミオシンフィラメントでできるA帯の幅は変化しない．I帯は淡い色で細いアクチンフィラメントで構成され，A帯にまで伸びているのでミオシンフィラメントはさらに濃く観察される．色の濃いM帯（**M**）はミオシンフィラメントを固定している．×19,000．

骨格筋

収縮の刺激 The stimulus for contraction

約98％の筋線維は電気的に独立しており，1本の運動ニューロンの1本の軸索によって支配されている．1個の運動ニューロンは1本または2，3本の筋線維（外眼筋）を支配することもあれば，四肢の主要な筋のように数百の筋線維を支配することもある．1個の運動ニューロン，その軸索，それに支配されている筋線維は運動単位を形成している．筋線維の中央部にある神経終末と筋細胞との結合部は，筋・神経あるいは**神経筋接合部** neuromuscular junction と呼ばれる（図6.13）．残りの約2％の筋線維は二つの神経筋接合部をもつ．運動終板においては軸索が筋形質膜上に終わり，興奮性の神経インパルスが軸索のシナプス小胞からアセチルコリンを放出させて，筋形質膜に電気的インパルスを生じさせる．活動電位は横管系（筋原線維を貫く，図6.10参照）を介して伝播し，筋小胞体からのカルシウムイオンの放出を促す．これらのカルシウムイオンは1秒以内に筋形質や筋原線維へ流れ込む．カルシウムはアクチンに付着している特殊なタンパク質の位置を変化させるので，アクチンとミオシンとの架橋が繰り返し起こる（すなわち ATP のエネルギーを利用して筋節の収縮が起こる）．活動電位が消失すると，カルシウムは元の筋小胞体に戻り，アクチンとミオシンの相互作用は終了する．

筋の長さの感知 Sensing muscle length

被膜内に存在する**筋紡錘** muscle spindle は直径の小さな筋線維で，筋束の中央部に位置している（図6.14a, b）．筋紡錘は姿勢や運動の制御に重要な働きをする．筋紡錘は機械受容体として働き，筋線維の長さの変化を感知して求心性の

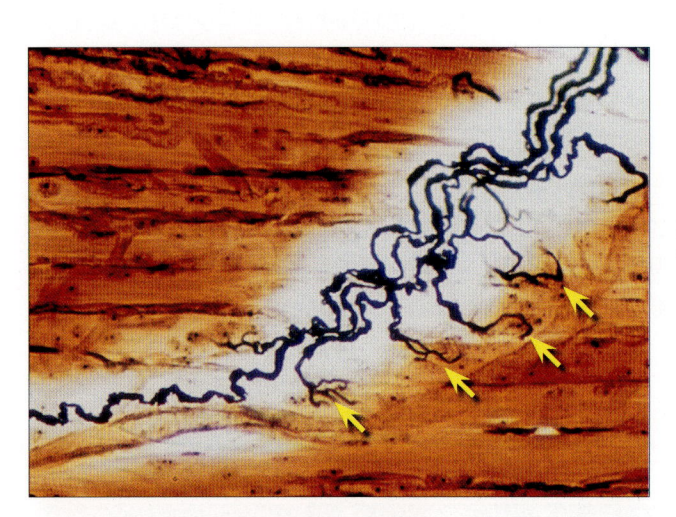

図6.13　神経筋接合部
運動神経が分枝してできる神経線維は細胞膜上に運動終板を形成して終わる（矢印）．運動終板のサイズは遅筋よりも速筋においてより大きい．軸索終末の小さなふくらみは神経伝達物質であるアセチルコリンの小胞を含んでいる．遠心性の神経インパルスによりアセチルコリンが放出され，筋形質膜の受容体に結合する．このことが筋に沿って広がる活動線維を引き起こす．運動終板は筋線維の中央部に存在するので，活動電位は線維の両端に向かって伝わることになる．銀染色，厚い切片．×130.

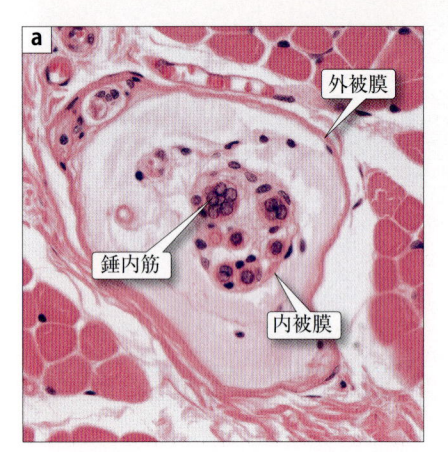

図6.14a　筋紡錘
筋肉の長さと張力の変化は筋紡錘の伸展受容器によって感知される．伸展受容器は錘内筋（修飾された筋）に存在し，内被膜と外被膜によって包まれている．伸展が受容器を刺激すると，脊髄にシグナルが送られる．シグナルは，同じ筋を支配している遠心性の運動ニューロンに伝わり，筋収縮と錘内筋の弛緩を引き起こす．HE 染色．パラフィン切片．×250.

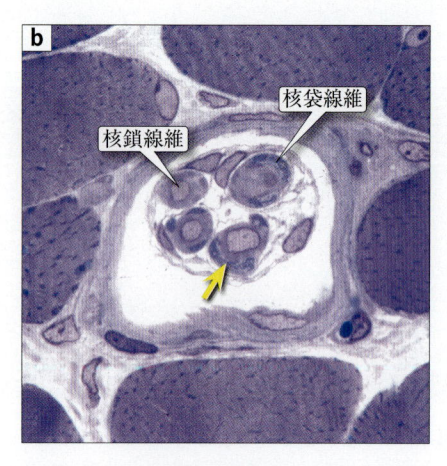

図6.14b　筋紡錘の詳細
大きな核袋線維と核鎖線維が観察される．1本の線維の周辺にみえる感覚性の終板（矢印）から，シグナルが求心性線維を通って脊髄に送られる．脊髄は α 運動ニューロンの軸索を錘外筋に，γ 運動ニューロンの軸索を錘内筋に送り，感覚受容器の緊張度を興奮の閾値に近いレベルに維持する．トルイジンブルー染色，アラルダイト切片．×650.

神経に伝える．求心性神経は，脊髄内で筋や筋紡錘を支配している運動ニューロンとシナプス結合する．筋紡錘の収縮や伸展は筋収縮反射を起こし調節する（例：膝蓋腱反射）．

骨格筋線維の型 Skeletal muscle fiber types

骨格筋線維は収縮が"速い"または"遅い"の2型に分けられる．

- 速筋は腓腹筋（足の表層の筋）や外眼筋にみられ短時間での収縮を行う．それぞれの筋はすぐに疲労するものや，少し疲労に抵抗を示したりするものもある．
- 遅筋〔例：ヒラメ筋（足の深部の筋），姿勢を保つ背筋〕は長時間反復して収縮し，疲れに対して抵抗性をもつ．

伝統的にこれらの筋はそれぞれ白筋，赤筋と呼ばれていた（または"速い白筋"および"遅い赤筋"）．また，中間型の筋もあり，ヒトでは速筋と遅筋の混合を示す．酸化的あるいは好気性代謝という特性に基づき，遅筋はI型筋とも呼ばれ，血管が豊富に存在し，ミオグロビン量も多い．速筋はIIB型筋と呼ばれ，嫌気性の代謝（すなわち解糖によってATPを作る）が中心となり，毛細血管も少ない（図6.15a～c）．好気性と嫌気性の両方の代謝を行う筋はまれにしかみられないが，速筋でしかも長時間収縮することができる（例：大腿の外側広筋）．

ミオシン頭部には異なる遺伝子によってコードされる数種類のアイソフォームがあり，ミオシンとアクチンの相互作用の速さが異なる．胎児期，新生児期，成人期には，ミオシンにはいくつかのアイソフォームが発現し，それぞれ異なる運動に対応している．

> **Tip**：筋はどれだけ速く収縮できるだろうか？ 約1/10または1/100秒で，筋の長さは10%短縮する．これは最大で時速110km（70マイル）に相当する．

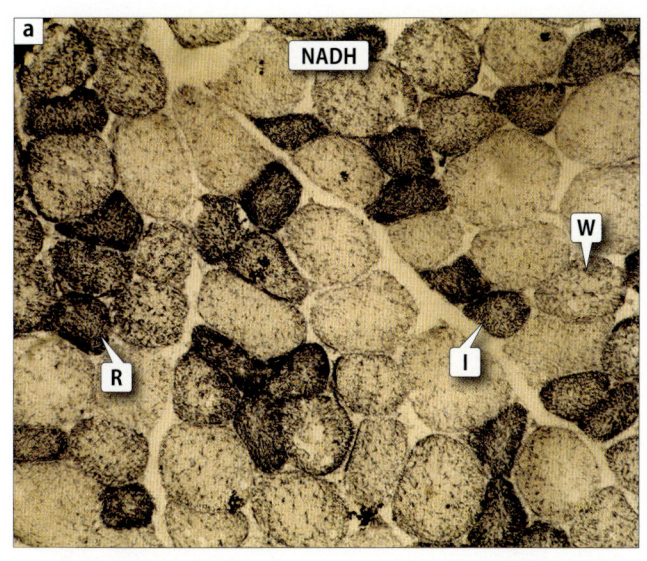

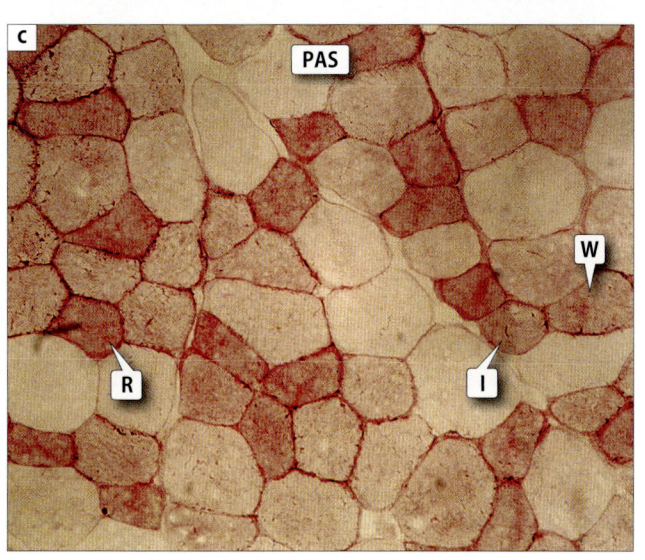

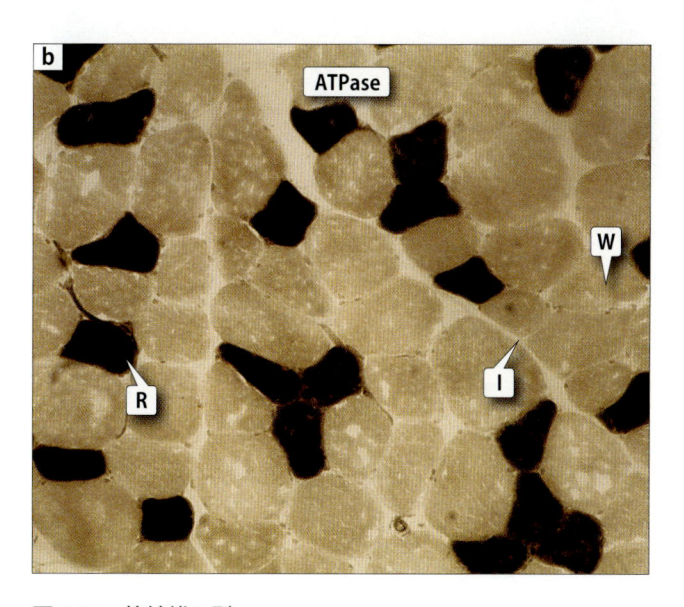

図6.15 筋線維の型
筋線維の横断面の連続凍結切片である．**a NADH**は酸素を用いてATPを作る酸化的（有酸素）代謝を担うミトコンドリアのNADHに対する反応を組織化学的に示したものである．**b ATPase**はATPase（pH 4.3）の局在を示したもので，筋原線維の代謝活動の程度を表している．**c 線維 PAS**はグリコーゲンの分布をみるPAS反応を示す．グリコーゲンは嫌気性代謝（解糖）によってATPを生じる．I印の筋線維（**I**）は中間の速い線維またはIIA線維である．W印の筋線維（**W**）は速筋（白筋）またはIIB型の筋である．R印の筋線維（**R**）は遅筋（赤筋）またはI型筋である．HE染色では形と大きさ以外はみな同じようにみえる．組織化学的な方法により構造と代謝活動の両者が明らかになり，1個の筋が様々な線維からなり立っていることがわかる．組織化学反応，凍結切片．×200．

心筋

　心臓の筋は心筋細胞より構成され，伝統的に心筋線維と呼ばれている．個々の細胞が**介在板** intercalated disc と呼ばれる特殊な細胞間結合によって連結し線維を形成している．この介在板はまた電気的結合をもたらす．心筋細胞は1個の核を中心部にもつ．線維は枝分かれしてほかの線維と結合しており，筋形質は横紋と筋節をもつ（図6.16a～d，図6.17a～c）．アクチンとミオシンフィラメントが交互に繰り返して配列し，収縮時に互いが滑り合う．心筋の筋原線維は数種類のフィラメントによって固定されている．そのうちの1つの**デスミン** desmin は**コスタメア** costamere によって細胞膜とつながっている．これらはタンパク質の集積物を形成し，各細胞の境界部に沿って肋骨のような形の構造をなし，さらに細胞を細胞外基質に結合させている．

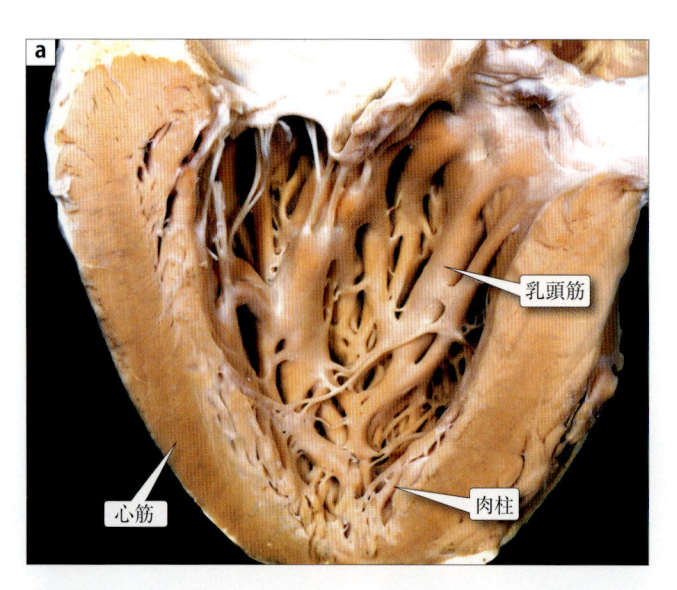

図6.16a　心筋
右心室を通る垂直断面で，心筋の厚い壁を示す．多くの心筋は不規則に枝分かれして走行している．これらは肉柱と呼ばれ，乳頭筋の付着部位となる．乳頭筋は腱索を介して三尖弁に付着し，右心房側への弁の反転を防いでいる．

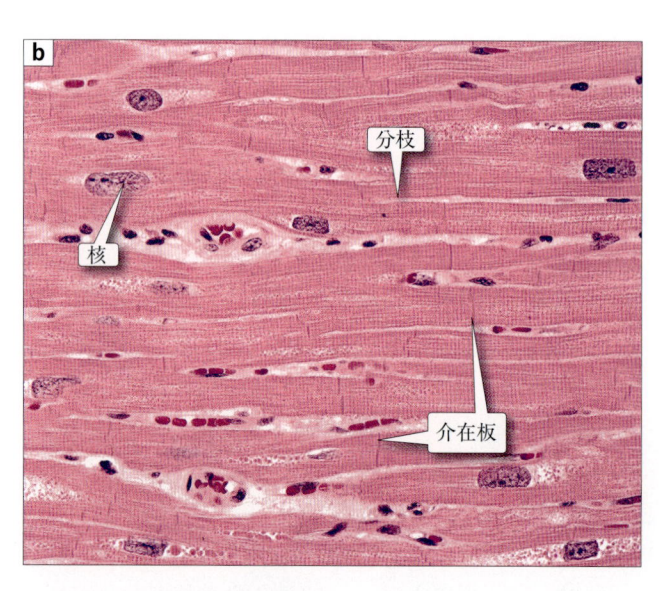

図6.16b　心筋線維の縦断切片
心筋を同定する特徴は (i) パラフィン切片で淡い横紋がみられる，(ii) 細胞の中心に核があり，その周りに細胞内小器官を含む淡い領域がある，(iii) 筋線維が分岐して筋全体を通して連絡する，(iv) 介在板によって隣り合う細胞が機械的，電気的に結合していることである．筋内膜には線維芽細胞の核と多くの血管がみられる．HE染色，アクリル樹脂．×240.

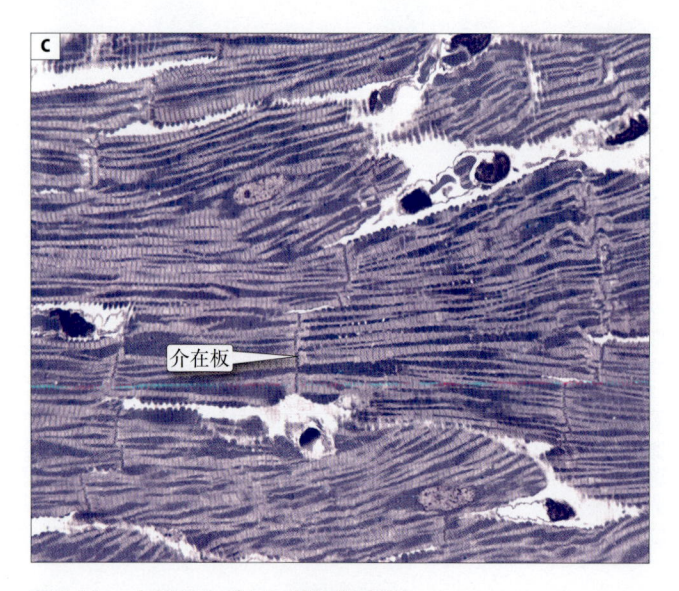

図6.16c　心筋のエポキシ樹脂薄切標本
細胞の中心に核があり，その周囲に多数のミトコンドリアが存在している．このミトコンドリアは，脂肪酸，乳酸，グルコースの酸化的または好気性代謝が盛んなことを反映している．筋節のA帯およびI帯が筋細胞の残りの細胞質を占める．隣り合う細胞の端には多数の介在板がみられる．ギザギザの辺縁はコスタメアが結合組織に付着するためである．トルイジンブルー染色，アラルダイト切片．×400.

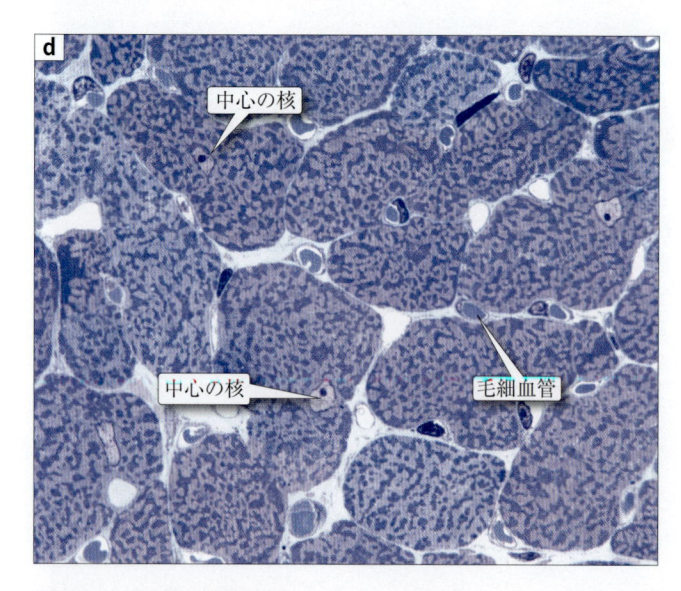

図6.16d　心筋の横断切片
濃く染まるミトコンドリアが密集し，筋形質の内部には筋原線維があり，中心の核を取り囲む．筋細胞の葉状構造は分岐の断端を示している．筋内膜に毛細血管がみられる．トルイジンブルー染色，アラルダイト切片．×400.

6 筋組織

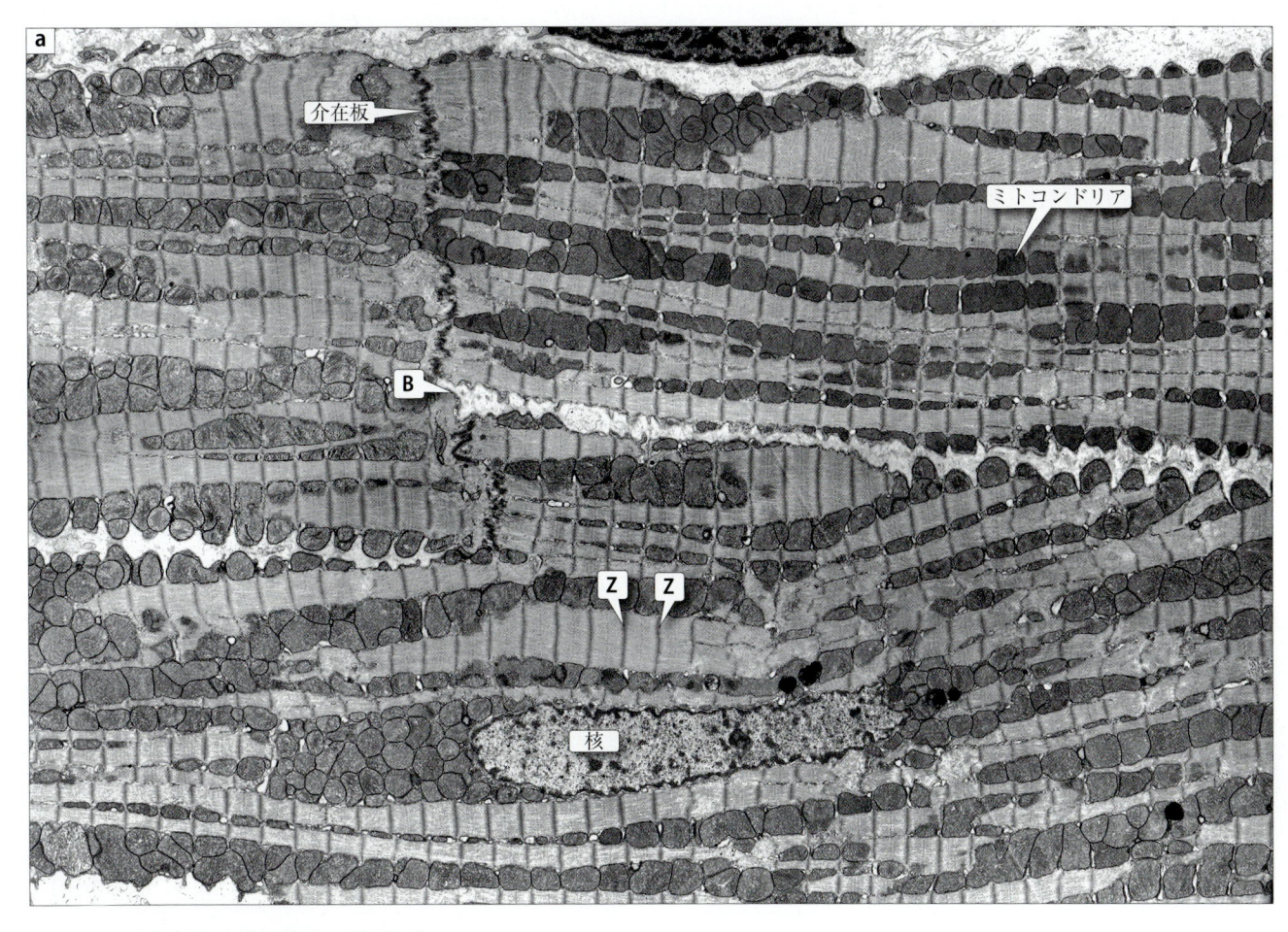

図 6.17a 心筋細胞の微細構造，縦断切片
3個の心筋細胞は介在板の部分で分岐（**B**）している．中心に核がある．細胞質は数百の柱状に並んだミトコンドリアで満たされており，筋節中には淡いA帯，I帯とともにきれいに配列したZ線（**Z**）がみられる．× 3,800.

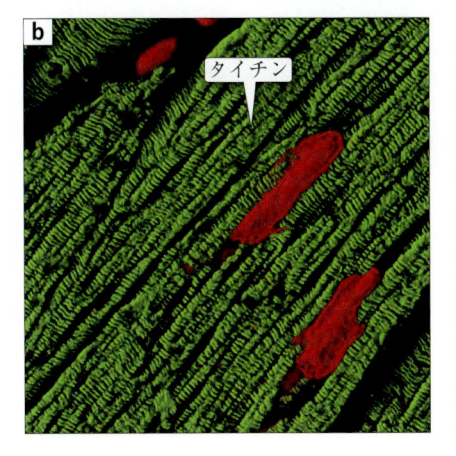

図 6.17b タイチン
心筋の免疫蛍光標本では，Z線とミオシンフィラメントの間にある線維上のタンパク質であるタイチンの繰り返し模様がみられる．タイチンはミオシンから始まり，筋節中に伸びている．細胞の核は赤色である．× 1,000.（Courtesy J Schaper, Max Planck Institute, Bad Nauheim, Germany.）

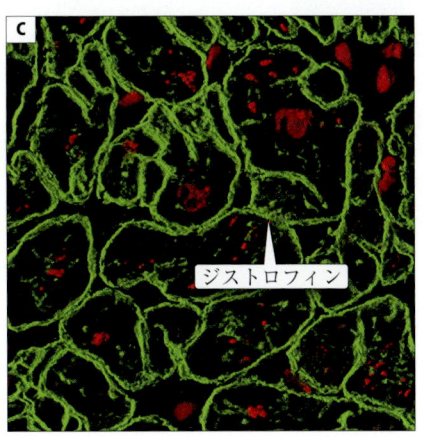

図 6.17c ジストロフィン
心筋の免疫蛍光標本は，アクチンを架橋するタンパク質であるジストロフィンタンパク質の局在を示す．ジストロフィンは細胞の周辺部に存在し，アクチンフィラメントを介して細胞膜の膜貫通タンパク質と結合している．× 350.（Courtesy J Schaper, Max Planck Institute, Bad Nauheim, Germany.）

心筋

細胞外基質には冠状動脈からの毛細血管によって血液が豊富に供給される．通常，毛細血管は心筋細胞の間に認められる．

心筋線維は，結合組織と弾性線維でできた心房と心室を分ける輪状の線維性骨格に付着している．これらの部屋の壁を作る心筋の内側は心内膜に，外側は心外膜によって覆われている（第8章参照）．心室の心筋細胞は心室周囲を取り巻くようにらせん状に配列し，収縮時に心室内の血液は大血管の方向へ押し出される．

心筋の筋節と収縮
Cardiac muscle sarcomeres and contraction

心筋の筋節は，形態学的には骨格筋のものとよく似ているが同じではない．Z線，A帯，I帯はあるが，細胞質の大部分を占める筋原線維は，ミトコンドリアや筋小胞体を含む細胞質によってさえぎられている（図6.18a，b）．ミトコンドリアは豊富で，心筋細胞の高い好気性代謝を物語っている．横管系は筋小胞体と密接しているが，骨格筋の三つ組構造に対して，1つの終末槽が横管のそばに配列した"二つ組"（図6.19）を示す．

収縮に必要なカルシウムは細胞外から供給される．カルシウムは活動電位に反応して細胞膜を通って細胞質に入り，同時に筋小胞体に貯蔵されているカルシウムも細胞質に放出される．前者のように細胞内に入ってきたカルシウムは筋小胞体からのカルシウム放出を促す．これをカルシウム依存性カ

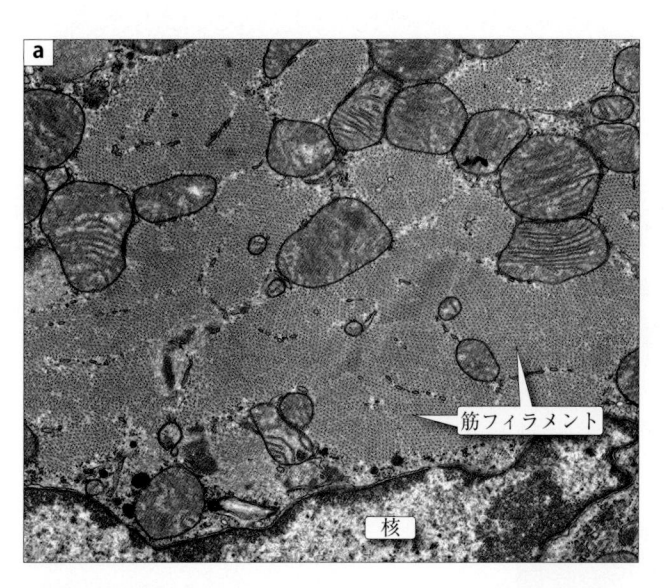

図6.18a　筋フィラメント
心筋の微細構造：横断切片．骨格筋と比べて明瞭な筋原線維はない．そのかわり，筋形質内でミオシンとアクチンの筋フィラメントが1つのかたまりとなっている．ミトコンドリアと筋小胞体が筋フィラメントの間にある筋形質を貫いている．筋細胞の核がみえる．×12,000．

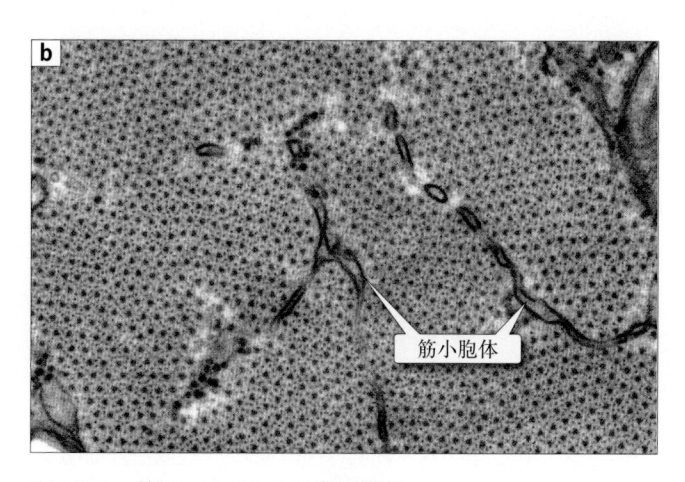

図6.18b　筋フィラメントの微細構造
太くて色が濃いミオシンフィラメントは多くの細いアクチンフィラメントに取り囲まれ，六角形の配列を作る．筋小胞体の膜からのカルシウムイオンの放出は筋収縮の刺激となる．×40,000．

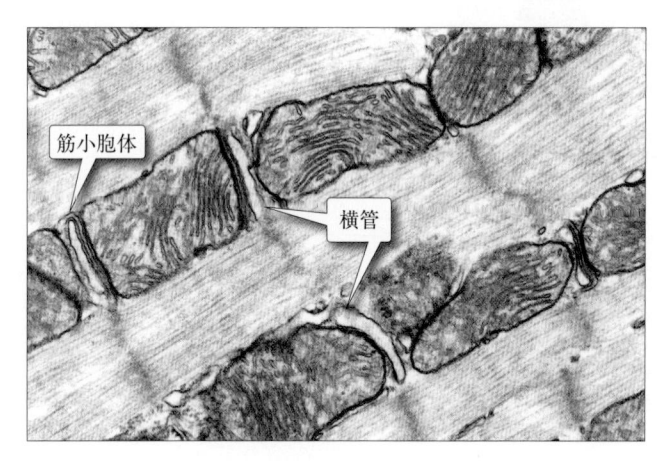

図6.19　筋小胞体
筋収縮時には筋小胞体に貯蔵されているカルシウムが放出される．カルシウムは小胞体と二つ組を作っている横管を通って細胞外からも流入する．横管内へのカルシウム流入は筋小胞体からのカルシウム放出を引き起こす．細胞内カルシウム濃度の上昇はミオシンとアクチンを架橋し，筋収縮を引き起こす．×25,000．

ルシウム放出という．カルシウム流入は，上述したカルシウムの動きと反対のカルシウム排出メカニズムによって調節されている．収縮の同期は閉鎖帯，デスモソーム，ギャップ結合を含む介在板によってもたらされる（図6.20a, b）．これらによって心筋は1つの機能的な合胞体として活動する．イオンはギャップ結合を通って細胞から細胞へと流れるので，電気的興奮は電気的に連続した組織のシートのように心筋全体に発生する．

心筋の制御 Control of cardiac muscle

洞房結節から発した活動電位は房室結節に至り，そこから心室に向かう．これらのインパルスは伝導系という特殊な心筋細胞からなる線維によって伝えられる．結節の細胞，**ヒス束** bundle of His，および左右の脚束を構成する細胞は通常の心筋細胞よりも小さいが，**プルキンエ線維** Purkinje fiber の細胞（心室に至る伝導系）はより大きく，筋原線維はほとんどなくグリコーゲンが豊富である（図6.21）．

平滑筋

平滑筋細胞には横紋がなく筋節もないが，収縮はアクチン－ミオシンの相互作用による．平滑筋細胞は長い紡錘形をしており，中心部に1個の核が存在する．数千から数

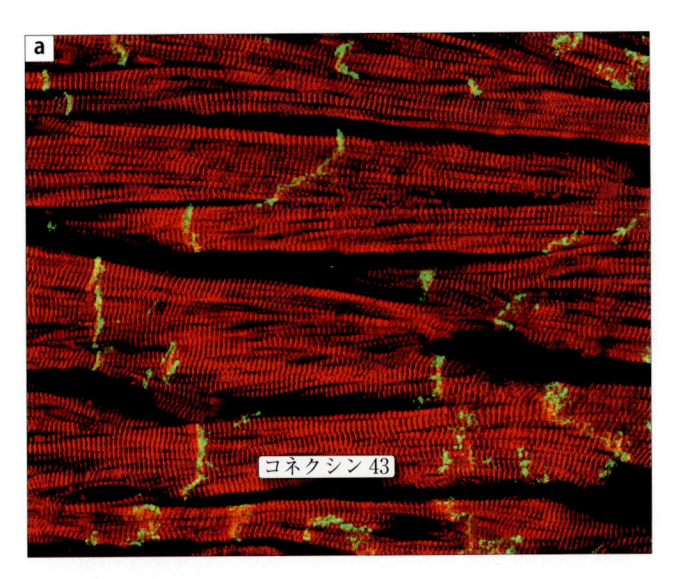

図6.20a　介在板
心筋の介在板の免疫蛍光所見はコネクシン43タンパク質の局在を示す．このタンパク質は介在板のギャップ結合を形成し，隣接する細胞との間でイオンまたは電気的伝導を起こす．ミオシンフィラメントは赤色である．×400．(Courtesy J Schaper, Max Planck Institute, Bad Nauheim, Germany.)

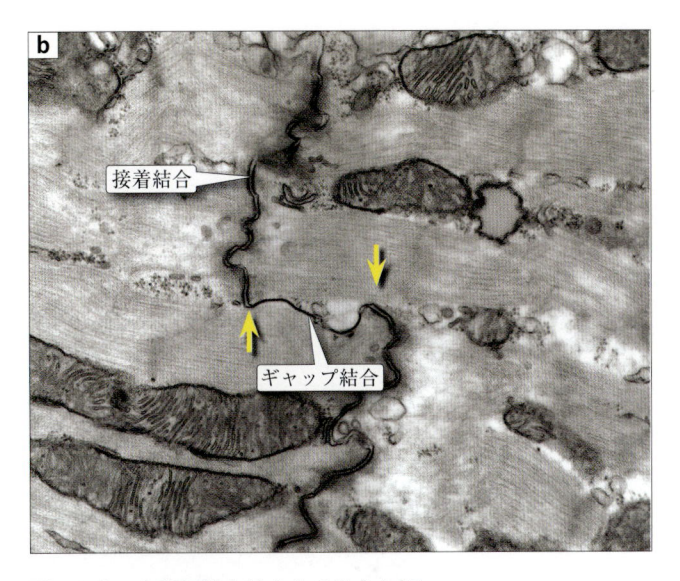

図6.20b　心筋細胞を結合させる介在板
介在板は電子密度の高い階段状の構造（矢印）として認められる．介在板は細胞の端と端が接する所に，Z線の代わりとして生じる．介在板は細胞間の接着型の結合やアクチンフィラメントの付着部位を示し，ギャップ結合によって電気的なつながりを作る．接着斑もまた接着結合部位に生じる．×18,000．

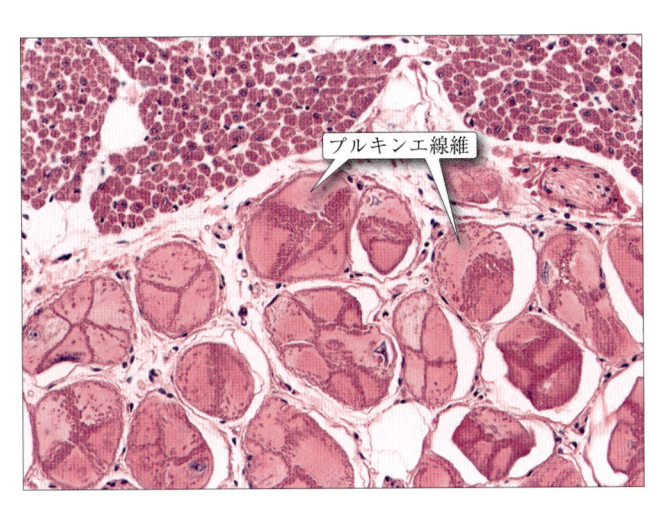

図6.21　プルキンエ線維
これは細胞であるが，心筋細胞よりもかなり大きい．細胞周辺部や中心部にあるミトコンドリア，筋フィラメントおよびグリコーゲンを含む明るい領域がみられる．プルキンエ線維は心臓の刺激伝導系の一部であり，心室の心内膜表面を急速に興奮させる．HE染色，アクリル樹脂．×200．

平滑筋

百万の細胞によって平滑筋のシート，束，層が形成される（図6.22a〜c）．あるいは1個の細胞が独立して**筋様細胞** myoid cell，**筋上皮細胞** myoepithelial cell，**筋線維芽細胞** myofibroblast cell として存在することもある．

平滑筋は容量を変化させる中空性の臓器，通過路または腔の収縮性の壁を形成する．例として血管壁や呼吸器，消化器および泌尿生殖器系の管や腺がある．したがって，平滑筋の機能は高血圧，月経困難症，気管支喘息，動脈硬化，腸管異常運動といった疾患と関連し，臨床的に重要である．

平滑筋の収縮と弛緩はゆっくりと行われ，数時間から数日間収縮したままの状態になることもある．平滑筋は弛緩し，また神経のシグナル，ホルモン，薬物，血液ガスの局所濃度といった刺激に反応する．

微細構造と収縮メカニズム Ultrastructure and contractile mechanism

平滑筋細胞は密に集合しており，薄い細胞外基質でできた基底板をもつ．ギャップ結合やコラーゲンは細胞間の接着に

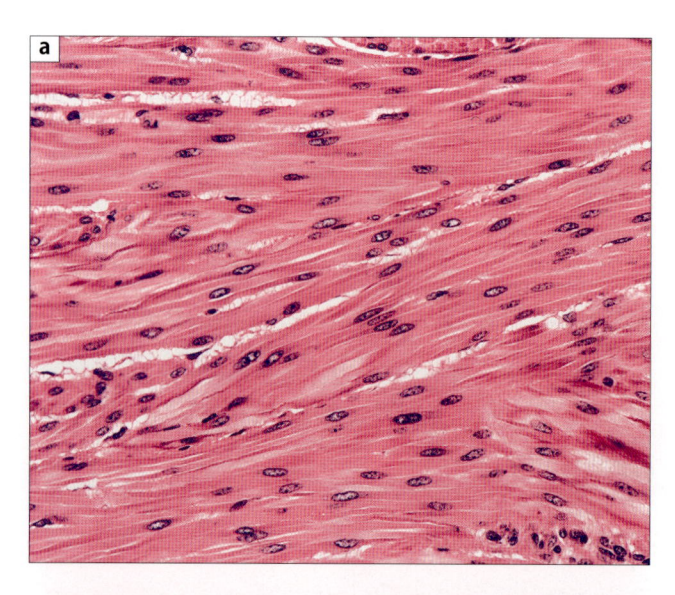

図6.22a　平滑筋
平滑筋細胞束の縦断切片では細胞は中心に1個の核をもち，細胞質は細長く紡錘形である．細胞束の方向が異なるところでは薄い結合組織が明瞭な境界を作っているが，それ以外の場所では平滑筋細胞は密に接しており，明らかな分離はみられない．細胞と細胞の束が収縮したときに発生する収縮力は薄い結合組織を介して伝わる．HE染色，パラフィン切片．×200．

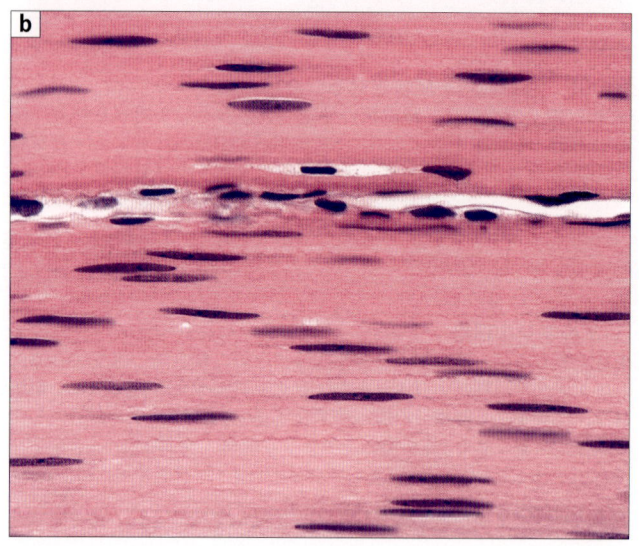

図6.22b　弛緩した平滑筋
平滑筋が弛緩しているとき，平滑筋細胞は非常に薄くあたかも魚の群れのような扁平な核とともに何層にも平行に並ぶ．細胞が近接しているため細胞境界はわかりにくい．横紋はなく，細胞質は均一にアクチンとミオシン（ミオシン含量は骨格筋の約20％程度である）で満たされ，秩序立った筋節はみられない．×480．

6 筋組織

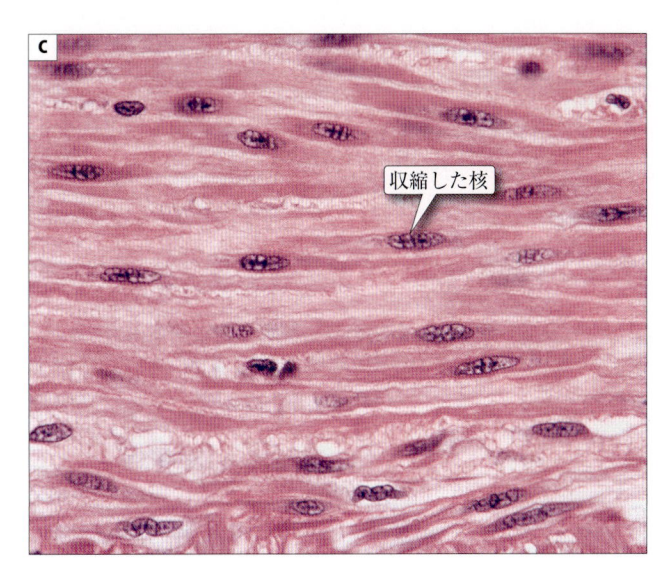

図 6.22c　収縮した平滑筋
収縮すると，平滑筋は通常状態の 1/5 の長さにまで短くなり，核はねじれ，コルク栓抜きのような特徴的な形になる．収縮は組織の部位によって複雑に調節されている．調節は神経インパルス（神経原性），自発性（筋原性），薬理機構性（ホルモン，薬物，神経伝達物質）によるが，薬理機構性では膜電位の変化はない．刺激がどのようなものであれ，収縮を引き起こすアクチンとミオシンの相互作用にはカルシウムイオンが必要である．HE 染色，パラフィン切片．×480．

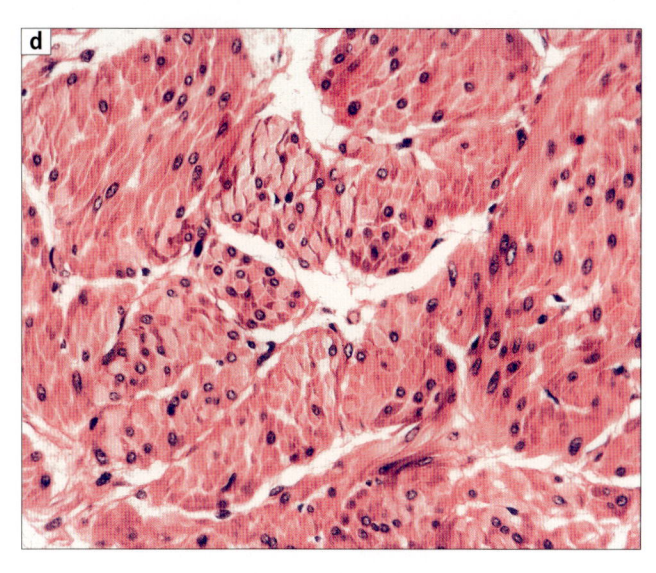

図 6.22d　平滑筋束の横断および斜断切片
いくつかの細胞は切り方によっては紡錘形であり，横断すると卵円形のこともある．核が辺縁に位置する骨格筋と異なり，平滑筋の核は細胞の中央にある．HE 染色，パラフィン切片．×200．

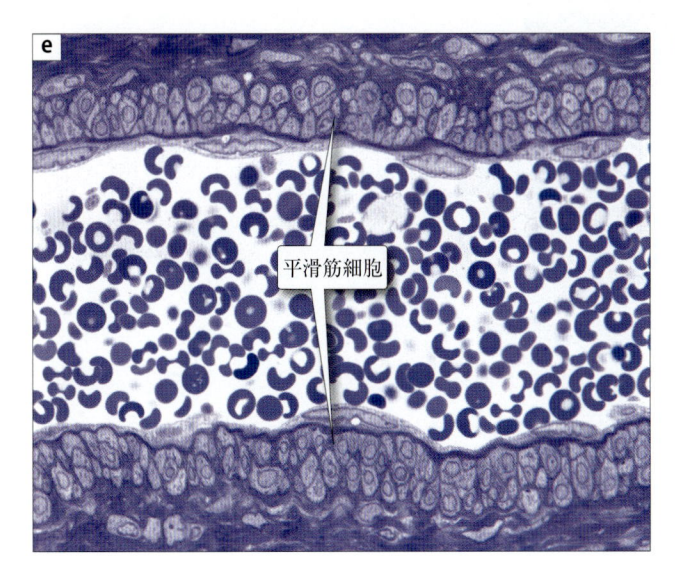

図 6.22e　小動脈の平滑筋
多くの小血管の壁には平滑筋があり，血管の直径を調節している．この小動脈では中膜は互いに密に存在する数層の平滑筋細胞からなっている．トルイジンブルー染色，アラルダイト切片．×350．

平滑筋

働き，筋形質には細胞骨格に加えて滑り運動を行う収縮性のアクチンフィラメントとミオシンフィラメントがある（図6.23a～c）．発生した力は収縮性フィラメントによって伝えられる．これらのフィラメントは，細胞質と細胞膜にある暗調小体同士を結び付けている．暗調小体は，横紋筋のZ線に相当する構造物でありアクチンが結合している．収縮時にはこの暗調小体同士が近づき，細胞の長さは短縮する．暗調小体はまた中間径フィラメントとも結合しており，このため細胞全体の収縮が一様に起こる（図6.24a, b）．

カルシウムの細胞内への流入は，カルモジュリンを使って

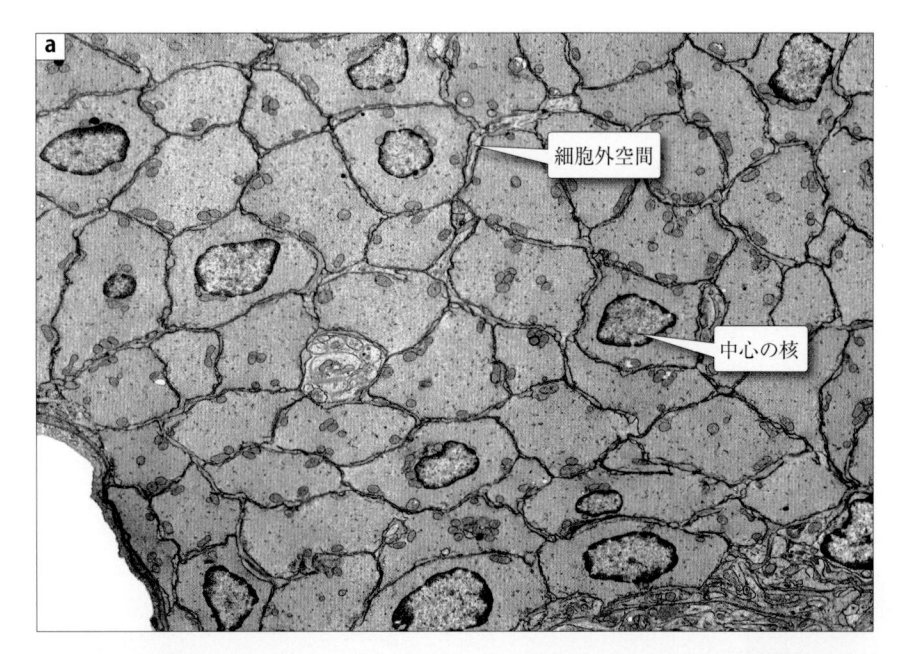

図 6.23a 腸の平滑筋の微細構造
消化管の外壁の筋層における典型的な平滑筋細胞を示す．核は細胞の中央にあり，細胞質は中程度の濃さで筋フィラメントを示す．細胞外空間はほとんど存在しない．× 3,500.

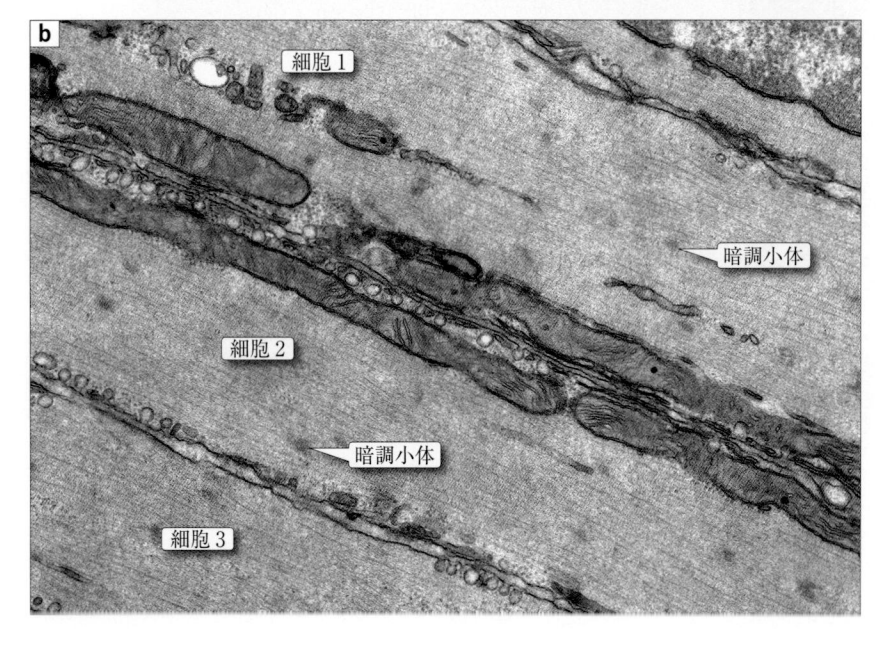

図 6.23b 数個の平滑筋細胞の細胞質の縦断切片
微細なミオシンフィラメントとアクチンフィラメントは筋節を形成していないことを示す．収縮性フィラメントが付着する多くの暗調小体が細胞質内に小さな塊として認められる．× 23,000.

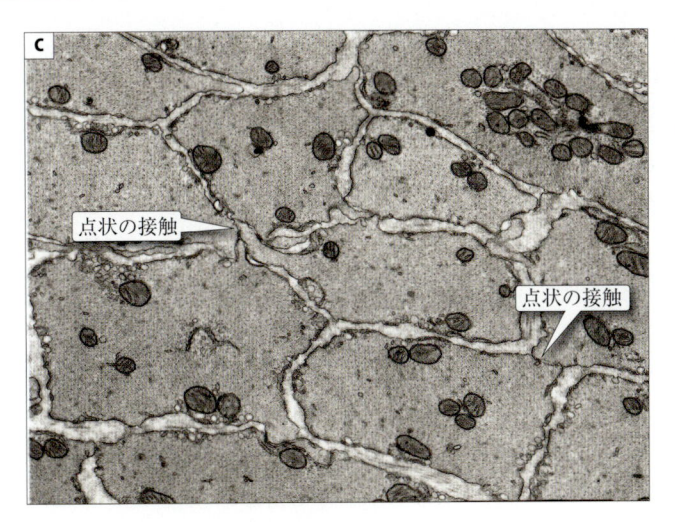

図 6.23c　平滑筋細胞の横断切片
細胞の断面は不規則な形態であり，周囲の細胞と細胞膜は接着しているかまたは点状に接触している．細胞外の領域はコラーゲン線維および細網線維を含む．×9,000．

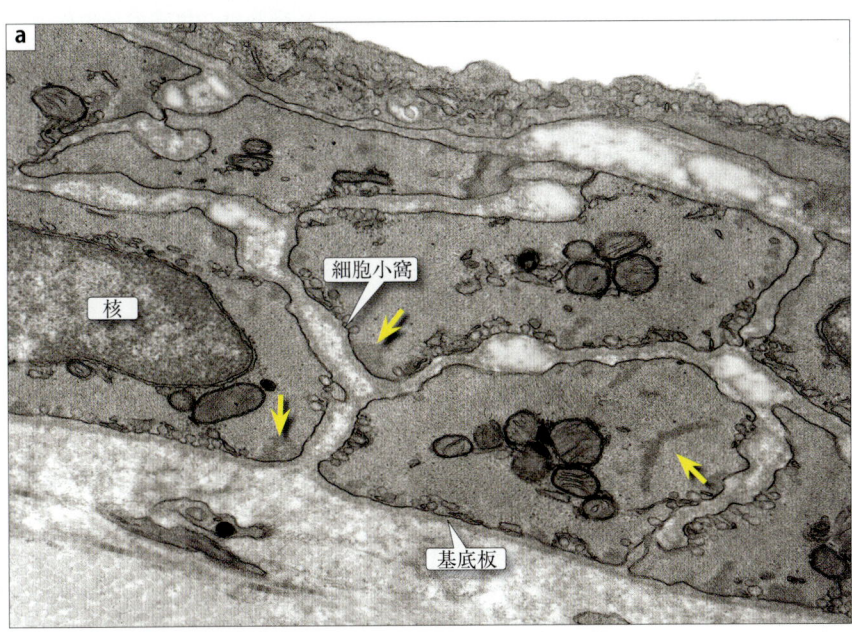

図 6.24a　血管平滑筋－収縮する特性
広い細胞外空間と細胞膜を取り囲む基底板が認められる．細胞外空間のほとんどのコラーゲン線維，細網線維，エラスチンは平滑筋細胞によって産生される．細胞小窩と暗調小体が細胞膜に沿ってみられる．暗調小体（矢印）については図6.24bで詳細に述べる．×19,000．

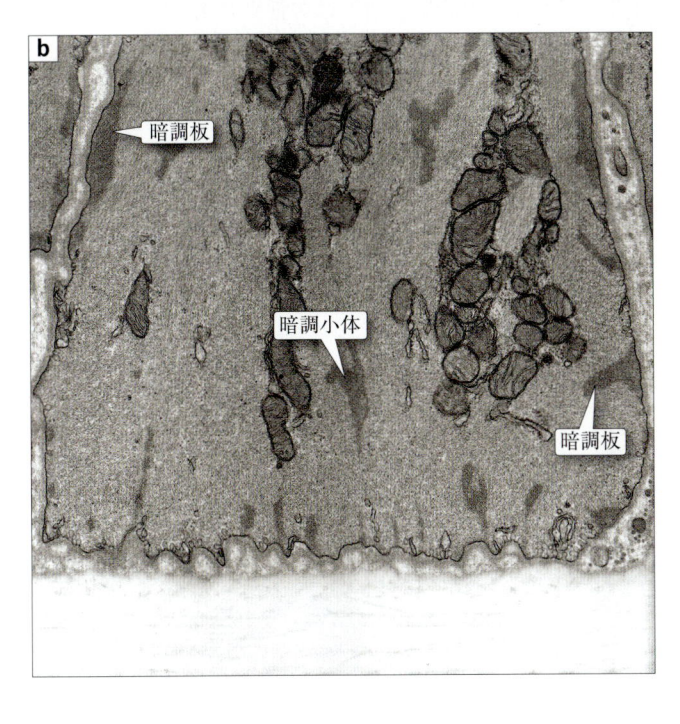

図 6.24b　血管平滑筋細胞の一部分
細胞質内の暗調小体と暗調板を示す．収縮性のアクチンフィラメントと細胞骨格フィラメントが付着するため，これらの暗調小体は非収縮性の構造フィラメントのネットワークに連なったミニ筋節ともいうべきものである．収縮性のフィラメントに生じた張力は細胞の内外に伝わり，細胞を収縮させ，さらに付着している細胞を動かすことになる．×15,000．

アクチン－ミオシンの相互作用の制御を行っている．カルモジュリンはカルシウム結合タンパクで，ミオシンとアクチンの架橋を引き起こし，フィラメントの滑り込みが生じる．カルシウムの流入と排出は，細胞膜に存在するチャネルやカルシウムポンプによって複雑な過程を経て調節されている．この調節は細胞膜と連絡している筋小胞体の膜槽からのカルシウム放出によって増幅される．**細胞小窩** caveola は細胞膜が陥入したもので，おそらく細胞膜の表面積を拡大することでカルシウム流入を制御しているものと思われる（図 6.25）．

大部分の平滑筋は自律神経系の交感神経および副交感神経によって支配されており，これらの軸索は平滑筋の近傍を通るかまたは直接接触する．この部位においてノルエピネフリン（ノルアドレナリン）や様々な神経ペプチドが細胞膜の受容体と結合し，興奮性あるいは抑制性の反応を引き起こす．平滑筋細胞は局所的な環境によって，必ずしも活動電位を引き起こさないシグナルにも反応する．その例として内臓の平滑筋や壁が平滑筋でできた中空性の臓器にみられる自動リズムや自発収縮がある．ホルモンや内皮細胞，平滑筋そのものから放出される因子が収縮を引き起こしたり抑制したりするが，収縮に先立ち細胞内カルシウムの上昇が必要となる．

特殊な平滑筋細胞
Modified smooth muscle cells

筋上皮細胞は外胚葉に由来する星形の細胞で，様々な外分泌腺，例えば汗腺，唾液腺，乳腺などの分泌細胞の近くに存在している．これらの細胞が収縮すると，分泌物を腺腔や導管へ絞りだすことになる．授乳中の乳腺において筋上皮細胞は腺細胞から導管へと乳汁を放出する．眼球では虹彩の筋上皮細胞は収縮して瞳孔を拡大させる．ある種の動物の曲精細管の壁は平滑筋様の細胞をもち，管の緊張を高めて精子や精液を精巣網に送る．傷が治癒する際には筋線維芽細胞はコラーゲン様の基質を作ると同時に，収縮し，傷口を閉じるのに役立っている．多くの毛細血管や後毛細血管小静脈は細長い周細胞をもち，これによって平滑筋の収縮と同じように血管を収縮させる．

筋の発達，成長，再生

母体の子宮内において，胎児の骨格筋は多数の細胞が融合することで長さを増す．出生時にほぼこの融合は終わり，1歳以内に完結する．核は有糸分裂後の状態にある．したがって筋の大きさや長さの増加は，新しい筋節や筋原線維の形成によって起こるのであり，細胞増殖によって起こるのではない．間葉性細胞の一種である衛星細胞は，傷害の後や種々の疾患の時に増殖し筋の再生に貢献するが，その能力は限られており，筋組織が大量に失われると結合組織や瘢痕によって欠損部が埋められることになる．

胚発生において心臓の筋芽細胞は分裂して心筋細胞となり，隣り合った細胞と細胞間結合を形成する．最近まで，成人の心筋細胞は心筋の損傷に反応して増殖したり，再生したりすることはないと信じられてきた．心筋の傷害や変性の後は瘢痕か線維性の組織によって埋められる．現在，心臓には低いレベルではあるがアポトーシスを起こした心筋細胞に置き換わる**前駆細胞** progenitor cell の集団が存在すると考えられている．ほかの型の骨髄間葉系細胞由来の前駆細胞の存在については議論がある．

平滑筋細胞は個々に増殖し成長していくが，分裂能をもち続けている．妊娠時には子宮の平滑筋は細胞の肥大と過形成を示す．同じような細胞の活動は血管や消化管の平滑筋および創傷治癒時に認められる．

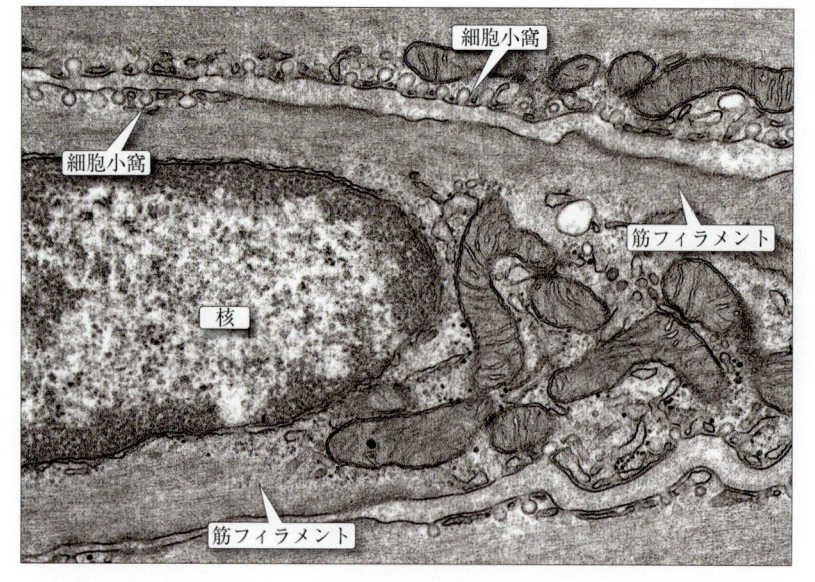

図 6.25　細胞膜
いくつかの平滑筋細胞の細胞膜の近傍には，細胞接着に働いていると思われる暗調の細胞間物質がみられる．細胞小窩は豊富で飲み込み小胞に似ている．これらはカルシウムを細胞質内へ取り込むために細胞膜の表面積を増やしている．筋フィラメントの走行は縦断面で観察される．× 27,000．

骨格筋の異常と臨床の記録
骨格筋 Skeletal muscle

ニューロパチー neuropathy または神経支配の異常は，異常な収縮と萎縮を引き起こし，その結果，変性や結合組織と脂肪によって補塡される．

ミオパチー myopathy は原因が筋細胞の障害にあり，次の3つに分けられる．

- 先天性…筋緊張の低下が起こる．常染色体の遺伝異常によると考えられている．
- 中毒性…アルコールまたは薬物による．
- 炎症性…微生物による感染または免疫関連疾患による．

重症筋無力症 Myasthenia gravis

重症筋無力症は自己免疫疾患であり，抗体が神経筋接合部のアセチルコリン受容体を攻撃する．25〜40歳までの主に女性に発症する．筋力の低下と麻痺を示すが，呼吸機能が障害されると致死的になる．

デュシェンヌ型筋ジストロフィー Duchenne's muscular dystrophy

デュシェンヌ型筋ジストロフィー Duchenne's muscular dystrophy は，出生男児3,500人に1人の割合で出現するX染色体関連の重篤な遺伝性疾患である．筋力低下，衰弱，変性，細胞死が起こり，線維組織に置換される．本疾患の予後は悪く，20歳以前あるいは20歳代前半に死を迎える．遺伝子の欠損により，細胞膜と連結するアクチン結合タンパクであるジストロフィンを作ることができない．ジストロフィンはシントロフィン（進行した状態ではミオパチーも低下する）とともに収縮，弛緩時に筋線維の膜の安定化に寄与すると考えられている．ジストロフィンはまた脳にも存在し，デュシェンヌ型筋ジストロフィー患者の約1/3に精神遅滞がみられる．

疲　労 Fatigue

筋を反復して収縮させた後の筋肉疲労や筋力低下は，過剰の代謝産物（乳酸やリン酸）の産生および筋原線維のカルシウムに対する反応性の低下を伴う．筋疲労（自転車走行やマラソンでみられる）はカルシウム依存性のカルシウム放出を不活化することにより，過度の運動を抑制して筋に損傷が起こるのを防ぐ．筋の収縮時に筋を伸展させるとき（例：山道を歩いて下るときのような収縮），痛みや筋力低下が1日あるいはそれ以上持続する．これを遅延性の筋疼痛と呼ぶ．これは局所的な障害時にみられる筋節と筋原線維の破壊によって起こる．

慢性疲労症候群 Chronic fatigue syndrome

慢性疲労症候群については議論がある．これは肉体的および精神的な能力に影響するが，筋機能そのものは正常であるので，いまだ不明の1種類か数種類のウイルスによる神経系の障害の可能性がある．

破傷風 Tetanus

破傷風（筋痙攣または筋強直），俗にいう咬痙は顎の筋の痙攣によって生じる．これは裂傷や貫通するような傷に**破傷風菌** Clostridium tetani が感染し，神経毒によって抑制性ニューロンがブロックされることによって起こる．この神経毒は蛇毒の数倍の強さをもち，末梢神経を通じて中枢神経系に入る．破傷風の発生頻度は，幼児期のジフテリア，百日咳，破傷風の三種混合ワクチン（DPT）の後，著明に減少している．

死後硬直 Rigor mortis

死後，骨格筋に化学変化が起こり，身体が硬く，硬直する．この硬直は顔から始まり，四肢，体幹へと広がる．細胞内に過剰のカルシウムが放出されて筋収縮がしばらく持続するが，これは代謝が停止してエネルギーのATP（収縮を解除するための）が供給されなくなるからである．その後，組織の変性が徐々に進行し，筋は弛緩していく．

心筋 Cardiac muscle
心筋症 Cardiomyopathy

心筋症は数種類あり，しばしばその原因は不明である．肥大性心筋症は弁の不全や高血圧に伴う過度の負荷に反応して筋線維が肥大する心筋症である．拡張性心筋症は最も頻度が高く，筋力の低下に伴って心臓の容積が増大する．拘束性心筋症では心筋細胞が収縮せず，拡張期に心臓に流入する血液量が減少する．

虚　血 Ischemia

虚血（酸素供給が不十分）時に，収縮力は減少し，細胞内カルシウム濃度が上昇するために組織障害が起こる．心臓に現れる虚血の症状は狭心症あるいは胸痛である．心筋への血流と酸素の供給が制限されると梗塞すなわち組織の壊死が起こり，肉芽や線維組織に置換される．もし組織破壊が広がる前に血管形成やバイパス手術が施されれば，再び血液供給が可能となる．しかしながら心筋梗塞は最も多い死因の一つである．

心不全 Heart failure

慢性あるいはうっ血性の心不全では収縮期においてポンプの作用効率が低下する．心不全は弁の障害，心筋症または炎症が原因となって起こる．

リウマチ熱 Rheumatic fever

リウマチ熱はレンサ球菌感染によって引き起こされる心筋を抗原とする免疫学的反応であり，その結果，弁の変形を伴

う局所的な炎症，線維化，組織の壊死を引き起こす．

平滑筋 Smooth muscle

　血管，特に動脈では平滑筋の疾患が通常みられ，筋細胞の増殖や細胞外基質の過剰な産生によって内膜の肥厚や血管腔の狭小化が引き起こされる．高血圧，内皮の障害，動脈硬化の原因となる状態により血管壁の肥厚が促進される．平滑筋腫または良性の平滑筋腫瘍が，エストロゲン依存性の単発性あるいは多発性の腫瘍として子宮に生じることがあり，類腺腫瘍と称される．また，平滑筋腫は立毛筋に付随して皮膚の深部に生じる．これらは小さいがしばしば痛みを伴うしこりとして認められる．

　筋線維芽細胞は平滑筋と線維芽細胞の組織学的特徴をもち，収縮能を示すとともに様々な種類のコラーゲンを合成する．筋線維芽細胞のこのような性質は肉芽組織を形成し創傷治療に役立つ．コラーゲンは創傷が治癒する初期の過程では可塑性をもたらし，アクチンフィラメントによる収縮作用により肉芽は収縮して傷口が閉じる．傷口が閉じて肉芽組織が吸収されると筋線維芽細胞は消失し，線維芽細胞に置換される．

神経組織 Nervous system

すべての神経組織は**神経細胞（ニューロン）** nerve cell (neuron)，**支持細胞（グリア細胞またはニューログリア）** supporting cell (glial cell or neuroglia)，**血管** blood vessel からなるが，程度の差はあれ結合組織も含む．算定法はいろいろと異なるが，ヒトの神経組織には1,000億個のニューロンと，この数倍の数のグリアが存在するとされる．神経組織の機能的組織学を基本的に理解することは，解剖学と生理学を学ぶことにほかならないが，本章は特に，通常の組織学実習用に用いられる標本や，神経科学の研究から得られた代表的な標本に中心に解説する．

神経組織がどのように作用するかを理解するためには，ニューロン，軸索，樹状突起やグリアの構造についての十分な知識が必要である．組織学標本は，例えば以下に示すような染色によって，上記の目的が達成される．

- **細胞体** cell body は，核酸を染めるヘマトキシリンまたはクレシルバイオレットによって可視化される．
- **樹状突起** dendrite や**軸索** axon は，銀を主体にした染色法によって黒色の構造物として観察される．
- **末梢神経** peripheral nerve は，脂質に富む**髄鞘** myelin を染めるワイゲルト染色か，ルクソールファストブルー染色によって観察され，クレシルバイオレットを加えることでグリア細胞も同定できる．

これらの構成要素は**組織化学** histochemistry，**免疫組織化学** immunohistochemistry，特殊な**蛍光顕微鏡技術** fluorescence microscopy によってさらに明らかとなる．

神経組織の解剖学

解剖学的に，神経系は脳と脊髄からなる**中枢神経系** central nervous system (CNS) と，中枢神経系の外に存在する**末梢神経系** peripheral nervous system (PNS) に分かれる（図7.1）．**脳神経** cranial nerve (12対)，**脊髄神経** spinal nerve (31対)，末梢の**自律神経系** autonomic nervous system (ANS) は末梢神経系に属する．末梢神経系の組織は，**感覚性（求心性）** sensory (afferent) と**運動性（遠心性）** motor (efferent) 神経からなる．これらの構成要素は筋肉，骨格，皮膚などを支配する体性神経系，各臓器や平滑筋，心筋，血管，さらには多くの腺を支配する内臓性神経系に分かれる．

求心性のニューロンは，ある特定の組織や器官から中枢神経系（脳，脊髄）に**インパルス** impulse を伝える．体性の遠心性ニューロンは，中枢神経系から，例えば随意の筋活動を制御するインパルスを伝える．内臓性の遠心性ニューロン（上記の内臓器官への運動線維）は，通常では**意識下** conscious あるいは**随意性** voluntary に制御しないため，自律神経系（ANS）として区別される．この系は，さらに解剖学的にも機能的にも**交感神経系** sympathetic nervous system と**副交感神経系** parasympathetic nervous system の2つに分かれる．一般的にその支配する臓器に対して互いが反対の効果を示すが，時に協調的に働くこともある．広い意味において，交感神経系はストレス状態や肉体の活発な活動に関係しているのに対して，副交感神経系は定常状態あるいは穏やかな状態において活性化される．消化器系に存在する神経系は消化器に固有の神経系であり，**腸管神経系** enteric nervous system (ENS) とまとめて呼ばれる．腸管神経系は末梢の自律神経系の1つであるが，その独立性が高いために，しばしば第三の神経系と位置づけられている．

細胞の相関性が組織の特徴を規定する
Cellular associations from defined tissue

神経系は明らかに機能的に複雑ではあるが，中枢および末梢神経の構成要素はきわめて組織化されており，特徴的な細胞同士の関連性をもち，ここに挙げた組織標本を詳しく観察することによって神経系の細胞，組織の基礎を十二分に理解することができる：

- ニューロンとグリアの構造
- **有髄** myelinated，**無髄** unmyelinated の末梢神経
- **神経節** ganglia：**自律** autonomic，**知覚** sensory
- **灰白質** gray matter と**白質** white matter
- **大脳** cerebrum および**小脳皮質** cerebellum，**基底核** basal nuclei
- **脊髄** spinal cord

ニューロン（神経細胞）

ニューロン（神経細胞）は解剖学的にも機能的にも神経系における固有の単位であり，情報（内外の環境からのシグナル）を受け取り，加工し，統合し，神経インパルスを特定の

ニューロン（神経細胞）

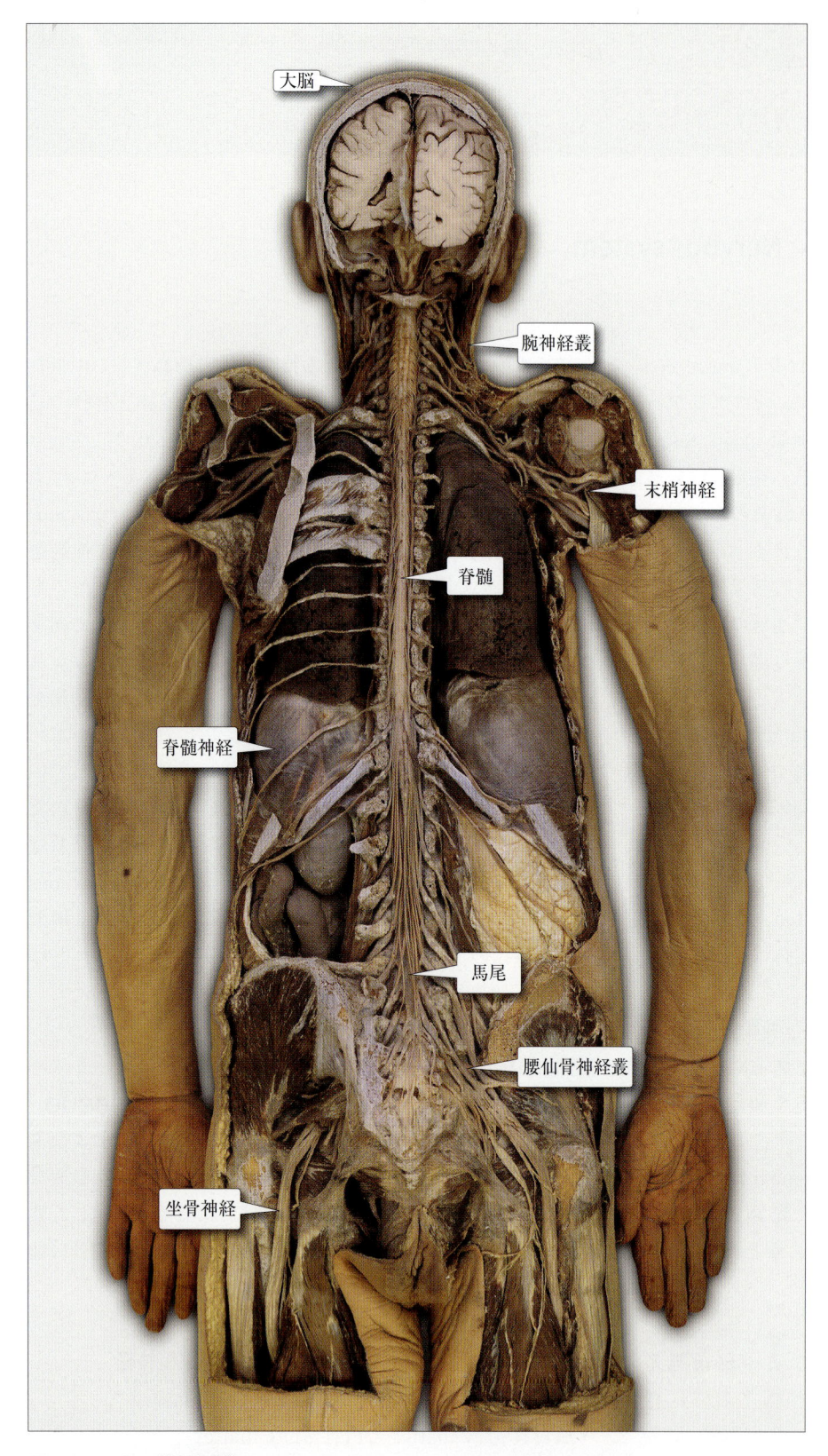

図 7.1 ヒトの神経組織
神経系を示す概観．中枢神経系は脳と脊髄からなるが，脊髄は第1腰椎と第2腰椎の間に終わる．
末梢神経，例えば対になった脊髄神経は腕神経叢や腰仙骨神経叢などを作る．

組織に伝える．このように，ニューロンは興奮性（変化に応答する），伝搬性（神経インパルスを伝える），分泌性（化学物質を用いて互いに情報交換する）といった機能を有している．典型的なニューロンは1個の特徴的な核と，それを取り囲む細胞体と呼ばれる細胞質（核周部）をもつ．細胞体からは分岐する多数の突起（樹木様）の樹状突起と，1本の長い軸索と呼ばれる突起が出る（図7.2a〜c）．

3種類のタイプ Three main types

ニューロンは，軸索や樹状突起の形態から，またもっと一般的にいうならば，細胞体から出る突起の数によって3種類に分類される（図7.3）．

- **多極性 multipolar** のニューロン：中枢神経系や自律神経系にみられるニューロンで，1本の軸索と複数本の樹状突起をもつ．
- **双極性 bipolar** のニューロン：嗅上皮や網膜においてみられるニューロンで，2本の突起をもち，1本は軸索，ほかのもう1本は樹状突起となる．
- **偽単極性 pseudounipolar** のニューロン：末梢神経系の**後根神経節** dorsal root ganglion（細胞体の集まり）に存在するニューロン．1本の軸索として機能する短い突起を細胞体から出し，その後すぐに枝分かれしてT字型になり，一方の突起を脊髄に，他方の突起を末梢組織に送る．

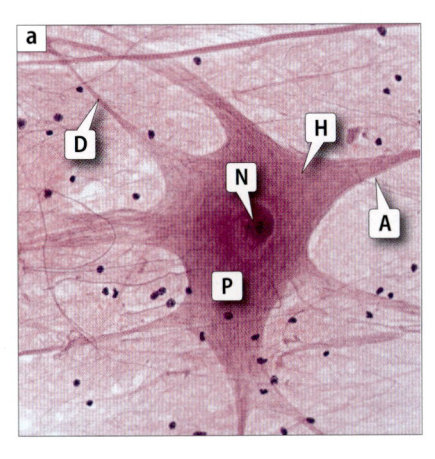

図7.2a 典型的なニューロンの構造
ホールマウント（全組織標本）として培養された運動ニューロン．中心に細胞核（**N**），微小管やニューロフィラメントを含む細胞質または核周部（**P**），分岐する樹状突起（**D**），軸索小丘（**H**）から出る軸索（**A**）．周辺のニューロピルは細かく分かれた樹状突起の網目の中に存在するグリアの核も含んでいる．樹状突起を介して電気的インパルスが細胞体に伝わり，軸索小丘から発生した活動電位が軸索に沿って伝播される．ヘマトキシリン・エオジン（HE）染色，伸展標本．×490．

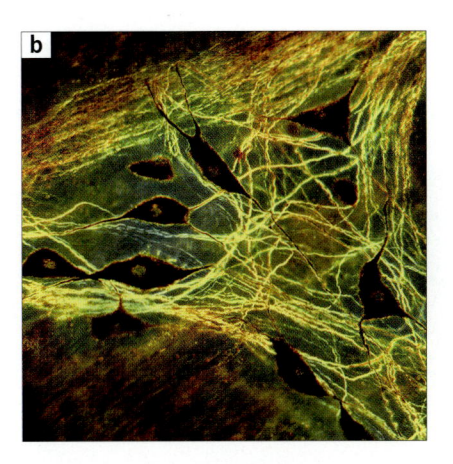

図7.2b ニューロンの集まり
腸管の平滑筋層にみられる腸管神経叢，あるいはアウエルバッハ神経叢を構成する神経節細胞を金染色したもの．ニューロンの細胞体は樹状突起や軸索を有する．これらが腸管固有の蠕動運動に重要な電気生理的な回路（Y字型の回路）を作っている．また，これらのニューロンの活動は腸管外からの交感神経系や副交感神経系によっても修飾される．塩化金染色，伸展標本．×250．

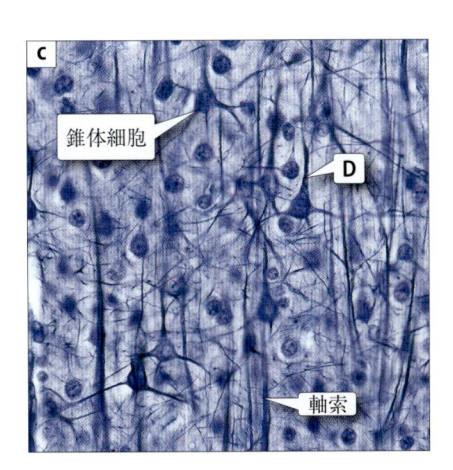

図7.2c 錐体細胞
大脳皮質のⅢ層にみられる錐体細胞を示す．皮質から出て白質に向かい，様々な領域（例：反対側の皮質の細胞）と連絡する1本の軸索と，脳の表層に向かって伸び出る尖端樹状突起（**D**）が観察される．星状細胞やアストロサイトの核も染色されている．ルクソールファストブルー・クレシルバイオレット染色，パラフィン切片．×300．

ニューロン（神経細胞）

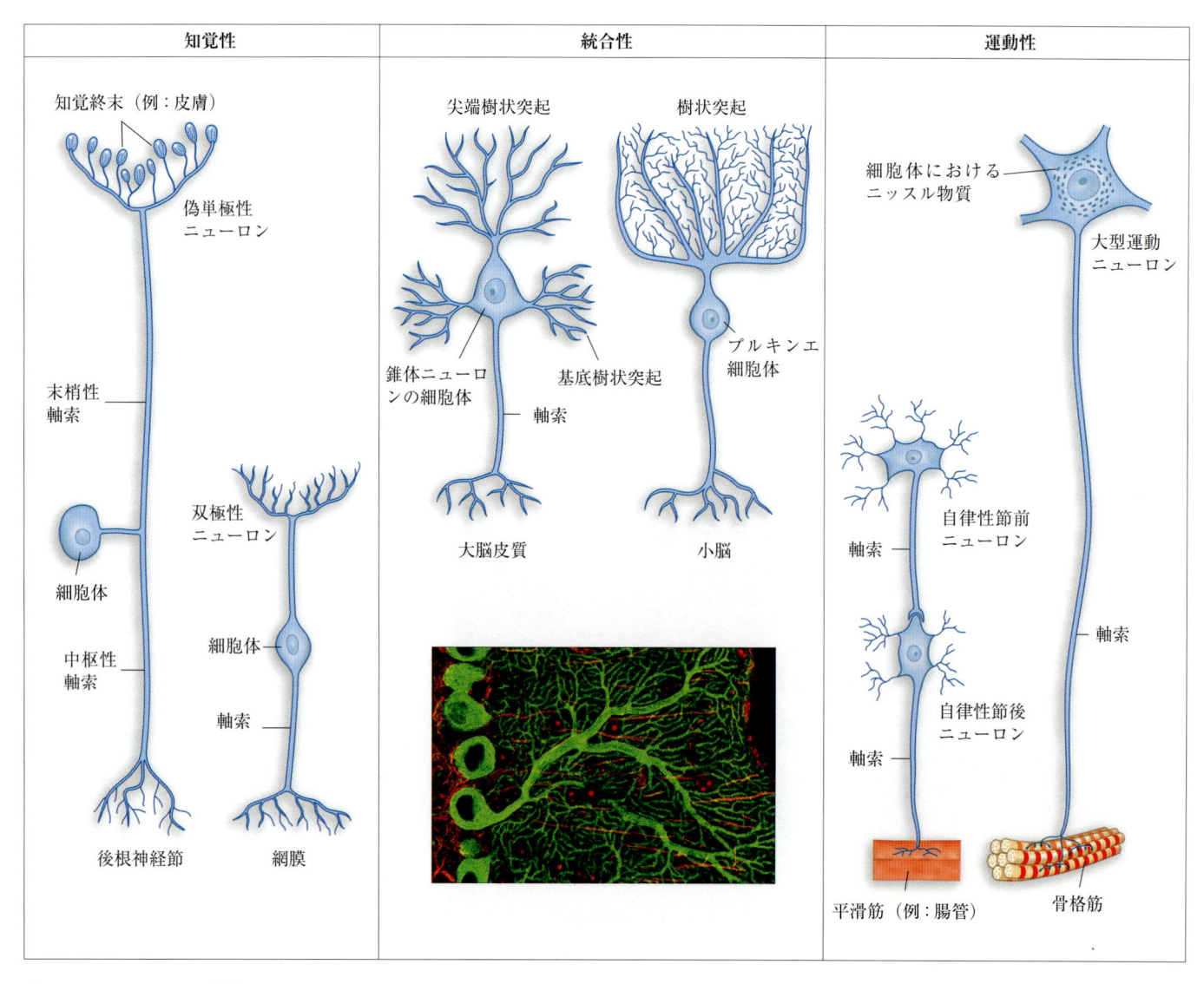

図7.3 ニューロンの種類
ニューロンは突起の数と形によって分類される．多極性のニューロンは1本の軸索と2本以上の樹状突起をもっている．双極性のニューロンは1本の軸索と1本の樹状突起を有する．偽単極性のニューロンは軸索を1本有するが，細胞体の近くですぐに分岐し，一方の突起を中枢側に，他方の突起を末梢側へ伸ばす．
挿入図：小脳の多極性のプルキンエ細胞．(Courtesy T Deerinck and M Ellisman, University of California, San Diego, USA; Modified from Figure 3.3. in Standring S, ed. Gray's anatomy. 40th edn. Edinburgh: Elsevier, 2008.)

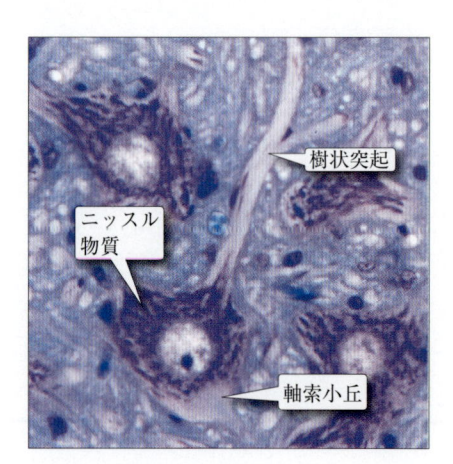

図7.4 ニッスル物質
ニューロンの細胞体に濃染されている**ニッスル物質** Nissl substance，またはニッスル小体．クレシルバイオレット，メチレンブルー，トルイジンブルーなどの染色によって好塩基性の物質が細胞体にみられるが，それらは粗面小胞体やポリソームを示している．ニッスル物質は樹状突起内には存在するが，軸索内には認められない．大型のニューロンでは軸索小丘にはニッスル物質が観察されないので，軸索の起始部がよく判別できる．トルイジンブルー染色，アラルダイト切片．×470．

164

細胞体，軸索，樹状突起
The cell body, axons, and dendrites

細胞体の細胞質には，**粗面小胞体** rough endoplasmic reticulum やポリソーム polyribosome からなる特有の好塩基性物質の集合体などがある．これらの集合体は**ニッスル小体** Nissl body と呼ばれ（図7.4），ニューロンの機能にとって必要なタンパク質がここで合成される．細胞体からは糸状またはアンテナ状の多数の樹状突起が伸び，その多くは無数に枝分かれして，付近のニューロンの樹状突起とからみ合っている（図7.5a, b）．2つの神経細胞突起同士が形成する**シナプス** synapse を介して電気的シグナルが伝達されると，樹状突起がそれを伝導し，細胞体へと伝えていく．ニューロ

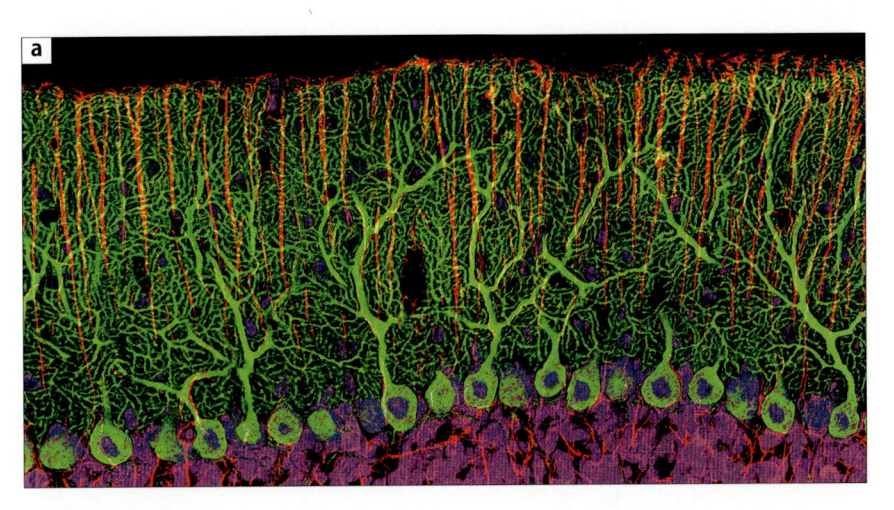

図7.5a　樹状突起
小脳皮質の分子層．プルキンエ細胞の太い幹は細かく分かれた樹状突起を小脳の外側の層に伸ばす．樹状突起は分子層において数千のシナプスを作る．プルキンエ細胞は緑色，神経細胞の核は青紫色，グリアの突起は赤色の蛍光で示される．二光子蛍光顕微鏡．×300．（Courtesy T Deerinck and M Ellisman, University of Calfornia, San Diege USA.）

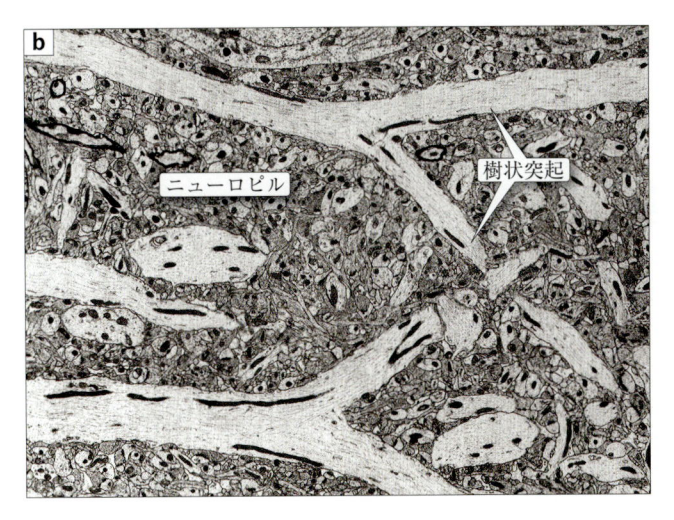

図7.5b　大脳皮質の錐体細胞の樹状突起の分枝像
樹状突起内には微小管とミトコンドリアがみられる．樹状突起の間の組織はニューロピルと呼ばれ，ほかの神経細胞からの樹状突起や軸索からなる．×1,700．（From Peters A, et al. The fine structure of the nervous system. 3rd edn. New York: Oxford University Press, 1991.）

ンは1本の軸索を有するが、なかにはきわめて長いものもあり、脊髄を出て足に至る神経の軸索は最大1mもの長さがある。軸索は細胞体が発した神経インパルスを伝導する細胞突起であり、途中のシナプスを介して、固有のターゲット（別のニューロン、筋肉細胞、腺など）までシグナルを到達させる（図7.6a, b）。

運動ニューロン motor neuron はインパルスを伝導して、特定の細胞や組織、器官に刺激をもたらす。**感覚ニューロン** sensory neuron は、あらゆる組織に分布する**感覚受容器** sensory receptor から刺激を受け取る側である。**介在ニューロン** interneuron は中枢神経系内で運動ニューロンと感覚ニューロンの相互連絡を担っている。

軸索にはタンパク質合成の仕組みがない。そのため、軸索やシナプス終末が必要とするタンパク質や細胞内小器官は、すべて軸索を伝って運ばれてくる必要がある。そうした物質は細胞体で合成された後、細胞体から遠ざかる方向に運搬される（**順行性軸索輸送** anterograde axonal transport）。

一方、増殖因子や一部の化学物質のように、シナプスから細胞体へと向かう輸送もある（**逆行性軸索輸送** retrograde axonal transport）。こうした輸送経路の足元では、**微小管** microtubule がレール網のような役目を担っている。レールの上では、**キネシン** kinesin という特殊な**モータータンパク質** motor protein が順行性輸送を行ったり、**ダイニン** dynein が逆行性輸送によって細胞内小器官を逆方向に運んだりする。

グリア

グリアは中枢神経系において、ニューロンや血管と密な関係を有する非神経系の支持細胞である。かつて、グリアは単に補助的な機能をもつ結合組織の代わりをする細胞とみなされていた。中枢神経系におけるグリアは**神経管** neural tube から発生する。脳が発達していく過程において、**神経上皮細胞** neuroepithelial cell は足場として働く**放射状グリア** radial glia を形成し、その足場に沿って分化していくニューロンは最終的な目的部位に到達することになる。このようにグリア

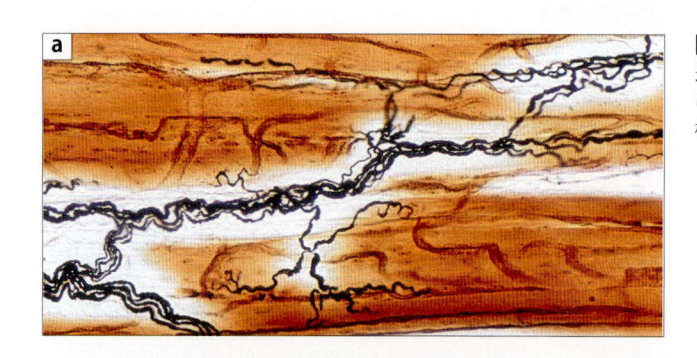

図7.6a 軸索
通常のパラフィン切片において個々の軸索がはっきりと認められる。これらは神経線維とも呼ばれ、重金属を用いる染色で黒く染まる。ここにみられる標本は骨格筋で多くの血管を含んでいる。銀染色、伸展標本。×90.

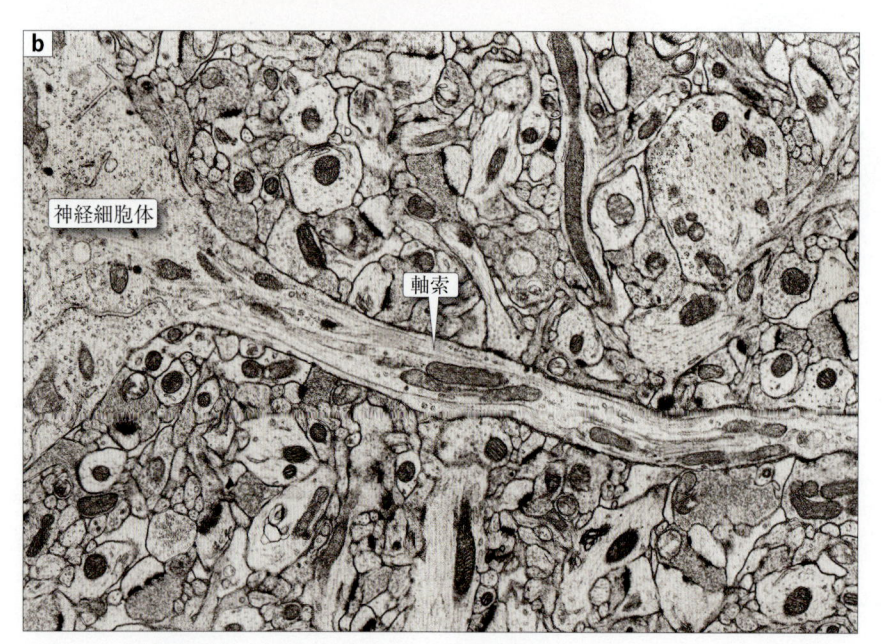

図7.6b 神経細胞体から伸び出る軸索小丘の微細構造
軸索内に微小管やミトコンドリアがみられる。微小管は形態の保持に役立つとともに、微小管関連タンパク質と呼ばれる分子モーターを使って細胞内小器官や大きな分子を速い軸索流によって運ぶ。×10,000.（From Peters A, et al. The fine structure of the nervous system. 3rd edn. New York: Oxford University Press, 1991.）

とニューロンは生涯にわたって緊密な関係を有している．グリアの数はニューロンよりも少なくとも10倍以上存在しているが，電気的な興奮を伝えることはなく，中枢神経系の恒常性やニューロンとの関係を保ちつつ，損傷に反応し（瘢痕を形成する），増殖してある種の脳腫瘍を形成する．

グリアは末梢神経系においても豊富に存在し，**シュワン細胞** Schwann cell として表される．末梢神経系におけるシュワン細胞は神経堤から発生する．

アストロサイト（星状膠細胞）Astrocytes

アストロサイト（星状膠細胞）は星状を呈し，直径が50 μmかそれ以上の大きさをもち，2種類に分かれる．白質に多く認められる**線維性アストロサイト** fibrous astrocyte と，灰白質に豊富に存在する**形質性アストロサイト** protoplasmic astrocyte である（図7.7）．アストロサイトは，シナプス以外の部分のニューロンの表面を取り囲むか，その表面に接するような突起を伸ばす．一方で脳の毛細血管表面積の99％を取り囲むか接するような突起を伸ばす（図7.8）．アストロサイトの機能は十分には解明されていないが，以下のことが知られている．

- ニューロン間におけるシグナルの伝達およびシナプス形成を制御する．
- **イオン** ion と**伝達物質** transmitter の代謝を維持する．
- 血管の内皮細胞を誘導して，**血液脳関門** blood brain barrier と呼ばれる密封作用あるいは選択的フィルターの役目を担う．したがって**脳卒中** stroke や**虚血** ischemia に関与する．
- 脳の障害の後の回復および**神経変性疾患** neurodegenerative disease の進行に関わる．

ヒトのアストロサイトは，ニューロンおよびアストロサイトの活動を制御する伝達物質を放出する．最も大きなアストロサイトは1 mmにおよぶ長い突起を有しているため，これらの"グリア伝達物質 gliotransmitter"（グルタミン酸，ATP，セリン）は広範囲な効果をもつ．古典的な**ゴルジ染色** Golgi-stain や**グリア性線維性酸性タンパク質免疫染色法** glial fibrillary acidic protein（GFAP）immunolabeling では，アストロサイトの体積の15％ほどしか染め出さない．ほとんどのアストロサイトの突起はGFAP免疫陰性であるが，新しい共焦点顕微鏡技術によってアストロサイトは細かな突起を驚くほど密に分岐させていることが判明している（図7.9a，b）．

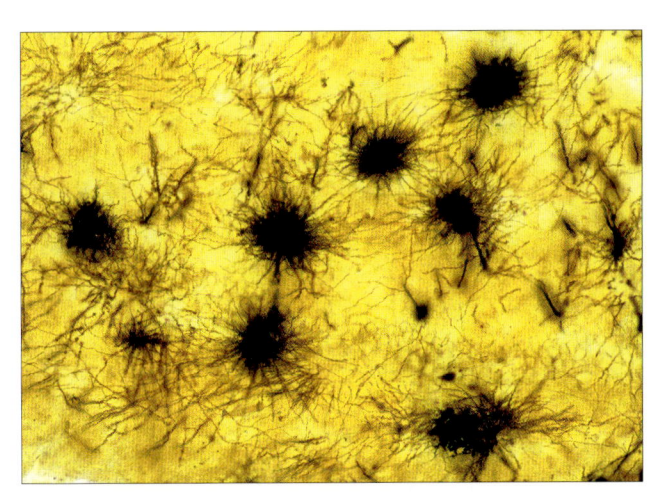

図7.7　形質性アストロサイト
中枢神経系における代表的な3つのグリアはアストロサイト，オリゴデンドロサイト，ミクログリアである．この標本の銀染色では主として形質性アストロサイトが染まっている．アストロサイトの放射状に伸びた突起はニューロンと接触し，シナプスの周りを取り囲むとともに，血管やほかのアストロサイトとも密に接合している．グリア細胞は電気的インパルスを発しない．ゴルジ染色，パラフィン切片．×225

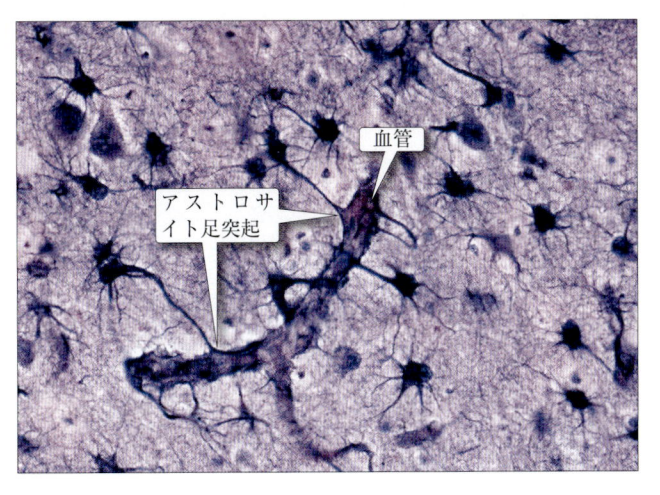

図7.8　線維性アストロサイト
単にスペースを埋める，あるいは支持するだけでなく，グリアは神経インパルスを制御するために神経伝達物質（グルタミン酸，ノルエピネフリン）を活性化したり不活化したりすることが知られている．また脳内への物質の流入を規制する血液脳関門を作るために血管を漏れのないように密閉することにも役立っている．線維性アストロサイトは形質性アストロサイトよりも複雑でなく，ほとんど突起が枝分かれされていない．アストロサイトは神経栄養因子を分泌してニューロンの生存を維持したり，脳の発達期においてニューロンの移動を導く働きを有している．ボディアン染色，パラフィン切片．×200．

グリア

オリゴデンドロサイト（希突起膠細胞）
Oligodendrocyte

　オリゴデンドロサイトは放射状に分岐する突起を出し，中枢神経系（ほとんどが白質）では数十本以上の軸索を取り囲み，髄鞘の各分節を形成する（図7.10）．軸索は隣り合うオリゴデンドロサイトによって髄鞘化され，アストロサイトよりもオリゴデンドロサイトの数は圧倒的に多い．**多発性硬化症** multiple sclerosis や**白質ジストロフィー** leukodystrophy などの疾患において，オリゴデンドロサイトの障害が認められており，これらの疾患においては髄鞘がない状態（**脱髄化** demyelination）になっている．

ミクログリア（小膠細胞）Microglia

　グリアの中で最も小さな細胞で，桿状の核を有し，細胞の老廃物や障害された細胞を処理する中枢神経系の特殊な貪食細胞である．**大食細胞** macrophage と同様に，ミクログリアは**単核性貪食系細胞** mononuclear phagocyte system に属する．ミクログリアはニューロン機能抑制を担う**サイトカイン** cytokine を分泌しており，炎症性反応における免疫応答細胞の一種であると考えられている．

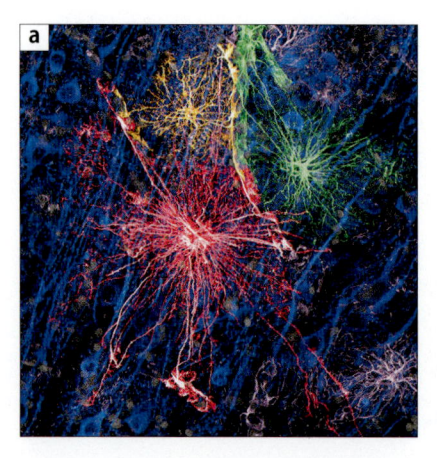

図7.9a　アストロサイトの分布領域
ヒトの頭頂葉における細胞形質性アストロサイト．グリア線維性酸性タンパク質（GFAP）によってその突起の広がりがはっきりとわかる．グリアの核の直径は10μmで，40本程の突起を100～200μmの範囲で放射状に出している．GFAP免疫の陽性は細胞の全容積の15％ほどしか染めておらず，残りは染色されていないことに留意しなければならない．×500．(Courtesy NA Oberhein Depatment of Neurosurgey, University of Rochester Medical Center USA; from Nature Neuroscience 2007; 11, cover image.)

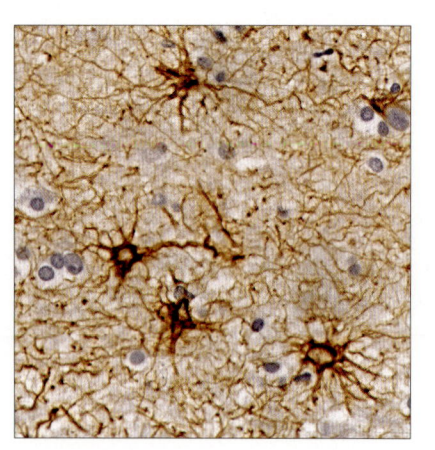

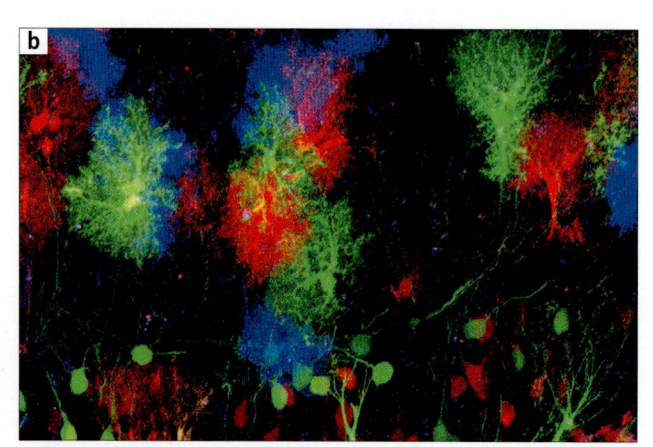

図7.9b　海馬のアストロサイトとニューロン
ニューロンが異なる色調で標識されるブレインボウ brainbow トランスジェニックマウス．ニューロンはほとんど突起を伸ばしていないのに，アストロサイトは非常に多くの突起を伸ばしている．この技術をアストロサイトに用いると，隣り合うアストロサイトはわずか5％ほどしか重なり合わない．おのおののアストロサイトの領域は明瞭に区別されるので，このような構造的特徴はシナプス伝達の調節に重要であることを示している．×300．(Confocal microscopy by J Livet; from Livet J, et al. Nature 2007; 450: 56-62.)

図7.10　オリゴデンドロサイト
白質におけるオリゴデンドロサイトを免疫組織化学的に示した標本で，細胞の突起が放射状に伸びている．中枢神経系においてはこれらのグリアが軸索を髄鞘化するが，1個のオリゴデンドロサイトが多くの軸索を取り巻いており，末梢神経系におけるシュワン細胞の髄鞘化のパターンとは異なる．抗チュブリン抗体による免疫組織化学，パラフィン切片．×400．

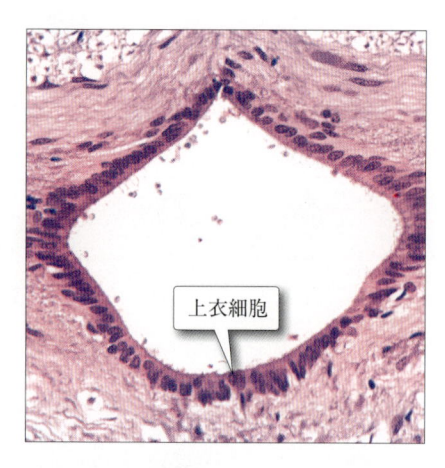

図7.11　上衣細胞
脳脊髄液を含む脊髄の中心管は線毛を有する立方形あるいは円柱形の上衣細胞で内面が覆われている．脳室内で作られた脳脊髄液は脊髄の中心管やくも膜下腔に入る．思春期頃に中心管は閉鎖し，上衣細胞は脊髄の中心部に遺残物様の細胞の塊として認められる．HE染色，パラフィン切片．×300．

上衣細胞 Ependymal cells

中枢神経系における第4のタイプのグリアは上衣細胞である（図7.11）．上衣細胞は立方形または円柱形を呈して**脳室** ventricle や脊髄の**中心管** central canal の内腔を覆うが，ある特殊な領域では軟膜（脳や脊髄を包む繊細な膜）と一緒になり，**脳脊髄液** cerebrospinal fluid を分泌する**脈絡叢** choroidal plexus を形成している．**タニサイト** tanycyte は上衣細胞が変形したもので，上衣細胞の下に存在する毛細血管と接する突起を有している．

シュワン細胞と衛星細胞 Schwann cell and satellite cell

シュワン細胞と衛星細胞は末梢神経系にみられる特殊なグリアである．これらの細胞は別の場所で発生し，移動して目的に向かいつつ末梢神経が必要とする支持，保護，適正な微小環境を提供する．

有髄線維では，おのおののシュワン細胞は軸索の周りを包み込み，髄鞘と呼ばれる多重の細胞膜によってできたらせん状の層を作る．シュワン細胞は1本の軸索の小さな部分を順序よく包み込む（図12a～c）．髄鞘には，小さな斜

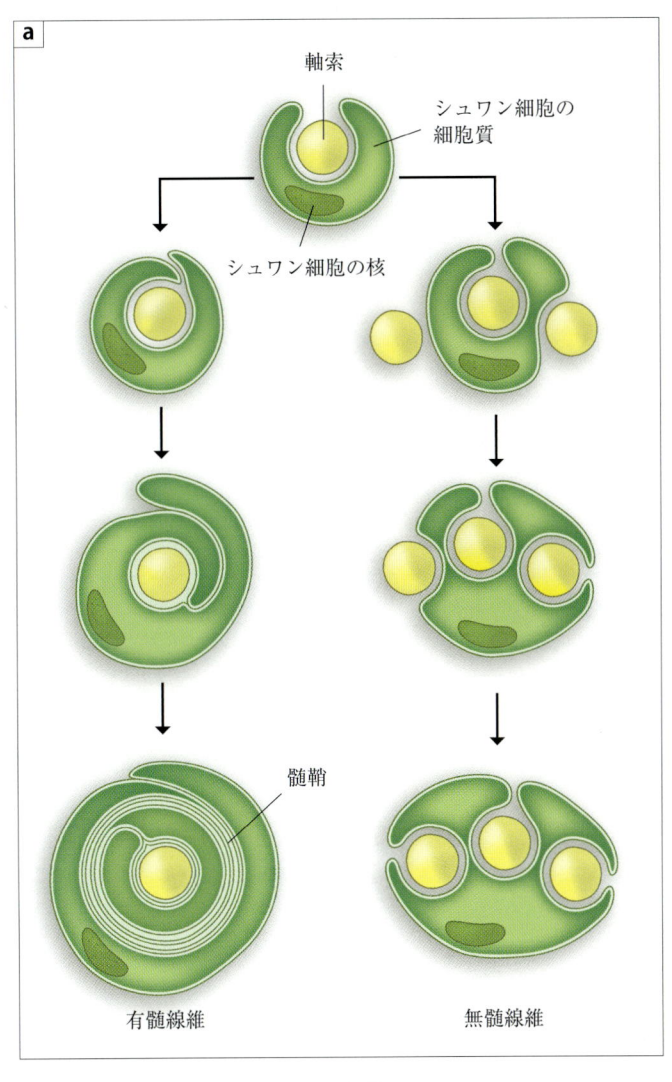

図 7.12a　神経堤由来のシュワン細胞
シュワン細胞は末梢神経系におけるグリア細胞である．軸索が髄鞘化されるにあたっては，軸索は一種の成長因子であるニューレグリンを分泌し，その結果，軸索の周囲をシュワン細胞の細胞質が取り囲むようになる．g比率とは軸索の直径を軸索と髄鞘を合わせた直径で割ったものである．特定の動物においては有髄神経は同じようなg比率をもち，0.6～0.7の値を示す．髄鞘の厚さは軸索の直径とともに変わり，太い軸索は厚い髄鞘をもち，細い軸索は薄い髄鞘を有する．無髄線維にもシュワン細胞はまつわりついているが，髄鞘は形成されない．直径が1μm以下の軸索は髄鞘化されない．

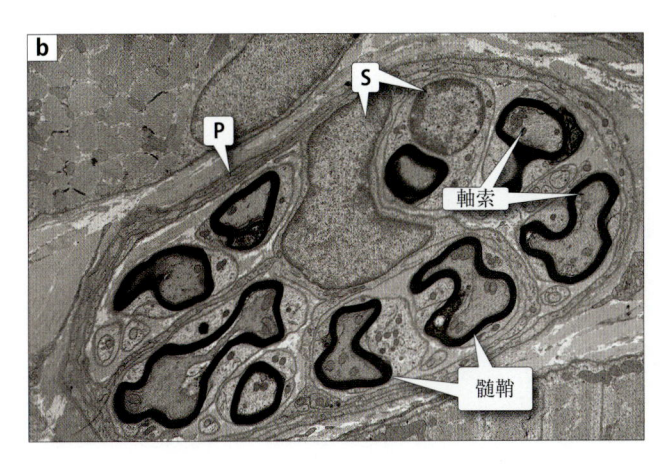

図 7.12b　有髄線維
髄鞘化された有髄線維の電子顕微鏡写真．シュワン細胞（**S**）の核が細胞質によって取り囲まれている．神経線維は薄い神経上膜（**P**）によって束ねられている．×4,000.

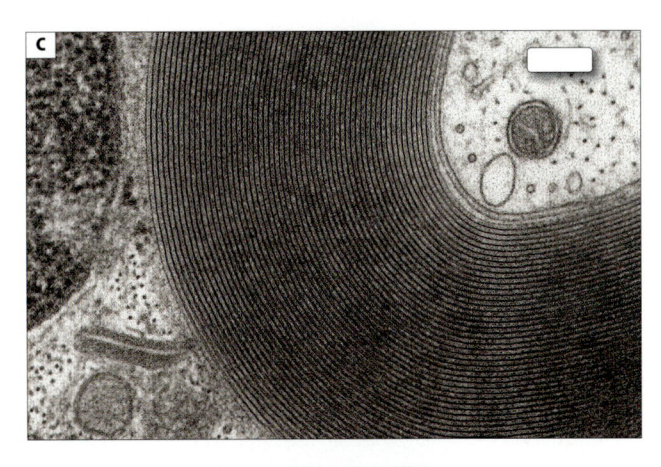

図 7.12c　シュワン細胞の髄鞘の微細構造
細胞膜がらせん状に層板を作っている．髄鞘形成時に細胞質が押しやられ，細胞膜の内膜同士が接合し，暗線となる．明るい間の線は閉鎖された細胞間腔とともに細胞膜の外膜が接合したものである．×45,000.
(Courtesy K Tiekotter, University of Portland, USA.)

グリア

めに走る不連続のシュワン細胞の索状の細胞質を含んだ部分があり、これを**シュミット・ランテルマン切痕** Schmidt-Lantermann cleft と呼ぶ（図7.13）。この切痕構造は軸索、シュワン細胞、細胞外液との間で栄養物の交換が行われる部位であり、神経線維が少し折れ曲がっても大丈夫になっている。シュワン細胞は連続的に並んでいるので、胎児期や生後において個々の神経の伸展に伴い鞘の長さは異なる。

髄鞘の分節間における間隙は**ランビエ絞輪** node of Ranvier と呼ばれる。ランビエ絞輪は軸索が髄鞘で覆われていない部分であるが、シュワン細胞の細胞質や基底板が指を組むように絡み合っている。絞輪や髄鞘は有髄神経において神経インパルスの伝導にとって生理学的に重要である（図7.14a、bの下部を参照）。

シュワン細胞はまた無髄の神経線維を取り巻いているが、髄鞘は作っていないものもある。有髄線維においてはシュワン細胞の核や細胞質は周辺に追いやられているが（図7.15）、無髄線維においては、軸索はシュワン細胞の溝や凹みに入り込んでおり、核は通常中心部に存在している。シュワン細胞は神経堤から発生し、前駆細胞から未熟なシュワン細胞を経て成熟する。軸索の直径が大きいものほどシュワン細胞による髄鞘形成が進み、軸索径が小さいもの（1 μm以下）は無髄線維となる。

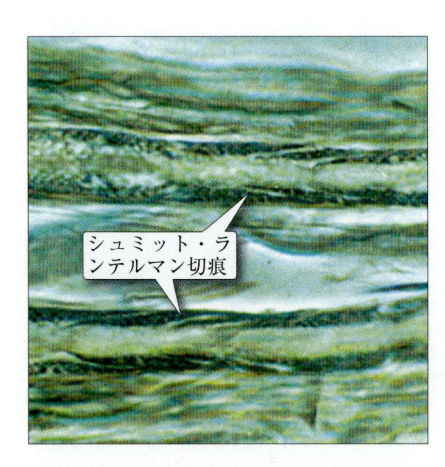

図7.13　シュミット・ランテルマン切痕
髄鞘には一部層板の部分的な乱れがみられ、鞘に斜めの直線的な隙間ができる。この隙間はシュワン細胞の細胞質を含み、髄鞘の外側から軸索の近傍の内側に至るまで細胞質が連続するような場を提供している。×300.（Courtesy K Tiekotter, University of Portland, USA.）

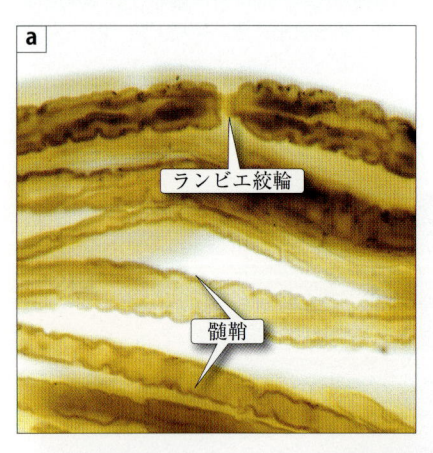

図7.14a　ランビエ絞輪
新鮮な神経をマイクロダイセクションによって丁寧に分離して個々の神経線維を標本にしたもの。個々の軸索を包む髄鞘がくっきりと見え、また、神経内膜は連続して存在しているが髄鞘構造がないランビエ絞輪もわかる。ランビエ絞輪は、軸索上に約1 mmの幅をもって存在しており、このようなランビエ絞輪の髄鞘間隙によって跳躍伝導と呼ばれる電気インパルスの速い伝達が可能となる（活動電位が絞輪から絞輪へジャンプする）。末梢神経系において、2つの絞輪の間の髄鞘は1個のシュワン細胞によって形成される。髄鞘を形成するシュワン細胞に対応する中枢神経系の細胞はオリゴデンドロサイトである。全標本で無染色。×300.

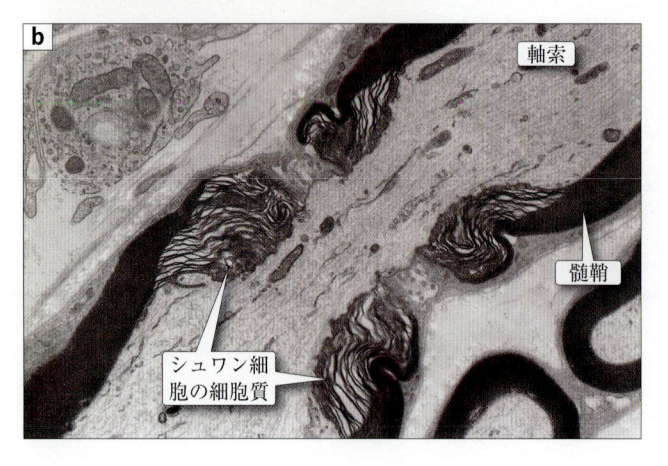

図7.14b　ランビエ絞輪
ランビエ絞輪は髄鞘の分節の間にある。髄鞘がないランビエ絞輪においては、軸索はシュワン細胞の細胞質の突起によって包まれている。絞輪は多くの膜チャンネルを介してナトリウムイオンが流入することで、軸索に沿って活動電位が伝播することに役立っている。絞輪での電流は非常に高く、絞輪から次の絞輪に跳躍のように活動電位がとびとびに伝わる。×6,700.（From Porter KR and Bonneville MA, Fine structure of cells and tissures. 5th edn. Lea and Febiger: Philadelphia, 1973.）

衛星細胞は神経節の細胞を取り囲んでいる特殊なグリアである．神経節は情報を伝える中継部位として機能しているニューロンの細胞体の集まりである（図7.16）．衛星細胞はニューロンとその周囲にある神経組織の間における代謝産物の交換に役立っている．

末梢神経系におけるほかのグリア
Other glial cells of the PNS

嗅鞘細胞として知られているアストロサイト様細胞は嗅神経の軸索の束の間に細い突起を出している．骨格筋における神経筋接合部での軸索終末は**終末グリア** terminal glia（**テログリア** teloglia）によって覆われている．皮膚における感覚神経の終末はグリアによって覆われ，**パシニ小体** Pacini corpuscle の内根を形成している．腸管神経系の神経節はアストロサイトとよく似た腸管グリアと呼ばれるグリアを有している．

> Tip：中枢神経系における神経上皮細胞由来のオリゴデンドロサイトは，多数の軸索を髄鞘化しているが，ほかの無髄線維はグリアによって包まれていない．一方，末梢神経系においては有髄線維も無髄線維もすべて神経堤由来のシュワン細胞によって覆われている．

神経インパルスとシナプス
神経インパルス Nerve impulses

場所や機能にもよるが，静止しているニューロンは刺激（機械，化学，電気，熱，光）に応答し，インパルスや電気的なシグナルを軸索から終末に向かって伝えていく．シグナルの伝播メカニズムは膨大な知識量となるので，ここではニューロンの組織学に関係する一般原則のみ述べることとする．

静止電位 Resting potential

静止状態のニューロンは，細胞膜を介して分極，すなわち細胞内が細胞外に対してマイナスに荷電している状態を維持するためにエネルギーを費やす．この状態を静止膜電位と呼び，以下のことから発生する．

- ナトリウムイオンとカリウムイオンの不均一な分布：静止状態では細胞外に比べ細胞内においてカリウムイオンが多く，ナトリウムイオンが少ない．
- ナトリウムを細胞外に，カリウムを細胞内に通す膜ナトリウム・カリウムポンプが存在する．

これらの作用によって静止膜電位は−70 mV となる．

活動電位 Action potential

刺激に応答して，細胞外のナトリウムイオンは瞬時のうち（1ミリ秒）に細胞内に流入し，局所の膜電位を＋30 mV に上げ，引き続きカリウムイオンの流出によって静止膜電位が維持される．活動電位はこのようにして発生し，ナトリウムチャンネルの開口が軸索の隣の膜領域に広がり，活動電位が軸索終末に向かって伝播していく．

活動電位は縄とびに沿って振動が伝わるようなもの，あるいはフットボールの競技場で観客の人波が伝わるようなものに似ている．活動電位そのものは軸索に沿って伝わるものではなく，その少し前の部分に活動電位を生じさせる．このようにして活動電位の連鎖によって生じた電気の興奮の波は神経インパルスとなる．活動電位による脱分極の大きさは，インパルスが軸索を伝わる間，減衰することはなく，燃えている導火線の炎が伝わるのと同じように進む．

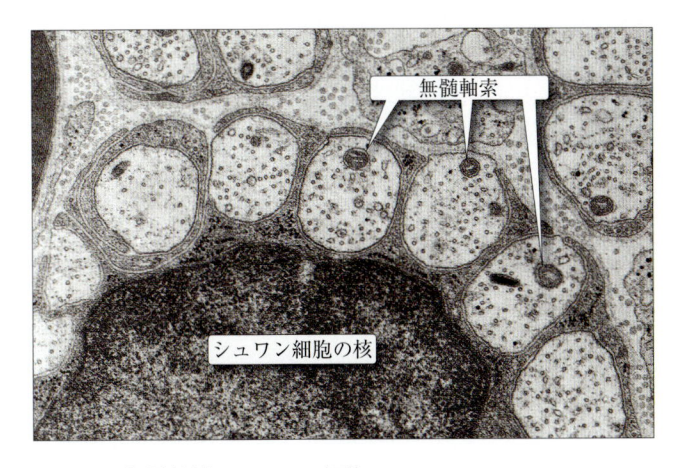

図7.15　無髄線維のシュワン細胞
6つの無髄線維の軸索がシュワン細胞の細胞質に埋まっているように見える．しかし，左端の軸索は独立した細胞質によって取り囲まれているので，この標本では見えない別のシュワン細胞の細胞質突起由来であろう．×23,000．(From Peters A, et al. The fine structure of the nervous system. 3rd edn. New York: Oxford University Press, 1991.)

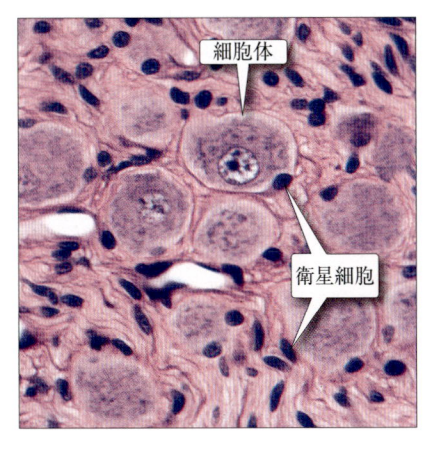

図7.16　衛星細胞
脊髄の後根神経節には大型の神経細胞体がみられる．それぞれの細胞体には1つあるいはそれ以上の数の衛星細胞と呼ばれるグリアがぴったりとくっついている．これらの細胞は神経細胞を包むが髄鞘は作らない．HE染色，アクリル樹脂．×230．

興奮の伝播速度 Speed of impulse conduction

興奮の伝播速度は，軸索の径の大きさや髄鞘の有無によって変化する．無髄線維においては興奮の伝導は比較的遅く 0.5〜2 m/s である．髄鞘は線維を絶縁することで神経インパルスの速度を速めるが，跳躍伝導と呼ばれる絞輪から絞輪をナトリウムイオンの速い流入によって新しい活動電位がとびとびに伝わっていく．20 μm を超える径の大きな有髄線維は 100 m/秒の伝播速度を有する．

シナプス Synapses

インパルスが神経終末に到達すると，興奮は別のニューロンあるいは神経が支配している組織（筋，血管，腺）に伝えられる．これは**神経伝達物質** neurotransmitter と呼ばれる化学物質の伝達によってなされる．**化学シナプス** chemical synapse は神経間，突起間での特殊な部位であり，軸索の終末が膨らみ，**シナプス前終末** presynaptic terminal となって 20 nm の距離を隔てて情報を受け取る側の**シナプス後膜** postsynaptic membrane と接する．シナプス終末の膨らみにおいては，神経伝達物質を含む**シナプス小胞** synaptic vesicle が存在し，活動電位がこの部に到達すると**開口分泌** exocytosis によってシナプス小胞から伝達物質がシナプス間隙に放出される（図7.17）．シナプス後膜は伝達物質と結合し，脱分極が生じ，標的細胞が興奮することとなる．

このような化学シナプスは細胞から別の細胞へ神経インパルスが伝播するときの最も一般的な構造である．シナプス後膜が脱分極すればその効果は興奮性であり，過分極すれば抑制性となる．

多くの神経伝達物質のうちの主たるものはアセチルコリン，アミン（ノルエピネフリン，ドーパミン），アミノ酸およびその誘導体（グルタミン酸，GABA），ペプチド（オピオイド）などである．

シナプスは興奮を細胞体，樹状突起，ほかの軸索に伝える．最も一般的なものは軸索と樹状突起の間，軸索と細胞体の間に形成されるが，軸索と細胞体，樹状突起，軸索との組み合わせによっていろいろな型がある．これらのシナプスは中枢神経系，自律神経系の神経節，腸管神経節にみられる．シナプスを介しての化学的なシグナル伝達は一方向性である．小さなニューロンの細胞体や樹状突起では数十から数百のシナプスがみられるが，中枢神経系のニューロン，例えば**プルキンエ細胞** Purkinje cell では樹状突起に多数のシナプスが**棘** spine（スパイン）として認められる（図7.18）．

腸管神経系の神経線維は腸管の中にある平滑筋の活動を調

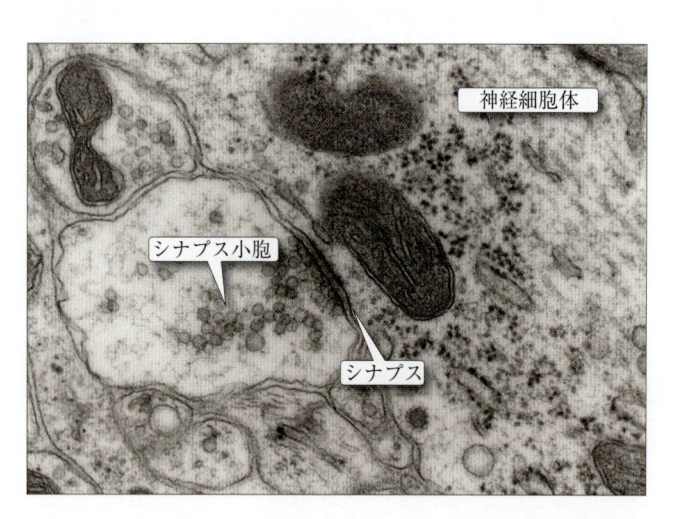

図7.17　シナプス
プルキンエ細胞に対する軸索細胞体シナプスの微細構造．軸索内のシナプス小胞とシナプス間隙の部分にみられる膜の肥厚に注目．神経伝達物質はシナプス小胞内に集められ，蓄えられた後に放出される．シナプス終末に刺激が伝わると，小胞から開口分泌によって伝達物質はシナプス間隙に放出される．伝達物質はシナプス後膜の受容体と結合し，刺激反応が引き起こされる．× 30,000．(Courtesy K Tiekotter, University of Portland, USA.)

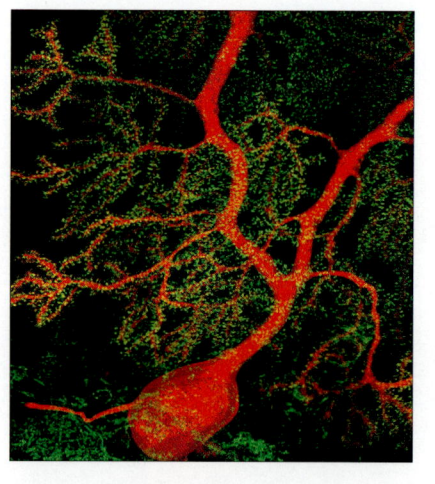

図7.18　樹状突起の棘（スパイン）
小脳プルキンエ細胞の樹状突起の終末分枝（赤色蛍光）に沿ってみられる棘（緑色蛍光）．棘は樹状突起からの小さな突出物（1〜2 μm）であり，別のニューロンとの間に形成されるシナプスを作る．1個のプルキンエ細胞は 100,000 個の樹状突起の棘がある．共焦点顕微鏡．× 650．(Courtesy F Capani, Institute for Cell Biology and Neuroscience, University of Buenos Aires, Argentina.)

節するが，多くの場合，上記のようなシナプスを作らない．このような系では，神経線維はバリコシティー varicosity と呼ばれる小さな膨らみをもち，その中に伝達物質を含んだ小胞を有している．伝達物質が放出されると，それらは拡散し，長く，かつ広範な領域に作用する（図7.19）．

神経筋接合部 The neuromuscular junction

神経筋接合部は特殊なシナプスであり，末梢シナプスと位置づけられる．筋を支配する運動ニューロンは筋線維の細胞膜の落ち込んだ部分で膨らんで終わっている（図7.20a～c）．膨隆部は髄鞘を失っているが，シュワン細胞の細胞質は

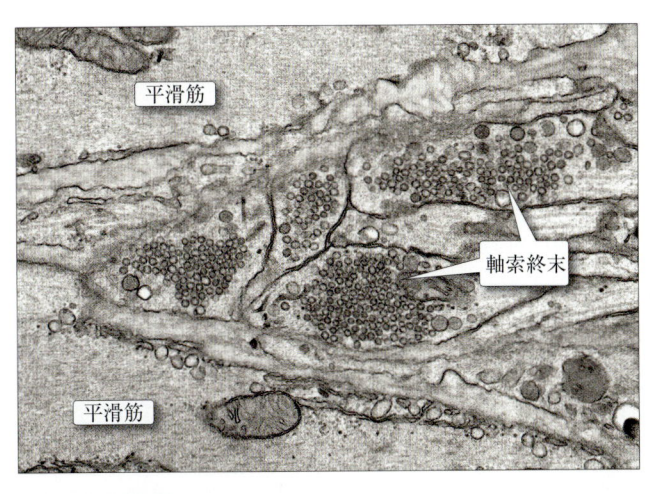

図 7.19　軸索のバリコシティー
消化管の筋層にあるアウエルバッハ神経叢にみられる腸管神経の軸索（数珠状構造，バリコシティー）の微細構造．バリコシティーは伝達物質を含む小胞を有しているが，骨格筋に対する特殊なシナプス構造（運動終末）とは異なる．アセチルコリンは腸管の筋収縮を調節する主要な伝達物質であるが，サブスタンスP，VIPほか，ペプチド，アミン，一酸化窒素（NO）もまた伝達物質である．×22,000.

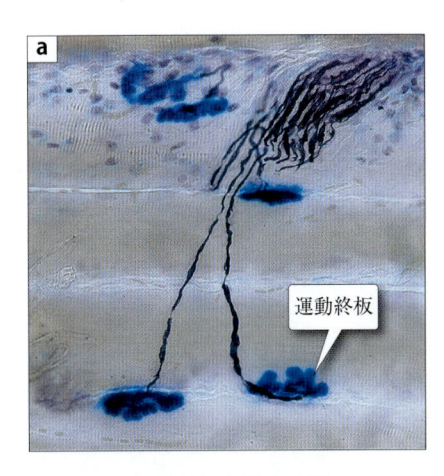

図 7.20a　運動神経と終末分枝
神経筋接合部を介して骨格筋を支配する運動神経とその終末分枝の組織化学標本．運動終板とも呼ばれる接合部では，神経伝達物質であるアセチルコリンを分解するアセチルコリンエステラーゼの青い反応が認められる．接合部の部分は筋線維上を数個にわたって広がっている．アセチルコリンエステラーゼの組織化学法，凍結標本．×450.

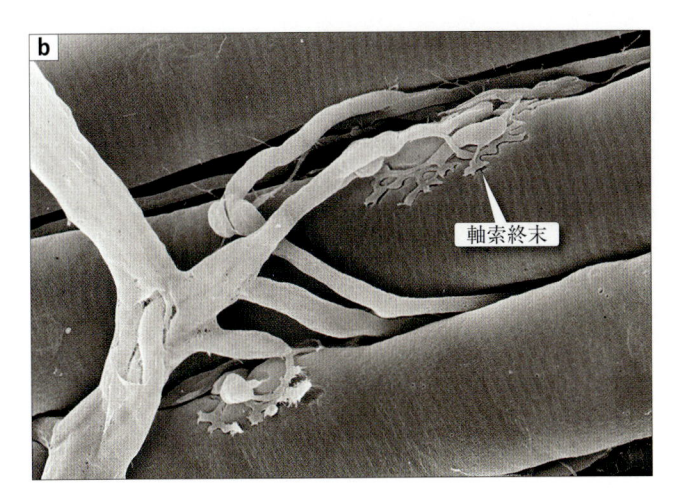

図 7.20b　運動神経と神経筋接合部
骨格筋線維に接合する運動神経と2つの神経筋接合部の走査電子顕微鏡像．筋線維鞘の浅い陥凹部に位置して神経終末の小足状突起に注目．×500.（From Desaki J and Uehara Y. J Neurocytology 1981; 10: 101-10.）

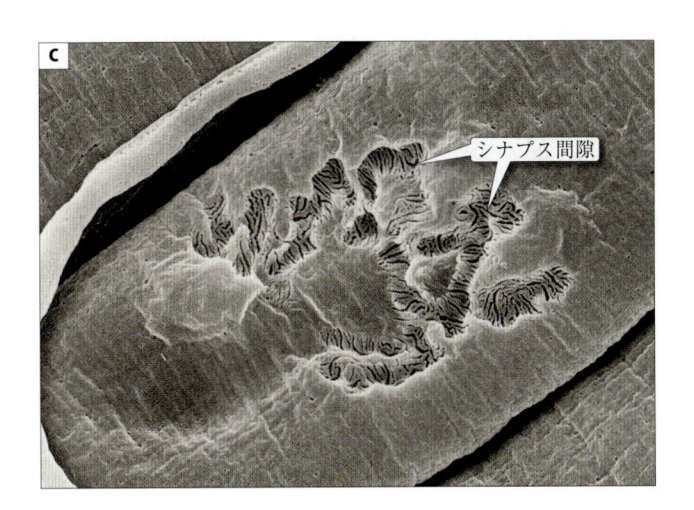

図 7.20c　運動神経終末
酸によって溶かされた運動神経終末の骨格筋線維の走査電子顕微鏡像．溝と小さな間隙は接合部の神経終末がかみ合った状態を示している．間隙は筋線維鞘の浅い陥凹部であり，この構造では伝達物質に反応するように筋線維鞘の表面が拡大されている．×12,000.（From Desaki J and Uehara Y. Dev Biol 1987; 119: 390-401.）

神経線維の上部を覆っている．軸索と筋肉の接合部を**運動終板** motor endoplate と呼び，30～50 nm の間隙を有して伝達物質（骨格筋の場合はアセチルコリン）が筋細胞膜を脱分極させる．活動電位が筋形質膜に生じると，筋線維に沿ってその興奮が伝わり，筋の収縮が起こる．1本の神経線維の興奮は1個の筋細胞の活動電位を起こすので，運動ニューロンからの興奮シグナルの頻度によって筋収縮は調節されることとなる．1つの運動ニューロンが支配する筋線維を運動単位と定義する．微細な調節が必要な場合（眼球運動など），運動単位は小さく，3～6個の筋細胞が1個の運動ニューロンによって支配される．大きく強い収縮が必要とされる場合，1本の神経線維は数百の筋線維を支配することとなる．

末梢神経と神経節
末梢神経 Peripheral nerves

ヘマトキシリン・エオジン（HE）染色の標本では，末梢神経はほとんど染色されず，訓練されていない目には気づかれない，あるいは結合組織か脂肪組織として認識されることになる．弱い染色性や構造がはっきりと認められないことは，たとえ多くの末梢神経が集積したとしても，おのおのの軸索の径が大変小さく（1～5 μm），染色されないこと，また通常の染色では髄鞘が色も呈さないなどの理由による．髄鞘はほとんどが脂質であり，組織作製の過程で髄鞘の成分は溶解し，空隙様となる．末梢神経の横断像は，大きくても小さくても微細な構造を欠く印象を与える．同じようなことが縦断像においても認められ，平行して走行する軸索は重層構造を呈し，核が散在した洞様血管状の構造物となる．

標本の保存状態や HE 染色の強度によって，神経の特徴が判明できるが，特別な固定（四酸化オスミウム）や染色（マロリー Mallory，マッソン Masson，ヴァン・ギーソン van Gieson，トルイジンブルー）によって構造，特に有髄線維などははっきりとわかるようになる（図7.21a～e）．

神経の直径は数マイクロメートルから 15 mm（坐骨神経など）に及ぶが，神経は多数の軸索や神経線維が結合組織によって束ねられており，個々の線維からなる視神経と比較される．大きな神経は，その外側を神経上膜と呼ばれる緻密な結合組織の層で包まれており，これらの結合組織は血管や脂肪組織を伴いながら神経の中に入り込む．

多くの神経において，軸索はまとまって神経線維束を作り，その周囲は結合組織からなる神経周膜と呼ばれる膜で覆われ

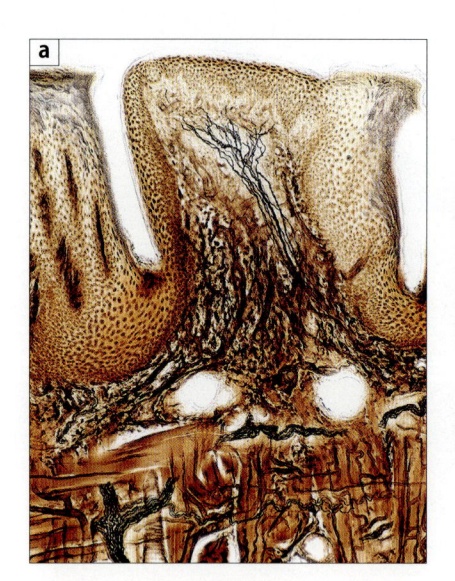

図7.21a　有髄末梢神経
パラフィン切片での細い線維が銀染色などの重金属染色法によって観察される．この方法では神経線維は黒く染まる．この標本は舌背のもので，舌乳頭を支配する神経が認められる．銀染色，パラフィン切片．×50．

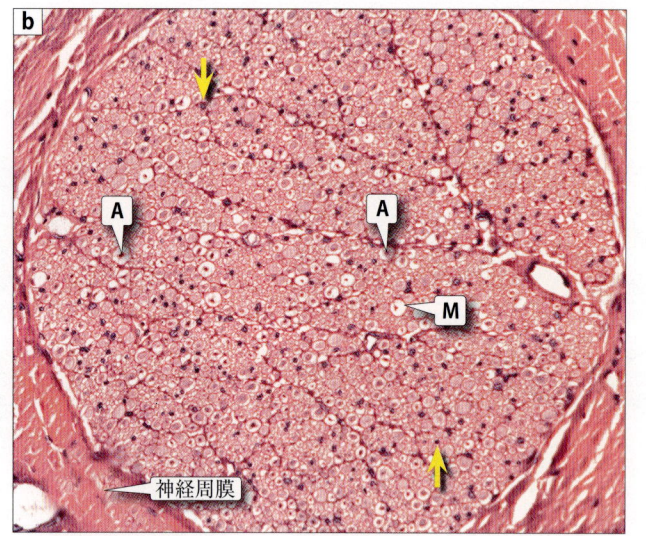

図7.21b　有髄末梢神経
有髄末梢神経の横断標本．神経周膜の結合組織は神経線維の束の中に入り込み，中隔にわけつつ血管を伴いながらさらに分岐して神経内膜になる．多くの神経は中心部にある点状構造物の軸索（**A**）と，それを取り囲む髄鞘（**M**）からなる．髄鞘は切片の作製途中にその主成分である脂質が流出したため空白のように見える．小さな黒い小体（矢印）はシュワン細胞の核である．この細胞が軸索の周りを取り囲み，髄鞘を作る．髄鞘は軸索を連続的に絶縁し，軸索内から細胞外へのイオンの流出を防いでいる．有髄線維では活動電位は髄鞘分節の間の絞輪において発生する．HE 染色，パラフィン切片．×150．

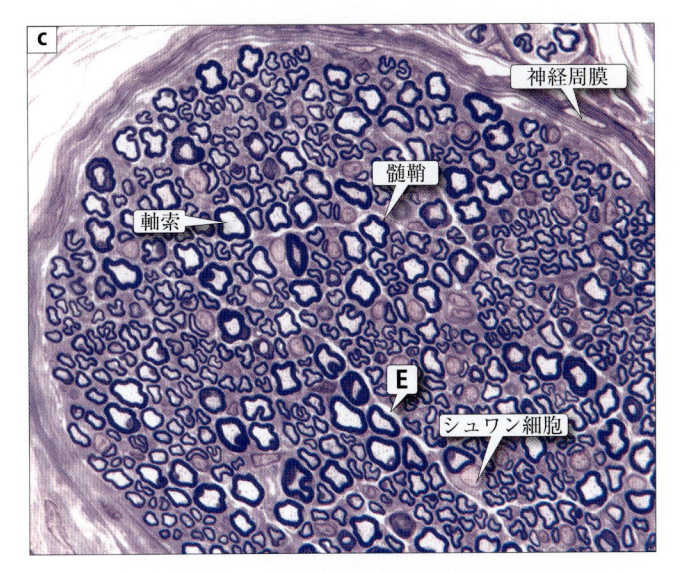

図7.21c　有髄末梢神経

このエポキシ樹脂では神経内膜によって包まれた様々な径（有髄）の神経線維（E）やシュワン細胞がみられる．軸索の直径をヒストグラムで示すと二相性を示し，大型の伝導速度の速いものと，小型のものに分かれる．直径が10 μmのものは60 m/秒の伝導速度を有して筋収縮を起こす運動線維と，皮膚の触覚を伝える感覚線維である．末梢神経には直径が小さい（0.5〜1 μm）無髄線維が多くみられるが（この標本にはない），それらは線維は3 m/秒の伝導速度で痛みや血管を支配している．トルイジンブルー染色，エポキシ樹脂．×300．

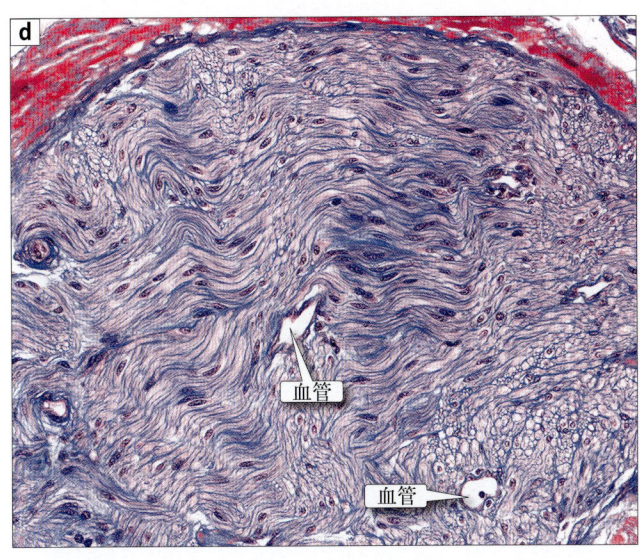

図7.21d　神経線維の様々な断面像

有髄線維が縦断，横断，斜めに切断された像がみられる．多くの核はシュワン細胞のもので，髄鞘は薄く染色されている．空隙は血管を示す．マッソントリクローム染色，パラフィン切片．×170．

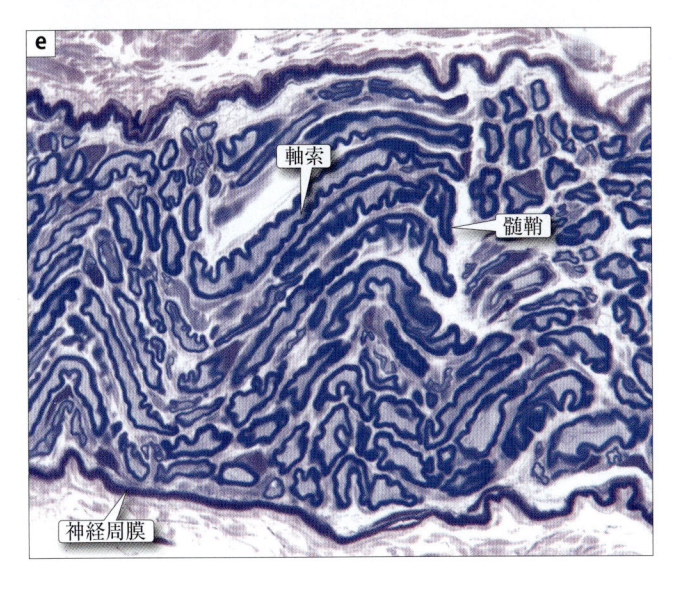

図7.21e　運動線維と感覚線維

薄いエポキシ樹脂において運動神経と感覚神経が交じり合って縦断されており，神経周膜によって包まれた線維の詳細な構造がわかる．軸索はねじれたり，らせん状になっているために，柔軟性があり，過度の伸展に耐えられるようになっている．このことは，四肢が伸ばされたり，屈曲されたり，側方に回転したりしても神経線維が損傷を受けない構造的な基盤を与えている．髄鞘は濃青，軸索は淡青，軸索の周囲の空白の場所は神経内膜で，毛細血管の通り道となる．トルイジンブルー染色，エポキシ樹脂．×500．

ている．個々の軸索はシュワン細胞とともに毛細血管を伴った神経内膜と呼ばれる薄い膜で包まれている．多くの神経で神経線維は有髄神経，無髄神経の両方を含んでおり（図 7.22a, b），無髄神経のほうが一般的に多い【訳注：最も太い神経を包んでいる膜を神経上膜，さらにそれらが分かれて束を作り神経周膜が包む．さらに神経周膜が分かれて神経内膜となる】．

神経節 Ganglia

末梢神経系の神経節は，結合組織の膜で包まれたグリア細胞を伴う細胞体の集まりであり，感覚や運動の機能の中継場所である．感覚系の神経節は脊髄の後根に認められ，運動系の神経節は自律神経系にみられる．

後根神経節 dorsal root ganglion（脊髄神経節）は衛星細胞で囲まれた数百～数千の偽単極性の細胞から構成されている（図 7.23a, b）．それぞれの細胞体は樹状突起をもたず，神経節内で二股に分かれた軸索様の1本の突起をもち，一方の突起を末梢端（皮膚や筋に存在する受容体）に伸ばし，ほかの一方の突起を脊髄の灰白質に送る．後根神経節を介しての感覚伝達はシナプスを伴わず，したがって神経系の中では最も速いシグナル伝達となる．

自律神経節 Autonomic ganglia

自律神経節には交感神経系と副交感神経系の2つがある．交感神経節は交感神経鎖，椎前神経節（大動脈近傍），頸神経節からなる．副交感神経節は脳神経節と終末神経節からなる．前者は動眼神経，顔面神経，舌咽神経のものであり，後者は支配している臓器の近傍か臓器内に存在し，迷走神経や脊髄のS2，S3，S4に認められる．

構造的には自律神経節は感覚神経節に似ているが，細胞体の数が少ない（図7.24）．自律神経節のニューロンは多極性で，その樹状突起と中枢神経系由来の節前線維の運動性のシグナルがシナプスを介して伝達されるので，結果的に衛星細胞の数は少ない．

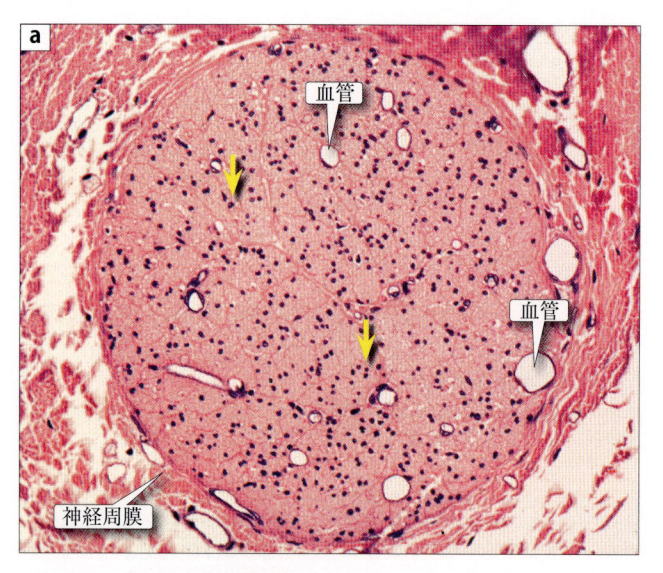

図 7.22a　無髄神経の横断像
神経周膜が内側に入り込み，神経内膜を作る．多くの血管がみられる．多くの小さな核はシュワン細胞のものであり，有髄線維と異なり，無髄神経では軸索の周囲をシュワン細胞が取り囲むが（矢印），髄鞘は作らない．核以外の構造物は何千という軸索である．神経インパルスは終末のシナプスまで全長を通して途切れることなく伝わる．無髄神経の神経インパルスは 0.5～2 m/秒の速さで伝わる．一方，有髄神経のインパルスは 100 m/秒であり，これは髄鞘の分節同士の間に存在する絞輪をとびとびにイオンの流れが起こり，活動電位が伝わることによる．HE 染色，パラフィン切片．×150．

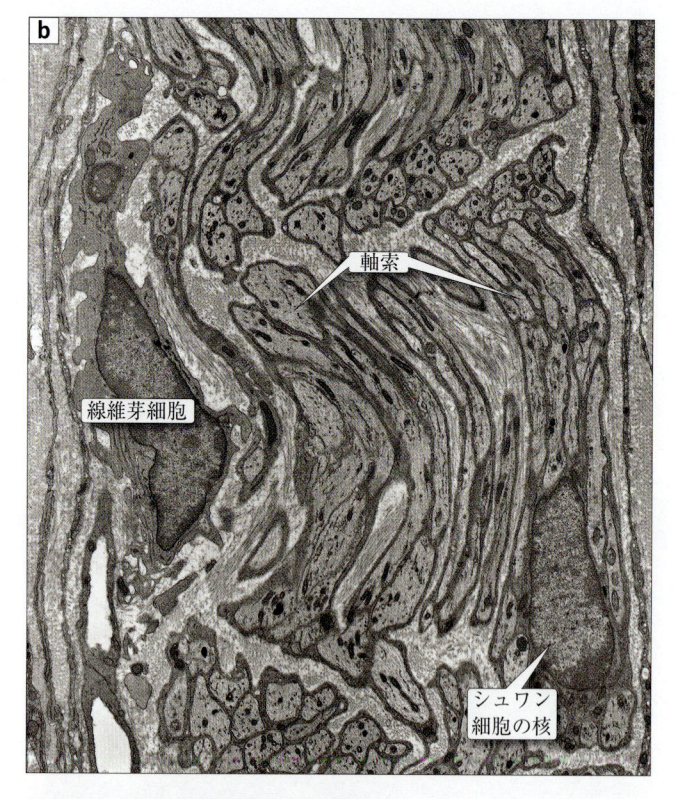

図 7.22b　無髄神経線維の微細構造
結合組織の間に認められるシュワン細胞の核と軸索を取り囲む薄い細胞質がみられる．×4,000．

腸管神経節 Enteric ganglia

　腸管の神経節はアウエルバッハ神経叢 Auerbach's plexus やマイスナーの神経叢 Meissner's plexus と呼ばれるが，多数の小さな神経節の集まりである（図7.25）．腸管神経節は副交感神経性に含められるが，交感神経によっても調節されている．ある研究者によれば，腸管神経系はこのように特殊なので，第三の自律神経系と呼んでいる．

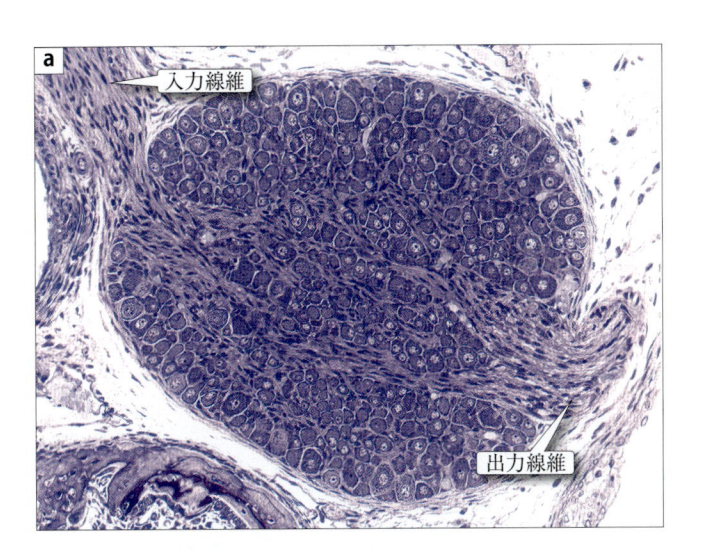

図 7.23a　末梢神経の後根における後根（感覚）神経節
神経節は脊髄後根の膨らみとして認められる．神経節はニューロンの細胞体の集まりであるが，その神経節の大きさは種々である．後根神経節は末梢から中枢への感覚情報を伝える中継場所である．この標本では後根神経節への入出力の線維がみられる．トルイジンブルー染色，アラルダイト切片．×60．

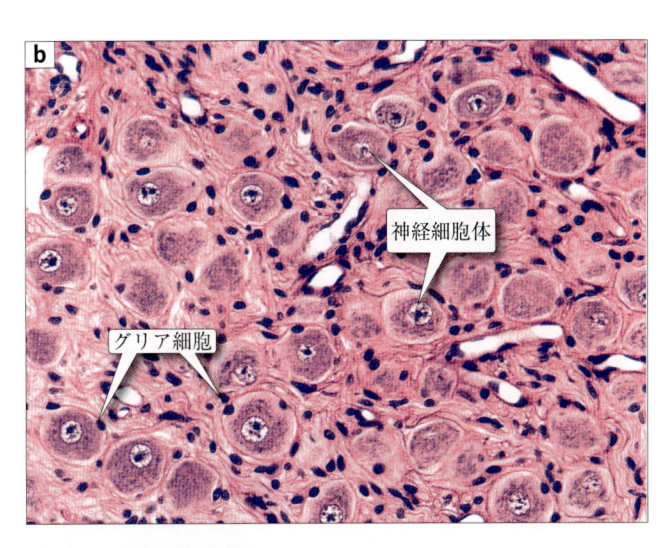

図 7.23b　後根神経節
大型のニューロンの細胞体がみられる．後根神経節は偽単極性のニューロンの集まりであり，衛星細胞と呼ばれるグリア細胞によって取り囲まれている．1本の軸索は二股に分かれ，一方の突起は末梢神経の入力を司り，ほかの一方の突起は後根を通って脊髄に入る．神経節内には神経線維，特に有髄線維が認められるが，細胞体とシナプス形成はしない．HE 染色，パラフィン切片．×180．

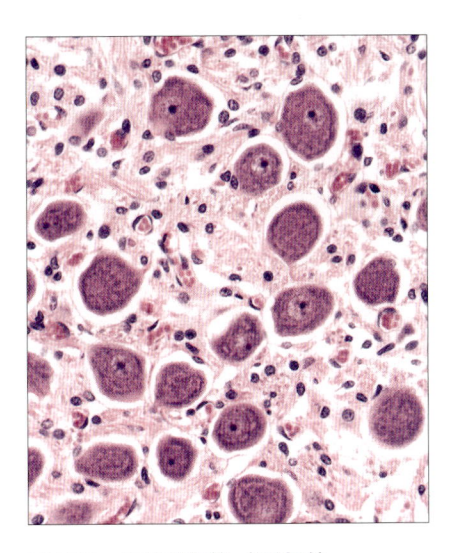

図 7.24　自律神経節（唾液腺）
ニューロンの細胞体の集まりがみられるが，グリア細胞である衛星細胞は少ない．多極性のニューロンと神経線維はシナプス連絡している．線維の一部は頸神経節からの交感神経である．副交感神経節は臓器の近傍か臓器内に存在している．衛星細胞が少ないことは，神経節内には多数の樹状突起が存在していることを示している．交感神経節や椎前神経節は同じような組織像を呈しているが，細胞体はもっと少ない．HE 染色，パラフィン切片．×270．

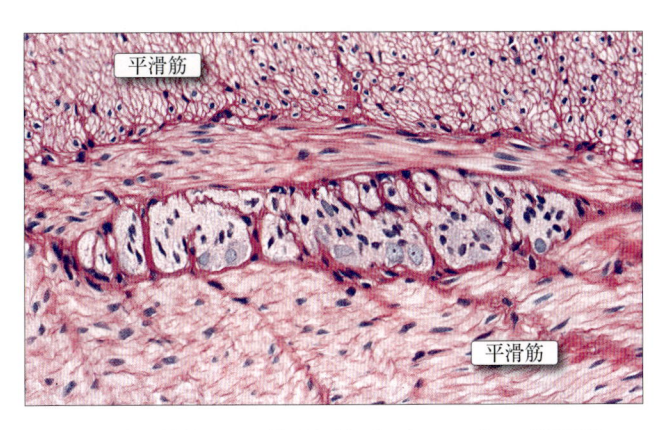

図 7.25　消化管筋層の腸管神経節（アウエルバッハ神経叢）
多極性のニューロンからなり，アウエルバッハ神経叢内の線維とシナプスを作る．衛星細胞と呼ばれるグリア細胞はニューロンの細胞体に接する．腸管神経節は副交感神経性（筋活動の亢進）に含まれるが，交感神経幹からの線維も神経叢にきており，消化管の活動を抑制する．腸管神経叢は腸管の動きを内的に制御しているが，自律神経系によって外的にも調節されている．ヘマトキシリンPAS染色，パラフィン切片．×200．

中枢神経系

中枢神経系は脳と脊髄からなり，情報の相互連絡と統合がその主たる機能である．中枢神経系は2つの組織，灰白質と白質から構成される．組織標本においてはHE染色に加えて，特殊染色を用いて観察するのが一般的である．

脳 Brain

脳は大脳，小脳，脳幹から構成され，それぞれ灰白質と白質からなる（図7.26a，b）．灰白質はニューロンの細胞体，樹状突起，軸索，グリア，血管から構成され，多数のシナプスによって神経統合機能がなされている（図7.27a，b）．

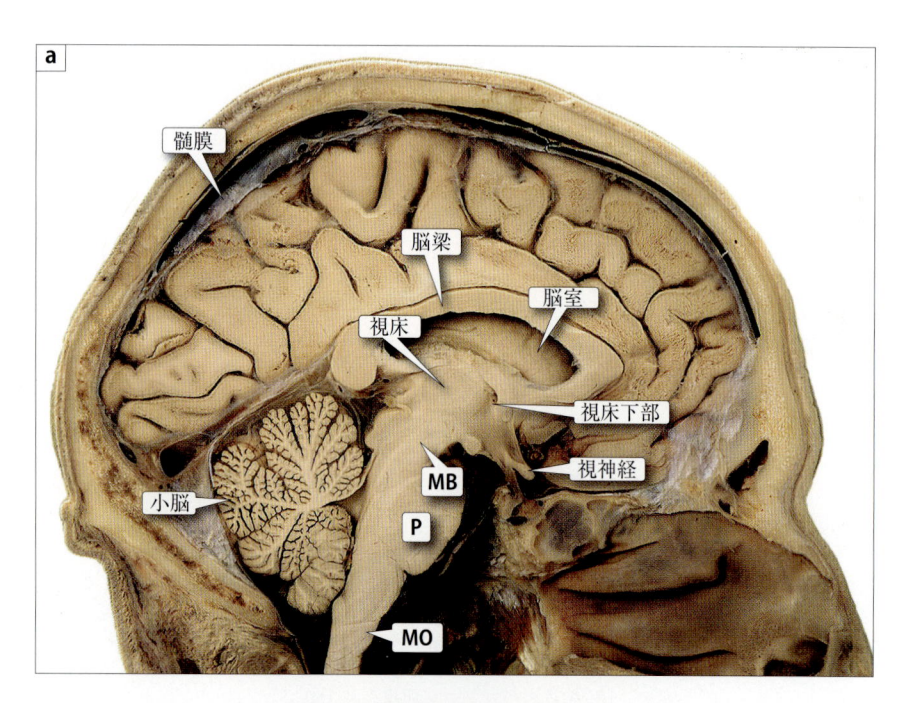

図7.26a　脳の構造
脳の矢状断標本で，髄膜，灰白質のヒダ（回転）や溝をもつ大脳半球，脳梁，側脳室，視床，視床下部，視神経，漏斗，中脳（**MB**），橋（**P**），延髄（**MO**），小脳を示している．生後の脳の重量は400 gであるが，成人になると平均1,350 gになる．脳脊髄液の浮力作用によって脳の重量は約50 gほど軽くなる．

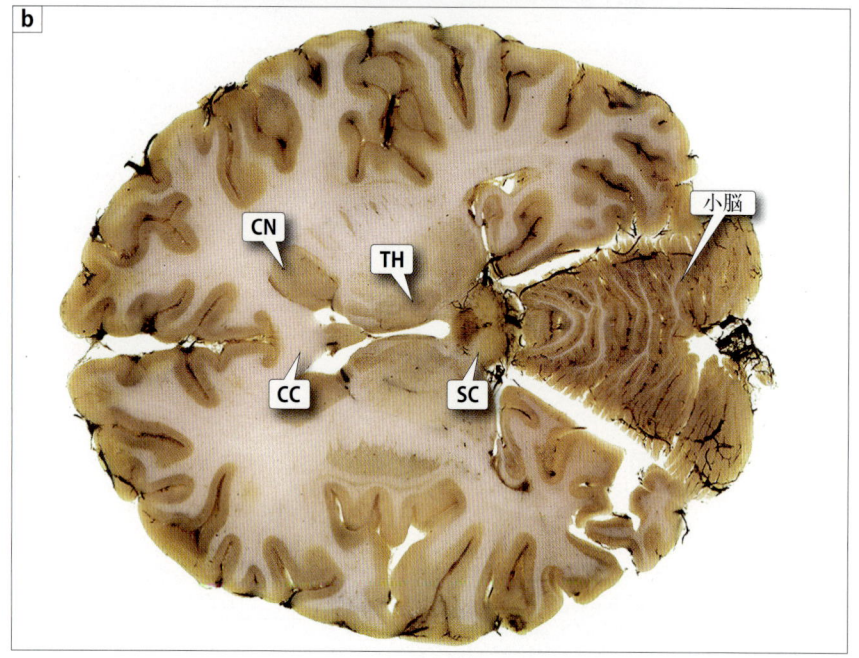

図7.26b　脳の灰白質
脳の水平断標本で第3脳室を中心に，大脳皮質の灰白質（実際は黄褐色）や小脳がみられる．灰白質は非常に多くのニューロンやグリアを有し，皮質の回転や溝によって表面積が拡大される．小脳皮質の溝に沿って有髄線維を含む白質が認められる．脳の領域別の機能について概説する．視床（**TH**）はほとんどの感覚を中継し加工し，感覚情報を感覚野に入力するが，運動機能にも関与している．尾状核（**CN**）は基底核の1つで，皮質への運動制御に関係する．脳梁（**CC**）は左右の半球を結びつける線維の束である．上丘（**SC**）は視覚反射や動く物体を追視する働きに関与する：小脳は骨格筋活動を協調させるが，運動そのものを開始させることはない．（From a specimen prepared by S Robbins, Anatomy Department, University of Melbourne, Australia.）

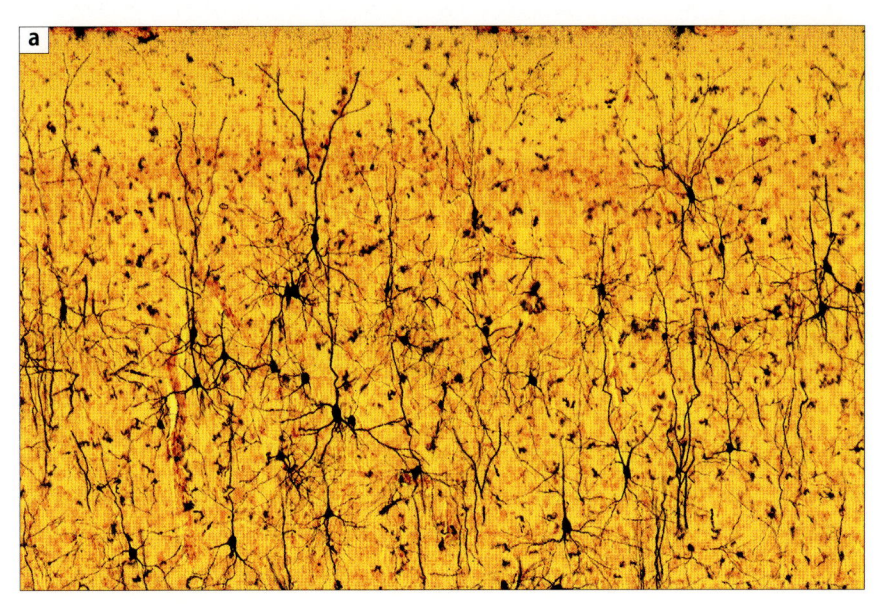

図 7.27a　灰白質
大脳皮質の灰白質は様々な種類のニューロンと非常に多数のグリアがびっしりと詰まっている．この標本は鍍銀法によって染め出されたもので，理由は不明であるが，全ニューロンの数パーセントが黒く染まっている．銀染色，パラフィン切片．×250．

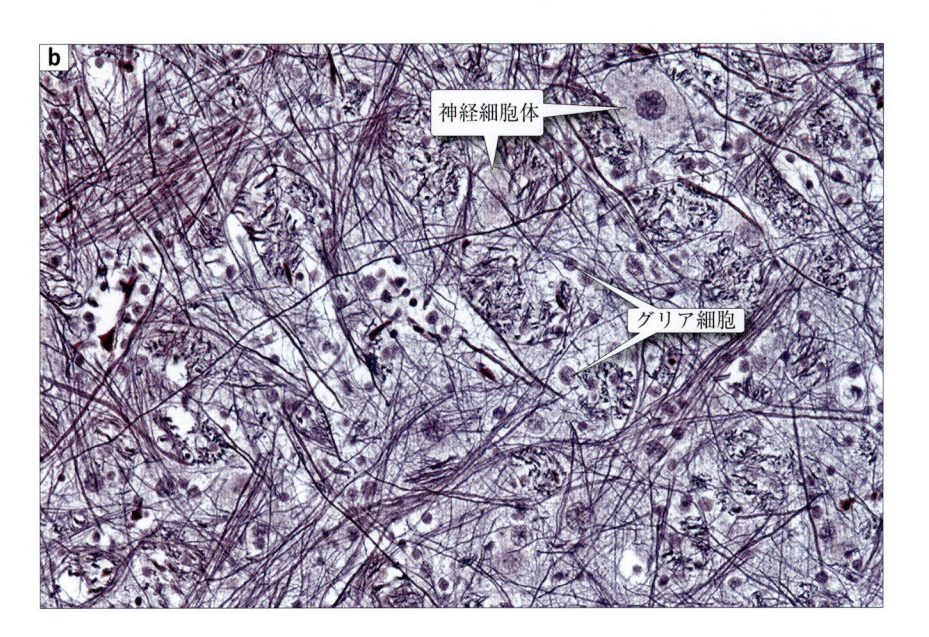

図 7.27b　神経回路
大脳皮質の灰白質におけるニューロン，グリア，およびその突起がみられ，神経回路の複雑さを示している．突起は複雑に分岐しており，軸索と樹状突起，軸索と軸索，軸索と細胞体間にシナプス結合がある．ボディアン染色，パラフィン切片．×400．

中枢神経系

白質は有髄線維とグリア細胞からなる（図7.28）．白質では脳のある部分とほかの部分（浅層から深層，前方から後方），脳幹と脊髄を結びつける伝導路が存在している．

ニューロン，グリア，毛細血管は密に集積している．細胞体と細胞体の間はニューロピル neuropil と呼ばれ，樹状突起，軸索，グリアの突起から構成される（図7.29）．これらの突起間の距離は平均20 nmである．ニューロンやグリアの細胞膜が折れ込んだ状態になっているため，突起間の間隙は脳全体の容量の20％にまで及び，細胞外液によって満たされている．この細胞外液には栄養物，代謝産物の老廃物，神経伝達物質などが存在している．脳内に水分が貯留され，組織の膨張が起こることを脳浮腫と呼ぶ．脳（と脊髄）は3枚の髄膜から包まれている．硬膜，繊細なくも膜，一番内部にある軟膜である．軟膜は基底膜とともに中枢神経系を途切れることなく包んでいる．脳の周辺部に存在するグリアは足突起を出して基底膜と密着し，グリア限界膜を作っており，このことが中枢神経系の表面構造を支えることに役立っている．

大脳 Cerebrum

脳の容積の80％以上は大脳が占める．2つの大脳半球は，折れ込んだ灰白質の皮質（2〜5 mmの厚さで，表面積は$2 m^2$にまで達する）と，内側の白質から成り立っている．一次感覚皮質は運動皮質に比べると幾分薄い．白質のさらに内部には，底面と半球の内側の壁側に灰白質があり，この灰白質は基底核と視床核と呼ばれる（図7.30）．

組織学的にみて，大脳皮質は表面から平行に6層の構造を呈しており，ニューロンが密集しているため観察がしやすい（図7.31a，b）．海馬などにみられる秩序だった層の配列は共

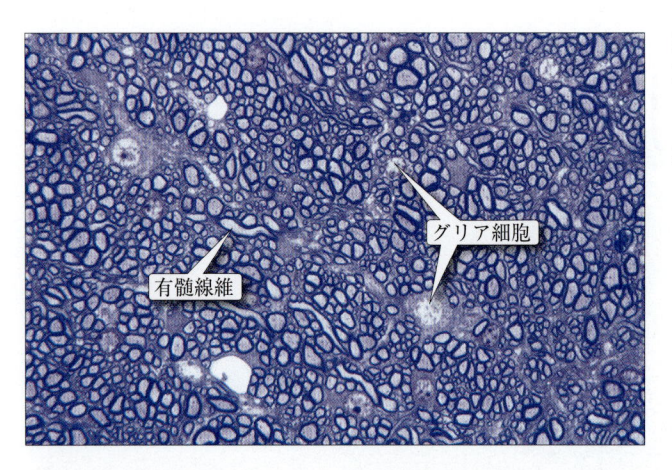

図7.28 白質
大脳皮質の深部には白質があり，多くの場合有髄線維からなり立っており，このことが白色を呈している理由である．有核の細胞はグリアであり，軸索を髄鞘化しているオリゴデンドロサイトが多数を占める．トルイジンブルー染色，アラルダイト切片．×200．

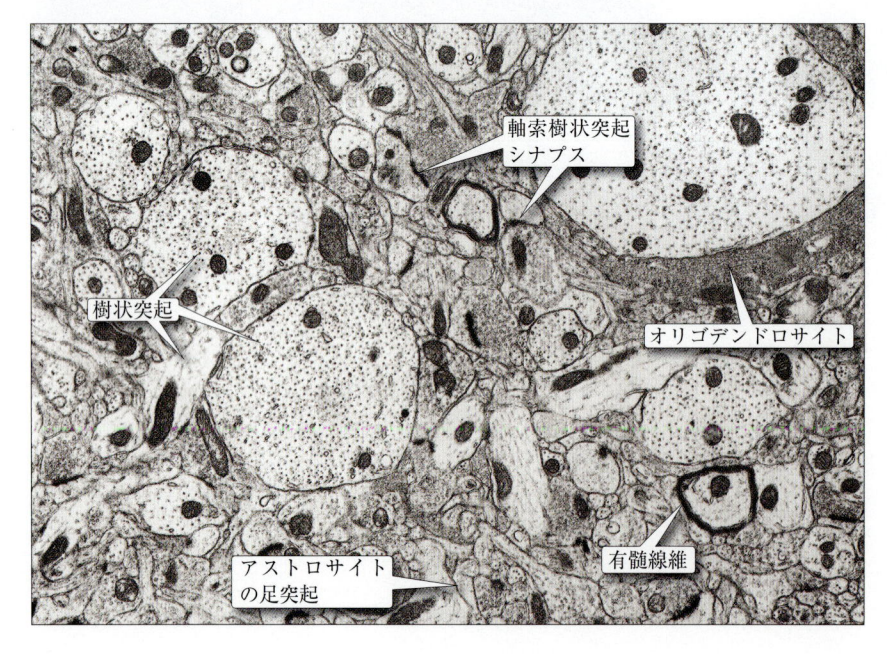

図7.29 大脳皮質のニューロピル
大脳皮質の微細構造を示す．錐体細胞の樹状突起の横断面がみられる．樹状突起には微小管が多数存在し，また樹状突起の棘においては軸索とのシナプスが形成されている．有髄線維やアストロサイトの小足，オリゴデンドロサイトの一部も観察される．×9,000．(From Peters A, et al. The fine structure of the nervous system. 3rd edn. New York: Oxford University Press, 1991.)

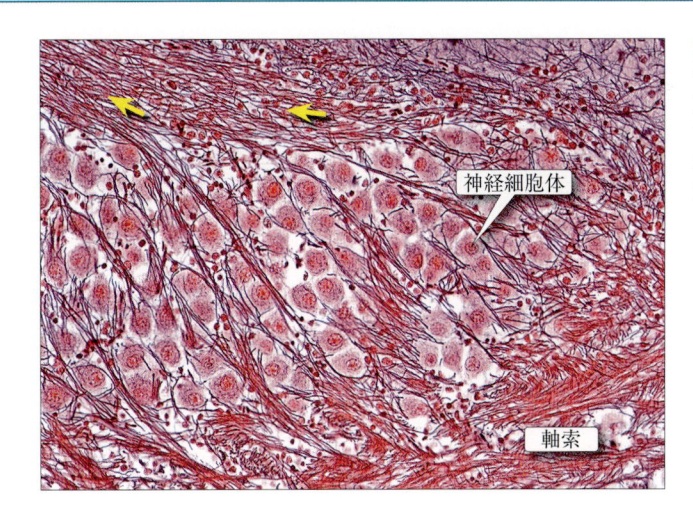

図7.30　視床核

視索の線維が入る視床の外側膝状体（視覚系）．この神経核は視覚情報を加工し（矢印），視覚野に伝える．両側の網膜からの軸索が視神経，視交叉を通って視床核に入る．網膜から視覚野への結合は非常に階層的であり，網膜の特定の部位からの情報が特定の視覚野に投射する．特に黄斑部からの情報が視覚野の広い領域を占めている．HE/銀染色，パラフィン切片．×280.

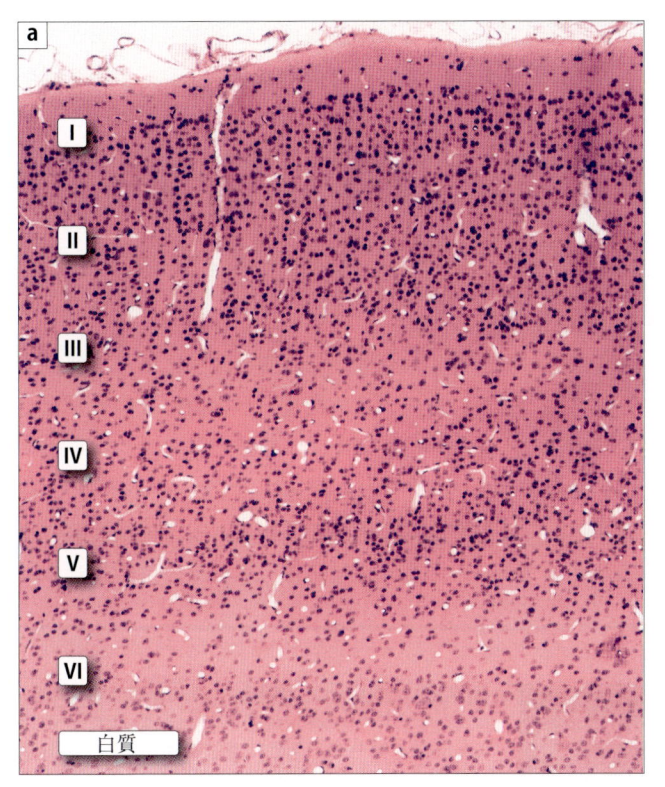

図7.31a　大脳皮質

頭頂葉の一部で中心後回の大部分を占める体性感覚野の標本．触覚や固有知覚の情報処理に関わる領域である．意識下にある人のこの領域を刺激すると，体の反対側の部分にピリピリ感やしびれ感が生じる．このことによって大脳皮質の"地図"が作られ，舌からつま先までの体の感覚を処理する配列が知られるようになった．この配列は多くの神経解剖学の教科書にホムンクルス（小人）として記載されている．大脳皮質の異なる領域は6層構造（I～VI）も違っており，このことが脳の部位によって機能が異なることを説明する根拠となっている．それぞれの層は特定の機能と連絡をもつ特徴的なニューロンを有している．IV層に進入した（視床からの）シグナルは表層と深層へと広がる．種の知的能力が進化するにしたがって，ヒダの形成が多くなり，表面の新皮質の6層構造が増加する．白質は皮質に出入りする有髄線維を含む．HE染色，パラフィン切片．×60.

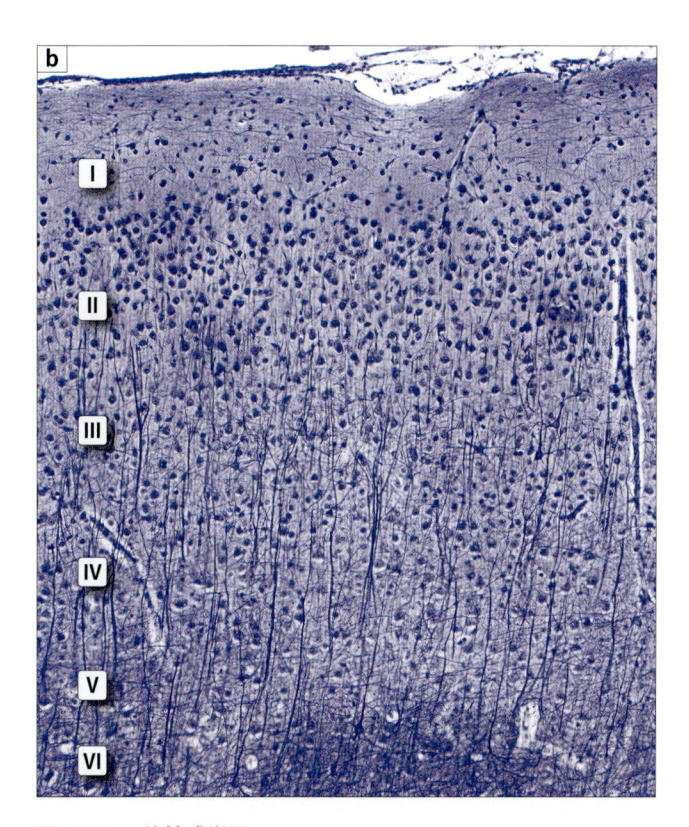

図7.31b　体性感覚野

鍍銀法によって樹状突起の複雑さや皮質内あるいは皮質間の結合がわかる．V層の錐体細胞の太い樹状突起はI層に向かい，そこで分岐する．これらの樹状突起は何千ものシナプスを有しており，情報の統合に重要な役割を果たしている．大脳皮質の水平的な層的構造はニューロン，樹状突起，細胞間の結合が層によって異なることを反映している．約10,000個の細胞は柱のように垂直方向に集まって並び，特定の感覚機能，例えば筋の伸展受容，腱や毛からの受容を司る．機能的な区分はIV層を中心になされているが，柱内におけるほかの層と連絡して統合されたものになる．この体性感覚野に入力されたシグナルの一部は隣の中心前回に位置する運動皮質へ伝えられる．I層：分子層，II層：外顆粒細胞層，III層：外錐体細胞層，IV層：内顆粒細胞層，V層：内錐体細胞層，VI層：多形細胞層．銀染色，パラフィン切片．×60.

焦点顕微鏡を用いることで観察が可能となる（図7.32）．白質の領域の多くは形態学的な特徴をもたない．

機能的にみて，皮質のニューロンとその連絡は脳の表面に対して垂直方向に組織化されており，**カラム** column（柱状）（幅が100〜200μm）と呼ばれる．皮質の6層構造については，外側の4層はほかの大脳皮質の領域や脳幹からの入力を受けるのに対して，5層，6層は白質に向かって出力していく．

ニューロンの種類の同定は基本的に形態と大きさによる．

- **錐体細胞** pyramidal cell：運動皮質において10〜100μm（ベッツ細胞 Betz cell）までの大きさをもつ細胞．
- **星状細胞** stellate cell：多様な形態であるが，基本的に小型で多極性の細胞．
- **マルチノッチ細胞** Martinotti cell：棘のある細胞体と長い上行性の軸索をもつ細胞．
- **紡錘細胞** fusiform cell：皮質の深部において紡錘型の細胞で，軸索は白質に入る．

一般的に，星状細胞は皮質の介在ニューロンであり，皮質の70％を構成する錐体細胞は出力ニューロンである．

ヒトの脳，特に大脳は相対的にも絶対的にもほかの霊長類の中で最も大きいものである．高次脳機能は皮質の厚さや絶対的な脳の大きさ（例：ゾウやクジラなどと比較すると）と関係しているわけではなく，むしろシナプスの多い少ないなどの神経細胞同士の連絡の程度によると考えられる．これらの結合部位を調べるには特殊な染色方法が必要で，銀染色が有効である．

多くの報告から，脳のある特定の領域が新しいニューロンやグリアを産生する幹細胞の供給源になっていることがわかってきた．側脳室の脳室下領域の**ニッチ** niche と呼ばれる部分に神経前駆細胞が存在しており，嗅粘膜からの投射を受ける新しいニューロンを生み出している．**海馬** hippocampus の歯状回においても新しいニューロンが産生されている．まだまだ研究の余地はあるが，ニッチが炎症や変性を伴う変化のニューロン，グリアの供給源になっていると考えられる．

視床核 thalamic nucleus は**間脳** diencephalon の脳室の横に存在している．これらの核は大脳皮質のためのすべての情報を選び，統合している．視床は意識を保持したり，基底核や小脳から大脳皮質への運動に関する情報を制御している．

白質内深くに存在している基底核は脳を解剖し，切断することでその存在がはっきりとわかるようになる．この基底核は運動の協調に関わっているが，基底核の損傷（**パーキンソン病** Parkinson's disease）によって安静時に振戦や筋強直が起こることから，筋の緊張に抑制的に働いていると考えられる．

小脳 Cerebellum

小脳は2つの半球からなり，深い溝やヒダによって裂や葉に分かれる．表面の外側には灰白質が，内側には白質が存在する（図7.33a〜c）．白質の中に小脳核が存在する．小脳半球は脳幹と3つの小脳脚によって連絡している．小脳の入力，出力はすべてこの小脳脚を通って連絡される．矢状断面では小脳はカリフラワーのように見える．これは白質の外側の灰

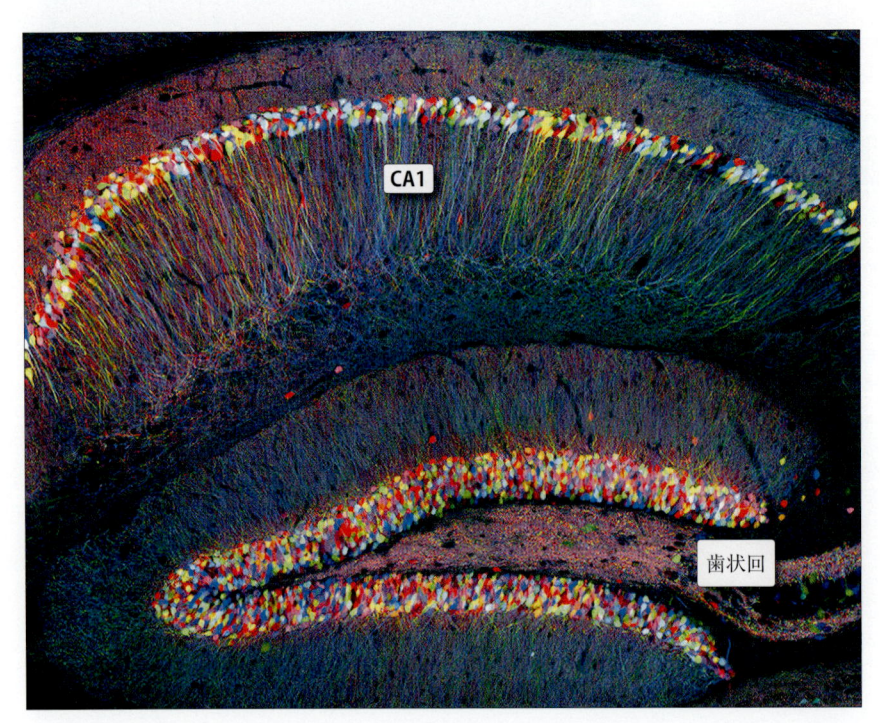

図7.32　ニューロン標識
ブレインボウ brainbow【訳注：七色の虹の英語 rainbow をもじった名称】遺伝子改変マウスの海馬標本．多色のブレインボウ標識によって海馬のCA1領域（**CA1**）と歯状回のニューロンが観察される．海馬は短期記憶や空間記憶に関与している．霊長類やヒトにおいても海馬では新しいニューロンが発生している．×40．（Confocal microscopy by TA Weismann; from Livet J, et al. Nature 2007; 450: 56-62.）

7 神経組織

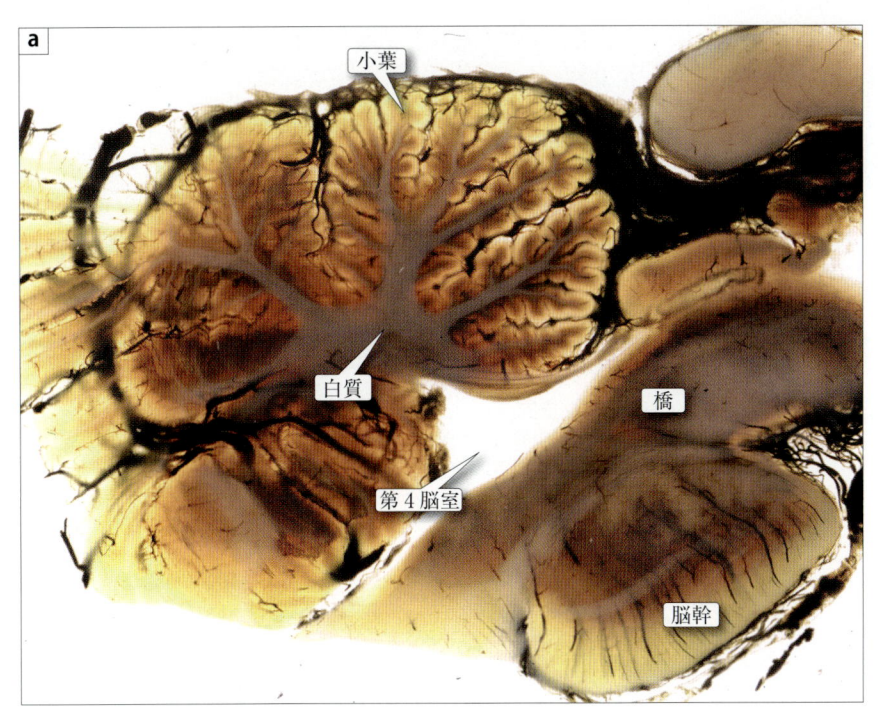

図 7.33a 小 脳
小脳の溝，中心部の白質と脳幹，第4脳室がみられる．黒く染まっている血管像は，血管が小脳内を広く分布していることを示しており，小脳がエネルギーを多く必要としていることを意味している．血流量は神経活動を反映しており，陽電子放出トモグラフィー（PET）で画像化できる．小脳皮質の小葉と溝によって表面積は 1.5 m² （大脳皮質の 75％に匹敵）となり，皮質の灰白質には大脳皮質よりもはるかに多くの数のニューロンが存在する．(From a specimen prepared by S Robbins, Anatomy Department, University of Melbourne, Australia.)

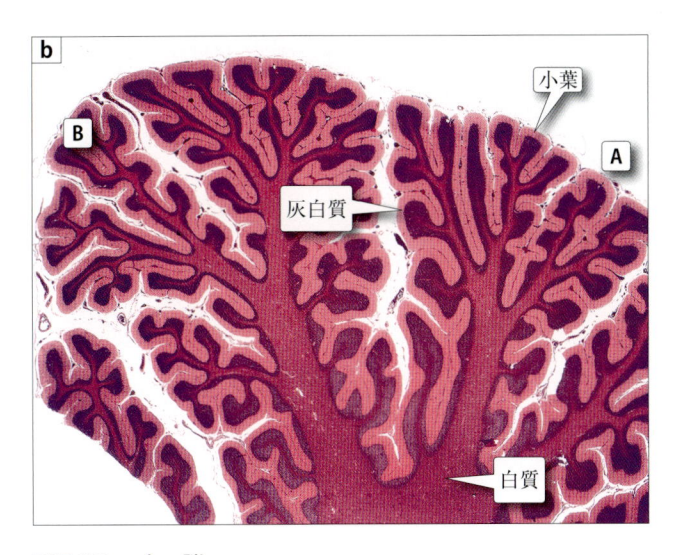

図 7.33b 小 脳
ヒト小脳の HE 染色標本で，溝や小脳皮質の灰白質と中心部の白質が観察される．また顆粒細胞層や分子層もわかる．小脳は3つの異なる部分に分けられるが，すべて組織像は同じである．機能的には小脳皮質は，縦軸すなわち吻側から尾側へのすべての領域において筋の協調運動を制御しており，領域別に特定の運動，手と指，下肢と足指，体幹の運動をコントロールしている（A）．小脳の後ろの部分（B）は平衡機能に関与している．HE 染色，パラフィン切片．×5.

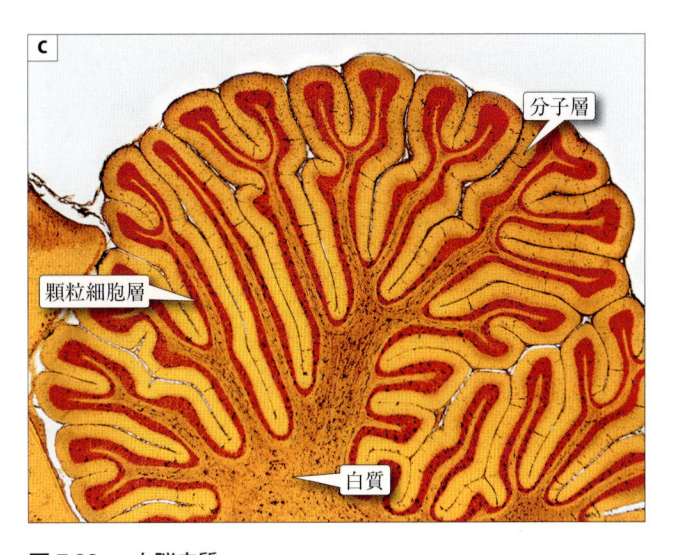

図 7.33c 小脳皮質
サルの小脳標本．皮質の部分の大きな広がりがわかる．小脳の重量は大脳の 10％ほどであるが，表面積は大脳皮質の表面積の 75％である．内側の白質には4つの神経核があり，小脳の出力に関わっている．ビルショウスキー／ニュートラルレッド染色，パラフィン切片．×8.

白質が1つの共通した幹から枝分かれした様相を呈するからである．小脳は多様な機能に関与している（姿勢，平衡，運動の協調）が，その組織は均一で規則性をもっている．小脳皮質の灰白質は表面積が1 m^{2}にも及び，3層から構成されている．

- 一番外側の**分子層** molecular layer（シナプスが豊富）．
- 中間のプルキンエ細胞層：層自体は狭いが大きなプルキンエ細胞（樹状突起は分子層に，軸索は白質へ向かう）が存在する．
- 一番内側の**顆粒細胞層** granular cell layer（皮質に入力される線維と多くシナプスする）．

多くの種類のニューロン，グリア，線維が小脳皮質に存在するが（図7.34a～d），これらすべてが筋運動の協調，運動の学習に関わる．

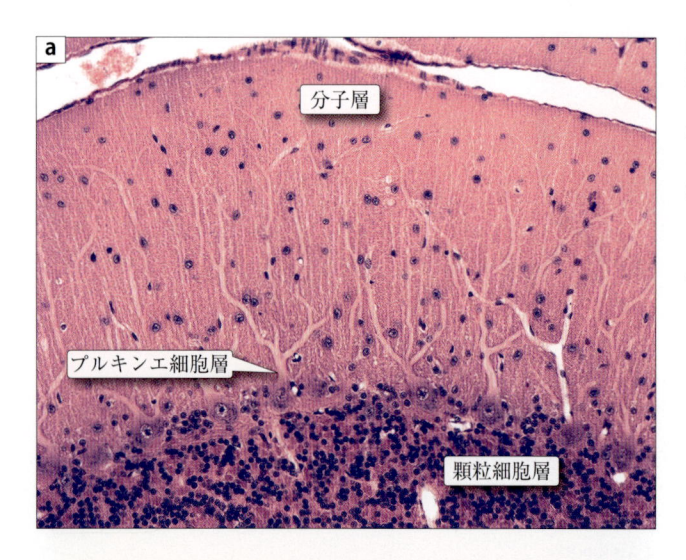

図7.34a　小脳皮質
HE染色では小脳皮質は3つの層に分かれていることがわかる．分子層にはプルキンエ細胞の樹状突起が分布するが，この標本ではプルキンエ細胞の樹状突起の一部分しか見えない．分子層にみられる核は星状細胞や籠細胞のものであり，エオジンで染まっているニューロピルはこの部に存在する樹状突起と軸索から構成されている．顆粒細胞層には顆粒細胞，ゴルジ細胞，さらには脳幹や脊髄からの入力線維が存在する．顆粒細胞の軸索は平行線維となって分子層へ向かい，プルキンエ細胞の樹状突起と結合する．HE染色，パラフィン切片．×150．

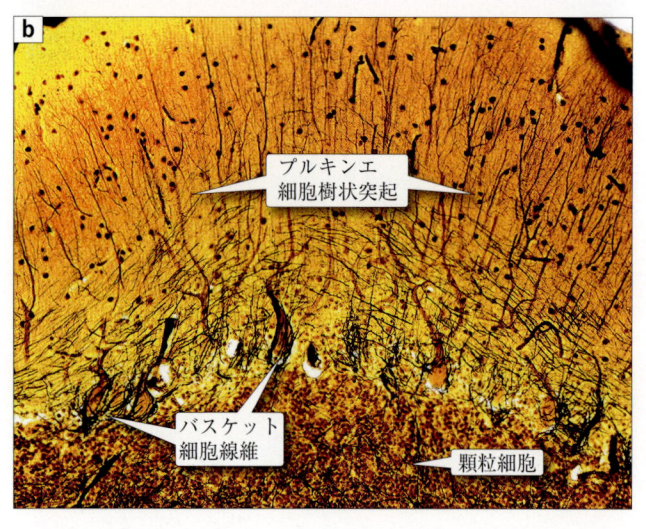

図7.34b　小脳皮質
分子層における線維連絡．顆粒細胞の平行線維に注目．平行線維は，扇のように広がるプルキンエ細胞の樹状突起を垂直に通り抜け，数ミリメートルにわたって広がっており，プルキンエ細胞，星状細胞，籠細胞との間に興奮性のシナプスを作る．分子層の籠細胞は抑制性介在ニューロンであり，プルキンエ細胞の細胞体とシナプスを作る．銀染色，パラフィン切片．×200．

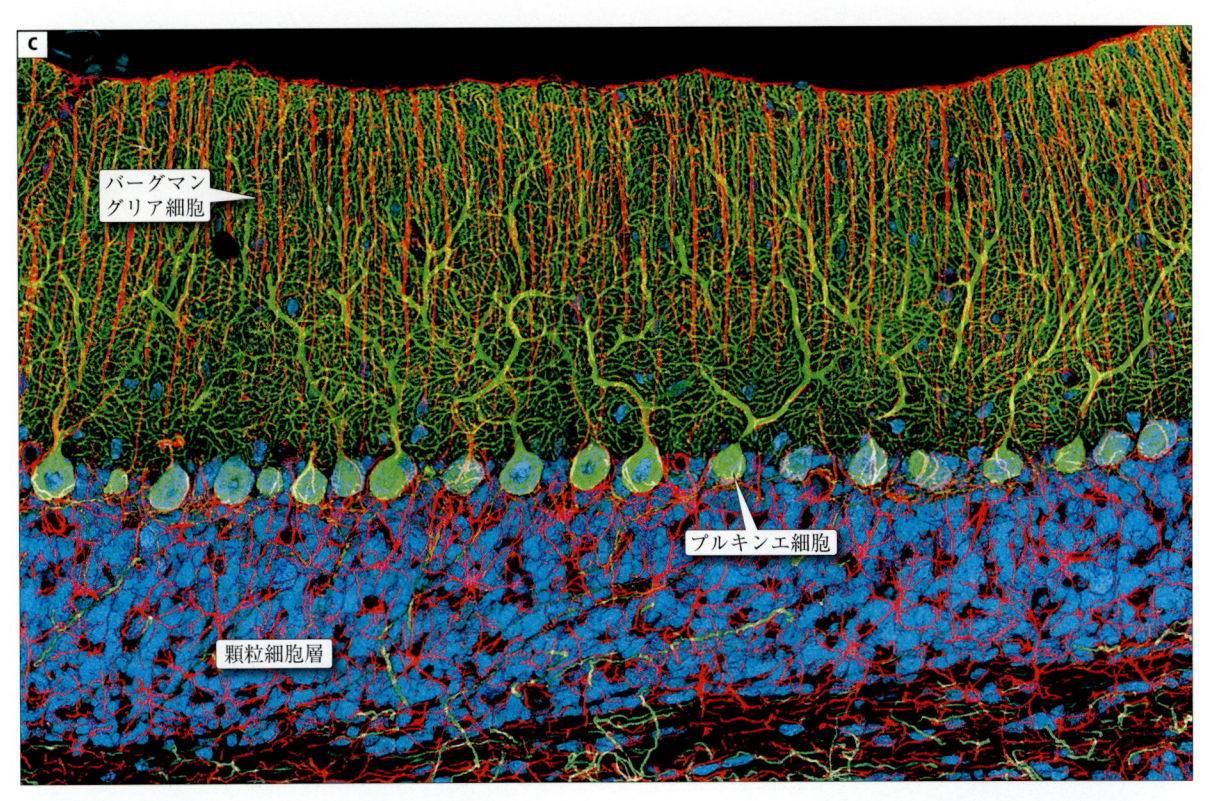

図 7.34c 小脳皮質—プルキンエ細胞の樹状突起

共焦点顕微鏡によって小脳皮質のプルキンエ細胞の樹状突起の密度や複雑さがわかる．プルキンエ細胞は小脳皮質の唯一の出力ニューロンであり，小脳機能の中心的役割を担っている．プルキンエ細胞への間接的な入力線維には脊髄や脳幹からの苔状線維がある．苔状線維はまず顆粒細胞層に終わり，顆粒細胞を興奮させたのちに，顆粒細胞の軸索はプルキンエ細胞に終わる．また小脳への別の入力線維は脳幹の下オリーブ核由来の登上線維である．登上線維は直接プルキンエ細胞とシナプスを形成するが，1個のプルキンエ細胞は1本の登上線維からの入力を受けている．登上線維は運動エラーの修正，適応，学習についてのシグナルを伝える．バーグマングリア細胞 Bergmann glia cell はプルキンエ細胞のシナプスを包み込み，シナプス間隙でのシグナリングを調節している．バーグマングリア（と網膜のミュラー細胞 Muller cell）は放射状に配列しているが，これはその起源が胎児の放射状グリアに由来していることを示している．これらの"グリア"は神経細胞の前駆細胞となる．介在ニューロンである顆粒細胞とゴルジ細胞，苔状線維が集まってシナプス群を形成しており，糸球体と呼ばれているが，この糸球体もアストロサイトによって包まれている．二光子顕微鏡．×300．（Courtesy T Deerinck and M Ellisman, University of California, San Diego, USA.）

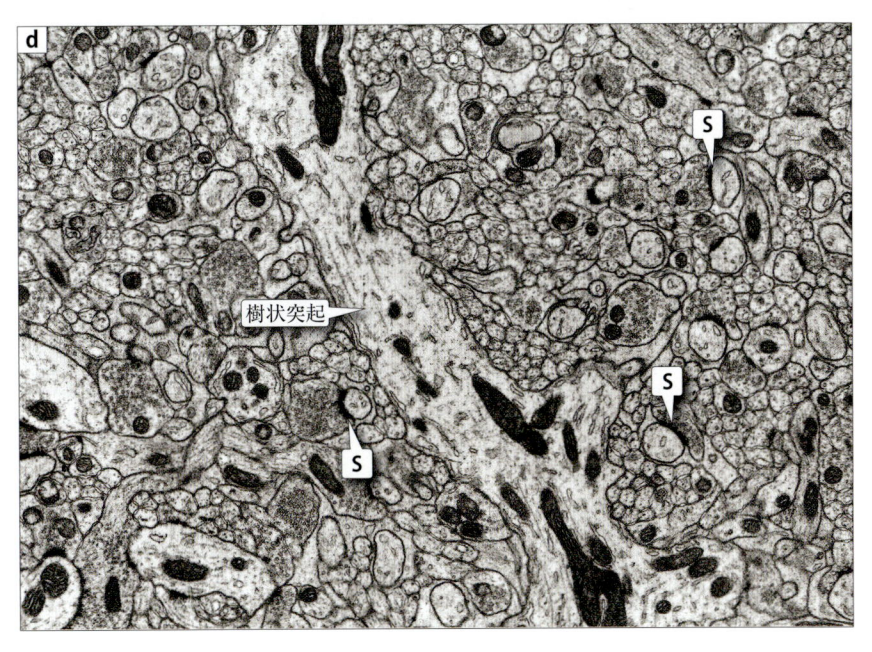

図 7.34d 小脳皮質分子層のニューロピルの微細構造（ラット）

プルキンエ細胞の樹状突起が顆粒細胞由来の平行線維の間を走行している．これらの像は横断面において認められるが，平行線維が皮質の表面に平行して配列していることを示している．顆粒細胞由来の平行線維とプルキンエ細胞の樹状突起の棘との間にはシナプスが形成される（**S**）．×11,000．（Courtesy E Pannese Instituto di Istologia, Embriologia, Neurocitologia, University of Milan, Italy.）

中枢神経系

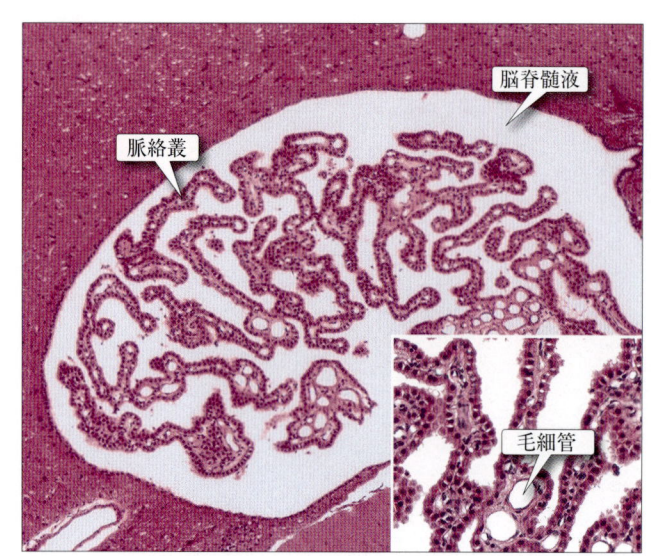

図7.35 脳脊髄液
中枢神経系は，透明で無色の液体である脳脊髄液に浸されている．脳脊髄液はほとんどが水であるが，少量のタンパク質，多くのイオン，有機物質を含んでいる．脳脊髄液は，脳の軟膜由来の立方上皮と脳室の内腔を被う上衣細胞によって構成される脈絡叢から産生され，絨毛状の脈絡叢が脳室内に張り出している．有窓性の毛細血管がよく発達しており，血液から脈絡叢を介して脳脊髄液が産生される．脳脊髄液は脳室からくも膜下腔に入り，大部分は硬膜によってできた静脈洞の静脈へ吸収される．また，脳脊髄液は脊髄や馬尾のあるくも膜下腔や中心管にも循環している．脳に浮力を与えるとともに，脳脊髄液は代謝産物を取り除き，安定な生理的環境を維持することに役立っている．HE染色，パラフィン切片．×100.
挿入図：×170.

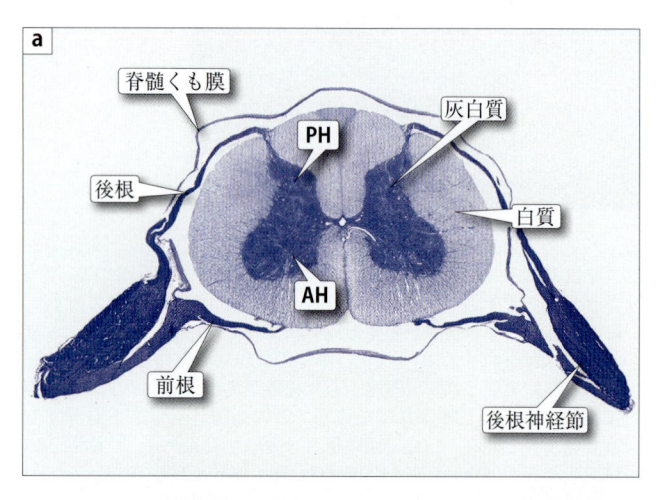

図7.36a 脊髄
脊髄と後根神経節の横断像．偽単極性の感覚ニューロン（神経節内での神経線維とはシナプスを作らない）をもつ後根神経節は触覚，固有知覚，温度覚，痛覚を後根を介して脊髄と脳幹に伝える．前根は脊髄の運動ニューロンの軸索が大部分を占め，筋に終末する．白質は有髄線維の神経路を含み，蝶々型をした灰白質は神経細胞体を有する．**AH**：前角，**PH**：後角．トルイジンブルー染色，パラフィン切片．×6.

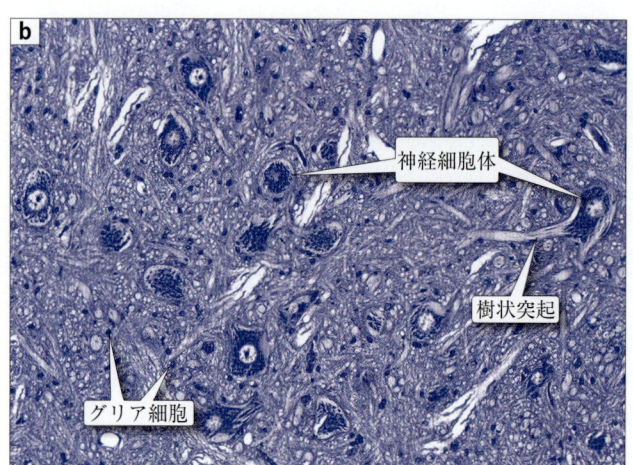

図7.36b 脊髄の灰白質
灰白質にはニューロン，樹状突起，グリアとその突起などニューロピルと呼ばれる組織と血管がみられる．ニューロンの核周辺部の細胞質が塩基性色素で濃染されるのは，その領域に疎面小胞体やリボゾームなどニッスル小体と呼ばれるものが存在するからである．この部位で作られるタンパク質や伝達物質，細胞内小器官は軸索を通って軸索の終末まで運ばれる（軸索内輸送）．トルイジンブルー染色，パラフィン切片．×170.

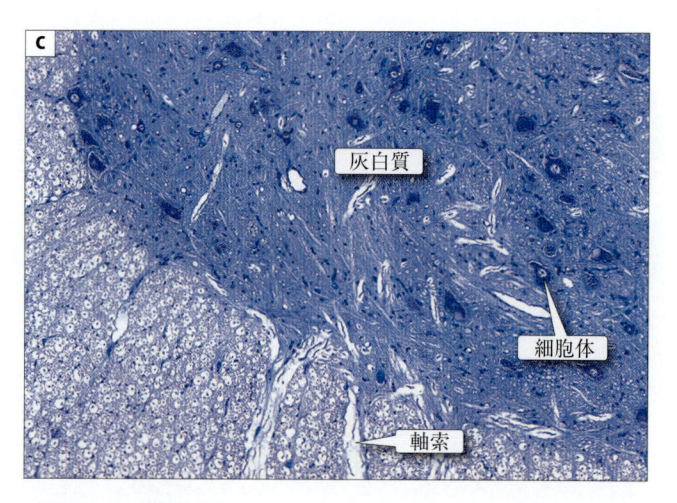

図7.36c 脊髄の白質
灰白質と白質との移行部ははっきりしている．白質は髄鞘によって囲まれた軸索の束から構成されるので，白色を呈する．白質において，髄鞘はオリゴデンドロサイトの細い細胞質突起によって包まれており，1個のオリゴデンドロサイトは約50本の軸索を取り囲むとされる．髄鞘は細胞膜のリポタンパク質が集まったものである．細胞体から出た有髄性の軸索は白質を横切って脊髄神経の根に入る．トルイジンブルー染色，パラフィン切片．×110.

脳脊髄液 Cerebrospinal fluid

　脳脊髄液は脳室内と脳, 脊髄を取り囲んでいるくも膜下腔 subarachnoidal space を浸しており, 産生される脈絡叢は血管と脳室の内腔を覆っている上衣細胞から構成される (図7.35). 血液はこの脈絡叢によって選択的に濾過され, 1日に500 mL の脳脊髄液が作られることになる. 脳脊髄液は循環しており, 脳の表面を覆う髄膜の1つであるくも膜顆粒から吸収される.

脊　髄 Spinal cord

　頸髄から仙髄に至るすべてのレベルにおいて, 脊髄の横断面は特徴的な形を示している. 蝶型の灰白質を上行性, 下行性の有髄線維やグリアからなる白質が取り巻いている (図7.36a～c). 脊髄の灰白質と白質の境界は明瞭であるが, 中枢神経系においては必ずしもこのようなことはない. なぜなら, 脊髄を出る前に下行性の線維は灰白質を通ることになるからである.

　感覚線維の細胞体は後根神経節に存在し (図7.23参照), 後根を通して脊髄に情報が入力する. 灰白質の運動ニューロンの軸索は前根を通って出る. 上行性, 下行性の線維は感覚, 運動情報をそれぞれ脳幹や脊髄を通して伝えている.

臨床に関する事柄

アルツハイマー病 Alzheimer's disease

　アルツハイマー病は加齢による認知症のうち最も一般的な原因であり, 65歳以上の10人に1人, 80歳以上の2人に1人が罹患している. アルツハイマー病は以下の病理学的な特徴を有する.
- 変性した樹状突起やグリア細胞によって取り囲まれた, ニューロンの間に存在するβアミロイドβamyloid の**老人斑** senile plaque.
- 神経細胞内に認められる神経原線維の集塊.
- 大脳皮質や海馬におけるニューロン数の顕著な減少.

　アルツハイマー病の症状は記憶障害, 判断の欠如, 人格の変貌, そして最後に全身機能の低下によって死に至る.

　現在のところ有効な薬物はない. アミロイドの沈着がその後の病理変化を引き起こす誘因となると考えられている. 若年性のアルツハイマー病では, 脳において発現している膜タンパク質をコードする遺伝子異常が示されている. これらの遺伝子の変異はニューロンのアポトーシスを引き起こす. アミロイド沈着とアポトーシスによる細胞死との直接的な関係はいまだにわかっていない.

多発性硬化症 Multiple sclerosis

　中枢神経系の脱髄疾患の中で北米, 北ヨーロッパ, オーストラリアでは多発性硬化症が最も多い. 多発性硬化症では, 脳や脊髄の白質における有髄線維が損傷され, 線維やグリアによって硬化性の斑点が生じる. 神経インパルスの伝播速度が遅くなり, あるいは障害されるため, 様々な身体的障害が起こり, 四肢の筋力低下, 嚥下障害, 構音障害や視力障害がみられる. 慢性化すると様々な神経学的な欠損が進み, 症状がひどくなる. 家族性 (遺伝性) の多発性硬化症もみられるが, 真の原因や治療法は見つかっていない.

運動ニューロン障害 Motor neuron disease

　運動ニューロン障害の1つに変性疾患があり, 頸髄や腰仙髄の前角運動ニューロンにおいて特に進行性の変性が認められる. その結果, 四肢の筋力疲労と低下が起こるが, 病気が進むとより多くの筋が萎縮する. 筋萎縮性側索硬化症 (ALS) の脊髄の組織標本では交叉性, 非交叉性の皮質脊髄路の軸索が脱落していることがわかる. 原因は不明であり, 最終的には致死的であり, 呼吸に関する運動ニューロンが脱落すると呼吸不全となる.

パーキンソン病 Parkinson's disease

　パーキンソン病の症状としては進行性の運動機能喪失, 筋強直, 不随意の連続性の振戦がある. 原因は不明である. 病理学的特徴としては黒質 (基底核の一部) においてドーパミンニューロンの脱落がある. このことと運動障害との関係についての詳細なメカニズムは不明である. 現在のところ, 有力な治療法はないが, ℓ-dopa とドーパミンアゴニストを投与すると症状が治まる (ドーパミン d-dopa そのものの投与は効果がない, それは投与されたドーパミンが血液脳関門を通過しないからである).

循環器系 Circulatory system

　機能的な観点から，循環器系は恒常性の維持に重要な役割を担い，以下の2つの脈管系から構成される．

- **心脈管系** cardiovascular system：心臓，動脈，毛細血管，静脈が集合して，閉鎖された1つの管状システムを構成する．肺循環と体循環の2つの循環路に分けられ，心臓はこれらの循環路に血液を供給するポンプの役割を呈する．
- **リンパ管系** lymph vascular system：毛細血管に由来する細胞外液の排液機構として機能する管系によって構築される．リンパ液と呼ばれるこの液体は，末梢から移動し頸部の底部に位置する特定の静脈に環流する．

心血管系

　心臓と血管の連絡網は重要な解剖学的要素である．心臓および血管はいずれも組織学的には基本的には類似の構造であるが，部位による特殊な機能を果たすために分化した構造を示す．血液が心臓をポンプとして動脈，毛細血管，静脈と循環することは今日では自明の理であるが，1,400年間（Galenの時代から）静脈と動脈は，右心室と左心室の間の目に見えない小さな孔によって連絡し，血液の満ち引きを構成する別々の系と考えられていた．1628年，イギリス人医師であるWilliam Harveyは，（顕微鏡の力を用いずに）血液は実際は肺循環系も体循環系も閉じた脈管系を循環し，静脈路を介して心臓に戻ると結論づけた．

　血管系は，ガス交換（肺，胎盤），体温調節（皮膚），ホルモンの分配，免疫機能，および代謝活動の全般的調節に重要な役目を果たすが，全身の総血液量は，たった5～6Lにすぎず（図8.1a, 1b），ほとんどの臓器や組織中に存在する細胞外液の半分以下の量である．

　心血管系とリンパ管系の2つの系の組織学的構築の根本的な違いは，心血管系では5L/分以上の血液を駆出し，輸送するが，リンパ管系ではリンパ液をおよそ100 mL/時という非常にゆっくりとした速度で静脈系へ排導するという，おのおのの系の必要性に起因する．脈管壁を介する物質交換能の違いと同様に，圧，流れへの抵抗性，脈管の直径の大きな違いに適応するために，2つの循環系は独特の組織学的特徴を示す（図8.2）．

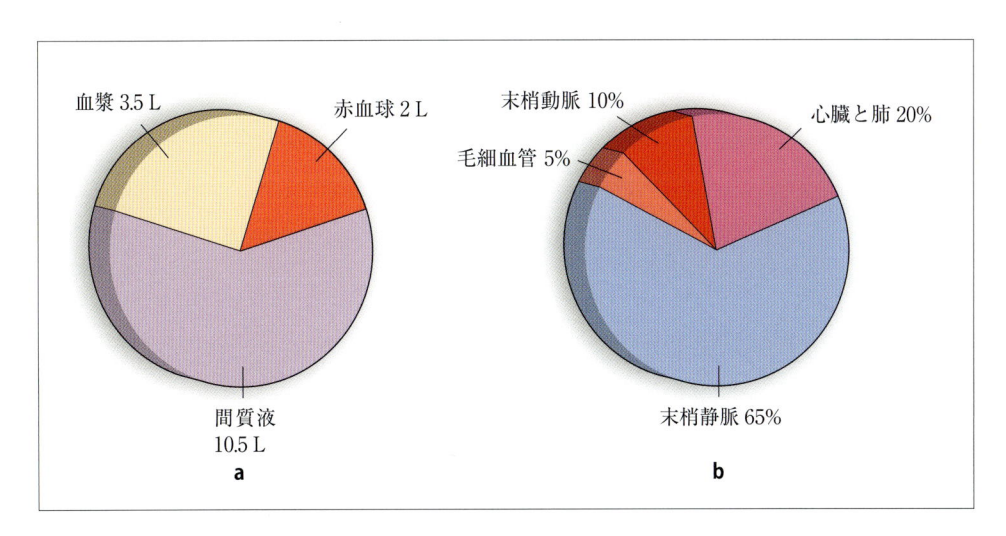

図8.1　血液および細胞外液量
a 血液量は体重により変化する．女性では4～5L，男性では5～6L．標準的な成人では，細胞外液量の総量は約14Lである．細胞外液は，血漿と間質液（細胞外液，脳脊髄液，汗，腸管や腹膜の分泌液，そのほかの液体）からなる．**b** 末梢循環と体循環（心臓と肺を除く）は総血液量の80%を含む．静脈系が末梢循環のほとんどを占める．毛細血管は，たかだか血液量の5%を含むにすぎないが，物質交換のために約600 m^{2}に及ぶ，非常に広い表面積をもつ．

心血管系

心　臓 Heart

心臓は，発生過程において複雑に修飾されたチューブ構造と見なすことができ，流入管と流出管が互いに隣接するように折れ曲がり，2つの縦方向に並んだ区画に分かれたものである．心臓の内部空間は3層構造の壁，弁，神経支配を含む様々なほかの脈管構造に一般的に観察される特徴的な構図を有する（図8.3）．循環系に血液を駆出する役割を担う器官として，心臓は需要型ポンプに類似している．なぜならば，心臓のポンプ機構は流出量によって固定されるのではなく，安静時や労作時の循環血液量の変化に対応するからである．平均寿命において，心臓は25億Lを超える血液を駆出する．この量は，クイーンメリー号【訳注：イギリス豪華客船，8万トン】3隻分の容量トン数にあたる量になる．

心臓の壁 Walls of the heart

心臓壁の組織は図8.4a，4bに示す．

外層は心外膜で，扁平な形の中皮，基底板および心臓に分布する血管や神経を含んだ結合組織によって構成される．中層をなす最も厚い部分が第6章で述べた心筋層で，心筋の束や層によって構築される．心内膜は心臓の内腔面を覆っており，心臓に出入りする主な静脈や動脈と連続する内皮細胞によって構築される．心内膜の基底板の深部にはコラーゲン線維の薄い層があり，さらにその深部には弾性線維やいくらかの平滑筋を含む広くて密な結合組織領域が存在する．心内膜が心筋に合する場所として心内膜下層があり，疎性結合組織によって構成されている．心室壁では，心内膜下層には小さな血管や神経，刺激伝導系の分枝が観察される．

構成要素	裏打ち構造	壁の構成	神経支配	弁	作用
心臓	内皮細胞	心筋	内周性（刺激伝導系），自律神経	あり	駆出作用
動脈	内皮細胞	平滑筋，弾性線維	自律神経	なし	血流（高い圧力）
細動脈	内皮細胞	平滑筋	自律神経	なし	抵抗，血圧調節
毛細血管	内皮細胞	内皮細胞，周皮細胞	なし	なし	物質交換
細静脈	内皮細胞	周皮細胞 or 平滑筋	自律神経	なし	物質交換
静脈	内皮細胞	平滑筋，線維組織	自律神経	あり	血流（低い圧力）
毛細リンパ管	内皮細胞	内皮細胞	なし	なし	細胞外液を集める
リンパ管	内皮細胞	平滑筋	なし	あり	リンパ流形成

図8.2　心血管系およびリンパ管系の特徴

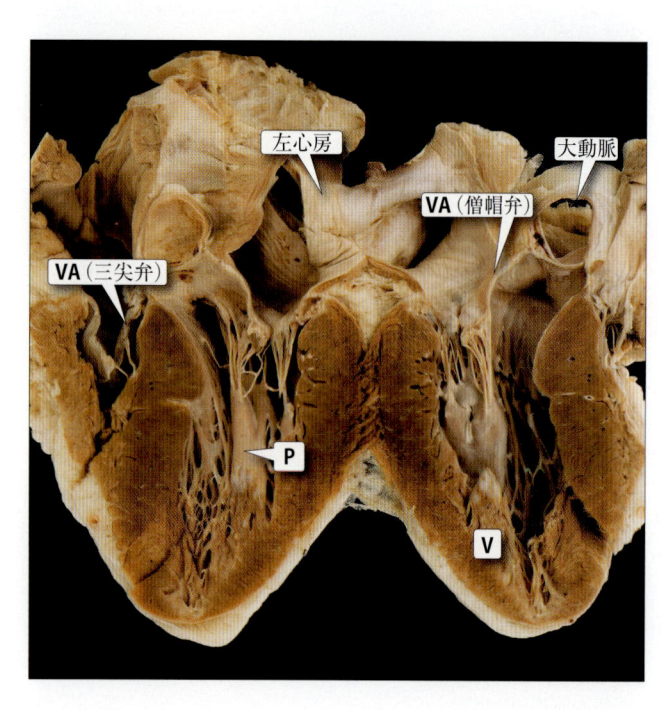

図8.3　心臓の解剖
心室壁（**V**）は主として心筋で構成され，内部は弁（**VA**）に連絡する乳頭筋（**P**）を含む様々な大きさの腔を構築する．

刺激伝導系 Conducting system

刺激伝導系の遠位の細胞は**プルキンエ線維** Purkinje fiber と呼ばれ，心筋細胞が特殊化したものである（図8.5a）．自律神経に依存しない（しかし修飾は受けうる），内在性の興奮の波（脱分極）が洞房結節（心臓のペースメーカー）で生じ，電気的興奮を房室結節，房室束（ヒス束）へと伝える．結節と束は小さな筋細胞からなるが，プルキンエ細胞の終末の枝は通常の心筋細胞よりも大きな筋細胞からなる（図8.5b）．

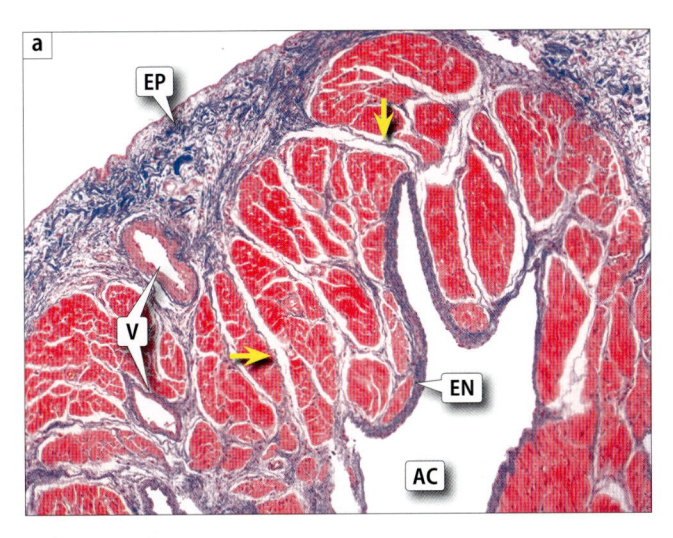

図 8.4 a 心臓壁
心房壁の断面像で，薄い心内膜（EN）の内張りが心房腔（AC）に面しており，薄いコラーゲン線維性の隔壁（矢印）が心筋の間から伸び，外側壁あるいは心外膜（EP）と融合している．心内膜には，コラーゲン線維，弾性線維，また時々平滑筋細胞を含み，心外膜は疎性結合組織，弾性線維，少量の脂肪，および冠状動脈の枝（V）を含む．この2つの層は，ともに単層扁平上皮で覆われている．アザン染色，パラフィン切片．×30．

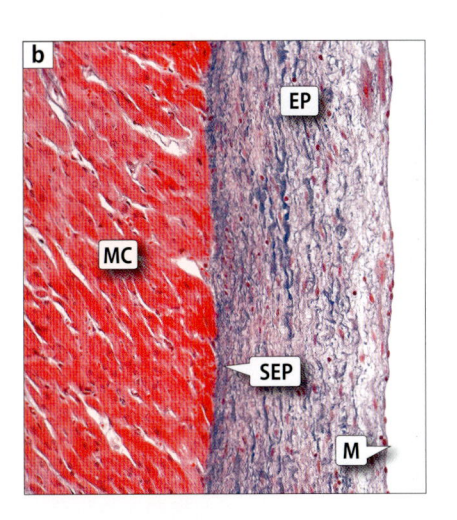

図 8.4 b 心壁の層
心外膜（EP）が心筋（MC）の外側に示されている．心外膜と心筋は心外膜下領域（SEP）において，コラーゲン線維束によって互いに繋がれている．外側面の中皮（M）は湿潤で滑りやすく，心臓が心嚢内で動く際に摩擦が最小限ですむようにしている．アザン染色，パラフィン切片．×150．

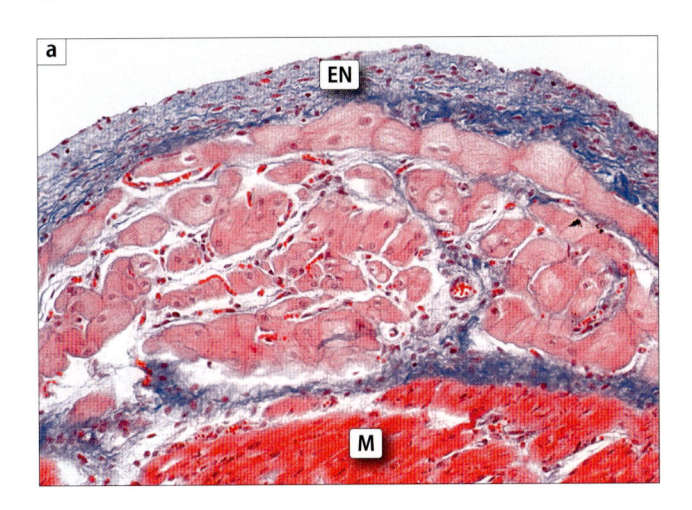

図 8.5a プルキンエ線維
プルキンエ線維（心筋の特殊形）は心内膜（EN）と心筋（M）の間を通過し，房室結節から心室へと活動電位を伝導する．活動電位ははじめ，洞房結節にある心臓のペースメーカー細胞で発生する．アザン染色，パラフィン切片．×180．

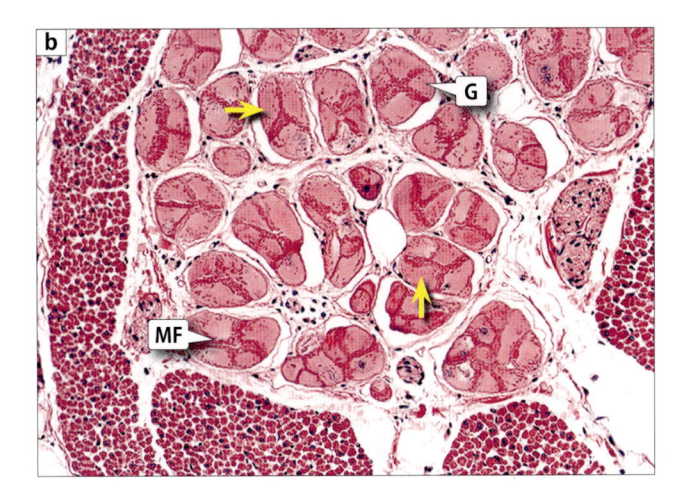

図 8.5b プルキンエ心細胞は大型の細胞で，グリコーゲン（G）を豊富に含み，筋線維はまばら（MF）で，ギャップ結合（矢印）は大きい．これらの細胞は迅速に（3〜4m/秒，心筋では0.5m/秒）活動電位を両心室の隅々まで伝え，心室の脱分極をもたらし，収縮を引き起こす．ヘマトキシリン・エオジン（HE）染色，パラフィン切片．×180．

心臓の線維性"骨格" Fibrous "skeleton" of the heart

心臓の線維性"骨格"は心臓の弁の周囲にある厚い線維性結合組織の帯で，弁を支え，心筋線維の付着にも関わり，（刺激伝導系以外の経路による）心房から心室への電気的興奮の伝導の広がりを抑制している．おのおのの弁は，心内膜に被われた線維性骨格から延びた線維性弾性結合組織による板あるいはフラップである（図8.6）．

> **Tip**：心筋を判別するには，（i）心筋細胞の核は細胞の中央部にあり，（ii）隣接する細胞間の介在板【訳注：光輝線とも呼ばれるギャップ結合】，（iii）細胞質の分岐，（iv）横紋（顕微鏡の絞りを最大に開いた場合の1/3程度に絞った際によく見える）を基準にする．

血 管 Blood vessels

動脈系，毛細血管系，静脈系の組織構造はそれぞれの特化した機能を反映しており，また血圧と血流に関する血行動態の生理学的原理にしたがっている．血液-組織間の物質交換は拡散により（**フィックの法則** Fick's law），毛細血管の濾過機能は静水圧と浸透圧の間のバランスによる（**スターリングの法則** Starling hypothesis）．

これらの変動がいかに制御されているかを示す良い例がある．指を少し切ったときに生じる血液の流れは，主要な動脈を切ったときに生じる大出血に比べて非常に遅い．血流速度の著明な差は血管の長さ，直径，形，および血液粘度も重要な因子であるが，血圧と血管の直径の違いによるところが大きい．

この血管内における圧力と流量の関係はポアズイユの法則 Poiseulle's law による．

$$流量 = \frac{k \Delta P r^4}{\eta l}$$

ここで，ΔP は圧力勾配，r は管の半径，l は管の長さ，η は流体の粘性，k は定数とする．

圧力が一定の場合，管の半径の変化が小さくとも大きな血液流量の変化を引き起こす．例えば，（ほかのすべての値が一定として）管の半径が2mmから1mmに減少した場合，血液流量はおよそ1/16に減少する．

血管の機能的特性はその血管の直径（したがって半径にも）に大きく影響されること，またそのことは血管壁の組織構造によって左右するということを認識することは重要なことである．血行力学の原理および心・循環・微小循環系に関わる諸機能と制御機構に関する知見は膨大であり，生理学の教科書で議論されている．血管の生理学的特徴は図8.7に示す．

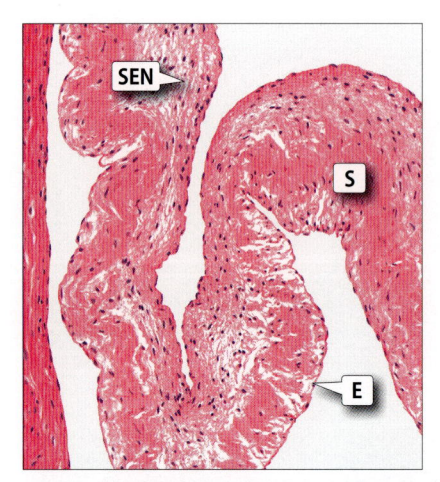

図8.6 心臓の弁
心臓の弁は内皮細胞が覆う心内膜（**E**）がフラップ状に伸びた構造で，コラーゲン線維，弾性線維，心線維輪に続く緻密結合組織の弁骨格（**S**）を含む心内膜下層（**SEN**）を含む．弁には血管はない．HE染色，パラフィン切片．×30．

血管	直径	壁の厚さ
大動脈	2.5 cm	2 mm
弾性動脈	1 cm	1 mm
筋性動脈	0.5〜10 mm	0.5 mm
細動脈	30〜200 μm	10〜20 μm
毛細血管	< 10 μm	< 1 μm
末梢静脈	10〜30 μm	1〜2 μm
細静脈	> 50 μm	2〜5 μm
静脈	1〜10 mm	0.5 mm
下大静脈	3 cm	1.5 mm

図8.7 様々なタイプの血管の構造的相違

動　脈 Arteries

動脈性血管は厚い壁を有し，様々な量の弾性線維が含まれる．動脈壁は以下の3層からなる．
- 内側の内膜：内皮細胞により覆われる．
- 中間の中膜：平滑筋を含む．
- 外側の外膜：結合組織層により構築される．

中等大の動脈では，弾性物質に明瞭な層，すなわち内弾性板が内膜と中膜の間にあり，同様に外弾性板が中膜と外膜の間に観察される．

大動脈のような弾性動脈では，中膜が非常に厚く，30〜50層と重なる有窓性のエラスチンの層が存在し，おのおのの層の間に平滑筋，コラーゲン線維，細胞外基質が含まれる（図8.8a〜c）．

小弾性動脈では，中膜に様々な量の弾性板層が認められ，

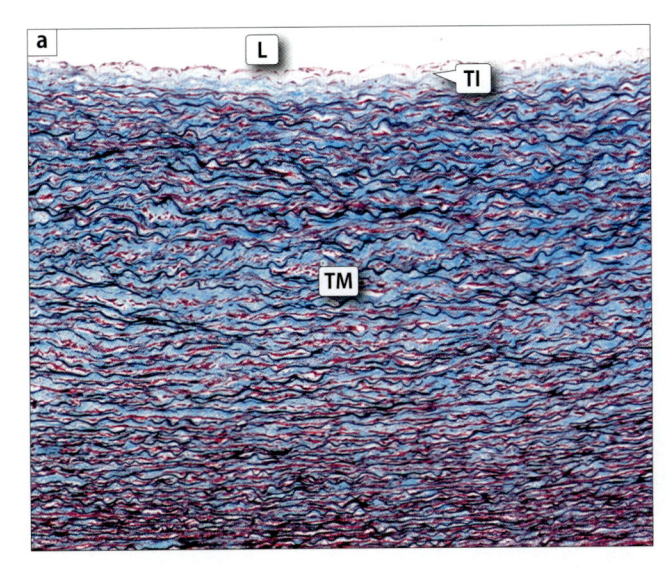

図8.8a　弾性型動脈
最も大きな弾性型動脈は大動脈で，その厚い壁が特徴で容易に区別がつく．低倍率で観察すると，適当な染色によって黒染した多数の層，あるいは板状構造の弾性線維がみられる．内腔（L）に隣接した弾性線維の存在しない薄い領域が内膜（TI）である．多数の層板構造の場所が中膜（TM）である．弾性線維は，心臓から血液が駆出されるときに伸展し，その後再び縮む．ヴェルホエフ/マッソントリクローム染色，パラフィン切片．×50．

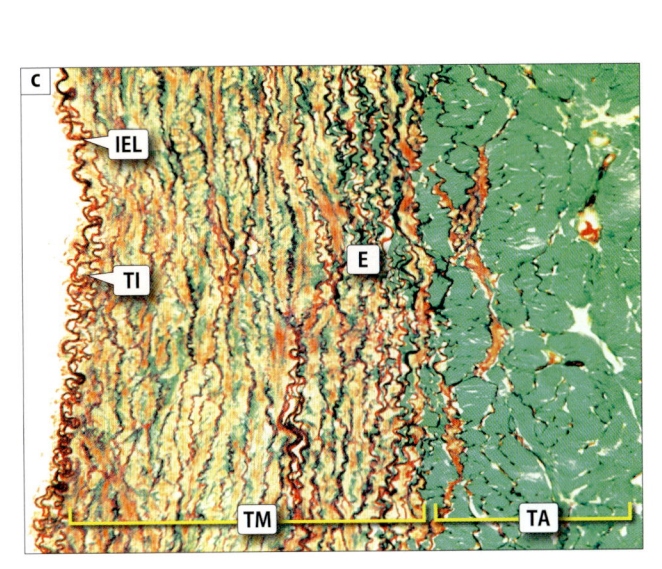

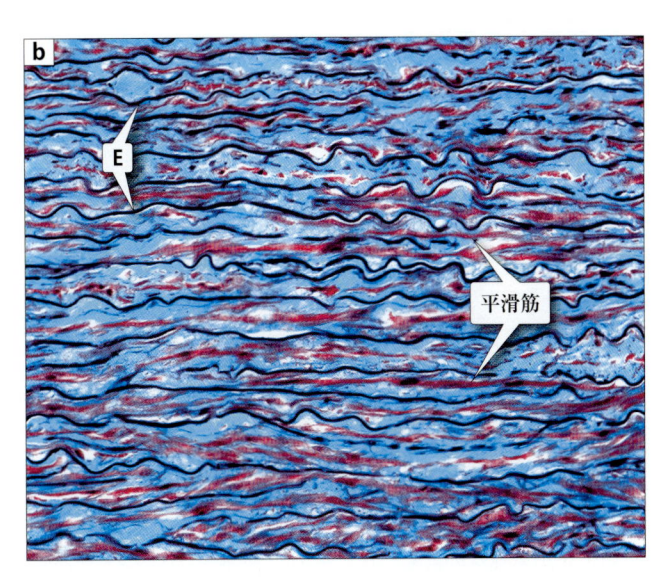

図8.8b　大動脈の中膜
黒染した多数の弾性線維の層板構造（E）が観察される．間にはコラーゲン線維と細胞外基質の層が緑色に，平滑筋が赤く染まって観察される．平滑筋細胞はエラスチン，コラーゲン，基質を産生する．収縮期に大動脈へ駆出された血液はその壁を押し広げ，大動脈の容積を増大させる．拡張期においては，弾性線維の層板が再び収縮する際に，この蓄積されたエネルギーが運動エネルギーに変換されて，動脈の拍動性を弱め，血流量を一定に保つように働く．ヴェルホエフ/マッソントリクローム染色，パラフィン切片．×200．

図8.8c　鎖骨下動脈
鎖骨下動脈は弾性型動脈で，内膜（TM）に複数の弾性板（E）を有し，弾性板はしばしば断続的に存在する．血管腔に隣接する内膜（TI）には内弾性板（IEL）が観察される．筋型動脈とは異なり，弾性型動脈には外膜（TA）と呼ばれる領域を定める明確な外弾性板構造，すなわち神経，血管やエラスチンのある結合組織の層はない．ヴァン・ギーソン/オーガスチン・トリクローム染色，パラフィン切片．×100．

周りの外膜と同じかそれよりも厚い層を成す（図8.9a，b）．

（直径が0.5 mm以上の）筋型あるいは中等大の動脈は，少量のエラスチンを含み，らせん状を呈する10～40層の平滑筋層を有する（図8.10a～d）．内弾性板および外弾性板は，通常，よく発達しており，外膜は比較的厚い．中膜の平滑筋細胞は基底板によって包み隠される（図8.11）．

（直径が30～200 mm以下の）細動脈は，中膜に1～2層の平滑筋層を有するにすぎない．弾性板はないこともあり，外膜は薄い（図8.12a，b）．小さな細動脈は括約筋として働き，園芸用のホースに連結された蛇口を回すように，血流の細かな調節を行う．これらの血管は断続的に平滑筋細胞で取り囲まれており，より大きな細静脈とともに，これらの平滑筋の弛緩や収縮によって血管抵抗に対応する（図8.13a，b）．血流に対するこの抵抗により，正常状態においては血圧の大幅な低下が生じ，大動脈における血圧のわずか30％にまでになる．

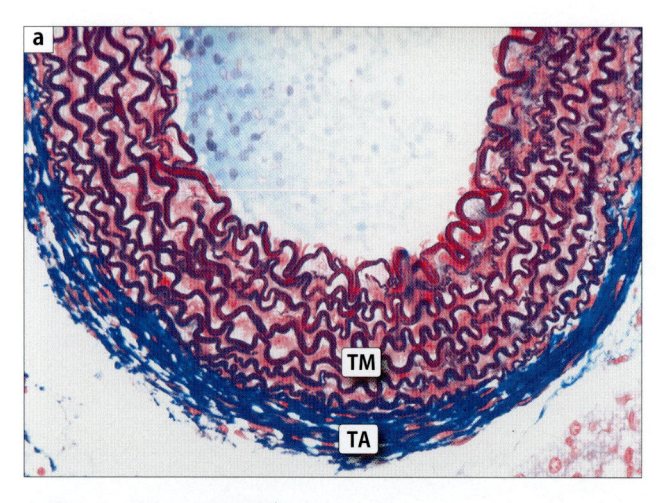

図8.9a　小型の弾性型動脈
ゴモリトリクローム染色された弾性型動脈で，中膜（**TM**）には多数の襞状の弾性板が，外膜（**TA**）にはコラーゲン様物質が観察される．これらの小型の弾性型動脈の例として，腎動脈，総腸骨動脈，腕頭動脈，肺動脈が挙げられる．ゴモリトリクローム染色，パラフィン切片．×120．

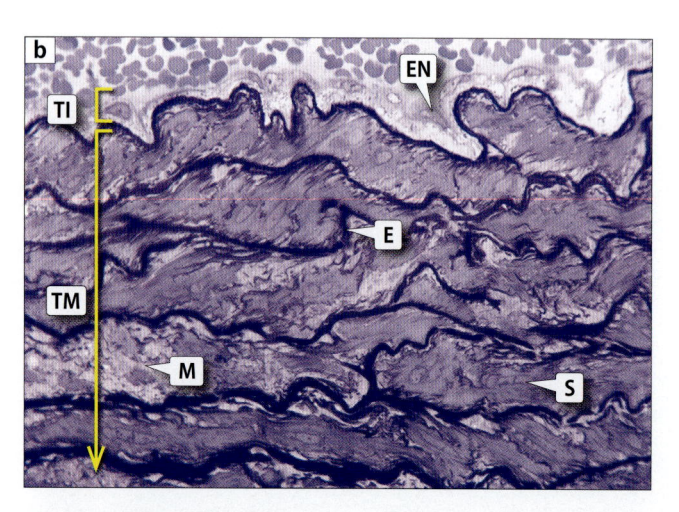

図8.9b　弾性型動脈の内壁
内膜（**TI**）は内腔に面してコラーゲンでできた薄い内皮下層の上に乗る内皮細胞（**EN**）によって構成される．中膜（**TM**）は一部しか示されていないが，枝分かれした弾性板（**E**）と細胞外基質（**M**）を有し，いずれも平滑筋細胞（**S**）によって合成される．中膜の内側半分の栄養素は，（大きな弾性型動脈においては）血漿からの拡散により，外側半分は脈管の脈管の毛細血管によって供給される．トルイジンブルー染色，アラルダイト切片．×400．

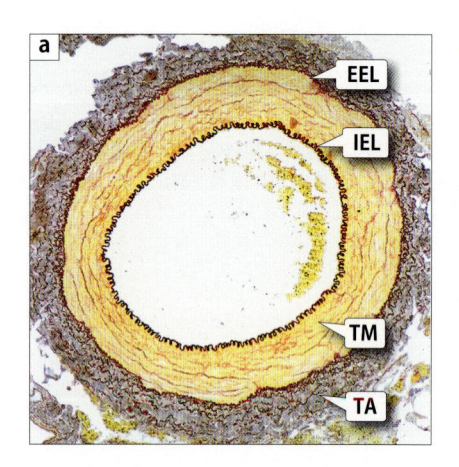

図8.10a　中等大の筋型動脈
エラスチンが染色され，内弾性板（**IEL**）と外弾性板（**EEL**）が観察される．中膜（**TM**）ではエラスチンはごくわずかしか含まれないが，外膜（**TA**）では，断続的ではあるがより多くのエラスチンが含まれる．筋型動脈は，主として臓器への血流を維持しており，中膜の平滑筋細胞が血管径に一定の拡張および収縮の効果を与えている．ヴァン・ギーソン染色，パラフィン切片．×50．

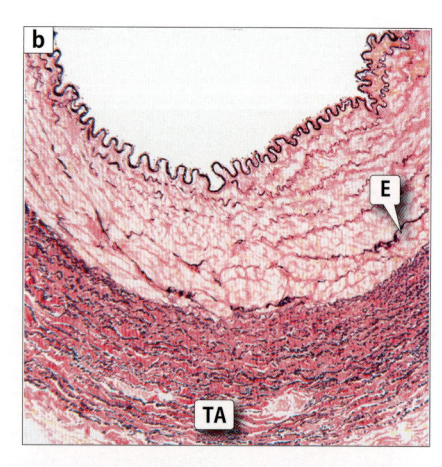

図8.10b　筋型動脈の強拡大像
中膜に断続的に弾性板（**E**）が観察される．厚い結合組織性の外膜（**TA**）は，血管が弛緩する際に壁にかかる圧力に拮抗する．中膜の平滑筋の収縮が起こると脈管は圧縮され狭くなり，（圧力が不変とすると）壁にかかるストレスは減少する．ヴェルホエフ染色，パラフィン切片．×50．

8 循環器系

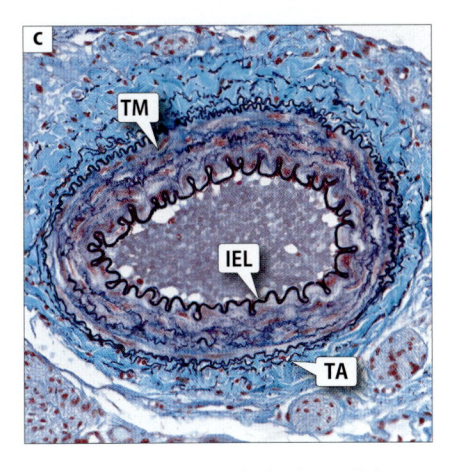

図 8.10c 筋型動脈の細動脈への移行
中膜（TM）の平滑筋層は1層あるいは数層に減少し，筋型動脈は細動脈になる．内弾性板（IEL）は残るが，外膜（TA）は薄くなり始める．ゴモリトリクローム染色，パラフィン切片．×100．

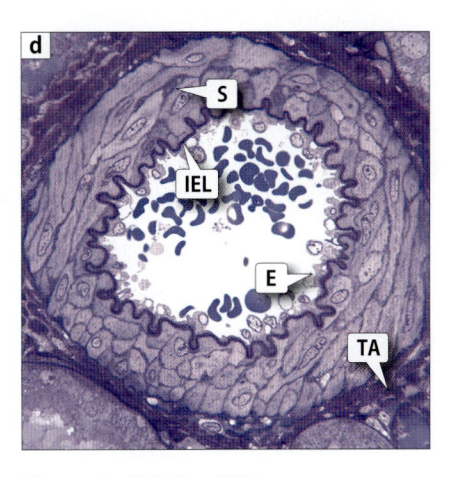

図 8.10d 移行部の動脈
筋型動脈と細動脈の移行部の動脈の薄いエポキシ樹脂包埋切片像．中膜の数層の平滑筋細胞層（S）と薄い外膜（TA）が観察される．脈管の収縮を示す波打った内弾性板（IEL）と，突出する内皮細胞（E）に注意せよ．トルイジンブルー染色，アルデダイト切片．×290．

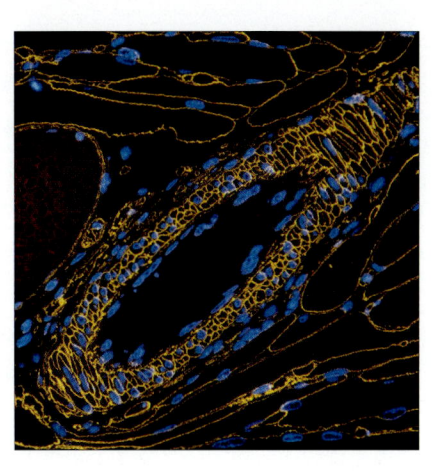

図 8.11 中膜
筋型動脈において，平滑筋細胞（核が青く染色されている）を取り巻くラミニンの蛍光免疫染色像（黄色）を示す．ラミニンは基底板の細胞外基質部分の1つで，接着や血管壁に生じる張力などに関与する．周辺に観察されるラミニンは骨格筋の境界を示す．×250．
（Courtesy J Zbaeren, Inselspital, Bern, Switzerland.）

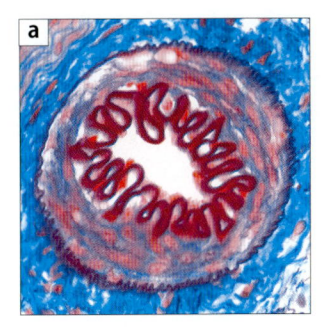

図 8.12a 収縮時の細動脈
非常に皺状になった内弾性板と薄い外弾性板を有する収縮した細動脈のゴモリトリクローム染色像．内弾性板と外弾性板の間が中膜である．細動脈の収縮，拡張が血流を制御し，また末梢抵抗や血圧を有意に変化させる．ゴモリトリクローム染色，パラフィン切片．×300．

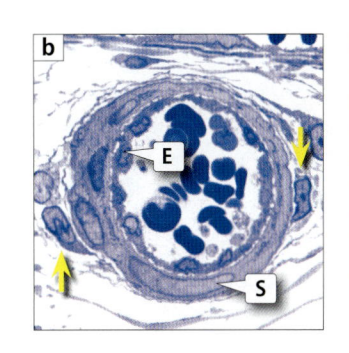

図 8.12b 小型の細動脈（直径 30 µm）
内膜を取り囲む1層の平滑筋細胞層（S）が観察される．内皮細胞（E）は内腔面に面している．周皮細胞（矢印）は脈管壁を取り囲んでおり，血圧の変化，局所的代謝（酸素や二酸化炭素を含む），内皮細胞由来の因子，交感神経活性，様々な血管作動性ホルモンに対して反応し，収縮したり拡張したりする．トルイジンブルー染色，アラルダイト切片．×550．

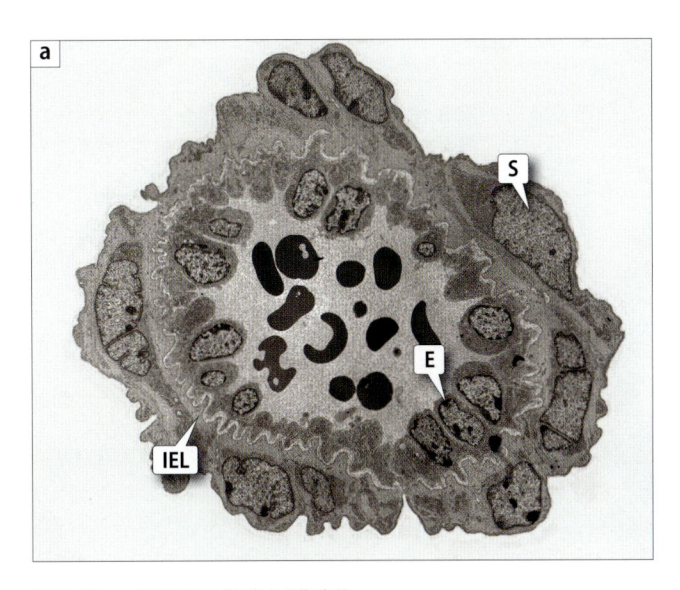

図 8.13a 細動脈の超微細構造像
収縮した細動脈の電子顕微鏡像で，波打つ内弾性板（IEL）と連絡する圧縮された内皮細胞（E）が観察される．中膜は1層の平滑筋細胞層（S）として観察される．×2,800．

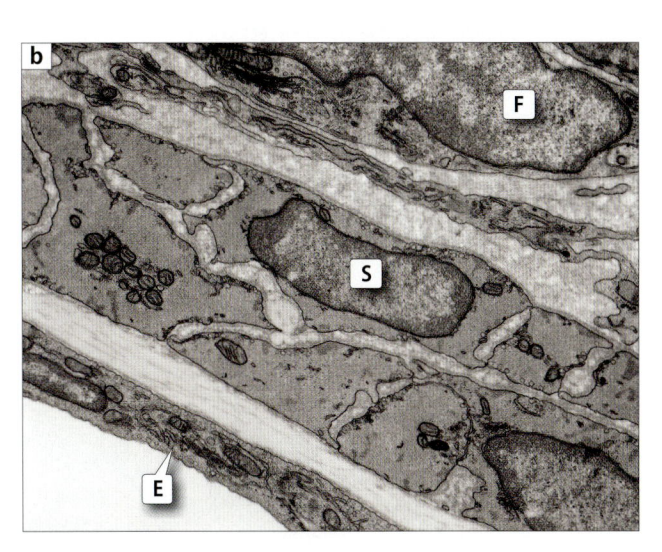

図 8.13b 細動脈の超微細構造像
細動脈の中膜の一部で，2層の平滑筋層（S），内皮細胞（E），それに外膜層の線維芽細胞（F）が観察される．血管平滑筋は細胞内に貯蔵された Ca^{2+} の放出に反応するだけでなく，このイオンが細胞内に取り込まれることも必要である．調和された収縮は細胞間突起の先端で結合したギャップ結合を介して調整される．×9,500．

195

動脈系のきわめて大切な役割は，様々な毛細血管網に血液を分配することと，水力学的なフィルター（抵抗とコンプライアンス特性のことで，小さな動脈や細動脈では特に重要）として働くことである．これらの特性は，断続的な高圧の血流を毛細血管や静脈では安定した低圧の血流に変える．いくつかの仕組みが平滑筋構造を有する血管の収縮（閉じる）と拡張（開く）を引き起こす．

- 血圧の変化は平滑筋を伸展させ，その結果，平滑筋の収縮を引き起こし，それによって血管の収縮が生じる（筋原性仮説）．
- 内皮細胞が（例：ヒスタミンやアセチルコリンに刺激されたことに対する反応として），一酸化窒素を放出し，血管を拡張させる．この一酸化窒素の放出は，陰茎勃起の過程，記憶と関連する脳領域での血流増加に関与する．
- 脳血管および心臓の冠血管では，血流は圧変化に対応して自動的に調節される．これは，局所における代謝調節と筋原性調節の組み合わせによると考えられている．
- 多くの血管の収縮は，基本的には交感神経を介して放出されるノルアドレナリンによって制御される．

毛細血管 Capillaries

（最も小さく，直径がおおよそ30 μm以下の）終末細動脈は，さらに細くなって，通常直径4〜8 μmの毛細血管となる（図8.14）．

毛細血管網は2つの方法で形成される（図8.15）．

- 細動脈から直接分岐する．この場合，毛細血管になる前の終末細動脈に平滑筋で構築される括約筋がある．
- 血管壁に断続的に平滑筋を有する後細動脈から分岐する．後細動脈はそこから派生する毛細血管の血流を制御する．

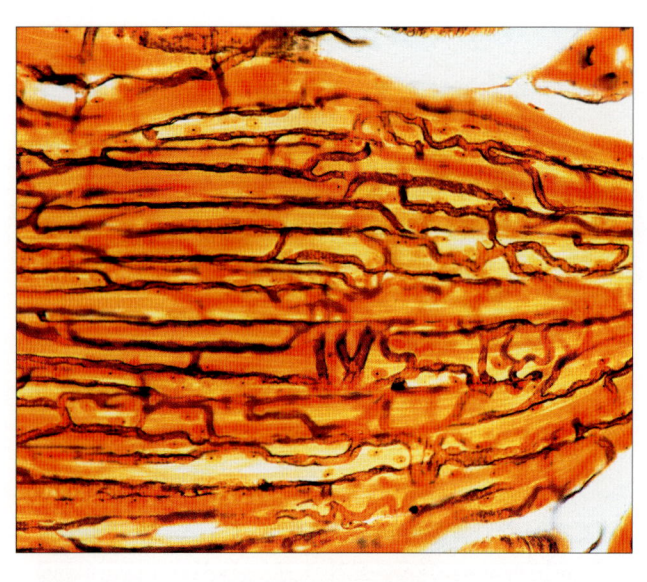

図 8.14 毛細血管
横紋筋を引き裂いた標本で，薄い内皮細胞に裏打ちされた管である毛細血管網を示す．毛細血管網は分岐と吻合を繰り返し，物質の交換，すなわち水，ガス，溶質の交換のために広い面積を提供する．毛細血管の血流は比較的遅く，血圧は低く，物質交換は拡散，浸透圧，トランスサイトーシス（内皮細胞の内腔側と周辺側の間の小胞による輸送）によって行われる．この図の毛細血管は，連続型（無窓型）のものである．そのほかに，有窓性血管（内分泌腺，腎臓，腸管），不連続性の毛細血管（肝臓，脾臓，骨髄），およびタイト結合型（中枢神経系と網膜）がある．銀染色，ホールマウント切片．×150．

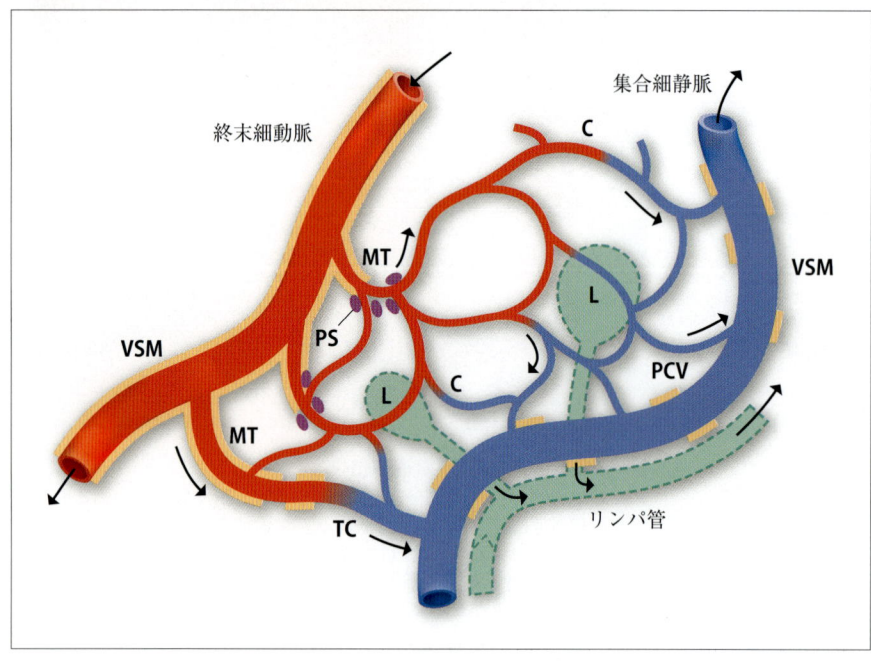

図 8.15 微小血管系の概略図
酸素を豊富に含んだ血液は，壁に血管平滑筋をもつ終末細動脈（**VSM**）から毛細血管（**C**）に分岐するか，後細動脈（**MT**）を経て毛細血管に分岐する．毛細血管の始まりには，通常，毛細血管前括約筋（**PS**）という平滑筋が関わっている．毛細血管の血液は，毛細血管後静脈（**PCV**）を経て，血管壁に若干の平滑筋をもつ集合細静脈に注ぐ．これらの細動脈は筋性細静脈，さらに小静脈へとなっていく．細静脈に直接注ぐ，後細動脈が形成する主要血行路〔優先血行路（**TC**）〕は，毛細血管のバイパス路となる．先端が閉じて拡大した毛細リンパ管（**L**）が，弁を有するより大きなリンパ管に注ぐ様子も描かれている．

毛細血管は基底膜に囲まれた内皮の管である（図8.16）．毛細血管は，しばしば周皮細胞に取り巻かれている．周皮細胞は，収縮性を有する細胞で，毛細血管外周に，とびとびに存在する．周皮細胞（血管周囲細胞）は，間葉系（結合組織）の細胞で，血管新生，腫瘍の成長，あるいは創傷治癒の過程で，平滑筋細胞や線維芽細胞に分化できる能力を有する．

毛細血管は血流が緩やかで（後述），表面積が広く，非常に薄い壁構造であるために，血液と周囲の環境との間で拡散しうる物質交換に適している．個々の毛細血管は，血流に対して，らせん状で曲がりくねっており，または直角の走行を示し，高い抵抗性を示す．しかし，組織における毛細血管の容積密度は巨大であり，相対的抵抗は低くなる．全毛細血管の総断面積は，大動脈よりもはるかに大きいが，総血流量は同等であるので，毛細血管における血流速度は非常に遅くなっている．このことは毛細血管－組織間の物質交換に都合がよい．物質交換のための毛細血管には3つのタイプがある（図8.17）．

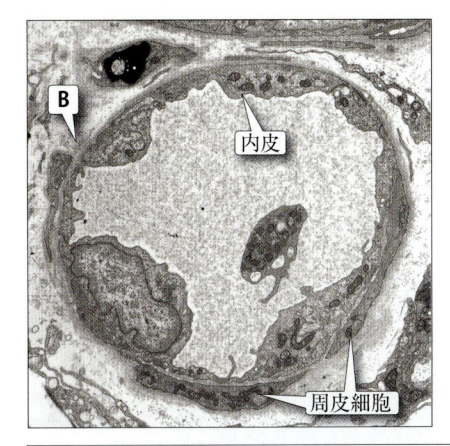

図8.16 毛細血管の形態（連続型）毛細血管の超微細構造を示す
内皮細胞が細胞外基質と基底板（**B**），そして周皮細胞の細胞質突起によって取り囲まれていることが観察される．毛細血管は裸眼では見ることはできず，長さは時として0.5〜1 mmに及ぶこともある．両方向性の経内皮細胞輸送【訳注：トランスサイトーシス】は主に拡散によって生じ，また濾過，飲食作用に小胞輸送によっても生じる．多くのガス，老廃物，基質は拡散により毛細血管を横切る．周皮細胞は，線維芽細胞や筋様細胞に分化しうる間葉系細胞である．×4,800.

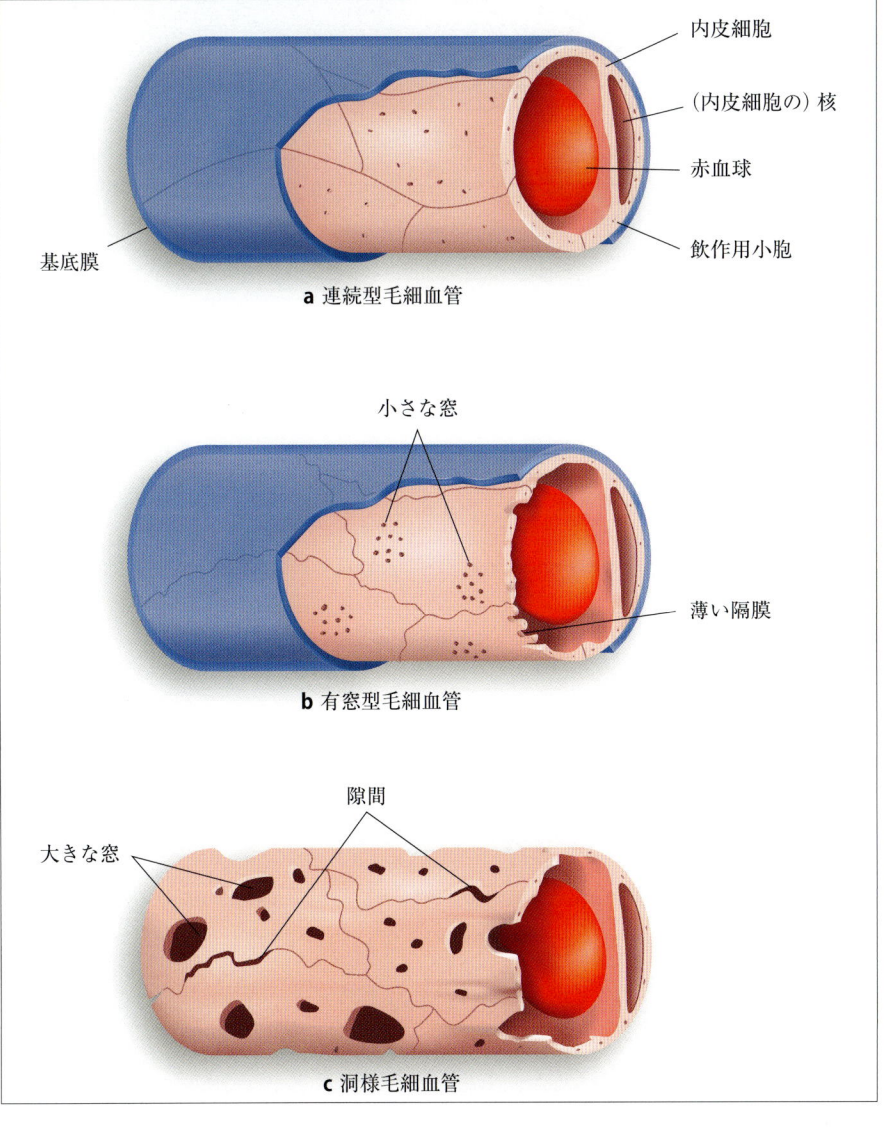

図8.17 毛細血管の種類
a 連続型毛細血管は，よく観察されるタイプで，筋肉，結合組織，肺，皮膚，神経組織などで観察される．1つ以上の内皮細胞によって，連続性の輪を構築しタイト結合で連結する．多くの物質の毛細血管での拡散は，遅い飲作用小胞によるマクロ分子の輸送よりも早い．**b** 腸管の粘膜下層，多くの内分泌腺，そして腎臓で観察される有窓型毛細血管では，液体の濾過が50 nm以下の，通常，スポーク状の隔膜によって繋がれた小さな孔を介して行われる．**c** 洞様型あるいは不連続型毛細血管は骨髄，脾臓，肝臓などで観察される．大型の隙間と窓が存在し，これによって大分子量の物質が通過できる．場合によっては赤血球や白血球といった血液細胞の通過も起こる．これらの毛細血管には基底板（基底膜）が欠落している．

心血管系

- 連続型毛細血管は最もよく観察されるタイプ．連続する内皮細胞層を有し，これらの内皮細胞はタイト結合（あるいは閉鎖結合）によって連結されている（図8.18）．
- 有窓型毛細血管は腸管の一部，内分泌腺，腎糸球体に観察され，内皮が薄くなった部分を横断する構造（窓）があり，その部分には薄い隔膜が張る（図8.19）．
- 洞様型毛細血管は直径が大きな毛細血管である．肝臓，脾臓，骨髄に観察される（図8.20）．

毛細血管の透過性は，透過性のある分子の大きさと有機的性質によって異なる．気体や小さな分子は連続性あるいは有窓型毛細血管の内皮を容易に拡散するが，より大きな分子や水溶性物質は，窓を介してタイト結合の一部や内皮細胞における小胞輸送によって選択的に通過する．脳の毛細血管は総延長で600 kmにも達し，血液脳関門を維持する重要な働きを維持する．血液脳関門は，毛細血管の内皮細胞間のタイト結合によって構成され，高い電荷を有するイオンや種々な大分子量の分子が脳や脊髄に進入することを制限している．この選択的な不浸透性の血液脳関門は，血液で運ばれる様々な有害物質を防ぐが，ニコチン，エタノール，ヘロイン，カフェインはこの関門を容易に通過する．

静脈 Veins

静脈系は，単に血液を心臓に戻す一連の脈管ととらえるべきではない．この機能に加えて，静脈系の一部は液体や栄養分の交換，白血球の輸送に携わり，血液貯蔵の役割を担う．また，静脈は炎症反応に携わる主要な血管であり，同じ径の動脈と比べてはるかに伸展性に富んでいる．

血液は，毛細血管網を離れるとすぐに，静脈性血管系の最

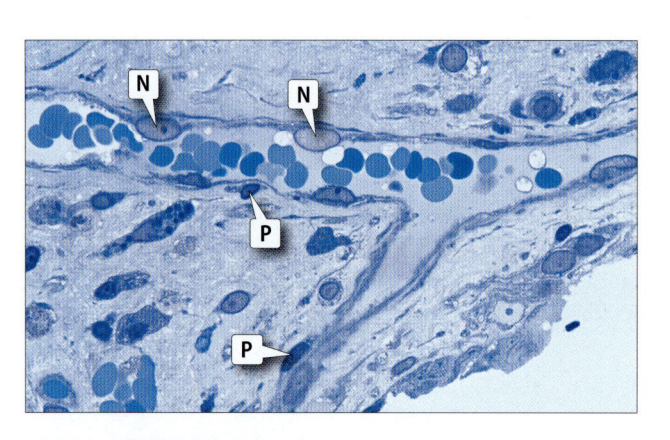

図 8.18　連続型毛細血管
薄いエポキシ樹脂切片で，疎性結合組織内で分岐する毛細血管を示す．血管壁は薄い内皮細胞が筒状を形成し，その核（**N**）は内腔へせり出している．内腔には赤血球が存在している．細長い網状線維が内皮細胞を取り巻くが，中膜も外膜も存在しない．円形または紡錘形の周皮細胞（**P**）は機能が筋細胞に似ていることが知られ，血管新生に関わる可能性がある．トルイジンブルー染色，アラルダイト切片．×510．

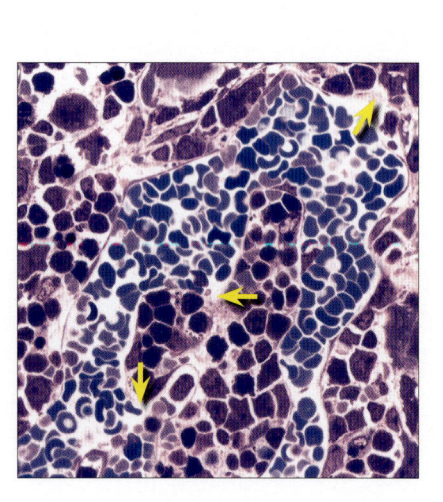

図 8.19　有窓型毛細血管
腎臓の有窓型毛細血管における内皮細胞表層を示すフリーズフラクチャー法（凍結割断法）による電子顕微鏡像．非有窓性領域は，（有窓性領域の）多数の小孔によって区別される．小孔は同じ大きさで整列している．×15,000．（Courtesy L Orci, University of Geneva, Switzerland; from Orci L & Perrelet A. Freezeetch histology. Heidelberg: Springer-Verlag, 1975.）

図 8.20　洞様型毛細血管
呈示の像は，骨髄の洞様型毛細血管．広い毛細血管内に様々な形状の血液が充満している．内皮細胞の途切れた部分が観察される（矢印）．途切れた部分では，骨髄で産生されたすべてのタイプの成分が毛細血管に湧出することができる．トルイジンブルー染色，アラルダイト切片．×430．

初の最も直径の小さな血管（10〜30 μm）である毛細血管後細静脈に入る．それらは周皮細胞（血管周囲細胞）を有するが中膜はない．毛細血管や周囲の組織よりも毛細血管後細静脈の圧は低いので，液体はこれらの細静脈へ入ろうとする（図8.21a, b）．逆に，白血球は，通常これらの細静脈から組織へと移動する（例：腸管において）．また，これらの細静脈は，炎症反応の過程では液体成分，タンパク質，細胞を漏出する．白血球が血管から周辺組織に移動する様子が組織学的に観察される．細胞は内皮細胞に付着し，アメーバ様運動により細胞壁を横断する（血管外遊出）．

直径50 μm以上のより大きな細静脈には平滑筋線維が出現し始め，直径が大きくなって静脈を形成する（図8.22a, b）．

静脈は静脈圧に依存して様々な形状を呈する．通常，小・中および大静脈として記載される．一般的に，静脈の直径は

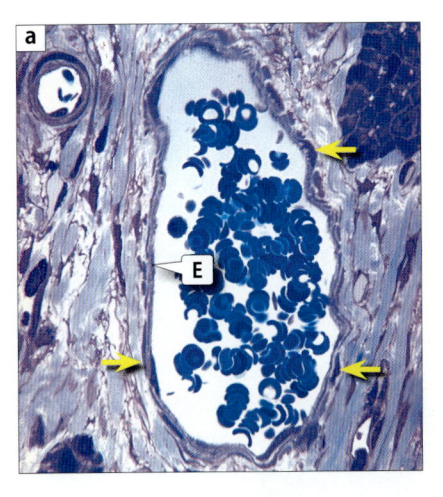

図8.21a　毛細血管後細静脈
細静脈は毛細血管床から起こる1つあるいはそれ以上の毛細血管後細静脈によって形成される．非常に薄い血管壁で，内皮（E）は周皮細胞，もしくは不完全ではっきりとした中膜を成さない薄い平滑筋細胞（矢印）によって取り巻かれる．毛細血管後静脈は血液−間質の物質交換の場として重要である．トルイジンブルー染色，アラルダイト切片．×400.

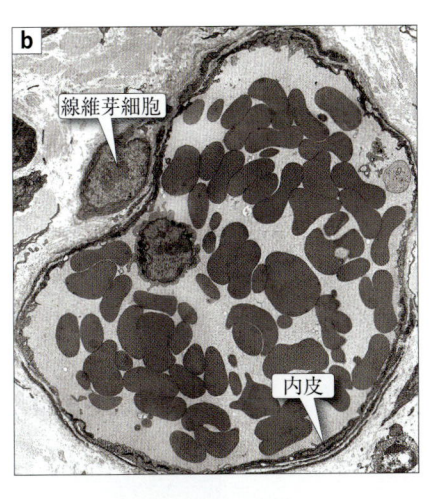

図8.21b　細静脈の微細構造
内皮細胞と1，2層の周皮細胞によって構築される脆弱な血管壁が観察される．時として観察される線維芽細胞はコラーゲン線維の供給源で，細胞間隙のかなりの部分を占めている様子が観察される．×1,500.

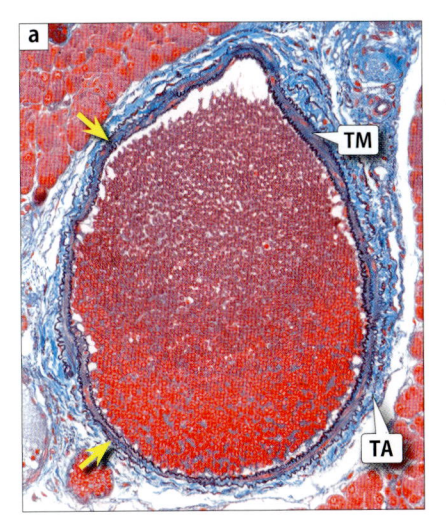

図8.22a　中等大の静脈
多数の血球が詰まっており，血管虚脱を防いでいる．薄い中膜（TM），同様に薄い外膜（TA），有窓性の弾性板が観察される．ここに示す静脈は，大量の血液によっておそらく十分に拡張した状態と思われる——このように静脈は大容量を示す．交感神経が中膜に分布し，平滑筋細胞の収縮を支配する．その結果，細静脈の血液運搬容量が減少し，血液をほかの場所へ再分配することを可能にする．ゴモリトリクローム染色，パラフィン切片．×70.

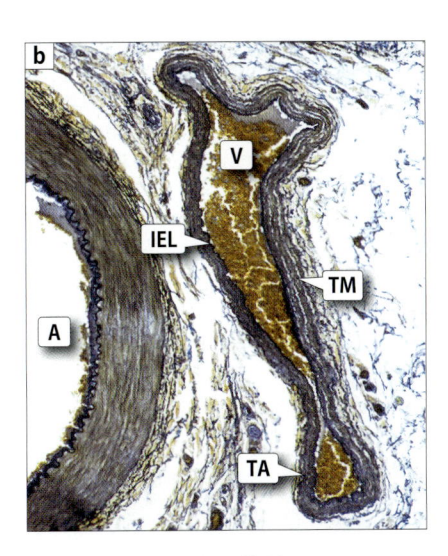

図8.22b　虚脱した小静脈
筋型動脈（A）の隣に存在する虚脱した状態の小静脈（V）が観察される．エラスチンを染める染色法によって薄い内弾性板（IEL）が示されている．数層の平滑筋が中膜（TM）を形成しており，外膜（TA）の結合組織によって囲まれている．ヴァン・ギーソン染色，パラフィン切片．×130.

心血管系

伴行するいかなる動脈よりも大きく, 結合組織に富むが, 弾性線維と平滑筋線維が少ない薄い壁を呈する.

小・中静脈はよく発達した外膜をもつ (図 8.23). 内膜は連続した内弾性板を欠き, 中膜は薄く, 2, 3 層に分かれた平滑筋層によって構成される.

大きな静脈としては門脈, 肺静脈, 大静脈およびいくつかの内臓の静脈が挙げられ, その直径は 10 mm 以上を呈する. これらの大きな静脈は厚い内膜と, 発達の乏しい中膜, そしてコラーゲン線維, 弾性線維を含み, 様々な量の平滑筋を含む非常に厚みのある外膜を呈する (図 8.24).

静脈壁の構造は静脈に柔軟性を与え, 大量の血液を入れることができるようにする. それ故に, 静脈には全身の総血液量のほとんどが含まれることになる. 交感神経支配により静脈は収縮し, 静脈血の還流を増加させ, その結果として心拍出量を増加させる. これによって, 生命に重要な器官への動脈還流を高めることと循環系における静脈部分への還流が均衡を保つことになる.

静脈弁 Valves

静脈の機能を補助するのが静脈弁で, ほとんどの中等大の静脈に観察されるが, 非常に小さい静脈あるいは非常に大きな静脈では欠如する. 静脈弁は, 弾性線維を含む内膜が内側に伸展したものである (図 8.25). 逆流を防ぐのに加え (血流が重力に逆らって流れるのに重要), 静脈弁はより遠位の静脈に過度な逆流圧がかからないようにするために働く. また, 一種の仕切りとして, 心臓に向かう正常な一方向の流れをしばらくの間区切るために働く. 多くの静脈 (例: 筋肉内, 筋肉と器官あるいは筋膜, 脾臓のような筋肉を含む器官など

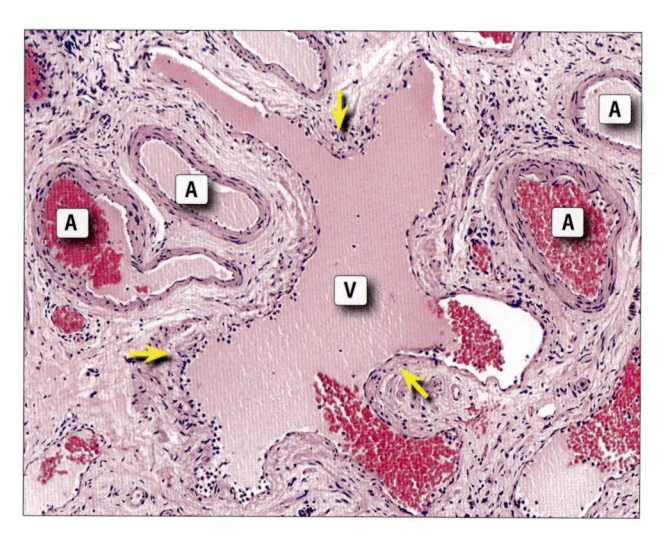

図 8.23 中等大の静脈
中等大の静脈 (**V**) は不規則な輪郭を呈し, これはほかの静脈の枝の静脈が, 幹となる静脈へ合流する部位で, 両者の静脈壁の拡張性の違いを示している. この変化は, 血圧や平滑筋細胞 (矢印) にまばらに分布する交感神経に反応して生じる. 隣接する細動脈 (**A**) の中膜が一様の厚みを示していることに注目せよ. HE 染色, アクリル樹脂. ×100.

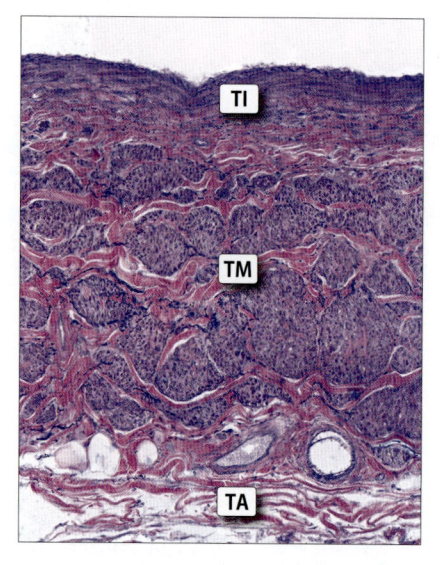

図 8.24 大静脈
大静脈の内側壁の内膜 (**TI**) と中膜 (**TM**) が示されている. 中膜は平滑筋とコラーゲン線維を含む. 外膜 (**TA**) 内に観察される脈管は, "脈管の脈管"を構成し, 脈管壁に内腔の静脈血からは得られない栄養と酸素を供給する. 外膜も平滑筋とコラーゲンを含むことがあるが, 大静脈の部位によって異なる. HE 染色, アクリル切片. ×120.

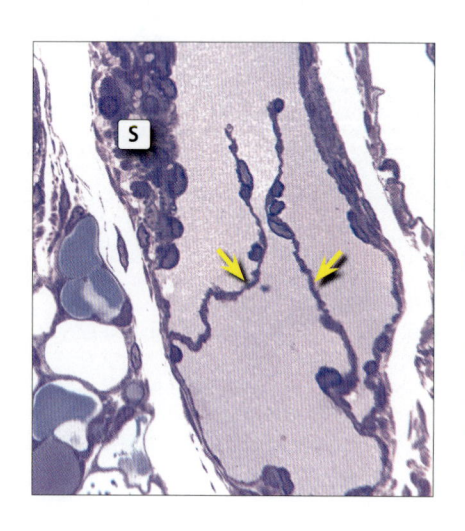

図 8.25 静脈弁
細静脈が大きくなるにつれてこの横断標本でも観察されるように, その血管壁には平滑筋細胞 (**S**) が増加する. 矢印で示す弁は厚い内膜の延長として構築され, 比較的弾力性が弱い. より近位に限定された血流に押された際に, この内膜の延長である弁は逆流が起こるのを防ぐ. トルイジンブルー染色, アラルダイト切片. ×550.

の静脈）においては，脈管が周囲の組織によって圧縮されることにより，血液が一方向に流れる．

血管壁の血液供給 Blood supply of blood vessrl walls

脈管の脈管【訳注：比較的大きな血管の外膜と中膜に分布する小動脈とそれに対応する小静脈 vasa vasorum のこと】は微小循環系の1つで，通常は隣接する小動脈からの毛細血管である．これらの血管は，中等大から大きな動脈と静脈の血管壁に栄養分，特に酸素を供給する．「脈管の脈管」は動脈よりも静脈においてより広範囲に分布する．それは静脈血の酸素濃度が低いからである．動脈では脈管の脈管は外膜を大きく越えて貫くことはないが，静脈においては内膜にまで達する．

吻合 Anastomoses

血管吻合は動脈と静脈，あるいは細動脈と細静脈とを繋ぐ経路で，毛細血管網のバイパス経路となり，交互に血液供給を行う経路として役立っている．動静脈吻合は，主に指，鼻，口唇の皮膚に生じる．このような部位では，動脈血を皮下の静脈叢に向かわせることにより熱の喪失を調節する．よく似た動脈と静脈の直接の連結が，主要血行路においてよくみられる．これは後細動脈が長くなったものであり，血管壁の平滑筋成分は少ないか欠如している（図8.15参照）．

血管の神経支配 Innervation of blood vessels

血管に作用して血管収縮を促す神経は交感神経系の神経である．これらは，ほとんどは小動脈，細動脈，静脈に作動し，このうち静脈においてその反応性が高い．交感神経性血管収縮神経は大きな脈管にはほとんど影響を与えない．終末細動脈のような作用対象となる血管では，神経線維はノルアドレナリンを放出する有芯小胞を含むバリコシティー【訳注：神経線維上にある結節状の塊】を有し，この神経作用によって血管収縮を起こし，血流の低下を引き起こす．引き続いて毛細血管における血流が低下したり，あるいは停止することもある．骨格筋の血管は例外で，運動中に細動脈への交感神経支配は血管拡張を起こし，組織への血流の増加を引き起こす．副交感神経性の血管拡張神経はコリン作動性で血管抵抗を低下させる．頭部副交感神経は大脳，冠動脈，唾液腺，膵臓，多くの腸管などに分布する．仙部副交感神経は生殖器系組織，膀胱，大腸に分布する．副交感神経は皮膚や骨格筋には分布しない．

内皮細胞 Endothelial cells

内皮細胞は血液成分と血管壁の間という戦略的に重要な場所に位置することから，これらの成分内の生化学的環境のみならず，圧力，伸展，組織損傷などの物理的要因の変化にも曝露される．内皮細胞はこれらの隔壁としての明確な役割，栄養交換の役割に加えて，広範にわたる重要な生合成や分泌の機能を果たし，血管の緊張，炎症反応，血管新生，血液凝固，血栓形成などに対する刺激や抑制のバランスをとっている．内皮細胞機能の多様性は，内膜の組織学的構成と部分的に関係している．内膜では，内皮細胞と基底膜が表層の構成要素として，あるいはバリア（関門）として働く．内皮下層は2番目の関門となる（図8.26）．閉鎖帯は，脳内の毛細血管の隣接した内皮細胞間において際立っており，血液脳関門を構成する．毛細血管の内皮細胞は，繊細なフィルターのような働きをし，ある種のイオンや4 nm以上の大きさの脂溶性分子の進入を制限する．

内皮細胞は血管の恒常性を維持するにあたっての重要な制御機構を担い，血管拡張と血管収縮のバランスを維持したり，また血液凝固にも関係する．内皮細胞は血管拡張に有効な一酸化窒素と，一酸化窒素の働きに対抗する血管収縮物質であるエンドセリンを分泌する．糖衣（糖タンパク質とグリコサミノグリカン）の内表面とそこに分泌されるプロスタサイクリンは抗血栓性（血小板の付着を防ぐ）である．内皮下層は，通常，内皮細胞によって遮蔽され，内皮細胞が合成するフィブロネクチンやフォンウィレブランド因子 von Willeband factorといった糖タンパク質を含んでいる．内皮細胞は，ウィーベル・パラード小体 Wiebel-Palade body と呼ばれる約0.1～0.2 μmほどの大きさの小器官を有し，この小器官にフォンウィレブランド因子が貯留し，これを血液に放出する．放出されたフォンウィレブランド因子は，一連の連続する凝固反応に不可欠な因子である第Ⅷ因子を安定化する．これらの成分は血栓形成のための前駆物質であり，血管が損傷を受けると血小板の栓構築を誘導する．内皮細胞が抗凝固因子や前凝固因子を生成する際に，正常な生理条件下において

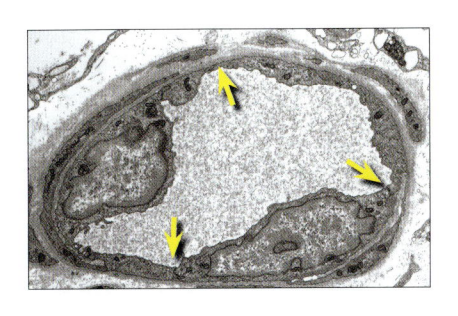

図8.26 内皮細胞
毛細血管の内皮細胞の超微細構造．扁平な内皮細胞は，非常に薄く，核のある部分を除き，しばしば0.5 μm以下となる．隣接する内皮細胞は，接合部で，狭い細胞間のくぼみと閉鎖帯（矢印）を形成する．細胞質は時々，巨大分子の輸送のため，豊富になることがある．内皮は血管内皮増殖因子（VEGF）の分泌に反応して増殖することがある．例えば，癌細胞では腫瘍の増殖を促す．内皮細胞の表層は白血球が組織内に遊走するための入力点である．このことは，白血球の血管外漏出に引き続き生じる細胞同士の衝突，回転，接着に関わる．血管外漏出は正常時にも生じるが，炎症反応によって大きく増強される．×4,000.

は抗凝固因子が圧倒的に優位を占める．

内皮細胞は白血球が組織に浸潤する際の最初の障壁となる．白血球は内皮細胞の細胞質，あるいは隣り合う内皮細胞の細胞膜の間を通り抜ける傍細胞路を通って通過する．後者の仕組みは，漏出（または血管外遊出）と呼ばれ，内皮細胞間の閉鎖帯と接着帯の開閉が必要になる．血管壁の形成と修復，そして腫瘍の成長には内皮細胞の急激な増殖が必要である．正常の内皮細胞では再生能力に限度があるので，血管の修復は骨髄の幹細胞あるいは器官や血管組織内に潜在する始原細胞に由来する内皮細胞の始原細胞に頼らなくてはならない．内皮細胞の始原細胞は血管傷害後や腫瘍成長時に血中を巡る．

脈管形成は内皮細胞による管の成長であり，血管形成は関係する平滑筋による脈管の発芽と安定化による脈管成長過程である．これらの過程は，様々な内皮細胞由来のサイトカインおよび肥満細胞や腫瘍細胞から放出されるほかの成長因子によって刺激され，特に内皮細胞増殖を刺激する．

リンパ管系

間質や細胞外間隙の液体は，主として毛細血管と小さな細静脈に由来するものである（図8.27）．この中には電解質，脂質，タンパク質あるいは細胞を含む．この液体のほとんどは静脈性の血管に還流し，残りは持続的にリンパ系によって排導される．リンパという言葉は，リンパ管内に認められる間質として用いられ，最も小さなリンパ管は毛細血管に似ており，最も大きなリンパ管は静脈に似ている．

リンパ管系の機能の1つとして，間質内の静水圧と浸透圧を調節することが挙げられる．そのほかの機能としては，組織からリンパ球を集め，リンパ節を介して抗体を供給する．リンパは最終的には静脈系に入る．

毛細リンパ管は薄い内皮で覆われており，その断面はつぶれた裂け目のようなものから毛細血管の管腔のようなものまである．通常は，毛細血管よりは大きいが，周皮細胞を欠く（図8.28）．間質液は盲端で始まっている毛細リンパ管に2つのルートで入っていく．

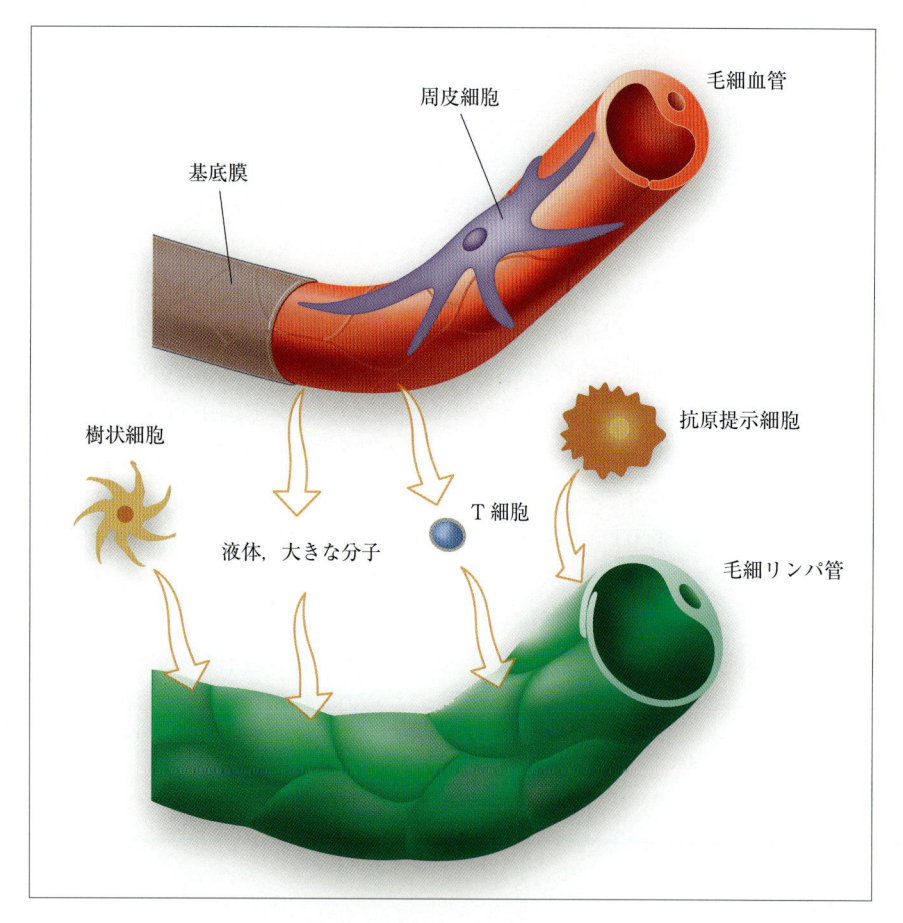

図8.27　毛細リンパ管の構造と機能
毛細血管からの液体や細胞は間質あるいは細胞外間隙に入る．毛細リンパ管は単層扁平の内皮細胞が管状構造を構成し，非常に薄い．毛細血管からの液体や細胞などの成分を受け，間質に排導するために供給する．リンパ管はリンパをリンパ節に運び，免疫系の細胞に提示する役割もある．

- 隣接する内皮細胞の間の微細な間隙を通っての受動的拡散.
- 脈管が弛緩する際に必ず生じる一過性の陰圧により毛細管腔に引き入れられる.

リンパ管の直径が増加するにつれ，リンパ管壁は厚くなりコラーゲン，エラスチン，および様々な量の平滑筋細胞を含有するようになる．リンパの輸送は，脈管の圧力と小さな脈管の弁の存在によって保証される．リンパ節に入る太い管径のリンパ管や主要なリンパ幹では，管壁の平滑筋が内因性および外因性機構（交感神経系の刺激）により管を収縮させる．リンパ節は集められたリンパを濾過する．リンパ系組織の機能については第11章で論じられる．

リンパ管は骨，脳，胸腺【訳注：ここでは胸腺の実質内にはリンパ管はないということと思われる．被膜と小葉間結合組織には存在し，血管に沿って胸腺の深部に入り，皮髄の境界部実質の近くまで達している．ちなみに，この部位ではリンパ管にリンパ球が充満しており，そのためにこの部位のリンパ管が成熟リンパ球の体循環への流出経路となっているのではという説もある】，眼球には存在しない．リンパ管が確実に観察される組織は，肝臓の門脈の3つ組，腸管の絨毛中心部，精巣の精細管の間の組織（図8.29）が含まれる．詳細

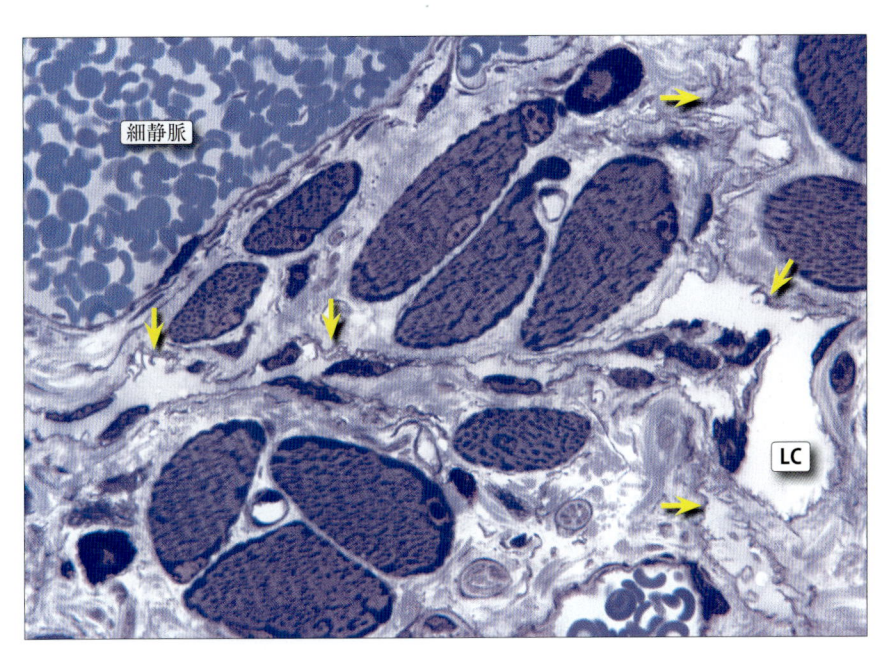

図8.28 毛細リンパ管
始まりのリンパ管は盲端の網細リンパ管（**LC**）で，内皮細胞が重なり，周囲の細胞外間隙とかみ合っている（矢印）．内皮細胞間の間隙を通って液体，巨大分子，微生物，粒子が間質液から毛細リンパ管へと輸送される．この漏出はリンパ管内圧が低いときに生じるが，内皮細胞は微細線維によって間質腔のコラーゲン線維とつなぎ留められているため，リンパ管へ吸い込まれることはない．リンパの圧力がリンパ外の組織圧よりも高いとき，内皮細胞は重なり合って，リンパ管壁を閉じる．リンパにはリンパ球も含まれる．リンパ球はリンパ組織間を循環し，リンパ節に貯蔵される．血液が体内を一回りするのに約1分程度であるのに対し，リンパが一回りするのには2, 3日かかる．リンパの流れは間質の静水圧，脈管の拍動，組織の動き，リンパ管における弁，大きなリンパ管（リンパ本幹と胸管）壁の平滑筋により生じる．トルイジンブルー染色，アラルダイト切片．×550.

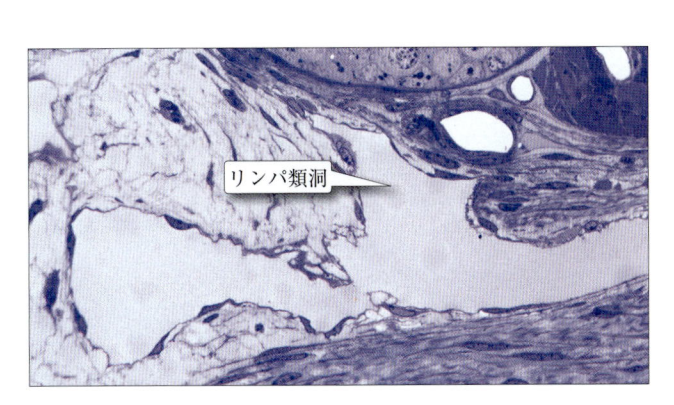

図8.29 リンパ類洞
ある種の組織（提示標本は精巣の間質）では，リンパ管はかなりのサイズになり，類洞と呼ばれる．齧歯類の中には，この類洞が不連続で，間質の結合組織と連絡している種もいる．リンパ類洞の機能は，間質の液体やタンパク成分を制御することである．トルイジンブルー染色，アラルダイト切片．×400.

疾患と臨床的特徴

についてはそれぞれの組織に関する章を参照されたい．

動脈と静脈の比較 Comparing arteries and veins

動脈と静脈は，しばしば共に組織内に存在するので，これらの鑑別が必要になるが，血管径，形状，位置によって鑑別することはできない．全体的な大きさと比較した場合の相対的な血管壁の厚さが唯一の大まかな鑑別の基準になる．一般的には動脈は細胞的特徴として，静脈に比べてより豊富で密な層を構成する平滑筋により構成される中膜の存在がその識別ポイントとなる．それに比べて，静脈は広い管腔を伴った薄い管壁である．その違いの例が図 8.30a～c に示される．

> **Tip**：すべての血管とリンパ管はすぐに識別することができる．それは，これらの脈管がいつも単層扁平上皮である内皮細胞で裏打ちされているからである．ほかの中空性の管腔，例えば多くの腺の導管は，組織をどのように切っても立方上皮あるいは円柱上皮によって裏打ちされている．

疾患と臨床的特徴

心臓と動脈性血管 heart and arterial vasculature

様々な状態が心臓とその血管に影響を与える．

心不全は，酸素化された血液を全身のすべての組織に十分に供給するという機能を果たせなくなったときに発生する．うっ血性心不全は，片方の，あるいは両方の心室からの血流

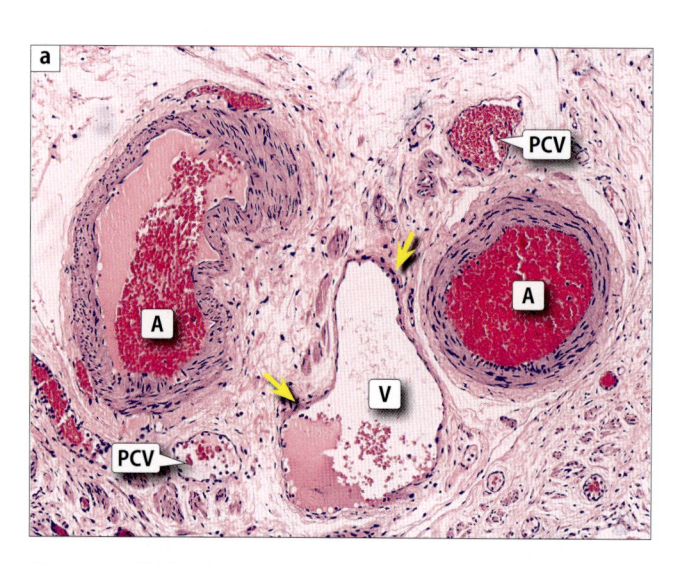

図 8.30a 動脈と静脈
小型の筋型動脈（**A**）と比べて，筋型静脈（**V**）は平滑筋がまばらで，不完全な中膜（矢印）を構成し，弱拡大で観察すると，時として薄い外膜と区別がつかないことがある．サイズの比較のために毛細血管後静脈（**PCV**）が示されている．HE 染色，アクリル切片．×70．

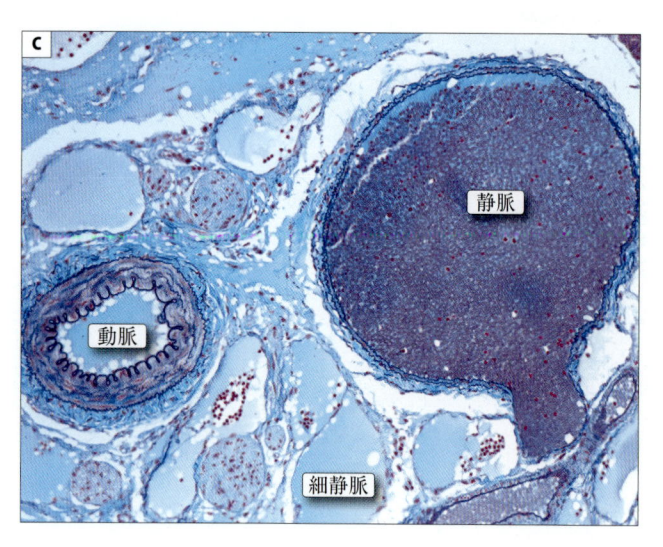

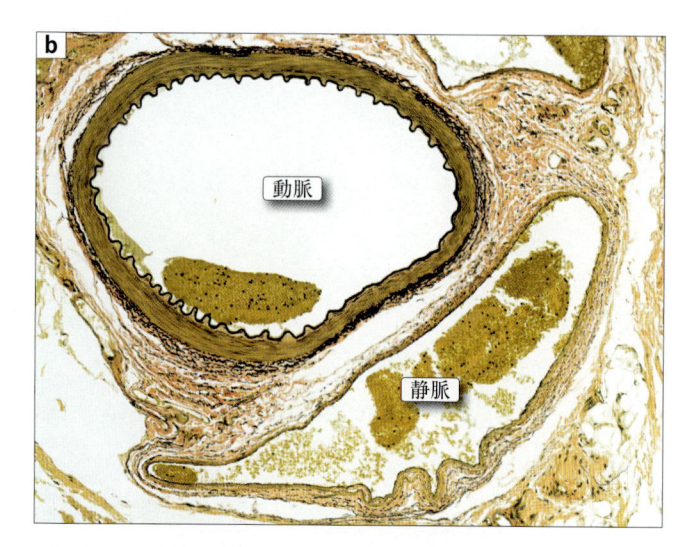

図 8.30b 動脈と静脈
同等の大きさの動脈と静脈であるが，筋型動脈は静脈に比べて厚い血管壁を有し，エラスチンを黒く染め出した，入り組んだ内弾性板と外弾性板が観察される．静脈は薄い結合組織性の壁で，この倍率では観察できないが，少量の平滑筋細胞を有する．ヴァン・ギーソン染色，パラフィン切片．×80．

図 8.30c 動脈と静脈
小型の筋型動脈では波打った内弾性板と中膜のエラスチンが観察され，外膜での明瞭なエラスチンが観察される．それに比べて，大きな静脈では，脈管の直径に比して薄い1層の弾性板が観察される．非常に薄い壁の多数の細静脈は壁に弾性線維を含んでいない様子も確認されたい．ゴモリトリクローム染色，パラフィン切片．×65．

が不十分であるときに起こり，肺循環と体循環で過剰の静脈拡張や浮腫をもたらす．

弁の損傷は炎症（しばしば小児期の細菌性咽頭感染症であるリウマチ熱による）の結果として生じる．炎症は，弁の形状を瘢痕形成を伴うまでに歪ませ，そのために弁機能が障害され，逆流や容量負荷を引き起こし，この結果，心不全の発症を導く．弁が狭窄した（狭くなった）ときにも圧負荷がかかり，心不全を引き起こす．

心不全はしばしば長期間の本態性高血圧症の結果として発症し，これは高い末梢血管抵抗が心臓に過剰な圧負荷をかけることが原因である．

一般に動脈の疾患は広義の動脈硬化として言及される．これは中年以降に生じる進行性の内膜肥厚を表す言葉で，動脈硬化では小さな動脈や細動脈の壁が過剰なコラーゲンで肥厚する．その結果，弾力性がなくなり，血圧が上昇，さらには二次的な高血圧（臓器や組織の血管抵抗増大がいかなる原因とも関連づけられない，一次性または本態性高血圧とも異なる高血圧の状態）となる．血圧上昇に伴い血管が破綻し出血を引き起こすことがある．

粥状硬化は動脈硬化において最もよく観察される病理的変化であり，血管の内側に粥腫が形成されることにより動脈内腔がだんだんと狭小化する病態である．粥状硬化は，腹部大動脈，冠状動脈，膝窩動脈，大脳動脈，内頸動脈をしばしば侵す．

粥状硬化は先進諸国においては死因の断然1位を占める．血栓（凝血塊）が動脈を遮断したり（血栓症），塞栓（動く血栓）がほかの血管に運ばれることがある（例：脳の血管に運ばれて脳卒中を起こす）．心筋梗塞（心臓発作）では，冠状動脈が粥状のプラーク（血栓，塞栓）で閉塞される（プラークは血管の破綻や出血を引き起こす）．この閉塞は，心筋虚血（心筋への血液供給が不十分な状態）をもたらし，その結果，心筋収縮の低下が起こる．最終的には血流量が適切なレベルまで回復しないと，心筋の壊死（梗塞）が生じる．

動脈疾患の中である場合には，脆弱化した動脈壁が外側に膨らむ症例（動脈瘤）がある．大動脈がしばしばこの状態に侵される．動脈瘤が破裂すると，大出血をきたし，時には致死的な出血となる．

静　脈 Veins

静脈瘤と血栓は臨床的に最もよく起こる静脈性疾患である．静脈瘤は，通常，下肢の表在静脈に生じ，静脈の拡張と蛇行の連続として観察される．これは，深在性と表在性の静脈の間の静脈弁が機能しなくなったために起こるもので，一時的な場合もある（例：妊娠時に下肢の静脈圧が上昇して生じることがある）．慢性的な場合には遺伝性の場合がある．

一般に肝硬変に伴って発症する門脈圧亢進症は，食道静脈瘤や痔核を引き起こすことがある．血栓は，静脈の炎症（静脈炎）とともに下肢においても発症し，腫脹と苦痛を引き起こす．血栓が大きくなると肺塞栓を起こす原因になることもあり，致命的なことも起こりえる．妊娠や便秘は肛門周囲の静脈叢を拡張させ，痔核を形成することがある．

リンパ管 Lymphatic vessels

リンパ管の閉塞は，間質液が過剰に貯留する状態，浮腫を引き起こす．局所的な炎症や寄生虫感染，あるいは外科的処置としてのリンパ節郭清などによっても起こる．リンパ管炎または"血液中毒"は感染した創傷に対する反応として起こることがあり，特に細菌感染の際にみられる．リンパ管の炎症は皮下組織の有痛性の赤色線条としてみられる．

9

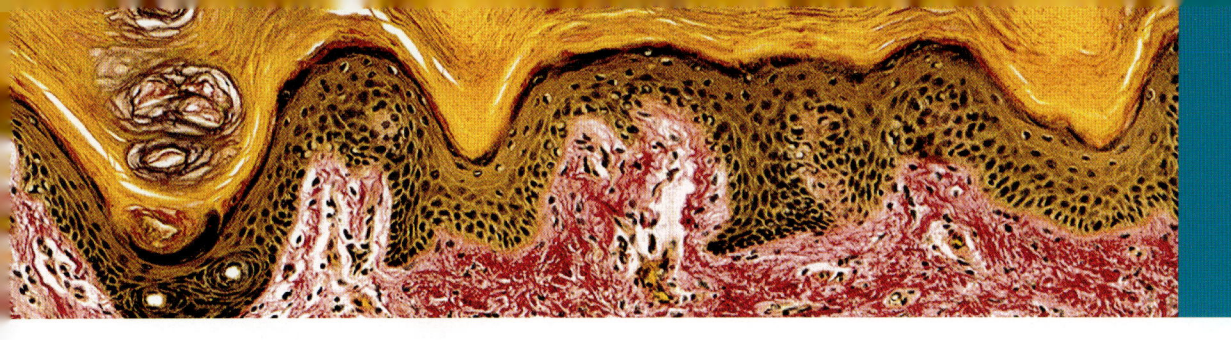

皮 膚 Skin

　皮膚は人体で最大の器官であり，成人でその表面積は2 m^2，厚さは0.5 mmから4 mmの範囲にある．皮膚は以下の主要な構成からできている．
- **表皮** epidermis．角化重層扁平上皮からなる表層
- **真皮** dermis．表皮の下層にあるコラーゲン線維・弾性線維からなる結合組織で，部位によって非常に厚く，血管，神経，種々の腺を含んでおり，大部分の真皮には毛包が存在する．

　真皮の下は，**皮下結合組織** hypodermisで，**浅筋膜** superficial fasciaを構成する皮下脂肪結合組織の層である（図9.1）．部位によって，真皮は**深筋膜** deep fasciaや**骨膜** periosteumへ移行する．

　上部の2層は，"アイシング"に覆われた2層のケーキとみなすことができる．ケーキの層は生きた組織であり，上の"アイシング"の部分は不溶性ケラチンタンパク質の殻からできている．

　皮膚は外部環境にさらされているので，体の内部からと同様に外界における変化に対応しなければならず，いつでも内部および外部環境との生理的バランスを保たなければならない．皮膚の主な機能は，保護，感覚受容，体温調節，ビタミンDの前駆物質の産生，種々の物質の分泌・吸収，免疫学的防御，および創傷治癒である．また特殊な防御機構として毛や爪が発達している部位がある．

　皮膚は組織学的に「厚い皮膚」と「薄い皮膚」のどちらか

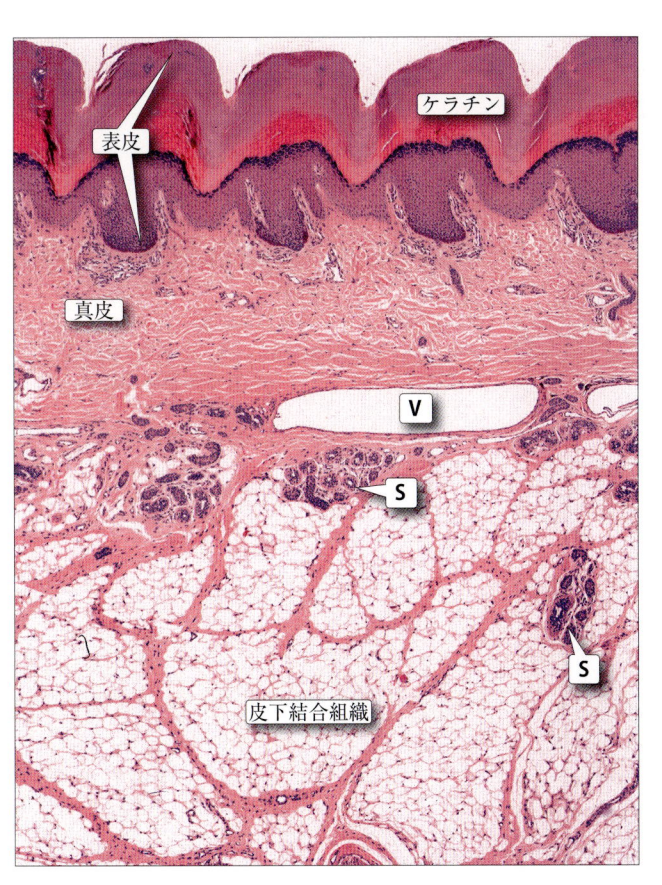

図9.1　皮膚の構築
この標本の表皮は高度に細胞に富んだ上皮層である．表皮は，緻密不規則性結合組織の束を含む深層の真皮と明瞭な境界を作っている．表皮の表面は厚く，細胞を欠くケラチンの層である．真皮の波状のうねりは上方に広がる真皮稜 dermal ridgeである真皮乳頭を形成する．稜と溝の波うち構造は表皮にかかる摩減力を抑える．皮下結合組織は，結合組織によって囲まれる脂肪組織によってできている．血管（**V**）と汗腺（**S**）が観察される．ヘマトキシリン・エオジン（HE）染色，パラフィン切片．×20．

207

表 皮

に分類される（図9.2aとb）.「厚い皮膚」は手掌や足底に観察され，毛を欠く.「薄い皮膚」はそのほかの大部分にあり，通常毛を有している．毛を欠く「薄い皮膚」は，陰部の一部，手足の指の側面や末端口唇にみられる．

表 皮

皮膚の最表層は，種々の深さをもった**角化重層扁平上皮** keratinized stratified squamous epithelium である（図9.3a）．この部は血管を欠くが，非常に細い神経終末が表皮細胞層を貫いて分布する．真の表皮細胞（**外胚葉由来** ectodermal）はケラチノサイト keratinocyte と呼ばれ，皮膚の色素沈着，感覚受容および免疫機能に関係する種々の細胞がこれに付随する．

基底層－胚芽層
Basal layer-stratum germinativum

表皮は主に5層からなり，下にある真皮と結合している．血管は表皮には入らない．最深部の表皮は細胞が

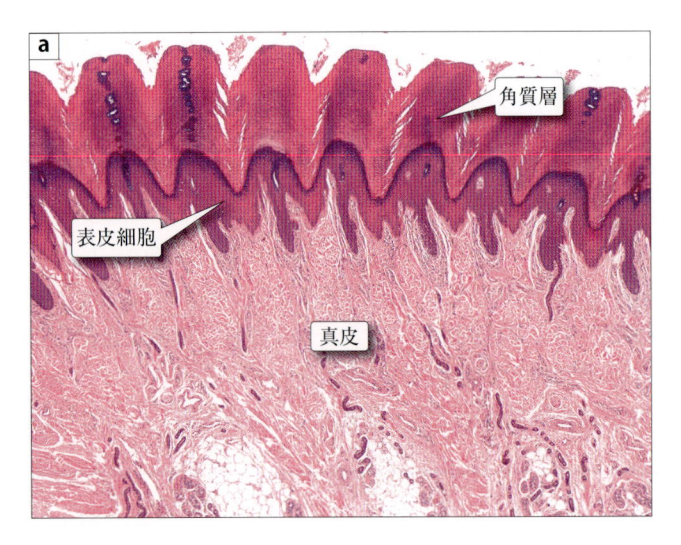

図9.2a 厚い皮膚
手掌の厚い皮膚はケラチンの厚い表層角化層を特徴とし，通常，これらは垢やフケとして脱落・剥離する．ケラチンのこの層は，角質層と呼ばれ保護や防水障壁としての働きをもつ．表皮下の真皮には，コラーゲン線維束と神経や血管を含んでいる．この真皮にある血管は，血管を欠く表皮へ栄養素を供給する．HE染色，パラフィン切片．×20．

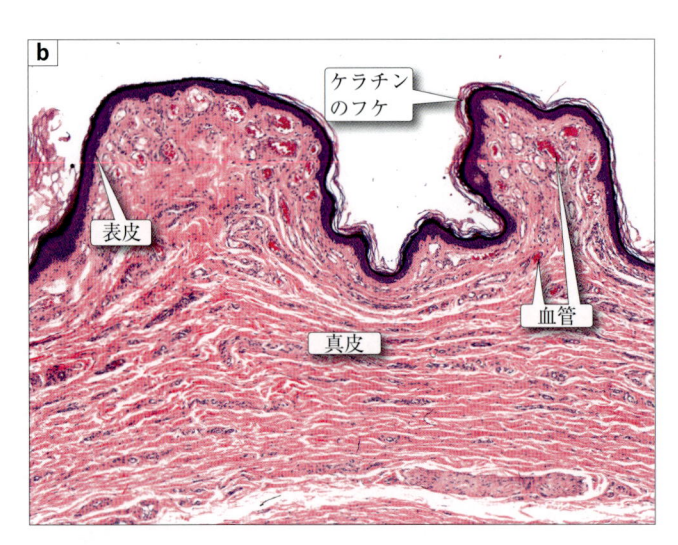

図9.2b 薄い皮膚
腹部の皮膚からの標本．薄い緻密な角質層により覆われ，不規則なシワをもつ．その表層は，ケラチンのフケとして剥離している．真皮上部はコラーゲン束と血管で構成されている．HE染色，パラフィン切片．×40．

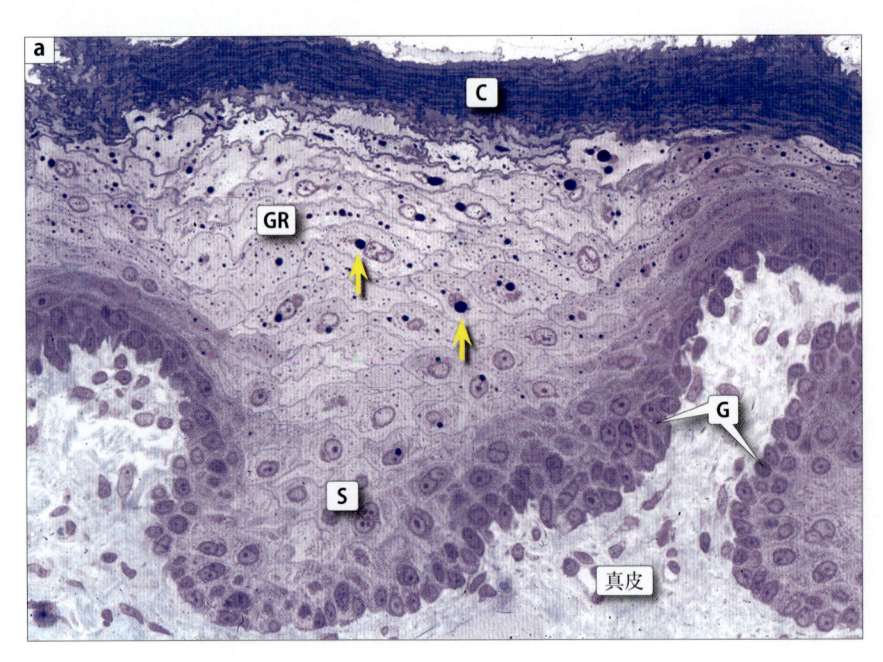

図9.3a 表皮の細胞
薄い皮膚のエポン包埋．基底層（胚芽層），（**G**）有棘層（**S**），および顆粒層（**GR**）の各層の細胞と生きた細胞のないケラチンからなる角質層（**C**）を示す．ケラトヒアリン顆粒（矢印）は，細胞質ケラチンフィラメントに付着するタンパク質であるプロフィラグリンを含んでいる．真皮内では結合組織はゆるく配列するコラーゲンから構成されている．トルイジンブルー染色，アラルダイト切片．×500．

分裂・増殖する層で**基底層** basal layer（**胚芽層** stratum germinativum）と呼ばれている（図9.3b）．この層は1層の細胞からなり，真皮と強く結合した基底板の上に並んでいる．この細胞は幹細胞で，有糸分裂により表皮を構成するほとんどの細胞を生み，角化層の最上層にまで分化する．それゆえ，このような表皮の細胞はすべてケラチノサイトと呼ばれる．基底層より上層では，ケラチノサイトは分裂しない．

基底層の細胞は，細胞質にケラチンタイプの中間径フィラメントを少量にもつ．これは**トノフィラメント** tonofilament と呼ばれ，集合しケラチンを形成する．トノフィラメントは，隣接する細胞間の**接着斑** desmosome と結合している．

第2層－有棘層
Second layer-stratum spinosum

基底層細胞が上方へ押し上げられると，ケラチノサイトは第2層－**有棘層** stratum spinosum を形成する（図9.3c）．この層はおおよそ細胞5個分の厚さがあり，細胞表面からトゲ状の突起が出ていることから有棘層と呼ばれている．この細いトゲ状の細胞質突起の先端には接着斑があり，この突起は入り組んで隣接細胞と結合している．

有棘層のケラチノサイト（**有棘細胞** spinous cell）には接着斑と結合するケラチンフィラメントが豊富にあり，細胞内の支持構造となっている．しばしば有棘細胞の中に**層板顆粒** lamellar granule がみられる．これは脂質に富む物質の初期形成物で，この顆粒はさらに表層の細胞へと受け継がれていく．

第3層－顆粒層
Third layer-stratum granulosum

有棘層の細胞は第3層－**顆粒層** stratum granulosum の中で多量のケラチンフィラメントを含んでいる．ケラチンフィラメントは，**ケラトヒアリン顆粒** keratohyalin granule を形成するフィラグリンタンパク質の前駆体プロフィラグリン profilaggrin と結びつく．フィラグリンは接着斑で固定されている．この層では，核や細胞内小器官が破壊され，最終的に細胞内はケラチンだけで満たされるようになる．顆粒層の

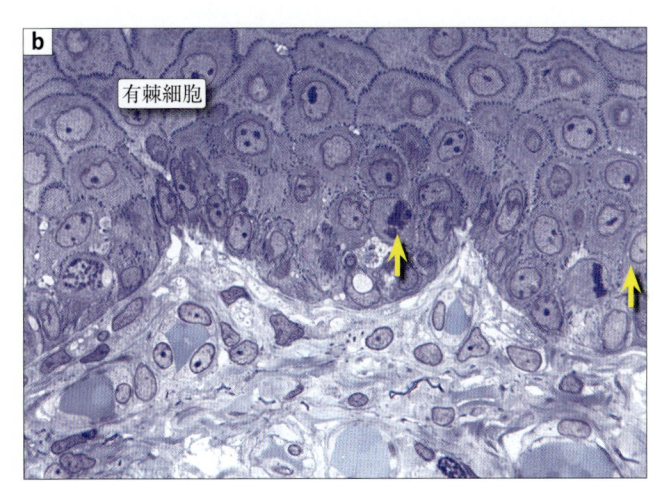

図9.3b　基底層
基底層の細胞は有糸分裂（矢印）によって増殖し，ケラチノサイト（角化細胞）を絶えず供給する．ケラチノサイトは分化，上方へ移動する．有棘細胞間の接着斑はギザギザ（鋸歯状）の縁として観察される．トルイジンブルー染色，アラルダイト切片．×650．

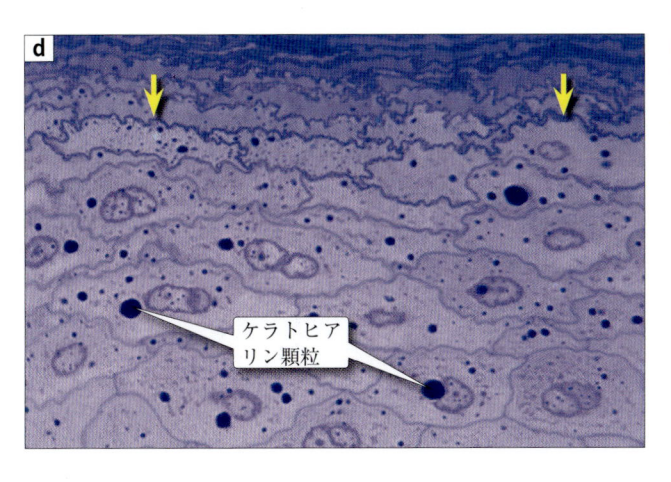

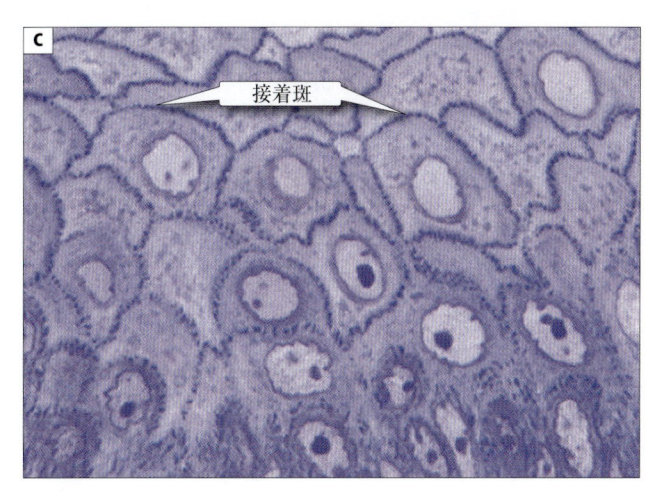

図9.3c　有棘層
有棘層のケラチノサイトは，棘状形態で，表面に多くのトゲ（棘）をもっている．このトゲは細胞間の接着斑によって作られている．有棘細胞ではケラチンフィラメントが豊富にあり，接着斑と結合することによって強固な細胞骨格の骨組みを作っており，機械的な変形に強い．トルイジンブルー染色，アラルダイト切片．×1,200．

図9.3d　顆粒層
顆粒層の細胞はケラトヒアリン顆粒のほかに直径約0.5 μmの小型層板顆粒を多数もっている．層板顆粒は数種類のタンパク質を含んでおり，細胞質の中に特有物質として観察される．これらの顆粒は細胞膜と癒合し，表皮からの水の損失を制限する不透過性の障壁を形成している．細胞膜の密度が増し，かつ厚くなっていることに注意（矢印）．トルイジンブルー染色，アラルダイト切片．×1,200．

表 皮

細胞（**顆粒細胞** granule cell）は，核や細胞内小器官が破壊されると同時にケラチンや**層板小体** lamellar body を合成するようにプログラムされている．

顆粒細胞の層板顆粒に含まれる物質は，細胞外に放出され表皮細胞間に脂質の層を形成する．これは，皮膚における，物質透過の障壁として働く．

第4層－淡明層 Fourth layer-stratum lucidum

"厚い皮膚"では狭い第4層－淡明層 stratum lucidum が顆粒層の上にしばしば観察される（図9.3e）．この層は多量のケラチンを含んだ扁平な死んだ細胞からなり，染色性の乏しい薄い線として観察される．

第5層－角質層 Fifth layar-stratum corneum

第5層の**角質層** stratum corneum（図9.3f）は最も表層にあり，ケラチンを含む核のない，扁平な死んだ細胞からできている．足底ではこの層は特に厚い（1mm以上）が，大部分の体表ではきわめて薄い（0.1mm）．したがって，第5層を構成している細胞層の数は約10～数100個と変化に富む．S－S結合したケラチンとフィラグリンを含むタンパク質の基質は，保護作用と防水作用をもつ厚い細胞膜を形成する．

このケラチンの層はケラチノサイトの角質層 horny layer とも呼ばれ，表面を覆い，深層から表面へ上昇してきた新しい細胞と置き換えられる．この過程は通常幹細胞から1ヵ月かかる．

表皮の細胞 Cells resident in the epidermis

健康なヒトの皮膚の色は，以下によって決まる．
- 皮膚下の血管の酸素含量
- 食物から摂取するカロチン（黄色色素）の量
- メラノサイトに由来する表皮の色素沈着

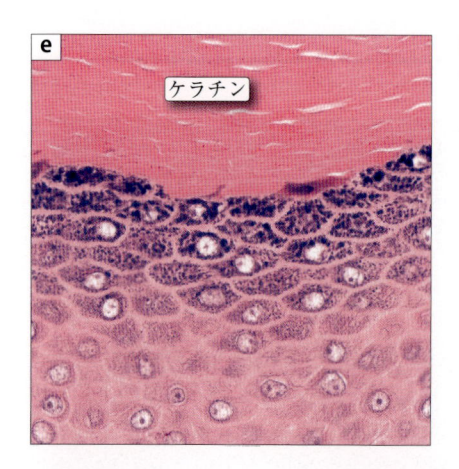

図9.3e　顆粒層上部
顆粒層上部では，細胞の核が崩壊する（一種のプログラムされた細胞変性による）．しかしケラトヒアリン顆粒や層板顆粒は残り，細胞は扁平化していく．ケラチノサイトが核や細胞内小器官を失う結果，細胞はケラチン－フィラグリンタンパク複合体を含む殻を形成する．HE染色，パラフィン切片．×500．

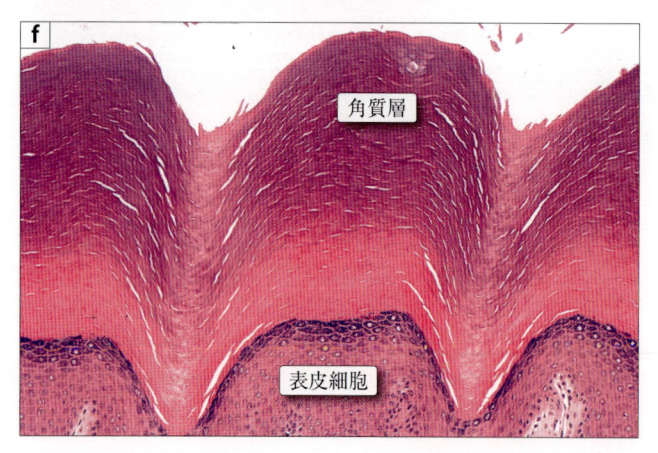

図9.3f　角質層
角質層は，ケラチンで満たされた扁平で不規則なウロコ状の硬く抵抗性のある角質化した膜で境界されている．これには，深層の細胞層を擦過，脱水や多くの溶媒の進入から保護する働きがある．細胞内小器官，封入体，核が消失する詳細なメカニズムについてはよくわかっていない．ケラチンウロコの剝離はケラチノサイト間の接着斑を含む細胞接着の酵素による分解が関与する．細胞の消失は，深部からのケラチノサイトの増殖と上への移動によって補われている．HE染色，パラフィン切片．×80．

メラノサイト Melanocytes

メラノサイト melanocyte（メラニン細胞）は神経堤に由来し，成人しても分裂することができ，樹枝状の突起をもって表皮の基底層に存在する（図9.4a, b）．メラノサイトはチロシン tyrosine やジヒドロキシフェニールアラニン dihydroxyphenylalanine（DOPA）などの前駆物質からメラニン色素を合成し，メラノソーム melanosome（メラニン小体）と呼ばれる顆粒として周囲のケラチノサイトへ受け渡す．メラニン色素には2種類あり，赤黄色のフェオメラニン pheomelanin と茶黒色のユーメラニン eumelanin である．

メラニンは光線に含まれる紫外線を吸収したり散乱することによって，紫外線による発癌作用から細胞を保護している．メラノサイトと表皮基底細胞の割合は，約1：5から1：10で体の部位によって異なる．しかしながら，皮膚の色は産生されるメラニンの量に相関する．メラノサイトの数は白人でも黒人でも同じであるが，黒色皮膚は白色皮膚に比べ40倍のメラニンをもつ．太陽光線を長く浴びると，メラニン産生が増加し日焼け suntan となる．一方，白子 albino ではメラニンが欠如し，表皮の障害や皮膚癌のリスクが増加する．

ランゲルハンス細胞 Langerhans cells

皮膚の免疫防御の一部をランゲルハンス細胞 Langerhans cell が担っている．ランゲルハンス細胞は有棘層に観察される（図9.5）．この細胞は樹状の突起をもち，表皮細胞の約5％にあたり，血液から表皮の中へ進入してくる．ランゲルハンス細胞は抗原提示細胞として働き，種々のアレルギーや炎症状態においてT細胞の反応を刺激する．

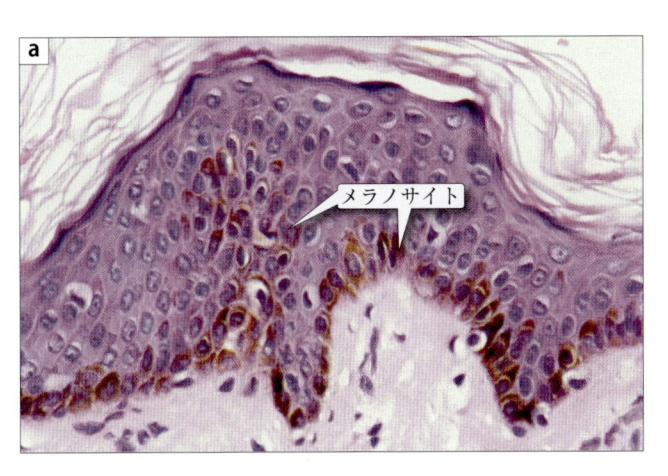

図9.4a　色のついた皮膚
有色人種の皮膚では，赤黄や茶黒色のメラニンを含むメラノソーム（メラニン小体）が周囲のケラチノサイトに運ばれる（一種の食作用による）．表皮の深部やより表層ではしばしば色素層を形成する．皮膚の色が黒いほどメラニンも多く広がって存在する．メラニンは紫外線の有害な影響から身体を保護する．紫外線はメラニン産生を刺激する．さらに，メラニンの合成は内分泌によって制御されている．例えば，妊娠によって顔面の皮膚に色素沈着の増加が起こることがある．HE染色，パラフィン切片．×400．

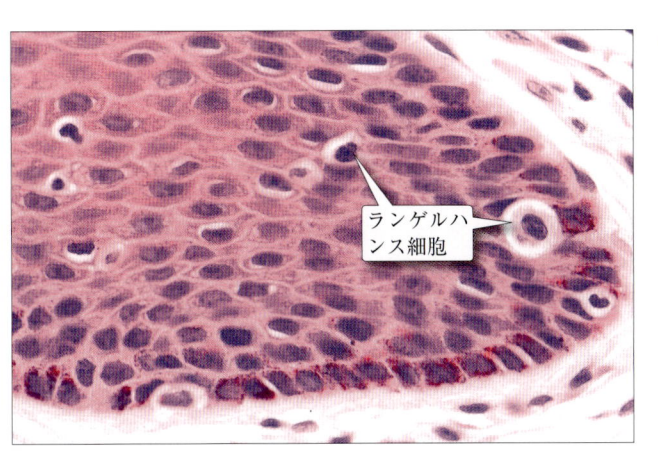

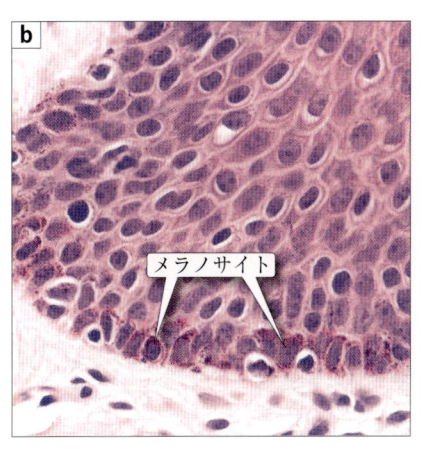

図9.4b　メラノサイト
メラノサイトは表皮の基底側に位置し淡い細胞質をもつ．白人の皮膚の標本では，細胞質のメラノソーム顆粒におけるメラニン色素の産生は最小であるが，この標本における基底部のケラチノサイトにおけるメラニン顆粒は簡単に観察される．HE染色，パラフィン切片．×500．

図9.5　ランゲルハンス細胞
ランゲルハンス細胞は通常の組織標本では，メラノサイトのように淡く染色される．この細胞は基底板の上に乗っているのではなく，より深い有棘層の中に存在する．ランゲルハンス細胞は抗原提示細胞で，炎症反応に関係する．抗原を捕捉後，この細胞はリンパ節へ迷入し，樹状細胞へと変化する．HE染色，パラフィン切片．×600．

真 皮

メルケル細胞 Merkel cells

第3の細胞，**メルケル細胞** Merkel cell は基底層の細胞の間に存在する特殊な感覚受容細胞である．メルケル細胞は大部分の皮膚には存在しないが，指，口唇，毛包周囲の皮膚にしばしば認められる．メルケル細胞は求心性神経終末と連絡し，感覚ニューロンによって受容した刺激を修飾する．

> Tip：皮膚の色はメラノサイトの多寡によって決まるのではない．メラノサイトの数はすべての人種においてほぼ同じである．表皮におけるメラニン顆粒の量や分布が皮膚の色の違いを決めている．

真 皮

真皮は表皮の下にあり，豊富なコラーゲン線維と少量の弾性線維や細網線維を含んでいる．真皮には細胞外基質があり，緻密不規則性結合組織に通常みられる細胞を含んでいる（図 9.6a，b）．

常に摩擦を受け傷つきやすい"厚い皮膚"では，真皮上部は鋸歯状に配列する**真皮乳頭** dermal papilla をなし表皮と互いにかみ合っている．基底層のケラチノサイトと真皮と面する基底板との間に存在する**ヘミデスモソーム** hemidesmosome と同様に，真皮と表皮間の境界部は強固に結合している．

真皮の最上部は**乳頭層** papillary region と呼ばれ，疎性結合組織からなり，表皮へ神経と栄養を供給する血管を伴っている．

皮膚の種類によるが，真皮の下層は**網状層** reticular part と呼ばれ，網目状構造をもった，多量のコラーゲン束と粗い弾性線維の網目から構成されている．真皮は柔軟性と弾力に富み，機械的刺激に抵抗できるようになっている．真皮のこの構造は神経や血管，皮膚の腺，毛包を支持しやすくしている．

皮膚における重要な機能のいくつかは，真皮内にある構造物による．真皮の血管は，表皮へ向かって毛細血管網を形成

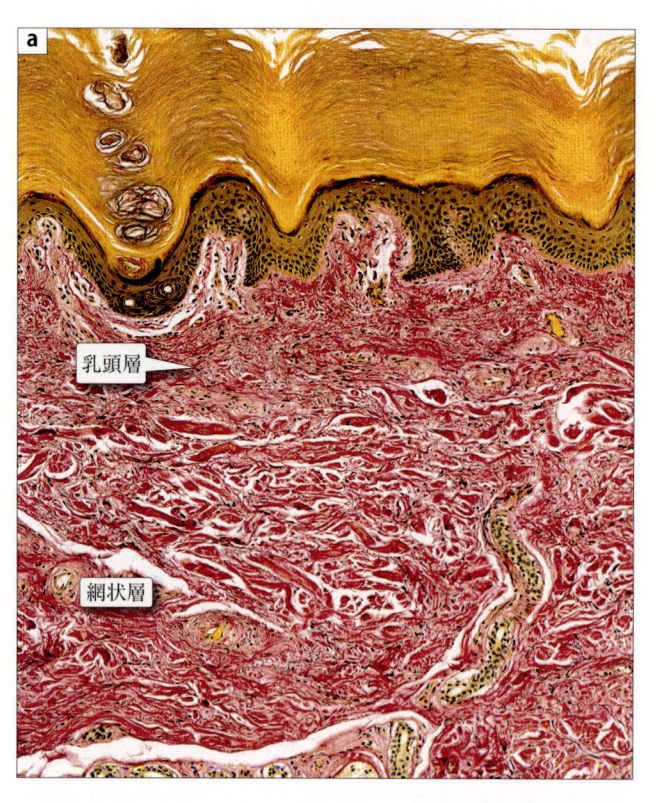

図 9.6a　真 皮
真皮は表皮を支え，コラーゲンの量，細胞外マトリックス，種々の量の弾性線維によって皮膚の機械的特性が決まる．上部の乳頭層は細かなコラーゲン線維によって特徴づけられる．真皮の深部は網状層で，深部にまで至る粗いコラーゲン束を形成している．コラーゲンは皮膚に強さを与え，弾性線維は柔軟性を与える．ヴァン・ギーソン染色，パラフィン切片．× 90．

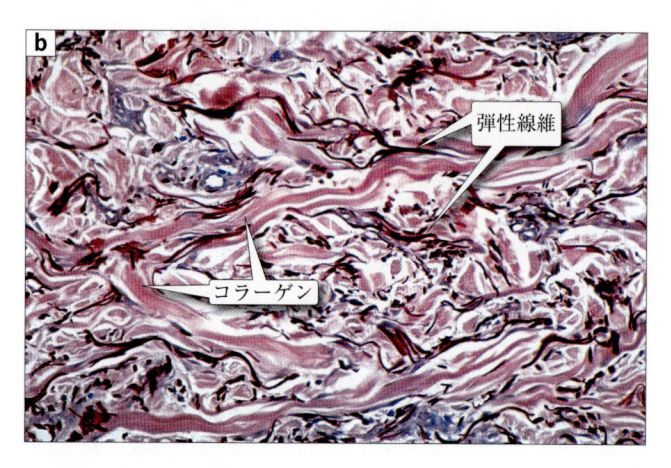

図 9.6b　真皮の網状層
弾性線維間の太く不規則なコラーゲン束に注意．これらのタンパク質は摩擦による変形に抵抗し，皮膚が伸ばされたときの弾性力となる．ヴァン・ギーソン染色，パラフィン切片．× 500．

するが，表皮内には入らない．ほかの血管は，真皮の深層で種々の腺や毛包を取り囲んでいる．真皮内の血液は多くの動静脈吻合（短絡路）を通ることによって大部分の毛細血管を迂回することができる．それゆえ，血液が真皮の最上部にある毛細血管叢（網）を流れるとき，皮膚の表面から汗が蒸発することによって血液は冷却される．

逆に，気温が低いとき，血液は毛細血管を迂回し流れるので，冷却されず体温は保持される．

真皮の組織は，炎症反応を調節することにより免疫学的防御の役割りも担う．

さらに，真皮は創傷治癒や皮膚移植の際に著しい再生能を発揮する．

汗　腺 Sweat glands

汗腺 sweat gland には2つのタイプがある．
- エクリン汗腺 eccrine gland 皮膚の表面で汗を排出する．
- アポクリン汗腺 apocrine gland 毛包内に直接乳白色の分泌物を分泌する．

両タイプとも真皮内に存在するが，表皮由来である．導管は表皮から真皮の網状層や皮下結合組織でらせん（コイル）状の構造として終末している（図9.7）．

エクリン汗腺 Eccrine glands

エクリン汗腺はらせん（コイル）状の分泌部を終末にもつ管で，分泌部は切片上では円もしくは楕円を呈し，立方形の

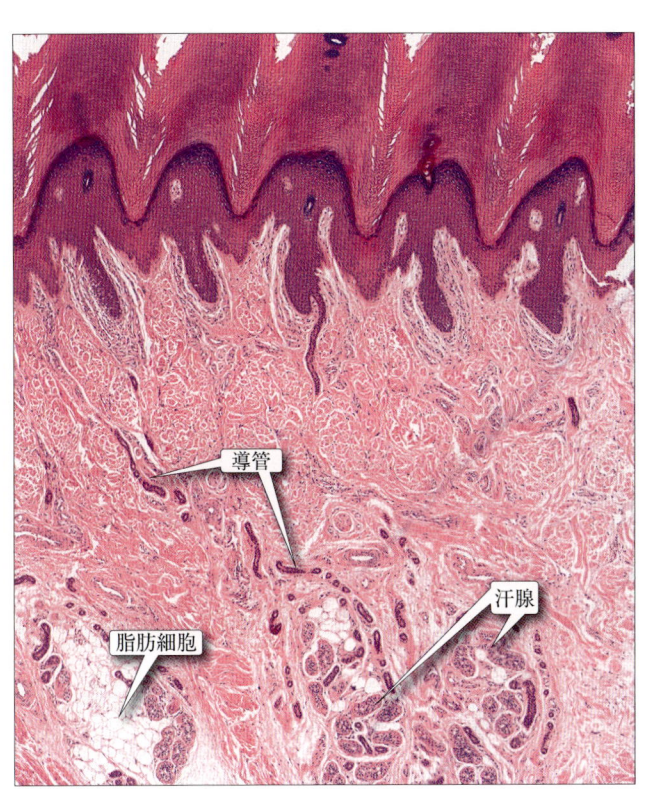

図9.7　汗　腺
汗腺の分泌部は通常深い真皮にあり，細長い管（導管）【訳注：汗腺の導管部のこと】が真皮を通り表皮を貫いて皮膚表面へとつながっている．汗腺はしばしば小さく集合して存在し，脂肪組織が周囲に存在する．HE染色，パラフィン切片．×80.

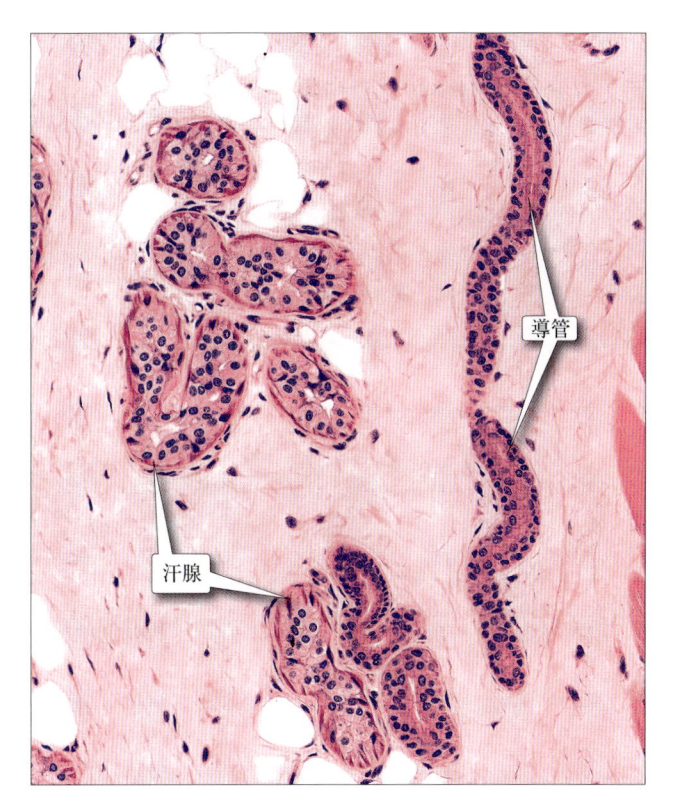

図9.8　エクリン汗腺
エクリン汗腺の分泌部はコイル状を呈し，1～数層の立方～低い円柱形細胞からできる卵円形の中空の管である．最初に分泌されるのは等張性の塩化ナトリウム溶液であるが，塩が導管で再吸収されるため，水溶性の液体となり，皮膚の表面から蒸発し過熱を防ぐ．汗腺は主に交感神経のコリン作動性線維によって調節される．汗腺の導管は，コイル状の分泌部よりもまっすぐで狭くなり，より密に染色される．導管は，活発な吸収により塩化ナトリウム濃度を低下させるので，最終的に分泌される汗にはほとんど塩類は含まれない．蒸発冷却によって行われる体温調節は，恒温性のためや肉体労働において重要である．この温度調節は気候によって変化する．HE染色，パラフィン切片．×200.

分泌細胞が小さい腔を取り囲んでいる（図9.8）．分泌部周囲には平滑筋様細胞（**筋上皮細胞** myoepithelial cell）があり，コリン作動性の交感神経刺激に反応して収縮し，汗の放出を助ける．表皮を上部に進むにつれて，導管は2層の立方上皮となり，表皮の上層ではケラチノサイトに置き換わる．

エクリン汗腺は全身の至るところに存在するが，特に前額，腋窩，手掌，足底に多い．分泌部での最初の分泌物は，水にナトリウム・カリウムイオンを含んでいるが，汗腺の導管上皮で吸収されるので，表面に出てくる汗は99%が水である．汗は無色無臭で，蒸発することによって皮膚から熱を奪う．皮膚を通した拡散によって，1回に数100 mLに及ぶ水分が失われる．通常，1回に100 mLの水分が汗腺から分泌されて失われているが，暑い時に激しい運動を行うと，汗の量は1回1～2Lにまで及ぶ．

アポクリン汗腺 Apocrine glands

アポクリン汗腺はエクリン汗腺よりも大型のコイル状の分泌部をもっている．コイル状の分泌部は筋上皮細胞を周囲に伴う立方もしくは円柱状の細胞が並んでいて，毛包につながった汗管から分泌物を排出する（図9.9）．アポクリン汗腺は頭皮，頸部，鼠径部，腋窩部に多い．

アポクリン汗腺の分泌物は乳白色で元来無臭の液体であるが，表在性常在菌により種々の物質に分解され，強い臭いを発する．以前は，分泌細胞の一部が，膨隆したりちぎれたりすると考えられていた（いわゆる"アポクリン分泌"という分泌機序で）．しかし実際の分泌機序は，**部分分泌** merocrineであることがわかってきた．腋窩には，アポクリン・エクリン汗腺が存在し，導管が皮膚の表面に直接開口している．これらの腺は思春期頃に発達し，この腺はエクリン汗腺に由来すると考えられる．

脂 腺 Sebaceous glands

脂腺 sebaceous glandも上皮に由来する．腺はフラスコ形で，切片ではしばしば泡のようにみえる細胞がぎっしりと集合している（図9.10a～d）．脂腺は毛包の上部に分泌物を排出する．脂腺は乳頭や眼瞼などの毛のない部位にも存在する．脂腺は顔面や上胸部に最も多くあるが，手掌や足底にはない．思春期になると活動が盛んになり，全分泌によって崩壊した細胞成分を含む分泌物を含んでいる．分泌物は皮脂と呼ばれる油，もしくはグリース状の物質を含み，それらは皮膚を軟らかくしたり防水に働く．

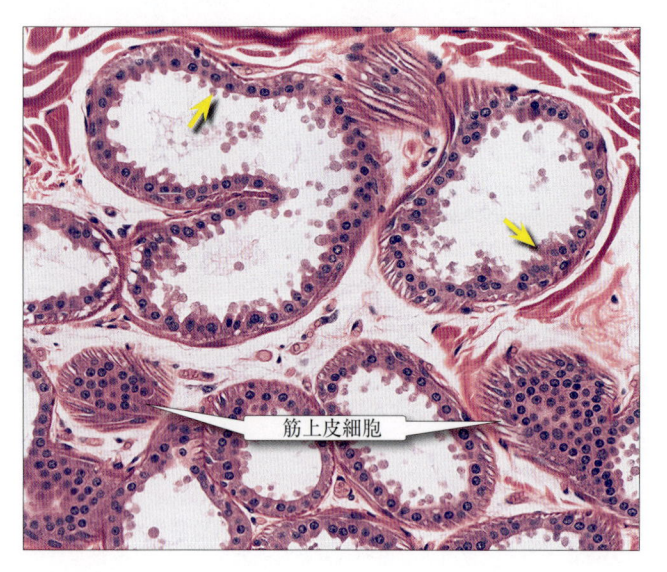

図9.9　アポクリン汗腺
アポクリン汗腺は大きな腺腔をもち，通常毛包に開口する以外はエクリン汗腺と似ている．アポクリン汗腺は腋窩，乳輪，外陰部，会陰部に存在する．細胞質の膨隆（矢印）は真のアポクリン分泌の指標にはならない．この腺は部分分泌により分泌する．アポクリン汗腺は乳白色で無臭であるが，皮膚表面の細菌によって不快な臭いに変化する．筋上皮細胞がアドレナリン作動性神経支配を受け分泌を促進させることに注意．HE染色，パラフィン切片．×220.

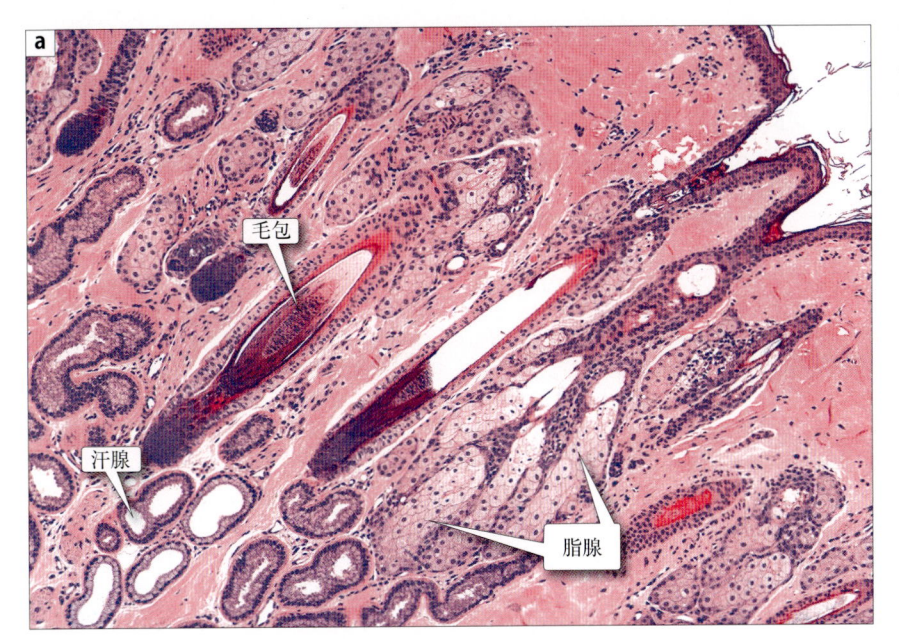

図 9.10a 脂腺

脂腺はしばしば毛包に付属して存在し，毛包の外毛根鞘とつながっている．腺腔構造をもつ汗腺と異なり，脂腺は細胞が詰まった構造である．顔の一部，乳頭，体幹では毛包をもたない脂腺がある．HE染色，パラフィン切片．×100．

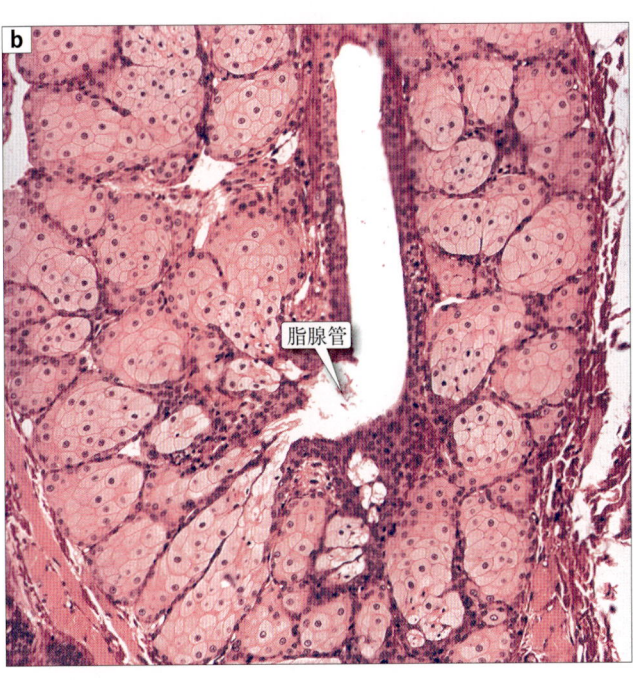

図 9.10b 脂腺

脂腺は分葉し皮脂（グリース状の液体）を分泌する細胞からなる．皮脂は付属する毛包の管に分泌される．このため，毛幹や皮膚表面は皮脂で覆われ，皮脂は潤滑剤や防御層として働いている．毛包の場合と同様，脂腺は表皮に由来し，立毛筋やアポクリン汗腺と一緒に1つの毛の単位（pilar unit）を形成している．足底や手掌は脂腺が存在しない部位である．HE染色，パラフィン切片．×170．

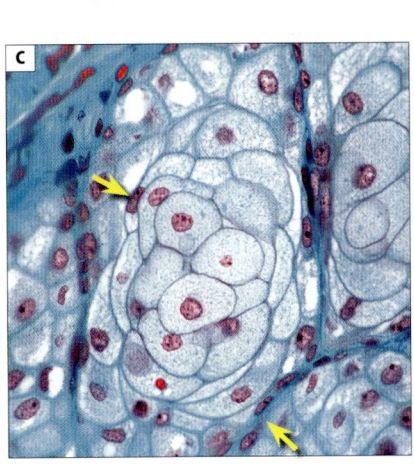

図 9.10c 脂腺細胞

脂腺の細胞は脂肪に富んだ小滴で満たされていて，中心に核をもち細胞質が多胞状を呈している．腺の辺縁にある細胞（矢印）は幹細胞で，思春期に性ホルモン濃度があがると増殖する．過剰な皮脂の産生は，顔面のスポットや痤瘡（ニキビ）の原因となる．マッソントリクローム染色，パラフィン切片．×300．

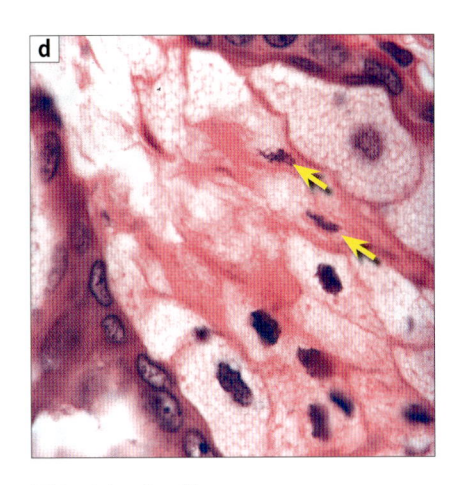

図 9.10d 皮脂

皮脂は皮脂腺の細胞が崩壊してできる最終産物であり，全分泌によって腺から分泌される（つまり，細胞すべてが分泌物）．皮脂の排出に伴い収縮し，破壊された核（矢印）と細胞膜の破損に注意．HE染色，パラフィン切片．×550．

真 皮

毛 包 Hair follicles

毛包 hair follicle は表皮が特殊化し，下方の皮下組織にまで伸びたものである（図9.11a〜c）．毛幹 hair shaft の成長は，中央部もしくは毛幹に沿った深部にある毛球 hair bulb で起こる．毛球にある幹細胞は毛根 hair root へ増殖細胞を供給し，毛母基細胞 hair matrix cell と呼ばれる．この毛母基細胞は表皮の基底細胞と同様のものである．

毛母基にあるメラノサイトは，色素を毛母基細胞へ与える．

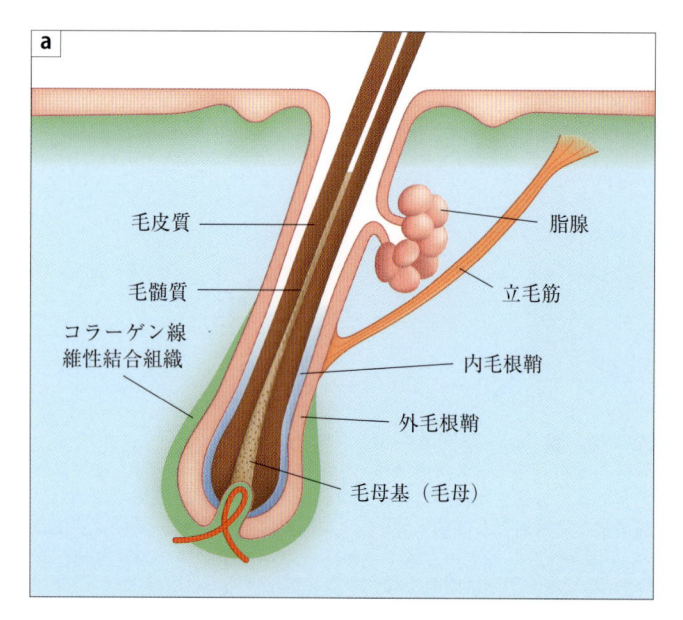

図9.11a 毛包の模式図
内および外毛根鞘は真皮結合組織によって支えられている．脂腺近くの毛根鞘は毛包球として知られている．毛包球は局所の表皮，脂腺，成長している毛包の毛母基へ細胞を供給する幹細胞の源である．寒さ，恐怖，怒りに反応して，平滑筋からなる立毛筋を支配する交感神経が作用すると，ネコなどでよくみられるように筋が収縮し毛が立つ．

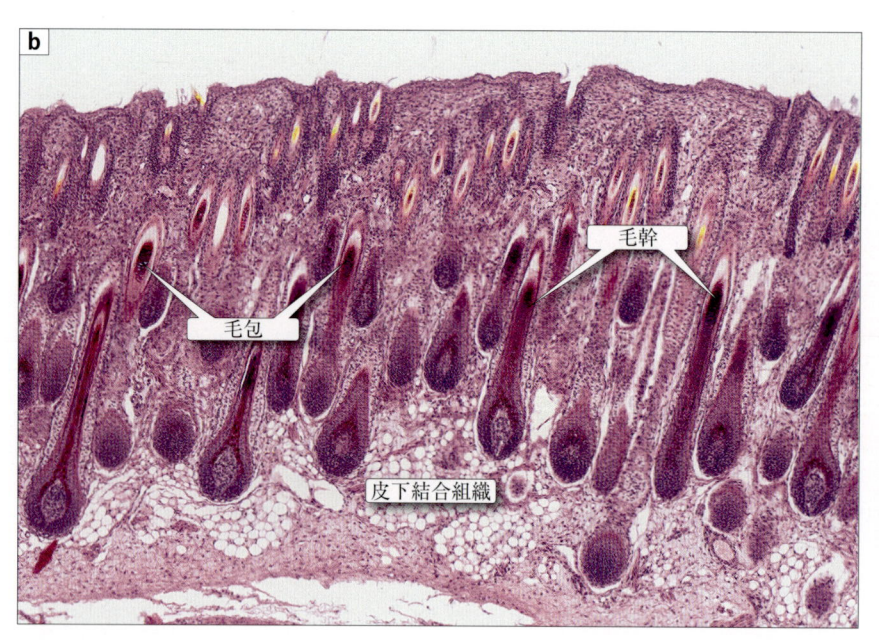

図9.11b 頭 皮
頭皮は毛のある皮膚であり，多数の長い毛包と毛幹が存在する．毛包は真皮や皮下結合組織の中へ表皮が落ち込んだものである．皮下結合組織には浅筋膜の線維や脂肪組織が認められる．深筋膜からの結合組織の隔壁は真皮とつながっている．HE染色，パラフィン切片．×30．

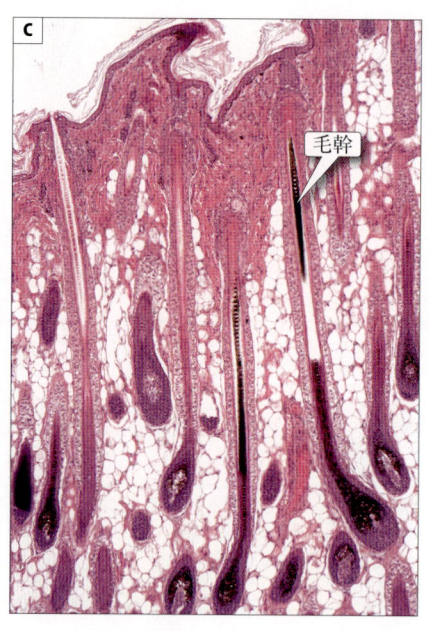

図9.11c 頭 皮
頭皮の毛のある皮膚では，大量の脂肪組織のある皮下結合組織と，この部位にまで至る毛包が存在する．毛幹の強い色素沈着はメラニンによる．表皮は薄く常に毛包を伴っていることに注意．HE染色，パラフィン切片．×40．

この細胞は上方へ移動するにつれて，硬いケラチンに置き換わり，毛の外側の**毛皮質** cortex や**毛小皮** cuticle の層を形成するようになる．毛包は細胞からなる多層性の円筒で，その組織構造は長軸と断面の標本でよくわかる（図9.12a，b）．

毛の中央にある**毛髄質** medulla は軟らかいケラチンを含んでいる．毛根の大部分を軟らかいケラチンの鞘が取り囲むと，**内毛根鞘** internal root sheath と呼ばれる．この構造も深部の毛母基に由来する．

外毛根鞘 external root sheath は毛包の細胞の壁によって形成され，深部と同様に，表皮の表面が下へ落ちこんだ狭い

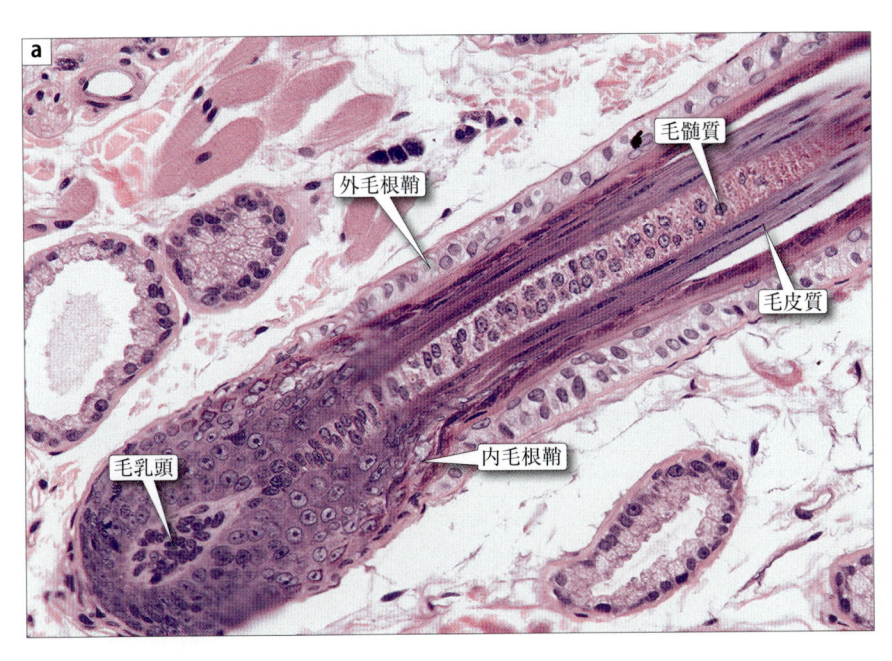

図 9.12a 毛包
毛幹は軟らかいケラチンと空胞状の細胞からなる毛髄質と硬いケラチンをもつ濃染した毛皮質がある．内毛根鞘と外毛根鞘があり，外毛根鞘は，表皮が下へ伸びたものである．毛球には，毛母基細胞に囲まれた結合組織の毛乳頭がある．毛母基細胞は増殖し成熟し毛皮質や毛髄質を形成する．HE染色，パラフィン切片．×200．

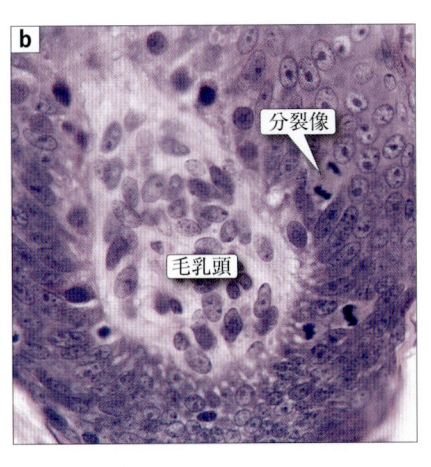

図 9.12b 毛球
中央部に結合組織の毛乳頭があり，ここの毛細血管から栄養が供給される．毛母基細胞には分裂像がみられ，これらは，毛幹や内毛根鞘の細胞となる．毛母基にはメラノサイトがあり，メラノソームによってメラニンが毛皮質に運ばれる．金髪の毛は，未熟なメラニン色素，赤毛は黄赤色のメラニンを含んでおり，白毛ではメラノサイトの色素合成能が減少している．HE染色，パラフィン切片．×400．

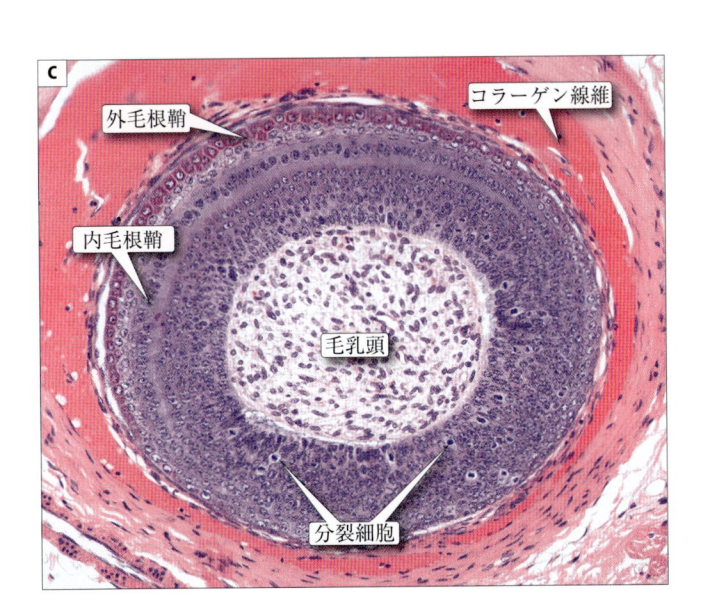

図 9.12c 毛球の高さで横断した毛包
図中外側から中央に向かって，真皮のコラーゲン線維，外毛根鞘，内毛根鞘，分裂中のケラチノサイトが，また中心に結合組織の毛乳頭が見える．HE染色，アクリル樹脂．×200．

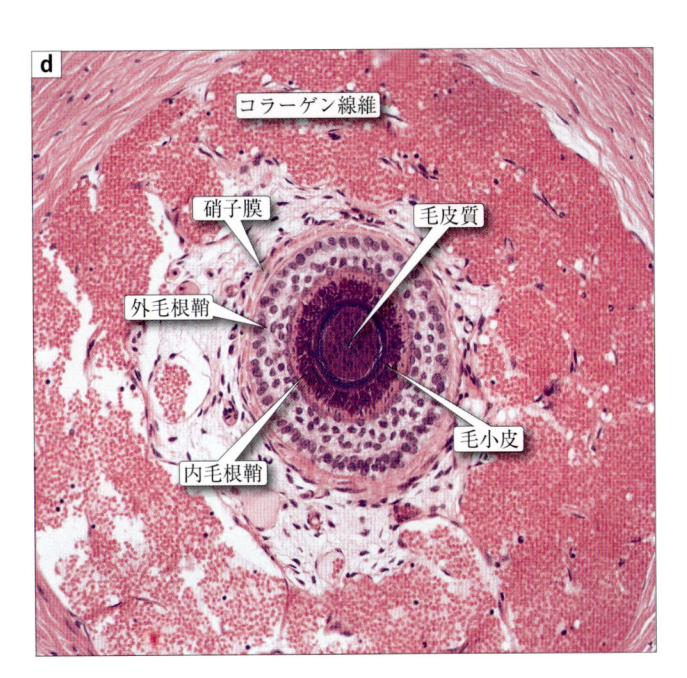

図 9.12d 毛幹の中央部の横断面
図中外側から中央に向かって，コラーゲン線維からなる結合組織，外毛根鞘を取り囲む厚い基底膜である硝子膜，顆粒状の内毛根鞘，毛小皮，毛皮質が見える．HE染色，アクリル樹脂．×200．

真 皮

くぼみである．厚い基底膜である**硝子膜** glassy membrane は，外毛根鞘と真皮の間にある．

多くの場合，毛包は立毛筋と呼ばれる細い平滑筋束を伴っている．立毛筋は毛包から斜めに伸び真皮乳頭にまで達している．この筋が収縮すると，毛が立つ．寒い時に"鳥肌"が立ったり，怖い時やパニック時に交感神経が働き，毛が"逆立つ"のはこのためである．毛皮をもつ動物では，毛が立つことによって空気を捕えることができ，寒冷時に熱が奪われるのを防いでいる．

> Tip：毛包は通常薄い皮膚の体の部分にみられる．頭皮が薄いのを思い出してみよう．毛包は通常，脂腺を伴っている．

爪 Nails

爪 nail は，表皮の角質層に相当する硬いケラチンの板からなる（図9.13a, b）．爪の下には，**爪床** nail bed と呼ばれる表皮の深層がある．爪の近位端にある軟らかい皮膚の縁の下部は，**爪母基** nail matrix と呼ばれ，爪を成長させる増殖細胞が存在する．爪母基の遠位端にある白い半月形は**半月** lunula と呼ばれる．半月の色は，光の散乱や爪母基の上皮細胞の厚さによって決まる．通常，爪は1ヵ月に2〜4mm伸びる．手の指の爪は約6〜12ヵ月で完全に生えそろう．足の爪は12〜18ヵ月かかる．

皮膚の神経支配 Cutaneous innervation

一般的に皮膚の感覚受容器には2つのタイプがある．

- **自由神経終末** free nerve ending
- **被包性神経終末** encapsulated nerve ending

自由神経終末 Free nerve endings

痛みを受容する小型の自由神経終末は，表皮や真皮でみられる（図9.14）．自由神経終末は毛包にあり，機械受容器として働く．汗腺や血管系には，感覚神経と自律神経の両方が

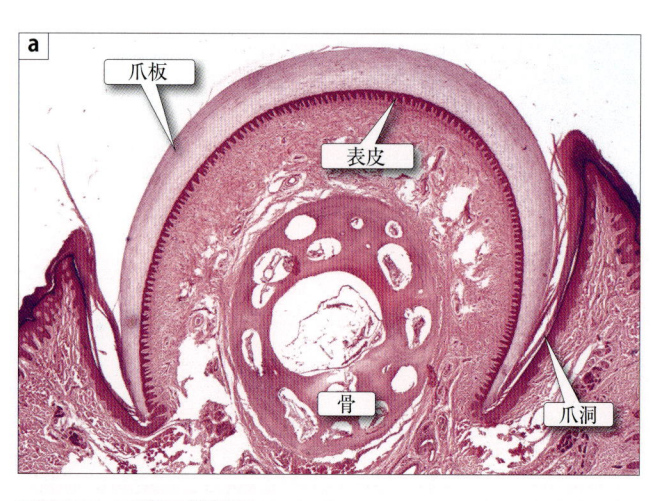

図 9.13a　爪板の横断面
指の遠位端の横断面では，爪板の硬いケラチン，その下にギザギザ（鋸歯状）の表皮そして真皮の爪床が観察される．表皮の角質層は爪の成長に伴い遠位部へ移動する．爪と外側爪部（爪甲をふちどりする皮膚部分）の間は，爪洞を形成している．末節骨の海綿骨が認められる．HE染色，パラフィン切片．×20.

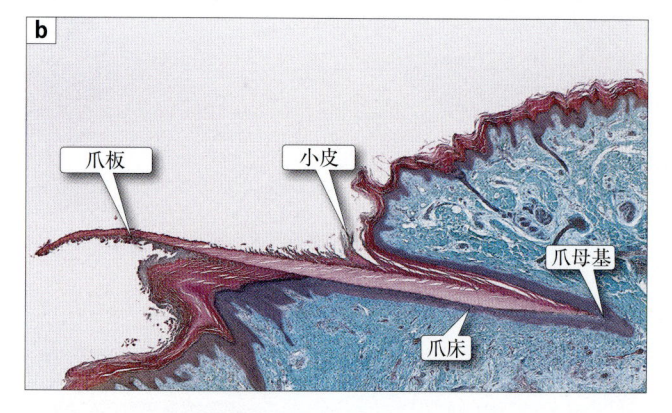

図 9.13b　爪板の長軸標本
爪母基は爪板を生み出す．上爪皮は小皮で，爪床では，ほかの皮膚部位に存在する顆粒層を欠く．マッソントリクローム染色，パラフィン切片．×20.

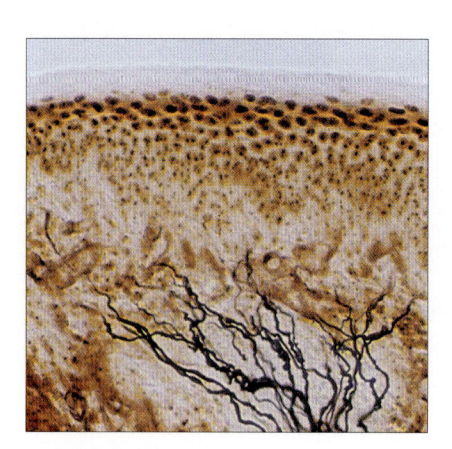

図 9.14　自由神経終末
皮膚には知覚受容に関与する自由神経終末が存在する．この神経終末は皮膚分節（脊髄神経の皮枝）のパターンを構成する．この神経線維は，しばしば無髄で，豊富に分枝し，温度や機械的刺激に対して反応する．銀染色，パラフィン切片．×300.

分布する．

温度受容器には温受容器と冷受容器の2つのタイプがある．この受容器に求心性神経線維がつながっていて，温点および冷点と呼ばれるスポット状の受容野と関係している．受容器の終末は被包されていない自由神経終末となっている．表皮では，皮膚表面から0.1～0.5 mmの深さに存在する．

被包性神経終末 Encapsulated nerve endings

被包性神経終末は種々のタイプがあり，そのほとんどは真皮に存在する．

マイスナー小体 Meissner corpuscle は表皮真下の真皮乳頭にある球状の神経終末である（図9.15）．**シュワン細胞** Schwann cell の突起が知覚神経線維を取り囲み，皮膚表面に平行に積み重なった構造をしている．この受容器は触覚に反応する．

パチニ小体 Pacinian corpuscle は約1 mmの長さがあり，内部構造はタマネギの薄切りに似ている．多数の同心円状の層板が中心にある軸索を取り囲んでいる（図9.16a, b）．真皮の深部や皮下結合組織にあり，指に最も多い．しかし指以外の真皮や皮膚以外の器官の中や結合組織にも存在する．パチニ小体は圧覚や振動覚に反応する．

ルフィーニ小体 Ruffini corpuscle は真皮に存在し，被包さ

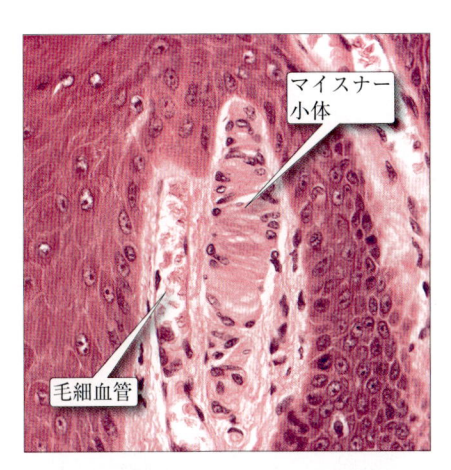

図9.15 マイスナー小体
マイスナー小体は表皮直下の真皮内にある被包性神経終末である．指やつま先の触覚領域や毛のない皮膚に多く存在する．1本の求心性神経線維は14～25個の小体とつながり，シュワン細胞を伴った扁平な円板状感覚神経終末を形成する．この小体の受容野は2～8 mmの直径域である．この切片では，毛細血管もみられる．HE染色，パラフィン切片．×250．

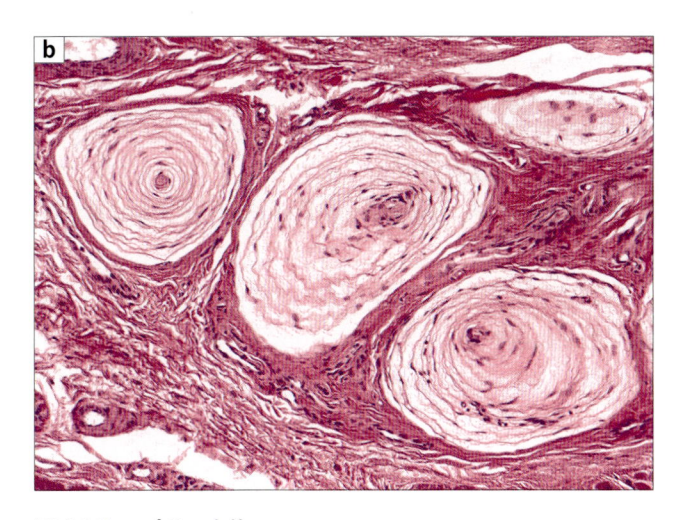

図9.16b パチニ小体
この被包神経終末は約1 mmの長さがある．この小体は深部の圧力や振動を感知し，皮下組織，特に手掌や足底，関節や腱の近く，生殖器の一部に存在する．中心には求心性軸索があり，突起は扁平な付随細胞からなるタマネギ状にみえる同心円状の層板の中に分布している．HE染色，パラフィン切片．×120．

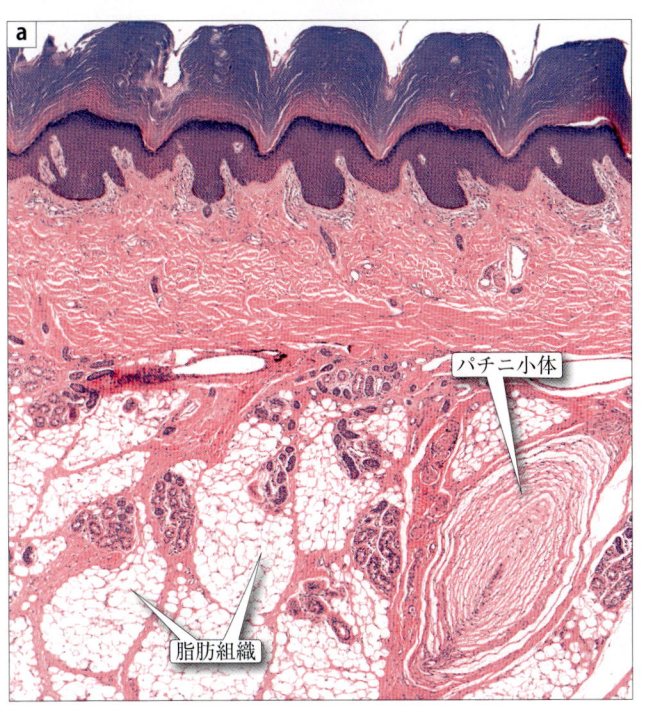

図9.16a パチニ小体
パチニ小体は，真皮の下に存在し，中心軸索を取り囲む非常に薄い細胞突起の同心円構造である．この標本は，手掌皮膚からのものである．この受容体は，高頻度の振動刺激の始まったとき，ただちに信号を発生する．HE染色，パラフィン切片．×80．

れた機械受容器で，構造が紡錘型をしたゴルジ腱紡錘と似ている．神経線維終末がコラーゲン細線維と接している．

クラウゼ終末小体 Krause end-bulb は真皮の表層に存在し，被膜の中で知覚神経線維が分枝している．この小体も機械受容器と考えられている．

皮膚疾患

湿 疹 Eczema

湿疹 eczema や**皮膚炎** dermatitis による皮膚の炎症はよく起こるので，湿疹と皮膚炎という用語は医学的に同義語である．湿疹は家族性に起こることがある．

幼児では，湿疹は膝，肘，体幹，顔面のシワの部分に起こりやすい．ときには花粉症や喘息と合併し，アレルギー反応の症状を呈することもある．成人では，一連の化学薬品，貴金属，ある種の食物に対して湿疹が起こることがある．患部へ直接のステロイド外用が炎症を軽減するのに非常に効果がある．

乾 癬 Psoriasis

乾癬 psoriasis はケラチノサイトの増殖が加速することによって起こり，鱗屑を伴ったピンク〜赤い炎症領域を生ずる．症状を軽減する種々の治療法があるが，この疾患の原因は不明である．免疫抑制剤が効果があることから，Ｔリンパ球の関与が考えられている．

痤 瘡 Acne

痤瘡 acne は脂腺の機能亢進に伴い，産生された皮脂が排出管を詰まらせる結果起こる．痤瘡の"斑"は臨床的に"にきび"として知られ，メラニンがあるために黒く見える（汚れではない）こともあるし，皮脂が集まり白く見えることもある．詰まった排出管が破裂すると，皮膚の細菌が皮脂を組織破壊物質に変えることにより，局所炎症が起こり，炎症が広がり膿となる．痤瘡は思春期に性ホルモンの産生が増加することや感染を引き起こす細菌に対する皮膚感受性の個人差により異なる．抗生剤の投与は細菌を減少させる．痤瘡の斑や，にきびは通常，年齢とともに消失する．

色素の異常 Abnormalities of pigmentation

皮膚の色素は様々な条件によって増減する．日焼けすると，皮膚を紫外線から守るために，通常より多くメラニンが産生される．紫外線β波長（290〜320 nm）は，日焼け，皮膚乾燥，シワ，皮膚癌を進行させるので最も危険である．日光にあたる前に紫外線を防ぐ服や帽子とともに日焼け止めを局所に塗ることが勧められる．

基底細胞癌 basal cell carcinoma や**日光角化症** solar keratosis は成長の遅い皮膚癌で，反復して日光に曝露されることによって生じる．これは悪性ではなく，外科的切除や皮膚移植により治療できる．

悪性黒色腫 malignant melanoma はメラノサイトの腫瘍で，治療しないと死に至ることが多い．悪性黒色腫は日焼けや過剰に日光を浴びた経験と関係があるが，**色素性母斑** pigmented mole あるいはほくろから自然に発生することもある（足底などで）．

皮膚の黄色化は黄疸により，真皮の血液や組織にビリルビンが集積することによる．新生児黄疸では，青色光の光線療法が行われる．これは，青色の光が不溶性ビリルビンを可溶性ビリルビンに変え，真皮や血液から除去され，尿に排泄されることによる．遺伝的変異によって生じる白子は，酵素欠損のためメラニンを産生できない．この結果，皮膚，毛，目の色に影響し，皮膚は白，毛は銀白色，虹彩はピンク色を呈する．

皮膚癌 Skin cancer

欧米諸国において**皮膚癌** skin cancer は最も一般的な癌である．非メラノーマ性皮膚癌 non-melanoma skin cancer の約80%は**基底細胞癌** basal cell carcinoma で，残り20%は**有棘細胞癌** squamous cell carcinoma（SCC）であり，後者はコーカサス人に一般的になりつつある．有棘細胞癌は転移の頻度が高い．紫外線β波長の暴露が主な危険因子で，紫外線α波長（UVA，320〜400 nm）がこの因子に加わる．p53遺伝子を含むDNAの変異が細胞のアポトーシスを抑制し，異常角化により異常な物差し様病変を特徴とする細胞増殖を引き起こす．治療されない場合は，増大を続け腫瘍を形成する．

ビタミンＤ欠乏症 Vitamin D deficiency

適量の日光を浴びることにより，皮膚はビタミンD_3を産生する．ビタミンD_3は肝臓，さらに腎臓で変換され，活性型のビタミンＤとなる．ビタミンＤは実際はビタミンではなくホルモンの一種であり，正常な骨の骨化やカルシウムの恒常性維持に重要である．長期間日光にあたらないで，さらにビタミンＤを含む食事（魚の肝油，卵黄）を摂取しなければ，**くる病** rickets に罹患することがある．市販のミルク製品には基本的にビタミンＤが添加されていて，くる病の発症を防止している．

創 傷 Wounds

創傷 wound や**火傷** burn が起こるとこれに対応して皮膚では治癒が起こる．表面的な切り傷や擦過傷では傷は比較的早く治るが，治癒期間は傷の程度や皮膚年齢により異なる．創傷ではまず血餅が生じ，後に凝固タンパク質と線維芽細胞の混じった**痂皮** scab（いわゆる"かさぶた"）形成が起こる．細菌感染が起こると，死んだ白血球と細菌を含んだ膿ができる．表皮は痂皮の下に再生される．

より深い創傷では，周囲組織より多くコラーゲン線維を含

む瘢痕組織が形成される．瘢痕組織で結合組織が過剰に産生されると，皮膚が硬く盛り上がり"ケロイド keloid"となる．最近のマウスを用いた創傷の実験研究により，創傷治療の再表皮化する皮膚で創傷の中央部で新しい毛包形成が報告されている．これは，修復を伴う治癒（瘢痕組織）は，再生治癒と異なる過程が存在することを示している．

熱　傷 Burns

熱傷は重症度に応じて，表皮内（Ⅰ度），真皮内（Ⅱ度），皮膚全層（Ⅲ度）に分類される．日焼けは表皮内（Ⅰ度）の熱傷で，特別な治癒を要しない．真皮内（Ⅱ度）の熱傷では，皮膚や真皮の一部の破壊があり水疱ができ，時には治癒過程で瘢痕組織を形成する．全層（Ⅲ度）の熱傷では，皮下結合組織も破壊され，重篤な合併症として体液の漏出，感染，皮膚感覚の消失を起こす．この場合，皮膚移植が必要となる．

骨格系 Skeletal tissues

10

骨は最小の重さで生体組織に大きな強度を与える特殊化した結合組織である．骨は支持，保護，運動（筋と協調して働く）の働きをもち，造血組織を含み，カルシウムとリンの貯蔵を行う．成熟した骨は動的な生きた組織で，古い骨は吸収され新しく形成された骨質に置き換えられ常に新しい骨に入れ替わっている．骨折後，骨が再生し修復する能力は明らかであり，瘢痕形成なしに治癒できる組織の1つである．骨は多能性間葉幹細胞の供給源で，増殖・分化し骨髄，血管，脂肪組織，軟骨や骨を形成する特殊細胞など種々の細胞を分化させる．多くの関節では関節表面は硝子軟骨の関節軟骨で覆われている．関節軟骨は，関節運動に際して摩擦のない表面をもつ緩衝器としての働きをもっている．骨と異なり，関節軟骨は再生しないため，損傷や疾患に侵されると**変形性関節症** osteoarthrosis を起こす．

器官としての骨は骨組織（石灰化結合組織），軟骨，血管，結合組織，骨髄および脂肪で構成されている．医学生やコメディカルの学生にとって，骨の構造と機能を理解することは臨床上（骨折の診察や処置，成長異常を知ること，骨の機能に対する病理変化や代謝異常の正確な認識をするために）重要である．

この章では，骨の生物学において，まず成人の骨組織学を，その後，骨の成長機構について学んでいく．骨組織においてよく混乱することは骨と軟骨の関係である．なぜなら多くの骨は（頭蓋骨の多く，顔面骨，鎖骨を除く），胎生期の軟骨原基から形成されるからである．この現象の理解をするには，完成した骨を詳しく知ることが理解を早める．

成人の骨
基本構造 Basic structure

すべての成人の骨は，細胞と神経と血管を含む細胞外基質から構成される．骨形成も同様なパターンで進行する．すなわち，初めにコラーゲンを豊富に含む未石灰化の有機性基質（**類骨** prebone もしくは**骨前質** preosseous tissue）の合成と，それに続いて石灰化骨への変換が起こる．骨の沈着は，コラーゲンが豊富な結合組織もしくは軟骨基質どちらかの土台があらかじめ形成される必要がある．多くの骨は軟骨基質から形成される．

肉眼的には成人の骨は2種類に区別される．**皮質骨** cortical bone（**緻密骨** compact bone, dense bone として知られる）は硬く，一般的に厚く（長骨の筒状の軸部を構成），そして骨重量の80%を占めている．内部の**海綿骨** cancellous bone（**骨梁骨** trabecular bone として知られる）は蜂巣状構造をもち，骨髄で満たされた腔を包みこんでいる．海綿骨は大きな表面積をもつ建築現場の足場に似ている．骨梁の方向は骨に加わる力学的負荷に関係する．基本的構成は図10.1a～cで示す．

骨の構成 Components of bone

骨は重量の約90%を細胞外基質で10%を水で構成されている（図10.2）．

基質の約65%は無機質で，主にリン酸カルシウムの微細結晶が微量のナトリウム，マグネシウム，フッ素，およびほかのイオンを含むヒドロキシアパタイト$[Ca_{10}(PO_4)_6(OH)_2]$の形で存在する．

骨基質の有機成分は骨重量の25%を占め，Ⅰ型コラーゲンと，骨に特有に存在し石灰化に関係する非コラーゲン性タンパク質（**グリコサミノグリカン** glycosaminoglycan とほかの基質タンパク質）である．

線維骨（未成熟骨）Woven (immature) bone

皮質骨と海綿骨は類骨が石灰化して骨へと変化するという共通の構造を示す．胎児の未成熟の骨は方向性のない無秩序なコラーゲン細線維の配列であるが，成熟した骨はコラーゲン細線維が規則的に配列したシートもしくは層板状構造となる．前者のタイプの骨は，**線維骨** woven bone と呼ばれている．線維骨ではコラーゲン細線維の方向性が不規則であったり，方向性が並列でも連続していなかったり，層構造を示さなかったりする（これは時に束もしくは並列線維骨とも呼ばれる）．この配列から**非層板骨** nonlamellar bone とも呼ばれる．線維骨は成長期（特に胎児期）の骨格で形成される．成人では線維骨は，骨折後の治癒過程の急速な骨のリモデリングの際にみられる．未成熟骨は石灰化し，その結果，成熟した層板骨へと置きかわる．

層板骨 Lamellar bone

名称が示しているように，**層板骨** lamellar bone は骨基質

223

成人の骨

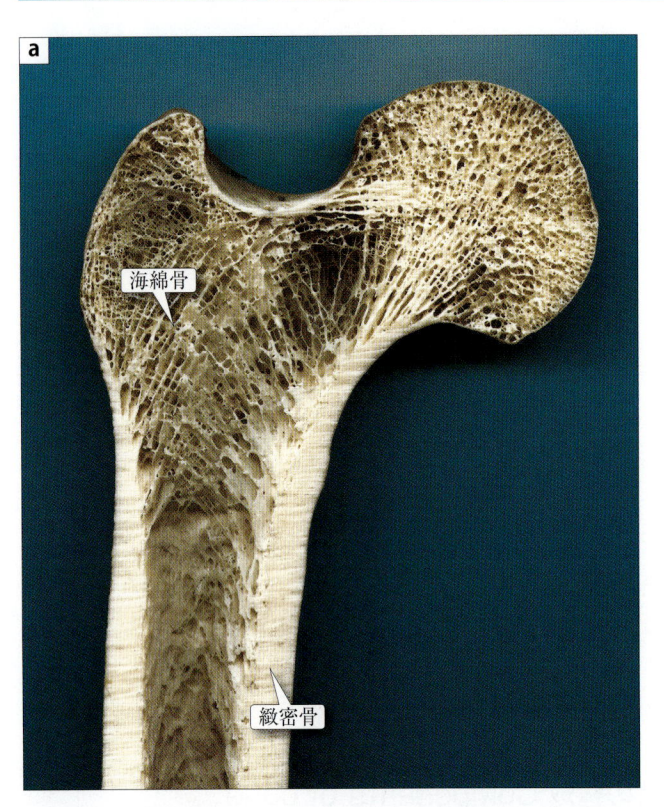

図 10.1a　骨の構築
乾燥した成人大腿骨の前頭断．骨髄腔をもった海綿骨の板および柱の内部構造を示す．海綿骨の骨梁は骨に加わる機械的外力に対して平行に配列している．大腿骨頭や大転子は緻密骨の薄い殻をもっている．大腿骨頸部から軸（骨幹 diaphysis）に沿って，皮質は緻密骨の円筒状の厚い壁からできている．

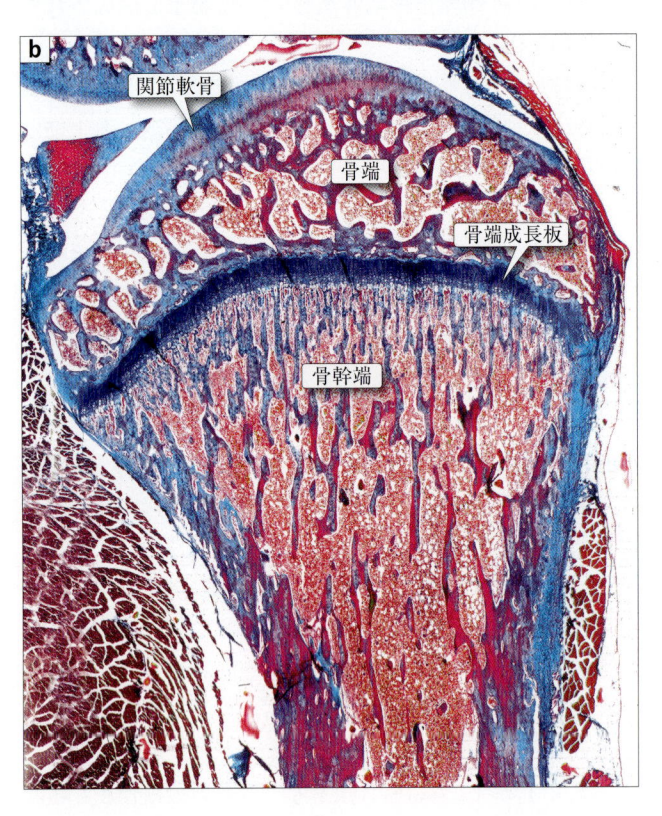

図 10.1b　骨の構築
ラット脛骨の組織像．骨端成長板が骨端と骨幹端を隔てている．内部では，海綿骨が相互に連絡する骨梁を形成し，その間は骨髄で占められている．関節表面は硝子軟骨で覆われている．マッソントリクローム染色，パラフィン切片．×12.

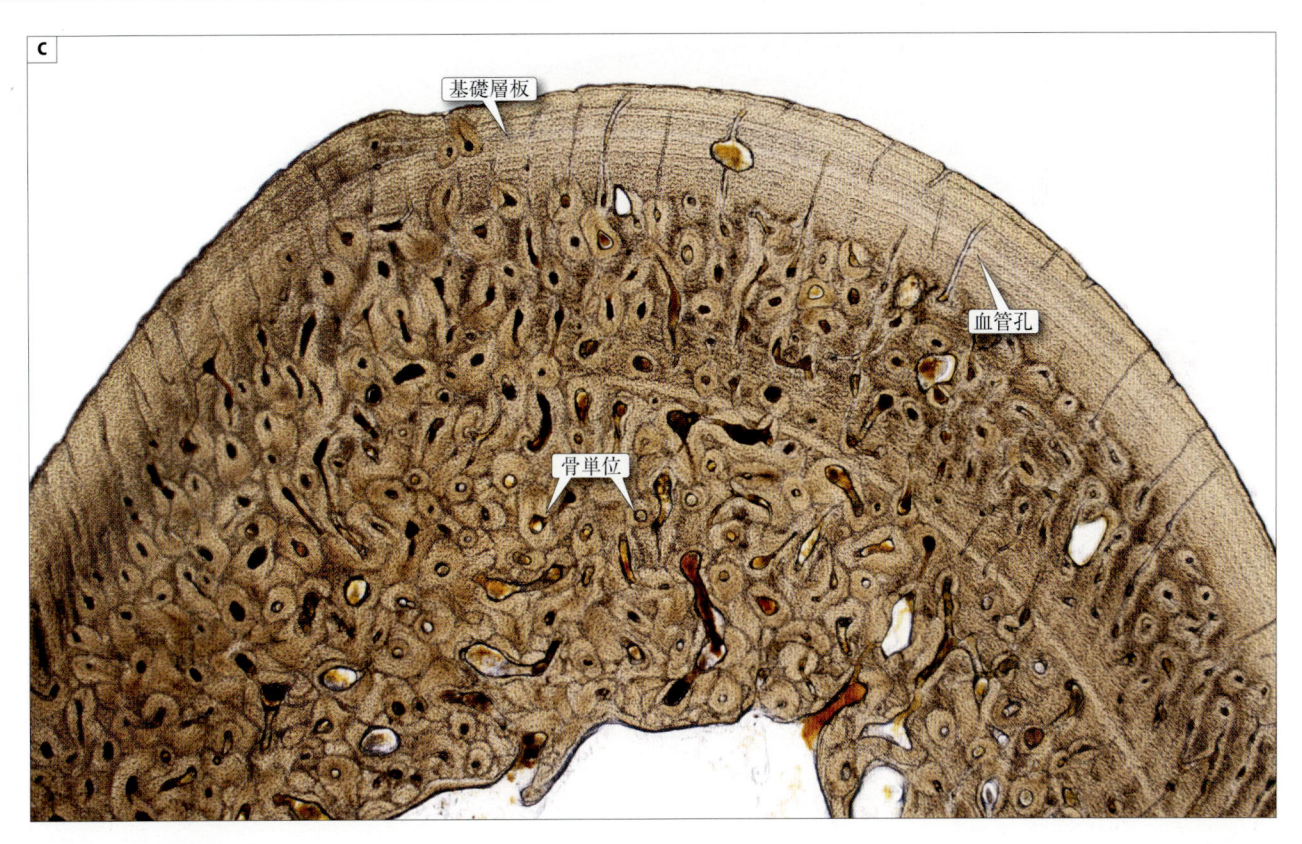

図 10.1c　骨の構築
ホルマリン固定，線維・脂肪組織抽出後の皮質骨の厚さ 200 μm 無染色切片．種々の断面に切られた骨単位（骨組織の円筒）には同心円状の骨層板に囲まれた中心に血管をもつハバース管が存在する．骨組織全体に血液を供給する多数の血管孔が基礎層板をつらぬいて入ってくる．×30．

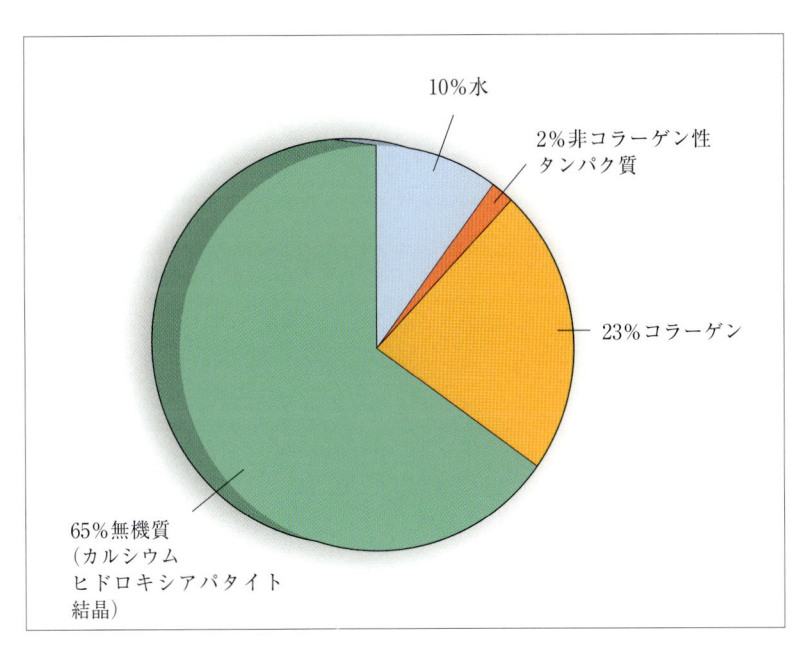

図 10.2　骨の組成
成人皮質骨の重量比．約 25％が有機質，10％が水，65％が無機質である．有機基質の大部分は I 型コラーゲンである．非コラーゲンタンパク質は石灰化の制御，石灰化基質の安定化，あるいは骨吸収に関係する．

成人の骨

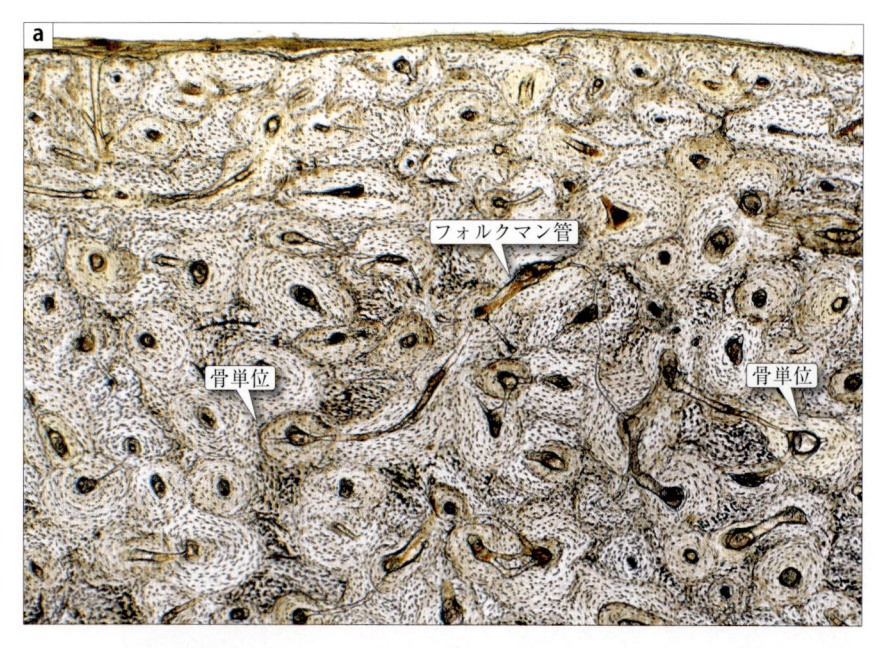

図 10.3a　成人緻密骨
成熟した緻密骨の基本構造ユニットである，骨単位（骨組織でできる円筒）をもつ緻密骨の染色していない研磨標本．骨単位は中央に血管のあるハバース管があり，それぞれの骨単位はフォルクマン管によって連絡している．骨単位の特有の性質は骨基質の中へ多くの骨細胞が包埋されている．×50．

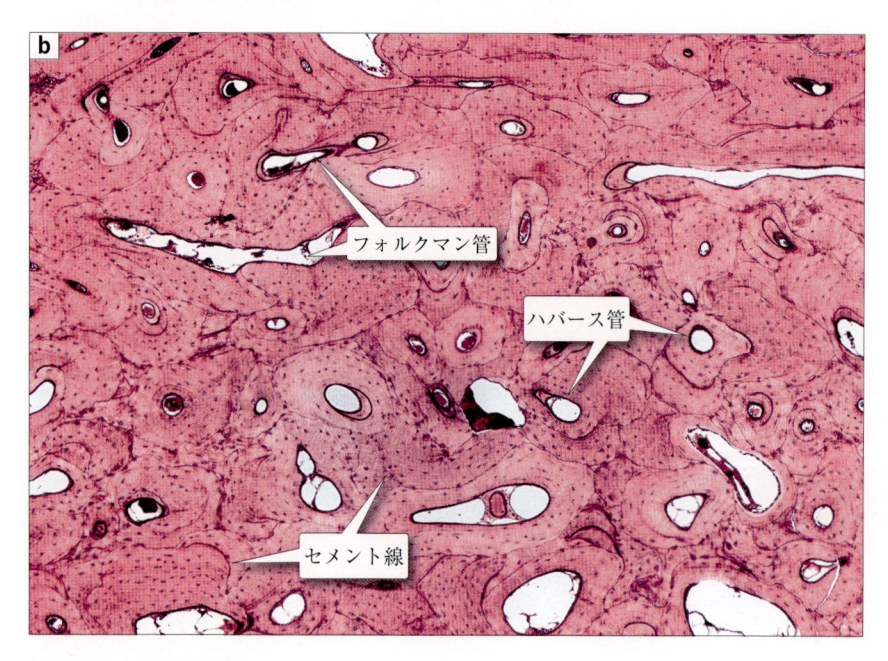

図 10.3b　成人緻密骨
緻密骨の脱灰組織標本．骨単位と骨単位の境界は，通常の骨基質より石灰化しコラーゲンの少ない薄く密なセメント線が観察される．何もない空間は骨単位中央のハバース管とほかの骨単位と結合するフォルクマン管である．骨単位の黒い点には骨細胞が存在する．ヘマトキシリン・エオジン（HE）染色，パラフィン切片．×60．

が規則正しく層板状に配列し，コラーゲン線維が密に集積している．

緻密骨 Compact bone

　緻密骨は長骨の軸，扁平骨や不規則形の骨の表面に存在する（図 10.3a，b）．緻密骨は（主に骨の長軸に平行な）同心円状の石灰化骨基質の層板からなる円筒を形成している．この層構造は木の年輪に似ている（図 10.4a〜e）．層板内に均一に存在する小さな腔には**骨細胞** osteocyte と呼ばれる骨の細胞が入っている．骨細胞の多数の細い突起は，骨基質で取り囲まれる細い小管の中に存在する（骨細胞形態の生理学的重要性は骨細胞の章で述べる）．おのおのの骨筒の中央部には，神経・血管の通る管があり，組織へ栄養を供給する．緻密骨のそれぞれの筒は，**骨単位**（**オステオン** osteon）あるいは**ハバース系** Haversian system と呼ばれる（名称は 1691 年この構造を発見した Havers にちなんでいる）．骨単位は

図 10.4a　コラーゲンの配列
骨単位を作っている個々の同心円状骨層板におけるコラーゲン線維の配列模式図．それぞれの層板ではコラーゲンの方向が異なっており，それゆえいかなる方向から加えられるストレスに対しても大きな抵抗力をもつ．骨単位が作られているとき，最も外側にある層板が初めに形成され，連続的に内側の層板が追加されていく．

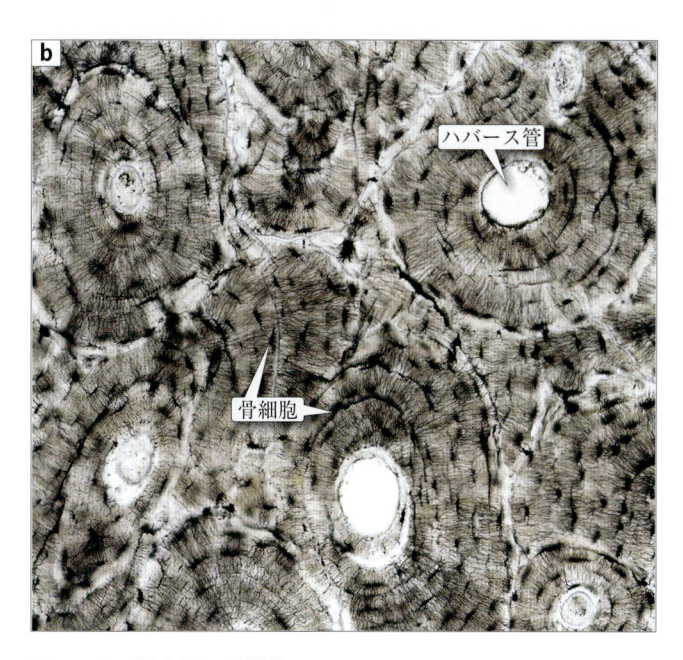

図 10.4b　緻密骨の骨単位
緻密骨の固定，非脱灰標本．中心にハバース管をもつ骨単位を示す．骨細胞の扁平な核は同心円状に配列をし，小さな腔・骨小窩に埋め込まれていることに注意．多くの細い突起が骨細胞から組織の中へ伸びている．骨基質の狭い空間は骨細管と呼ばれ，骨細胞から伸びる細胞質突起を入れている．×165．

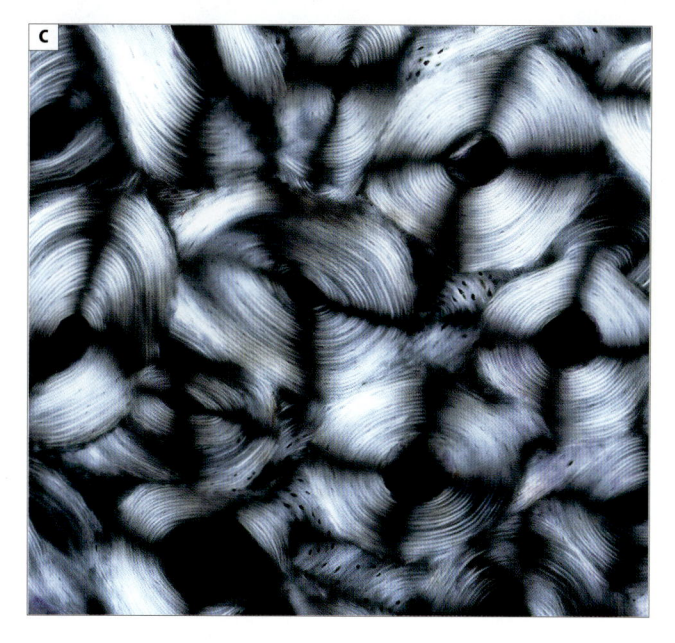

図 10.4c　骨単位の構造
単純偏光で見た非染色標本．それぞれの骨単位の同心円の層板が強調されている．細胞の核は骨単位の中にはみられないが，骨単位と骨単位の間の介在層板がみられる．石灰化したコラーゲンの方向が偏光波によって明暗の相互の輪としてみられる（光の軸に対して横断方向）．黒い輪は光を吸収する方向で，コラーゲンの方向を示している（光の方向に沿って直線方向）．骨基質コラーゲン線維は骨単位の中や骨層板の中で種々の方向に向いている．×165．

成人の骨

一般的に直径200〜250μmで，3〜5mmの長さがあるが，時に10mmやそれ以上のことがある．新生児の線維骨は生後発達で置換されていく．2歳児の大腿骨は大部分骨単位から作られている．

骨の厚さに応じて骨単位の数は多くなり，成人大腿骨幹の中央部断面では皮質骨は1cmの厚さがあり，数千の骨単位から構築される（図10.5）．

骨単位の末端は盲端になり，しばしば4〜5本の分岐をする．これらは骨の長軸に沿って，緩やかにらせん状に配列する傾向にある（図10.6）．この構造的特徴は長管骨の骨折が，らせん状や斜めに起こることと関係がある．成人の骨では，骨の外側の外周を数層の骨層板（ベニヤ板の層のように）が取り巻いている．これらは**外基礎層板** circumferential lamellaとして知られ，骨軸の内側面にも内基礎層板がみられる．

骨単位の分岐パターンは骨単位，骨外周囲や骨髄間にハバース管が連続していくことから明らかである．骨単位と結合する通路は**フォルクマン管** Volkmann's canalと呼ばれる．この管は骨単位へ血液を供給する経路である．フォルクマン管は通常同心円の骨層板に囲まれておらず，この点が**ハバース管** Haversian canalと区別される．

骨単位は永続的なものではなく，**骨リモデリング** bone remodeling（新しい骨の骨吸収と沈着の過程）によって絶えず，置き換えられている．骨単位間には層板の角ばった片がみられ，これは**介在層板** interstitial lamellaと呼ばれている．生涯続く骨の内部再構築により，古い骨単位は部分的に消えていくがその一部は持続的に残存する．成人骨では骨の吸収量は正確に骨の沈着量に一致する．

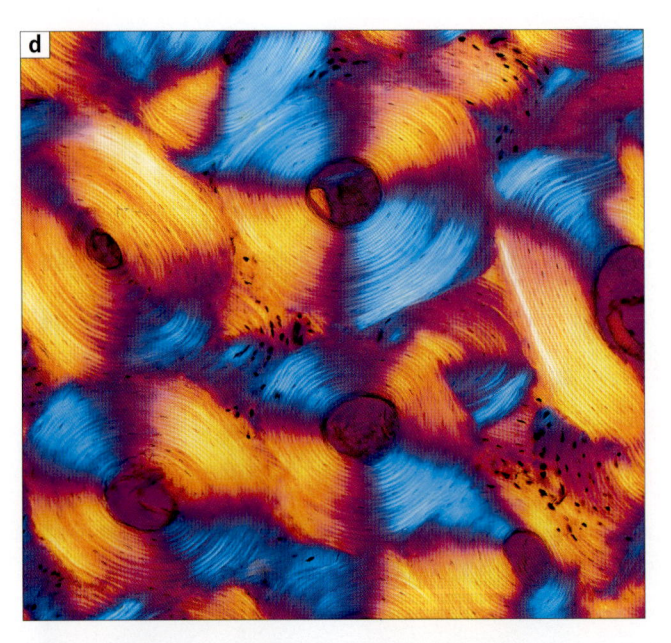

図 10.4d　骨単位のコラーゲン束
標本と分析器の間に530nm色調板を挿入し，偏光で見た骨単位．光の振動方向に並列のとき，石灰化したコラーゲンは黄色に見える．光の振動方向に垂直のときは青色に見える．骨単位におけるコラーゲンの方向は不規則ではなく，緻密骨の強さや硬さに関係する．×200．

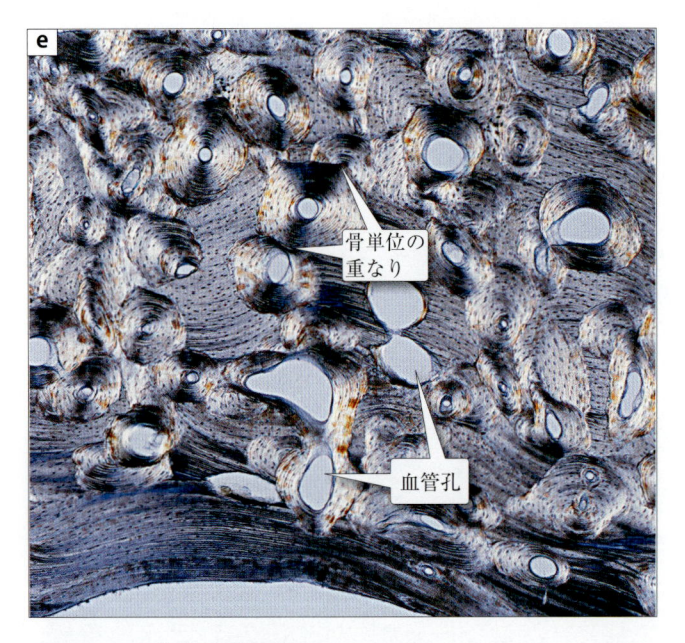

図 10.4e　骨単位と層板骨
骨標本を部分的に交叉偏光で観察した骨単位と介在層板との関係．骨単位がほかの骨単位とごくわずかにしか重ならないことに注意．骨単位は広がりをもって高度に編成はされず，いくぶん不規則な位置に配位されている．骨単位の位置と大きさは，骨の再吸収と再構築により決定される．この過程は正常な骨で起こる．×75．

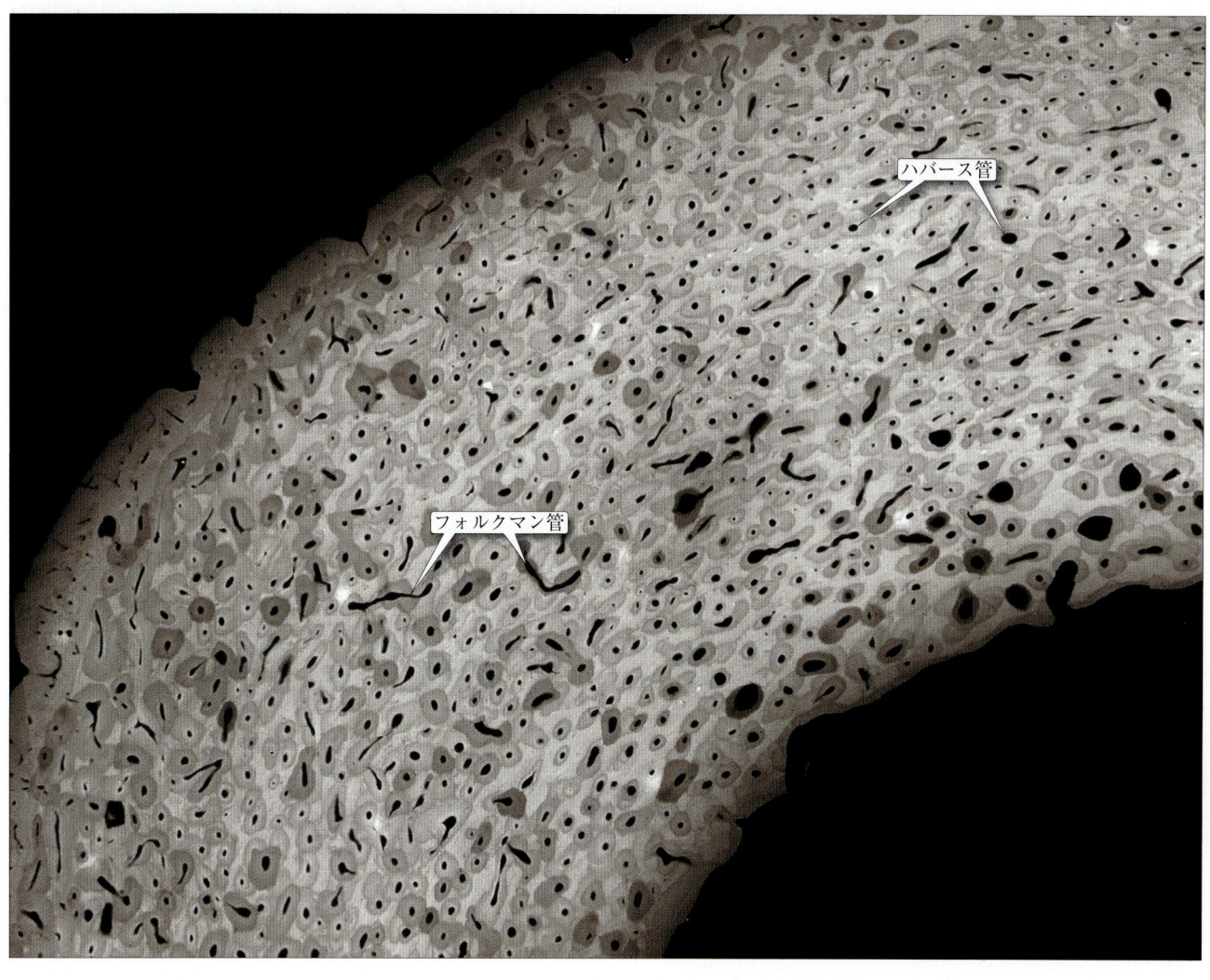

図 10.5　骨単位の個体数
成人大腿骨骨幹中部を 70% アルコール固定し，厚さ 100 μm の切片の微細 X 線像．黒い領域は骨単位のハバース管，フォルクマン管もしくは再吸収によるリモデルされ始めた組織を示している．骨単位は密に集合し，周囲を介在層板で囲まれている．完全横断切片では何万もの骨単位があり，そのほとんどは骨の長軸に対して並列に配列している．× 20.
（Courtesy S. Feik, D. Thomas, J. Clement, School of Dental Science, University of Melbourne, Australia.）

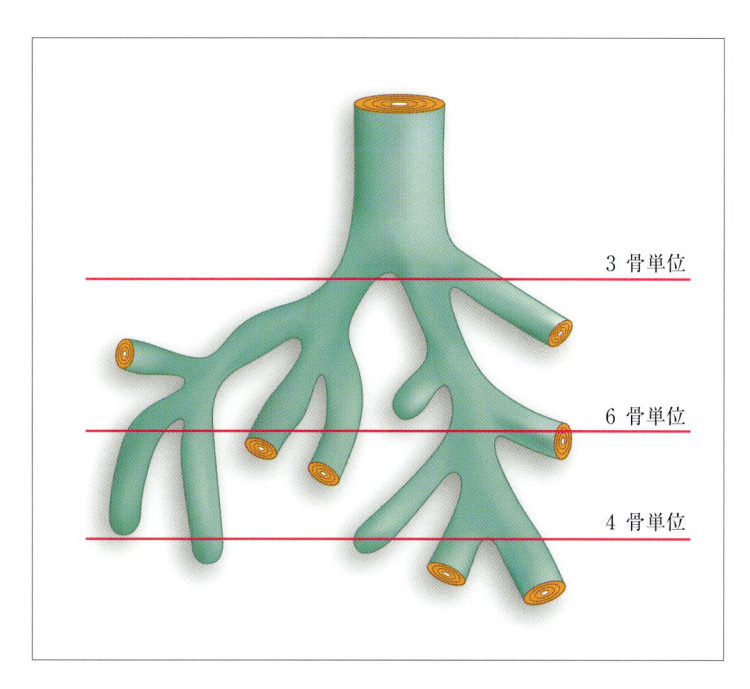

図 10.6　骨単位の分岐
個々の骨単位は，木の根のように多く枝分かれし，からみ合っている．したがって，異なる切断面では，観察される骨単位の数が異なっている．骨単位の中には盲端で終わるものや，骨単位以外の血管の通路に終わるものもある．動物の種類や骨の種類によって，骨単位のグループは，骨の長軸方向に沿って縦走したりらせん状に走行したりする．この配列によって厚い横断切片では，骨単位が円形に見えたり楕円形に見えたりする．

海綿骨 Cancellous bone

　海綿骨は，スポンジ状の梁（はり）の形をした骨で，緻密骨よりも軽く，不規則な構造をしている．海綿骨は**骨梁** trabeculae と呼ばれる柱や板状の骨基質からできている．骨梁は一般的に厚さ 100～300 μm で，おのおのが 300～1,500 μm，離れている（図 10.7a, b）．海綿骨の基質はしばしば並列の配列をするので，緻密骨の同心円構造とは異なっている．

　海綿骨は穴が多く，容積の約 80％は**骨髄** bone marrow で満たされた穴で占められる．多くの骨梁と骨梁同士を連結する橋状構造が海綿骨の特徴で，体積を最小にするのに役立つ．しかし海綿骨の上にかかる破壊的な力に対して，相当な抵抗力をもっている（図 10.8a, b）．海綿骨で骨単位の残骸が中心管を欠く骨梁へとリモデリングされることがある．これは

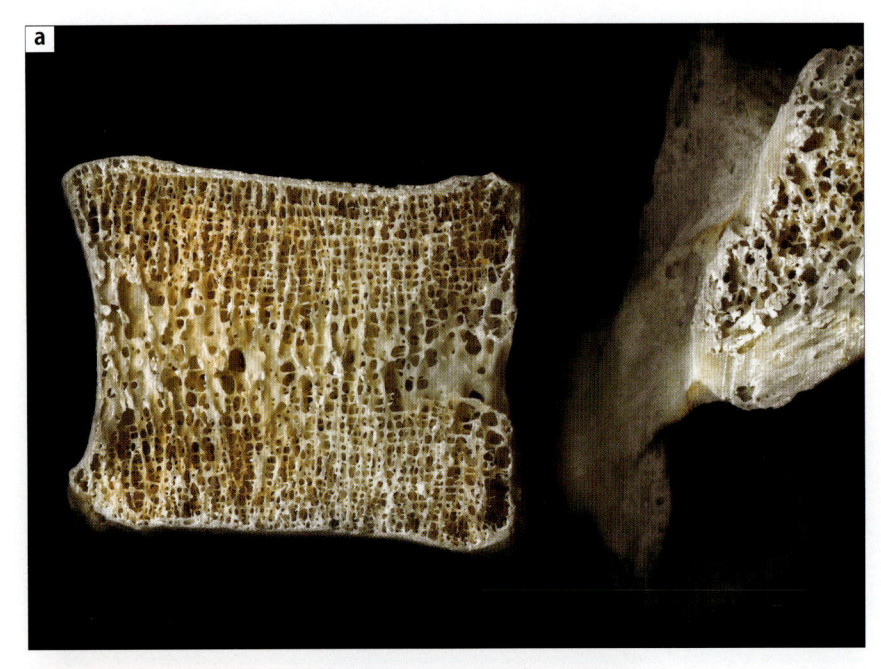

図 10.7a　海綿骨
ヒト仙骨椎体の矢状断面．長管骨と異なり骨髄のある皮質緻密骨は主にスポンジ状の骨でハチの巣に似ている．穴の多い構造は骨の重量を減少させるが，強さは保持する．この構造は造血組織の容器となる．骨粗鬆症のような骨の少ない状況では，海綿骨の骨梁は薄くなり，数も減る．その結果，圧迫骨折が起こる．

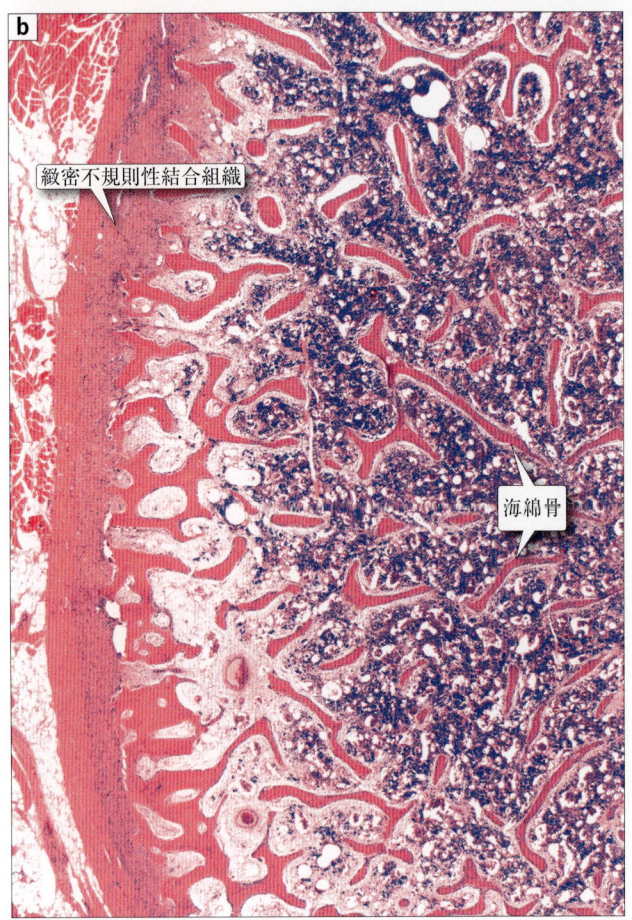

図 10.7b　海綿骨の骨梁
海綿骨の骨梁の特徴を示す成長中の肋骨組織標本．骨髄は間の空間を占める．骨梁の骨は層板ではあるが，骨基質の中に血管が入らないことによって骨単位がない．したがって，海綿骨への栄養の供給は骨梁の厚さによる．HE 染色，パラフィン．× 30.

おそらく機械的負荷が加わって，基質が歪むことにより骨のリモデリングが起こった結果生じたものであり，層板構造は不規則になる．一般的なルールとして，血管が骨梁を貫通することがないので，海綿骨は真の骨単位を欠く．

骨膜と骨内膜 Periosteum and endosteum

骨膜 periosteum は，関節表面や腱や靱帯の移行部を除く骨の外表面を覆う血管豊富な結合組織の層である．骨膜は血管や神経が骨組織および骨髄へ通じるルートである．骨膜は表層の線維性要素と骨と接する内部の骨原性層からできている．骨膜は個々の骨の大きさやタイプによって，繊細な疎性結合組織の薄板もしくは密な線維性の膜である（図 10.9a，b）．両方とも骨から剥がれるが，骨との境界部はシャピー線維 Sharpey's fiber と呼ばれるコラーゲン線維束によって

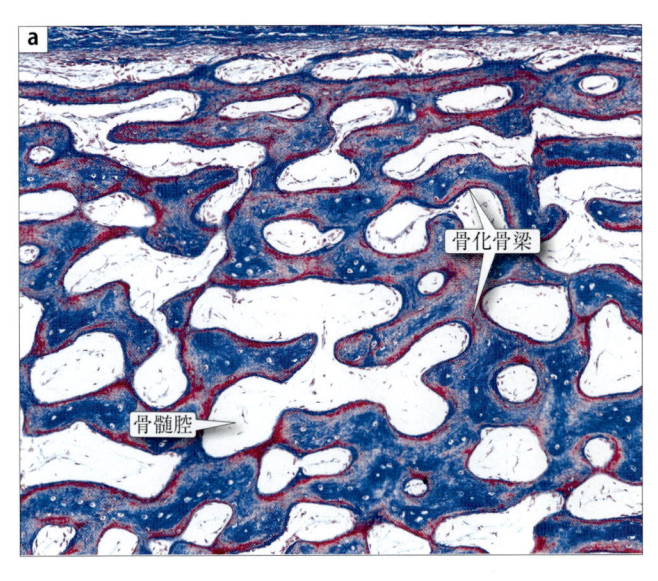

図 10.8a　海綿骨の強さ
成人の海綿骨で，十分に発達した骨梁は密な緻密骨に比べ重さを軽くした構造をもつが，しかし機械的な負荷に対して抵抗力は保持される．青く染まった中心部は骨細胞に覆われ十分に石灰化した骨，赤く染まった表層部は完全には骨化せず，新たに骨が沈着している部位を表している．骨髄の腔は内容が組織作製の過程で取り出されている．HE/アルシアンブルー染色，パラフィン切片．×60．

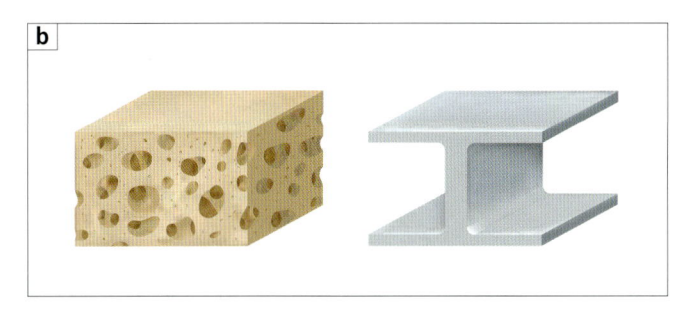

図 10.8b　海綿骨の強さ
海綿骨の構造は鋼鉄の梁と比較することができる．硬さがある一方，この骨の構造は固形の塊からできている類似の物よりも重量が軽い．

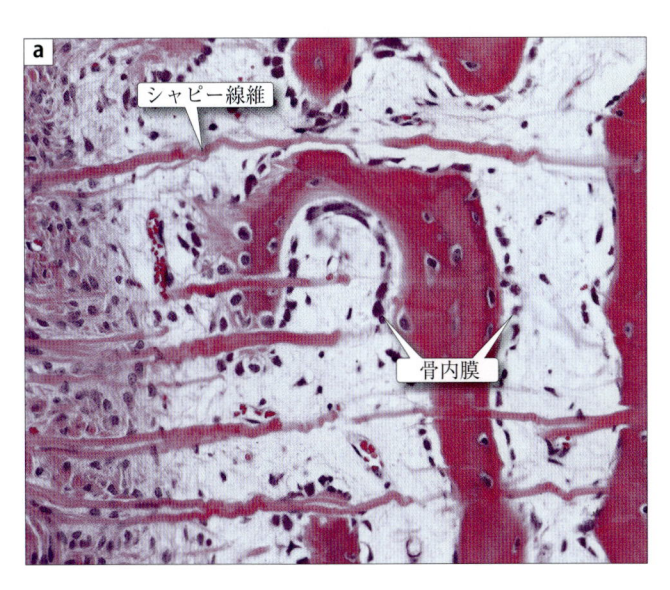

図 10.9a　骨膜と骨内膜
骨膜の骨への付着はシャピー線維によって強化されている．シャピー線維はベニヤ板に釘を打つように深部の骨へ進入している．骨原性細胞の列が骨の輪郭を縁取り骨内膜を構成する．必要に応じて骨内膜細胞は骨芽細胞の源となり，新しい骨を生み，先行する骨の表面へ層を重ねる．HE 染色，パラフィン切片．×200．

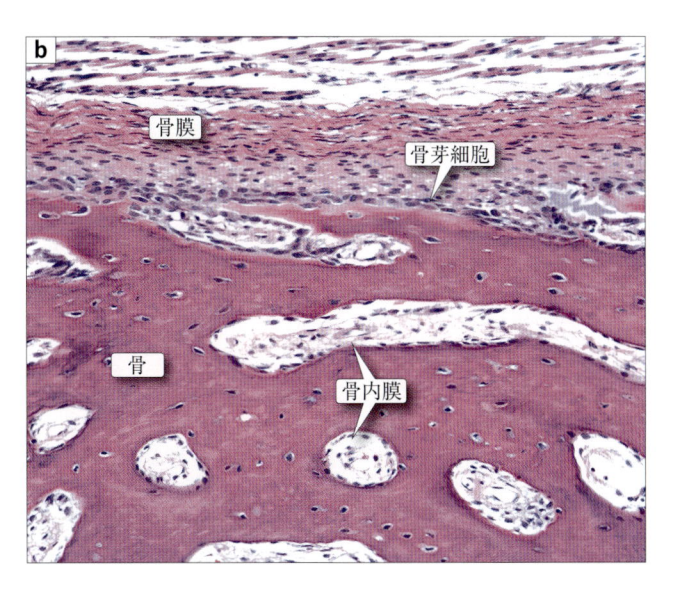

図 10.9b　骨膜と骨内膜
骨膜は外側の線維層と内側の細胞層で構成され，いずれも血管と神経が分布している．骨との境界には骨芽細胞と破骨細胞の列が存在する．骨芽細胞が骨を増やし，破骨細胞がそれを吸収する．これによって原型形成（形態形成）とリモデリング（内部構築）が進む．骨組織の中にある空間は骨内膜により縁取られる．HE 染色，パラフィン切片．×110．

成人の骨

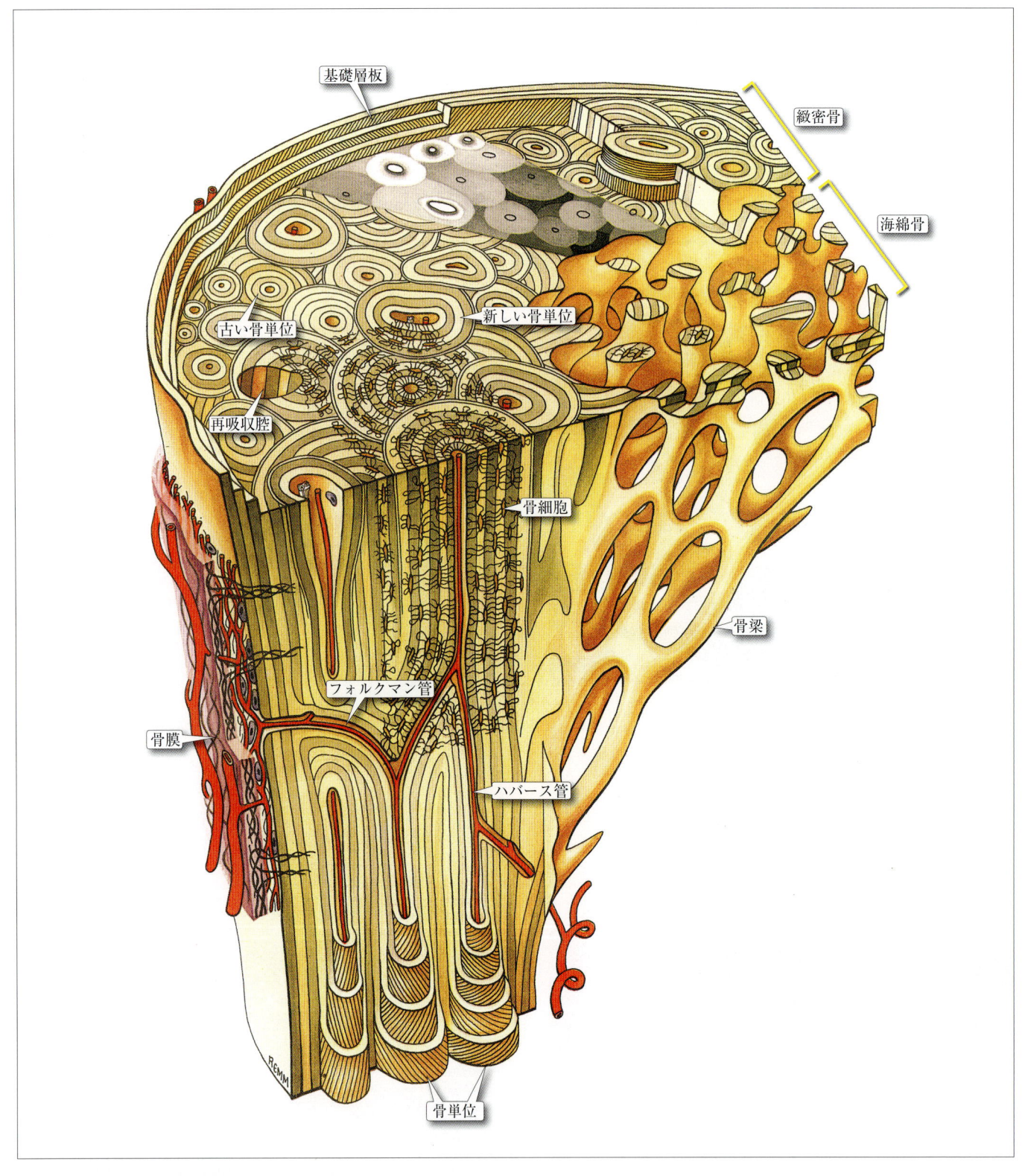

図 10.10　成熟層板骨の組織構造
絵は緻密骨と骨梁（海綿骨）の領域を含んでいる．横断面の中央灰白部分は，微細 X 線像を模倣し，この像の密度は石灰化の変化を反映している．骨単位の一般的構築，骨小腔の分布，ハバース管とその内容，骨吸収管 resorption cavity, 骨層板化の構造的基礎を示す概観に注意．（Reproduced with permission from Gray's anatomy: the anatomical basis of clinical practice, 39th edn. Susan Standring, editor-in-chief, Churchill-Livingstone, Edinburgh, 2005.）

種々の程度で固着されている．これには骨組織へ数 mm に及ぶものもある．**骨内膜** endosteum は内表面にあり，ハバース管を含んでいる．骨内膜は骨膜に比べ薄く，より細胞が存在する．骨膜および骨内膜には**骨原性細胞** osteoprogenitor cell および**骨被覆細胞（骨壁細胞）**bone-lining cell が存在する．これら細胞は骨芽細胞系譜の骨形成細胞の幹細胞として働く．

成人骨の包括的形態
Generic morphology of adult bone

上述したすべての特徴を合わせ成人骨組織の像を模型的に示す（図 10.10）．

骨細胞の構造と機能

成人骨に含まれる細胞はその局在と機能により下の4種類に分類される．

- 骨原性細胞——自己複製する前駆細胞もしくは骨形成細胞へと分化する細胞
- 骨芽細胞——類骨【訳注："前骨"基質】を分泌し，その石灰化を制御する骨形成細胞
- 骨細胞——骨芽細胞が変化して新しく形成された骨質に埋め込まれた細胞
- 破骨細胞——骨質を吸収するマクロファージ系細胞

これらの細胞は色々な方法で相互作用し，それらの機能は健康的な骨組織の維持に主要な役割を果たすために調和されている．骨は形成と吸収することによって組織の重要な入れ換えが行われる動的臓器で，骨芽細胞，骨細胞および破骨細胞の機能が空間的・時間的に結びつき調節される．これらの細胞は集合して**骨機能単位** basic multicellular unit（BMU）を形成する．BMU は骨格の端から端まで非同期的に起こる骨リモデリングの場所である．リモデリングにおける BMU の役割について後で説明する．

骨原性細胞 Osteoprogenitor cells

骨原性細胞は骨や骨髄の間葉細胞で，骨新生の際に骨芽細胞へ分化する．骨の新生が必要ないとき，この細胞は静止し骨被覆細胞（骨壁細胞）と呼ばれる．この例として，骨被覆細胞（骨壁細胞）は骨の外周を取り巻く線維層である骨膜や骨髄腔に面する内側表面の骨内膜に存在する．これらは線維芽細胞に類似し，**骨膜細胞** periosteal cell もしくは**骨内膜細胞** endosteal cell と呼ばれる．骨内膜の骨被覆細胞は骨表面に並列するコラーゲン線維に付随している．骨原性細胞は骨折後，成長中あるいは骨成長の種々の病気のときに活性化される．

骨芽細胞 Osteoblast

骨芽細胞 osteoblast は骨原性細胞に由来し，骨膜と骨内膜の表面を覆い，非石灰化の類骨基質を産生する単層の立方形の細胞層を作る．類骨は骨折や成人骨のリモデリングに反応して，成長に新しい骨が必要となったときにのみ特定の骨表面に沈着し並列に配置する（図 10.11，図 10.12a，b）．類骨の基質は I 型コラーゲンとプロテオグリカン，糖タンパク質，および骨特異性タンパク質を含む非コラーゲン性基質タンパク質からなる．

骨芽細胞は類骨から石灰化骨への転換を制御する．線維骨の形成は層板骨よりも速く，類骨は数日間で石灰化する．

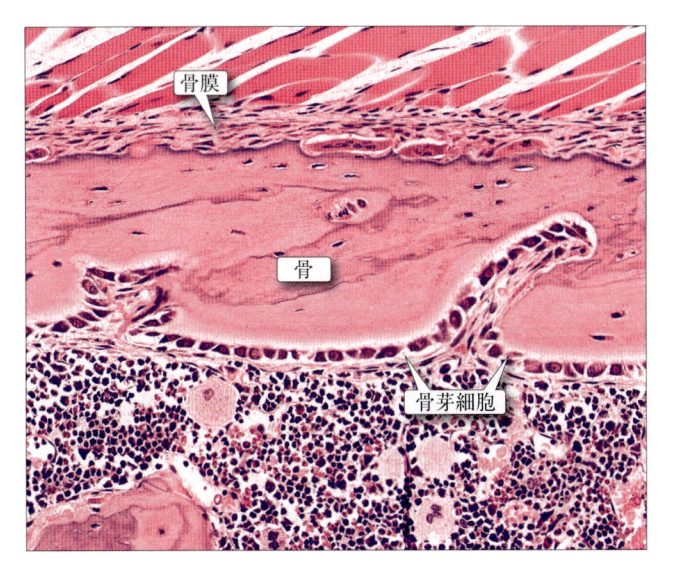

図 10.11 骨原性細胞もしくは骨被覆細胞（骨壁細胞）
これらの細胞は間葉系起源で，骨基質を産生する骨芽細胞へと分化する．静止時にはこの細胞は骨膜深部で小型の線維芽細胞タイプであり，骨髄由来の破骨細胞と共存している．骨内膜表面に沿った上皮様細胞の列は活性化した骨芽細胞で細長い骨原性細胞に交じって存在する．HE 染色，パラフィン染色．× 190．

しかし，成人の場合，完全な石灰化には100日以上が必要とされている．骨芽細胞は直径100 nmの基質小胞を分泌する．基質小胞はカルシウム結合タンパク質（**アネキシン** annexin，**ホスファチジルセリン** phosphatidyl serine）が豊富でホスファターゼ（**アルカリホスファターゼ** alkaline phosphatase，**ピロホスファターゼ** pyrophosphatase）を小胞内もしくは小胞膜にもっている．このときには基質小胞はまだカルシウムを含んでいない．新たに形成された類骨基質へ向かっての極性化した基質小胞の放出が石灰化の非規則的開始を確かにしている．ミネラル結晶形成の第1相では，カルシウムイオンおよびリン酸イオンが小胞内に集積する．その結果，非結晶ミネラルリン酸カルシウム（$CaPO_4$）が沈殿し，その後不溶性のヒドロキシアパタイト結晶へと変化する．第2相はこの結晶によって基質小胞が破れたときに始まる．これにより，リン酸カルシウムが細胞外液にさらされることになり，アパタイトに関して過飽和になる．このことによりさらに結晶の核形成が起こり，類骨のコラーゲンと接触することによってさらに促進される．この類骨のコラーゲン線維が核となり，新しいアパタイト結晶へ向かうことになる．類骨が石灰化して骨になるとき，基質中のコラーゲンの比率は減少し（乾燥重量で30％から20％へ）ほかの基質タンパク質も減少（10％から1％へ）するが，ミネラル（カルシウム塩の形をとる）は10％から65％へと増加する．層板骨の形成に際して，類骨の形成から石灰化まで10〜15日を要する．石灰化完了までにはさらに数ヵ月かかる．骨形成が休止するまでに骨芽細胞は骨細胞ないし骨被覆細胞（骨壁細胞）になる．

骨細胞 Osteocyte

骨細胞は，骨芽細胞が石灰化した基質中へ埋め込まれたもので，最終分化細胞として数年，ときに数十年とどまる．骨細胞が骨質中へ占める空間を**骨小腔** bone lacunaと呼び，皮質骨の層板中に同心円状に配列する．しかし，層板性海綿骨では不規則に配列する．

骨細胞から伸びた細胞質突起は骨小腔から周囲の骨へ放射

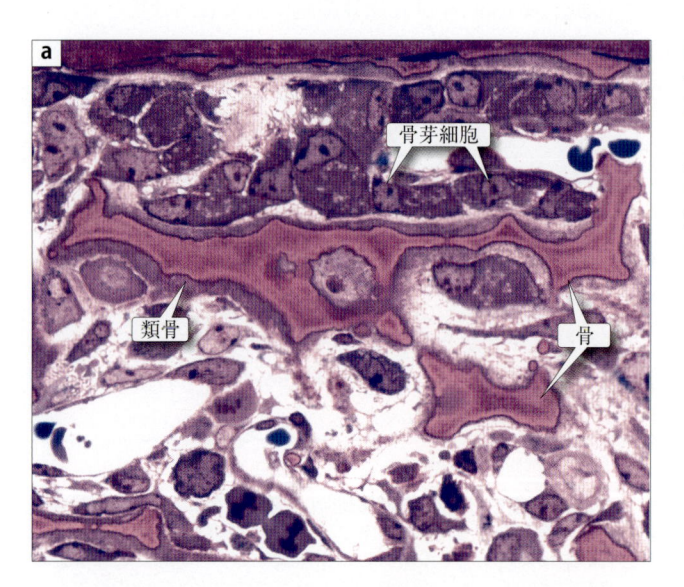

図10.12a　骨芽細胞
骨芽細胞は先に存在する骨に密接し，骨芽細胞が分泌する類骨の継ぎ目（非石灰化基質）によって境界される．類骨がどのような均等な厚さをもつか，また初めのうちは低いミネラルの含有なので，石灰化した骨と比べ異なる染色性を示すことに注意．類骨の継ぎ目は骨と接する面で進行的に石灰化していき，反対面では新しい類骨基質が追加されていく．骨芽細胞はリン酸カルシウム（$CaPO_4$）の集積と成長により類骨の石灰化へ導いていく．トルイジンブルー染色，アラルダイト切片．×570.

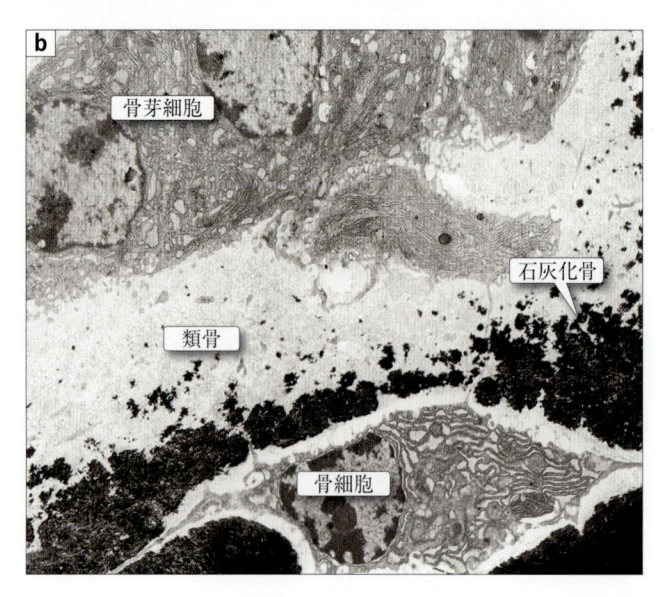

図10.12b　骨芽細胞の超微構造と石灰化の前線
粗面小胞体が詰まった骨芽細胞が類骨を分泌している．石灰化する類骨の中へ埋め込まれるであろう細胞の一部が類骨で覆われている．この細胞が骨細胞となり，数ヵ月もしくは数年ここにとどまる．石灰化骨は非常に電子密度が高い．骨芽細胞から分泌される基質小胞（見えない）に由来するミネラルの核や結晶化に相当する個々のスポットがみられる．×4,700　(Coutesy Pavelka M and Roth J. Functional ultrastructure. Vienna: Springer-Verlag, 2005.)

10 骨格系

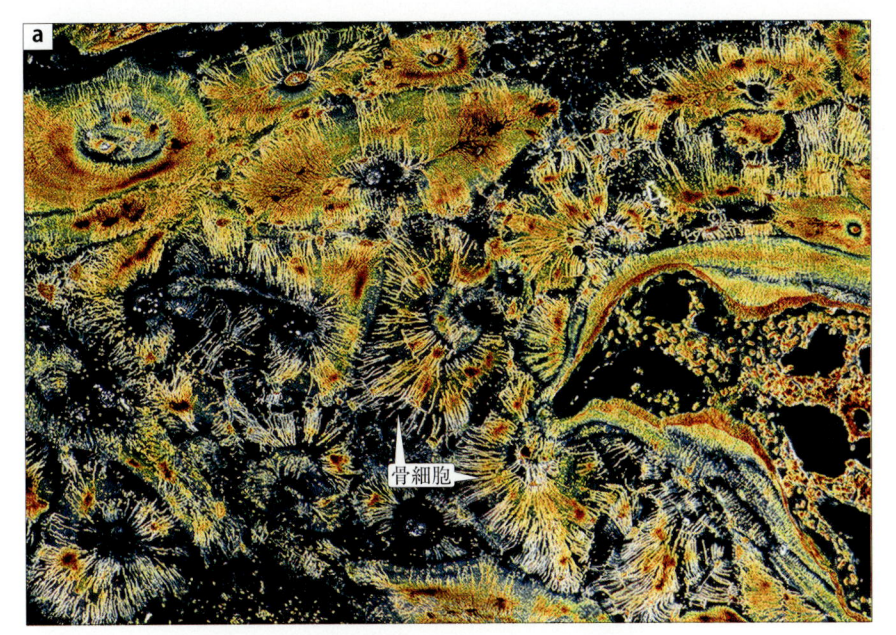

図 10.13a　骨細胞
緻密骨の銀染色研磨標本の暗視野顕微鏡像．この光学技術により，骨細胞の薄い細胞質の広がりがより巨大な表面領域をもつことがわかる．この配列の1つの目的は，この薄い細胞質が通過する骨基質とその領域を浸す細胞外液とのインターフェースを供給している．骨は血管の豊富な生体組織なので，骨細胞は血液中のカルシウムとリンの濃度維持のメカニズムに関与し，骨へのカルシウムとリンの蓄積はバランスが保たれている．骨細胞への血液の供給はハバース管を通じて行われる．×100.

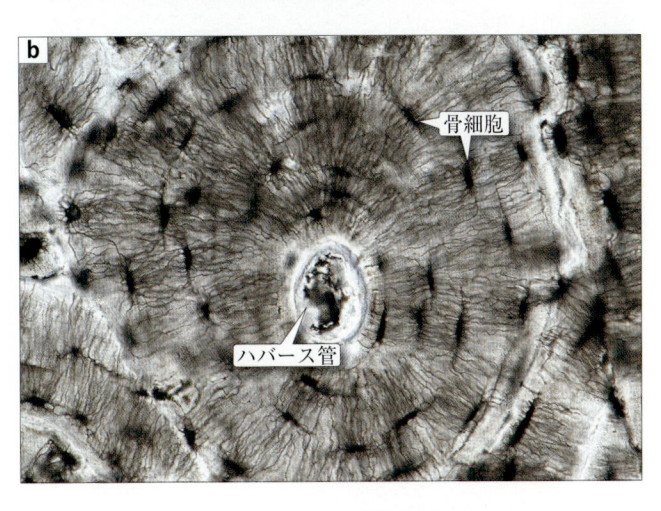

図 10.13b　骨細胞
密な数層の輪に取り囲まれているハバース管をもった骨単位の非染色研磨標本．扁平状の骨小腔には骨細胞が閉じ込められている．細い骨細管が骨小腔から放射状に広がり，ハバース管へつながり相互連絡している．×280.

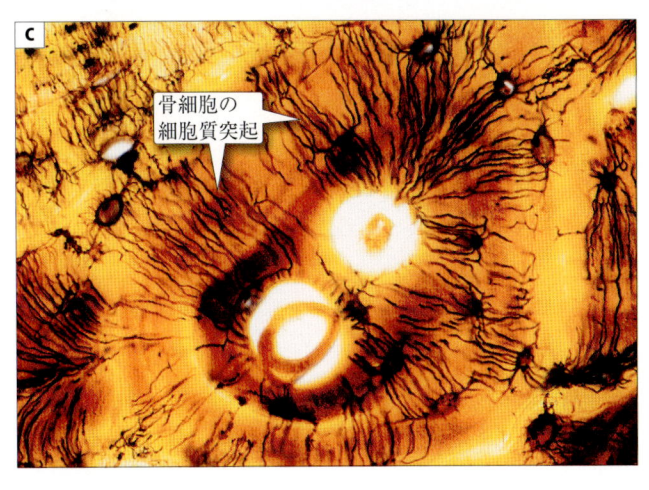

図 10.13c　骨細管
組織を銀塩液に浸した後の緻密骨の組織標本．骨小腔と骨細管の銀染色．これらはハバース管の中心血管腔と連絡している．血液からの組織液はこの細管系を通じて骨単位のすべての部位へ入ることができる．この骨細管の中には骨細胞のギャップ結合で連絡した細胞質突起が入っている．銀染色，パラフィン切片．×360.

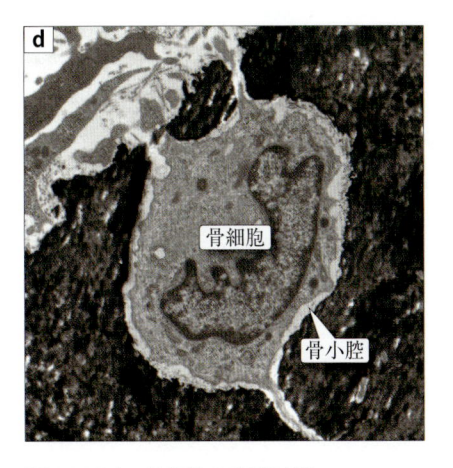

図 10.13d　骨細胞の超微形態
骨細胞は骨小腔と呼ばれる狭い空間によって骨基質から分離している．骨細管中に薄い細胞質突起がみられる．細胞質突起の終末はギャップ結合を介して近接する骨細胞からの細胞質突起と結合している．骨細管や細胞質突起は生きた骨細胞とハバース管から供給される栄養と生理学的調節に適した構造になっている．×8,000.（Courtesy A Pierce, Dental School, University of Adelaide, Australia.）

状に出る薄いトンネルである骨細管の中へ伸びている（図 10.13a～d）．隣接する骨細胞の骨細管は中心管の細胞外液へ連なる液体を含む連続的な溝となっている．

層板骨の栄養供給はハバース管（中心管）や骨膜および内骨膜の血管から行われる．隣接する骨細胞の細胞質突起はギャップ結合で連絡し，そこでイオン交換をしている．

骨細胞はイオン－栄養交換作用を介して骨基質の構成成分を調節する機械受容細胞と考えられている．それゆえ，骨細胞は副甲状腺ホルモンやビタミンD誘導体の効果を介して血清カルシウムやリン濃度の維持をしている．カルシウム交換に関与する骨細胞－骨細管系の全表面積は300～500 m^{2}である．

老化や血液供給の低下により，骨細胞は死んでミネラルで置き換えられる（micropetrosis）ので，骨はもろくなっていく．これらは破骨細胞の吸収作用を介してリモデリングされるために破壊される．

破骨細胞 Osteoclasts

破骨細胞 osteoclast は大型で（直径40 μm以上），石灰化基質を分解する多核の貪食細胞である．破骨細胞は造血系の前駆細胞に由来し，骨形成系細胞とは無関係である．破骨細胞が骨を吸収するために，どの骨の表面を標的にするかという機構が存在する．これはBMUの機能の1つであるが，機械的力，骨細胞の回転，ホルモン（例：副甲状腺ホルモン），サイトカインや局所因子によって活性化される．微細なヒビ割れや機械的負荷の減少があったとき，骨内膜の骨被覆細胞（骨壁細胞）は**マトリックスメタロプロテナーゼ** matrix metalloproteinase による骨内コラーゲンの消化を取り消す．破骨細胞はこの部位へ補充され，**ポドソーム** podosomeと呼ばれるアクチン依存性細胞接着構造を介して骨に付着する．足のようなポドソームは，岩に粘着する笠貝（カサガイ）のようなある種の軟体動物類似の密な輪状のシールを形成する．破骨細胞と骨の間の境界面は骨吸収の場であり，**ハウシップ窩** Howship's lacuna（図10.14a～d）として知られている凹みを作っている．骨の侵食は脱石灰化から始まり，破骨細胞によるハウシップ窩の酸化によって起こる．破骨細胞は二酸化炭素と水から炭酸を合成する．炭酸は重炭酸とプロトンに分解される．プロトンは細胞膜を通してハウシップ窩へ移動し，細胞外腔をpH 4～5へと傾け，ここで骨のアパタイトは分解される．ミネラルの消化の後，有機基質が露出され，破骨細胞によって分泌されるリソソーム，カテプシンKやメタロプロテイナーゼによって分解される．ハウシップ窩の穴堀りが終わると，破骨細胞は新しい場所へ移動するか，アポトーシスを起こす．

海綿骨では骨梁にできた腔が新しい層板で置き換えられる．皮質骨では破骨細胞が骨の中にトンネルや吸収管（直径

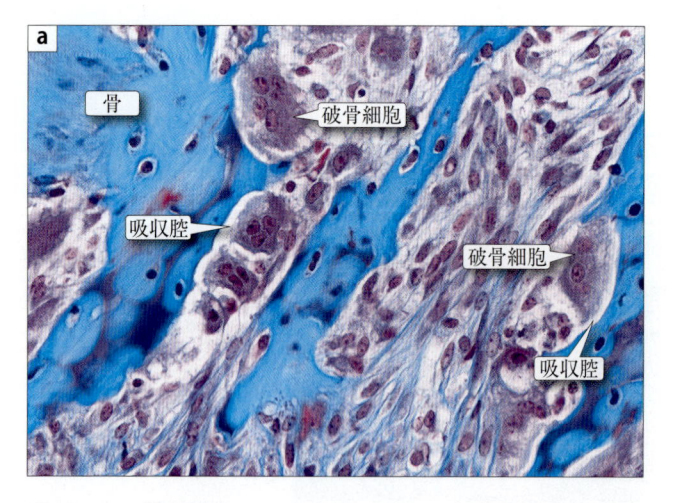

図10.14a　破骨細胞
貪食細胞の1つとして，破骨細胞は骨髄の単球系譜に由来し，骨前駆細胞と区別される．破骨細胞は骨と接する位置（骨化軟骨）や活動性が高まり前駆細胞が融合して多核になることにより区別される．破骨細胞と骨の間はハウシップ骨吸収腔（ハウシップ窩）である．ハウシップ窩で骨のミネラルや有機物が破骨細胞により分解される．マッソントリクローム染色．パラフィン切片．×350．

約200 μm）を形成する．この管の内部には血管や骨形成細胞が存在する．トンネルは周辺から内部の毛細血管へ向かって順に層板骨で埋められ，新しい骨単位が形成されていく（後述のリモデリングの項を参照）．

骨芽細胞－破骨細胞伝達
Osteoblast－osteoclast communication

破骨細胞と骨細胞の活性は，骨吸収が正常に新しい骨の沈着に続いている時は調和が取れている．それゆえ骨量は一定に保たれている．破骨細胞新生は骨芽細胞により産生される2つのサイトカインである **RANK のリガンド分子** receptor activator of nuclear factor-κB ligand（RANKL）と**単球コロニー刺激因子** monocyte-colony stimulation factor（M-CSF）に依存する．M-CSFは破骨細胞前駆細胞の増殖を調節し，RANKLは破骨細胞前駆細胞上に活性化するRANKによる破骨細胞分化を直接調節する．

副甲状腺ホルモン（パラトルモン；上皮小体ホルモン）とビタミンD誘導体は骨吸収を促進し，一方，**カルシトニン** calcitonin は，破骨細胞の活性化を直接的にあるいは骨芽細胞による局所相互効果を介して抑制的に働く．レプチン（脂肪細胞により産生されるタンパク質ホルモン）は視床下部に働き，骨芽細胞－破骨細胞 RANKL/RANK 経路を活性化する交感神経を介して骨吸収を刺激する．反対に最近の研究によって，レプチンと交感神経トーン（基本的神経活動）は骨

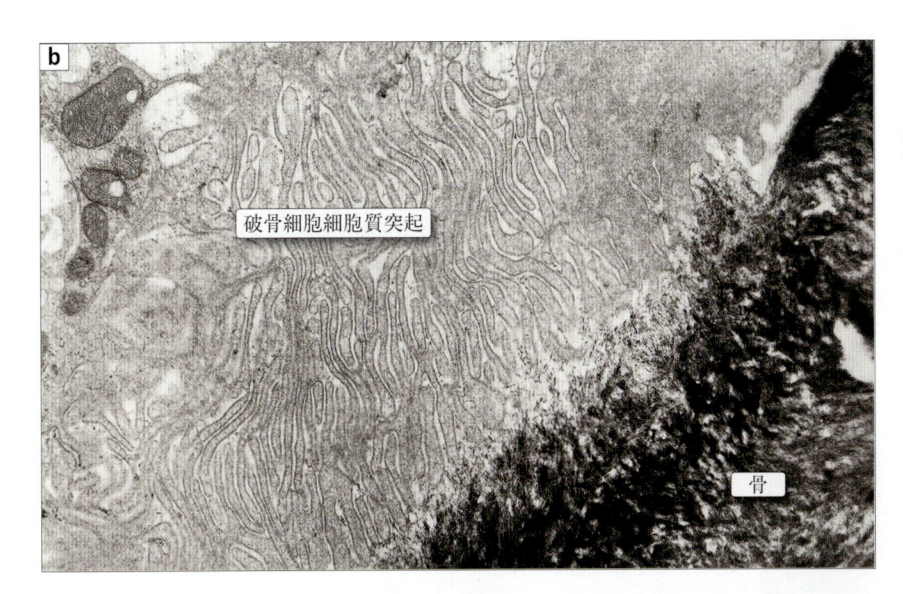

図 10.14b　吸収腔中の破骨細胞細胞質の電顕像
典型的な"波状 reffled"膜を示す．破骨細胞はミネラルを溶解するために酸を膜から放出する．この膜には骨の有機構成物を消化するためにリソソーム酵素が配列している．明帯には豊富なアクチンフィラメントがあり，骨への破骨細胞のリング状接着として吸収腔を境界している．× 15,000．（Courtesy Pavelka M and Roth J. Functional ultrastructure. Vienna: Springer-Verlag, 2005.）

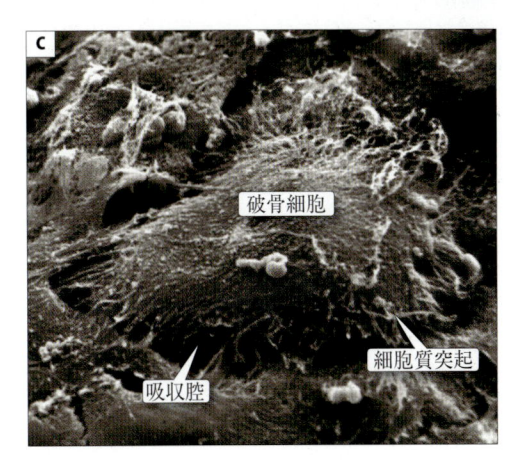

図 10.14c　波状の膜をもつ破骨細胞
破骨細胞の走査型電子顕微鏡像．腹側表面は波状膜が周囲を取り囲んでいる．この深部は骨表面のハウシップの吸収腔となる．× 1,000．（Courtesy A Pierce, Dental School, University of Adelaide, Australia.）

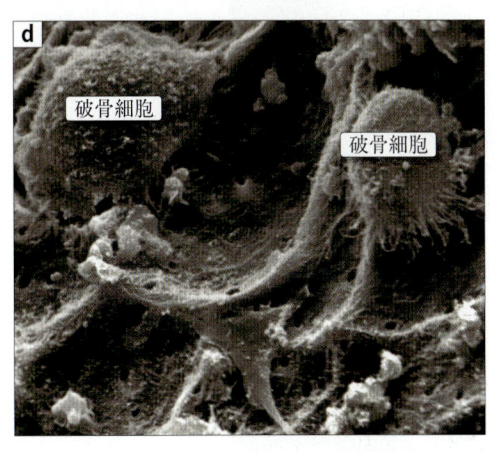

図 10.14d　破骨細胞による骨表面の掘削
破骨細胞による骨表面の堀削の走査型電子顕微鏡像．破骨細胞は骨を活発に吸収し，新しい凹みを形成する．× 1,000．（Courtesy A Pierce, Dental School, University of Adelaide, Australia; from Pierce AM, et al. Electron Microsc Rev 1991; 4: 1-45.）

芽細胞の日内時計タンパク質遺伝子を調節し骨形成や骨重量を増加させることが判明した．

エストロゲンは骨芽細胞のRANKL産生を抑制し，骨保護の効果をもつ．さらにエストロゲンは骨芽細胞の**オステオプロテジェリン** osteoprotegerin 産生を刺激する．オステオプロテジェリンはRANKLを覆い隠すサイトカインで，その作用によって破骨細胞の分化を抑制する．更年期に伴うエストロゲン減少は，正味の骨量と関連し骨折の危険を増加させる．

> **Tip**：骨芽細胞によって起こる生体石灰化の過程は，硫酸銅が結晶化するような単純な方法のいくつかが同時進行したものである．最初の過程では，飽和水溶液の中に結晶の種がもちこまれ，この種が結晶成長の核として働く．同様に，骨芽細胞由来基質小胞からの小さい結晶針の破壊は，細胞外液のヒドロキシアパタイト結晶の早期の成長において核となって働く．

骨の発生と成長

正常の場合，骨は血管に近い適切に存在する自然に発生した基質（例：骨基質または軟骨基質）または硬い物質表面（例：人工装具）の上にのみ沈着し形成することができる．この2つの条件は発達する骨の形と大きさを規制する．すなわち，新しく形成される骨は様々な形（平坦，彎曲，波状）の層に沈着し，拡散によって栄養を受け取るために毛細血管から200 μm以内になければならない．大部分の頭蓋骨や顔面骨ならびに鎖骨は，間葉組織の中で**膜内骨化** intramembranous ossification により形成される．体軸および体肢の骨，特に長管骨は軟骨の部位に**軟骨内骨化** endocondral ossification によって形成される（図10.15）．

これらの叙述的用語は，頭蓋の骨化過程と長管骨の骨化過程のちがいを意味するのではない．なぜならば，骨形成のメカニズムは，形成の部位にかかわらず一定であるからである．骨の形態は遺伝的青写真により規定されている．体外で体肢芽の成長は成人骨のそれぞれの形へ発達するようにプログラムされている．膜内骨化と軟骨内骨化の用語は，骨化が起こる部所の環境を表していて，骨化自体の過程を表すものではない．

場合によっては，膜内骨化は"膜性骨"の形成として，軟骨内骨化は"軟骨性骨"の形成と記載される．この記載は，骨形成の本態は同じであるが，局在が異なっていることを示唆している．骨化と石灰化はしばしば互換して使われるが，その過程は同じではない．軟部組織のある種の病理変化では

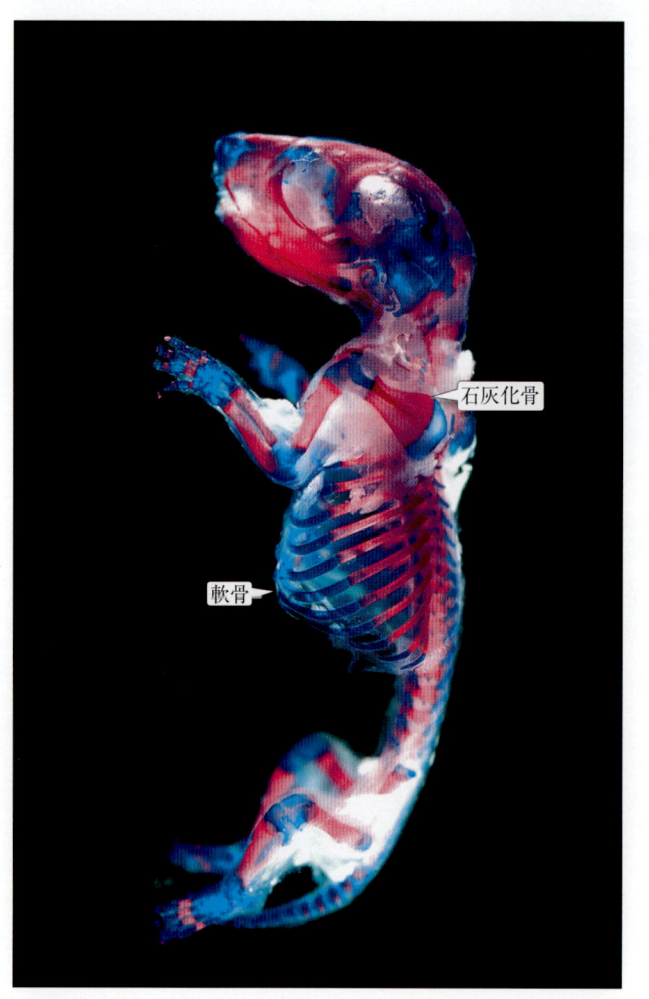

図10.15　骨発生
げっ歯類標本．骨組織（アリザリン色素によってピンク〜赤に染まっている）と軟骨（アルシアンブルー色素により青に染まっている）の場所を示している．発生中の骨格の多くの部位は一部骨で一部軟骨である．骨形成，特に軟骨内骨化における軟骨の役割が示されている．骨の沈着と骨化が進むとき，軟骨はゆっくりと骨組織へ置き換わっていく．骨と骨の表面で関節が必要となる場所では軟骨は関節表面にとどまる．この軟骨を関節軟骨と呼ぶ．線維軟骨や弾性軟骨は特殊な解剖学的部位に維持される．アルザリン/アルシアンブルー染色．×3．

石灰化を起こすが，骨は形成されない．同様に成長骨における特殊な軟骨細胞は，石灰化する軟骨細胞外基質を出すが骨とは異なっている．骨化は骨格組織の細胞が骨特有の有機基質を分泌する過程であり，その基質が連続して石灰化もしくはカルシウム塩の沈着により硬化した過程のことである．

胚子および胎児における骨化の開始 The onset of ossification in the embryo and fetus

ヒトにおける石灰化は，妊娠6.5週の鎖骨で始まる．個人による違いはあるが，次に早期石灰化を起こす骨は下顎骨と上顎骨である．胚子期の終わりへ向かい（8週），石灰化は上腕骨と橈骨，次に大腿骨，脛骨そして尺骨で始まる．広範囲の骨化は胎児期より前に起こる．妊娠9週では，骨化は発生中の椎骨体，頭頂骨，後頭骨，側頭骨，頬骨や前頭骨といった頭蓋で観察される．出生時に長管骨の大部分は骨体や骨幹の中央部で骨化を起こすが，末端部では骨組織を欠いた軟骨組織のままである．発生中の胚子では骨化過程は間葉細胞の集合から始まる．間葉細胞は骨芽細胞にも軟骨細胞にも分化しうるという意味で2方向性である．これらの特殊化細胞は，しばしば**骨軟骨前駆細胞** osteochondral progenitor と呼ばれる共通する前駆細胞に由来する．この前駆細胞の分化を誘導する因子の1つは，シグナル分子Wntである（*Dorsophila wingless gene* Wg と脊椎動物の integrated gene Int の組み合わせ．2つの遺伝子は相同である）．もしWntシグナルが高いと，間葉細胞は凝集し骨芽細胞が形成される．一方 Wnt シグナルが低いときは軟骨細胞へ分化する．

膜内骨化 Intramembranous ossification

妊娠7週の始めごろ，頭蓋骨や顔面骨の領域で，間葉組織の"板"の中に一次骨化中心が出現する．ここでこの細胞は骨芽細胞へと分化し，数週間後に石灰化骨になる類骨（"前骨"）基質を形成する（図10.16a，b）．骨芽細胞が石灰化基質に取り囲まれると，骨細管によって連絡する骨細胞へと形態変化する．針のような骨の小塊は**針状骨** spicle と呼ばれる．針状骨は相互に結合し骨梁を形成する．この結果，造血組織の間に複雑な放射状の支柱様構造を作る．胎児頭蓋の扁

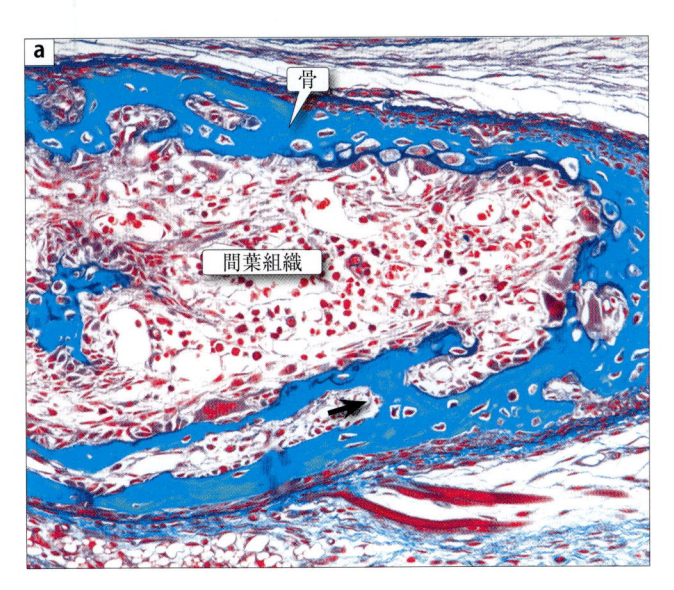

図10.16a　膜内骨化
胎児頭蓋の成長扁平骨の組織切片．骨表面の骨芽細胞および骨細胞で構成される新生線維骨の皮質骨を示している．間葉組織の中心には血管と造血細胞が存在する．新しい梁を形成する支柱様の結合と新しい針状骨（組織の小さな集合）がみられる．マッソントリクローム染色，パラフィン切片．×120．

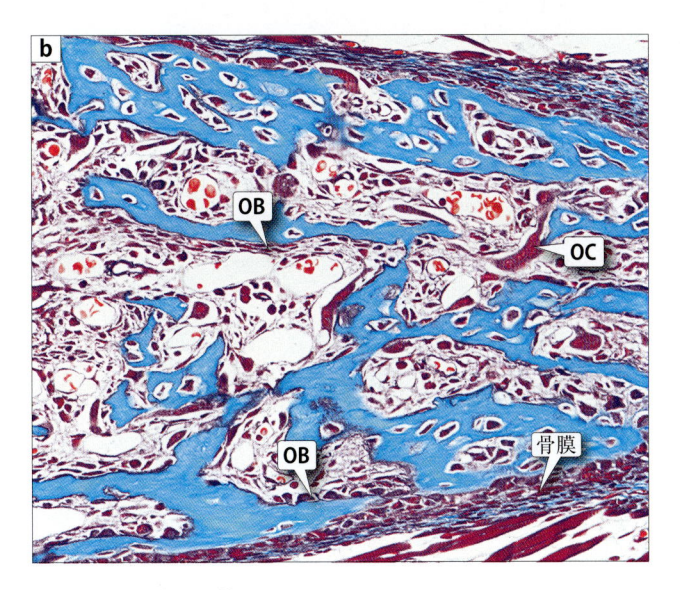

図10.16b　胎児頭蓋の骨
針状骨が連結して骨梁を構築している．骨梁は骨髄のための腔と血管や間葉組織を含むほかの部位との境界を作っている．骨被覆細胞（骨壁細胞）または骨芽細胞（**OB**）が，破骨細胞（**OC**）に相当する大型細胞とともに観察される．破骨細胞は成長に伴い骨の大きさを増すために，骨を吸収し骨梁をリモデリングする．厚い骨膜に注意．この膜には骨膜下の骨層に骨を沈着させる骨原性細胞が存在する．マッソントリクローム染色，パラフィン切片．×170．

骨の発生と成長

平骨に多くの骨梁が特徴的にみられる．このときを**一次海綿骨** primary spongiosa と呼ぶ（図 10.17）．この新しい線維骨は，後に骨梁表面の骨原性細胞により骨基質が同心円状の層として沈着すること（並列に成長）で層板骨にリモデリングされる．

骨の成熟と増大の過程は，破骨細胞による骨の除去と吸収により起こり，骨単位を形成する新しい骨は成長が必要な場所につけ加えられる．生後発達期において，皮質骨では線維骨から層板骨への変化はゆっくりと進行する．成人では，内部リモデリングにより明らかなハバース管系が形成される（図 10.18）．組織化程度の低い早期の線維骨から，組織化された骨単位をもつ成人骨が形成される（この過程には遺伝子の発現と機械的外力の負荷が関与する）．この過程を二次骨形成と呼ぶ．

軟骨内骨化 Endochondral ossification

胎児の軸骨格と体肢は長さと太さを増す必要がある．間葉組織が初めに出現し，骨が形成されるまでの間，軟骨が中間的な組織として形成される．骨は硬くて内側から大きくすることができないため，骨の表面に新しい骨の層を付加することによって塊として成長する．こうした骨の成長は遅すぎて，比較的速く成長する胎児や小児期の肋骨，長管骨や椎骨では対応できない．しかし軟骨の場合は，内部へ細胞を追加することやその塊へ細胞外基質を加えることによって実質的に成長することが可能である．

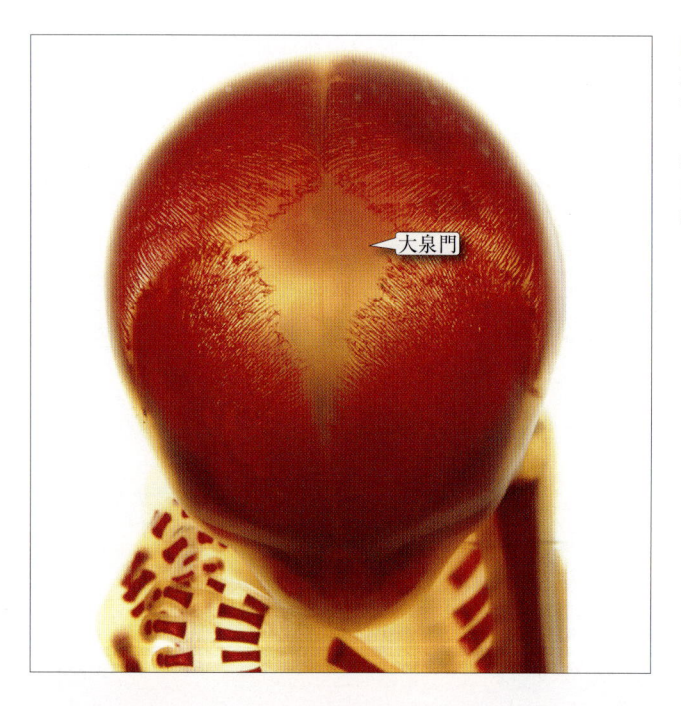

図 10.17　胎児頭蓋の一次海綿骨
妊娠約 16 週の頭蓋扁平骨（骨化をアリザリン色素で染色している）で一次海綿骨として知られる細い針状の骨の成長を示している．これは骨梁の形態を示す線維骨または未熟骨の網工である．後に海綿骨と呼ばれる層板状骨発達の基礎となる．大泉門は生後 18 ヵ月から 2 歳齢までカーブした骨により囲まれる線維性結合組織からできている．大泉門は閉鎖し骨の縫合により連結する．

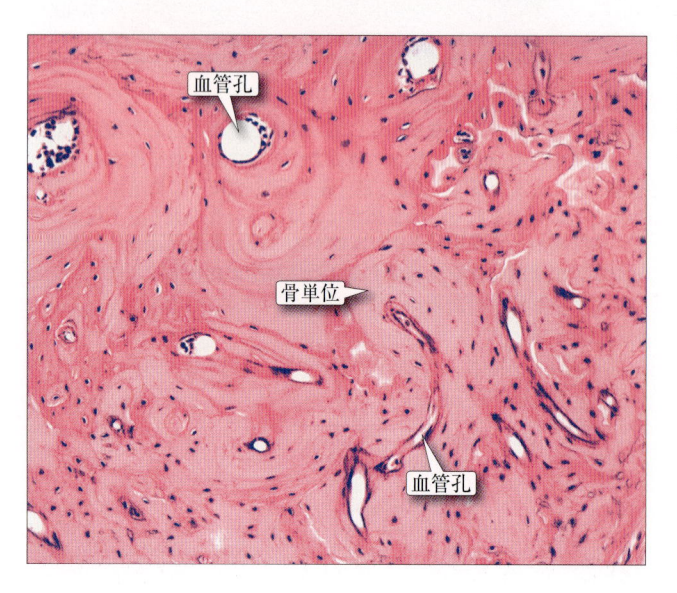

図 10.18　生後の頭蓋
生後発育中の頭蓋骨，胎児期の海綿骨は，皮質において緻密層板骨の板に変更される．初期の海綿骨の場所は進行的に周囲の骨成長により埋められ，血管腔が狭くなり典型的な骨単位の層板によって取り囲まれる．HE 染色，パラフィン切片．×100．

軟骨原型 The cartilage model

肋骨，長管骨および椎骨の成長は，小型であるが成長する**軟骨原型** cartilage model ができることによって起こる．この軟骨は正常では正確に徐々に骨に置き換わっていく．胚子の間葉組織における最初の肢芽は胎生約6週に形成されるが，そのタイミングは骨によって様々である．間葉細胞は増殖し軟骨芽細胞へ分化して，成人骨の形に類似した軟骨原型を形成する．この過程は遺伝的に決められている（図10.19）．軟骨原型が骨により置き換えられると，骨の形は筋肉の張力，機械的負荷，重力，それに内部リモデリングの影響を受ける．成人の生活では後者の過程は正常な骨代謝に不可欠である．しかし長期間の病床や宇宙飛行での低重力などで長期間後者の影響がない状況では骨代謝は損なわれる．

軟骨原型は軟骨細胞の増殖と基質（Ⅱ型コラーゲン）の形成を伴う成熟により，大きさと長さを増す．そして，無血管の軟骨中で，拡散による栄養分布の限界に至るまで軟骨のサイズを大きくする．中央の最も古い細胞が肥大化し，タンパク質の合成を血管や**軟骨破壊細胞** chondroclast【訳注：マクロファージのこと】を引き寄せるX型コラーゲンに変更し，周囲軟骨基質に石灰化を起こす．この場合は将来骨の沈着が起こる場所であり，一次骨化中心と呼ばれる（図10.20a, b）．

骨化の初めのサイン The first sign of ossification

軟骨原型の軸の**内軟骨膜細胞** inner perichondrial cell が発達して骨芽細胞になる．この過程は肥大軟骨細胞によって決定されている．そのため骨の中央に筒状の**骨輪** cylindrical collar が形成され，発達する骨の栄養動脈が貫通する．骨輪の表層は骨膜である（図10.21）．肥大化した軟骨細胞はその

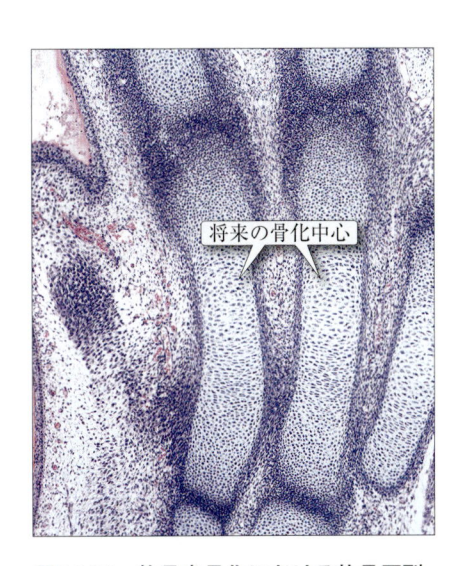

図10.19　軟骨内骨化における軟骨原型
発達中の手肢において，間葉組織は最終的成人骨のミニチュアである軟骨原型の中で凝集する．この現象は遺伝子の発現により支配されており，骨はまだ形成されていないが，軟骨内骨化の早期に起こる．将来の関節の場所と軟骨原型の中央点では軟骨細胞の肥大と離散に注意．この場所で骨化が開始する．HE染色，パラフィン切片．×12．

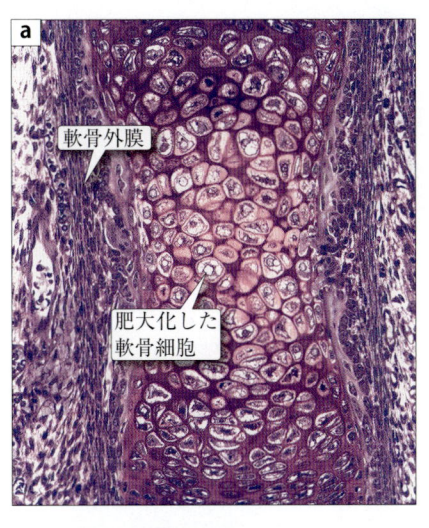

図10.20a　骨化の標本
長管骨の発達軟骨原型中央点における軟骨細胞は肥大化し，基質を分泌する．基質は軟骨細胞を取り囲む．肥大化した軟骨細胞は軟骨を石灰化する．軟骨外膜は高度に細胞化し，このモデルの最も狭い幅の所で軟骨を侵食するように見える．この部位は（i）骨輪が形成される．（ii）ただちに一次骨化中心が出現する．PAS/HE染色，アクリル樹脂．×70．

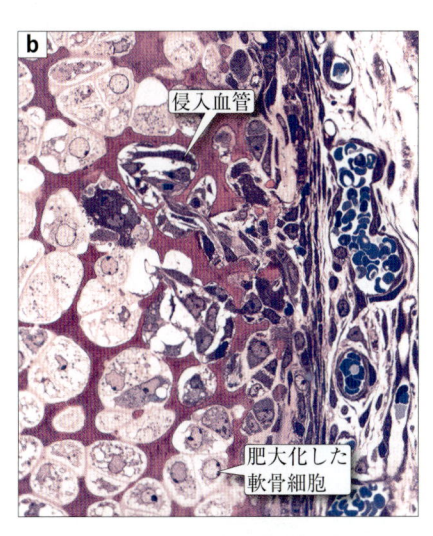

図10.20b　軟骨原型の待機部位の強拡大
血管が石灰化軟骨基質を侵食している．この血管は軟骨/骨芽細胞，骨前駆細胞や造血前駆細胞へ分化する細胞をこの中へ送りこむ．肥大化した軟骨細胞はアポトーシスにより細胞死し，破骨細胞系譜の細胞により取り除かれる．軟骨基質は徐々に吸収され，侵食された石灰化軟骨遺残の上に新しい骨を沈着させる骨芽細胞をもった大きな空間を作る．ここには骨輪の中間部や軟骨原型への骨膜下殻を作る骨芽細胞へ分化する軟骨膜細胞が存在する．トルイジンブルー染色，アラルダイト切片．×350．

後アポトーシスにより細胞死を起こす．軟骨原型の中で栄養動脈が分岐すると，軟骨破壊細胞により軟骨が徐々に吸収され，空洞形成（骨髄腔）の過程が起こる．骨原性の前駆細胞が侵入（血管を介して供給される）しⅠ型コラーゲンの豊富な新しい骨基質を沈着させ，ついにはっきりとした一次骨化中心を形成する．この新しい骨基質は一次海綿骨である．胎児の長管骨の多くは約2ヵ月でこの段階に達する．この過程を軟骨内骨化と呼ぶ．

長さと幅の成長 Growth in length and width

新しく形成された中央部の海綿状線維骨は部分的に吸収され，造血組織のための骨髄腔となる．軟骨原型の軸もしくは骨幹は，次第に骨と骨髄に置き換えられるが，両端部は完全に軟骨のままで骨端となる．指骨のような短い骨では（図

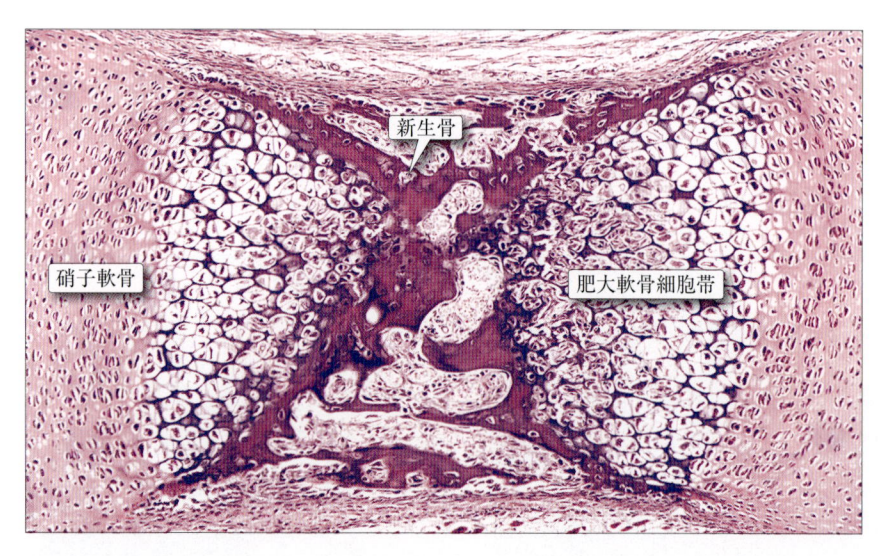

図 10.21　一次骨化中心
石灰化した軟骨は骨梁の中で骨へ置き換わる．早期の海綿骨の形態に似て，この空間は骨髄で満たされる．モデル軟骨の両端はまだ硝子軟骨で，肥大した軟骨細胞の広い帯は軟骨基質の足場を作っている．軟骨細胞は増殖し，このモデルの長軸方向の成長に関与する．骨細胞は増殖しないので，骨組織はこの中で成長することができない．骨基質はゆっくりとしかし連続的に沈着し，軟骨の足場を作っていく．HE染色，パラフィン切片．×75．

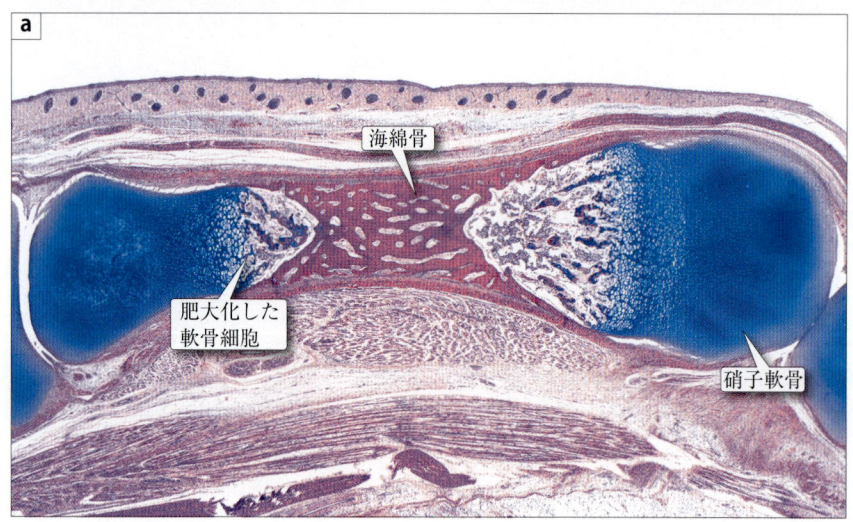

図 10.22a　長さの成長
ヒト胎児の指の軟骨内骨化の後期．両方の骨端はまだ硝子軟骨で，両者は離れて成長する．骨幹と推定される部位は海綿層様の骨で満たされ，将来の骨幹端の部位に形成される軟骨の足場の上に沈着し始める．骨端と骨幹端の間の領域は肥大した軟骨細胞で埋められ，石灰化軟骨の足場を供給している．したがって，これらの細胞は骨の長さの成長に不可欠である．HE/アルシアンブルー染色，パラフィン切片．×15．

10.22a, b). 骨の軸は骨端軟骨の部位と接続し, 硝子軟骨の特殊な領域（帯）を作る. この部では軟骨基質を産生する軟骨細胞が存在する. またこの領域は, 軟骨基質を連続的に供給することによって直線状の骨の成長に関与し, 長軸方向へ伸びる骨幹として骨に置き換わっていく（後述を参照）. 新しい線維骨は, 骨幹と骨端の間にある骨幹端ですでに石灰化した軟骨基質の上に起こる. 骨の幅は骨膜の上への新しい骨の沈着により成長し, 皮質骨は適切な厚みに保つために内骨膜側から骨が吸収される.

長骨の骨端で軟骨細胞は増殖し, 中央部の細胞が次第に栄養の拡散限界を超えるようになる. これら軟骨細胞はプログラムされた肥大化と細胞死を起こし, 血管（**軟骨管** cartilage canal とも呼ばれる；図 10.23）と骨原性細胞が侵入し, 引き続き形成される骨で置き換えられる. 通常生後すぐに, 二次骨化中心が形成される. 骨端は関節表面になり軟骨が残る. 骨端と骨幹骨化中心の間に軟骨の横断する盤／板が残り, **骨端成長板** epiphyseal growth plate と呼ばれる. 新しい軟骨細胞がこの板に追加され古い軟骨細胞は除去される. 骨端軟骨板の成長は長管骨の軸の長軸成長に重要である. 骨端成長板の生物学については次項で検討する. 骨端成

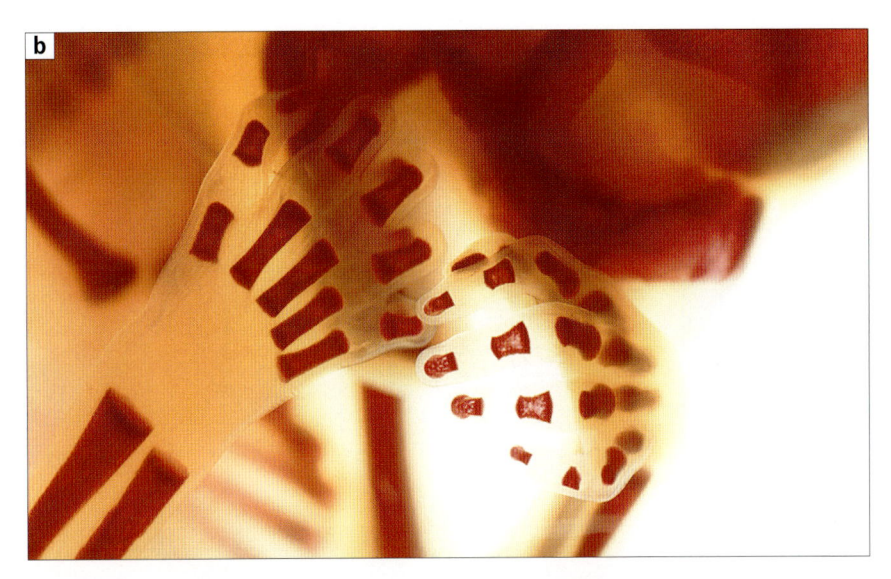

図 10.22b　胎児手の発達
骨化部位がアリザリン色素で染色されている. 円筒形の骨として中手骨と指骨が観察される. これらと手根骨領域の間のギャップは軟骨性であるので染色されない. 個々の円筒形の骨は骨幹に相当し, 末端部は初期の骨幹端である.

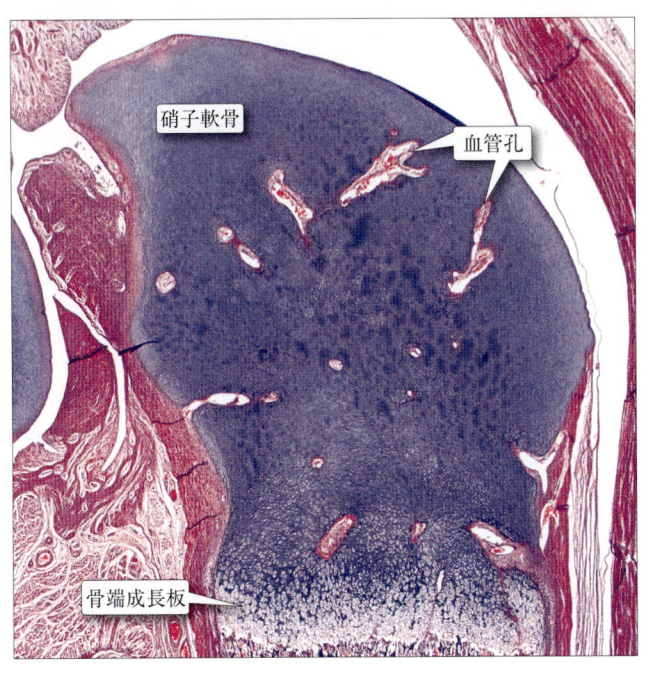

図 10.23　骨端軟骨
成長中の長管骨. 軟骨膜血管からの血管孔が骨端の中へ侵入している. 1本の血管孔には動脈, 静脈, 毛細血管を含んでいて, 骨原性細胞を供給する. この部位が二次骨化中心の基礎を形成する. HE／アルシアンブルー染色, パラフィン切片. ×12.

骨の発生と成長

長板は思春期の後期に骨の成長が停止するときに最後に消失する．軟骨内骨化は図10.24で要約する．

Tip：発達期の骨では骨芽細胞による類骨（"前骨" 基質）合成が必要とされる．その後，類骨は石灰化へと向かう．軸骨格と長管骨では，軟骨細胞の増殖は組織の成長を生み，軟骨基質は骨芽細胞由来の骨に置き換わるため，軟骨形成は骨化に先行する．発達中の長管骨の幹部における骨組織は長さを延ばすことができない．骨の伸長は成長端（骨端）での増殖，分化と骨端成長板での軟骨細胞の死によって完成する．

骨端成長板 Epiphyseal growth plate

骨端成長板では軟骨細胞が柱状に配列し，長軸方向の骨成長を起こす機能ユニットを形成する（図10.25a〜c）．4つの細胞層が存在する．

- **休止層（帯）** resting zone ——予備軟骨細胞からなり，骨端軟骨へ移行する．
- **細胞増殖層（帯）** proliferative zone ——軟骨細胞が増殖し，柱状配列する．
- **成熟層（帯）** maturation zone ——軟骨細胞が増大し周囲軟骨基質が石灰化する．
- **肥大層（帯）** hypertrophic zone ——軟骨細胞は軟骨の石灰化を完成させプログラム細胞死を準備する．

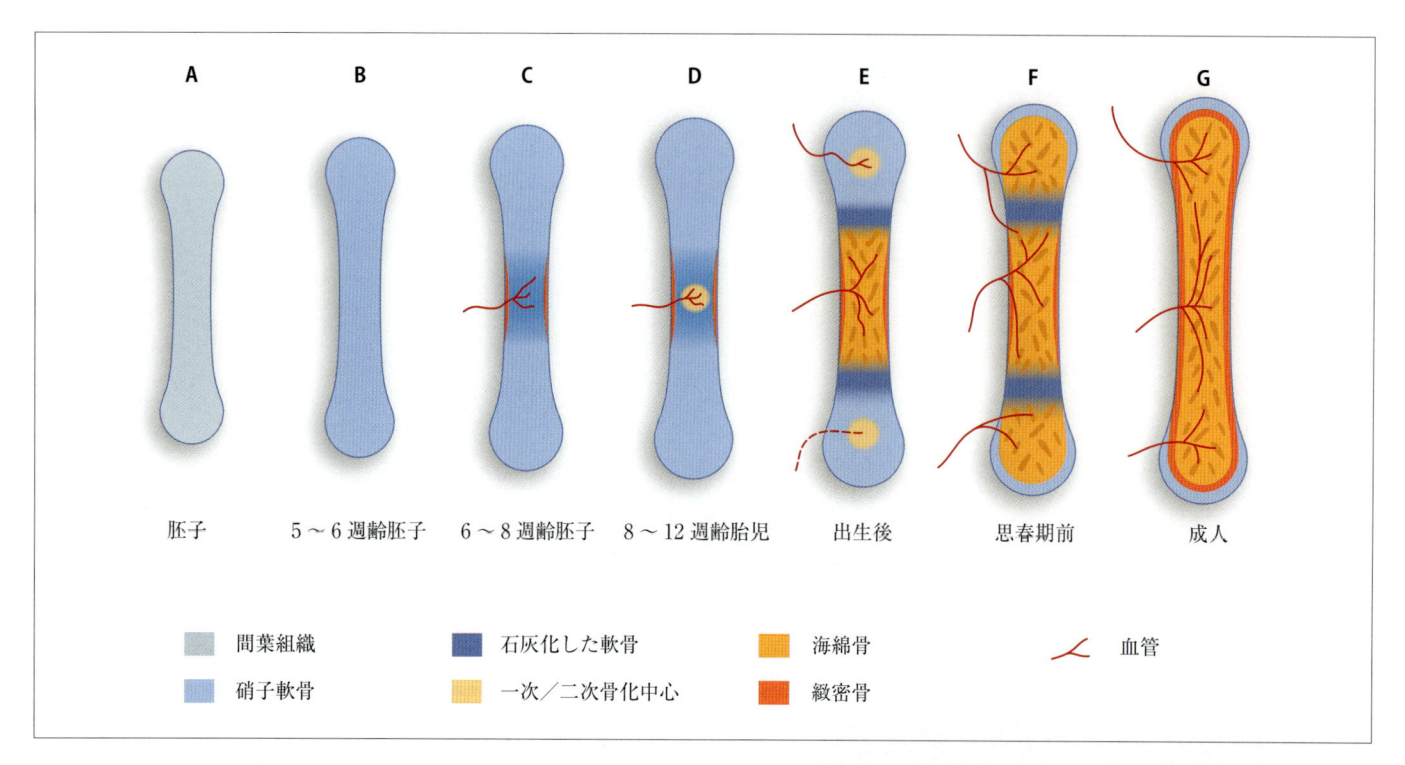

図10.24　軟骨内骨化による長管骨の発達
胎児骨から成人骨への変換の模式図．**A**，**B** 最終的な骨のミニチュア（小型模型）に似た初期軟骨原型．**C** 骨幹に骨輪が形成され骨膜血管の発芽がみられる．**D** 軟骨細胞が肥大化し，中央部の基質が石灰化する．栄養動脈が骨輪を貫き分岐し，一次骨化中心を形成する骨を沈着させる骨原性細胞を供給する．**E** 髄質は海綿状骨となり，軟骨は骨端成長板を形成する．骨端成長板は（継続的な細胞増殖と変性によって）骨の中央部から遠ざかり，骨の伸長をもたらす．**F** 骨端成長板の活動は残り，おのおのの骨の長さにしたがって中央からの遠ざかりを続ける．**G** 骨端成長板は完全に石灰化して骨に置き換えられ消失する．関節表面は硝子軟骨のままである．

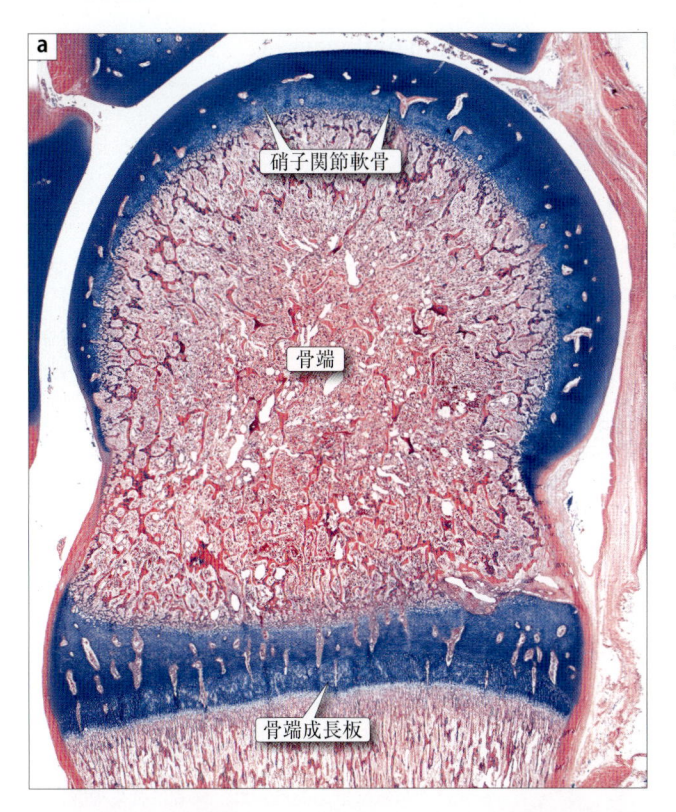

図 10.25a 骨端成長板

滑膜性連結 synovial joint をもった成長長管骨の組織標本．硝子軟骨が青く染まり，海綿骨が骨髄とともに赤く染まっている．硝子関節軟骨の領域は関節腔に面する骨の端を覆っている．それより深部は骨端である．骨端の海綿骨は，二次骨化中心よりも早期に形成される．骨端成長板の上は骨端で，下は骨幹端で隔てられる．骨端成長板の機能は，骨の長軸方向の正常成長に関連する．骨端成長板は，成長板の中に存在する軟骨幹細胞が増殖して新しい軟骨細胞を供給し，骨幹端面に石灰化軟骨基質を生じることにより機能を果たす．軟骨の産生は，骨幹端に面する軟骨細胞が死ぬことによって起こる．骨端成長板の細胞の上での連続的付加と下からの除去は，骨端成長板のゆっくりとした上への移動を起こし，その内部での新しい骨針の後からの形成を可能にする．骨はゆっくりと長さを伸ばしていく．HE/アルシアンブルー染色，パラフィン切片．×6．

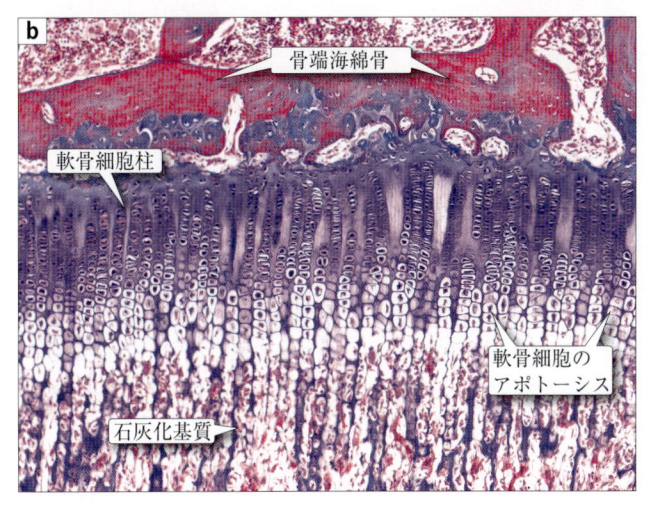

図 10.25b 成長の速い骨の広い骨端成長板

軟骨細胞の柱状配列と分泌される基質．準備もしくは休止層（帯）細胞は骨端の骨の基質の近くで固定されている．軟骨細胞はこの幹細胞様細胞から増殖し，その扁平な形は積み重ねたコインのようである．これらの細胞の間は軟骨基質であり，長軸方向への成長を助ける．増殖後，軟骨細胞は成熟し大きくなり，肥大化軟骨細胞と呼ばれる．この細胞は (i) 周囲の軟骨基質を石灰化し，(ii) プログラム細胞死を起こす．おそらく栄養供給から隔離されることが細胞死を助長する．小腔中央の萎縮した軟骨細胞の核に注意．骨幹端の中へ伸びる石灰化基質は，骨幹端血管から供給される骨芽細胞によって沈着する新しい骨基質を表層に置くために残っている．マッソントリクローム染色，パラフィン切片．×60．

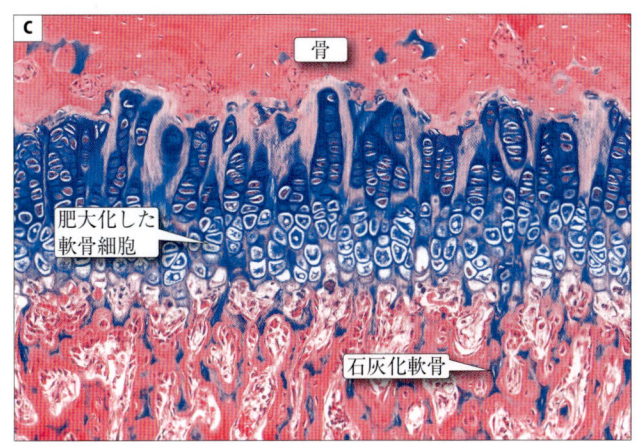

図 10.25c 成長の遅い骨の骨端成長板

軟骨細胞は短い柱となり，典型的な速く成長する骨の高い柱よりも引き伸ばされた集団になる傾向がある．準備層（帯）軟骨細胞は骨端骨と交互組合せにより並列する．軟骨細胞を取り囲んだ深部の青く染まる基質はコラーゲンに埋まった高濃度のプロテオグリカンを示している．両者とも軟骨細胞により産生される．肥大化した軟骨細胞の死後，石灰化した軟骨基質は多くの不規則な広がりとして維持され，この顕微鏡写真の下半分で青く染まっている．石灰化した軟骨基質を取り囲む赤く染まる部分は，この空間の毛細血管由来の骨芽細胞によって築かれる新しい骨基質である．この骨は未熟であり，非層板骨である．最終的には典型的髄質腔にある海綿骨の骨梁になる．HE/アルシアンブルー染色，パラフィン切片．×75．

骨の発生と成長

時に次の層は**骨化層（帯）** ossification zone と呼ばれ（図10.26），骨幹端に存在する．ここでは，毛細血管が骨原性細胞を供給し，石灰化軟骨柱の上へ類骨を沈着させる．リモデリングの期間，これらは次第に骨基質に置き換えられる．

石灰化軟骨の広がりは，その上に骨が沈着するために適切な面を提供する（図10.27）．骨端成長板は，骨端が新しい骨に置き換わることなく長軸方向へ成長することを可能にしている．軟骨細胞が分裂を止めると，骨端成長板は骨へと変わる．成人の骨では骨端成長板があった部位にX線写真上で不明瞭な線としてみることができる．

シグナル経路 Signling pathways

骨端成長板は生後発達で骨を伸長させる原動力である．多くのメカニズムのうち3つが確立されている．

- 骨の長軸に対して，並列な細胞の柱状の配列
- 細胞の参加，進行および退出
- 肥大軟骨細胞の決定的役割

これらの要素は複雑に相互作用し，濃度勾配依存のシグナルタンパク質（モルフォジェン）の広がりによる．シグナルタンパク質は骨端成長板の中でパラクリン（傍分泌）因子として働く．休止層（帯）軟骨は増殖性軟骨のクローンを生み

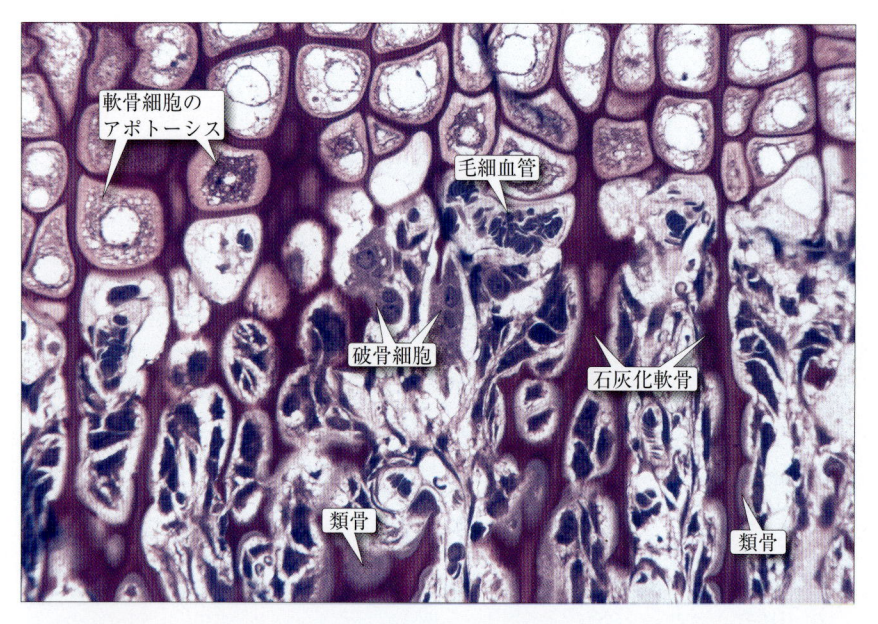

図10.26　骨化層（帯）
新しい骨が形成されている骨端成長板部の強拡大像．石灰化軟骨の引き伸ばされたホタテ貝形になった広がりは，侵入してきた毛細血管によって変更される．その端は肥大しアポトーシスを起こした軟骨細胞に隣接する輪となっている．この血管は (i) 栄養，(ii) 部分的に軟骨を再吸収する破骨細胞／軟骨破壊細胞および (iii) 軟骨の不規則な表面へ類骨を沈着し始める骨芽細胞を供給する．時間の経過した軟骨は骨基質に置き換えられ，両者は骨芽細胞により石灰化を起こす．完全に石灰化し，成長した針状骨は海綿骨の骨梁を形成する．トルイジンブルー染色，アラルダイト切片．×420．

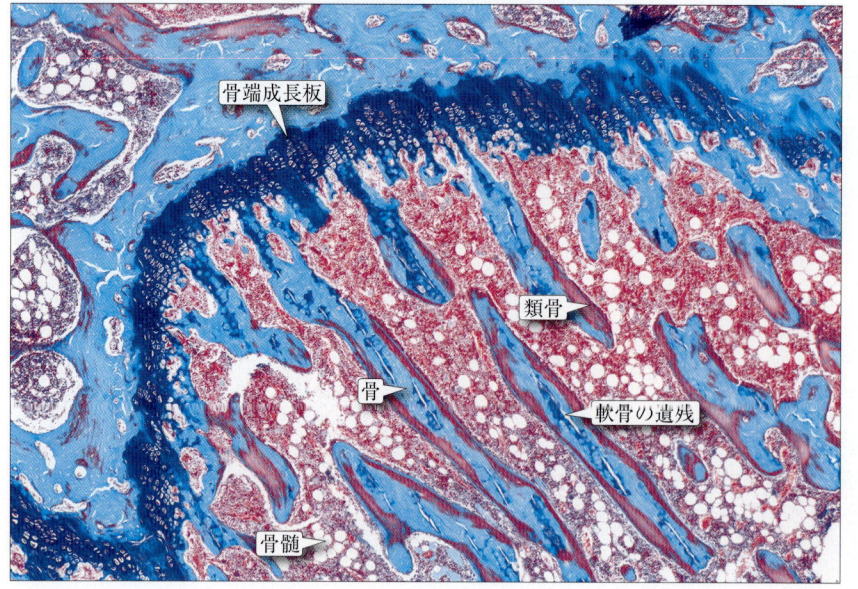

図10.27　新しい骨の沈着
針状骨は石灰化軟骨遺残の芯（深い青で染まる）を有し，埋没した骨細胞を伴う新生骨（緑色）の薄い層板を含んでいる．類骨（赤色）の表層の継ぎ目は針状骨が覆っている（コラーゲン，プロテオグリカンほかの非コラーゲン性タンパク質を含む非石灰化前骨）．類骨は石灰化し骨となり，軟骨の芯は骨へと置き換わる．針状骨同士の間は脂肪細胞を含む骨髄によって占められる．骨端成長板の軟骨細胞は，針状骨へ骨を沈着させるための軟骨の足場を取るために変性する．マッソントリクローム染色，パラフィン切片．×50．

出す幹細胞を含んでいる．休止層（帯）軟骨の分節を手術的に切除し，90°回転させて増殖層の側方へ近接してこの休止層（帯）を挿入すると，新しい軟骨細胞が増殖層（帯）の中に90°傾いて起こる．モルフォジェンには（ほかのものもあるが）**副甲状腺ホルモン関連タンパク質** parathyroid hormone related protein（PTHrP）と**インディアン・ヘッジホッグ** Indian hedgehog（Ihh）がある．PTHrP は軟骨膜細胞から軟骨の中へ拡散し，Ihh は軟骨細胞から軟骨膜細胞の中へ拡散し，軟骨細胞を分化させる．骨端成長板において肥大軟骨細胞は，石灰化軟骨基質を産生するのみならず，Ihh/PTHrp ネガティブフィードバックループを完成させるための Ihh 分泌源として重要な細胞である（図 10.28）．全体として，これらのシグナルタンパク質は軟骨細胞や骨芽細胞の分化，骨端成長板の高さ（細胞の追加や除去），そして早期の**骨輪**（**骨膜輪**）bonecollar の形成に関与する．

内分泌調節 Endocrine regulation

骨の長軸方向成長は軟骨細胞の増殖と分化のバランスに依存し，内分泌や自己分泌/傍分泌の両方が働くホルモンや成長因子により調節される．それらには成長ホルモン，インスリン様成長因子，甲状腺ホルモン，エストロゲン，アンドロゲン，レプチンおよびビタミン D が含まれる．栄養，遺伝的因子や環境も骨の成長に影響する．生後，骨成長の速度（growth velocity；GV）が変化する3つの発達段階がある．胎児は急速な骨成長速度を示し，乳児期から3歳まで急激に GV を減少させる．小児期，骨成長は思春期まで次第に遅くなる．思春期に再び骨成長は加速し，始まりから約2年でピークに達する．その後，成長が止まるまで急激に GV は減少する．思春期に最終骨重量の約20％が増加し（**思春期成長スパート** pubertal growth spurt），骨端成長板が閉鎖するまで続く．

思春期の成長 Growth during puberty

長管骨成長の加速には性差があり，男児より女児が早期に，最大成長になる．思春期成長スパートの性差は主に，エストロゲンとアンドロゲンの分泌増加と骨端成長板のそれに伴う反応による．女性のエストロゲンは卵巣から，男性はテストステロンとアンドロステンジオンの芳香族化（アロマチゼーション）によりエストロゲンになる．思春期前では，末梢のエストラジオール濃度は男児，女児ともに 10 〜 20 pmol/L より低い．しかし思春期中期（女児），思春期後期（男児）には，約 100 〜 200 pmol/L 以上に増加する．男女ともエストロゲンは思春期成長スパートの開始に必要であり，骨端成長板は成人の早期に融合する．

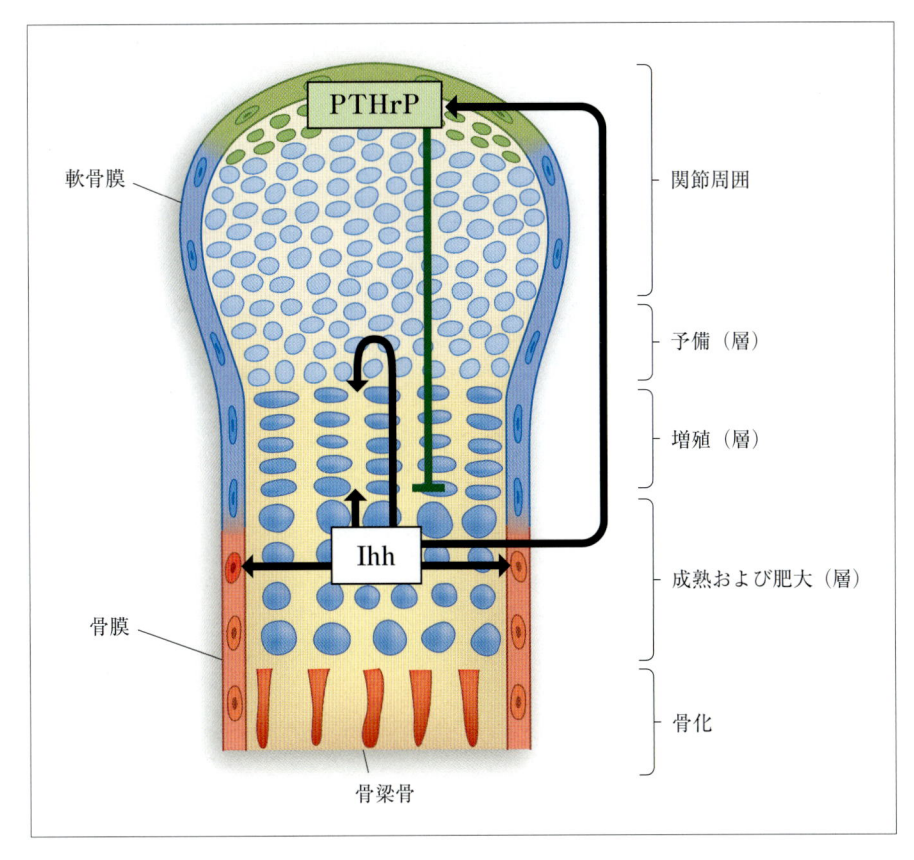

図 10.28　骨端成長板の局所調節
PTHrP/Ihh フィードバックループがどのように骨端成長板において軟骨細胞の追加と除去をコントロールしているかを，胎児期の成長長管骨構造に表している．PTHrP は軟骨膜細胞および成長骨端の軟骨細胞により産生される．PTHrP は軟骨細胞が分裂を続けるのを保ち，成熟/肥大細胞へ分化するのを遅らせる．軟骨細胞柱の長さは軟骨細胞の増殖，分化および肥大化の率に依存する．軟骨細胞が分裂を止めた時この細胞は前肥大および肥大軟骨細胞に分化する．両細胞とも Ihh を合成する．Ihh 分泌は骨端に働き PTHrP の合成を促進する．軟骨細胞肥大化の時期を調節することによってネガティブフィードバックループができる．Ihh はさらに局所の軟骨細胞の増殖を増加させ，軟骨膜細胞が骨芽細胞へ分化するのを刺激する．

エストロゲン受容体 Estrogen receptors

研究した動物種の性差および循環中のエストロゲンレベルを考えると，エストロゲン機能の正確なメカニズムや標的細胞タイプの同定はまだ明確ではない．エストロゲン受容体（ER）の障害や自然なエストロゲン不足を伴う非常にまれなヒトの症例研究および広範な動物研究から，骨端成長板は3つのER（ERα，ERβおよび膜結合ER）のmRNAおよび／もしくはタンパク質を発現していることが知られている．骨端成長板での軟骨増殖や分化を刺激もしくは抑制するこれらERsの役割は十分に理解されていない．これは，げっ歯類研究とある程度混合されている．げっ歯類のエストロゲンレベルはヒトと比べ約10倍位低い．また，マウスやラットは思春期成長スパートが起こらず，骨端成長板は融合しない．早期のエストロゲン上昇によるヒトERαの活性化は，軟骨内骨化を増加させる．後期にピークのエストロゲンレベルは（100 vs 10 pmol/L）ERβ受容体を活性化させ，骨端成長板を融合させる．骨端成長板に働く非ER－依存性経路（成長ホルモン，インスリン様成長因子，グルココルチコイド）の役割は不明である．

> **Tip**：骨端成長板の軟骨細胞について重要な事実は，この細胞が成長板から下へ動かず，むしろその場所に固定されとどまるということである．軟骨柱の頂上にある軟骨細胞は増殖し，骨端成長板を高くする．一方，底部にある軟骨細胞は死んで骨に置き換わる．この究極の結果は骨端成長板の幅は同じであるが，骨端成長板と骨端は骨幹－骨幹端から離れ，骨が伸びることになる．

海綿骨の成長 Growth of cancellous bone

海綿骨の軟骨内骨化の一連のできごとを図10.29a～dに示す．軟骨原基は特有な骨の形態を決定する原型の形と位置

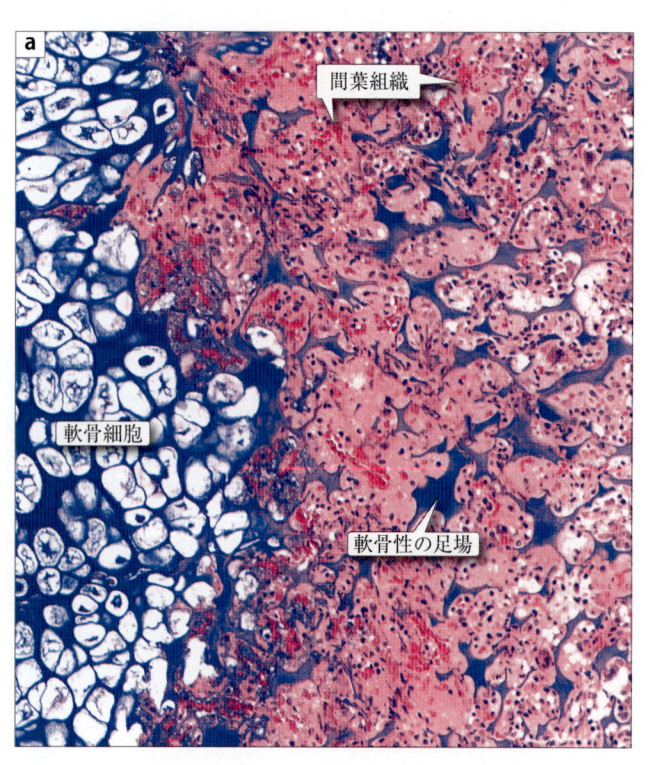

図10.29a 海綿骨の成長
発達期の肋骨を図10.29a～dに示す．軟骨内骨化を通じて，肥大軟骨細胞は血管に富む間葉組織により取り囲まれる軟骨性の足場を作る．HE/アルシアンブルー染色，パラフィン切片．×120．

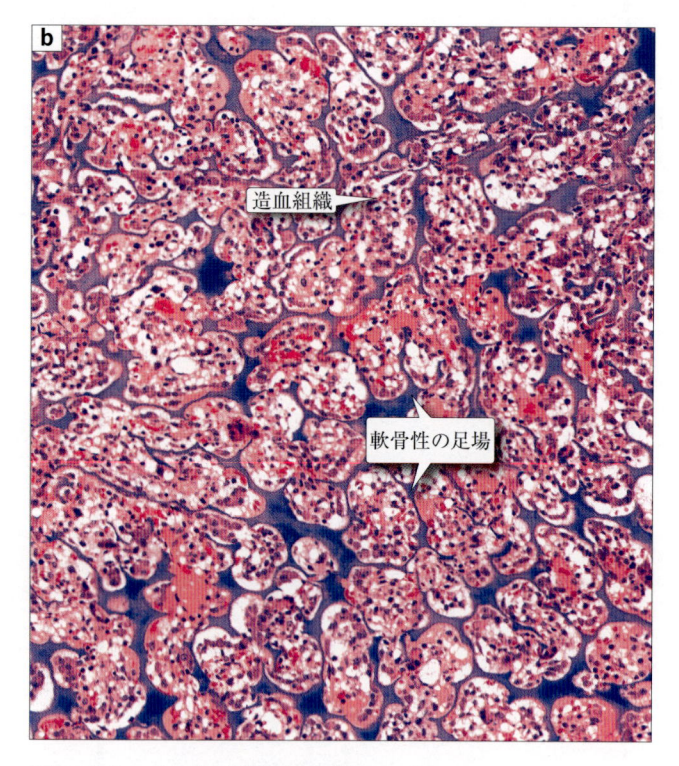

図10.29b さらなる海綿骨の成長
石灰化した軟骨．骨組みは薄く，早期の骨髄腔は高度に血管が多く，骨原性細胞や分化した破骨細胞とともに造血前駆細胞を含んでいる．HE/アルシアンブルー染色，パラフィン切片．×120．

を決めている．肥大軟骨細胞は細胞死を起こし石灰化軟骨の足場から離れるので，間にある間葉組織は骨原性細胞や造血細胞や血管の供給源となる．骨芽細胞は新しい骨基質を産生し，軟骨の骨組みに対し層として付加される．これは，並列に成長することによってまばらな骨細胞を有する骨梁を形成するための足場の幅を徐々に広げる過程である．骨梁の中心部は石灰化軟骨で，進行性に消え新しい石灰化骨に置き換わっていく．骨髄腔と仮定される部位では，多くの血管が観察され，いずれ造血系細胞と共存する．骨梁への骨の連続的付加が，海綿骨の特徴的構造を完成させる．

骨のリモデリング

リモデリング remodeling は骨全体の形を変えることなく骨組織を除去し，置き換えることである．これは骨の再構築の過程である．**モデリング** modeling とは，骨膜や内骨膜に新しい骨を並列に形成することで骨の形や大きさを変える構築過程である．この過程は以前に形成された骨を再吸収することなく行われる．

一次骨単位（第一世代）は新しい線維骨が骨の尾根や山頂を形成する能力の結果できる．しかし骨は静的組織ではなく，骨単位は二次骨単位あるいは，さらなる世代（十世代まで）

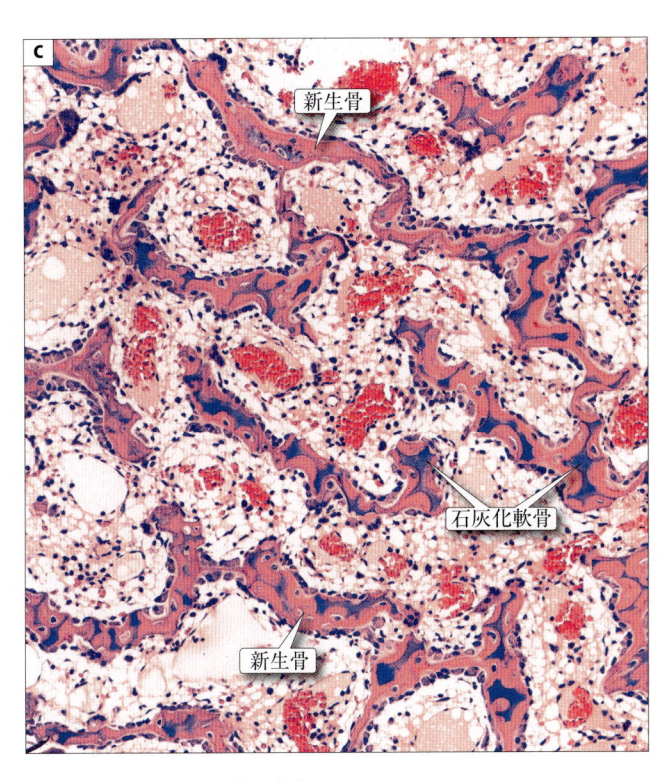

図 10.29c　海綿骨の成長後期
石灰化軟骨の芯をもつ早期の骨梁形成を示す．骨梁の表面は多くの骨芽細胞や破骨細胞によって覆われている．将来の骨髄腔は豊富な血管が供給される．HE/アルシアンブルー染色，パラフィン切片．×120．

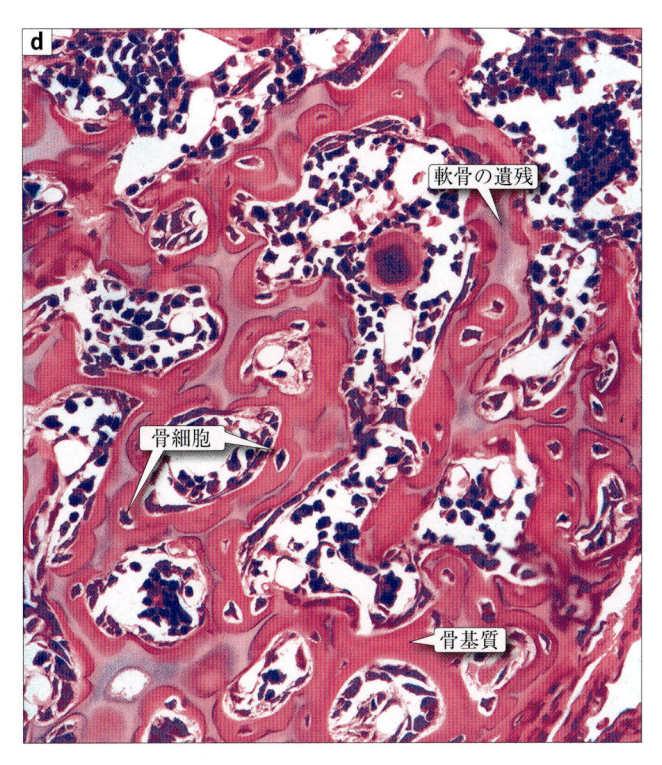

図 10.29d　海綿骨への連続した骨の沈着
骨梁の表面層で起こる．骨梁の支柱や橋は海綿骨の構造に似るようになり，厚くなって，蜂の巣形態を形成するまで続く．軟骨の残りが骨組織の芯にみられる．HE/アルシアンブルー染色，パラフィン切片．×250．

の骨単位によって生涯を通じ部分的に置き換えられる．骨組織の除去や改築過程は通常不安定な状態にあり，骨リモデリングと呼ばれる．この過程は**骨吸収管** resorption canal により達成される．骨吸収管は既存の骨を切削するトンネルであり，骨により再び埋められることで新しい骨単位が形成される（図10.30a〜d）．トンネル中心の細胞と栄養を運ぶ血管は徐々に狭くなり，最終的にハバース管で占められる．骨リモデリング腔と新しい骨単位は発達し，破骨細胞，骨芽細胞および骨細胞を含む骨機能単位（BMU）によって占められる．古い骨と新しい骨の混在は組織学的に，円形で完全な骨単位の間にある**介在層板** angular lamella（以前に骨吸収管により部分的切削された）として確認することができる（図10.31a, b）．海綿骨も同様に再吸収されBMUによって置換される．ただしこの場合は腔は掘られ，新しい層板は，この腔の中を満たすように沈着する．

滑膜性関節と関節軟骨

滑膜性関節 synovial joint（図10.32）の主な組織は，
- 骨端を覆っている関節軟骨
- 関節腔内へ一部突出する滑膜
- 適切に配置された靱帯を伴った関節包

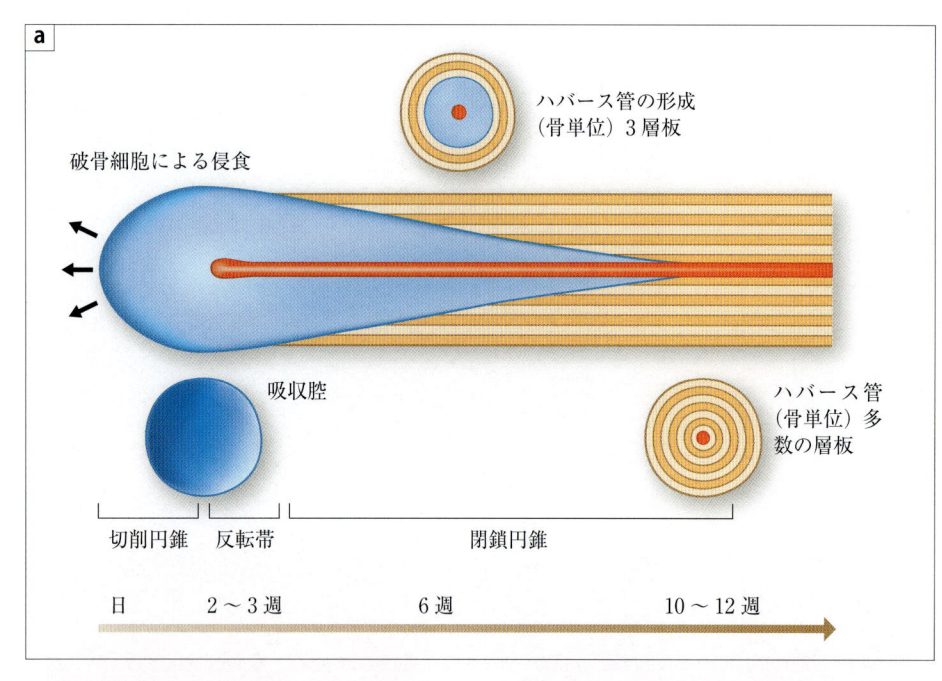

図 10.30a 骨リモデリング（再構築）
緻密骨の再吸収と修復における骨機能単位の図．破骨細胞が骨の中でトンネルを切削する（切削円錐）．反転帯において，骨芽細胞は中心血管組織から導入され，末梢から中心へ向かっての連続的な新しい骨の層を形成する．引き続く骨の層板は閉鎖円錐における新しい骨単位を再構築する．閉鎖円錐は，新しい骨の層板が中心の血管に向かって閉ざしていくことから名づけられた．

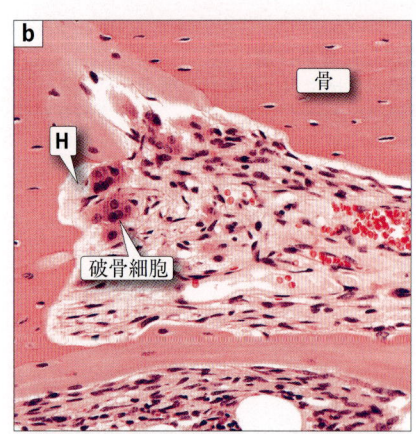

図 10.30b 骨吸収
骨吸収は骨にトンネルをあける切削円錐の先端が形成する破骨細胞によりなされる．ハウシップ窩（H）は破骨細胞が酸とリソソームを分泌し，骨のミネラルとコラーゲンやプロテオグリカンを分解する場である．骨吸収管は血管を含む結合組織が含まれている．HE染色，パラフィン切片．×175．

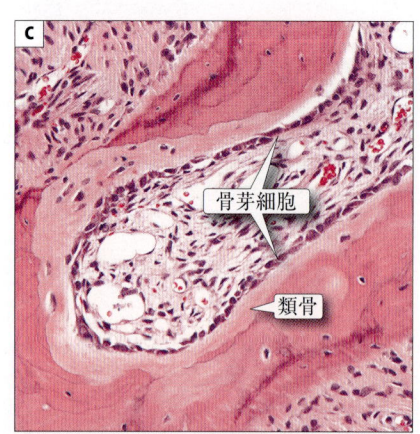

図 10.30c 反転帯の血管
骨芽細胞に分化し，骨吸収管の壁に沿って配列して類骨を沈着させる周皮細胞を含む．類骨が石灰化すると新しい層板骨が骨芽細胞を取り囲む．その後骨芽細胞は骨細胞となる．HE染色，パラフィン切片．×175．

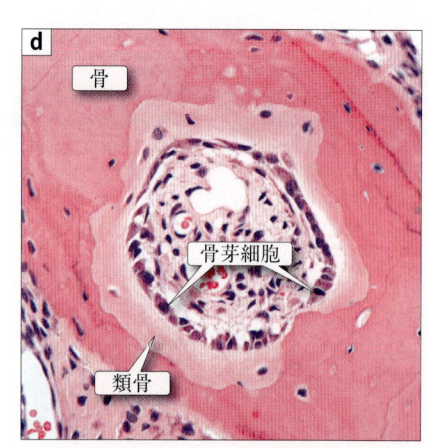

図 10.30d 閉鎖円錐の横断切片
血管を含む結合組織の芯と骨芽細胞および類骨のリングを示す．類骨のリングは8〜10日間で石灰化し層板骨のリングを形成する．さらに内側に層板骨が追加し，新しい骨単位あるいはハバース管系が発生する．HE染色，パラフィン切片．×175．

10 骨格系

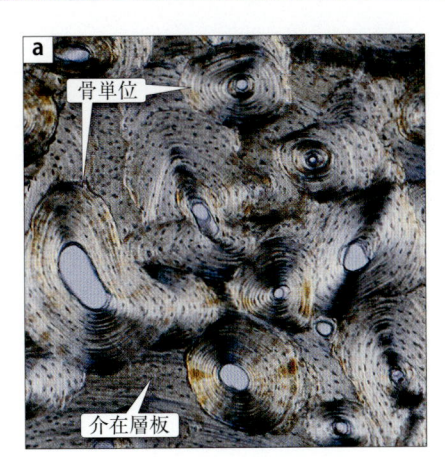

図10.31a 骨単位の連続する世代
緻密骨の非染色横断面を部分偏光で観察．異なった世代の骨単位が部分的に重なり，ほかの骨単位を消失させている．完全な円形もしくは不規則な楕円形を示す．無傷の骨単位は部分的に見えなくなっている骨単位よりも後に形成されている．したがって多くの骨単位は，第二世代か，もしくはそれよりも古い．骨単位間の介在層板に注意．×100．

A 初代のハバース系
B 第二世代のハバース系
C 第三世代のハバース系

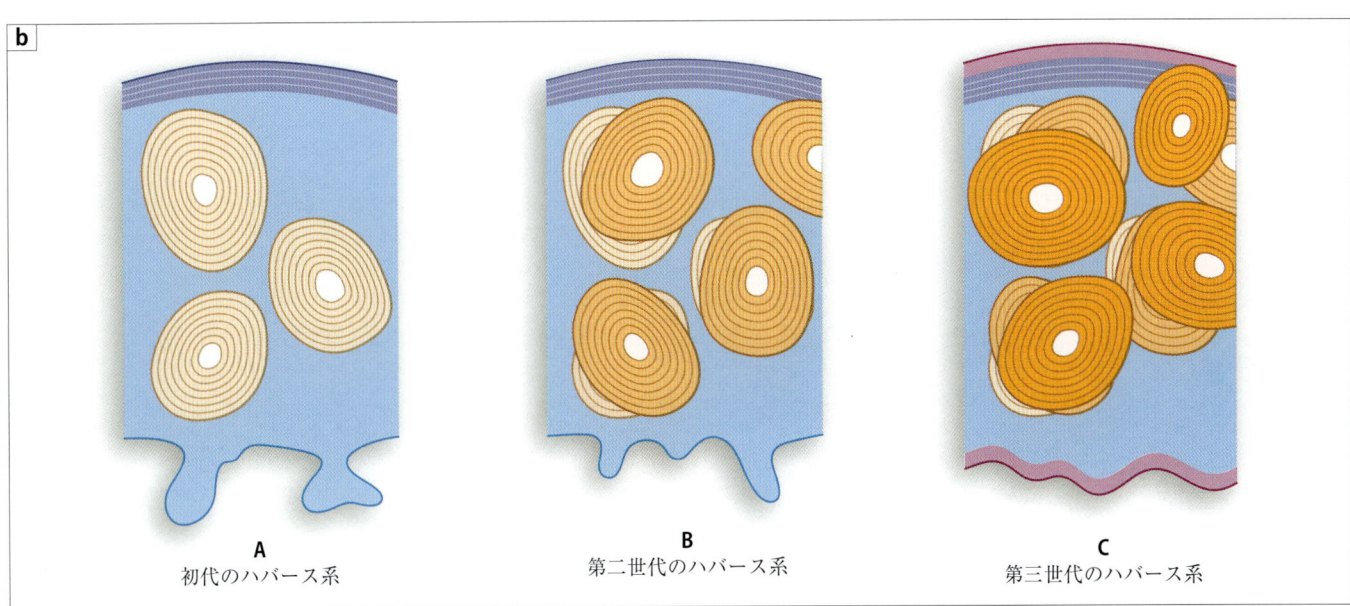

図10.31b ハバース系
加齢に伴う緻密骨のハバース管骨単位の形成を示す模式図．色の強さによって第一世代（薄い），第二世代（中間），第三世代（濃い）の骨単位を表す．**A** 第一世代の骨単位は層板骨の中にあり，皮質の表面は，基礎層板の層が覆う．**B** その後，既存の骨を切削したトンネルである骨吸収管から新しい4つの骨単位が発達する．このトンネルはしだいに新しい骨層板の同心円層に埋められ，第二世代の骨単位が形成される．第二世代骨単位は厚く，末梢セメント線（一次骨単位と異なる）をもち，介在層板の不規則もしくは角部形成に関与する．**C** 第三世代の骨単位を示す．骨の太さが増すと，外基礎板が新たな層板を形成する．内部の骨梁は部分的に吸収され，髄質腔に面する薄い内基礎層板に置き換わる．

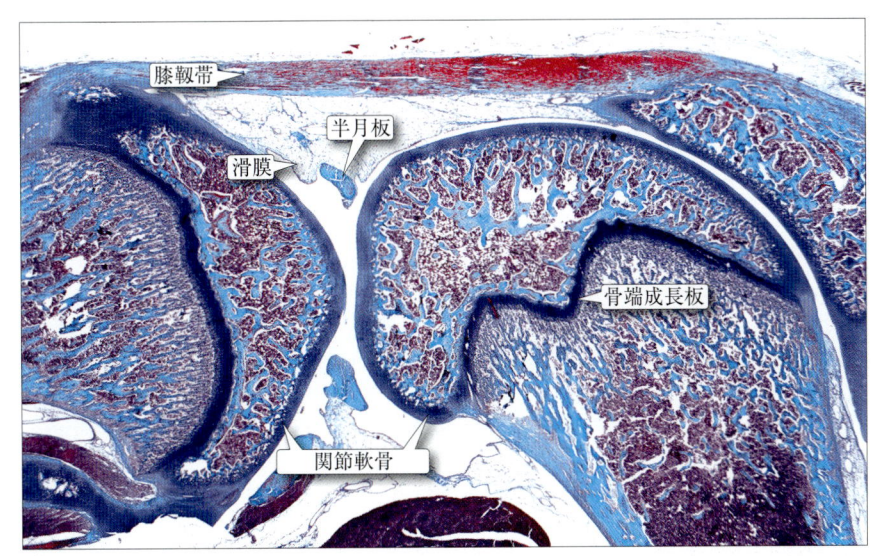

図10.32 滑膜性関節
成熟げっ歯類膝関節の組織標本．大腿骨と脛骨の両方に骨の伸長が続いていることを示す骨端成長板がみられる．関節軟骨は関節腔に面する骨端の頂上を覆う．線維軟骨からできる関節半月の一部を滑膜とともに示す．膝蓋靱帯（大腿四頭筋腱）は膝蓋骨に付着し，関節の前包の一部を形成している．マッソントリクローム染色，パラフィン切片．×8．

滑膜性関節と関節軟骨

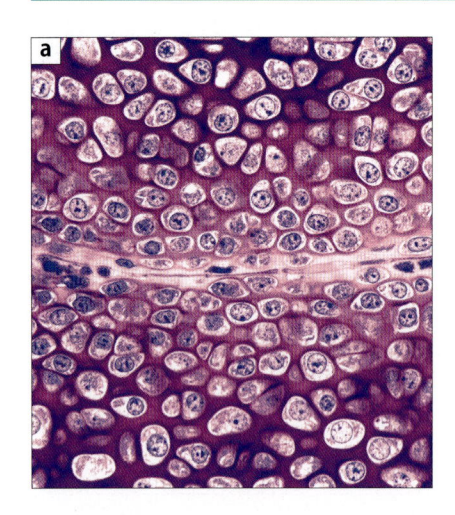

図 10.33a 関節軟骨
胎児における発達中の滑膜性関節の組織標本．関節硝子軟骨を形成する軟骨細胞を示す．境界部では軟骨細胞が変性し，軟骨原型間が分離する．これが将来の関節腔となる．軟骨細胞は密に詰め込まれ，軟骨基質により離される．PAS/HE 染色，アクリル樹脂．×95．

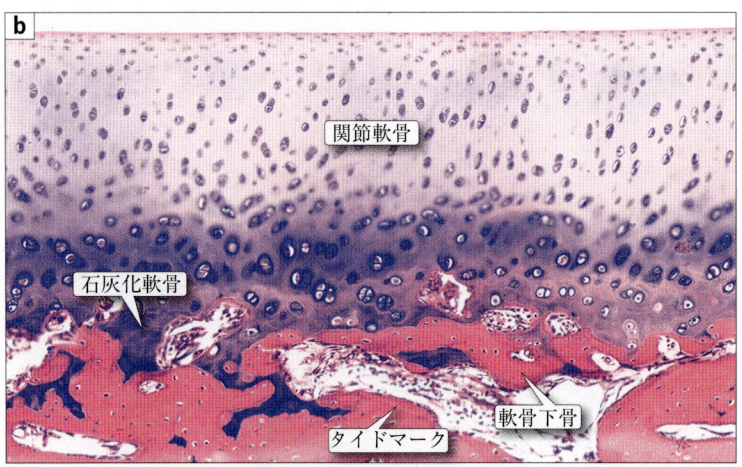

図 10.33b 関節軟骨
関節面は特殊な硝子軟骨で覆われている．ここでは軟骨膜がなく，表層に平行して走行する非常に薄いコラーゲン線維の層で置き換えられている．この層には細胞がみられない．最も深い層では軟骨細胞は軟骨下骨に隣接している．タイドマークは石灰化の最前線を示している．関節軟骨は血管を欠き，再生せず，水分含有（70％）が多い．HE/アルシアンブルー染色，パラフィン切片．×70．

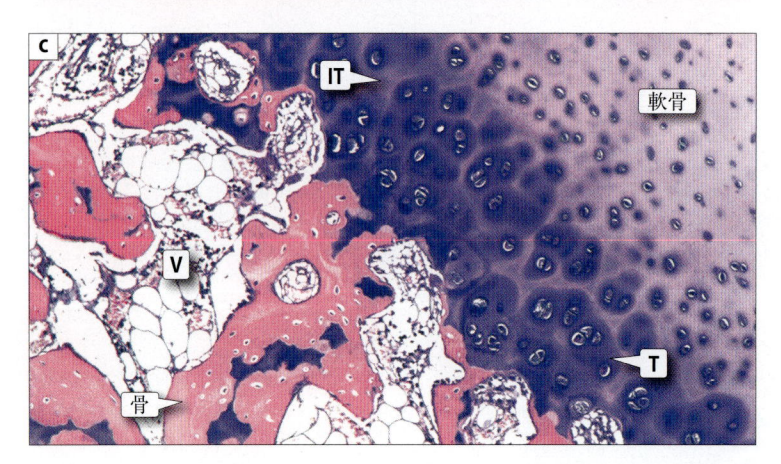

図 10.33c 関節－軟骨のインターフェース
硝子軟骨は骨と接する部位で石灰化を起こす．石灰化軟骨は細胞を欠き，単一ないし一対の軟骨細胞を含む軟骨領域（軟骨単位，コンドロン）に由来する．アグレカンに富む濃染する領域基質（**T**）はおのおのの軟骨単位を取り囲んでいる．領域間基質（**IT**）はコラーゲン線維や低分子量のプロテオグリカンを含んでいる．血管（**V**）と造血組織に注意．HE/アルシアンブルー染色，パラフィン切片．×150．

関節軟骨 Articular cartilage

　関節軟骨 articular cartilage は，滑膜性関節の体重を支持する骨端を覆い軟骨下の骨板にしっかりと固定されている．骨板は下にある骨梁を介して皮質骨へ負荷を伝達するために軟骨を支えている（図 10.33a〜c）．関節軟骨は厚さが 1〜7 mm と変化に富み，血管を欠く組織である．栄養は軟骨下骨や関節腔の滑液から拡散によって供給される．滑液による潤滑化は平行する関節軟骨表面の運動に摩擦を生じさせない．関節軟骨の最表面は細胞を欠き，コラーゲン線維の薄い層で構成されている．深部は軟骨細胞と基質によるいくつかの層がある．この基質は，張力に対してのコラーゲンを含み，水を引き寄せ保持するためのプロテオグリカンの網工が存在する．成人骨では関節軟骨と軟骨下の骨の間に 1 層の石灰化軟骨の層が入る．"タイドマーク tidemark" と呼ばれる明確な境界は関節軟骨と石灰化軟骨の間の石灰化の前線を示している．関節軟骨基質は水を豊富に含み，圧力に対する抵抗を示す．もし軟骨が機械的な負荷によりギザギザになると，水は追い出される．圧迫の力が除かれると，水はプロテオグリカンによる浸透圧作用によって再吸収され，軟骨は以前の形にもどる．障害されたり病気になったときは関節軟骨は自己修復できない．

滑膜と関節包 Synovial membrane and casule

　滑膜 synovial membrane は内部の関節面以外の部分に存在し，血管の多い結合組織のヒダを形成している（図 10.34）．滑膜表面の細胞はマクロファージや線維芽細胞に似ている．後者は，滑液中のタンパク質と関係がある．滑液は主に血管からの血漿の濾過液と**滑膜細胞** synovial cell によって分泌されるヒアルロン酸と糖タンパクが混合したものである．滑液は潤滑液および関節軟骨の栄養供給として働く．

　ほとんどの滑膜性関節を囲っている線維性被膜は骨膜と連続して関節包を構成している．関節包の内面は滑膜で覆われている．関節に分布する神経はこの被膜に観察され，**パッチニ小体** Pacinian corpuscle や**ルフィニ終末** Ruffini ending という感覚受容器に付随している．

脊　柱

　脊柱 vertebral column の骨は線維軟骨による軟骨性連結によって離されている．そこでは椎体の上面，下面を覆う関節硝子軟骨が線維軟骨の円板により分離されている．**椎間板（椎間円板）** intervertebral disk に隣接する硝子軟骨は発達椎体の骨端の遺残であり，**骨性椎骨終板** osseus vertebral end plate に入り込む（図 10.35a〜c）．円板は線維軟骨の

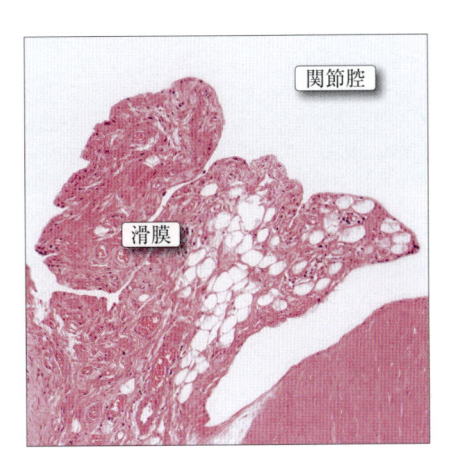

図 10.34　滑膜
滑膜性関節被膜の内側の裏張りでは，滑膜が関節腔へ少し突き出ている．この表面は時に内膜と呼ばれ，細胞が配列するが上皮は形成せず基底膜もない．中央部は疎性線維 - 脂肪結合組織で，血液の透過物を供給する血管，内膜細胞により分泌されるタンパク質と一緒に滑液生成に関与する．滑液はヒアルロン酸とグルコサミンを含む粘性の高い潤滑液で，一部関節軟骨の中へ浸透している．HE 染色，パラフィン切片．× 70．

脊　柱

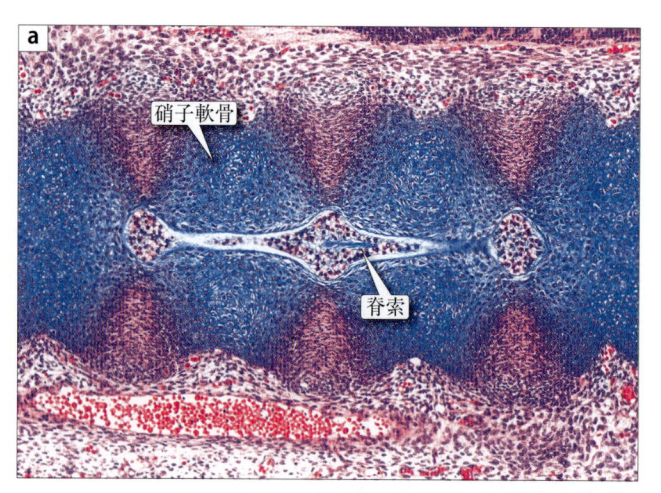

図10.35a　脊　柱
脊柱の早期発達．硝子軟骨の塊の形成を示す．これは椎体の軟骨内骨化に関与する．脊索が中央を突き抜け間葉由来の細胞を含んでいる．軟骨間に脊索は間葉組織を広げる．HE/アルシアンブルー染色，パラフィン切片．×120．

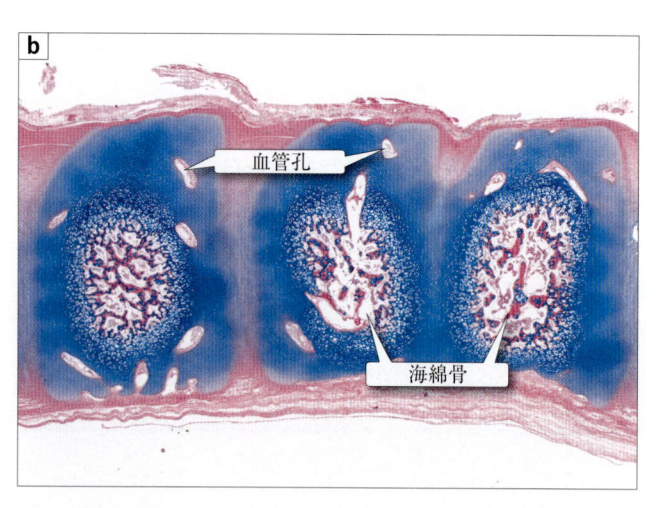

図10.35b　原始椎体
原始椎体は中央部骨化で海綿骨を形成する．軟骨を貫通する血管は栄養，骨形成細胞，造血系の前駆細胞を供給する．発達椎体間の隙間は椎間板（椎間円板）が形成される場所である．HE/アルシアンブルー染色，パラフィン切片．×15．

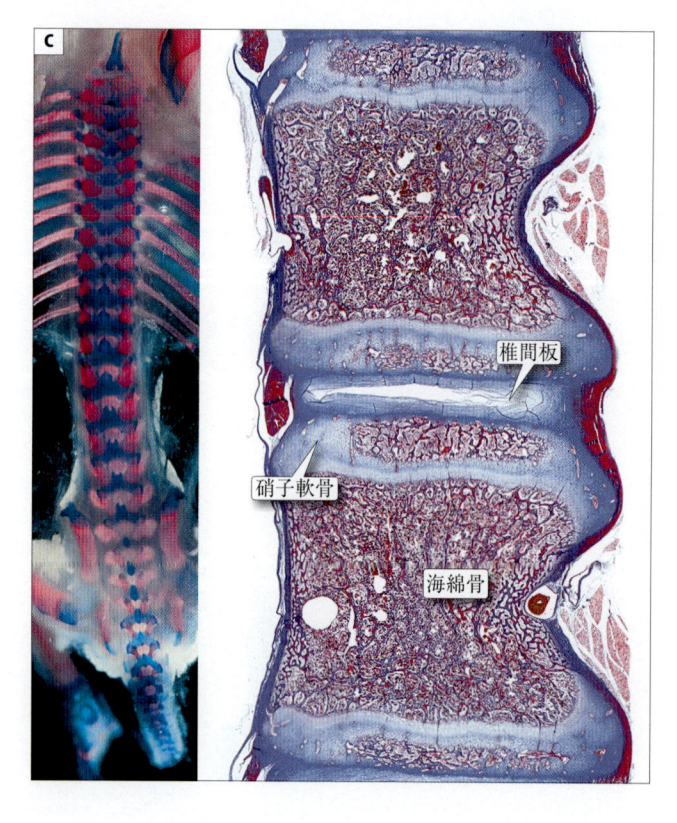

図10.35c　椎　柱
左：生後早期げっ歯類骨格をアリザリンとアルシアンブルーで染色．椎体は骨が赤，軟骨が青で染まっている領域である．アリザリン・アルシアンブルー染色．×4．**右**：椎柱の組織切片．椎体の髄質は，海綿骨で占められ，上面下面が硝子関節軟骨で覆われている．椎間板（椎間円板）が椎体間にみられる．その中央部は標本作製の過程で抽出されたため空になっている．HE/アルシアンブルー染色，パラフィン切片．×6．

15～25の同心円状の輪で作られた外側の**線維輪** annulus fibrosus と，脊索に由来する軟らかいゼラチン状の芯である内側の**髄核** nucleus pulposus から形成されている．円板の厚みは頭部から尾部へ位置するほど増加する．

線維輪を取り囲むコラーゲン線維は，椎体の縁と椎間板の位置を保つ前縦靱帯および後縦靱帯まで広がり結合する．ヒトでは髄核の中の脊索（間葉）細胞は通常，小児早期に消失する．椎間板は脊柱に加わる圧迫に抵抗する緩衝器（ショックアブソーバー）として働く．そのほかの点では硬い脊柱であるが，椎間板は運動や柔軟性を可能にしている．プロテオグリカン分子の**アグリカン** aggrecan は，椎骨円板の主要な構成要素であり，水の保持による円板の自然な膨張圧は圧迫を和らげる．伸長力や荷重分布は層板におけるⅠ型コラーゲンの高度に編成されたシートによって得られる．加齢による椎間板の変性やヘルニアは一般的に局所の痛みや関連痛を伴う．

骨格の異常
骨折治療 Fracture repair

成人骨の**骨折** fracture に対する抵抗力は，その伸長力や圧縮力に対する強い抵抗性のみならず，柔軟性によるところが大きい．曲げ応力が加えられたとき，骨は固い棒よりもむしろストローの束のように働く．おのおののストローが互いにわずかな滑りを起こすため，ストローは固い棒よりも曲げ応力に抵抗する．同様に骨単位の中の層板は互いが相互に滑り，過剰な負荷で骨が折れたりひびが入る（ストレス骨折）前に骨に柔軟性を与えている．骨折が起こったとき，骨は2通りの方法で修復される．

一次骨折修復は皮質の強固な外科的固定に伴い起こり，軟骨内骨化による骨形成なしに骨単位の再成長によって治癒する．骨折した骨の断端は壊死するが，約3週間後に破骨細胞が壊死組織を取り除き，端と端の骨連結が達成され，新しく生じた層板骨に置換される．このように骨の断端は外部に仮骨形成することなく接続される．骨膜の骨芽細胞は約4～5週目に線維骨の形成を開始し，骨折断端内仮骨を形成する．この仮骨は体重を支えるまで硬くはない．新しい層板骨基質の石灰化が行われる．硬い骨単位ができるまでに数ヵ月を要する．

二次骨折修復は骨折断面にわずかな動きがあったときに起こり，外部仮骨が骨折断端周囲や断端間に形成される．この仮骨は軟骨と骨を含み，軟骨は軟骨内骨化と同じ過程で徐々に骨に置き換えられる．仮骨は3週間で最大となる．骨のリモデリングによって，骨折部位は緻密骨と海綿骨として完全に修復される．

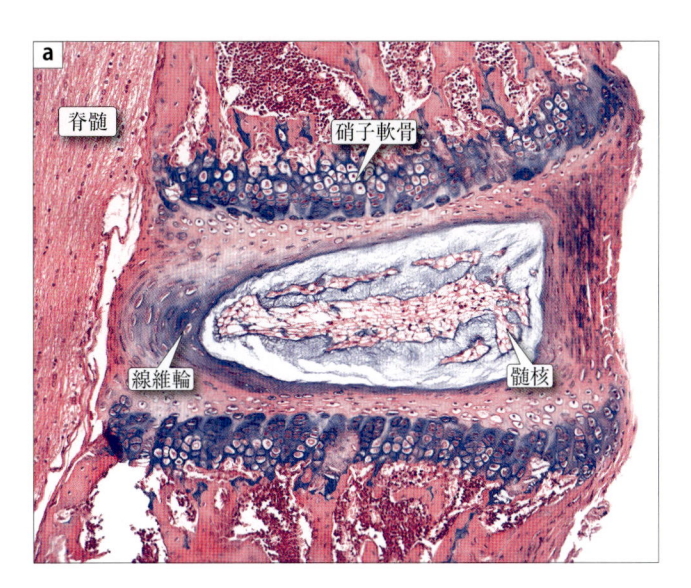

図10.36a　椎間板
未成熟動物における椎間板の組織．中央の髄核と周囲の線維輪を示す．髄核は脊索の遺残である．脊索は胎児において軸骨格を決定する間葉組織からなる正中の管（棒）である．髄核はわずかな細胞，コラーゲン線維，プロテオグリカンのゲル状の基質からできている．人生の初めの10年間で髄核はゼラチン質が少なくなり，より線維状になる．線維輪は線維軟骨からなる同心円状の輪からできていて，圧縮圧に抵抗するが，脊柱管の多軸性運動に制限をかけている．HE/アルシアンブルー染色，パラフィン切片．×30.

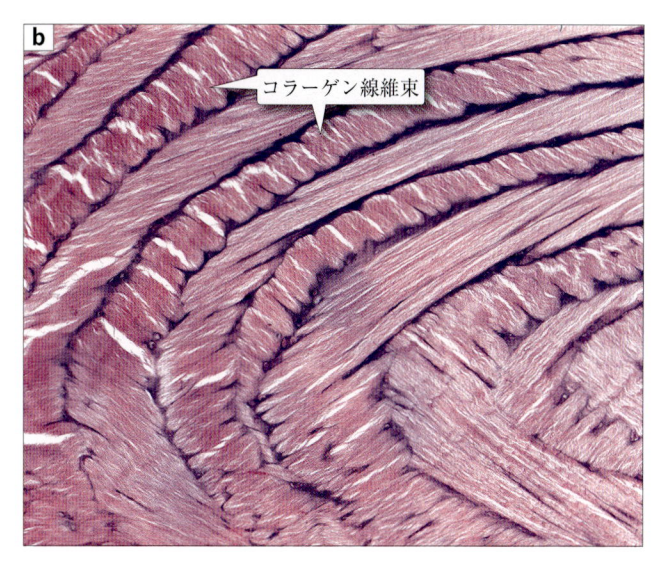

図10.36b　線維軟骨
線維輪の線維軟骨の同心円状層板には直交する方向へ走る多くのコラーゲン線維が存在する．これらは，伸長力の負荷に対して抵抗を強める．しかしこの配列は曲げる力やずれる力にさらされたとき，脊柱の柔軟性を可能にしている．HE/アルシアンブルー染色，パラフィン切片．×80.

骨発達の異常 Disorders of bone development

くる病 rickets（小児）あるいは**骨軟化症** osteomalacia（成人）は，骨の石灰化が不十分で骨端成長板が石灰化しないときに起こる．この疾患では重力の影響によって長管骨がしばしば屈曲する．骨の弱さは食事でのビタミンD欠乏か皮膚への紫外線照射不足（正常なビタミンD合成促進），あるいは両者が原因する．

軟骨形成不全 achondroplasia では体肢が短く，小人症となる．これは成長ホルモンの欠乏のために起こり，骨端成長板が成長しないことによる．

代謝性骨疾患 Metabolic bone disorders

代謝性骨疾患もまた多い．**骨パジェット病** Paget's disease は線維骨が過剰になり骨梁の配列が乱れるため，骨が弱くなり骨折を起こす．骨芽細胞のウイルス感染によると考えられている．

骨粗鬆症 osteoporosis（骨脆弱）は骨塩密度の低下と同義で，男女ともに高齢者に多いが，特に閉経後の女性で急激な骨塩密度の低下が起きる．これは正常で破骨細胞の骨吸収を抑制しているエストロゲンのレベルの低下に関係する．ホルモン補充療法，運動，食事によるカルシウム摂取はさらなる骨の減少を和らげるが，以前の緻密な骨に戻すことは必ずしも期待できない．

関節炎と関節症 Arthritis and arthrosis

これらは関節の異常と軟骨と骨の形成と変性のバランスが崩れた状態を表す．**関節炎** arthritis，言い換えれば関節の炎症に異なった種類がある．感染症の骨関節炎は，局所の感染性生物が炎症を起こし，融解酵素の分泌とプロテオグリカンを除去することに対応して起こる．

変形性関節症 osteoarthrosis は非感染症で加齢に伴い通常よくみられる．炎症は軽微もしくはまったくない．プロテオグリカンの減少とコラーゲン線維基質の融解により関節軟骨が消失する．異常な**骨棘** bone spur（関節辺縁で増殖する**骨増殖体** osteophyte）と断片が関節腔を充満することがある．

関節リウマチ rheumatoid orthritis は多くの関節に起こる慢性炎症である．初期には滑膜が関節内で線維性に増殖する．この構造（**パンヌス** pannus）は軟骨と骨を溶かし，最終的に関節腔内に浸潤し石灰化する．関節は硬くなり，動かすことが困難であり痛む．この疾患は抗原抗体複合体が関与する．自己免疫反応によると見なされている．

痛風 gout は尿酸の過剰な産生もしくは排泄の減少（おそらく腎不全に伴う）による代謝疾患で，血中の尿酸の増加を引き起こす．尿酸ナトリウムの結晶が血行性に沈着する．親指の第1中足趾（指）節関節，耳の**線維軟骨** fibrocartilage や指の指節間関節に急にしばしば痛みを伴う炎症反応を引き起こす．

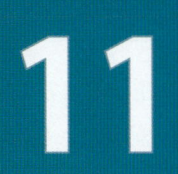

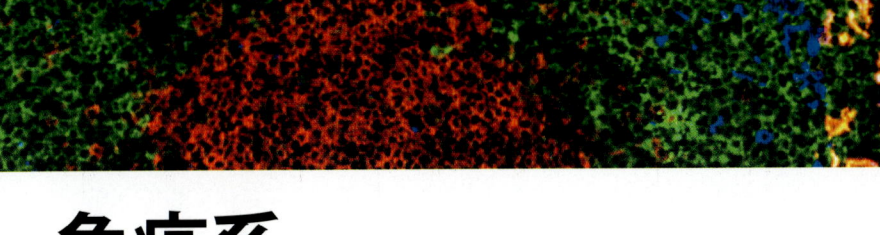

免疫系 Immune system

ほとんどの多細胞生物は感染に対して何らかの免疫を有している．非脊椎動物および脊椎動物の細胞や組織における複雑性が増すにつれ，免疫学的防御システムは生物が**外来生物** foreign organism あるいは外来異物**抗原** antigen に対して自らを**保護** protect したり**防御** defend するように進化してきた．

免疫系は主たる4つのタイプの病原体，すなわち**ウイルス** virus，**細菌** bacteria，**原生動物** protozoa，および**寄生虫** parasite によって引き起こされる感染に対する防御機構である．創傷のような肉体的損傷を治癒し，ある種の腫瘍の発生を防ぐ．免疫応答は外来性もしくは"**非自己** non-self"と認識されたあらゆる物（例：臓器移植や不適合の輸血）に対して起こるが，免疫系は自己組織に対しては寛容性を呈し，自らが防御する生体に対しては正常な場合は攻撃しない．

リンパ系組織の組織学を，その構成要素を含めて理解することは重要であるが，組織の中で起こっていることの多くは可視化することが不可能であるので，その概念を想像し，理解することが重要である．この章では，機能と概念を形態学に組み入れることに重点を置く．すなわち，機能を説明するために形態学を用いる．図11.1は免疫系の主たる活動をまとめたものである．

基本的防御系

免疫系の細胞，組織および臓器は常に外来分子の攻撃にさらされており，その多くは無害であるが，有害なものも存在する．微生物に曝露されると，免疫系はそれに応答するか否かの選択に迫られる．応答する必要がある場合，免疫系はどのタイプの防御機構を開始させるかを決めなくてはいけない．免疫系は，病原体の種類に応じて感染を和らげ，疾病の発症を防ぐために，より精巧にかつ高度に特異的な機構を用いて対応する能力をもっている．

防御機構のレパートリーは広義には次の2つである．(i) 基本的あるいは**自然免疫系** innate immune system で，単純な多細胞生物に備わっているものと，(ii) 特異的あるいは**獲得免疫系** adaptive immune system で，ヒトを含む哺乳類のような脊椎動物で認められ，エイやサメのような軟骨魚まで遡ることができる．

哺乳類の免疫系の特徴は，異なる病原体に対して質的に異なる型の応答を開始することができる点にある．無数の有害でかつ急速に進化／変化していく病原体を検出し，攻撃し，そして破壊もしくは無能にするために，免疫系は感染物質に対する兵器庫に関連づけられてきた．免疫学的防御機構は，多くの型の脅威に対処するために多数の様々な専門的なユニットに依存している．

出来事	場所	時期
異物（抗原）が体内に入る	皮膚，上皮の表面	常時
自然免疫系（貪食細胞，特に樹状細胞）がただちに応答する．貪食と細胞内での破壊．外来の微生物タンパク質を消化して小片（ペプチド）にし，"抗原提示細胞"，特に樹状細胞の表面に提示し，局所のリンパ節へ移動させる．	入り込んだ部位	秒から分
抗原提示細胞がまだ抗原に出合ったことのない"休止状態"あるいは"ナイーブ"なT細胞の特異的な受容体に結合して活性化する．B細胞は抗原との合同作用で活性化し，表面受容体に結合し，活性化したT細胞と直接に細胞-細胞接触する．この結果，B細胞は形質細胞に分化し，血液中に抗体を分泌する．	リンパ節の傍	1～3日
抗体は血液とリンパを介して体中を循環する．リンパ球（特にT細胞）は体内を循環し，炎症を引き起こしたり，貪食細胞を活性化したり，また感染した細胞を殺したりすることによって感染と戦う．	体全体	数日～数週間～年

図11.1　免疫応答活性

基本的防御系

- 生来備わっている自然免疫系は，大部分が貪食機能を有する細胞（しかしながら，物理的防御や可溶性の因子も含む）から構成され，素早い応答を開始する．自然免疫の機構は"**第一線 first-line**"の防御であり，感染が広がるのを制限する．これは主として非特異的な防御機構であるが，自然免疫系はいくつかの"**物理的に組み込まれた hard-wired**"認識機構を利用していることがわかってきた．例えば，感染物質には見いだされるが，多細胞生物には存在しない分子モチーフを認識する機能をもつ Toll-like 受容体 Toll-like receptor（TLR）などがある．自然免疫系は秒から分の単位で活性化されるが，感染を記憶することはない．
- 獲得免疫系はもっとゆっくりと反応する（日の単位）が，より柔軟に対応し，特異性が高く，効果的に応答する．獲得免疫は，各個体が特定の微生物の攻撃に対して応答する際，何年もの間，時には一生，攻撃されたことを記憶する（例："**適応する adapt**"）のを可能にする．獲得免疫はリンパ球によって制御され，それは T 細胞（胸腺由来）と B 細胞（骨髄由来）に分類される．抗原によって活性化されると，B 細胞は T 細胞の助けを借りて**形質細胞 plasma cell** に分化し，抗体として知られるタンパク質を血中に分泌する．これは"**液性 humoral**"免疫と呼ばれることがあるが，抗体が体液，特に血液の中を動くからである．それに対し，T 細胞は一般的に細胞-細胞の直接的な接触により感染した細胞を殺し，B 細胞が抗体を産生するのを助ける．

自然免疫と獲得免疫との比較 Comparing innate versus adaptive systems

自然免疫系と異なり，獲得免疫系はほとんど無数の様々な抗原を区別することができ，細胞表面の受容体をコードする遺伝子の複雑なシステムに依存している．これら遺伝子は個々の細胞において様々な異なる様式で組み換えられる．これは**クローン選択説 clonal selection theory** として知られており，後に概説する．獲得免疫系のもう1つのユニークな性質は，ある特定の抗原に最初に出会った際の免疫学的記憶が保持され，2回目に出合った際に"**第2の応答 secondary response**"が起こり，それは初回の応答よりもより早く，強く，かつ長く続くということである．この能力は感染および予防接種後の免疫の基礎である．

古い教科書では"細胞性免疫"と"液性免疫"と言及されることがある．以前は，T 細胞はほかの細胞に直接接触することによって機能すると言われたのに対し，液性免疫は体液，特に血液に内在するもので，抗体によって仲介されると言われた．こうした用語は誤解を招く可能性がある．なぜなら，抗体を含むすべてのタンパク質は，細胞によって作られるからである．より厳密に言えば，すべての免疫応答は細胞によって仲介されるものであるが，こうした用語が長年使用され，神聖化されている．

自然免疫系と獲得免疫系の主たる特徴を図11.2にまとめた．両系とも生物の生存に必須であり，統合された防御機構であり，陸軍と海軍に類似している．抗原が最初に体内に入った際の免疫応答の誘因と，抗原が破壊される"**効果相 effector phase**"の両方において，自然免疫系と獲得免疫系は互いに相乗的に相互作用する（図11.3）．

特徴	自然免疫	獲得免疫
応答の速さ	秒から分	日，週，年
抗原の認識能力	数十の"変更できない"パターンに限られる．	ほとんど無限の柔軟性があり，単一アミノ酸でも"自己"と異なるタンパク質には反応できる．
記憶	記憶できない	同一抗原に2度目に出合うとより迅速に，強く，かつより長く，多くの場合生涯にわたって反応する．
細胞の活動	貪食作用と細胞内破壊	T 細胞が感染した細胞を殺し，感染が広がるのを防ぎ，B 細胞が抗体を産生するのを助ける．また貪食作用も活性化する．

図11.2 自然免疫と獲得免疫の主な特徴

免疫応答の開始	免疫応答の遂行
抗原が樹状細胞によって取り込まれ，小さな断片に壊されて細胞表面に提示され，そこで T 細胞を活性化する．	抗体は抗原に強固に結合し，抗原-抗体複合体が貪食細胞表面に結合し，細胞に取り込まれて破壊される．

図11.3 自然免疫系と獲得免疫系の相互作用

自己，非自己，特異性および寛容 Self, non-self, specificity, and tolerance

免疫系は常に決断を下すことを要求される．なかでも，自己と非自己を区別することが最も重要である．では，自己とは何だろうか？　最も単純な定義は，自己とはいかなる時も体の中に存在するもの，例えば，体を構成する正常な成分の総和ということができる．非自己は2つの必須な特徴がある．第一に，生化学的なレベルで自己とは構造的に異なる．例えば，ある特定のタンパク質のアミノ酸配列のわずかな違いが挙げられる．1つのアミノ酸の違いは免疫系を刺激するのに十分である．第二に，非自己は常には存在しないが，感染や組織移植が原因となり，予期せぬときに体に入りこんでくる．

免疫系はいまだ完全には理解されていないが，より些細な違いも区別しなければならない．免疫系の細胞，組織，および臓器は常に外来分子からの攻撃にさらされている．しかし，微生物の場合は，免疫系は病原性細菌をどのように防御するのか，腸内の宿主細菌の共生をいかに許容するのだろうか？　われわれは，体が病原体と無害の生物とをいかに区別しているのかを十分理解しているとは言えない．

こうしたことを区別する能力は**特異性** specificity として知られており，免疫系の決定的な特性である．特異性は分子認識機構の複雑なセットにより決定されるものであり，ほかの分子に結合する能力をもち，免疫系の細胞に"味方か敵か friend or foe"を区別する信号を送る受容体タンパク質を含んでいる．

免疫応答は，異物あるいは非自己と認識されるあらゆる物質（例えば，微生物，移植された臓器，不適合血液など）に対して常に起こる．しかしながら，免疫系は自己に対しては正常の場合は応答しない．この自己に対する応答性の欠如を**免疫学的寛容** immunological tolerance という．自己-寛容性は生殖系列には遺伝暗号化されておらず，免疫系が各個体で発達するにつれ学習されていく．十分に理解されていないが，自己-寛容性は時折破綻し，免疫系が正常な体の構成成分をあたかも異物のように攻撃することがあり，その結果自己免疫疾患が引き起こされる．例えば，**インスリン依存性の糖尿病** insulin-dependent diabetes mellitus，ある種の**関節炎** arthritis，**甲状腺疾患** thyroid disease などがある．

軍隊のような免疫系
The immune system as a military machine

顕微鏡下において，リンパ球はどれもよく似ている：小さくて，丸い核とわずかな細胞質をもつ円形細胞で，濃い青色に染色された細胞集団が密に集まっている．こうした特徴のないリンパ球の形態は，リンパ球の多くが代替可能で，あたかも争乱に備えて守備についている歩哨のようなものであることを反映している．争乱が生じた場合，クローン選択説は1,000個に1個あるいは10,000個に1個のリンパ球が応答すると示しており，免疫系は最少の形態学的変化で機能することを意味している．

感染という形の争乱は体のいかなる部位でも起こりうる．したがって，体のすべての部位（脳は例外）は何百万個のリンパ球をもち，抗原が攻撃してくるのを待ち受けている．敵か味方かを区別する能力は実際に外来の異物を攻撃し破壊するのを可能にしている．

完璧な防御機構などはあり得ない．防衛力は巨大で，維持するのにお金がかかり，陸軍，海軍，空軍などの多様な部隊と，異なるタイプの敵と戦うための多様な武器が必要である．まれに，軍隊は暴動を起こすことがある．免疫系の特性と軍隊の防衛力の間には何がしか類似したものがある（Parham P. Nature1990; 344: 709-11）．

1. その機能は選択的破壊である．
2. 巨大で，複雑で精巧である．
3. 高価である．
4. 不経済である．
5. 明らかに同一の機能を果たす異なる構成成分が存在する．
6. 反応するのが遅い．
7. いまだかつて起こったことのない事態に対応する準備ができている．
8. 過去の問題の解答を用いて今日の問題と戦う．
9. 頽廃しやすい．
10. 保護するものを破壊しうる．

自然免疫

自然免疫系は系統発生的に古いものであり，**カイメン** *Porifera*（海綿 sponge）や**棘皮動物** echinoderm（ヒトデ star fish，ウニ sea urchin）のような単純な動物にも認められる．自然免疫系は迅速に敵と戦うことができる（数日は持続することもある）が，柔軟性に欠け，主に貪食細胞に依存する．高等脊椎動物においては主たる貪食細胞はマクロファージと好中球であり，物理的な防御と化学分泌によって助けられている．自然防衛は種々の微生物に対して有効であり，表面分子が異物として認識され，それらは進化の過程で大部分は変化することなく保たれてきた．自然免疫系は新しい型の病原体（特に突然変異を起こしたもの）にはほとんど防御機能がなく，自然免疫応答は免疫学的記憶を引き起こさない．したがって，同じ敵に連続して曝露された場合に対応する様式を変化させることができない．自然免疫系は宿主を攻撃しないということが重要である．

自然免疫と獲得免疫との両者に関係する成分は次の項で脊椎動物に関連させて概説する．

障壁防御 Barrier protection

体内への侵入に対する障壁は物理的なものと化学的なもの

自然免疫

がある．物理的な障壁としては，皮膚，粘膜（上皮），**線毛** cilia が挙げられる．化学的な障壁としては，粘液，皮膚の酸性成分（皮脂腺から分泌される皮脂），胃粘膜から分泌される酸性の分泌物などが挙げられる．体液はディフェンシン defensin のような抗細菌タンパク質，涙や唾液中のリソソームを含んでいる．リソソームはある種の細菌を融解する酵素であるが，その防御機構の重要性は不明である．

補体系 Complement system

補体系は主として肝臓で産生される血漿タンパク質のグループからなり，微生物に対して防御機能をもつ**誘導酵素系** triggered enzyme system を形成する．補体とは，これらのタンパク質が獲得免疫系における抗体の抗微生物活性を助けたり補足する能力をもっていることを指す．抗体によって（あるいは細菌によって直接）活性化されると，酵素カスケードの反応が生物活性をもつ分子を産生し，細菌の**浸透圧融解** osmotic lysis，**オプソニン作用** opsonization（オプソニンが結合して細菌が貪食されやすくなる過程），また外来物質が補体反応を開始する部位へ貪食細胞を誘導するなどの過程が促進される．最後の貪食細胞の誘導は，急性の炎症反応や肥満細胞と関連しており，白血球，血漿酵素系，および傷害された組織から出る細胞の移動を促進する走化性因子を産生すると同時に，血管透過性のメディエーターを産生する．

細胞内殺傷 Intracellular killing

マクロファージと好中球によって微生物は細胞内で殺傷されるが，マクロファージと好中球はどちらも**骨髄の骨髄球系** myeloid lineage 由来である．マクロファージは**単核貪食細胞系** mononuclear phagocyte system に属し，循環血液中の単球由来である．単球は組織中に定住あるいは浮遊するマクロファージとして分布し，数週間から数ヵ月生存する（図11.4a，b）．マクロファージあるいはマクロファージ様細胞はほとんどすべての組織に認められ，特に結合組織，肺，肝臓（クッパー細胞 Kupffer cell），骨（破骨細胞），リンパ系臓器，腎臓（メサンギウム細胞），脳（ミクログリア）に存在する．

好中球は数日間しか生存しないため，骨髄で大量に産生される．好中球は循環血液中の白血球の約60％を占める（図11.5）．好中球の殺傷能力は活性化されたタンパク質分解酵素の分泌によって制御され，これによって細菌が破壊される．

自然免疫系の細胞が攻撃の的を認識するのは，**病原体-関連分子型** pathogen-associated molecular pattern もしくは pathogen-associated molecular pattern（PAMP）と呼ばれる共通の構造を検出することによる．例えば，細菌の壁，ウイルスの核酸（一重鎖あるいは非メチル化DNA），**細菌内毒素** bacterial endotoxin などがある．これらの構造はToll-like 受容体（TLR）という細胞表面あるいはエンドソームの中に存在する膜貫通型タンパク質によって認識される．Toll 遺伝子はショウジョウバエ Drosphila で発見され，典型的な**背-腹体軸** dorsal-ventral body axis を決定する．TLR は炎症反応や免疫応答を活性化して侵入者を破壊し，自然免疫系と獲得免疫系の間を関連づけ，特に抗原提示細胞を活性化

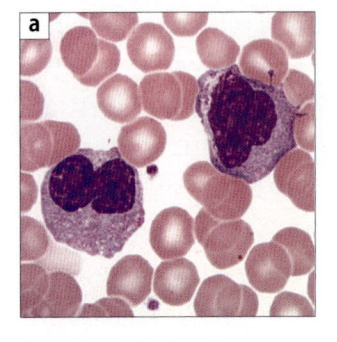

図11.4a　単球とマクロファージ
循環血中の単球．大きくて，偏心性でギザギザした核と細胞質に小さな顆粒がみられる．おそらく単球は1日循環血液中を巡った後，組織や漿液腔に入り，成熟してマクロファージになる．ライト染色．×650．

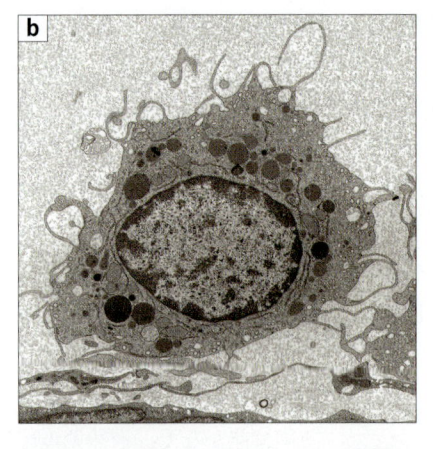

図11.4b　組織マクロファージの超微細構造
細胞質が広がっていることから，活発に動いていることが示唆される．また貪食した物質を破壊する多くのリソソームがみられる．マクロファージはリンパ球に対する抗原提示細胞であり，獲得免疫系の多くの分子を活性化するサイトカインを分泌する．×3,800．

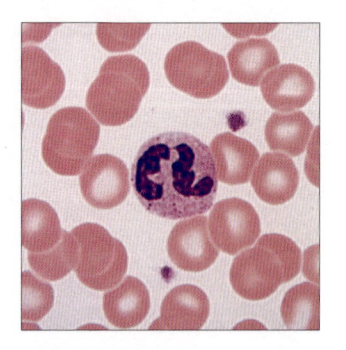

図11.5　好中球
好中球は主として細菌やほかの病原体を貪食作用によって破壊する．血液の中で最も大量に存在する（60％）白血球であり，寿命はほんの数日である．組織が傷害を受けた部位において，炎症反応に際して活性化された好中球がよくみられる．ライト染色．×700．

する．

　貪食細胞はリソソームおよび微生物タンパク質を多量に保有しており，貪食した細菌，細胞の残骸，外来の異物を破壊するが，好中球とマクロファージとの間には重要な違いがある．好中球はその標的を処理した後に死んでしまうが，マクロファージは新たなリソソームを産生し，殺傷過程を引き延ばし，さらに生存して貪食と異物の破壊を繰り返す．活性化されたマクロファージは次の2通りの方法で獲得免疫系のリンパ球に影響を与えるので，免疫系において重要である．

- マクロファージはサイトカインと呼ばれる強力なペプチドを分泌し，リンパ球の増殖と分化を制御する．
- マクロファージはリンパ球によって認識され，応答される形式で抗原を修飾し提示させる．

細胞外における殺傷 Extracellular killing

　細胞外における殺傷機構は，もう1つの微生物に対する防御機構であり，**ナチュラルキラー細胞** natural killer (NK) cell および**好酸球** eosinophil の働きによる（図11.6a，b）．NK細胞は大型の顆粒リンパ球で，リンパ球の約10％を占める．NK細胞はウイルス感染細胞やある種の腫瘍細胞に接着し，顆粒を放出し，標的細胞の細胞膜に孔をあけ，アポトーシスを引き起こすことによって殺傷する．NK細胞はまたマクロファージを活性化して貪食された微生物を殺す．好酸球は細胞傷害性タンパク質を有する顆粒を含んでおり，活性酸素の代謝物の産生に関連させて，大きすぎて貪食されない寄生虫を攻撃すると考えられている．

　好塩基球と肥満細胞も自然免疫系の一部として，迅速な第一線の応答に寄与する．好塩基球はしばしば肥満細胞の**前駆細胞** progenitor と考えられているが，これらの細胞の関係ははっきりわかっていない．マウスにおいては好塩基球-肥満細胞の両者になりうる前駆細胞の存在が認められているが，骨髄には別々の前駆細胞が存在するとも言われている．好塩基球は骨髄の中で十分に発達し，十分に成熟した状態で骨髄を去り，血液中に出ていく．好塩基球の寿命はわずか数日で，組織で見つかることはまれであるが，肥満細胞は多くの組織で認められ，数週間から数ヵ月生存する．アレルギー反応は，特徴的な細胞質顆粒に蓄えられたものを含む非常に多くの物質の放出に関連するものであるが（図11.7a，b），活性化された好塩基球と肥満細胞は，血管透過性や気管支収縮性を増加させて，**局所の過敏反応** local irritation，アナ

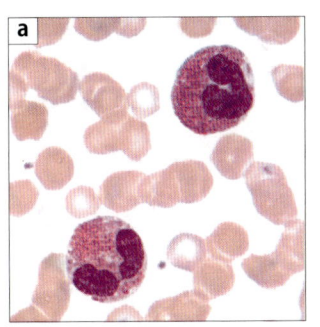

図11.6a　好酸球
2葉の顆粒球で，酵素やタンパク質を含む顆粒が細胞質にたくさん含まれ，細胞外に放出されて寄生虫を攻撃する．ライト染色．×650.

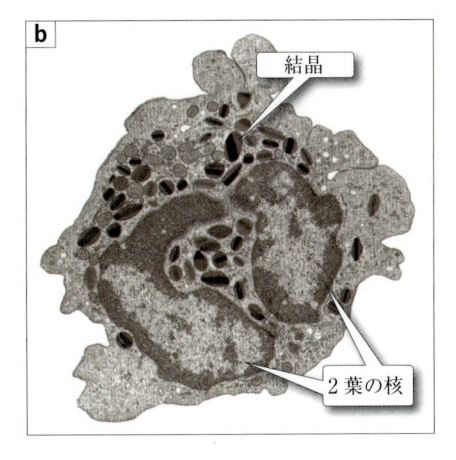

図11.6b　好酸球の超微細構造
寄生虫の膜に傷害を与えるタンパク質を含んだ結晶様の芯をもつ多くの顆粒がみられる．×5,500.

図11.7a　好塩基球と肥満細胞
循環している好塩基球の超微細構造で，特徴的な顆粒が認められる．これは前炎症反応物質の原料である血管作用性アミンとサイトカインである．好塩基球は好酸球と好中球を動員して免疫グロブリンE(IgE)-作動性の慢性アレルギー性炎症反応を起こす．×5,500.

図11.7b　肥満細胞の超微細構造
細胞質にヘパリン，ヒスタミン，プロテアーゼ，およびサイトカインを含む多くの顆粒がぎっしり詰まっており，細胞が活性化されると放出される．これは**脱顆粒** degranulation と呼ばれる過程である．肥満細胞は蠕虫のような寄生虫を防御し，アレルギー反応を起こす．×5,400.

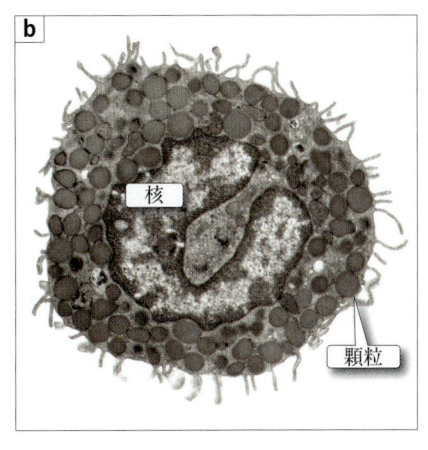

自然免疫

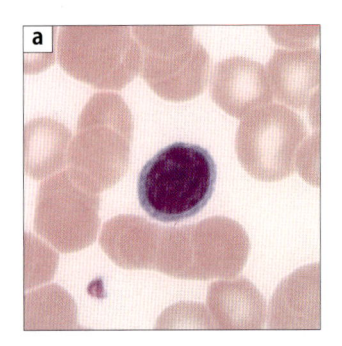

図 11.8a　リンパ球
血液中において、ほとんどのリンパ球は小さく、赤血球と同じ位の大きさで、2番目に多い（20〜30％）白血球の成分である。循環しているリンパ球は単純な組織学的染色だけではB細胞かT細胞かは同定不能であり、CDマーカーで標識することが必要である。ライト染色．× 750.

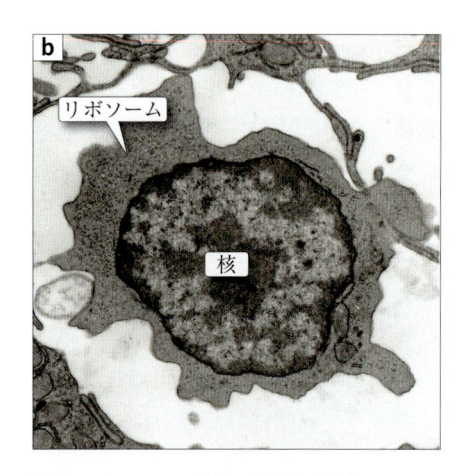

図 11.8b　リンパ球の超微細構造
B細胞かT細胞かを分類する特徴的な構造は存在しない。フリーのリボソームが細胞質にたくさん存在するが、ほかの細胞内小器官はほとんどみられない．× 8,500.

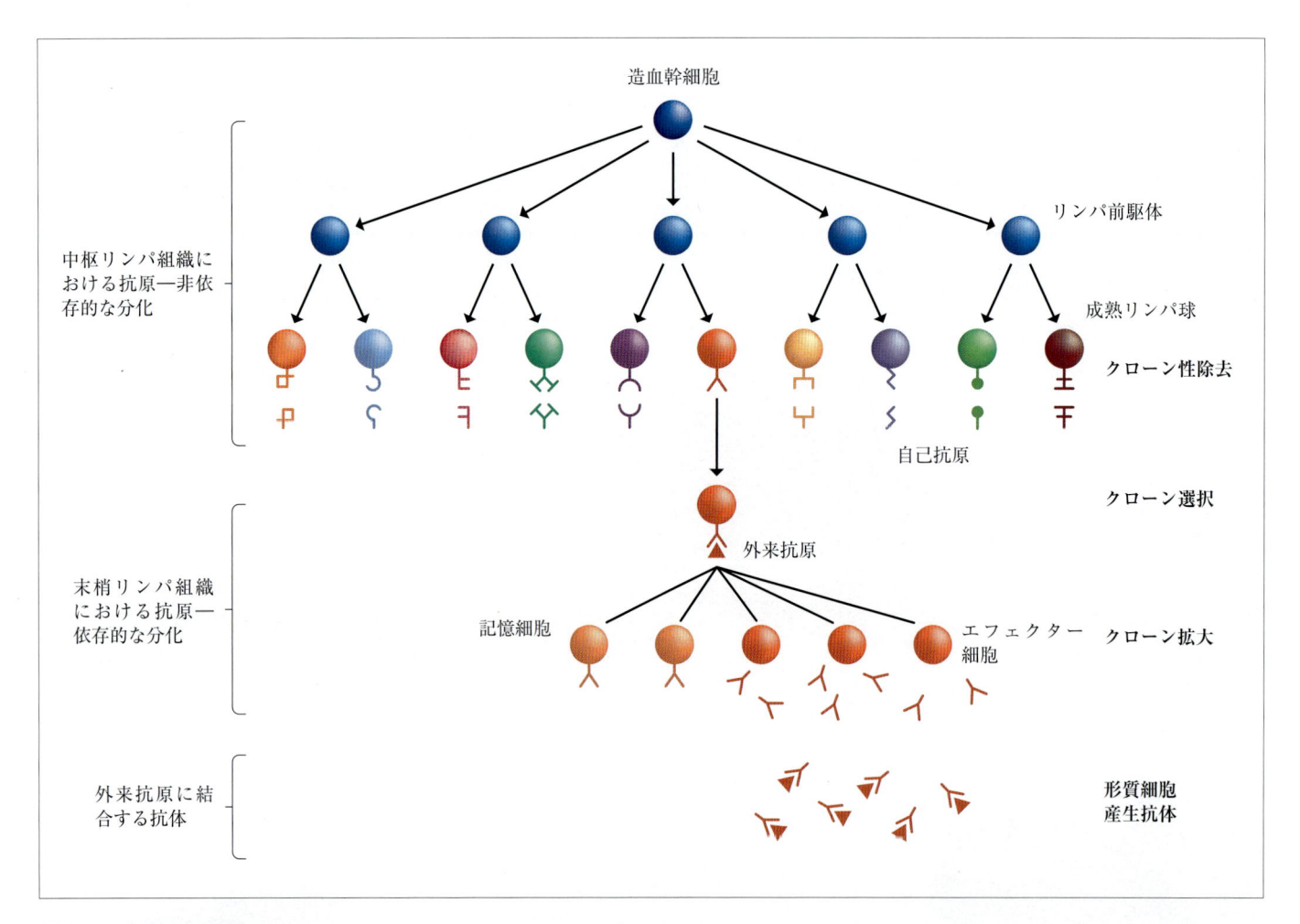

図 11.9　クローン選択
B細胞を例にして、リンパ球の発生を示す．骨髄において、**多能性造血幹細胞** pluripotent hemopoietic stem cell が骨髄性およびリンパ性前駆細胞を産生し、後者はリンパ球へ分化する．生涯において骨髄の外で遭遇する可能性のある外来抗原への曝露とは関係なく、何百万もの成熟した、しかし抗原には出合ったことのないリンパ球が産生され、そのおのおのは特異抗原と結合しうる表面受容体をもっている．いまだ完全には解明されていないメカニズムによって、自己抗原に対して防御的あるいは反応可能な状態にある発達途上のリンパ球が除去される．リンパ性組織において、特異的なリンパ球クローンに対して抗原が結合すると、抗原依存性の分化が活性化される．その結果、選択されたものは増殖してエフェクター細胞（この場合は形質細胞）や記憶細胞となる．分泌された抗体はもともとその抗体を産生する責任のある抗原決定基に結合する．最終的に、様々なエフェクター免疫反応によって抗原が除去される．

262

フィラキシー，喘息発作の誘発に重要な働きをしている．しかし，これらの細胞はまた有用な作用ももっており，その分泌物は細菌，寄生虫，毒性ペプチドから防御し，炎症反応を活性化して好中球を炎症部位に誘導する．肥満細胞から分泌される非常に広範な生物活性をもつメディエーターとしては，ヒスタミン，ヘパリン，プロテアーゼ，**ロイコトリエン** leukotrien，サイトカイン（**腫瘍壊死因子** tumor necrosis factor），ケモカイン，そして炎症および免疫制御作用に関係する様々な因子がある．

好中球も抗微生物ペプチドやクロマチン DNA とヒストンの**細胞外線維網** extracellular fibrous network of chromatin DNA and histone に埋め込まれた酵素を放出することによって細胞外における殺傷に関与する．この複合体は**好中球細胞外トラップ** neutrophil extracellular trap（NET）として知られる．すなわち，これは病原体を捕獲し，殺傷するための自然免疫系の一部である．

獲得性免疫

獲得免疫系は系統発生的には新しく（脊椎動物に限定される），反応は遅いが，柔軟性に富んだ反応性を有しており，ほとんど無限の種類の異物に反応することができる．これは異物（例：抗原）を認識する受容体分子の複雑な遺伝系から生じたものである．獲得免疫反応の鍵となるエフェクター細胞はリンパ球であり，細胞質の少ない小型の丸い細胞（多くは直径 7～10 μm）である（図 11.8a, b）．リンパ球は成人では骨髄由来であり，胎児の初期には肝臓由来であり，循環する白血球の 20～30％を占める．リンパ球の構造は機能を物語っており，いつも警官のようにトラブルに備えてそこかしこに立ち，一見何もしていないように見えるが，実際にはきわめて重要な見張りの役目を果たしている．抗原によって活性化されるとリンパ球は大きくなり，分裂し，そしてエフェクターとしての機能を獲得する（後述）．

T リンパ球は血液を介して非機能性の前駆体として骨髄から胸腺へ入り込み，そこで成熟する．B リンパ球は骨髄で作られる．T リンパ球も B リンパ球もともに生涯にわたって作られ，血液を介してリンパ組織へと移動するが，リンパ管を介して血液に戻ることもある．リンパ球の寿命は，数日から数ヵ月あるいは数年に及ぶ．リンパ球はどれも見た目はよく似ているが，すべて異なっている．おのおののリンパ球は抗原に対する固有の受容体をもっており，そのため何百万（少なくとも 10^{11}）もの異なるリンパ球が存在し，それぞれ特定の抗原を認識するようにあらかじめプログラムされている．十分に活性化されると，エフェクター B 細胞は抗体を分泌し，局所的あるいは遠く離れた部位で作用し，エフェクター T 細胞は直接的な細胞‐細胞接触により短期間作用するが，キラー（細胞傷害性）T 細胞がその例である．

クローン選択説 Clonal selection theory

クローン選択説およびそれから発生したほかの説は，生体が過去に遭遇したか否かにかかわらず，どのようにして免疫系がありとあらゆる異物を認識し，特異的に応答するのかを説明するものであり，それが一般的に受け入れられている（図 11.9）．

免疫系においては，リンパ球のクローンは共通の前駆体に由来する同一の細胞ファミリーにあてはまる．クローン選択説は以下のように考えられる．

- リンパ球は常に作られており，個々の細胞は抗原に対する特異的な表面受容体をもっている．
- どの細胞においてもすべての表面受容体は同じ結合特異性をもつ．
- 各抗原に対して結合できる表面受容体をもつリンパ球は，全リンパ球のごく一部にすぎない．抗原に対する特異性はクローン性に分布し，その遺伝的なメカニズムについては後で議論する．
- リンパ球は，自己抗原に対しては非反応性でなければならない．これは，免疫寛容として知られる．

B 細胞においては，膜表面の受容体は **B 細胞受容体複合体** B cell receptor complex（BCR）と呼ばれ，細胞膜において修飾された抗体である．特異性が未知の抗体は**免疫グロブリン** immunoglobulin（Ig）あるいは古い用語では**ガンマグロブリン** gamma globulin と呼ばれる．抗体は抗原によって活性化された B 細胞の分泌性 Ig の産物であり，血液中の総タンパク質の約 20％を占める．T 細胞においては，抗原に対する受容体（TCR）は細胞表面にのみ存在し，分泌されることはない．TCR は Ig と構造は類似しているが，異なる遺伝子ファミリーによりコードされている．

抗原がリンパ球に結合すると細胞を選択的に活性化して増殖，分化させる．すなわち，抗原は膨大なリンパ球のプールからそのエピトープ（抗原の小さな部分——ほとんどの抗原は複数のエピトープをもっている）を認識できるリンパ球を選択する．活性化の結果，リンパ球のクローンが生じる．各クローンは同じ祖先に由来し，すべてのメンバーは同じ受容体をもつ．したがって，B 細胞と T 細胞は膨大な数のクローンからなり，それぞれのクローンは元のリンパ球と同じ表面受容体を合成する．

> **Tip：**抗原がある特定の抗体と選択的に結合するのは，体に合った新しいスーツを買うのに似ている．選択肢として次の2つがある．(i) 仕立て屋に行き，寸法を測ってスーツを購入する，あるいは (ii) デパートに行って体に合ったものが見つかるまで，たくさんのスーツを試す．免疫系は第2の選択肢に類似した選択方法を使う．

B細胞と抗体 B cells and antibodies

獲得免疫におけるBリンパ球の機能は特異抗原に対して防御機構を提供し，抗体を産生することによって抗原を認識し，提示することである．

B細胞の発生は最初は骨髄で起こり，末梢のリンパ器官でさらに分化する．特定の抗原の攻撃によって活性化されることがないと，新たに作りだされたB細胞（**ナイーブ** naïveあるいは**刺激されていない**B細胞 unprimed B cellともいわれる）は末梢循環において数日で死んでいく．それに対し，抗原によってB細胞が活性化されると形質細胞に分化し，これが抗体の源となり，抗原を中性化あるいは除去する．活性化されたB細胞はまた長期にわたり生存する**記憶B細胞** memory B cellを形成し，抗原と2度目に遭遇した際に激しく応答する．

B細胞の成熟 B cell maturation

骨髄の間質性細胞 bone marrow stromal cellによる微小環境は，抗原が不在の状態において**ナイーブ／免疫担当B細胞** naïve/immunocompetent B cellsの生成を助ける．この抗原非依存性の過程によって表面免疫グロブリンを発現するB細胞が産生され，各細胞は異なる抗原-結合特異性をもつことになる．おのおののB細胞には約10万の膜に結合した免疫グロブリン（Ig）分子が存在し，抗原に対する受容体として働く．これら新しく作られたB細胞は，欠陥があるか，あるいは潜在的に有害（自己に対して反応する）であり，通常アポトーシスによって除去されるか，アネルギー（機能的に活性化できない）状態にある．アネルギーは末梢のリンパ組織においても起こりうる．新しく作られたすべてのB細胞のほんの少しのものが淘汰されずに生き残る．

免疫グロブリンの多様性（つまり個々のB細胞は固有の免疫グロブリンを発現しているので，B細胞の多様性ということ）は無限で，10^{11}の異なる抗原結合部位をもっていると考えられている．現在ヒトゲノムにおいてタンパク質をコードしている遺伝子は25,000程度と推定されるが，免疫グロブリンの莫大な多様性はこの数をはるかに超えるものである．抗体の多様性はいかにして生み出されるのか？　1つの基本的なメカニズムは免疫グロブリン遺伝子断片の無作為の**再構成** random rearrangementであり，おのおののリンパ球の発生の初期に起こる．理論的には，何百万もの異なるペプチドが集まって，異なる抗体分子の無限の配列を必然的に作ることになる．

骨髄で作られる特異的なB細胞に発現する固有のBCRのレパートリーはさらに拡大し，遺伝子断片が様々に加わることによって生じるヌクレオチド配列の変化と，抗体分子に特徴的なポリペプチドの**重鎖** heavy chain（H）と**軽鎖** light chain（L）の**準無作為** quasi-randomなペアリングを伴う．リンパ球にある抗原受容体をコードする遺伝子は，**可変** variable（V），**多様性** diversity（D），および**接合** joining（J）遺伝子断片と命名されている．免疫グロブリンV，D，およびJの遺伝子断片の**再編成** rearrangementは約5億年前に発生した有顎脊椎動物にまで遡る特徴である．おのおののクローンに対し抗体遺伝子は異なる様式で，**配転** reshuffling，**接合** joining，無作為なヌクレオチドの挿入により再編成される．その結果，各リンパ球は異なる特性をもつことが約束される．

抗体のH鎖とL鎖はY字型のIg分子の2対の腕を形成し，その腕の幹は1対のH鎖によって形成されている．各Ig分子の腕のN末 N-terminal end〔抗原結合領域断片 fragment of antigen binding region（Fab）〕は特異的なエピトープあるいは抗原に結合する部位である．腕の幹のC末 C-terminal end（Fc領域）はIgのクラスと生物学的活性を決定する（図11.10）．

> **Tip**：異なるIgクラスの抗原結合部位はその結合価（結合特性）を利用し，抗原とクロスリンクする．例えば，IgGは2価であるため，2つの抗原部位とクロスリンクできる；IgMは5量体構造で10の結合部位をもっている．個々の結合部位は弱くても，すべてを合わせた結合力は強い．例えて言えば，Velcro® ナイロンはたくさんの個々の弱い繊維が相互作用し，それらがすべて束ねられると強い結合力を示すのに似ている．

B細胞の活性化 B cell activation

ナイーブ／免疫担当B細胞 naïve/immunocompetent B

クラス	血清免疫グロブリン中のパーセント	機能
IgM	10	祖先Ig；補体の活性化；一番最初に産生され，初期に分泌される．
IgA	15〜20	体液および粘膜表面に存在；ウイルスと細菌の複合体
IgE	痕跡程度	好塩基球，肥満細胞と結合；アレルギー性炎症
IgD	1	主に休止期のB細胞に結合；B細胞のトリガーの可能性
IgG	70	第2の反応に関与する主たるIg；抗原のオプソニン化；胎盤を通して胎児に侵入する．

図11.10 免疫グロブリンのクラスと機能

cell は骨髄を出て全身の循環に入ると，発達段階の**抗原依存性期** antigen-dependent phase に入ると言われている．この時期に，B 細胞は抗原と出合って結合し，その結果増殖，分化して**記憶 B 細胞** memory B cell と**エフェクター細胞** effector cell になる．B 細胞が活性化されてエフェクター細胞になることで**形質芽細胞** plasmablast となり，さらに**形質細胞** plasma cell まで分化し（図 11.11a～c），抗体を分泌する（**液性免疫** humoral immunity）．B 細胞は膜型の免疫グロブリンを合成するようにプログラムされているのに対し，形質細胞は分泌型免疫グロブリンを産生するが，表面免疫グロブリン受容体と同じ**抗原認識特異性** antigen-recognition specificity を保持している．

抗原によって誘導される B 細胞の活性化は，末梢のリンパ組織〔脾臓，リンパ節，**粘膜関連リンパ組織** mucosa-associated lymphoid tissue（MALT）〕および胚中心で特異的に起こる．B 細胞は**無傷** intact もしくは可溶性のある種の抗原によって直接活性化されるか，あるいは**肺炎球菌** pneumococci や連鎖球菌 streptococci の表面にある多糖のような繰り返しエピトープ repetitive epitopes によって活性化される．しかしながら，こうした免疫応答はほとんどが IgM 抗体に限定されるものであり，一般的には記憶 B 細胞はうまく合成されない．再感染は防げないことがある．

ほとんどのほかの抗原（例：タンパク質）にとって，B 細胞の活性化にはヘルパー T 細胞の助けが必要であり，ヘルパー T 細胞自身は同じ抗原に提示された際に活性化される．ついで，T 細胞が B 細胞に結合し，ホルモン様分子（**サイトカイン** cytokine）を分泌し，B 細胞を特異的に刺激する．T 細胞依存性の B 細胞刺激は抗体分泌を促進し，その結果激しい免疫応答が生じ（例えば，**ファゴサイト** phagocyte の活性化や補体反応），抗体-抗原複合体が局所に固定され，IgM から IgG，IgA および IgE に変換され，記憶 B 細胞を産生する．

B 細胞と T 細胞とは協力して抗原に応答し，特異的あるいは選択された活性化 B 細胞が増殖して，記憶 B 細胞とと

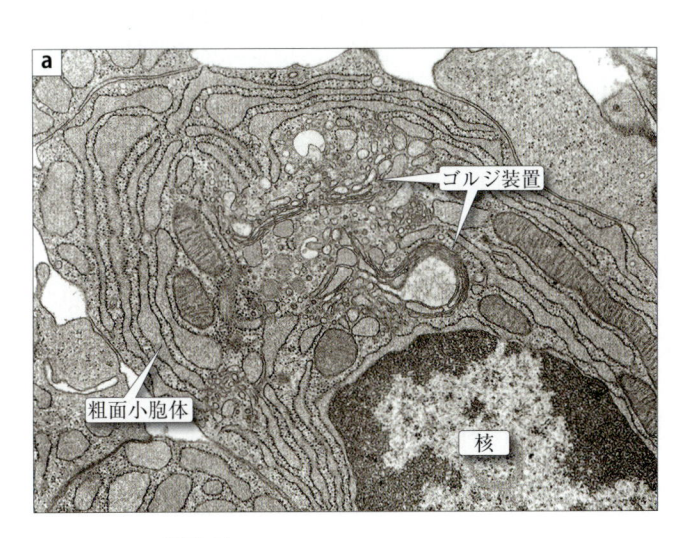

図 11.11a　形質細胞
成熟した形質細胞への分化が進んだ時期の形質芽細胞の超微細構造．小胞と関連する中心部のゴルジ装置，タンパク質を合成し，蓄積するために広がった豊富な**粗面小胞体** rough endoplasmic reticulum（ER）が認められる．×8,000．

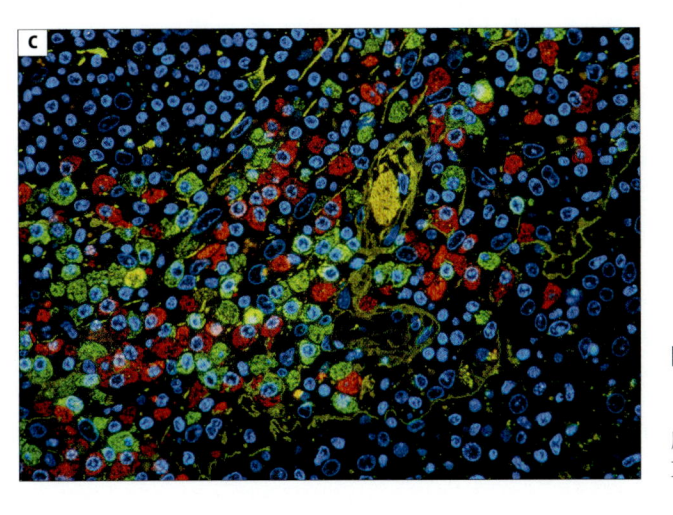

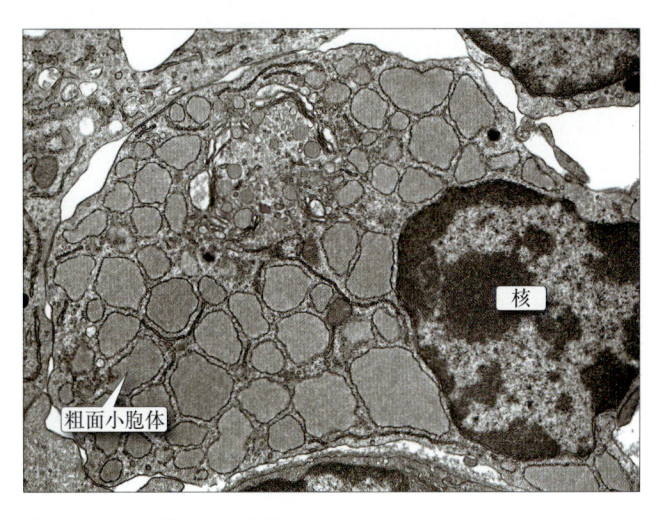

図 11.11b　成熟した形質細胞
免疫グロブリンを発現する粒子状の物質が詰まった拡張した多数の小胞体腔によって同定される．何千コピーもの単一抗体の合成において，ユークロマチンのゲノムのわずかな部分が非常に活性化しているので，核の中のヘテロクロマチンの大部分は不活性化しているようには見えない．×8,000．

図 11.11c　扁桃における形質細胞の蛍光免疫標識像
κ（カッパ）軽鎖をもつ免疫グロブリンが蛍光色素の Alexa 488 で緑色に（すべての抗体の約 60％）標識されている．λ（ラムダ）軽鎖をもつ形質細胞は蛍光色素の Cy-3 で赤色に標識されている．×300．(Courtesy J Zbaere, Inselspital, Bern, Switzerland.)

獲得性免疫

もに**抗体-分泌形質細胞** antibody-secreting plasma cell のクローンを形成する．同一抗原に2度目に攻撃された場合，また初回の感染や免疫の後に抗体が2度目の応答をしている間，記憶細胞によって供される免疫応答はより速く，より激しく，より長く続き，抗原に対してより親和性の高い抗体が関与することになる．

抗原に応答するために産生された抗体は免疫応答の間さらに"**よりきめ細やかに調整され** fine-tuned"，抗体遺伝子の断片が成熟する．VDJ遺伝子のヌクレオチドの変異は1世代あたり1,000塩基対に約1つの割合で起きる．これはほかの遺伝子に起きる自発的な変異に比べて約100,000倍頻度が高い．活性化され変異が入ったB細胞のクローンは抗原に対する特異性がより強くなり，優先的に拡大し，より親和性の高い抗体を産生する．この過程は**体細胞突然変異** somatic hypermutation と呼ばれ，親和性の成熟につながる適応反応である．この過程は胚中心（後述）で起こる．言い換えれば，B細胞は抗原を競合し，抗原に対して分子的により強く"**調和する** match"あるいは"**適する** fit"ものは抗原とより強く結合するので，優先的に生存するよう選択される．

そのような抗体の生物学的活性は修飾を受け，合成，分泌される抗体のクラスを変えることによって免疫源を処分するが，抗原に対する特異性は保持する．

休止しているB細胞はIgMおよびIgD表面受容体を産生する．活性化されると，H鎖の合成が変化して主にIgGもしくはIgAを（時にIgEも）産生し，クラススイッチが起こる．これによって，ある特定のIgクラスが特異的な部位（**粘膜** mucous membrane，**体液** body fluid，**リンパ組織** lymphoid tissue）でエフェクター機構（例：**中和化** neutralization，**オプソニン化** opsonization，**貪食** phagocytosis）の特別な経路に関与し，感染から宿主を防御する（図11.12）．

T細胞と細胞性応答 T cells and cell-mediated responses

Tリンパ球は古典的な抗体は産生しないが，抗原に対する表面受容体を有しており，一般的には**T細胞受容体複合体** T cell receptor (TCR) complex と表記され，抗体と関連している．1つのT細胞は約10,000のTCRをもっている．TCRは免疫グロブリン領域に相同の変異領域と不変領域を有する2本のペプチド鎖をもつ．抗体と異なり，TCR鎖は細胞膜に固定されており，分泌されることはなく，体細胞突然変異，**アフィニティーマチュレーション** affinity maturation，あるいはクラススイッチは起こらない．各T細胞（およびそのクローン）は隣のT細胞（およびそのクローン）とは異なり，抗原に対する特異性は固有のものである．末梢血中の単核白血球の約75%がT細胞である．

いかにして抗原を"認識する"かという点でT細胞とB細胞は基本的に異なっている．B細胞は可溶性あるいは遊離の抗原と結合することができるが，T細胞は裸の抗原を"認識する see"ことはない．T細胞は自身の細胞，例えば**抗原提示** antigen-presenting（**樹状** dendritic）細胞，ウイルスに感染した細胞，ある種の癌細胞，および移植組織あるいは臓器の表面に抗原が提示された場合にのみ，その抗原を検出し，結合する．免疫系のこうした構成要素が進化し，"変化した自己 altered self"として認識される構造物を攻撃し，消去する．

T細胞の多様性 Diversity among T cells

胸腺でT細胞が成熟している間に，個々のクローンにおいてTCR遺伝子が再編成され，抗原に対して特異性をもつ

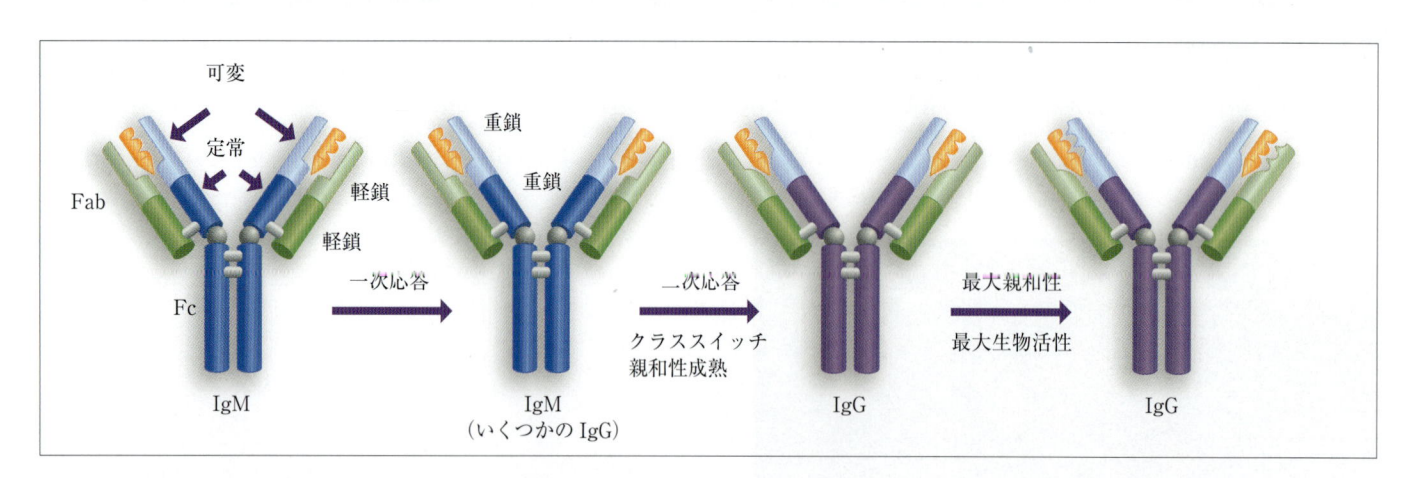

図11.12　抗原に応答する時の免疫グロブリン（抗体）の修飾
Ig分子は2本の腕からなっており，Fab領域（**抗原結合断片** frgment of antigen binding）と，幹あるいはFc領域（**結晶化断片** fragment crystallizable）である．H鎖とL鎖のポリペプチドは，それぞれ大きな分子量と小さな分子量をもち，そのある部分はIgの特定のクラスに対して不変であり，ある部分は可変性であり特定の抗原を認識することができるようになっている．最初の抗原に対する曝露，すなわち免疫化される間，抗原の結合親和性は比較的低く，IgMが主たる抗体のクラスである．2度目の抗原曝露に対しては，産生される抗体は主としてIgGであり，可変領域が変化することで，抗原-抗体の親和性は著しく強くなる．この過程は，抗原によって動因される．すなわち，抗体をもつB細胞のクローンが強い増殖を示すとき，変異したFab領域が選択されたためである．

ようT細胞のコミットメント（宿命）commitmentと選択が規定される．さらに，T細胞は自己と非自己を区別することを"学ぶlearn"．T細胞の成熟の編集editingと選択という複雑な過程を経ることで，TCRの特異性の数は10^{12}以上になると推定されている．TCRは，**指定マーカークラスター** cluster of designation markers（CD markers，数的には何100種，モノクローナル抗体との結合により決定され，多くは白血球に限定される）と呼ばれる表面マーカー分子複合体と関連する．例えばCD3とCD28はともにTCRによる抗原認識のシグナルを細胞内に伝達するのに必要である．胸腺で成熟するT細胞の95％以上は選択の過程で生き残ることはできない（後に胸腺のところで述べる）．異なる**亜集団** subpopulationを形成する．

細胞のタイプ Cell types

胸腺から出てくるT細胞は主に2つの亜集団からなり，表面に発現するCD4とCD8で分けられ，機能的に2つの主たるクラスに分類される（図11.13）．

- CD4はヘルパーT細胞（Th, CD4$^+$）で，サイトカインを分泌してほかの細胞を活性化する（例：B細胞が抗体を作るのを"ヘルプ"する）．
- CD8はキラー（**細胞傷害性** cytotoxic）T細胞（Tc, CD8$^+$）で，外界からの異物やウイルス感染した細胞を殺し，外界からの移植組織を直接接触することによって殺す．

いくつかのタイプの**調節性T細胞** regulatory T cell（Tr）はCD4$^+$であり，**サプレッサーT細胞** suppressor T cell（Ts）はCD8$^+$である．これらの細胞はおそらく免疫応答に拮抗もしくは**再指示** redirectする．T細胞の機能とCDマーカーとの関係は絶対的なものではない．循環しているT細胞の約5〜10％はCD4$^-$およびCD8$^-$であり，CD4$^+$あるいはCD8$^+$細胞とは異なり，ペプチド抗原の断片と結合する．これらのリンパ球はある種のバクテリアと関連する炭水化物または脂質抗原を認識することができる．

Th細胞はいかにして"ヘルプ"するのか？
How do Th cells "help"?

Th細胞が活性化されると，Th細胞が産生するサイトカインはTc細胞，B細胞，および種々の非リンパ球細胞の活性化にとって決定的に重要なものとなる．Th細胞はまた特殊なTh1およびTh2細胞に分化し，細胞内のウイルスやバクテリアに対する防御，B細胞の活性化に関与し，アレルゲン，カビ，寄生虫などに対する応答を助ける．

Tc細胞はいかにして殺すのか？ How do Tc cells kill?

細胞傷害性T細胞は**溶解性顆粒** lytic granuleと呼ばれる特殊な**分泌性リソソーム** special secretory lysozymeをTc細胞とその標的の間に形成される**免疫シナプス** immunological synapseで放出することによって標的を破壊する．顆粒は**パーフォリン** perforinと呼ばれる**孔-形成** pore-formingタンパク質および**グランザイム** granzymeというプロテアーゼを含んでおり，後者は細胞に入って細胞膜に形成された孔を通して殺される．標的と接触した後，Tc細胞の微小管形成中心が免疫シナプス方向に向かって分極し，顆粒を**中心体** centrosomeに向かって動かし，これによってシナプスとの接触が確立する．このように，**溶解性顆粒** lytic granuleは標的細胞の対応する細胞膜に正確に向かうことができる．

抗原の調製と提示 Antigen processing and presentation

T細胞は"**裸** naked"もしくは**無傷** intactの抗原を認識することができないので，T細胞の活性化には抗原が**捕獲され** captured，**壊され** broken down，あるいは短いペプ

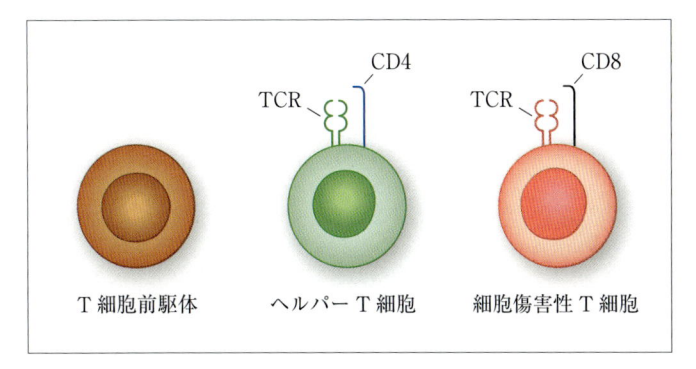

図11.13　Tリンパ球の主要タイプ
T細胞前駆体は骨髄由来細胞で，血液循環し，胸腺へたどり着く．前駆体は分化したT細胞にみられる膜表面タンパク質は発現していない．胸腺を去る免疫機能は有しているがまだ抗原に出会っていないnaïve/immunocompetent T細胞には，ヘルパーT細胞（Th）と細胞傷害性T細胞（Tc）の主たる2つのタイプがある．どちらのタイプも膜表面にはT細胞受容体（TCR）が発現しており，B細胞の免疫グロブリンに類似した可変領域と不変領域をもつαおよびβペプチドからなる．各T細胞はおよそ10,000のTCRをもっており，それぞれに固有のTCRをもつ異なるT細胞の数は10^{12}から10^{15}と見積もられている．TCRは抗原特異的な受容体であり，主要組織適合抗原（MHC）分子によって提示される抗原とのみ結合する．**上皮内T細胞** intra-epithelial T cellと呼ばれる少数のT細胞（5％）が腸管や腸管の粘膜固有層にみられ，$\gamma\delta$ TCRを発現する．成熟したリンパ球はまた分化クラスター（CD：cluster of differentiation）マーカーと呼ばれる付属の表層タンパク質を発現しており，ヘルパーT細胞ではCD4，細胞傷害性T細胞ではCD8である．末梢のT細胞の約2/3はCD4であり，1/3はCD8である．CDマーカーはTCRとMHCとが相互作用するための補助受容体として作用する．

獲得性免疫

チド断片（通常 8〜25 アミノ酸）に調製され，細胞の表面に特別に提示されることによって T 細胞が抗原を異物として認識できるようにすることが必要である．抗原の**提示** presentation あるいは**表示** display はほとんどすべての細胞で可能であるが，**抗原提示細胞** antigen-presenting cell（APC）と呼ばれるある種の白血球において特に効率よく行われる．

ペプチド断片は**主要組織適合抗原** major histocompatibility complex（MHC）タンパク質の細長い**溝** groove に保持される．MHC は，同種移植の臓器や組織片の拒絶を起こす免疫応答を担う遺伝子領域によってコードされる表面タンパク質である（図 11.14）．MHC の決定的な特徴は，MHC がコードする"**移植抗原** transplantation antigen" であることである（すなわちクラス I およびクラス II MHC 分子）．ヒトにおいて，MHC タンパク質はヒト**白血球関連** human leukocyte-associated（HLA）抗原である．比較的単純な血液型抗原 A，B，O（T 細胞の応答性を誘発しない）とは異なり，MHC タンパク質は何百もの対立遺伝子をもつ遺伝子に由来し，きわめて多くの遺伝子多型性を示す．2 人の無関係の個人が同じ MHC 分子のセットをもっていることはきわめてまれである．このことは，移植の拒絶反応が高頻度で生じることを示している．

移植片 graft や**移植** transplantation は自然界には存在しない．例外的なのは子宮内の受胎産物 implantation in the uterus であり，これは免疫の拒絶から守られる．MHC 分子は何のために存在するのか？ MHC の生理的機能は T 細胞（例：TCR 複合体）が自己 MHC 分子に関連して提示される抗原を"**認識する** see" ことを可能にするための"プラットフォーム platform" あるいは"揺りかご cradle" として働

くことである．言い換えれば，T 細胞は抗原を"**修飾された自己** modified self" としてみる．非近交系の集団における個々人の MHC の多様性の進化は，ある微生物の攻撃に対して免疫応答を活性化するために，その微生物に特異的な抗原を提示できる個体の存在を常に少数であっても保証するものである．

MHC 分子の機能 Function of MHC molecules

B 細胞は，血中や粘液中に入っていく抗体を産生することによって液性免疫を司ることを思い出してほしい．抗体は宿主細胞外の微生物やその毒素を中和．しかし，多くの微生物は細胞内に侵入し，増殖し，微生物自身が生存するために細胞の機能を搾取する．こうした場合，病原体は"**目に見えない** invisible" ものと考えられ，ある意味腐敗していく細胞の中に隠れている．MHC の機能は，T 細胞がこうした細胞内に潜む有害物（例：ウイルス感染）を検出し，細胞を殺すことによって対処できるようにすることであり，この行程は**細胞性免疫** cell-mediated immunity と呼ばれる．

> **Tip**：生体内に侵入した細胞で細胞外に局在するものは B 細胞によって阻止され，細胞内に隠れているものは MHC 分子によって顕在化され，T 細胞によって攻撃される．つまり，どこにも隠れる場所はない．

クラス I MHC タンパク質 Class I MHC proteins

CD8⁺ キラー T 細胞（Tc）は MHC I groove に存在する抗原のみを認識する．

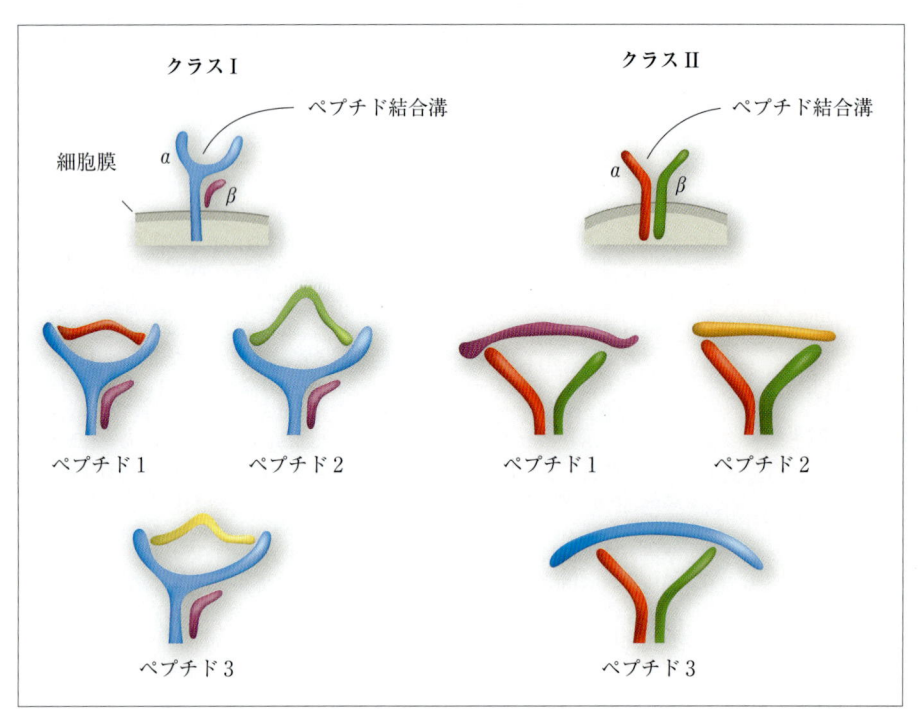

図 11.14　MHC 結合部位
MHC タンパク質とそれらがいかにしてペプチドと結合するのかを示す模式図．おのおののクラス I とクラス II 遺伝子の何百もの対立遺伝子が存在する．クラス I MHC 分子は結合溝をもつ α 鎖とペプチドとの結合能を有さないもしくは細胞表面に結合する β 鎖をもつ．8〜10 アミノ酸長の様々なペプチドが溝にはまりうるが，これはこの溝にはペプチドの端のみが固定され，真ん中の部分は溝からはみ出るからである．クラス II MHC 分子は端が開いた結合溝のある α および β 鎖をもち，ほとんどの場合 13〜18 アミノ酸より長いペプチドが結合し，結合溝の端を通りこして広がる別の残渣をもつ．ヒトの場合 MHC の多型は高度に存在するが，どの個人も最大で 6 つの異なるクラス I MHC 分子と 12 の異なるクラス II MHC 分子をもつ．

クラス I MHC タンパク質はほとんどの有核細胞に認められるが，肝細胞 hepatocyte，筋細胞，線維芽細胞および中枢神経系の神経細胞には非常に少ない．MHC I は 8 〜 10 アミノ酸からなる内因性もしくは細胞内で合成されるペプチドと結合し，ウイルス感染細胞，細胞内細菌，**変異細胞 mutant cell**（例：腫瘍細胞），移植された細胞，あるいは移植された臓器に由来する．Tc 細胞は標的に直接接触することで標的を殺す．移植された臓器は T 細胞によって異物と認識される．すなわち，MHC が異なるので，移植された細胞の MHC groove は自己の MHC のものとは異なるペプチド混合物を含んでいる．T 細胞はおそらく外来の移植片をウイルスに感染したものと認識し，細胞を殺すことによって"**認知された感染 perceived infection**"に対処する．

クラス II MHC タンパク質 Class II MHC proteins

CD4$^+$ヘルパー T 細胞（Th）は MHC II groove に存在する抗原のみを認識する．

クラス II MHC タンパク質は APC，主に単球とマクロファージ，B 細胞，および樹状細胞に存在する．樹状細胞は主としてリンパ組織に認められ，抗原の捕獲および提示という意味で，最も強力なタイプの APC である．MHC クラス II は細胞外から入ってくる抗原を提示する．外因性の抗原性を有するタンパク質は飲食作用あるいは貪食作用によって取り込まれ，通常 13 〜 14 アミノ酸の長さの断片に切断され，MHC II タンパク質の groove に提示される．外因性の抗原としては，ほとんどの細菌および/またはその毒素，寄生虫，感染細胞から放出されるウイルス粒子が含まれる．CD4$^+$ Th 細胞は B 細胞，Tc 細胞，およびマクロファージに作用するサイトカインを分泌し，T 細胞を活性化して記憶 T 細胞を産生する．

Tip：MHC 分子には groove が 1 つしかないので，1 つのペプチドのみを提示するが，groove の床はいくつかの残鎖に固定されているので多くの異なるペプチドと結合することができる．これは，多くの異なる抗原を提示するのに重要である．個体間で MHC 分子の極端な遺伝子多型（各クラス内で）がある場合，血縁関係のない個体間で移植を行う場合，完璧に適合する MHC を見つけるのはきわめて困難である．

樹状細胞と免疫応答 Dendritic cells and immune responses

ほとんどすべての組織に存在する樹状細胞 dendritic cell（DC）は抗原提示細胞であり，B リンパ球や T リンパ球による獲得免疫応答を開始し，調節する．通常のヘマトキシリン・エオジン（HE）染色切片で見るのは難しく，蛍光抗体法あるいは酵素抗体法などの特殊な方法が必要である．ほとんどの，しかしすべてではない，樹状細胞は骨髄の骨髄球系由来であり，またあるものは単球由来あるいは，マウスではリンパ球系由来でもある．そのほか末梢のリンパ組織で局所的に発生することもある．樹状細胞は抗原を捕獲，加工し，その表面に大量の MHC-ペプチド複合体を提示する．組織で**免疫監視 immunosurveillance** に働く樹状細胞は未成熟と言われている．なぜなら，活性化されると，表面積の大きな星型細胞に成熟し，抗原断片を提示し，リンパ球と相互作用するからである（図 11.15）．

樹状細胞のカテゴリー Categories of dendritic cells

形質細胞様 plasmacytoid 樹状細胞は血液とリンパ組織を循環している．骨髄で産生されてリンパ節，MALT，および脾臓に移動し，主に炎症刺激により活性化される．形質細胞様樹状細胞は免疫応答を開始させるのではなく，NK，T および B 細胞の免疫応答活性を調節するのに特化している．

通常の樹状細胞は胸腺，脾臓，およびリンパ節に認められる．これらの臓器に行き着くまでの経路により，樹状細胞は次の 2 群に分けられる：

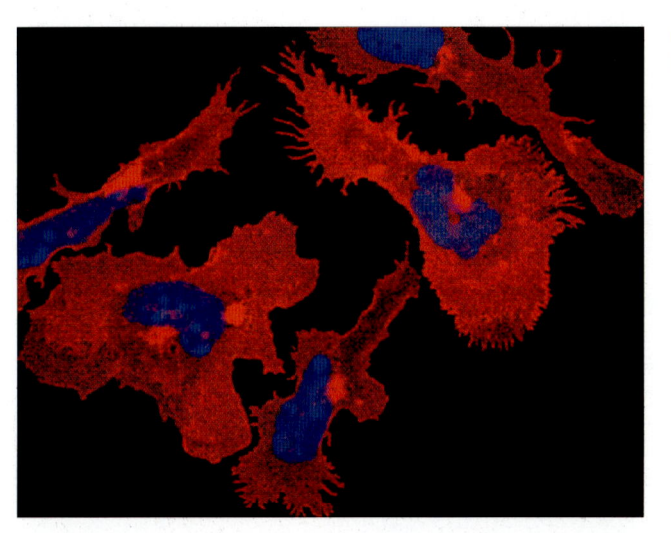

図 11.15　樹状細胞
抗原による活性化に引き続く成熟化の過程において，不規則な形を呈している培養樹状細胞．多くの，ダイナミックな表面の伸展が *in vivo*（生体内）でみられ，病原体を検出する働きをしている．細胞表面にはクラス II MHC 分子が発現していて，赤色で標識されており，核が青色で示されている．共焦点蛍光顕微鏡像．(Courtesy J Villadngos, Immunology Division, Walter and Eliza Hall Insititute, Melbourne, Australia.) × 1,600.

獲得性免疫

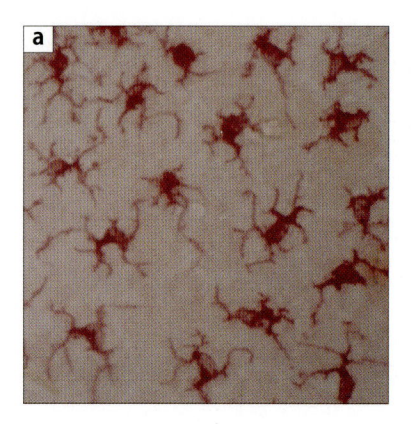

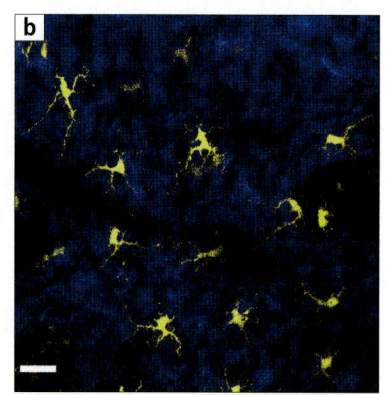

図 11.16 ランゲルハンス細胞
a クラス II MHC を発現している皮膚のランゲルハンス細胞（赤）．b CD 11c プロモーターによって発現が誘導される黄色蛍光タンパク質を発現するトランスジェニックマウスの二光子顕微鏡像．（Courtesy L Cavanagh, W Weninger, Centenary Institute, Sydney, Australia; from Immunol Cell Biol 2008; 86：428-38.）スケール 25 μm．

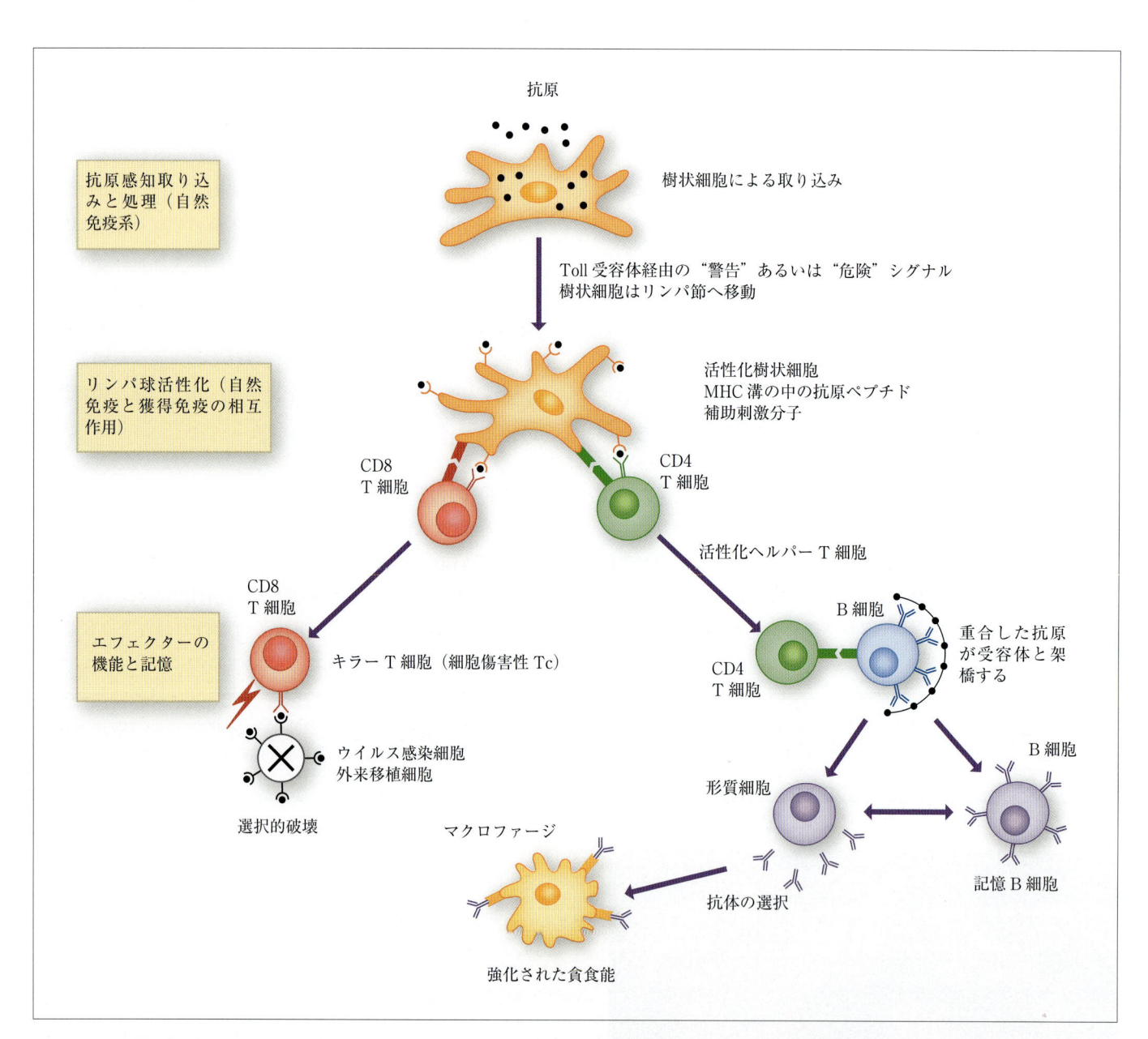

図 11.17 免疫系はどのように働くか
自然免疫応答と獲得免疫応答において起こる主な現象のいくつかに関する一般概念，詳細は本文を参照．（i）ヘルパー T 細胞と B 細胞との相互作用は単純化されてきたが，ヘルパー TCR と B 細胞上の MHC II との相互作用，両細胞のもつ CD40 補助受容体の相互作用を含む．（ii）抗原-抗体複合体がマクロファージのような貪食細胞上の Fc 受容体に結合する際，形質細胞からの抗体産生（液性応答）により病原体が除去される．Fc 受容体は IgD を除くすべての免疫グロブリンの Fc 領域に結合することができる．例えば細菌のような結合した抗原は図示していない．マクロファージは**内部移行** internalization や破壊により物理的に抗原-抗体複合体を除去する．（iii）細胞外由来の抗原が MHC に捕獲され，提示される場合，CD8 細胞傷害性 T 細胞と樹状細胞のクラス I MHC との相互作用は，交差提示の一例である．細胞傷害性 T 細胞集団への**交差性提示** cross-presentation により樹状細胞は自分自身は感染していなくても，ウイルスに対する免疫応答を開始することができる．（Courtesy J Goding, Monash University, Melbourne, Australia.）

- **移動性樹状細胞** migratory DC は，末梢組織の前駆体から生まれ，輸入リンパ管から局所のリンパ節に入る．皮膚の真皮から移動するランゲルハンス樹状細胞 Langerhans DC がこのタイプに含まれる（図 11.16a, b）．移動性樹状細胞はすべてのリンパ節に存在する樹状細胞の約 50% を占める．
- **常在性樹状細胞** resident DC はリンパ節に存在する樹状細胞の残り約 50% を占め（場合によって濾胞性樹状細胞という），これらはすべて胸腺と脾臓に認められる．これら樹状細胞はリンパ性臓器の中の骨髄前駆細胞由来で，末梢組織は通過しない．

蛍光標識した樹状細胞を二光子顕微鏡を用いて in vivo で観察すると，**細網線維性の支持組織** fibroreticular supporting tissue につながる広範なネットワークを形成しているのがわかる．樹状突起の先端は運動性で，隣り合う樹状細胞と接触しており，波型の膜表面は出っぱたり，引っ込んだりしており，探索機能を有していることが示唆される．このように，各 DC は時間ごとに通過していく何千ものリンパ球に MHC に結合した抗原を提示することができる．

免疫応答の適合の開始における樹状／抗原提示細胞の機能は，図 11.17 のまとめの図に示すように T および B 細胞を活性化することである．

リンパ組織

免疫系は個別の臓器と組織に分かれているが，機能的には血管系とリンパ管系によって統合され，それによってリンパ球が凝集している部位と血管系の間をリンパ球が交通し再循環することが可能となっている．**一次リンパ器官** primary lymphoid organ はリンパ球が作られる場所で，B 細胞は骨髄で，T 細胞は胸腺で作られる．これらの部位は**ナイーブ／免疫担当細胞** naive/immunocopmpetent lymphocyte（機能的には成熟しているが，まだ抗原と接触したことのないナイーブなリンパ球）を産生する．それらのリンパ球は，

- 抗原を認識することができる．
- 体内の適切な部分でリンパ組織に集中して局在する．

リンパ球は血液を介して移動しながらリンパ節，脾臓で構成される**二次リンパ器官** secondary lymphoid organ（あるいは末梢のリンパ組織）や，**粘膜関連リンパ組織** mucosa-associated lymphoid tissue（MALT）といわれる腸管，肺，およびほかの粘膜と関連する多くの部位に分布する．二次リンパ組織はリンパ球と抗原が相互作用する部位であり，それによって免疫応答が開始される．

骨　髄 Bone marrow

骨髄はほとんどの哺乳動物において主たる造血器官であり，主に海綿骨にみられる（図 11.18）．骨髄は成熟 T 細胞

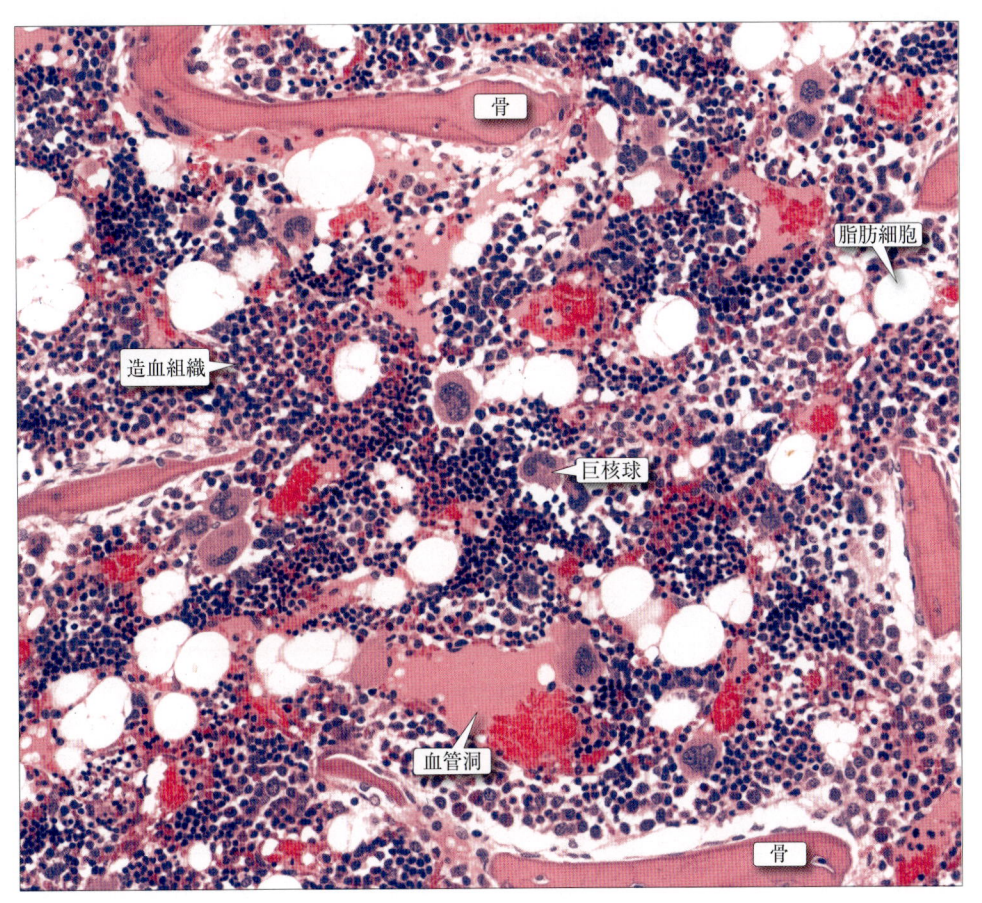

図 11.18　骨髄
赤色骨髄は造血の起こる部位であり，造血幹細胞（HSC）の産生部位である．造血領域は間質に散在し，細網線維網，血管類洞，脂肪細胞，神経からなる．HSC は通常の組織学切片では認識されず，ニッチに存在することが知られている．ニッチは幹細胞の自己複製を維持する微小環境と定義される．HSC は，(i) 骨芽細胞が HSC の活動か休止かを制御する梁柱表面における骨内膜／骨芽細胞性ニッチ，および，(ii) HSC が分化，増殖のために引きつけられ，類洞の内膜を通して循環血液中へ移動する血管類洞性ニッチに存在する．ヘマトキシリン・エオジン（HE）染色，パラフィン切片．× 150．

リンパ組織

を除くあらゆる血液細胞を産生する非常に細胞成分の多い組織であり，多くの動脈，静脈，**洞様毛細血管** sinusoidal blood vessel，およびマクロファージの存在する網状の間質，細胞外基質を含む．高い割合で脂肪細胞を含むものは黄色骨髄といわれ，**造血幹細胞** hemopoietic stem cell（HSC：第2章で論じられている）という共通の前駆体が存在する赤色骨髄とは容易に区別がつく．HSCは骨内膜や類洞のそばにみられ，ここで間質細胞と関連し，HSCニッチを作り，自己複製し，分化する．

リンパ系の細胞は骨髄の全細胞のうちの10%以下であり，骨髄で毎日産生されるB細胞で成熟に至るものはおそらく5%程度である．残りは**自己応答** self-reactivity，あるいは

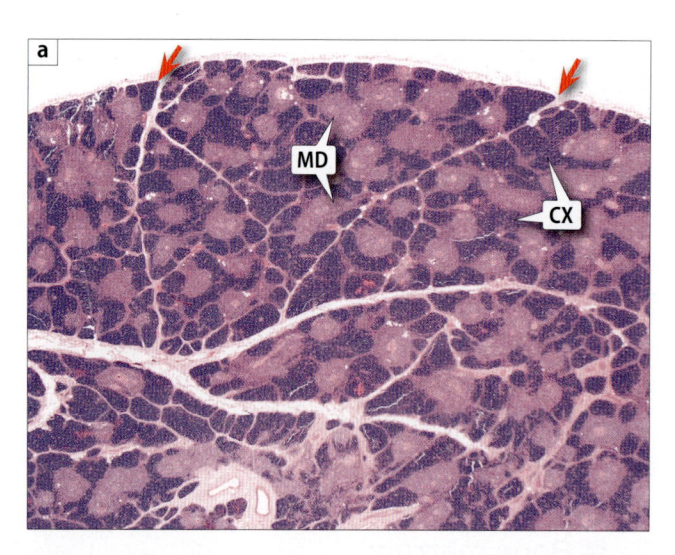

図 11.19a 胸腺

胸腺は2葉に分かれ，結合組織の被膜に包まれ，被膜から内側へ伸びる隔壁（矢印）は小葉を形成する．小葉は濃く染まる皮質（**CX**）と薄く染まる髄質（**MD**）からなる．骨髄から来るリンパ球の前駆体は被膜と隔壁の血管を通して胸腺に入り，これらの細胞は胸腺細胞と呼ばれることがある．胸腺の間質はマクロファージや抗原提示細胞とともに，結合組織の要素と特殊な上皮細胞からなる枠組みで構成されている．胸腺細胞は胸腺内で増殖し，成熟するが，その中のほんのわずかな部分（約1～3%）だけが選択過程に生き残り，成熟したT細胞となり，末梢循環へ入る．HE染色，パラフィン切片．×8.

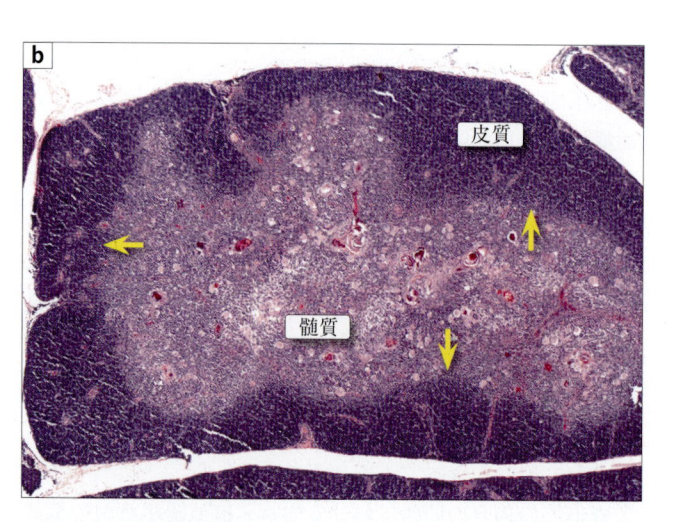

図 11.19b 胸腺の皮質

皮質は多くの発達中のT細胞で濃く染まっているが，不適切なT細胞受容体（TCR）を除去するマクロファージが存在するため，まだらな，あるいは"星空のような"な像を示す．髄質にはT細胞はほんの少し存在するが，多くの上皮細胞や樹状細胞，いくらかのマクロファージ，および隔壁を経て被膜へ流れる毛細血管と細静脈が存在する．明瞭な皮髄境界部（矢印）には隔壁からの血管が豊富で，樹状細胞（特殊な抗原提示細胞）の集団が存在し，胸腺全体に散在している．皮質，髄質，およびそれらの境界部はT細胞の成熟，除去，および選択に関与している．HE染色，パラフィン切片．×25.

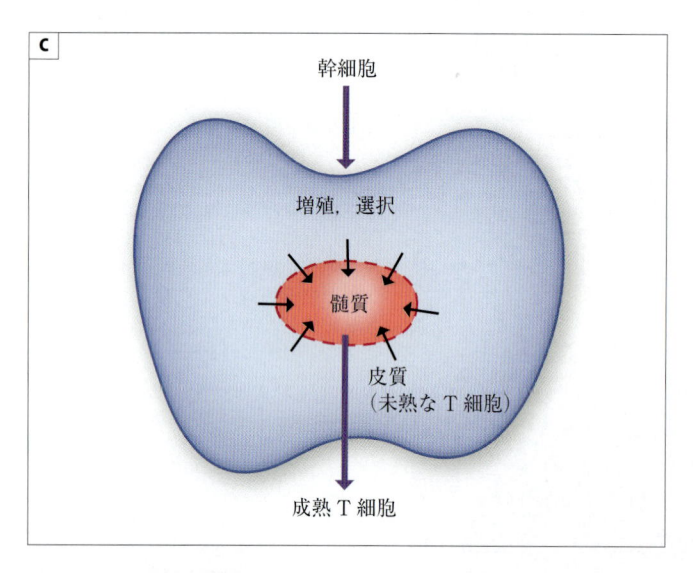

図 11.19c 胸腺の機能

T細胞前駆体は幹細胞型の細胞で，皮質において胸腺に入り，そこで増殖し，成熟してT細胞になる複雑な時期が始まる．T細胞が成熟するにつれ，その大半は胸腺の選択過程を生き残るが，髄質に移動し，さらに選択の試験を受け，発達し，CD4ヘルパーあるいはCD8細胞傷害性T細胞として胸腺を出ていく．

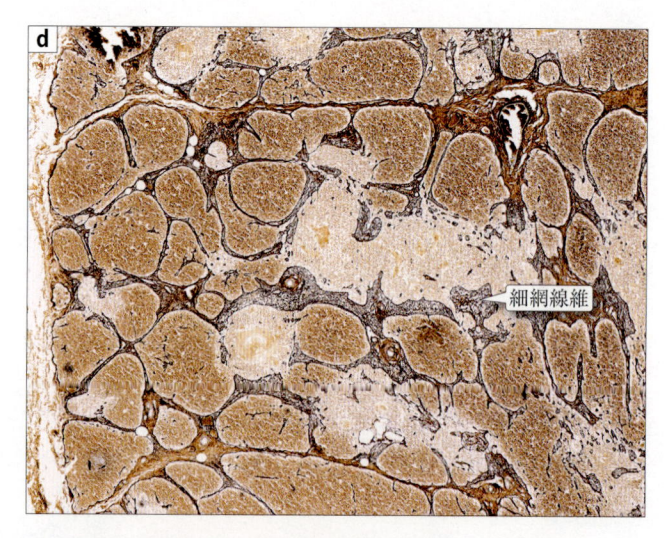

図 11.19d 胸腺における支持組織の枠組み

2つの成分からなる．細網線維（III型コラーゲン）は梁柱，隔壁，および血管外膜にみられるが，皮質の小葉や中心髄質にはみられない．もう1つの支持組織の枠組みは胸腺のリンパ領域にあり，胸腺に特異的な上皮細胞の細網である．レチクリン染色，パラフィン切片．×15.

非生産的な受容体遺伝子の再編成によってアポトーシスに陥る．ナイーブ／免疫担当B細胞で骨髄を出ていくものはIgM⁺IgD⁺である．

胸　腺 Thymus

　胸腺は胸骨柄の奥，心臓の大血管にかぶさるように位置する．胸腺の中で，T細胞は成熟のいくつかの過程を経たのち循環系に放出され，末梢のリンパ組織で活性化される．B細胞と異なり，Tリンパ球は抗体を産生しないが種々のタイプのT細胞に分化し，細胞免疫の基礎を担う．胸腺の大きさは生誕時に大きく，思春期まで成長するが，その後は小さくなり，次第に脂肪組織に置き換わっていく．中年以降は胸腺組織の消失は比較的ゆるやかになり，老年まで消失が続く．

　胸腺の2葉は多くの小葉からなり，結合組織の隔壁で区切られている．小葉はリンパ球が濃密に存在する外側の皮質と，内側のより明るく染色される髄質があり，通常隣り合う小葉間でつながっている．皮質と髄質は一緒になって骨髄から来た多能性のT細胞前駆体を"**教育**educate"し，その結果**胸腺細胞**thymocyteは成熟したT細胞となり，末梢循環へ放出される（図11.19a〜f）．皮質に存在する多くの発達中のT細胞に加え，この皮質の領域と髄質には特殊な上皮細胞，DC，およびマクロファージが存在し，コラーゲン線維，細胞外基質のネットワーク，および血管などと一緒になって間質の骨格を形成する．いくつかの輸出リンパ管は存在するが，輸入リンパ管は存在しない．

　上皮細胞，樹状細胞，およびマクロファージの一般的な役割は，T細胞の発達を促し，分化した細胞がほかの身体部位へ輸送されるのに適切な準備ができているか否かの厳しい試験にパスさせることである．

胸腺はT細胞を"教育"する
The thymus "educates" T cells

　胸腺の非常に重要な役割は，自己MHCに関して非自己あるいは外来抗原に対して応答できるが，自己抗原にだけは応答できない多様なT細胞の集団を作ることである．抗原特異性の広範なレパートリーをもって新しく作られてくるT細胞の無作為な生成は，必然的に次のような性質のT細胞を含む，(i) 非自己のための受容体をもつ（有用），(ii) 自己のための受容体をもつ（潜在的に有害），(iii) 受容体をまったくもたない役に立たないT細胞．胸腺において潜在的に

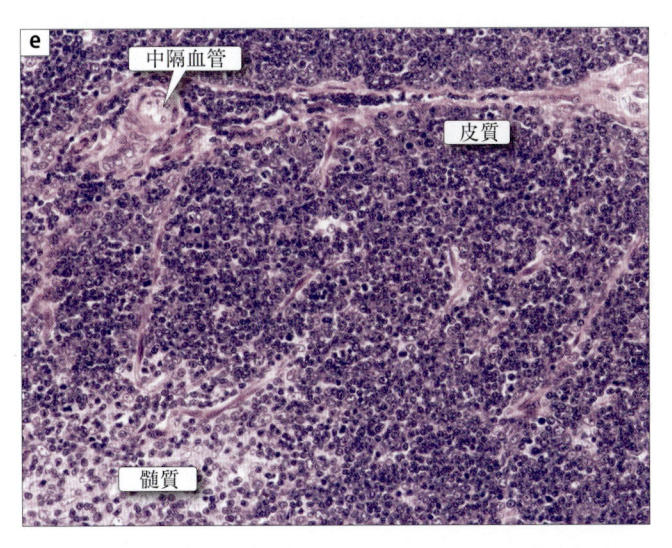

図11.19e　胸腺皮質
胸腺皮質には未熟な胸腺細胞が散在しており，髄質の近くで終わる隔壁の血管を通って入る．皮質の外側は胸腺細胞の増殖が活発に起こる部位である．多様な上皮細胞はその表面でMHC II（およびある種のMHC I）を弱く認識するT細胞の正の選択をする．選択されないT細胞あるいは負の選択を受ける（自己MHCあるいは自己MHC＋自己抗原に高い親和性を有する）T細胞はアポトーシスを受け，マクロファージによる食食される．T細胞は髄質に向かって移動するにつれ，MHC抗原をもつ樹状細胞が自動－もしくは自己－反応性 auto-or self-reactive T細胞に対して負の選択をする．これらのT細胞はアポトーシスによって死に，マクロファージによって除去される．さらに，生き残ったものが髄質でさらに選択されることがある．HE染色，パラフィン切片．×120．

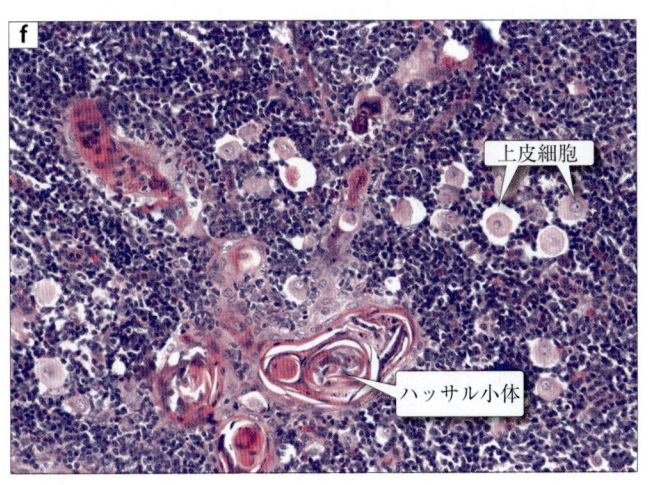

図11.19f　胸腺髄質
胸腺髄質の上皮細胞は円形で，多くのT細胞支持する突起をもち，主にMHC I分子を発現している．これらの細胞はMHC Iに限定された〔CD8⁺あるいは細胞傷害性T細胞（Tc）前駆体〕およびMHC IIに限定された〔CD4⁺あるいはヘルパーT細胞（Th）前駆体〕の正の選択を促進し，それらの自己抗原の発現は，皮質で除去を免れた自己反応性細胞の負の選択を誘導する．渦巻き状の上皮細胞は**ハッサル小体**Hassall's corpuscleを形成する．これは霊長類では顕著であるが，げっ歯類では目立たない．これらの上皮細胞複合体は樹状細胞が制御する中枢性寛容を調整し，CD4⁺CD25⁺の調節性T細胞を産生する．HE染色，パラフィン切片．×120．

リンパ組織

有害な自己-反応性のT細胞を除去することを"**中枢の寛容** central tolerance"という．胸腺におけるT細胞の教育は，T細胞が生存すべきか死ぬべきかを決める一連の選択"試験"によって成し遂げられる（図11.20）．これらは以下のような2つの過程による．

- 自己のMHCを弱くしか認識しないT細胞（つまりTCR）の**正の選択** positive selection．
- 自己のMHC，あるいは自己のMHCと自己抗原に強く相互作用しすぎるT細胞の除去――**負の選択** negative selection．

本質的に，発達中のT細胞は多くの抗原提示胸腺間質細胞を活発に試すことで，中枢の寛容性に必須な負の選択を受けるまれなリガンドに遭遇する確率を高めるのである．

骨髄からの新しい前駆細胞は皮質-髄質接合部位で胸腺に入る．これらの細胞はT細胞系譜にコミットするとは考えられていないが，まだ議論のあるところであり，ほとんどのT細胞の特徴であるCD4あるいはCD8の**補助受容体** co-receptorやTCRは発現しておらず，$CD4^-CD8^-$**ダブルネガティブ** double negative（DN）細胞と記載される．胸腺に入ると，DN細胞は活発に増殖し，再編成とTCR遺伝子の発現が始まり，順次分化してレパートリーの選択が起こり，その結果1～2％のみが最終的に成熟した免疫能力をもつ**シングルポジティブ** single positive（SP）の，$CD4^+$あるいは$CD8^+$T細胞として生き残る（図11.21）．

胸腺細胞（広義にはすべての胸腺内のT細胞あるいはその前駆体）による胸腺皮質と髄質の間の行き来には3～4週間が必要である（図11.22）．

T細胞の増殖と細胞死のスケールは莫大なものである．実際T細胞のほんのわずかな集団しか"**胸腺大学における教育** education in the university of the thymus"を生き残れ

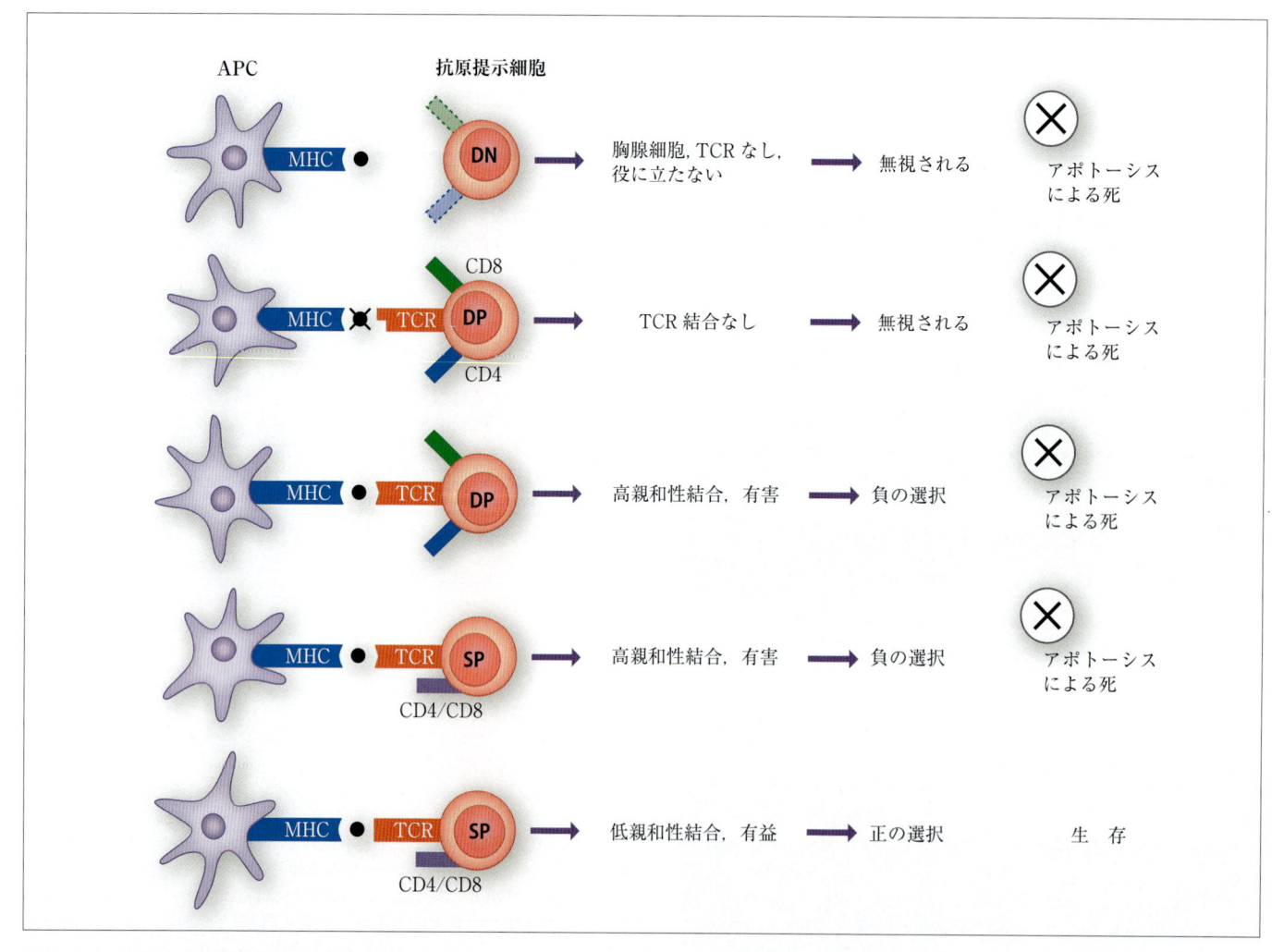

図11.20　胸腺におけるT細胞の選択過程
骨髄から胸腺へ入ると，分化していないT細胞前駆体は胸腺細胞と呼ばれる．これらの細胞はT細胞にみられる典型的な表面分子，例えば抗原に対するT細胞受容体（TCR）あるいはCD4/CD8補助受容体のようなものは発現しておらず，ダブルネガティブ（DN）と呼ばれる．一連の選択過程が図の上から下に向けて示されている．TCRと自己抗原のペプチド断片（黒い点）との相互作用は抗原提示細胞上のMHCによって引き起こされる．ダブルポジティブ double positive（DP）胸腺細胞はCD4およびCD8補助受容体を発現している．シングルポジティブ（SP）胸腺細胞はCD4あるいはCD8を発現している．自己抗原に対して弱い親和性をもつSP胸腺細胞のみが選択の過程を生き残る；正の選択を受け，成熟した免疫能力を有するT細胞として胸腺を去るといわれている．

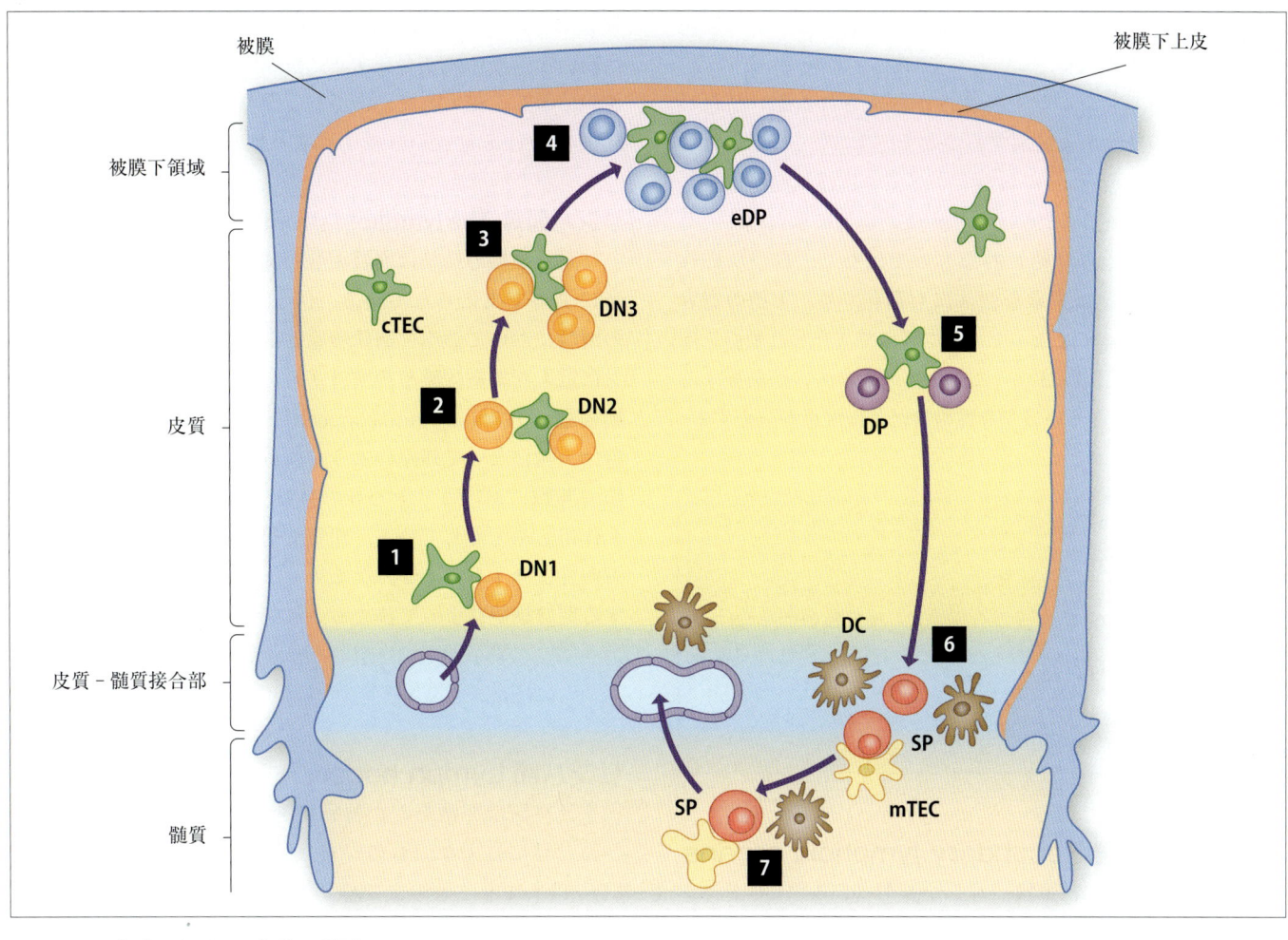

図 11.21 胸腺における T 細胞の発達

皮質と髄質を通り過ぎる発達過程の T 細胞のとる経路と相互作用．ここでは，T 細胞受容体（TCR）遺伝子が再構成され，適正な CD4⁺ および CD8⁺ 細胞が産生される．**1** ダブルネガティブ（**DN**）の前駆体が骨髄から入ってきて，被膜あるいは隔壁を通して胸腺へ入る．**2, 3** 皮質胸腺上皮細胞 cortical thymic epithelial cell（**cTEC**）と胸腺細胞の増殖との関連．**4** 著しい増殖が起こり，初期ダブルポジティブ early double-positive（**eDP**）胸腺細胞へと分化する．**5** ダブルポジティブ（**DP**）胸腺細胞の選択と分化．**6** 髄質へ移動し，シングルポジティブ（**SP**）胸腺細胞へ分化し，相互作用し，樹状細胞（**DC**）と髄質胸腺上皮細胞 medullary thymic epithelial cell（**mTEC**）と協調してさらなる選択が起こる．**7** 成熟が完了し，静脈系に輸送される．

胸腺の領域	胸腺細胞の型	滞在時間	発達過程でのでき事
1 皮質-髄質接合部	ダブルネガティブ	10 日	T 細胞前駆体を骨髄から動員する 著しく増殖し，広がる
2 皮質内側	ダブルネガティブ	2 日	間質のシグナルにより被膜の方へ移動する 増殖と TCR 遺伝子の再構成による胸腺インプリンテイング
3 皮質外側	ダブルネガティブ	2 日	移動と増殖 TCR 遺伝子の再構成と，T 細胞-系譜への絶対的な拘束
4 被膜下ゾーン	初期ダブルポジティブ	1 日	未成熟／プレ-TCR の発現；不完全な TCR 細胞の死 顕著な増殖による**細胞多様性** multicellularity の創造 CD4 および CD8 発現の獲得
5 皮質	ダブルポジティブ	2 日	増殖が阻害される；TCR 発達が進む 陽性の選択と上皮細胞上の自己 MHC による生存；MHC 限定 CD4 および CD8 系譜の多様化
6 髄質外側	シングルポジティブ	5 日	樹状細胞／上皮細胞状またはマクロファージ上の自己 MHC あるいは自己抗原＋自己 MHC による負の選択と死 自己-寛容
7 髄質中心	シングルポジティブ	5 日	すべての機能を備えるための保持 寛容の誘導 輸送

図 11.22 胸腺細胞の移動の 時系列

胸腺の微小環境を通して起こる移動の時系列．番号をふった部分は図 11.21 の番号に対応する．（Based on data Petrie HT and Zuniga-Pflucker JC, Annu Rev Immunol 2007; 25：649-79.）

ないが，それでも何百万もの異なるTCRsをもつシングル陽性T細胞が生き残る．

骨髄と胸腺でリンパ球の多様性が創造される際，リンパ球は自己を非自己から区別することを"学ぶ"．こうした**形成器官** formative organ においてすべての自己抗原が発現しているのだろうか？　それはありえないように思われる．それゆえ，中枢の寛容は絶対的なものではなく，自己反応性のB細胞やT細胞は正常な個体にも存在する．**末梢の寛容** peripheral tolerance は様々なメカニズムでこうした細胞を除去もしくは休止状態におく．こうしたメカニズムが破綻すると器官─特異的なあるいは全身性の自己免疫疾患が発症する．

> **Tip**：未熟な前駆細胞が胸腺に入り，増殖，分化および選択の過程を経て免疫能力をもつT細胞が生成され，循環系へ送り込まれる．これらの細胞が胸腺を通り過ぎる過程で，成熟するT細胞はその運命を決める試験で"**棒打ちの刑を受ける** run the gauntlet"．T細胞のレパートリーは自己寛容性で自己のMHCと低い親和性で結合する．"胸腺は有用なものを選択し，無用なものは無視し，そして有害なものを破壊する"（von Boehmer H et al. Immunol Today 1989; 10：57-61）．

二次リンパ器官 Secondary lymphoid organs

二次リンパ器官には脾臓，リンパ節およびMALTが含まれる．組織切片において，二次リンパ器官は小型の丸い細胞が密に詰まった濃染された領域として同定され，"一次濾胞"と呼ばれる球形の構造を含んでいる．ほとんどがB細胞からなり，**濾胞性樹状細胞** follicular dendritic cell（FDC）が特徴的である．濾胞と濾胞の間には主にT細胞と上皮性樹状細胞を含む領域が存在する．抗原の刺激に引き続き，一次濾胞は激しく拡大して二次濾胞となり形態学的に同定される**胚中心** germinal center をもつようになる．

リンパ間質 The lymphoid stroma

リンパ組織の構築は間質細胞と細網線維の三次元的網目構造によって支えられている（図11.23）．間質細胞はB細胞の濾胞において濾胞性樹状細胞と，T細胞ゾーンでコラーゲンに富んだ細網線維や細胞外基質を産生する**線維芽細胞様細網細胞** fibroblastic reticular cell を含んでいる．これらの細胞は一緒になって迷路のような間質内通路を形成し，リンパ節や脾臓におけるリンパ球の移動を導き，助け，APCと相互作用しやすくしている．間質を通してのリンパ球の輸送の方向性はサイトカイン，ケモカイン，および接着分子を発現する間質細胞によって決まる．リンパ組織内でのリンパ球の動きは，二光子顕微鏡を用いたライブイメージングでリアルタイムに観察できる．

リンパ節 Lymph nodes

リンパ節は卵型をした器官で，大きさは休止状態ではほとんど目に見えないものから，免疫応答で活性化されると1cm以上になるものまで様々である．リンパ管を通じて組織の隙間から還流したリンパを受け取り，組織に侵入する感染性物質や病原体を検出し，活動を妨害するように戦略的に配置されている．組織の傷あるいは局所的または全身性の感染に応答するため，リンパ節は大きくなり（"膨張した

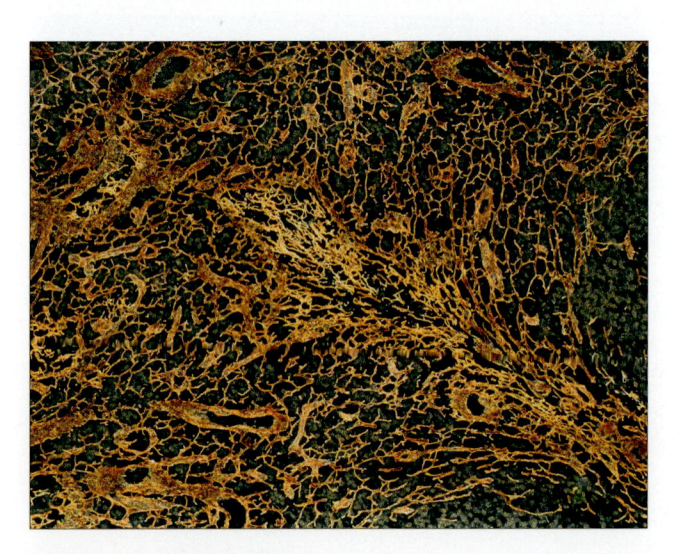

図11.23 リンパ器官の間質
リンパ節の**細網線維の支持間質ネットワーク** supporting stromal network of reticular fibers の一部．線維は極端な三次元のメッシュ様の形態を示しており，リンパ組織に構造的整合性を与え，免疫細胞の移動や生存に必要な多くの因子を産生する．細網染色，暗視野顕微鏡，パラフィン切片．×90．

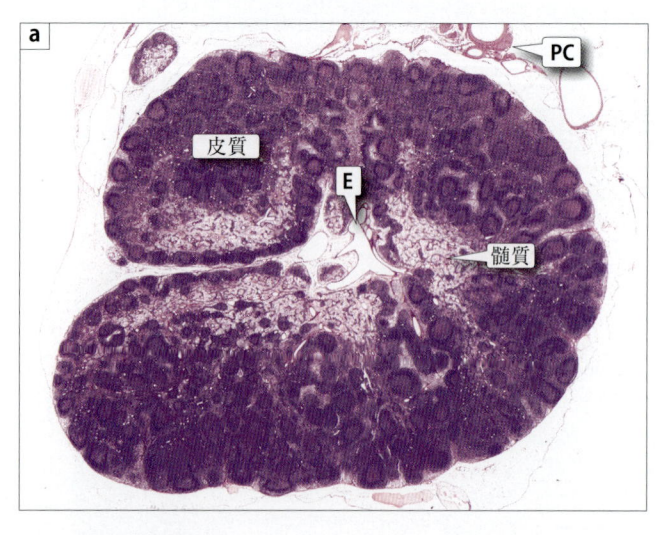

図11.24a　リンパ節
リンパ節の構造，被膜周辺結合組織 pericapsular connective tissue（**PC**）には小さな血管と輸入リンパ管があり，後者は組織から排出されたリンパをリンパ節へ運ぶ．リンパ節はフィルターとして働く．輸入リンパ管は多くの卵形のリンパ濾胞が存在する皮質を通って浸透し，網目状構造の髄質へ入り，門に位置する輸出リンパ管（**E**）から出ていく．大部分の供給された血液は門からリンパ節へ出入りする．HE染色，パラフィン切片．×5．

腺 swollen gland"），例えば頸部，腋窩，鼠径部などで触れるようになることもある．リンパ節が大きくなるのは白血球成分が増加するためである．おのおののリンパ節は物理的にも生物学的にもフィルター装置であり，輸入リンパ管に入りこんだ微生物や抗原を捕獲し，輸出リンパ管へ放出する．これらは，最終的にリンパ本幹を経て静脈血中に入る．リンパ節の皮膜から伸びる結合組織の柱に支えられて，リンパ節にはB細胞と特殊なAPCが豊富なリンパ濾胞をもち，表層に存在する皮質と，それより深い位置にT細胞とマクロファージが認められる**傍皮質** paracortex（図11.24a〜d）が存在する．中心には髄質が存在し，**髄索** medullary cord（リンパ球，マクロファージおよび形質細胞を含む）とそれを取り巻く髄

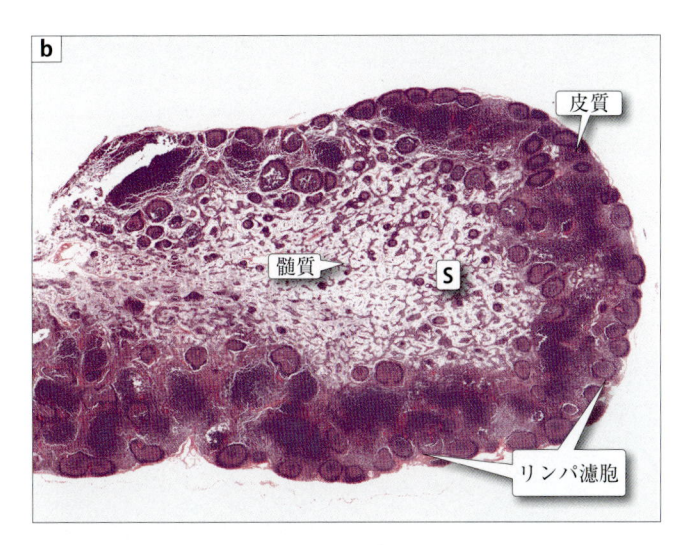

図11.24b　リンパ節の断面
皮質と内側の髄質が組織学的に分離して示されている．後者は密な髄索の不規則な網目構造とリンパを含む髄洞（S）からなる．髄索はリンパ組織の分岐した突起であり，リンパ球，マクロファージ，および形質細胞が細網組織の枠組みで支持されており，血管とつながっている．循環しているリンパ球は高内皮静脈からリンパ節へ入る．高内皮静脈はこれらの細胞を引き寄せ，T細胞と抗原提示樹状細胞が多い傍皮質へと導く．リンパ濾胞はB細胞が発達する部位である．HE染色，パラフィン切片．×5．

図11.24c　リンパ節の組
輸入リンパ管中の抗原やリンパ，樹状細胞は被膜下のリンパ洞（辺縁洞）に入る．循環しているリンパ球と樹状細胞は高内皮静脈を通り，ほとんどのT細胞が存在する傍皮質に入る．B細胞の豊富な皮質は一次リンパ濾胞を含み，一次リンパ濾胞は抗原が特異的なB細胞を活性化すると胚中心をもつ二次リンパ濾胞を形成する．形質細胞，抗体およびリンパ球を含む濾過されたリンパは，リンパ球，形質細胞およびマクロファージに富む髄索の間のリンパ洞を通って，輸出リンパ管へと出ていく．梁柱はリンパ節全体の細網組織のネットワークのための支えとなる．（傍）皮質領域の抗原提示細胞は抗原を捕獲する．髄質のマクロファージは特定の抗原を貪食する．

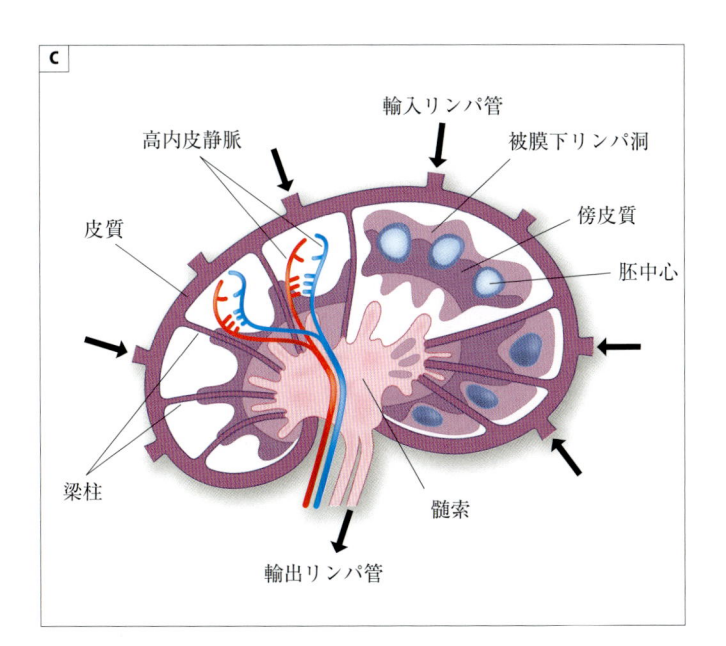

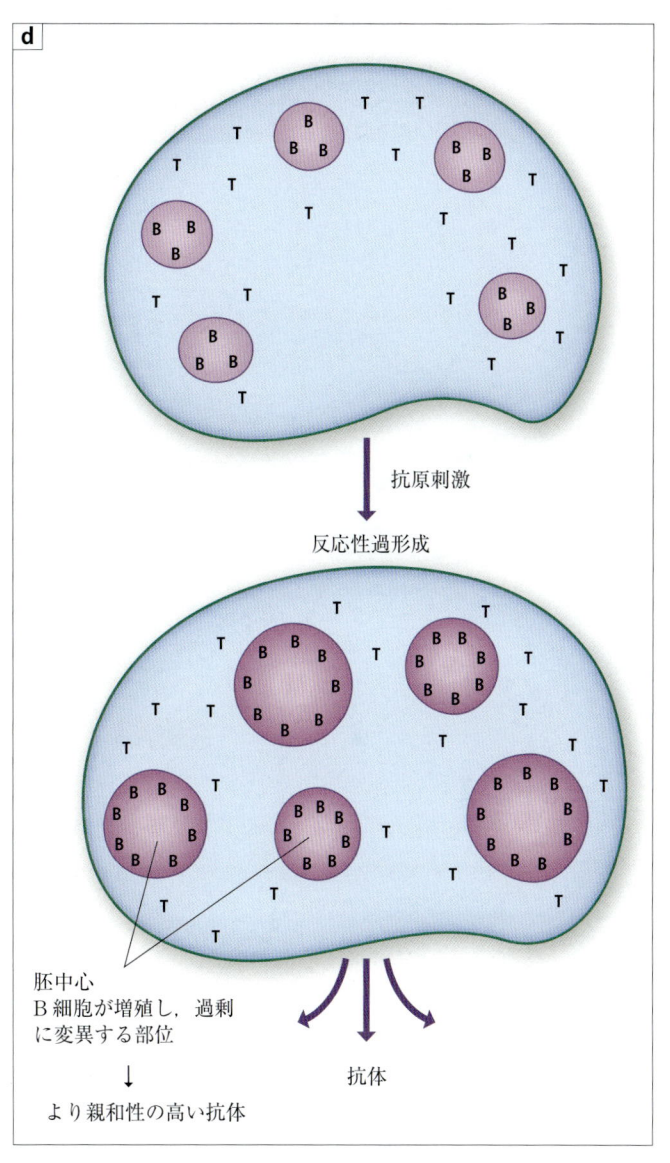

図11.24d　リンパ節の機能
上図は，皮質にリンパ濾胞が存在する刺激されていない状態のリンパ節で，傍皮質にB細胞（B）とT細胞（T）が散在している．リンパ節が抗原に反応すると，活発な免疫応答が開始し，その結果胚中心でB細胞は増殖，分化し，リンパ節は大きくなる．反応性リンパ節は1 cm以上になることもある．リンパ節の**反応性過形成** reactive hyperplasiaは組織の損傷や感染と関連する．

リンパ組織

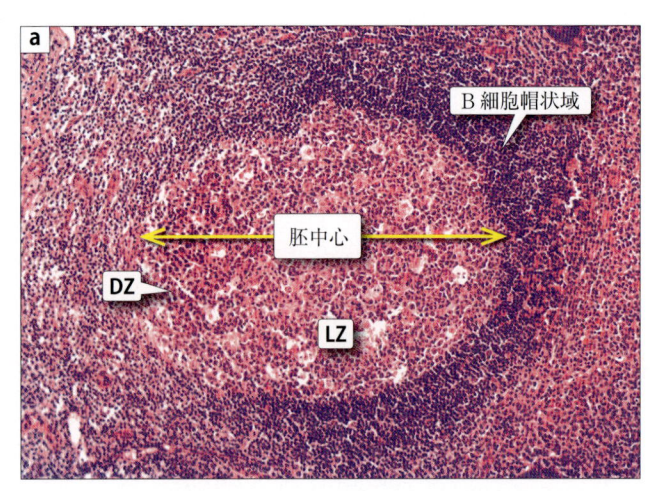

図 11.25a　胚中心
内側に胚中心をもつ二次濾胞では，抗原によって活性化された B 細胞が成熟し，辺縁あるいは**帽状域** mantle には休止および記憶 B 細胞が存在する．活性化された **B 芽細胞** B-blast は一方の極（**暗調域** the dark zone：**DZ**）で増殖し，中心芽細胞になり，わずかに表面免疫グロブリン（Ig）を発現する．中心芽細胞は増殖し，再度表面 Ig を発現し，クラススイッチにより**明調域** light zone（**LZ**）の中心細胞を形成する．Ig に対して親和性の低い細胞はアポトーシスを起こし，マクロファージによって貪食される．生き残ったクローンは形質細胞となり，髄洞へ移動する．B 細胞の成熟は濾胞の樹状細胞や胚中心の樹状細胞によって提示される抗原–抗体複合体に依存している．これらの樹状細胞は常在する T 細胞を活性化し，B 細胞の分化を助ける．HE 染色，パラフィン切片．× 75．

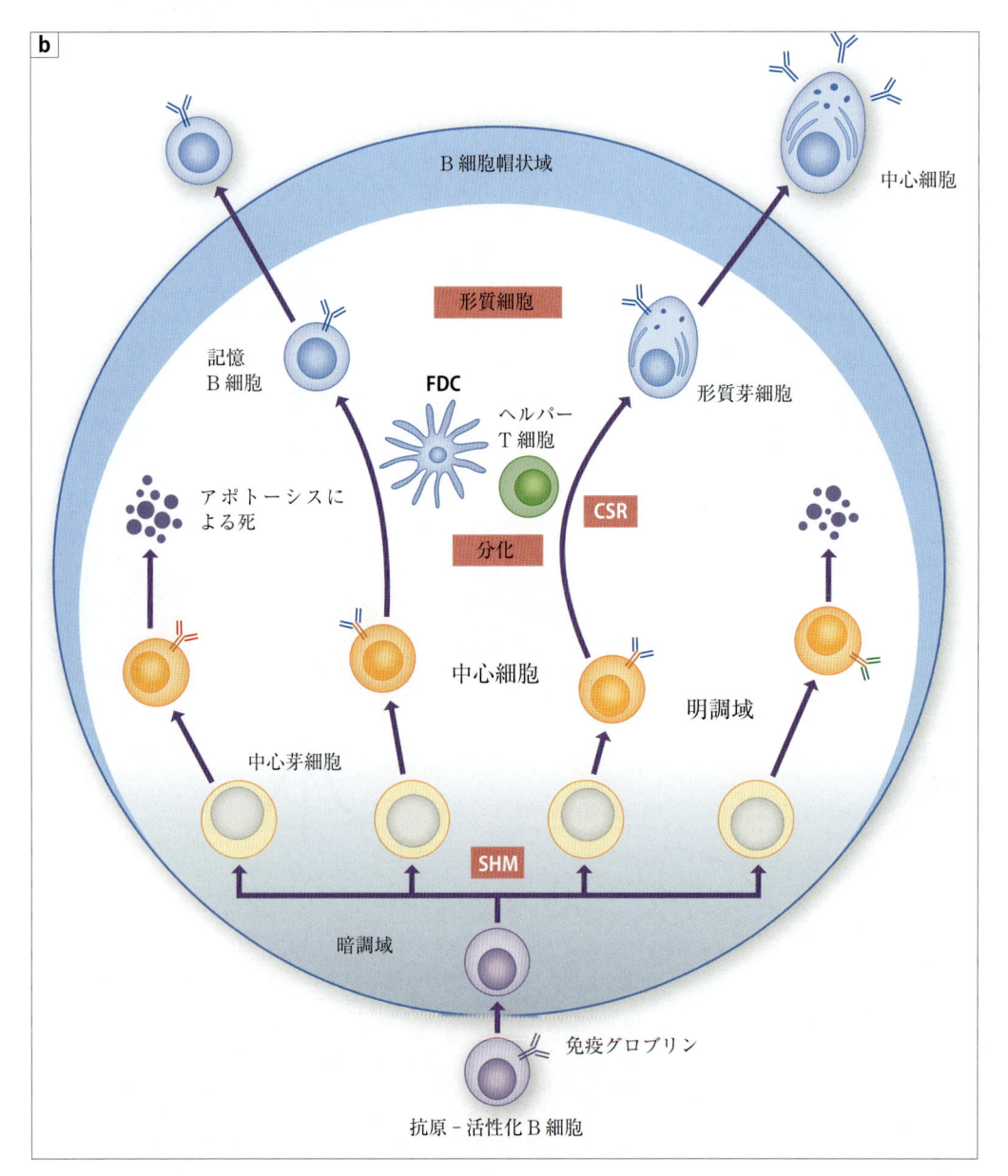

図 11.25b　胚中心における B 細胞の成熟の概念
抗原によって活性化された B 細胞は暗調域で中心芽細胞に分化し，クローンの増殖と，免疫グロブリンをコードする遺伝子の再構成と多様化を含む**体細胞性超突然変異** somatic hypermutation（**SHM**）が生じる．中心芽細胞は明調域まで入り込み，非分裂性の中心細胞（抗体を発現する B 細胞）に分化するが，この細胞はヘルパー T 細胞の助けを受けて，濾胞性樹状細胞（**FDC**）上の免疫複合体と相互作用することによって，抗原との結合性が改善されるように選択を受ける．抗原と高い親和性で結合できない場合は，中心細胞はアポトーシスを起こし，核片貪食細胞によって破壊されるように印がつけられる．中心細胞のいくつかは**クラススイッチの組換え** class switch recombination（**CSR**）を起こし，最終的に記憶 B 細胞あるいは形質細胞に分化するか，もしくはさらに増殖，多様化，および選択の過程をスタートさせるために再利用される．（Redwan and modified from Klein U and Dalla-Favera R, Nat Rev Immunol 2008; 8：22-33.）

洞 medullary sinus からなり，それらは輸出リンパ管とつながり，リンパ節から流出する．リンパ液はこれらの領域に浸出し，通常つながった鎖状のリンパ節に沿って流れ，抗原を集めて加工したり，T細胞やB細胞を活性化し，また輸出リンパ管あるいは門静脈 hilar vein へリンパ球を放出したりして抗原の攻撃に応答する．

濾胞と胚中心 Follicles and germinal centers

濾胞はB細胞の豊富な領域で，次の2つのタイプがある．

- 一次濾胞：**濾胞性樹状細胞** follicular dendritic cell（FDC）のネットワークの中でB細胞が再循環している．
- 二次濾胞：免疫応答の一部としてB細胞が活性化することによって一次濾胞がコロニーを形成する際に形成され，より明るく染色される**胚中心** germinal center（GC）の存在によって容易に認識される．

ナイーブ／免疫担当B細胞がリンパ節に入り，傍皮質へ移動し，樹状細胞やヘルパーT細胞に出会い，相互作用する．そこでもしB細胞が活性化されると，髄索で直接抗体－分泌細胞へ発達するか，あるいは一次濾胞からコロニーを形成させ胚中心を作る（図11.25a，b）．この状況においてB細胞は急速に増殖し，再循環しているB細胞を置き換えてGCの周辺に**外套** mantle を形成する．この細胞集団は**中心芽細胞** centroblast と呼ばれる分裂中のB細胞が密に詰め込まれた暗調領域と，分裂していない**子孫** progeny である中心細胞とからなり，これらはFDC，T細胞，およびマクロファージによって取り巻かれている．中心芽細胞と**中心細胞** centrocyte は記憶B細胞やエフェクターB細胞を産生する一連の増殖と分化の結果の産物である（すなわち，体細胞性の高度な変異，選択，Igのクラススイッチ，および記憶B細胞と形質細胞の産生など）．

胚中心は4週間ほどは活性化を保持しており，その後退行し，消失する．

リンパ節の中のT細胞 T cells in lymph nodes

T細胞は**高内皮静脈** high endothelial venule（HEV）に結合してリンパ節に入り込む．この静脈は通常の扁平な内皮細胞とは異なる立方形の内皮細胞をもっている．HEVは脾臓を除くすべての二次リンパ組織にみられ，結合したリンパ球は，ケモカインによって傍皮質へ導かれる．キラーT細胞（Tc，CD8$^+$）はリンパ節で活性化される．例えばウイルスなどの感染に応答し，T細胞は傍皮質から**被膜下の洞** subcapsular sinus へ移動し，そこで抗原を提示する樹状細胞と相互作用して活性化される．次いで，輸出リンパ管を通ってリンパ節を出て，ウイルス感染した標的を攻撃する．

脾　臓 Spleen

脾臓は，手拳位の大きさで，中身が詰まったスポンジ用の硬さをしている．結合組織の枠組みと分岐する血管からなり，**赤脾髄** red pulp を形成する血液を満たした静脈性類洞に終止する．無作為に点在するリンパ組織と濾胞（裸眼では灰色）は白脾髄を形成する（図11.26a，b）．線維性被膜に由来する結合組織の梁柱に支えられ，豊富な血管は血液を濾過し，抗原あるいは循環する病原体を探索し，古くなった血小板や鉄を回収した赤血球を除去する．脾臓の主たる機能は，血液で生まれる細菌に対する抗体の防御反応と**オプソニン化された粒子** opsonized particle の貪食である．細血管は脾臓を通り抜ける際，主としてT細胞からなる短い袖もしくは筒で包まれる．これは**リンパ性動脈周囲鞘** periarteriolar lymphatic

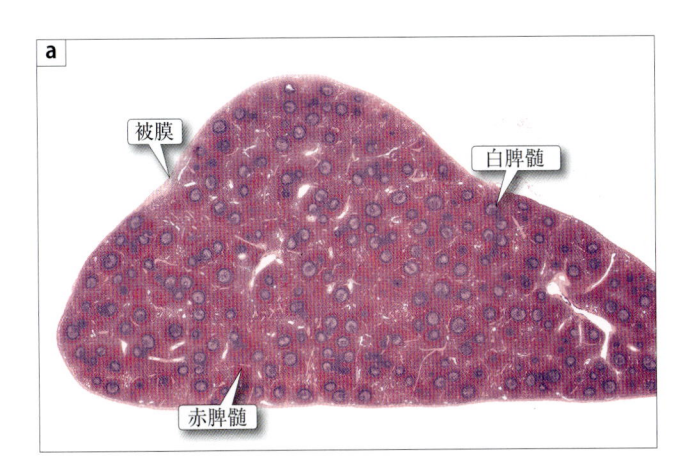

図11.26a　脾臓
脾臓の横断切片で，被膜をもった鮮明な辺縁をもつ．被膜は内側に向かって伸長し，分岐したカフスのような形をした**梁柱** cuff-shaped trabecula となり，基本的な支持の枠組みと血管を供給する（門由来，図には示されていない）．血液濾過のための赤脾髄は，リンパ球様細胞が凝集した白脾髄の多くの円形の領域を取り囲んでいる．HE染色，パラフィン切片．×5．

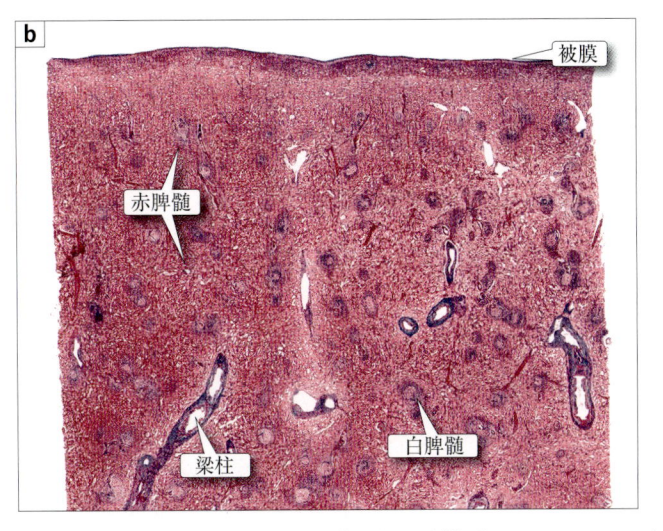

図11.26b　赤脾髄は海綿様で，血管洞と，形質細胞やマクロファージを含んだ網状の索よりなっている．マクロファージは梁柱から入る血管を通って分布する老化したあるいは異常な赤血球や血小板を除去する．血液は白脾髄（ここでは薄く染まっている）に抗原とリンパ球を供給する．トリクローム切片，パラフィン切片．×8．

リンパ組織

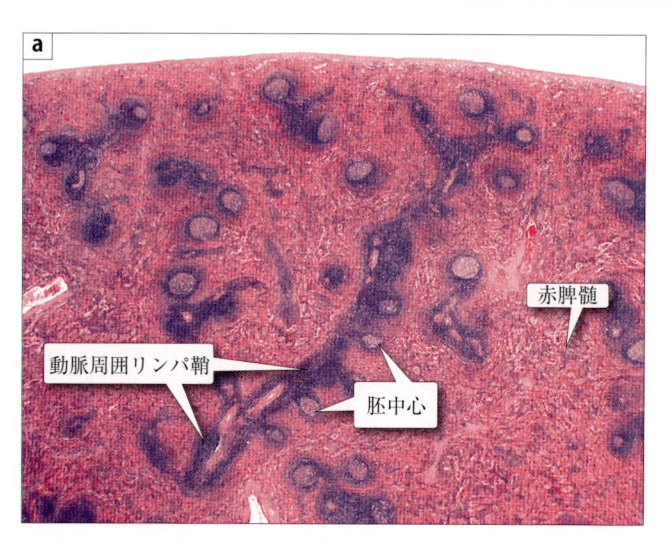

図 11.27a 脾臓のリンパ様組織
動脈を供給する枝分かれした梁柱の区域は，動脈周囲リンパ鞘 periarteriolar lymphoid sheaths（PALS）や B 細胞からなる胚中心を形成する様々な大きさのカフス様の白脾髄に付随している．白脾髄を通りすぎると動脈は細くなり，分岐して毛細血管となり，おそらく細胞外のスペースに開口することで赤脾髄の索と洞へ血液を供給する．このようにして，赤血球，顆粒，抗原，リンパ球および抗体は赤脾髄の中で精査され，そこにとどまるか，あるいは髄や脾柱静脈へ入る．HE 染色，パラフィン切片．× 15．

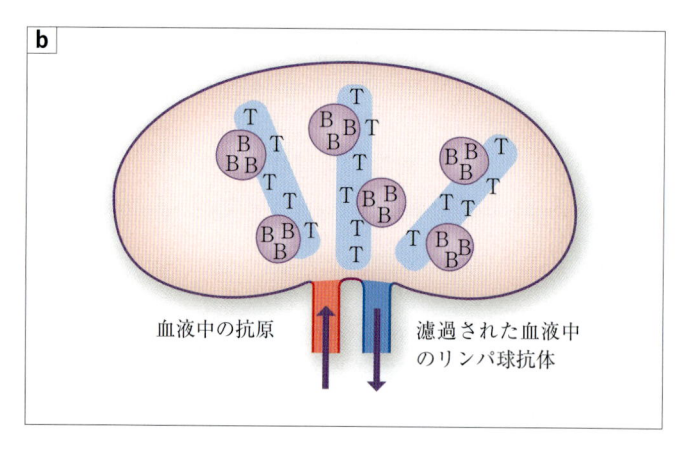

図 11.27b 脾臓の構築の単純モデル
白脾髄は T 細胞の分節あるいは鞘を形成する小動脈，一次リンパ濾胞に組織化される B 細胞と関連するリンパ様組織である．血管が彎曲しているため，薄い組織切片上では鞘の部分は一般的にはみられない．周囲の赤脾髄は，脾臓の中で最も大きな部分で，血液濾過のための血管洞の網目構造である．

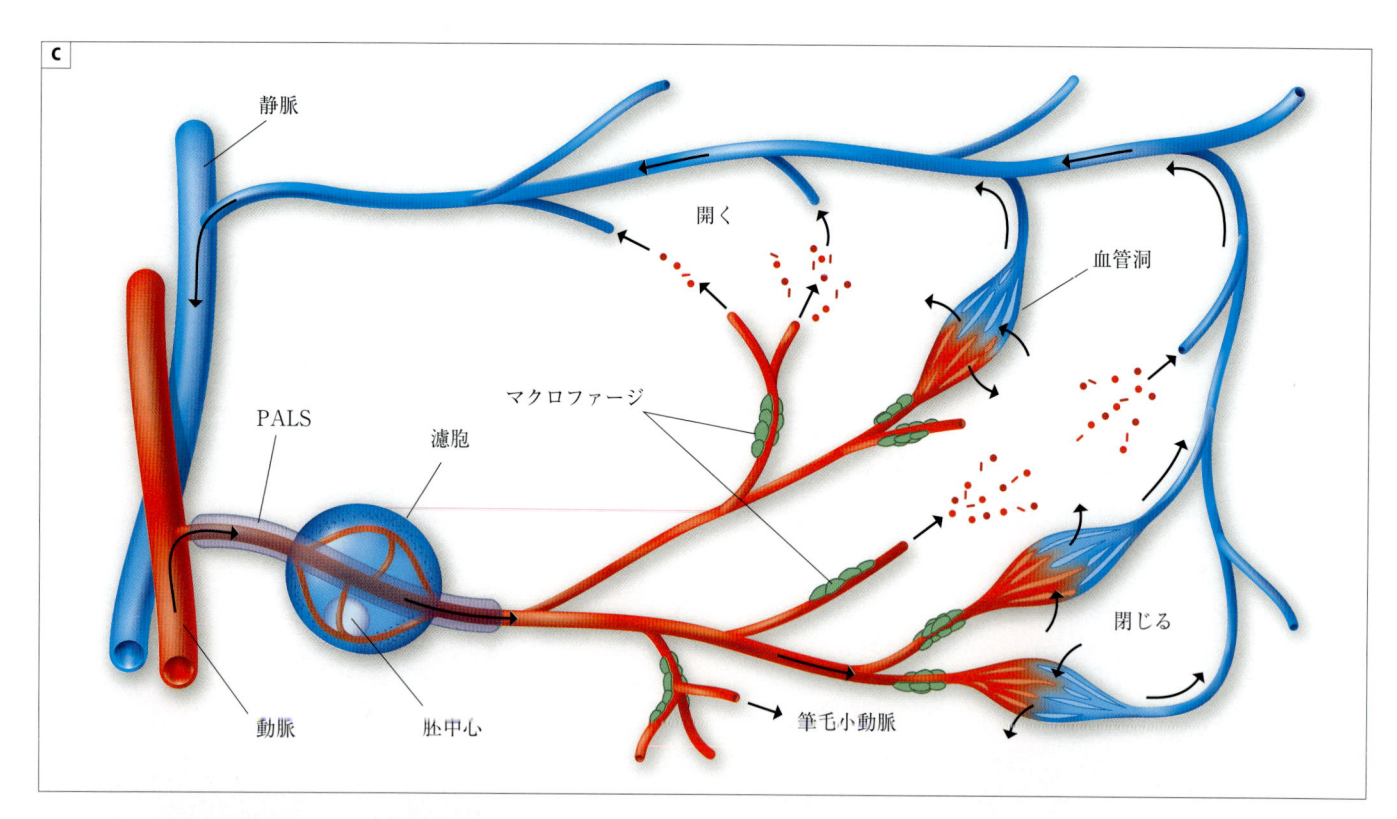

図 11.27c 脾臓の脈管構造とリンパ組織の概念
脾柱動脈からの分岐を通って血液が入り，T 細胞が豊富な白脾髄 PALS からなる白脾髄領域，周辺の領域（図には示されていない）に血液を満たす赤脾髄へ分布する．赤および白脾髄の組織に曝露された後は，マクロファージの類いを含む濾過された血液は脾柱静脈に集められる．血液中の抗原が一次濾胞中の B 細胞を刺激して胚中心を形成することもある．これらの二次リンパ濾胞で形質細胞や抗体が産生され，血液成分，顆粒様物質，および血漿成分とともに血管洞へ出ていく．赤脾髄における循環は，血液が索ついで血管洞を通して浸出することで閉鎖（血液は血管内にはとどまる）されたり開放されたりすることがある．

11 免疫系

sheath（PALS）と呼ばれ，B細胞が豊富に存在するリンパ濾胞と関連した間隔で存在する（図11.27a～c）．機能的には，白脾髄は抗原の攻撃に応答し，抗体とリンパ球を産生し，それらの多くは赤脾髄の静脈側から末梢循環へ運ばれる．

赤脾髄 Red pulp

動脈系は不連続性内皮細胞をもつ開窓型毛細血管として**赤脾髄** red pulp（細網線維／線維芽細胞，マクロファージ，移動中の血球細胞）の**脾索** splenic cord で終わる（図11.28）．血液はついで赤脾髄の静脈類洞に流れ込み，最終的に脾静脈へ入る．静脈類洞の内皮細胞にはスリット様の間隙があり，赤脾髄を出ていく血球細胞に対する選択的バリアとして働いている（図11.29a, b）．マクロファージによる老化赤血球の破壊は，ヘモグロビンの破壊によって鉄分を供給する．赤脾髄のマクロファージは鉄をフェリチンとして保存するため，細胞質への濃い顆粒が沈着するため目に見える．赤脾髄には多くの形質芽細胞や形質細胞が存在し，形質細胞によって産生された抗体は静脈系へ入る．

白脾髄 White pulp

脾臓のリンパ要素——**白脾髄** white pulp は分岐血管の周囲の鞘として配列される．鞘にはTおよびB細胞区画があり，ケモカインによって特定のドメインに引きつけられる（図11.30）．PALSにはT細胞が豊富に存在するのに対し，

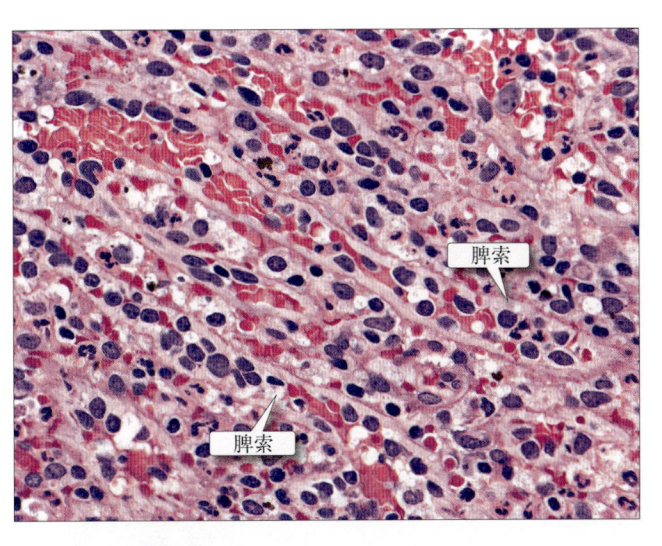

図11.28　赤脾髄組織
血管と血管の間や血管の終末部には細胞成分が多く，それらの部位が線状で分岐した配列をとっていることから，しばしば脾索と呼ばれる．索は実際，血管が貫通した蜂の巣状で，線維芽細胞，マクロファージ，赤血球，および顆粒細胞を含む．HE染色，アクリル樹脂．×300．

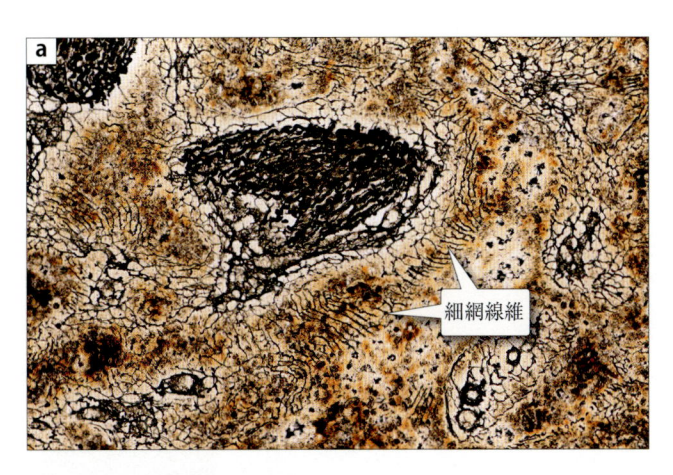

図11.29a　赤脾髄の静脈洞
細網線維を示すために銀塩染色した切片の赤脾髄の領域．血液洞は中が透明な領域もあるが，多くは間質（索）組織からの平行な線維が血管内皮の周囲にリングを形成している．血液細胞はこのリングや内皮細胞の隙間を通して静脈洞に出入りする．細網染色，パラフィン切片．×250．

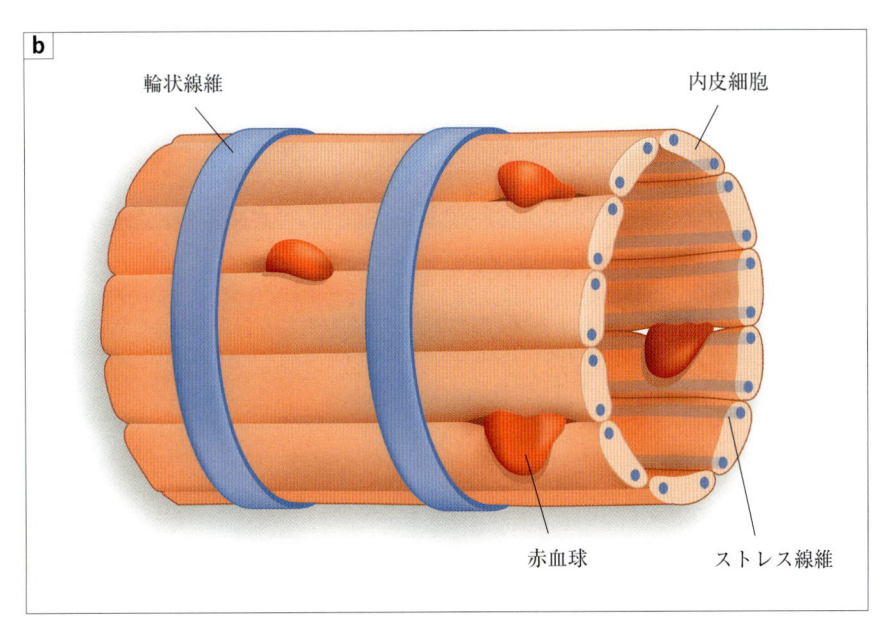

図11.29b　脾索から血液が洞へ入る
洞はストレス線維によって細網線維の**輪状配列** annular arrangement に接している平行な内皮細胞からなる．ストレス線維はアクチンフィラメントとミオシンフィラメントとからなり，収縮して内皮細胞間に間隙を形成する．老化した赤血球は硬直した膜をもっており，この間隙を通り抜けることができず，赤脾髄のマクロファージに貪食される．
（Redrawn from Mebius R and Kraal G, Nature Rev Immunol 2005; 5: 606-16.）

リンパ組織

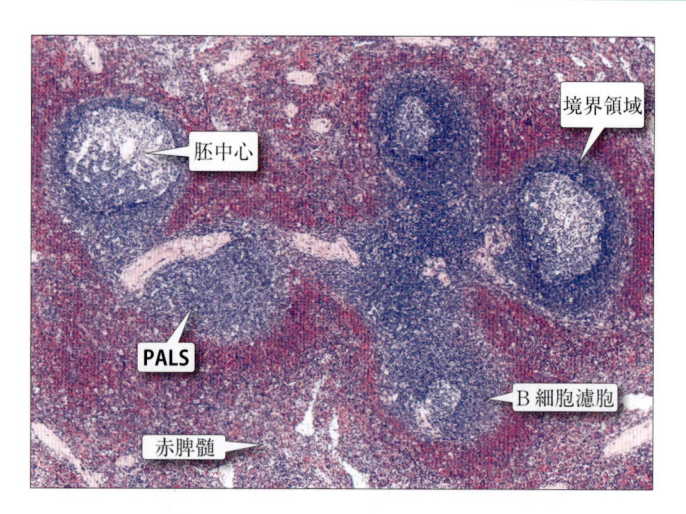

図 11.30 白脾髄
ここに示されている白脾髄の卵形の領域は散在する鞘および濾胞リンパ球の横断面と縦断面である．すなわち，前者は動脈周囲リンパ鞘（**PALS**）と呼ばれ，梁柱動脈由来の中心動脈に関連するT細胞からなり，後者はB細胞が豊富な濾胞で，PALSから生じる胚中心をもつものが多い．辺縁帯が示されており，赤脾髄がこのリンパ組織を取り囲む．リンパ球と抗原を含む輸入血液は，赤脾髄に到達するまでにこれらBおよびT細胞領域を通り過ぎ，免疫応答を刺激することもある．HE染色，パラフィン切片．×40．

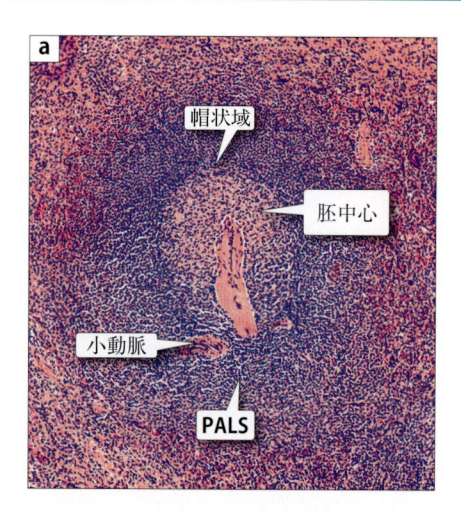

図 11.31a 脾臓のリンパ濾胞
中心動脈に付随する胚中心は，樹状細胞，貪食細胞，ヘルパーT細胞とともに分化途上のB細胞を含んでおり，リンパ節における胚中心と似ている．休止中のB細胞の帽状域は，動脈周囲リンパ鞘（**PALS**）のT細胞が大量に存在する部位とは反対側にあり，血液由来の抗原に応答して，T細胞（抗原を捕獲した樹状細胞によって活性化される）はおそらく休止中の濾胞の抗原特異的なB細胞に向かって移動する．B細胞は活性化され，始祖となるB芽細胞を形成し，そこから胚中心ができてくる．HE染色，パラフィン切片．×60．

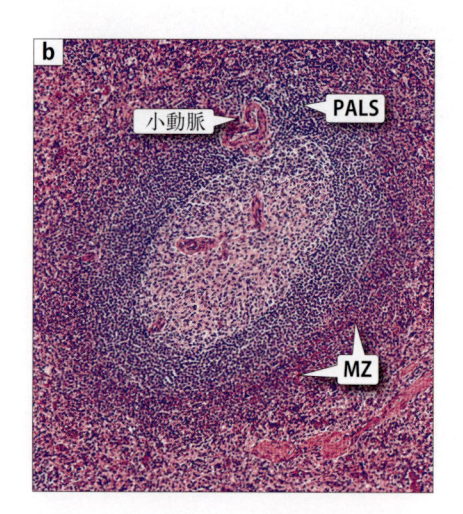

図 11.31b 胚中心とB細胞の帽状域
部分的に（脾臓特異的な）辺縁帯に取り囲まれており，そこには樹状細胞，マクロファージ，B細胞およびT細胞が存在する．その外側は赤脾髄である．血液由来の抗原および循環しているリンパ球が最初に中心動脈に由来する毛細血管の分岐を経由して辺縁帯（**MZ**）を通って白脾髄に入る．したがって，外側の動脈周囲リンパ鞘（**PALS**）領域は抗原特異的B細胞の選択，活性化，および除去が起こる最初の部位である．再循環するリンパ球は白脾髄を横切り，チャネル経由で赤脾髄に入ることもあるし，あるいは不連続にPALSに存在する場合もある．HE染色，パラフィン切片．×60．

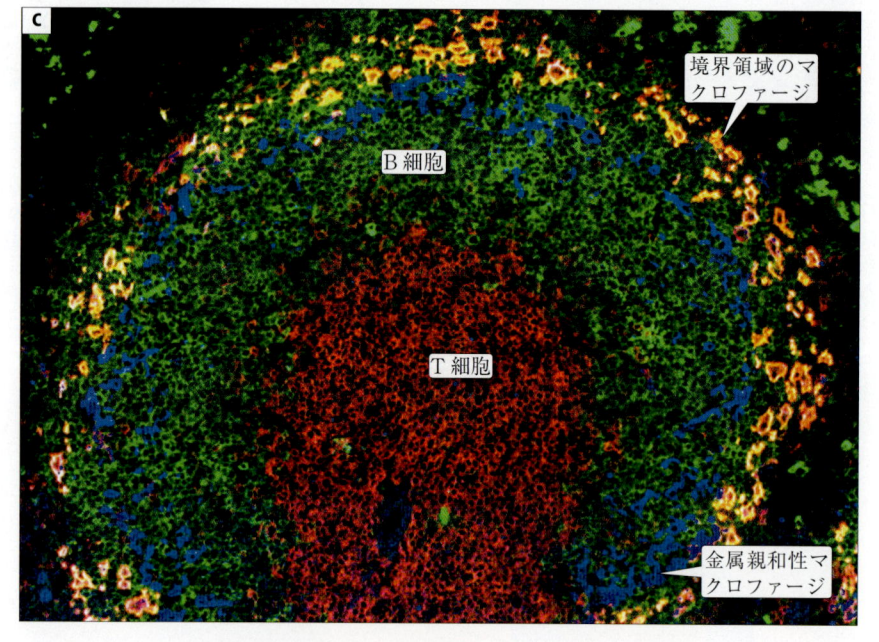

図 11.31c マウスの白脾髄単位の蛍光免疫染色
T細胞は小動脈を取り囲み，B細胞はT細胞領域の周囲に局在する．金属親和性のマクロファージや辺縁帯のより周辺に存在するマクロファージが観察される．辺縁帯はこれら2つのマクロファージの相の間に位置する．（Courtesy J Kearney, University of Alabama at Birmingham, USA.）×180．

B細胞はB細胞濾胞に凝集し，リンパ節の濾胞においてと同様のステップで増殖，分化する．げっ歯類の脾臓では**辺縁帯** marginal zone（MZ）といわれる細胞集団が脾臓の濾胞とPALSを取り囲み，細い線維芽細胞の骨格で支えられている（図11.31a～c）．**開放性の終末小動脈** open, terminal arterioleから血液を受け取る辺縁類洞によってMZは白脾髄から分離されている．樹状細胞と白血球に加えて，MZには特異的なB細胞のサブセット，特殊なマクロファージの**内側および外側輪** inner and outer ringが含まれ，これらはすべて血液中で生まれる抗原に曝露される．辺縁帯のB細胞はMZと濾胞との間を行ったり来たりし，それによって血液からの抗原を捕獲し，濾胞性樹状細胞へ輸送する．ヒトの脾臓では，免疫組織化学を用いた解析から，げっ歯類のMZに相当するB細胞領域は濾胞の**辺縁** rimに限局しており，PALSからはなくなっているように見える．

粘膜関連リンパ組織
Mucosa-associated lymphoid tissue

MALTは多くの上皮性組織の粘膜における免疫細胞の集団からなり，例えば**扁桃** tonsil，**虫垂** appendix，あるいは小腸のパイエル板 Peyer's patchのように限局したリンパ濾胞構造を示す（図11.32a～c）．これらの細胞はまた散在する免疫系を形成し，様々な粘膜に大量のリンパ球，形質細胞，マクロファージとして幅広く拡散しており，小腸や大腸がその例である（図11.33a, b）．MALTは粘膜上皮を横切る抗原を採取し集めるために特殊化したものである．粘膜表

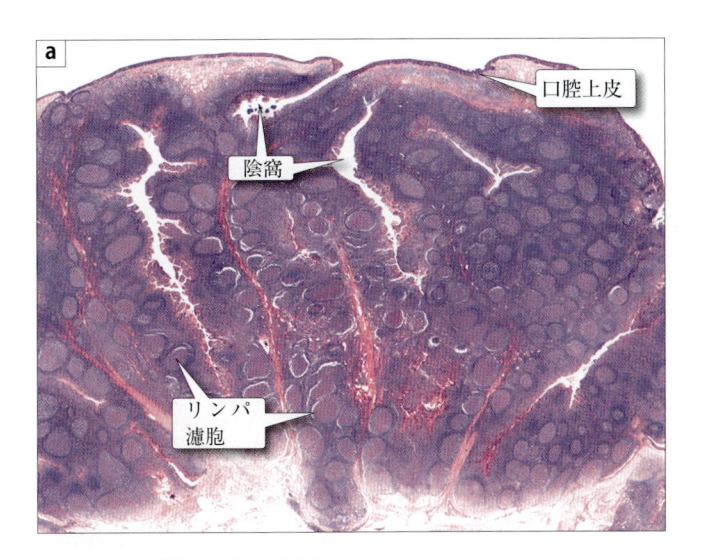

図11.32a　粘膜のリンパ濾胞
口蓋扁桃の切片．咽頭口部の粘膜下において部分的に被膜をもつリンパ組織の密な固まりで，例えば**粘膜−関連リンパ組織** mucosa-associated lymphoid tissue（MALT）からなる．3つの特徴に注意すること，すなわち口腔上皮の滑らかな表面，表層由来の貫通する陰窩，およびほとんどが胚中心をもつリンパ濾胞．扁桃の機能は口腔内の病原体を検出し，応答することである．すなわち，陰窩は抗原を採取するのに必要な表層領域であり，濾胞は免疫応答反応を行う．HE染色，パラフィン切片．×12．

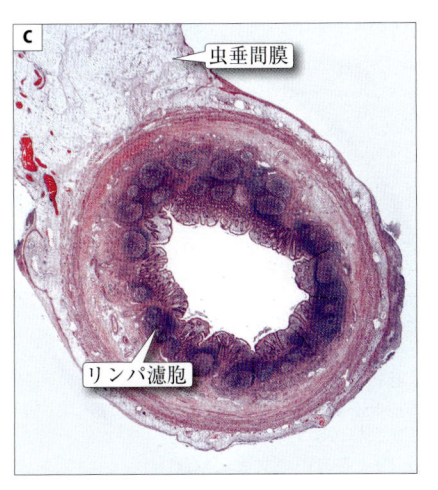

図11.32b　パイエル板（腸−関連リンパ組織）
腸管，主に回腸の粘膜下組織および粘膜固有層においてリンパ濾胞が凝集して構築されている．茶色に染色されているのは増殖中の細胞である．関連する上皮にはM細胞（**小襞細胞** microfold cell）と呼ばれる変化した腸細胞が含まれ，管腔から抗原や微生物を採取する．M細胞の下のリンパ球，マクロファージ，および樹状細胞は根底に存在する濾胞に対して抗原を処理および/または提示する．これによってB細胞によるIgA産生が開始し，そのうちのいくらかはリンパやリンパ節に入り，さらに活性化され，全身循環に再度入って，腸管のより広範な部位に戻り，免疫防御を行う．増殖中の**増殖性細胞核抗原** proliferating nuclear cell antigen（PCNA）に対する免疫組織化学反応，パラフィン切片．×30．

図11.32c　虫垂
不規則な丸い扇型の縁をもつ**管腔** scallopedは大腸と同様な粘膜で覆われている．粘膜固有層と粘膜下組織にリンパ濾胞が存在し，前者はパイエル板に類似した上皮の特殊化したものである．このように，管腔の内容物は病原体に採取される．虫垂の機能は不明瞭であるが，おそらく局所的な粘膜免疫に寄与している．好中球や好酸球は粘膜，粘膜下，および筋層の外層に侵入し，急性虫垂炎を引き起こす．出生時にはリンパ濾胞はほとんど存在せず，幼少期にその数は増加し，加齢とともに減少する．HE染色，パラフィン切片．×8．

面にはこの目的のために局所に適合した樹状細胞が存在する．抗原は分泌性免疫の誘導を刺激し，分泌された抗体（通常はIgA）は病原体，特に微生物から粘膜を守る．MALTは肺の**気管支関連リンパ組織** bronchus-associated lymphoid tissue と **消化管／腸管関連リンパ組織** gut-associated lymphoid tissue に分かれる．すべてのリンパ組織，腸管の組織学およびリンパ球の数を比較した定量的解析結果は種々の哺乳類（マウス，ブタ，サル，ヒト）で入手可能である．ほとんどのリンパ球と形質細胞は腸管の粘膜で認められると広く信じられている．

免疫系の医学における重要性
移　植 Transplantation
移植された臓器の拒絶は免疫反応の結果起こるものであり，次に示す3つの型の移植片拒絶に分類される．

- **超急性** hyperacute：レシピエントがすでに移植片に対して抗体をもっており，**同種抗原** alloantigen（非自己として検出される移植片の抗原）が素早く認識される．秒から分の単位で起こり，急速に血栓が形成され，移植片は死ぬ．非可逆的．
- **急性** acute：T細胞が移植片の自己抗原に出会い，重篤な炎症と組織破壊が生じるときに起こる．時間から日の単位で起こり，リンパ球の浸潤が激しいが，免疫抑制剤の投与により移植片が助かることもある．
- **慢性** chronic：拒絶と組織修復とが均衡し，病理学的な組織の再構築が起こる．週，月，年の単位で起こる．移植片は線維化とリンパ球の浸潤を伴い，ゆっくりと破壊される．

自家移植された組織 allograft tissue（同一ではない個人間の臓器／組織移植片）はMHC分子によって認識される．同種抗原は**ドナー** donor とレシピエントのタンパク質のわずかなアミノ酸配列の違いからなり，以下のものが同種抗原になりうる．

- レシピエントのAPC上の自己MHCに結合した移植片由来のペプチド
- 移植片MHC分子に結合した移植片由来のペプチド
- ドナーのAPC上の移植片MHCに結合したレシピエントのペプチド

細胞傷害性T細胞が移植片拒絶の主たるエフェクターであると長い間考えられてきたが，サイトカインが炎症反応を引き起こし，Th細胞が移植片の拒絶に関与するかもしれないという説がいくつかでてきた．組織の傷害のメカニズムは明らかになっていない．骨髄移植が必要なある種の悪性疾患

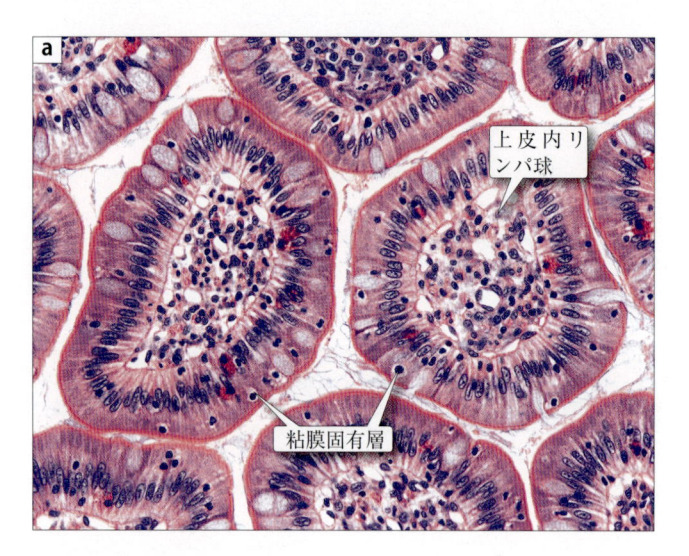

図 11.33a　粘膜リンパ球
絨毛の横断切片．粘膜固有層の芯はほとんどT細胞であり，IgAを分泌する形質細胞が上皮を横切る．多くの上皮内T細胞（IEL）は$\gamma\delta$T細胞受容体（TCRのほとんどのT細胞は$\alpha\beta$ TCRをもつ）をもっており，骨髄からおそらく胸腺を通らずに腸管に戻る．IELは抗原の豊富な腸管管腔とリンパ球が豊富な粘膜固有層の間に存在する．これらは自然免疫反応（単球，好中球）および獲得免疫反応（T細胞，B細胞）を活性化し，調整する．細胞ストレスや上皮の傷害に応じ，粘膜表面にとって適切な機能をもつように働く．HE染色，パラフィン切片．× 190.

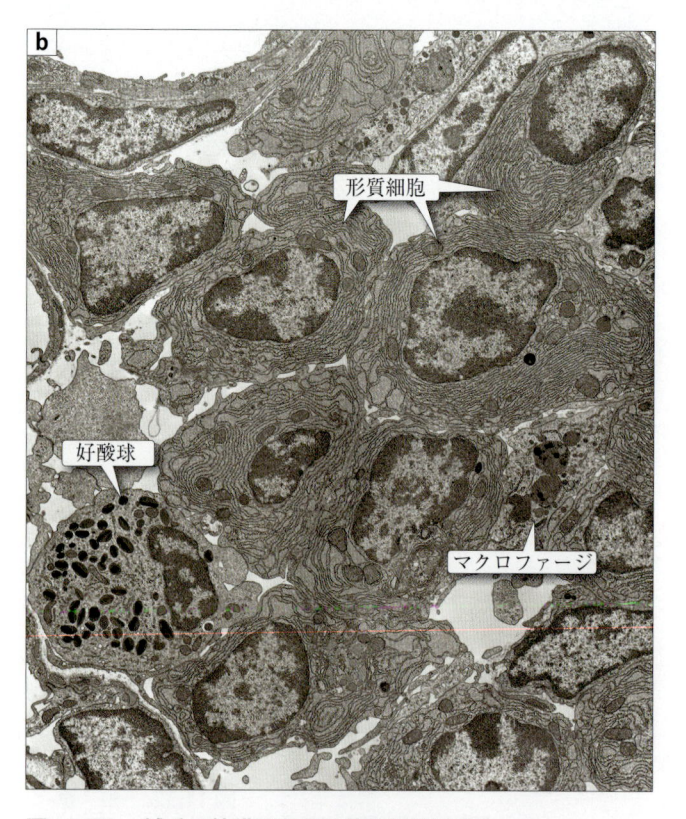

図 11.33b　絨毛の粘膜固有層の芯の超微細構造
豊富な免疫細胞が観察される．粘膜固有層には，毎日最大5gまでのIgAを腸管管腔に分泌する形質細胞が多数存在する．腸管，特に小腸において疎性の結合組織の割合が高いのは，胃腸系が白血球の集団を保持しており，その数は胃腸以外の免疫系を含む組織や器官における白血球の数より多いことを示唆するものである．× 3,700.

では，レシピエントの免疫系は抑制されており，このことが移植された骨髄によるレシピエントの細胞に対する免疫的攻撃，すなわち**移植片対宿主疾患** graft-versus-host disease（GVHD）の危険性を増大させている．この反応は骨髄や幹細胞移植にとってきわめて大きな障壁となっているが，MHCが適合するドナーの登録を増やすために骨髄バンクが発達し，部分的には問題が解決されてきている．

アレルギー反応 Allergic reactions

アレルギー性鼻炎 allergic rhinitis，**アレルギー性喘息** allergic asthma，および**アナフィラキシー** anaphylaxis は，肥満細胞や好塩基球上の Fc 受容体に結合する特異的な IgE と抗原誘因性に交叉反応することによって活性化される即時性の**過敏性反応** immediate hyperactivity と関連している．放出される仲介物質は血管，白血球，また種々の腺にも作用し，生理的反応を引き起こす．遅延期の反応は皮膚および，局所的に皮膚が腫脹したり，鼻道や呼吸路にも影響を及ぼす．過敏性反応は，特に幼児において食物アレルゲン（例：ミルク，卵，小麦）に反応して起こることがあるが，これは年齢とともに軽減していく．このような反応は IgE によるものだとすると，分または時間の単位で発生し，**口腔咽頭** oropharynx，**腸管** gut，肺，鼻，目に影響を及ぼし，特に重篤な場合には心血管性ショック（アナフィラキシー）が生じることもあり，死に至ることもある．感受性の高い個体におけるこうした反応はピーナッツ，魚，貝・甲殻類の摂取としばしば関連する．活性化された好酸球から陽電荷をもったタンパク質がアレルギー性の疾患を起こし，呼吸器系粘膜の傷害と局所の浮腫を引き起こす．

免疫薬理学 Immunopharmacology

伝統的な**免疫薬理学的治療** immunopharmacotherapy は，免疫を抑制して疾患の過程を修飾することを目的とするが，より新しい形の**免疫調節法** immunomodulation が発達しており，免疫応答に関連する特異的な細胞あるいはサイトカインが注目されている．悪性疾患，およびこれらの疾患に関連して生ずる**日和見感染** opportunisitc infection に対する免疫を増強することを目的としてデザインされている戦略がいくつかある．以下に主な治療法の種類を示す．

- **細胞傷害性薬剤** cytotoxic agent（**イオン化放射線照射** ionizing radiation，**メトトレキセート** methotrexate，**シクロホスファミド** cyclophosphamide）：これらはデオキシリボ核酸（DNA）の修復や合成を阻害もしくは破壊するもので，移植，GVHDおよび自己免疫性疾患に用いられる．
- **真菌由来薬物** fungus-derived drug（例：**シクロスポリン** cyclosporine）：免疫抑制作用があり，臓器移植やGVHDの際にT細胞の活性化を阻害するために用いられる．
- **モノクローナル抗体**（**抗CD** anti-CD，**抗サイトカイン薬剤**）：自己免疫疾患，移植片拒絶，関節リウマチ炎の治療に用いられる．
- **免疫増強剤** immune-enhancing agent（インターフェロンおよびインターロイキン）：TcおよびThリンパ球あるいはマクロファージを刺激し，悪性疾患，腫瘍，肝炎，後天性免疫不全症候群 AIDS に関連して発症する**カポジ肉腫** Kaposi's sarcoma の治療に用いられる．
- **遺伝子治療**：遺伝性または後天性の遺伝子欠損を修正したり，あるいは細胞機能を修飾する．免疫不全や先天性遺伝子異常の治療に現在開発が進んでいる．非常にうまくいった成功例もあるが，悲惨な結果となった場合もあり，遺伝子置換治療後に白血病を発症することもある．

免疫処置 Immunization

免疫処置は抗体産生を誘導したり，**防御免疫** protective immunity を付与するために抗原を投与することである．基本的な考え方は病気の症状を引き起こさずに活発な免疫を誘導するために，弱毒化あるいは不活化した抗原を投与することである．ほとんどのワクチンは以下の3つの分類のどれかにあてはまる．

- 殺されたウイルスあるいは細菌：その表面分子が抗体産生を刺激する（例：ソーク Salk ポリオウイルスワクチン）．
- 生きている弱毒化された生物：感染性があり免疫を刺激するが，疾患を引き起こさない（例：セイビン Saibin ポリオウイルスワクチン）．
- 不活化された細菌毒素（トキソイド）：無害であるが，免疫応答は刺激する（例：ジフテリアや破傷風のワクチン）．

生ワクチンは弱毒化されているが，体内で複製され，1回の接種で多数の抗原を産生する．一方，殺されたワクチンは長期にわたる免疫を誘導するには数回の接種が必要である．ワクチンの危険性（汚染やウイルスの変異など）はきわめて小さくなったが，疾患の危険性や予防接種しない場合の罹患の危険性ははるかに大きい．受動免疫処置は外因性抗体の接種を含み，数ヵ月にわたり即時性の短期間の防御であり，以下の3つの方法による．

- ヒト免疫グロブリン，多くはIgG．A型肝炎の予防に用いられる．
- 特異的ヒト免疫グロブリン．一般的にB型肝炎に用いられる．
- 動物由来の抗体あるいは**抗毒素** antitoxin（何世紀にもわたり用いられており，通常ウマ抗血清から作られる）．ヘビ，クモ毒素に対する抗体，破傷風免疫グロブリン．

最近では，DNAプラスミドベクターを基にしたワクチンが広まっている．DNAは宿主の細胞に取り込まれ，病原体抗原のために導入された遺伝子がMHC I分子により内因性に作られる抗原を産生し，細胞性および／またはTc免疫応答が刺激される．こうした方法は動物モデルにおけるインフ

ルエンザウイルスに効果的であり，DNA ワクチンの開発は C 型肝炎，**ヒト免疫不全ウイルス** human immunodeficiency virus（HIV），マラリア，あるいは単純ヘルペスウイルスに慢性的に感染している患者の免疫応答を高める可能性がある．

呼吸器系 Respiratory system

　肺は呼吸におけるガス交換の場であり，薄い壁の嚢からなる大きな集合体と考えられる．その嚢は少なくとも部分的には膨らんだ状態に保たれている必要があり，これを可能にしているのは堅固な胸郭であり，肺が本来もつ萎もうとする性質に抵抗している．そのため，肺の外表面と胸郭の内壁との間にわずかな陰圧が生じることになる．薄いフィルム状の液体がこれらの表面，すなわち胸膜を覆うことによって肺が胸郭内で動くことを可能にしている．

気道の区分
呼吸路 Respiratory passages
　口や鼻から吸った空気が肺のガス交換領域まで運ばれる経路が呼吸路を構成する．すなわち，吸気は呼吸路を通って肺のガス交換域（呼吸域）まで運ばれる．呼吸路は鼻道，咽頭，喉頭，気管，気管支，および終末細気管支までを含む細気管支からなる．

呼吸域 Respiratory zone
　空気と血液との間のガス交換は，実際の呼吸域（**肺小葉** lung acinus）において始まる．呼吸域は呼吸細気管支，肺胞管および肺胞からなる．

気道の解剖学的区分 Anatomic divisions of the respiratory tract
　もう一方，呼吸路には解剖学的ならびに臨床的知見に基づくものがある．すなわち，
- 上気道：口腔，鼻腔から喉頭までの気道
- 下気道：気管，肺までの気道と**呼吸樹** respiratory tree

　この章では，気道の中でも鼻道，気管および肺の内部の構造と機能について主として解説する．

上気道
　鼻腔前庭を除く鼻道のほとんどの部位は偽重層線毛円柱上皮で覆われており〔呼吸（型）上皮〕，鼻腔前庭は角化重層扁平上皮である．

　呼吸上皮という名称は，あくまで構造上の特徴から付けられたものであり，機能的に呼吸，すなわちガス交換が行われるのは肺小葉だけである（後述）．

　上気道における呼吸上皮の分布は多様性に富んでおり，特に咽頭鼻部では重層扁平上皮が混在している．咽頭口部，声帯ヒダ，および喉頭蓋の前縁（これらはすべて重層扁平上皮で覆われる）を除いて，呼吸上皮は上気道領域のほとんどを占める．

　上気道粘膜の機能は次のとおりである．
- 吸気を暖め，湿気を与える．
- 感染性の物質や不活性の塵などに対する免疫学的防御や線毛による清浄機構．
- 嗅上皮を介する嗅覚機能．

　鼻腔において吸気を暖め，湿気を与える機能は鼻腔外壁にせり出した骨の**鼻甲介** concha によってより効率よく行われる（図12.1a〜c）．鼻腔粘膜はしばしば下層の骨と接触しているため，**粘膜骨膜** mucoperiosteum と呼ばれることがある．この部位の呼吸粘膜上皮は，粘膜固有層の上皮下組織は線維や弾性組織を含み，**漿粘液腺** seromucus gland や拡張能を有する血管洞が存在し，これらの構造物が吸気を暖めるのに役立つが，一方で鼻出血が起こりやすい原因にもなっている．

　腺や粘膜自身からは粘液と共に抗菌物質が分泌される．粘液は糖タンパク質を含んだ粘稠な液体であり，気管支までの気道を薄い層となって被っている．線毛の運動により粘液は咽頭までたゆまなく運ばれ，そこで通常嚥下されるか吐出される．漿液性の分泌物には免疫グロブリン，リソソーム，細菌に直接作用する酵素などが含まれている．

　それぞれの鼻腔の天井の小さな領域には背の高い偽重層円柱上皮からなる嗅上皮が存在し，嗅覚受容体として働く双極性神経細胞が散在する．この嗅上皮の構造と機能については第20章で論じる．

　鼻咽頭（鼻の後ろで軟口蓋の上）には様々な円柱上皮および重層扁平上皮が存在し，漿粘液腺が散在する．喉頭蓋までの咽頭口部は重層扁平上皮で覆われる．リンパ組織は上気道の防御機構に重要な働きをしており，上気道のリンパ組織は個々のリンパ細胞の集合やリンパ濾胞の集中している部位などが存在する．扁桃および軟口蓋の機能組織学については第13章で考察する．

　喉頭（図12.2）は，下方で気管につながる筋性の管であり，軟骨によって補強されている．その上端はしゃもじ型の喉頭蓋であり，食物や液体が声門の方へ入らず，食道へ入るよう

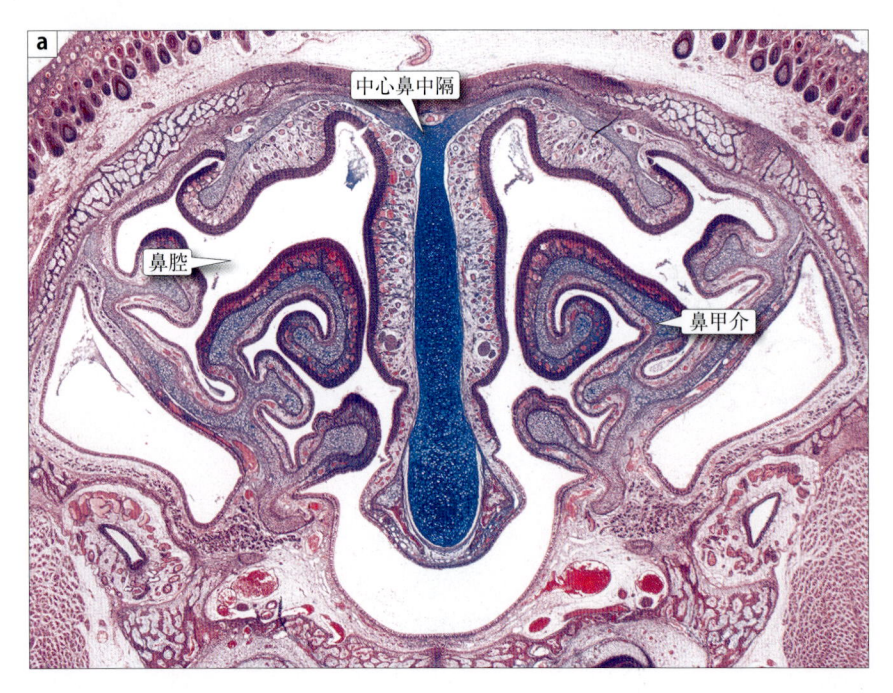

上気道

図12.1a　鼻　道
モルモットの後期胎児の鼻腔の前頭断面．顕微鏡写真の下方には口腔が認められる．**中心鼻中隔** central septum，その両側に鼻甲介が認められ，この年齢においては後に部分的あるいはすべて骨に置き換わる軟骨がみられる．大きな粘膜表面は，吸気に湿気を与え，温度を調整し，吸気を清浄化するために存在している．ほとんどの粘膜は偽重層円柱上皮である．ヘマトキシリン・エオジン（HE）/アルシアンブルー染色，パラフィン切片．×10．

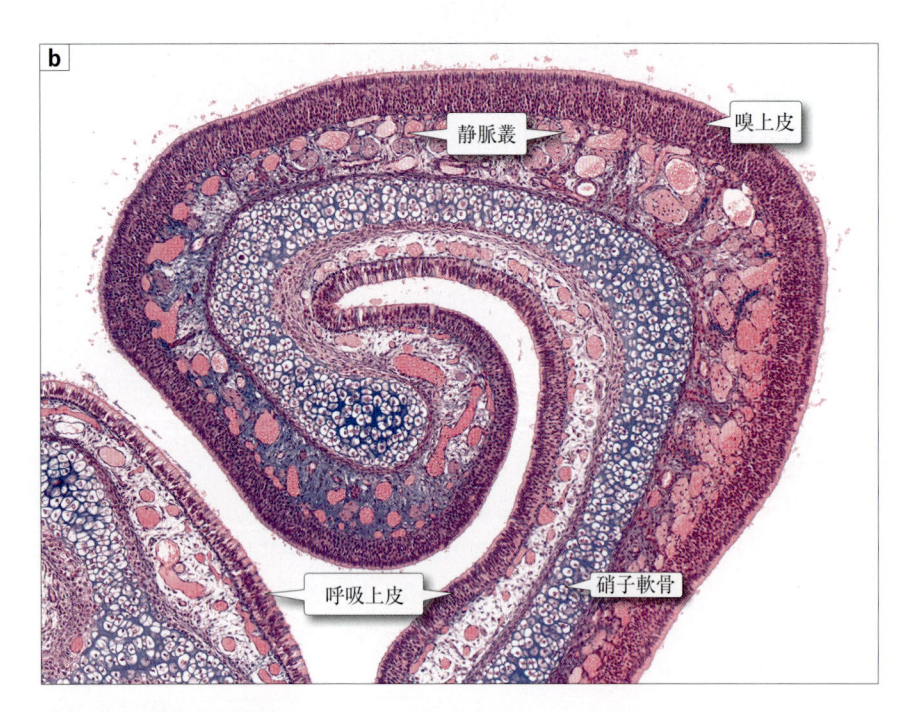

図12.1b　鼻甲介と粘膜
中心に硝子軟骨の芯をもつ鼻甲介と呼吸部の粘膜と嗅上皮の強拡大．粘膜下組織には静脈叢のループが存在し，勃起組織の静脈叢の構造に類似する．吸気とは逆方向に向かう対向流交換器として働き，血液は熱交換器として働く．呼吸上皮は空気を浄化し，汚染物質は表層粘液に捕獲される．HE染色，アルシアンブルー染色，パラフィン切片．×50．

に蓋をする機能を担っている．喉頭の内腔へは声帯（声帯ヒダ vocal fold といわれる）が突出しており，声帯は重層扁平上皮で覆われるが，さらに喉頭蓋の前方(舌)や後方の上部(喉頭)の表面も重層扁平上皮で覆われる．そのほかの喉頭の表面は偽重層線毛円柱上皮である．弾性軟骨が喉頭蓋の芯を形成し，嚥下の際には喉頭蓋が跳ね返るようになっている．また，弾性軟骨には，ところどころに漿粘液腺による孔があいている．

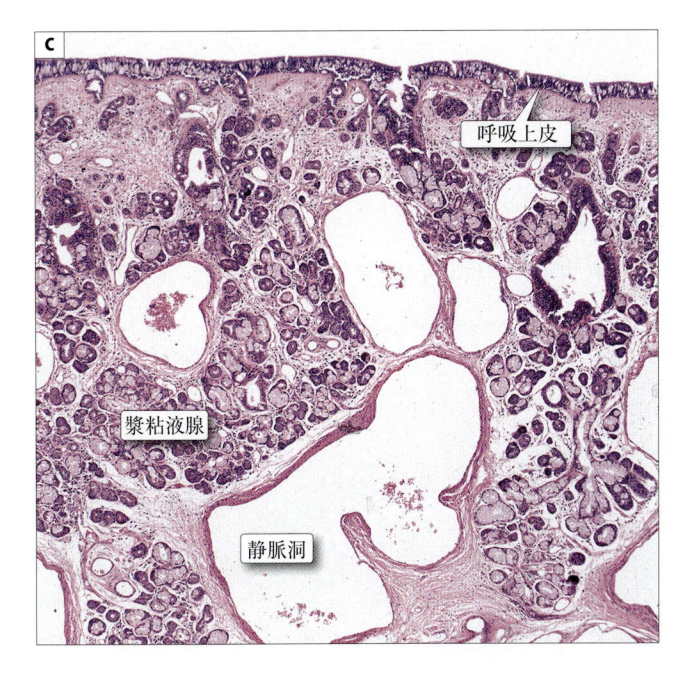

図 12.1c　鼻腔の呼吸粘膜の詳細
上皮の粘膜細胞と粘膜下に存在する多数の漿液粘液腺を示す．大きな静脈洞が多数存在し，鼻甲介の静脈を形成する．充血した粘膜が腫脹すると，鼻が閉塞あるいは詰まる．静脈は吸気を暖める．HE 染色，パラフィン切片．× 15.

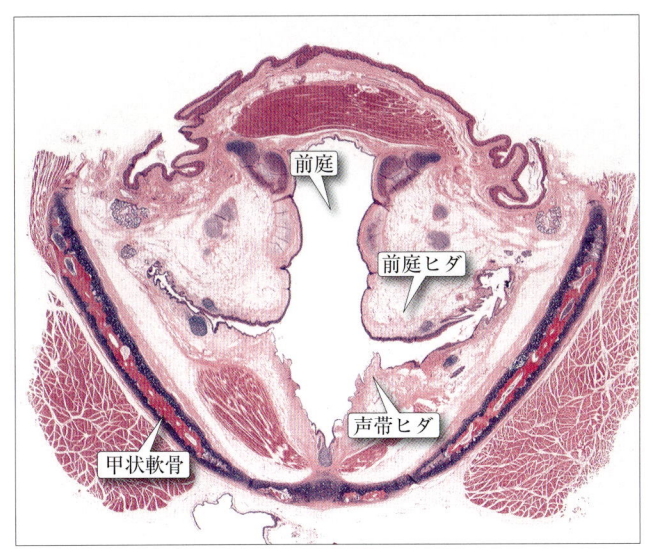

図 12.2　喉　頭
喉頭の前頭断面．**甲状軟骨** thyroid cartilage，**前庭ヒダ** vestibular fold，**喉頭前庭** laryngeal vestibule，声帯ヒダを示す．より厚みのある上皮に覆われている部分は呼吸上皮であり，より薄い部分は重層扁平上皮である．HE 染色，アルシアンブルー染色，パラフィン切片．× 5.

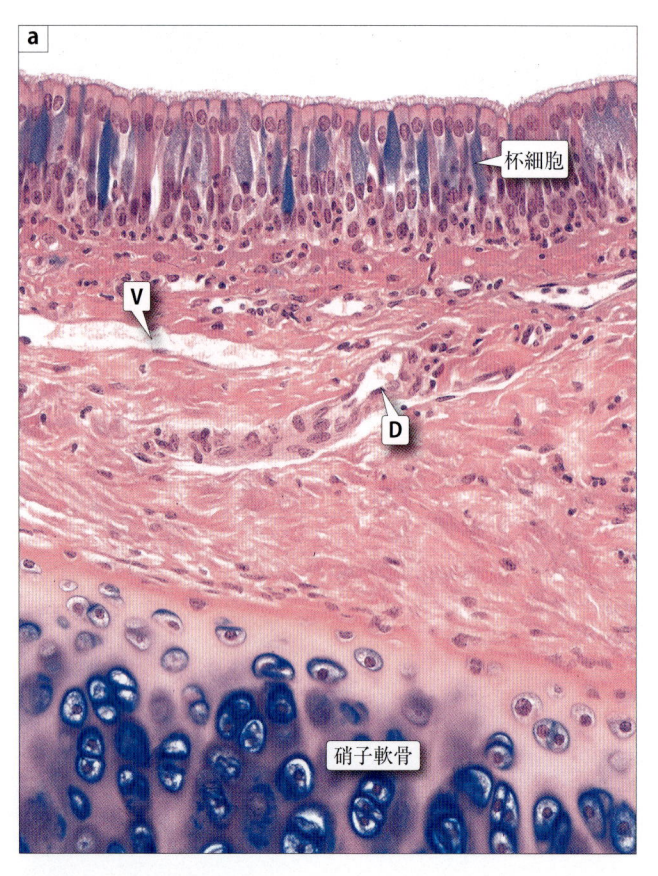

上気道

図 12.3a　気　管
多くの粘液分泌細胞（杯細胞）を有する偽重層円柱上皮からなる気管の壁の中等度拡大図．粘膜下は幅広く，導管の一部（**D**），血管（**V**）がみられる．粘膜下の深部には硝子軟骨の一部がみられ，軟骨は，一部は完全に，より多くの部分では部分的に円形に気管を取り巻き，その構造を支え，気管が閉塞しないように保持している．HE 染色，アルシアンブルー染色，パラフィン切片．×180．

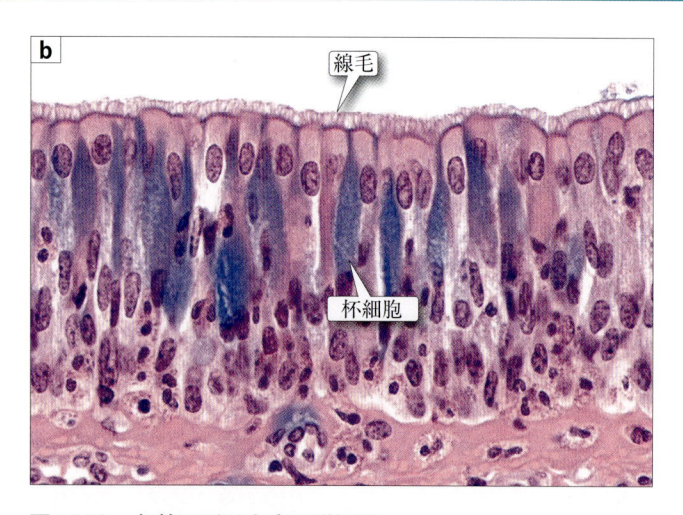

図 12.3b　気管の呼吸上皮の詳細図
線毛を有する偽重層円柱上皮で，粘膜表面に粘液を分泌する杯細胞が存在する．核は様々な高さに存在するように見えるが，細胞質はすべて基底膜に接している．気管の呼吸上皮ではガス交換は行われないが，気管支の開始部位にまで続く気道を形成するため，このような名称で呼ばれる．HE 染色，アルシアンブルー染色，パラフィン切片．×370．

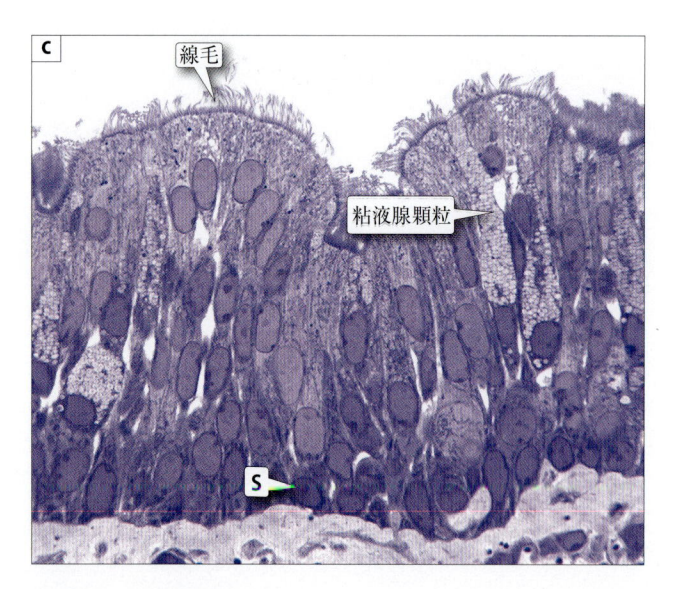

図 12.3c　気管上皮
気管上皮のエポキシ樹脂の薄切片で，線毛，粘液細胞，非線毛または刷子細胞，および基底あるいは幹細胞（**S**）を示す．刷子細胞（細い微絨毛を有する）は線毛細胞の亜型と考えられる．基底細胞はおそらく上述した細胞の前駆細胞であるが，同時に多くの散在する神経内分泌細胞である APUD（amine precursor uptake and decarboxylation）細胞も含まれる．この細胞は神経刺激あるいは外因性の化学刺激に反応して調節ペプチド regulatory peptide を分泌する．トルイジンブルー染色，アラルダイト切片．×450．

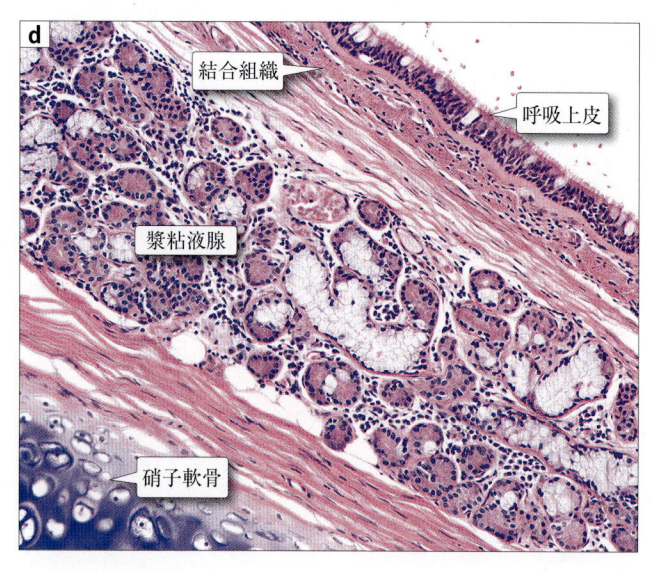

図 12.3d　気管壁
気管の厚い壁には粘膜下の漿粘液腺の不規則な集合体が存在し，不規則な結合組織の内層と外層に接している．硝子軟骨のリング（ここではその端だけが見えている）はC型をしており，気管後面では軟骨は欠失しており，その代わり線維組織と平滑筋の束で補足されている．軟骨のリングは，掃除機のホースのリングが空気の通り道を開かせておくのと同様に，気管が閉塞しないように保持している．HE 染色，アルシアンブルー染色，パラフィン切片．×135．

気管

　気管は硝子軟骨の不完全な輪でできているが，気道の多くの部分が閉塞しないで開いているために重要な構造である．気道の後面には硝子軟骨の欠けた部分を補う平滑筋が束を形成しており，気管断面はアルファベットのDのような形をしている．気管軟骨の間には弾性線維組織が存在し，平滑筋が努力呼吸時に気管の径や長さをわずかに変化させるのを可能にしている．

気管上皮 Tracheal epithelium

　気管の粘膜はしばしば「呼吸」上皮 respiratory epithelium の典型例と考えられているので，その主たる特徴について述べておく必要がある（図12.3a〜d）．すべての細胞は基底膜と接しており，その基底膜は非常に薄い．**線毛円柱上皮細胞** ciliated columnar cell が主流を占め，粘液を分泌する**杯細胞** goblet cell もたくさん存在する．管腔面に**微絨毛** microvilli を有する細い**刷子細胞** brush cell が存在し，また丸い**基底細胞** basal cell も存在するが，これは**幹細胞** stem cell あるいは局所的な神経内分泌機能をもつ細胞と考えられている．遊走ならびに集合リンパ細胞が粘膜固有層を占め，粘膜下組織には粘液腺や漿液半月が弾性線維とともにみられる．

　気管の呼吸上皮はガス交換の機能をもたないが，細い気管支が始まる部位までの管腔の内面を粘稠な液体の膜で被うという重要な役割を果たしている．この粘稠な液体は，杯細胞が産生したり，粘膜下組織の腺から導管を通って分泌される（図12.4a, b）．

　この粘稠な層には**ムチン** mucin，**免疫グロブリン** immunoglobulin，**リソソーム** lysozome，ならびに**抗プロテアーゼ** antiprotease などが含まれ，細菌の働きを抑えている．

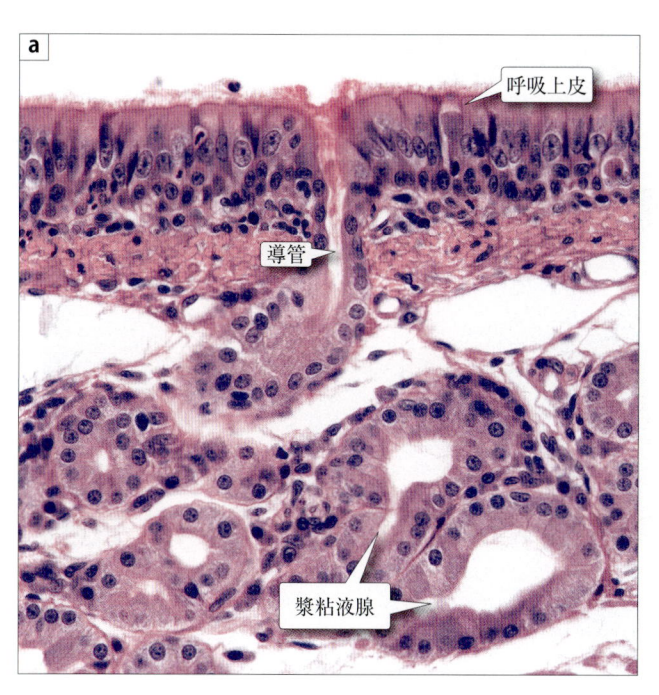

図 12.4a　気管の分泌
呼吸上皮は偽重層円柱線毛上皮であり，粘液分泌する粘液細胞を有する．粘液には漿液−粘液の混合物が含まれる；この粘液は粘膜下の腺から導管を経て粘膜表層に達する．上皮の基底細胞の集団は**予備の幹細胞** reserve stem cell と数種類の神経内分泌細胞からなる．腺は気管の背側により多く存在し，換気や有害物質あるいは炎症などに応答する**分泌運動神経** seretomotor nerve によって分泌する．HE染色，パラフィン切片．×220.

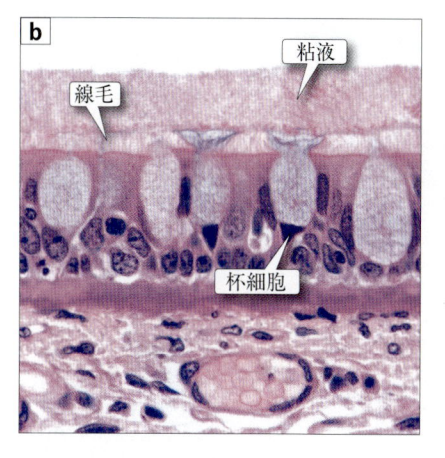

図 12.4b　気管上皮
杯細胞からの粘液の排出を示す．線毛のちょうど上の上皮表面において，粘液は防御被膜を形成し，粒子状物質を捕獲する．線毛がリズミカルに波打つことによって粘液の覆いが口腔側に向けて動いていく．HE染色，パラフィン切片．×360.

気 管

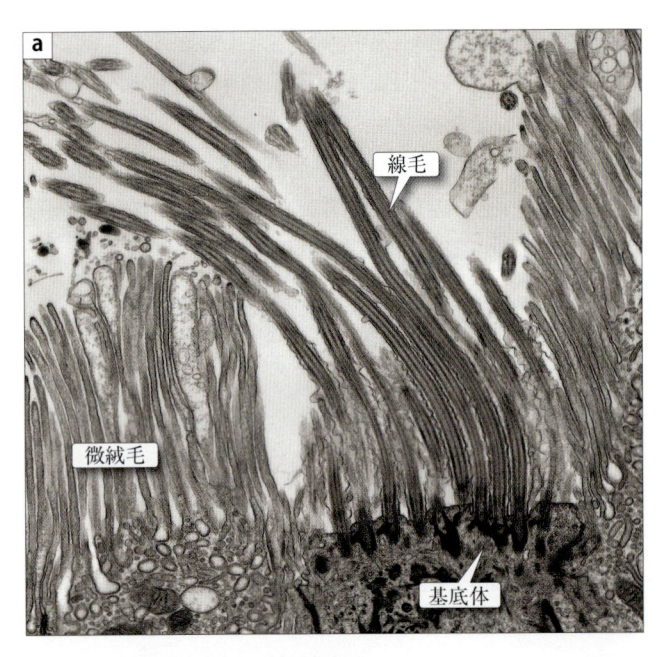

図 12.5a　気管の線毛の超微細構造
線毛は長さ5μm位までで，中心体が修飾されてできた密な基底小体によって管腔側の細胞質に固着している．中心には9＋2構造の**軸糸状の微小管** axonemal microtubule が存在し，表層の微粒子，粘液，細胞の残骸などを動かす自動能を与える．× 7,000.

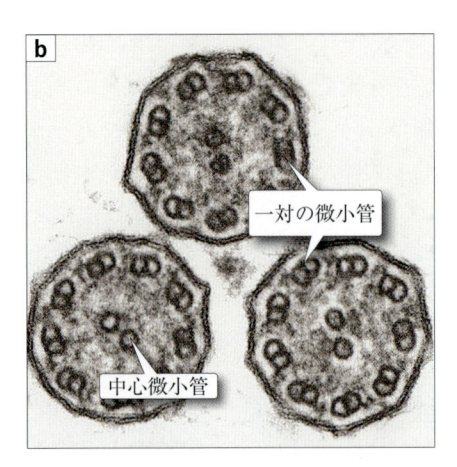

図 12.5b　線毛の横断面の超微細構造
中心に2本と9対の軸糸の微小管を示す．短いかぎ型 hook-sahped のダイニンの腕が後者から延び，微小管を滑らせ，線毛がお辞儀をするように働く．× 54,000.
(Courtesy Pavelka M and Roth J. Functional ultrastructure. Vienna: Springer-Verlag, 2005.)

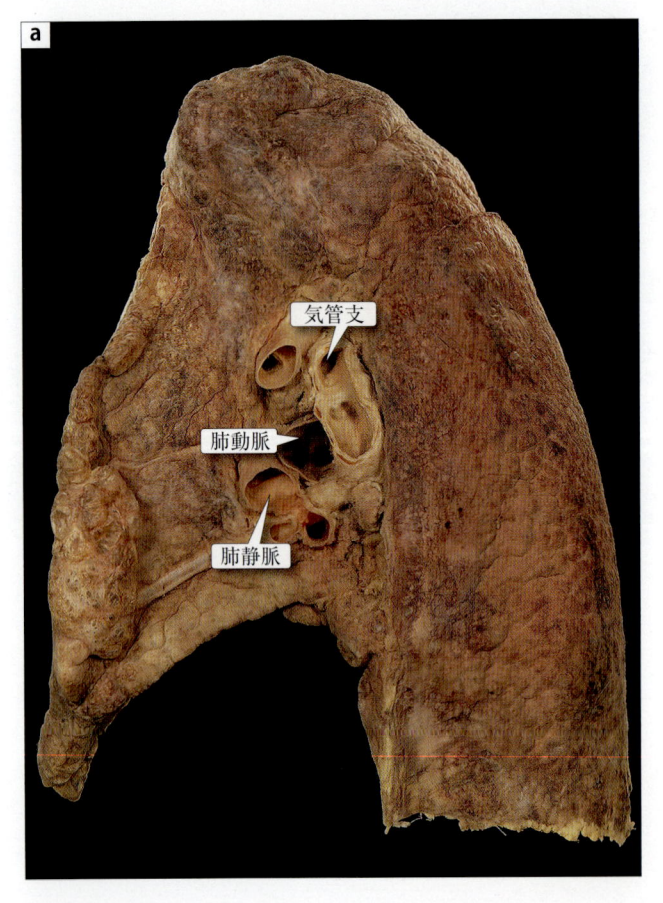

図 12.6a　肺
右肺の割面で，縦隔の表面と肺根部を示す．主気管支，肺および気管支の動静脈，神経およびリンパが肺根部から肺に出入りするのがわかる．肺の表面は比較的平滑で，臓側胸膜が付着している．

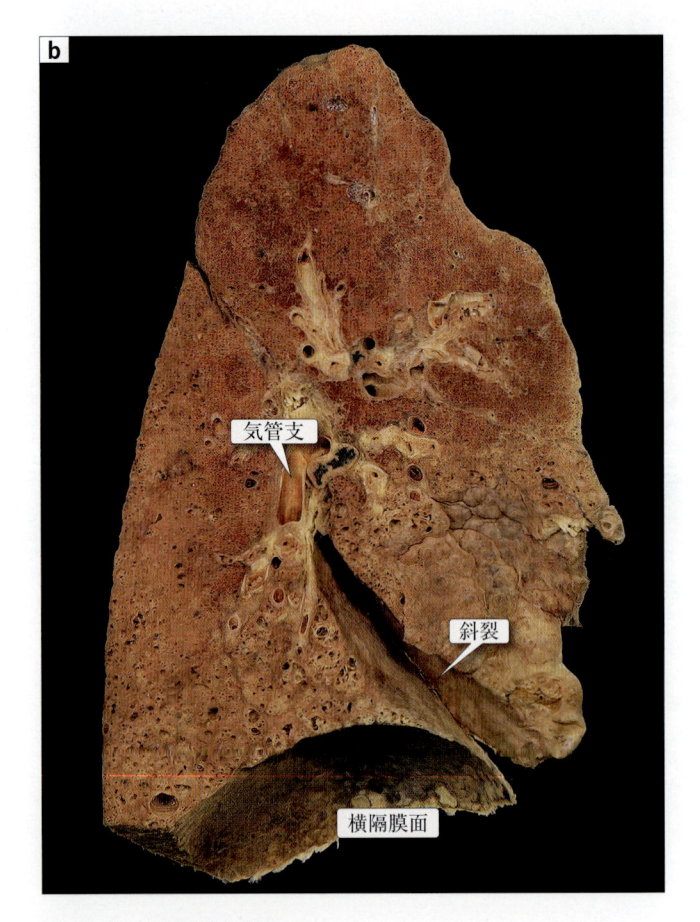

図 12.6b　呼吸樹の分岐
左肺の矢状断面で，呼吸樹の分岐を示す．左肺には上葉と下葉を分離する斜裂が存在する．割面の表層に存在する多数の様々な腔から細気管支樹のより小さな分岐が認められる．

粘稠な層の中には吸入された微粒子，微生物や脱落した上皮細胞などが含まれ，線毛の働きによって咽頭まで運ばれる（図12.5a，b）．気管が2つに分岐する部位で主気管支あるいは一次気管支となるが，その構造は気管と類似している．

> **Tip**：呼吸上皮は呼吸とは関係せず，吸気が肺に到達するまでに吸気に湿気を与え，洗浄し，暖める役目を果たす．真の呼吸上皮は薄い肺胞上皮のことである．

下気道（肺内気道）

肉眼レベルにおいては，**肺根** root of lung（図12.6a～e）は肺に出入りする血管と主気管支とからなり，X線技術によって**気管支樹** bronchial tree が認められる．気管支は徐々に径が細くなり，複数の分岐をしながら導管部である気管支や細気管支となり，最終的に肺胞の房となる．部位によって異なるが，気管支樹は8～23回分岐する．平均的な成人では，2つの肺を合わせた体積は休止時には約2.5 L（吸気時には最大6 L位まで拡張する）である．弱拡大で肺組織を顕微鏡観察すると，まずスポンジ様の構造が認められる（図12.7）．その中においてすべての血管と気管支樹は肺の総体

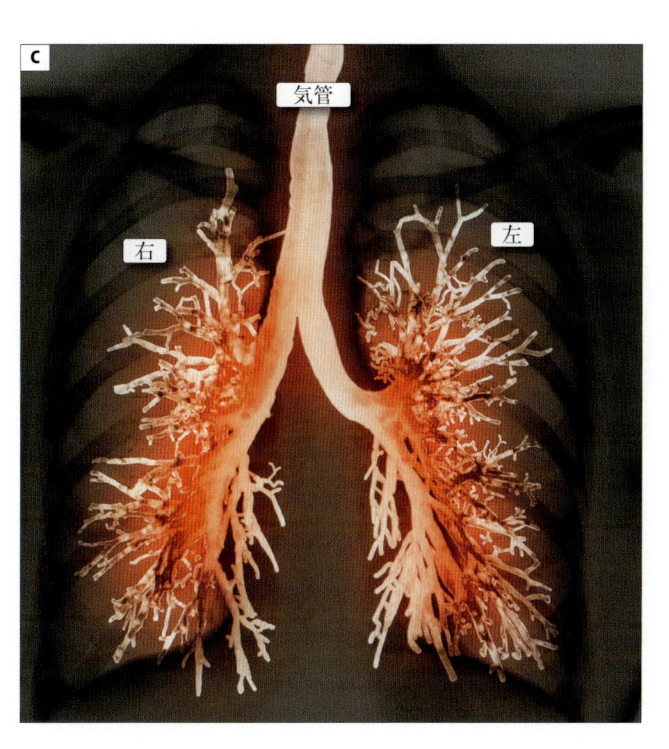

図 12.6c　気管支樹
気管に造影剤を注入した胸郭の前後方向のX線写真像．造影剤は気管支樹に入り，気管支の分岐を区域気管支のレベルまで明らかにしている．気管が左右の主気管支に分かれる際，右の主気管支は左に比して鋭角を呈する．

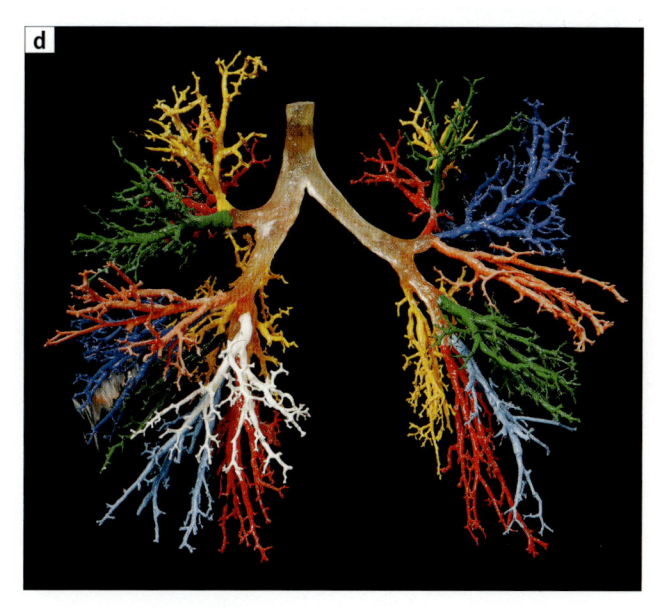

図 12.6d　気管支肺区域
ヒト肺の樹脂模型を前面から見た図であり，気管支肺区域を示す．右肺―上葉，尖端＝黄色；下葉，前底部＝淡い青，後底部＝赤．左肺―上葉，上舌＝濃い青；下葉，側底部＝淡い青．

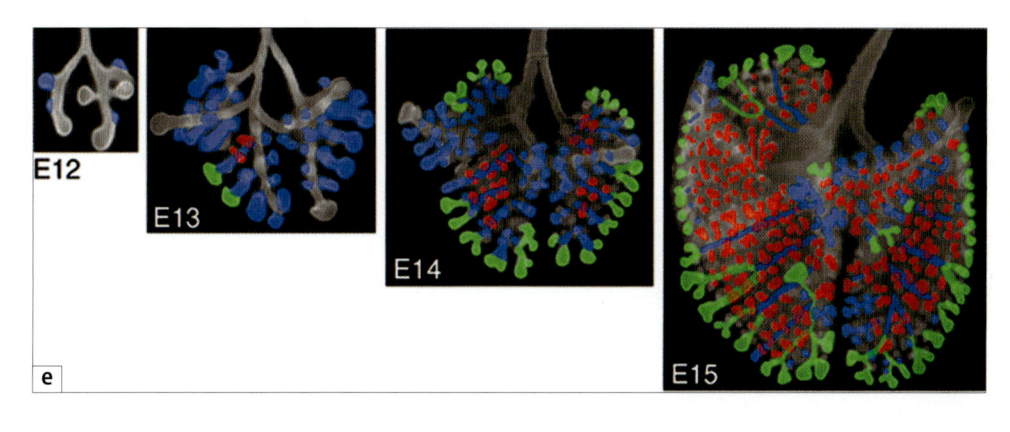

図 12.6e 気管支樹の分岐の形態形成
胎生期のマウスの肺の全組織標本．気管支樹の分岐の形態形成のパターンを示す．疑似カラーを付けて示しており，青（柄の細い瓶の洗浄ブラシのように1列に並ぶ**領域分岐** domain branching），緑（分岐の尖端が2つに割れることによって形成される**平面の分岐** planar branching），赤（90°回転してロゼットを形成する**直交する分岐** orthogonal branching）．領域分岐は肺葉の中に基礎となる足場を形成する．すなわち平面の分岐は肺葉の薄い縁を形成し，直交の分岐は表層を形成し，内部に充満する．(Courtesy R Metzger, Stanford University/ University of Calfornia, San Francisco USA; from Metzger R et al. Nature 2008; 453: 745-50.)

積の約10％を占めるにすぎない．残りの肺実質組織が呼吸機能を担っている．

　肺に関する組織学的「事実」は多数存在するが，気管支から肺胞までを系統的に扱うとより理解しやすい．以下に肺の組織学について記述する際に鍵となる指標を示す：
- 気管支―壁に軟骨を有する．
- 細気管支―壁に軟骨を欠くが，平滑筋は有する．
- 血管―扁平な内皮細胞を呈する内膜により識別される．
- 呼吸細気管支―肺胞が外向きに突出している．
- 肺胞―房の集合体あるいは呼吸細気管支に沿って分布する．

　気管支樹の上皮は一般的には単層化し，次第に背が低くなり，肺胞の薄い扁平上皮となる．

気管支 The bronchus

　気管の続きで左右に分かれ，それ自身は直径約18 mm，この気管支は最初の四世代の分岐からなる．より太い気管支は直径約4 mmまでで消失し，より小さな第五〜十一世代の気管支は直径3〜1 mmである．気管支は島状あるいは三日月型の硝子軟骨で支持され，粘膜は呼吸型で，気管の粘膜に類似している（図12.8a〜c）．軟骨と粘膜の間には平滑筋が存在し，気管支が分岐を繰り返して細くなり，軟骨が消失するにつれ発達してくる．粘膜固有層には弾性線維が豊富に存在し，粘膜下組織では漿粘液腺が導管を介して気管支上皮へ分泌物を分泌している．上皮の表面において，これらの分泌物は上皮の杯細胞から分泌されるムチンと混ざる．このよう

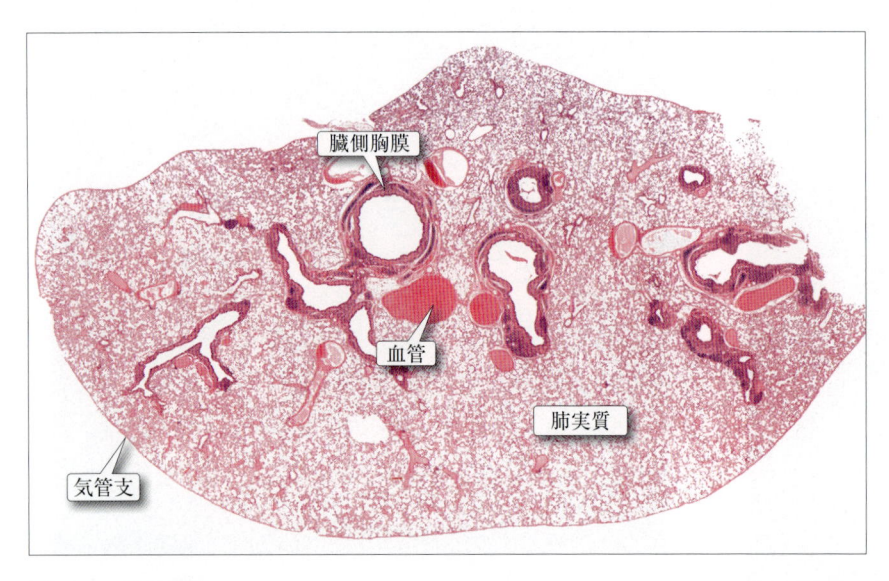

図12.7　肺の構造
肺の切片像．肺の血管と気道を伴い，大きなスポンジ様の構造を示す．気道は空のように見えるが，生体では空気が入っており，厚い壁をもち，分岐する．気管支には軟骨があるが，細くなるにつれ消失する．血管には赤血球が入っているためピンクもしくは赤色に染色される．肺の血管には500 mLほどの血液が含まれ，肺の重量の40％に相当する．呼吸樹は何百万もの肺胞に終わる．肺の表面は臓側胸膜によって覆われており，外側は，内側に厚い線維性の結合組織の層を有する中皮である．HE染色，パラフィン切片．×6．

12 呼吸器系

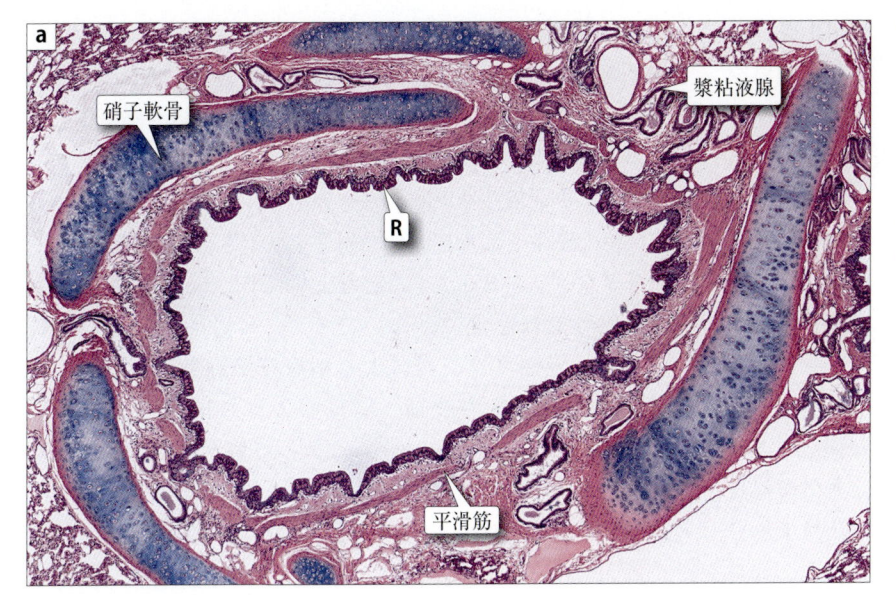

図 12.8a　気管支
気管支は太い気道で，気管支の壁には三日月形あるいはU字形の硝子軟骨が存在するのが特徴である．気管支は肺葉に入り，分岐して気管支肺区域に分布する．軟骨は徐々に少なくなっていき，細気管支のレベルで完全に消失する．軟骨は気管支が虚脱するのを防いでいる．呼吸粘膜（**R**）は気管支の内面を覆い，粘膜下組織には平滑筋と漿粘液腺が存在する．HE染色，アルシアンブルー染色，パラフィン切片．×70.

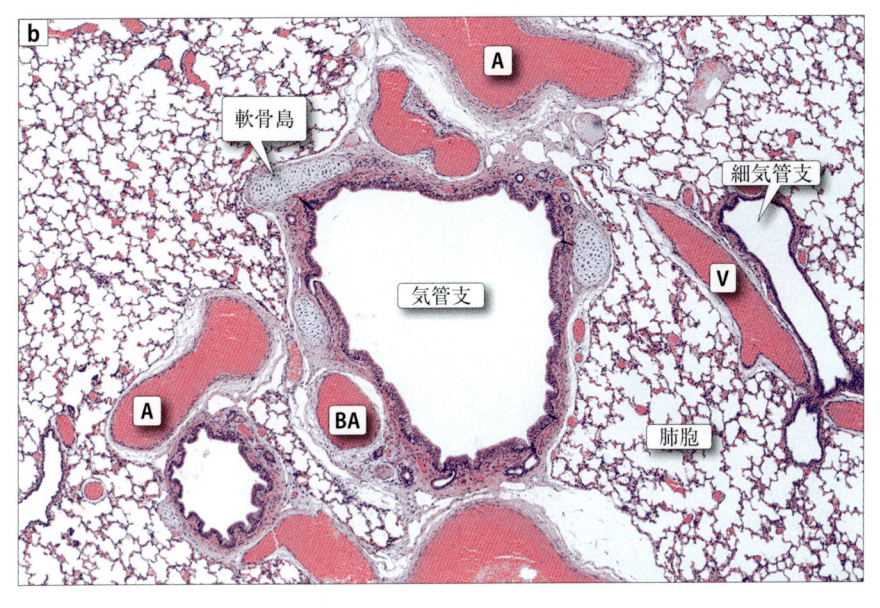

図 12.8b　気管支
軟骨が島状に減少し，多くの腺を含んだコラーゲン性の組織によって支持されている気管支を示す．細気管支は軟骨をもたず，上皮は，気管支のレベルでは背の高い呼吸上皮であったものが，細気管支のレベルでは単層立方上皮になり，薄くなっていく．漿粘液腺や呼吸上皮の粘液分泌細胞からの分泌物ならびに空気中の水蒸気などで，粘膜は湿った状態に保たれている．多量の血液供給は肺動脈（**A**），肺静脈（**V**），気管支動脈（**BA**）から気管支樹に供給される．HE染色，パラフィン切片．×40.

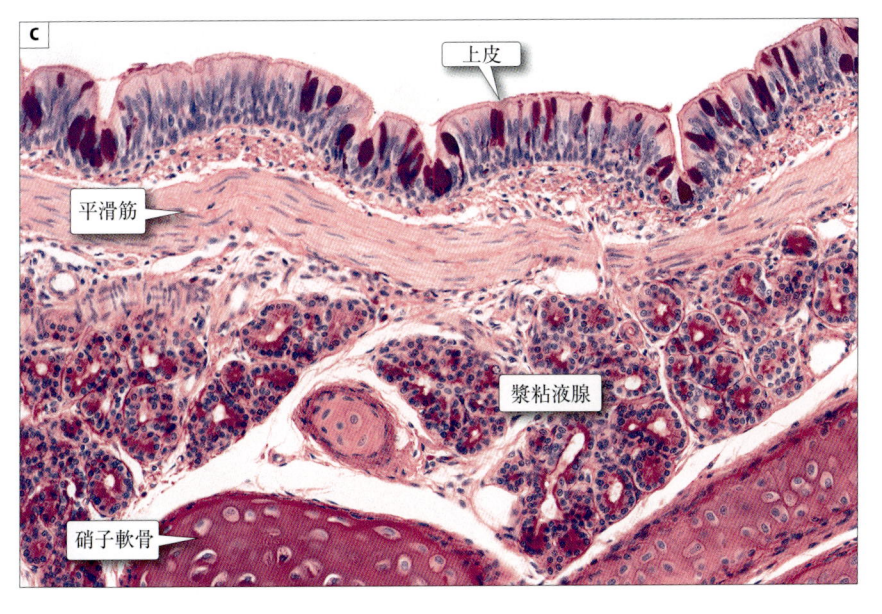

図 12.8c　気管支の詳細
背の高い偽重層線毛円柱上皮，粘膜固有層の深部に存在する平滑筋，多くの漿粘液腺，硝子軟骨板を示す．上皮や腺からの気管支分泌物は水，ムチン，血漿タンパク質，リソソーム（細菌を破壊する），**抗タンパク質分解酵素** antiprotease（細菌の酵素を阻害する）などを含んでいる．結合組織中のリンパ球と共に，腺は分泌型免疫グロブリン，特に免疫グロブリンAを産生し，好中球やマクロファージの抗微生物活性を促進する．PAS染色，パラフィン切片．×150.

下気道（肺内気道）

にして形成された**粘液層** mucoid layer はゾルとゲル成分からなり，免疫グロブリンや抗菌性物質を含み，粘膜に潤いを与え，小さな異物を捕える役目を担っている．遊走ならびに小さな濾胞を形成するリンパ細胞が粘膜固有層と粘膜下組織に存在する．

細気管支 Bronchioles

12〜14回目の分岐から細気管支となり，直径は通常1 mm 以下であり，軟骨を欠き，粘膜下に腺が存在しない．そのかわり，平滑筋の束が粘膜を不完全に取り巻き，弾性線維によって支持されている（図12.9）．このような構造によって，天幕にはられるロープの役割とほぼ同様に，空気の通り道が塞がれずに確保されている．上皮は最初単層円柱上皮で覆われるが，細気管支の直径が細くなるにつれ立方状になる．線毛細胞は存在するが，杯細胞は終末細気管支のレベルで消失する．終末細気管支には**クララ細胞** Clara cell が出現し，この細胞の管腔面はドーム状を呈し，線毛はもたない．クララ細胞は界面活性タンパク質を分泌し，より太い径をもつ気道部位で産生される粘液の粘稠性を低下させ，リソソームや免疫グロブリンを産生すると考えられている．

細気管支は非常に小さいことと，軟骨の支持がないことから，慢性気管支炎による粘液分泌過多，平滑筋の**過形成** hyperplasia や収縮（喘息のような**閉塞性気道疾患** obstructive airway disease）によって個々の細気管支は閉塞したり狭窄した状態になりやすい．このような閉塞や狭窄は空気の流量を減少させ，時に致命的な状態をも引き起こす．

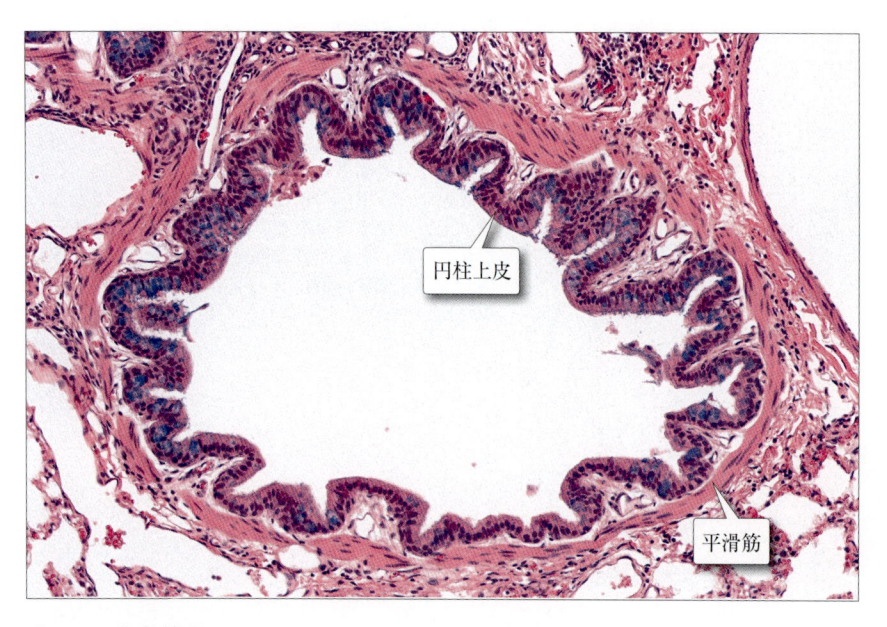

図 12.9　細気管支
細気管支は肺の実質（肺胞領域）を通っており，肺は呼吸運動に伴い開かれ，拡張するため，軟骨による支持を必要としない．細気管支の壁は平滑筋（細気管支の太さを調節し，空気を通す）を有し，副交感神経刺激，循環する気管支で活性化される薬物，肥満細胞から分泌されるヒスタミンなどの局所的に作用する因子に反応する．喘息発作，アレルギー反応，咳反射などは細気管支を狭窄する．粘膜は背の低い円柱上皮もしくは立方上皮で，線毛を有するものと有さないものがあり，粘液細胞は少ない．時折みられる神経内分泌細胞（神経上皮細胞）は生体アミンを放出する．終末細気管支あるいは呼吸細気管支にはクララ細胞が認められる．クララ細胞からの分泌物は発癌物質や肺に対して毒性のある物質の異物代謝に関与すると考えられる．HE 染色，アルシアンブルー染色，パラフィン切片．×120．

肺小葉 Acini

肺の実質は蜂の巣状の形態を呈しており，主に肺胞が占め，さらにわずかな空洞を有する血管と細気管支の管状構造が散在する（図12.10）．肺小葉は肺機能の主要単位である．生理学用語では，肺小葉はガス交換に関与するすべての構成部位を意味し，呼吸細気管支，肺胞管，および肺胞から構成される．

呼吸細気管支は，およそ16～18回目の分岐からはじまり（図12.11），直径は約0.4 mmで，**移行性気道** transitional airway と呼ばれる．これは，呼吸細気管支が空気を運ぶ（細気管支と同様な働き）と同時にガス交換にも関与し，肺胞と同様な働きもするからである（図12.12a, b）．呼吸細気管支は，クララ細胞を含む立方上皮に覆われ，平滑筋と拡張と収縮を可能にする弾性線維を有する．呼吸細気管支に沿って肺胞が様々な密度で分布し，肺胞の数が増加して肺胞管を形成する．肺胞管は分岐する管状構造を呈し，最終的に肺胞のみからなる1つあるいは複数の肺胞囊となる．肺胞管は19～22回目の分岐で生じる．肺胞管も肺胞囊もどちらも肺胞からなり，肺胞管の壁には少量の平滑筋が存在することもあるが，それより末梢では平滑筋は認められない．肺胞管に至る呼吸樹の上皮には，**神経上皮体** neuroepithelial body あるいは**クルツキー細胞** Kulchitsky cell と呼ばれる神経堤由来の細胞からなる神経内分泌系が散在する．これらの細胞はセロトニン，ドーパミン，ノルエピネフリンなどの種々のホルモンやペプチドを含む顆粒をもっている．これらのホルモンやペプチドは局所的に平滑筋に作用すると考えられており，神経内分泌細胞が化学受容体を有するものと推察される．

> **Tip**：気管支は壁に硝子軟骨が存在し，細気管支には軟骨は存在しないが平滑筋が存在するという特徴がある．

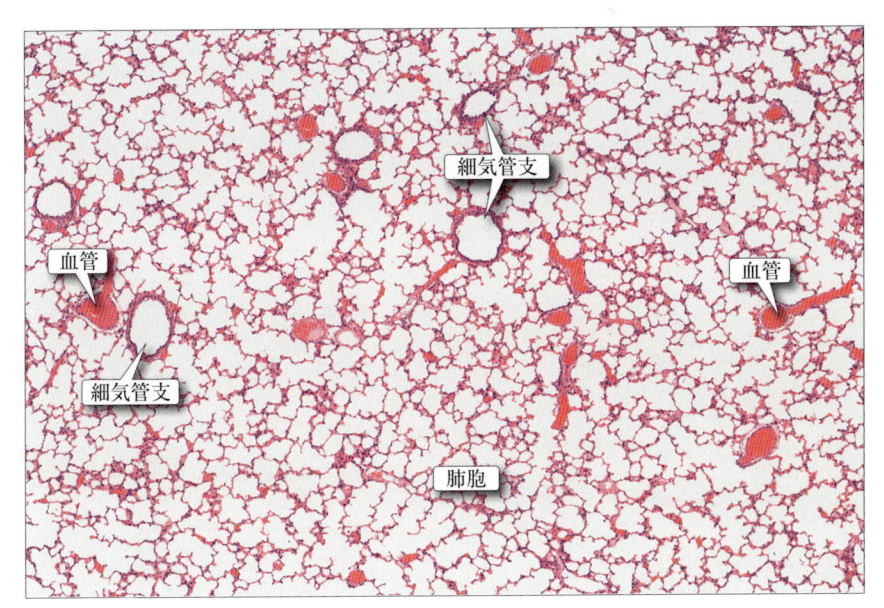

図12.10　肺実質
多数の肺胞の間に肺血管と細気管支が存在する．肺は換気，ガス拡散，血液灌流の場である．肺胞は扁平上皮と毛細血管を伴う薄い壁からなる．吸気時に拡張し，呼気時には表面活性物質（表面張力を減少させる）と弾性線維による復元力によって虚脱するのを防いでいる．肺自身には律動性や換気に必要な運動系は存在しない．肺の壁から胸膜へ伝わる力に応答して拡張する．拡張は肺自身に存在するきめ細かな結合組織の"硬さ"によって制限されている．HE染色，パラフィン切片．×40．

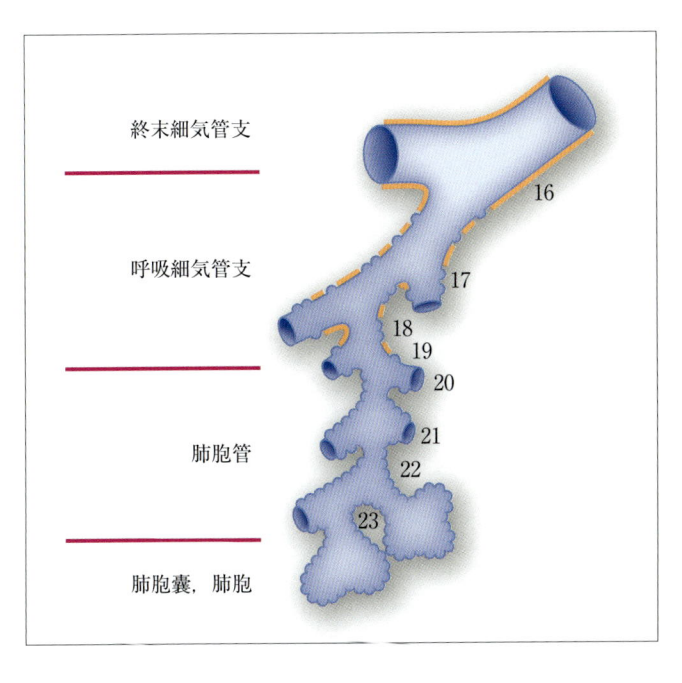

図12.11　気管支樹
呼吸樹の終末の模式図．呼吸に関わる領域を示しており，呼吸細気管支と肺胞の末端（例：肺小葉）ではじまる．番号は二股の分岐を形成する部位を示しており，分岐は気管が左右の主気管支に分岐するところからはじまる．このモデルによれば，23の分岐が形成され，約800万の肺胞囊が初期の小気管支からできてくる．オレンジの線は平滑筋を示しており，肺胞管が肺胞囊に分岐するところで消失する．

下気道（肺内気道）

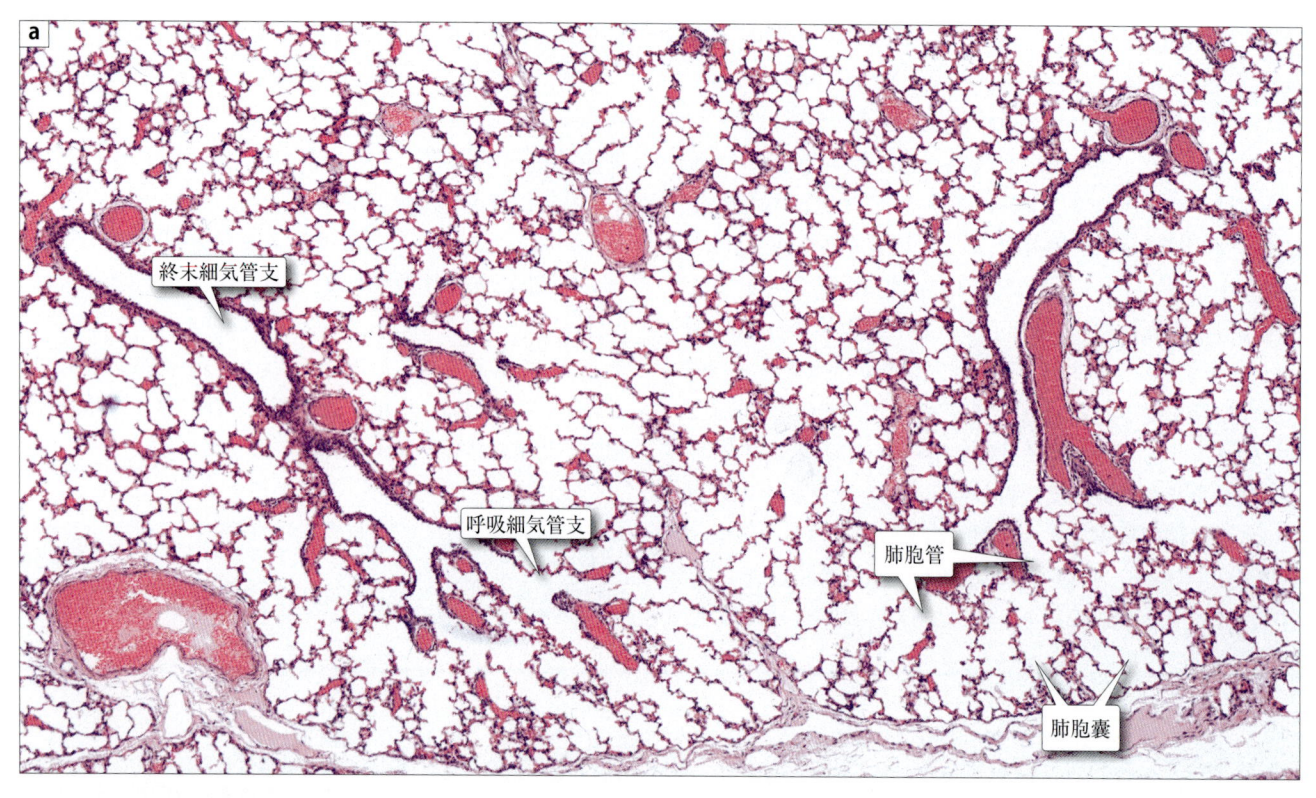

図12.12a　肺小葉内の気道
終末細気管支は肺小葉つまりガス交換領域につながり，この領域は肺胞が出現することが特徴である．ガス交換を行う気道は，呼吸細気管支，肺胞管，肺胞嚢および肺胞からなる．換気していないときは大気圧（P_{atm}）と肺胞の圧（P_{alv}）は等しいので，空気は流れない．吸気時には，$P_{atm} > P_{alv}$ となるため肺に空気が流れこみ，吸気の終わりに再び $P_{atm} = P_{alv}$ となり，空気は流れなくなる．呼気時には $P_{alv} > P_{atm}$ となるため，空気は肺の外へ流れ出る．HE染色，パラフィン切片．×65．

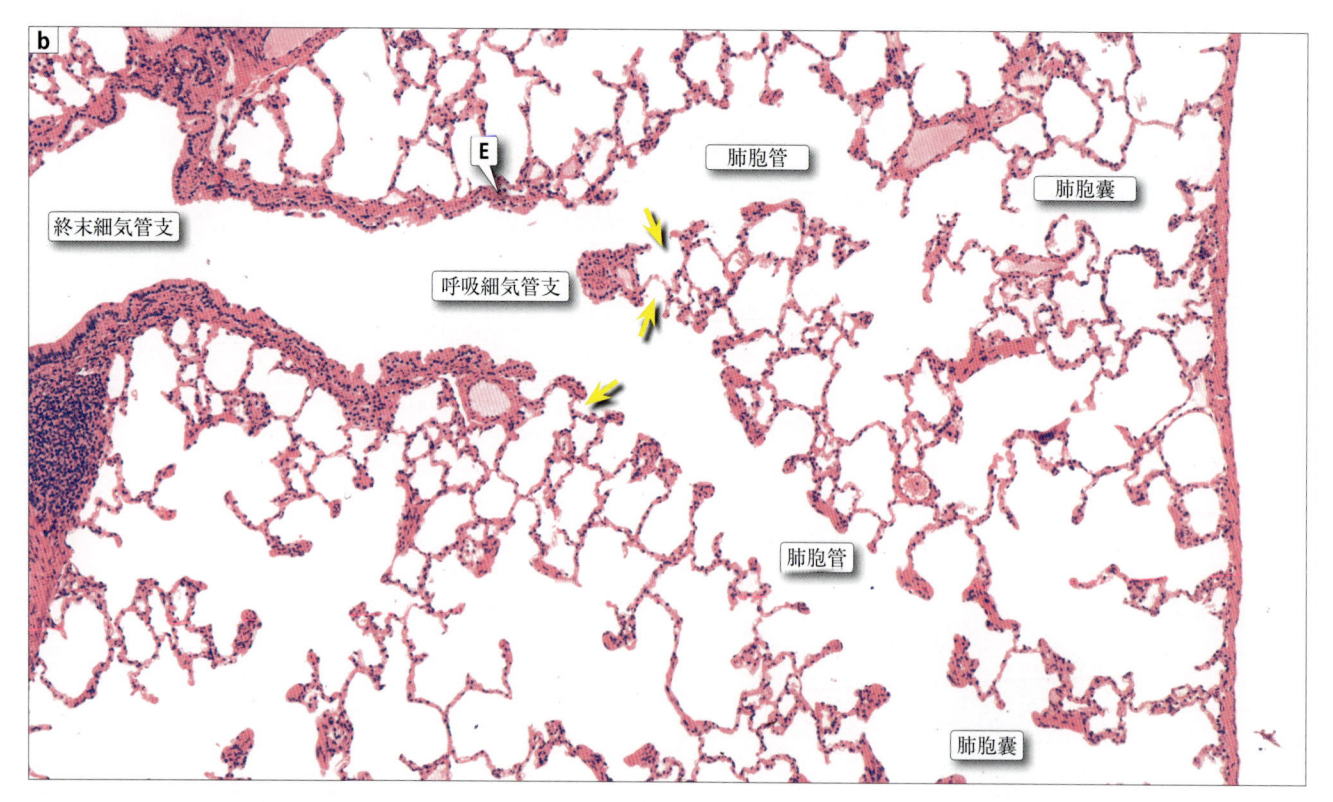

図12.12b　肺小葉内の気道
終末細気管支は肺胞（矢印）を獲得しながら呼吸細気管支に分岐していき，上皮は立方上皮（**E**）から扁平上皮へと変わっていく．肺胞管は肺胞嚢へと続き，肺胞嚢の壁は肺胞と毛細血管網からなる．胸郭が膨らむと肺胞の空気圧が下がり，肺胞嚢は空気で充満する．肺の表面活性物質は肺胞の直径に比例して表面張力を低下させるため，異なる大きさの肺胞の肺胞圧が均等となり，肺全体の圧が安定に保たれる．HE染色，パラフィン切片．×275．

肺胞と血液−空気関門

　肺胞嚢に限局する肺胞は数が非常に多いため，パラフィン切片では薄い壁で仕切られる何もない空間が蜂の巣状に配列したように見え，開いた嚢や閉鎖した多角形として観察される．このような形状は肺が膨らんでいるときにみられ，呼気時には肺胞はより小さく，平になる：吸気によって肺が膨らむと肺胞は拡張かつ伸展する．肺胞の直径は 200 〜 250 μm である（図 12.13）．

　肺胞間にはコーン孔 pore of Kohn と呼ばれる直径 5 〜 10 μm の小さな孔が存在し，潜在的な肺胞間の連絡路となっている．しかし，この孔が呼吸時に本当に開いているか否かは議論の余地のあるところである．肺胞空気圧は大気圧と平衡状態にあるため，肺胞をより多くの空気で満たす唯一の方法は，肺全体が膨らむことであり，それによってより多くの空気を吸入できるよう肺胞圧が減少する．

　隣接する肺胞壁の中隔には，コラーゲン線維や弾性線維に支えられた肺循環の毛細血管が豊富に存在し（図 12.14），また遊走するリンパ球やマクロファージが含まれる．成人の左右 2 つの肺には，平均で約 5 億個以上の肺胞が存在し，その表面積は 80 〜 140 m^2 と推定される．もちろんこの値は体格や，肺胞の形態解析が溶液あるいは空気で満たされた組織で行われたかによって変動する（比較のために，テニスのシングルのコートの面積は 196 m^2 である）．

　肺胞中隔を通した空気と血液の間のガスの拡散は，きわめ

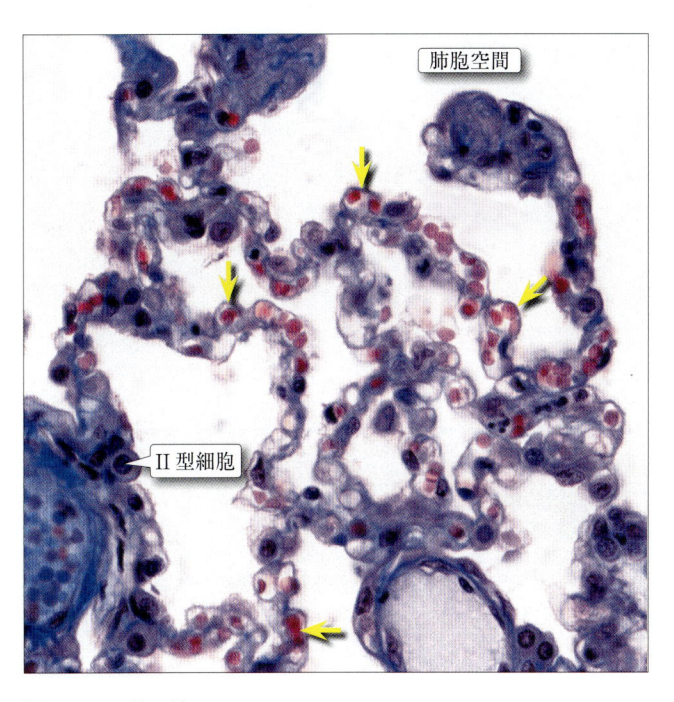

図 12.13　肺　胞
固定や切片作製の過程で一部つぶれた肺胞．肺胞は蜂の巣の構造に類似する．肺胞は扁平な I 型肺胞細胞からなる．この細胞は肺胞表面積の 90 ％を占めるが，数は 10 ％以下；肺胞壁の毛細血管との間でガス交換を行う．II 型肺胞細胞は立方形で，表面積のおよそ 10 ％を占め，主たる機能は表面活性物質の産生および分泌，および I 型肺胞細胞へ分化することである．肺胞表面にはマクロファージが多数存在するが，切片で観察するのは難しい．肺胞の間質には毛細血管，線維芽細胞，コラーゲン線維や弾性線維が存在する．毛細血管は単球やリンパ球（数的には少ないが）を供給する．ガス交換は血液 - 空気関門（矢印）（毛細血管内皮細胞，融合した基底膜，および I 型肺胞細胞のわずかな細胞質からなる）を通して行われる．毛細血管の内皮細胞はアンギオテンシン I をアンギオテンシン II に変換し，腎臓の塩バランスや血圧を制御する．トルイジンブルー染色，アラルダイ切片．× 380．

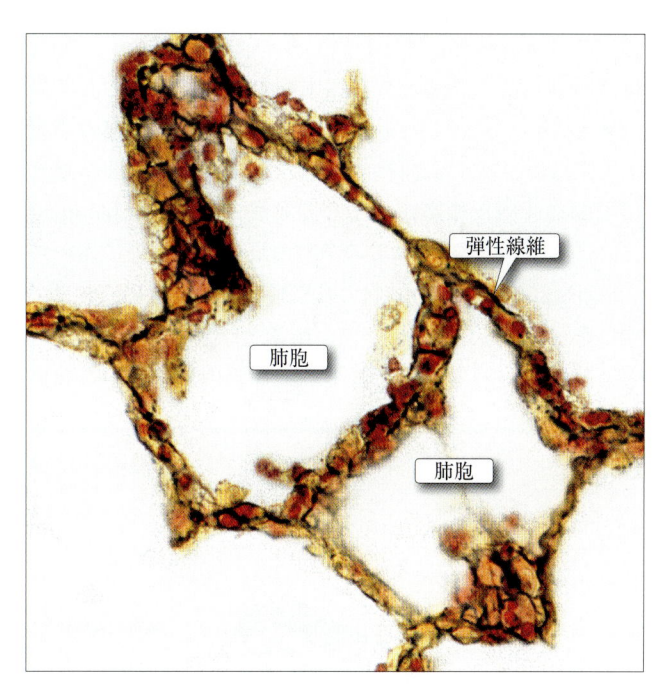

図 12.14　肺胞エラスチン
肺胞はその壁に弾性線維網を有しているため黒く染まる．エラスチンは肺が膨らんだり，収縮する際の肺胞の形や大きさを制御するので，組織が弾力をもって跳ね返るのに必要である．エラスチンは肺胞隔壁に多数存在する線維芽細胞様の細胞で局所的に産生される．ファン・ギーソン染色，パラフィン切片．× 500．

て豊富に存在する毛細血管によって効率よく行われる（図12.15）．これらの毛細血管の全長は推定1,600 kmであるが，血液は200 mLしか含まれていない．そのため，このわずかな量の血液が全肺胞表面に非常に薄く平がり，きわめて迅速なガス交換を可能にしている．

肺胞上皮の組織学は単純であり，たった3種類の細胞だけで構成されている．
- I型肺胞上皮細胞，扁平で肺胞壁の大部分を覆う．
- II型肺胞上皮細胞，立方形をしており，肺胞表面の少しの部分を占める．
- マクロファージ

I型肺胞上皮細胞 Type I alveolar cells

I型肺胞上皮細胞，これはおそらくII型肺胞上皮細胞から形成されるが，細胞質はきわめて薄く（厚さ0.5 μm），細胞質は引き伸ばされており，肺胞毛細血管の形に適合している（図12.16a, b）．この細胞は肺胞のすべての細胞の半分以下であるが，その表面積の90%を占める．薄い肺胞壁と薄い毛細血管内皮細胞が密着して**血液-空気関門** blood-air barrier を形成する．これらの細胞の最も薄い部分において2つの細胞はそれぞれの細胞の基底膜となり，融合して単一の層になっている．したがって，酸素と二酸化炭素は，基底膜と4枚の細胞膜（それぞれの毛細血管内皮細胞の2枚の膜とI型肺胞上皮細胞の2枚の膜からなる）で構成される血液-空気関門を通過して拡散する．水やそのほかの大部分の分子はこの血液-空気関門を通過しないが，アルコールやほかの有機化合物は例外である．

II型肺胞上皮細胞 Type II alveolar cells

II型肺胞上皮細胞は肺胞表面積の10%ほどしか占めないが，常に肺胞の壁のくぼみ alveolar niche に認められる．II型肺胞上皮細胞の主たる機能は，脂質とタンパク質の混合物である**表面活性物質** surfactant（**表面活性剤** surface active agent）を分泌することである．表面活性物質は肺胞表面の内側に単層を形成し，表面張力を減少させて呼気中に肺胞が虚脱するのを防ぎ，それによって吸気相に肺胞を拡張しやすくしている．II型肺胞上皮細胞で産生された表面活性分子は**層板小体** multilamellar body と呼ばれる分泌顆粒に蓄えられ，分泌されると表面活性物質は肺胞の内表面を1層のリン脂質として覆う．新生児の生後最初の2〜3回の呼吸には，子宮の中で液体で満たされた肺が肺胞の表面張力に打ち勝つのに十分な量の表面活性物質を含んでいることが必要であり，それによって肺は拡張した状態を保つことができ，また呼吸によるエネルギー消費を減らすことができる．II型肺胞上皮細胞は幹細胞であり，傷害を受けたI型肺胞細胞に置き換わると考えられる．

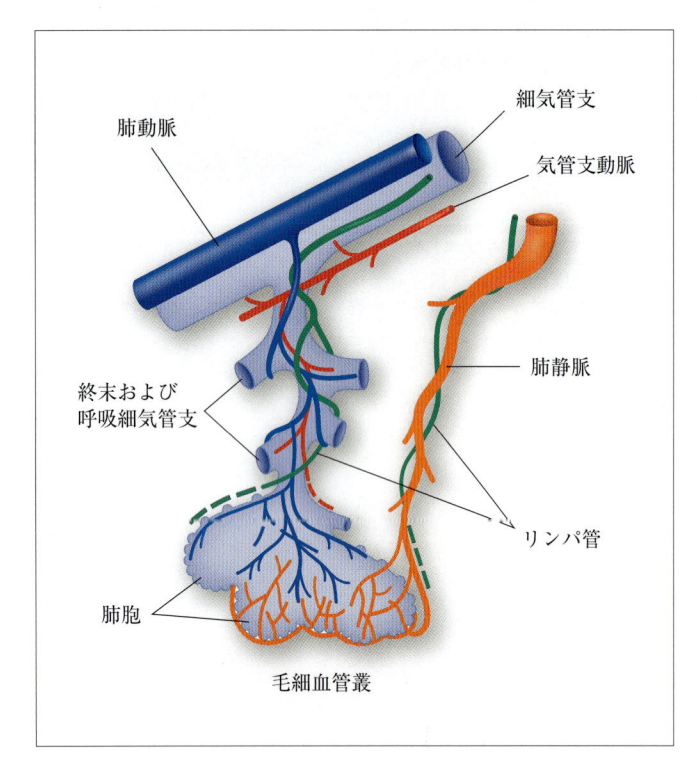

図12.15　血管の供給
気道と血管の供給の関係を示す模式図．肺動脈系は気管支樹にまとわりついており，肺胞壁では密な毛細血管網を形成する．肺静脈の支流には酸素化された血液が集まり，末梢気管支から分離し，葉間の隔壁に入っていく．肺静脈は肺小葉から離れる際に気管支系と連動するようになる．気管支動脈は肺小葉に至るまで気管支樹に血液を供給し，また臓側胸膜にも血液供給する．毛細リンパ管は肺胞間壁からではなく，肺胞間質から起こり呼吸細気管支のレベルで導管を形成する．

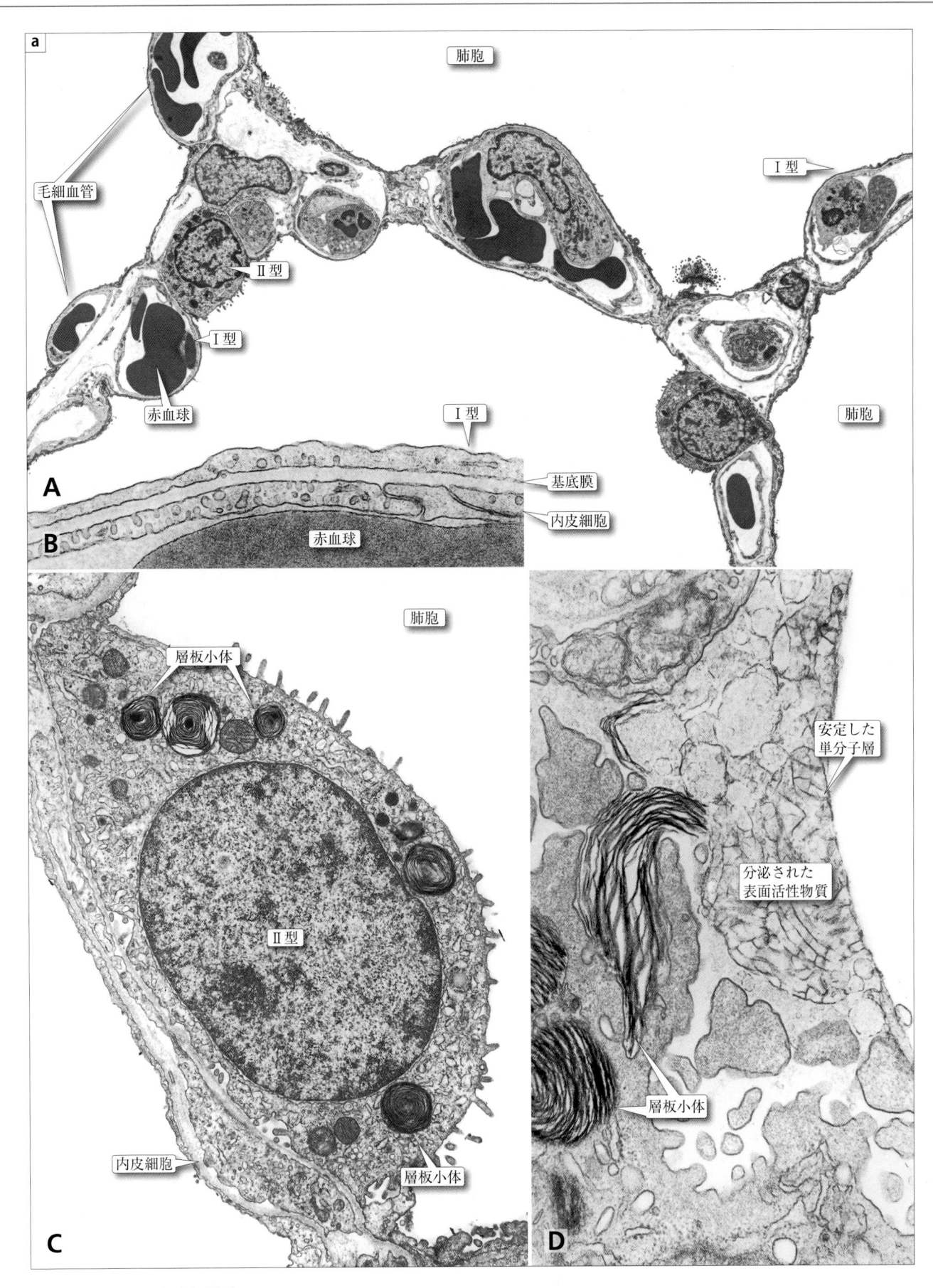

図12.16a 肺胞の超微細構造

A 肺胞壁は非常に薄く，毛細血管が空気と接し，I型肺胞細胞のわずかな細胞質によってのみ区別される．×2,200．**B** 血液-空気関門を形成するI型肺胞細胞の基底膜と内皮細胞．×48,000．**C** 表面活性物質を含む層板小体を有するII型肺胞細胞．×10,200．**D** 肺胞表面に放出された表面活性物質．リン脂質の単層となり広がる．×36,000．(From Pavelka M and Roth J. Functional ultrastructure. Vienna: Springer-Verlag, 2005. with permission.)

マクロファージ Macrophages

肺胞内には多数のマクロファージが存在するが，肺胞中隔にはそれほどたくさん存在しない．これらのマクロファージは循環血液中の単球由来である．肺胞のマクロファージは遊走性の細胞であり，刺激物，大気中の**微粒子** particulate matter や微生物を貪食する能力を有し，また部分的に表面活性物質を取り込む．肺のマクロファージは常に肺に補給され，気管支樹を通して，咳やくしゃみ，嚥下によって肺から除去されるか，あるいは肺胞管からはじまるリンパ系へ戻る．

胸 膜

胸膜は，肺の表面を覆う臓側胸膜（肺門部を除く）と胸郭の内面を覆う壁側胸膜とからなる．表面には扁平もしくは立方状の**中皮細胞** mesothelial cell が存在し，深層には弾性線維と豊富な血管を有する支持組織が存在する．いわゆる**胸膜腔** pleural space には水様の滲出液が含まれており，それによって臓側胸膜と壁側胸膜の 2 枚の膜が互いに滑り合うようになっており，また 2 枚の胸膜が離れてしまうのを防いでいる．静かに息を吐き出した後の休息時，胸膜内圧は約 5 mmHg であり，大気圧（760 mmHg）より低い．臓側胸膜

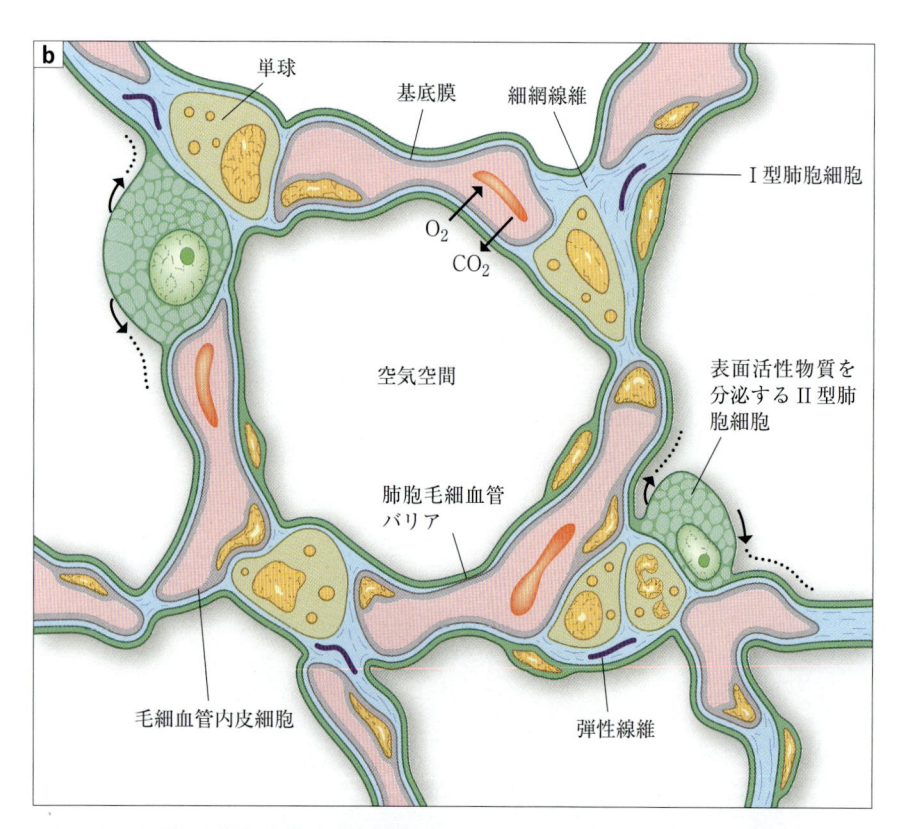

図 12.16b　肺胞の構造と機能のまとめ
肺胞壁と毛細血管との関係を示す．I 型肺胞細胞の間に II 型肺胞細胞が入り込んでおり，さらにその壁にはマクロファージが付着している（図には示されていない）．マクロファージは肺胞壁の間質に存在し，単球由来である．ガス交換（矢印）は約 0.2 μm の厚さの血液-空気関門を通して行われる．赤血球は肺胞の毛細血管内には 1 秒も留まってはいないが，速やかな酸素と二酸化炭素とのガス交換には十分な時間である．毛細血管は空気の満たされた肺胞腔に突き出ており，空気中に浮かんだように存在している．毛細血管内皮細胞は白血球が接着する場であり，凝固因子や抗凝固因子を産生し，血管の緊張を調節するプロスタグランジンを合成する．表面活性物質は大部分が表面活性物質に特有のリン脂質であり，II 型肺胞細胞から層板小体として分泌される．層板小体は肺胞壁に沿って薄い膜として広がり，それによって肺胞膜を覆う水分子の引力を制限して表面張力を減少させる．表面活性物質は II 型肺胞細胞によって定常的に分泌され，また回収される．表面活性物質が誕生前の胎児の肺で産生されることが，肺胞の虚脱を防ぐのにきわめて重要である．肺胞マクロファージは数ヵ月から数年留まり，外から侵入する異物を殺したり，微粒子を捕獲したり，T 細胞に抗原を提示し，そのほかの白血球を誘引し，さらに感染や肺の損傷に対応するためにあらゆるクラスの炎症性細胞を活性化する．

は肺の弾性復元に寄与している．象は胸膜腔が疎性結合組織で置き換えられている唯一の哺乳動物であり，川や湖に潜って鼻をシュノーケルとして使用する際，胸膜の血管が破れたり，過度に滲出したりするのを防ぐためである．

> Tip：胸膜や**胸膜嚢** pleural sac の機能は，数滴の水滴が間にはさまれた2枚の組織学用スライドガラスにたとえられる．2枚のスライドガラスをはがすのはほとんど不可能であるが，互いにすべりあうのは容易である．2枚の胸膜の作用に類似している．

呼吸器疾患と感染

喘息 Asthma

喘息はよくみられる呼吸器疾患である．喘鳴や呼吸困難を呈し，慢性の咳を伴う場合もある．工業国では喘息によって毎年何千人もの子どもが亡くなっている．呼吸障害は細気管支の閉塞によるもので，気道平滑筋の収縮と過形成／肥大，粘液の過剰な産生，粘膜肥厚による気道の狭窄などを伴う．喘息発作は，微粒子や冷たい空気など非特異的な刺激によって起こるが，肥満細胞の脱顆粒を伴うアレルギー反応によることもある．喘息は家族性の場合もある．

喘息の治療の目的は，疑われる環境要因を減らすか除去すること，また気道の閉塞を取り除いたり軽減することである．気管支拡張薬の吸入やコルチゾンのような抗炎症薬の投与などの薬物療法はきわめて有効である．

嚢胞性線維症 Cystic fibrosis

嚢胞性線維症（CF）は，遺伝性の疾患で，出生1,600人に1例の頻度であり，粘稠性の高い粘液の分泌過多によって気道が閉塞する．この疾患は一般的に慢性の肺感染症を引き起こす．CFは通常**膜コンダクタンス制御因子** transmembrane conductance regulator（CFTR）遺伝子に変異があり，塩素イオンの分泌が阻害され，脱水と粘液栓が生じる．

肺気腫 Emphysema

肺気腫は肺小葉が破壊する疾患（肺小葉が拡大する）で，より細い細気管支の狭窄（炎症）を伴う．肺気腫ではまた肺胞の破壊も生じることがあり，喫煙との関連がある．

気管支炎 Bronchitis

気管支炎は粘液の過剰産生によって起こる．急性期は炎症症状を呈し，ウイルス感染などによって引き起こされる．慢性症状はしばしば刺激物質への曝露，特に喫煙が原因であり，気管支の粘液腺の肥大と関連している．このような気道系疾患の頻度は高く，年間何百万人もの人が罹患し，毎年何万もの人が亡くなる．

肺塞栓症 Embolism

肺塞栓は肺動脈中の血栓が通過，沈殿することにより呼吸不全を引き起こす．一般的なタイプは血栓塞栓症で，血栓が遠位の静脈あるいは右心房から遊離することによって起こる．塞栓の大きさや性状によっては症状が出ない場合もあるが，塞栓が大きく，多数存在する場合は致命的であり，数秒，数時間，あるいは数日で死亡する．

発生異常 Abnormalities of development

呼吸窮迫症候群 respiratory distress syndrome（RDS）は肺の表面活性物質産生能が不十分な時期に生まれた新生児に起こる．通常は，早産の際にみられるⅡ型肺胞細胞の未成熟，あるいはⅡ型肺胞細胞の数の不足によって起こる．肺胞の拡張が持続できないのでガス交換が妨げられる．早産児の生存は表面活性物質の産生に大きく依存し，およそ妊娠20週ごろから生存できるようになり，妊娠24～26週ごろまでには十分な数の肺胞と表面活性物質を分泌するⅡ型肺胞細胞が存在し，早産児が生存する可能性が高まる．満期産児の肺胞の数は成人の10％以下である．呼吸窮迫症候群は成人でも起こることがある（**成人呼吸窮迫症候群** adult respiratory distress syndrome）．

カルタゲナー症候群 Kartagener's syndrome（あるいは**線毛不動症候群** immotile cilia syndrome）はまれな先天性異常であり，気道に粘液が蓄積することによって呼吸障害が起こる．この疾患では，線毛が微小管の二量体の外側面に付着するダイニンの腕を部分的あるいは完全に欠損しており，その結果線毛が動けない．カルタゲナー症候群では肺や上気道の慢性的な感染が一般的に認められ，さらに不動精子や卵管の線毛の機能不全による不妊を伴うこともある．

炎症と感染 Inflammation and infection

クループ croup は子どもによくみられるウイルス感染症で，長引く，犬吠様の咳を呈する．喉頭が炎症で腫れ，治療は症状を軽減させることである．**ジフテリア** diphtheria は乳児に流行する細菌感染症であり，慢性の**咳痙攣** coughing spasm を伴う．一般的に，上部呼吸気道において咽頭や扁桃領域の毒性壊死が起こる．**免疫療法** immunization によって予防は可能であり，通常三種混合ワクチン（ジフテリア，**破傷風** tetanus，**百日咳** pertussis）として接種される．

百日咳 whooping cough は，もう1つの子どもに重篤な影響を及ぼす細菌感染症で，上部呼吸気道において組織の局所的な障害と気管支樹の炎症を引き起こす．

症状は数週間も続くことがあり，鼻閉と咳嗽を認めるが，徐々に回復する．

肺炎もしくは**肺実質** lung parenchyma の炎症は，細菌感

染あるいはウイルス感染によって引き起こされる．組織学的に肺には炎症性の滲出物がみられ，線維化や肺胞の破壊所見を呈する．健康な人では感染しても正常に戻り，抗生物質の投与が有効である．肺炎が14世紀～16世紀の**黒死病** Black Death や**大疫病** Great Plagu と関連があるのは興味深い．

胸膜炎 pleurisy（胸膜の炎症）は肺炎，もしくは結核に伴う二次感染症として認められる．滲出物が形成され，それらは線維成分が多く，肺の動きを制限し，痛みを伴う．

結核は発展途上国における主たる死因である．結核菌の吸入によって引き起こされる．肺は炎症をおこし，肉芽腫，線維化，壊死を呈するが，健康な人の場合このような状態になるまでに症状は治まる．

鼻道の炎症である**副鼻腔炎** sinusitis は，鼻汁，顔面の不快感，副鼻腔の閉塞などの症状を呈する．ウイルス感染によって浮腫が引き起こされ，続いてそこに細菌感染が起こり発症する．

同様に，**鼻炎** rhinitis は風邪の原因となる広範なウイルス感染によって引き起こされる．鼻炎と副鼻腔炎は**花粉症** hay fever とともに同時に発症し，これは花粉や動物の毛，塵に対するアレルギー反応であり，発熱はなく，患者のほとんどは枯草に曝露されているわけではない．

腫　瘍

肺癌は一般的には気管支から発生し，血流を介して体のありとあらゆる組織へ転移する可能性がある．多くの場合，腫瘍は扁平上皮癌もしくは腺癌である．喫煙，アスベストへの曝露，大量の放射線被爆が発症要因である．

中皮腫 mesothelioma はしばしば胸膜の悪性腫瘍であるが，すべての症例でアスベスト粉塵への曝露歴があるわけではない．腫瘍は胸膜全体，また肺と肺葉間に広がり，完全に肺を包みこんでしまう．肺癌の治療は外科手術と放射線あるいは化学療法を組み合わせて行う．

口腔・歯と唾液腺 Orodental and salivary tissues

　口腔は2つの異なる領域，すなわち口腔前庭と固有口腔からなる．口腔前庭とは歯と歯肉の外側で口唇と頬に挟まれた部分であり，固有口腔は歯列弓と口咽頭部に広がる部分である．固有口腔の後方部は上方を軟口蓋に，下方を喉頭蓋で囲まれている．口腔の機能は食物の機械的・化学的消化と嚥下であることは明らかであるが，ほかにも構音，味覚，食物の潤滑化，感染防御，湿潤環境の維持，吸啜や哺乳のための陰圧確保，触刺激に対する反応など多くの機能がある．

舌

　舌の大部分は縦走，横走，垂直に走行する内舌筋からなり，組織切片ではこれらが交差して認められる（図13.1a〜c）．

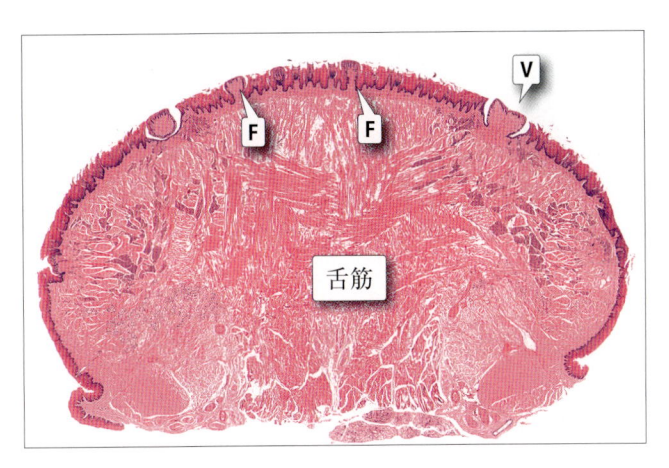

図13.1a　舌の一般組織像
分界溝付近での舌の横断切片．骨格筋線維束と様々な程度に角化している重層扁平上皮により覆われた外側面，背側面上皮が認められる．粘膜固有層が上方へ出た部分には多くの舌乳頭が認められる．多くは糸状乳頭であるが，茸状乳頭（F）や大型の有郭乳頭（V）が認められる．有郭乳頭は溝で囲まれ，隣接する粘膜の壁に囲まれている．ヘマトキシリン・エオジン（HE）染色，パラフィン切片．×5．

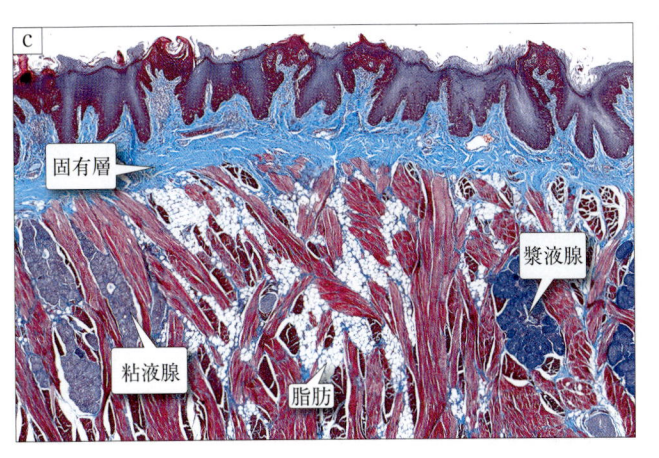

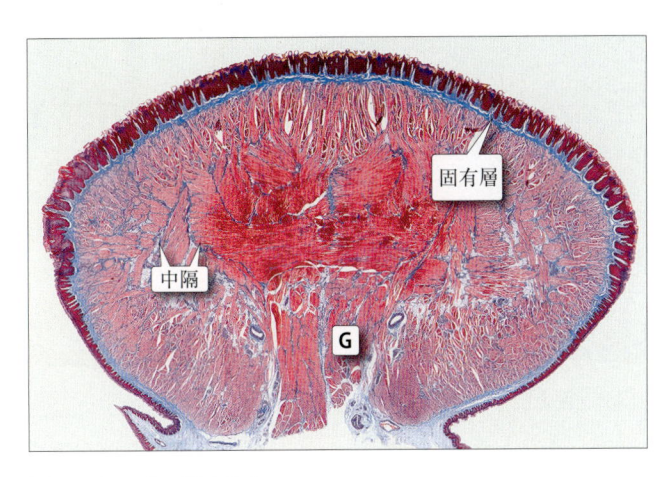

図13.1b　舌の筋の走向
舌の横断切片．外舌筋であるオトガイ舌骨筋（G）が中央に認められ，多くの内舌筋がその上方，側方に認められる．下側方に認められる外舌筋はほかの舌筋群である．多くの筋隔膜により筋線維が隔離されている．トリクローム染色，パラフィン切片．×4．

図13.1c　内舌筋の走向
内舌筋が縦，横，垂直方向に走っており，これらにより舌の形を変化させることができる．上皮から深く入ったところで，固有層の緻密結合組織が筋膜の間に伸び，その部分に血管，リンパ管，**神経線維** nerve fiberが分布している．感覚神経は痛覚，温度感覚や味覚の受容のみならず，舌を誤って噛まないように機械受容器としても働く．トリクローム染色，パラフィン切片．×25．

305

舌

舌の表面は舌粘膜により覆われている（図13.2）．舌背部は部分的あるいは完全に角化した重層扁平上皮に覆われ，舌下部はほかの口腔粘膜上皮が非角化であるのと同様に，非角化上皮である．

舌背部は肉眼的に前方の口腔側と後方の咽頭側にV字状の**分界溝** sulcus terminalisを介して分けられ，それぞれの部位には多くの特徴的な構造が認められる．口腔側には多くの隆起した舌乳頭があり表面はザラザラしているのに対し，咽頭側では凸凹もあるが，表面は比較的なめらかである．

特殊粘膜 Specialized mucosa

舌に認められる興味深い構造物として**舌乳頭** lingual papilla，**味蕾** taste bud，**舌腺** lingual glandと**舌扁桃** lingual tonsilがある．舌乳頭は感覚受容（温度，性状）や，舌粘膜と食物間の摩擦を高めたり，さらには味覚受容にも関わる．舌乳頭はその形態から4つに大別される（図13.3a～d）．

- 糸状乳頭は最も多く舌背部に認められる乳頭であり，円錐状に突出している．
- 茸状乳頭は糸状乳頭に囲まれて認められる場合があり，粘膜からやや鈍円に盛り上がって認められる．
- 葉状乳頭は舌の後方縁に認められ，鈍円で葉状の形態を

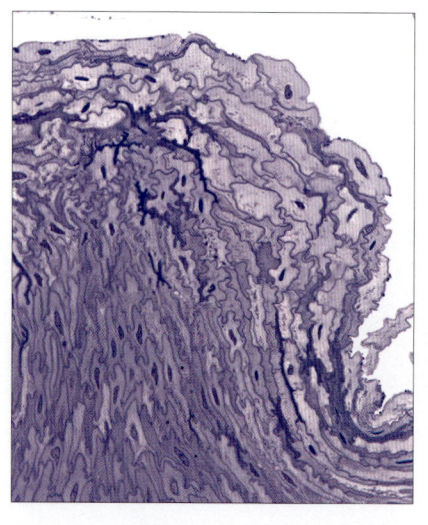

図13.2 舌上皮
舌の下方表面は重層扁平上皮であり表層は非角化であるか，あるいはわずかに角化している．これは擦過を受けないような口腔領域，すなわち口腔底や頬粘膜などにも認められる．皮膚と異なり，角質層は存在しない．トルイジンブルー染色，アラルダイト切片．×400.

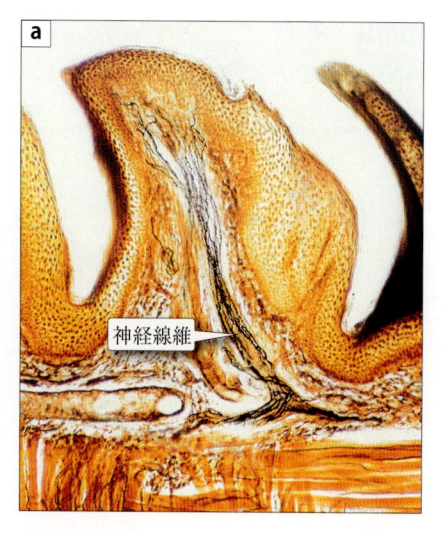

図13.3a 糸状乳頭
糸状乳頭は舌背部表面から隆起し，不規則な円錐形をしており，部分的に角化している．ほかの表面は部分的に角化しているかあるいは角質層をもたない．糸状乳頭は舌の前方2/3に多く認められるが，味蕾をもたない．固有層の神経線維は一般体性感覚の舌神経の枝に由来する．金染色，パラフィン切片．×100.

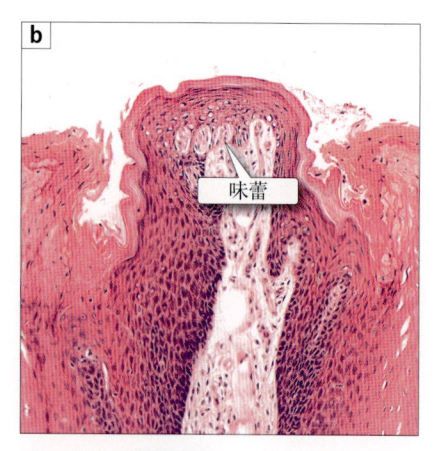

図13.3b 茸状乳頭
茸状乳頭は周囲の表面よりもわずかに背が高く，平坦でドーム状に突出している．その中心部には複数の味蕾が認められる．HE染色，パラフィン切片．×40.

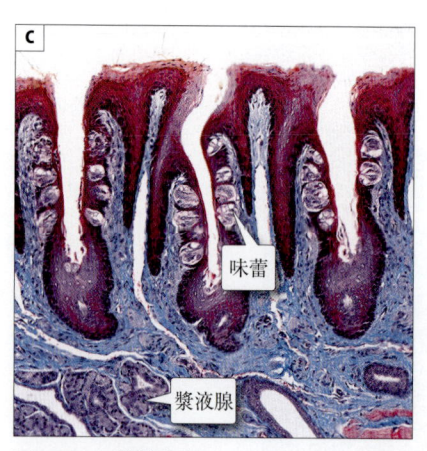

図13.3c 葉状乳頭
葉状乳頭では溝と隆起が交互に認められ，側壁部に味蕾が存在する．漿液腺は溝の底部に開口する．トリクローム染色，パラフィン切片．×50.

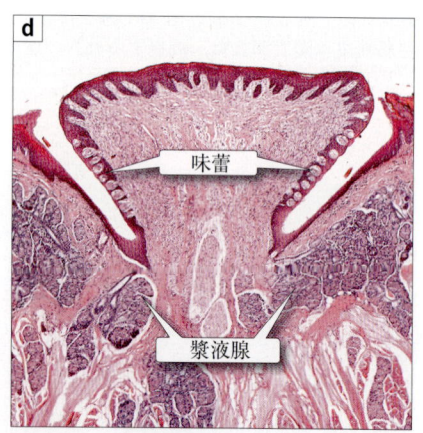

図13.3d 有郭乳頭
有郭乳頭はマッシュルーム状を示し，茎に相当する部位に味蕾が存在する．漿液性エブネル腺が乳頭を囲む溝に開口し，漿液性唾液により食物を味蕾まで到達させ味覚受容が行われる．HE染色，パラフィン切片．×25.

示す.
- 有郭乳頭は大きくてドーム状の形態であり、周囲を溝に囲まれ、分界溝の前方に6〜12個認められる.

味蕾は糸状乳頭以外の乳頭、特に有郭乳頭の側面の溝上皮に認められる. それ以外に舌背部、舌縁部、咽頭や軟口蓋にも単独で認められる. 味蕾の機能については20章で論じる.

舌腺には漿液性、粘液性、混合性のものがある. **漿液性舌腺**である**エブネル腺** von Ebner gland は味蕾の集合部位と関連しており、有郭乳頭では溝底部に開口する. エブネル腺から乳頭の溝底部に漿液性唾液が分泌され、食片を全体に行き渡らせ、味覚受容を助ける働きをする. 舌尖部には漿液性と粘液性の腺房があり（図13.4）、舌下面に開口している. 粘液性の腺房は咽頭部に多く認められ、咀嚼した食塊を潤し、嚥下しやすくしている.

多くのリンパ濾胞が舌の咽頭側の粘膜下に認められ、それらが舌扁桃を形成している. リンパ小節が粘膜の表層の陥没部である陰窩周囲に認められ、リンパ球が浸潤している（図13.5）.

唾液腺
唾液の機能 Functions of saliva

口腔の健康のためには**唾液** saliva の産生は必要不可欠である. 唾液は大唾液腺、小唾液腺により形成される. 唾液には多くの機能がある.

- 食物などを潤滑にすることにより口腔粘膜を保護する. 耳下腺からIgAが分泌され、これらは嚥下される.
- 酵素の働きでデンプンを消化する.
- 摂取した物質の溶媒として働き、主に舌に認められる味蕾周囲に分散させる.
- エナメル質が酸で脱灰されることをイオン、特にカルシウムイオンで緩衝することにより歯を保護する.
- 創傷治癒を促進する成長因子を供給する.

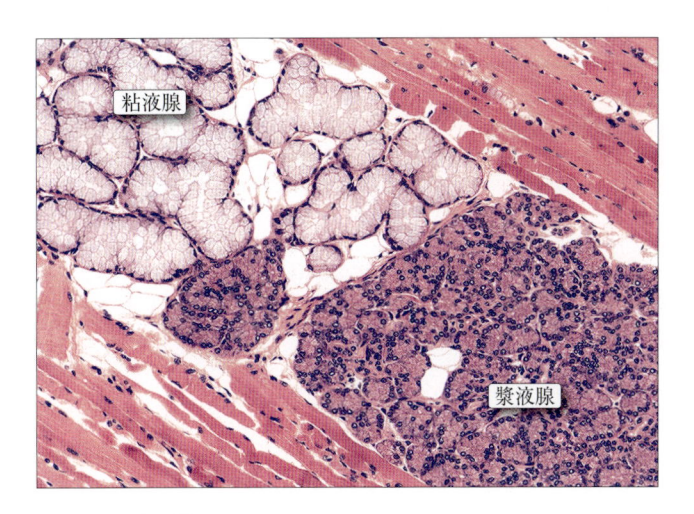

図13.4 舌 腺
粘液腺はピラミッド状の形態をした細胞の集まりである小胞状の集合として認められ、これらの細胞は染色性の低い顆粒状の細胞質と基底部に圧迫された核をもつ. 中央に腺腔がしばしば認められる. 脂肪細胞が抽出されて中空状に見える. 漿液腺は粘液腺と一緒に認められる. これは胞状の形をした分泌細胞の集団として認められ、球状の核とエオジン好染の細胞質からなる. 細胞質には消化酵素を含む分泌小胞をもっており、これらは分泌される唾液に含まれる. HE染色、パラフィン切片. ×85.

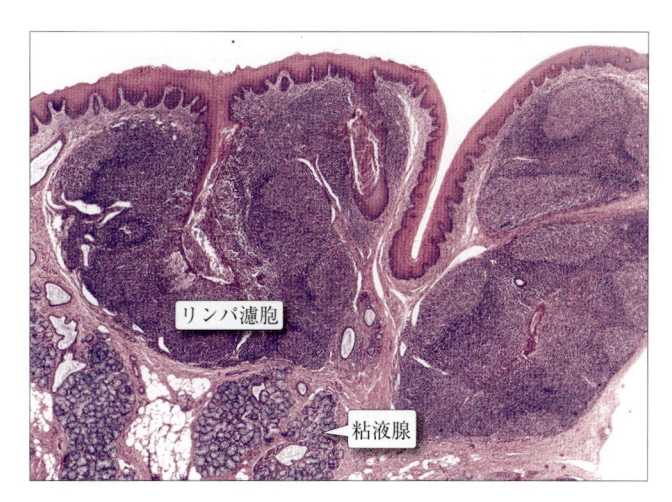

図13.5 舌扁桃
咽頭領域で粘膜性陰窩周囲にリンパ濾胞が集合し、リンパ系細胞、特にリンパ球に囲まれた胚中心が認められる. これらのリンパ球は表層の上皮を通過し、抗原に対する抗体を産生する形質細胞となり口腔の免疫反応に関わる. 深部の粘液分泌腺から分泌された粘液は陰窩を洗浄し組織の感染を防ぐ. HE染色、パラフィン切片. ×25.

大唾液腺と小唾液腺
Major and minor salivary glands

　大唾液腺には**耳下腺** parotid gland, **顎下腺** submandibular gland, **舌下腺** sublingual gland があり, 小唾液腺は舌, 口唇, 頬と口蓋に認められる. 小唾液腺からは主として粘液性唾液が分泌される. 小唾液腺の組織学的特徴は大唾液腺で記載されたのと同様である. 小唾液腺は全体の唾液の約10％（1日約500 mL）ほどしか分泌しないが, 分泌される粘液性唾液のほとんどが小唾液腺からである【訳注：原著では"500 mL"となっているが, 1日の唾液分泌量は 1,500〜2,000 mL とされており, 10％とすれば 150〜200 mL になる】.

　耳下腺は**漿液性腺房** serous-secreting acini と加齢により増加する脂肪組織を含んでいるが, それ以外の顎下腺と舌下腺は漿液性腺房, 粘液性腺房, それらの混合した漿液・粘液分泌単位からなっている. 組織学的には唾液腺は多様な形態を示し, 動物により差が認められる. さらにある種のげっ歯類や豚, さらに食虫類の顎下腺では性差が認められる. それゆえ, 漿液性, 粘液性, 混合性という用語は分泌細胞のそれぞれの割合にしたがって, それほど厳密に適用されていない. すべての唾液腺は分枝した葉状であり, 終末部が分泌単位である. 後者は管状, 腺房状あるいはそれらの中間型である管・腺房状である. 粘液性の終末部はどちらかといえば管状であり, 漿液性の終末は腺房状である（図13.6）.

漿液細胞と粘液細胞の相違
Differences between serous and mucous cells

　染色した唾液腺の切片を観察するとき, 特に正確な同定がなされていないときには漿液細胞と粘液細胞の形態的な違いを知っておくことが重要である.

　漿液細胞 serous cell はタンパク質を多く含む水分に富んだ唾液を分泌する. 漿液細胞の外形は錐体, 立方体, あるいは三日月形であり, 丸い核をもつ. 基底側の細胞質はヘマトキシリン好染性であるが, 頂部の細胞質はエオジン好染性であり, 多くのチモーゲン顆粒が認められる. ヒトの耳下腺の腺房は純漿液性である（図13.7）.

　粘液細胞 mucous cell は粘液（粘稠な糖タンパク質の混合

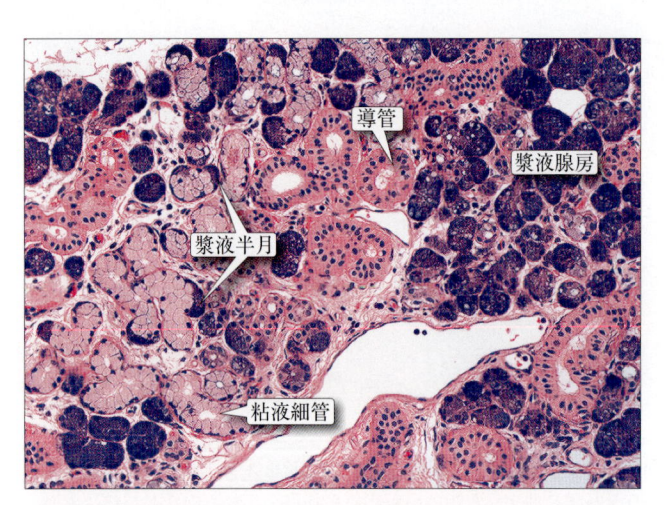

図13.6　唾液腺分泌単位
漿液細胞（HEで濃紫に染色される）はシアロ糖タンパク質 sialoglycoprotein と消化酵素を分泌細胞に含んでいる. 漿液部分は腺房あるいは漿液半月として帽子状に粘液性の終末部に認められる. 粘液性細胞はムチン（炭水化物に富む糖タンパク質）を含み, 切片の方向によるが分枝した腺として認められる. 漿液分泌液は水分に富み, 粘液分泌液は粘稠性である. HE染色, パラフィン切片. ×85.

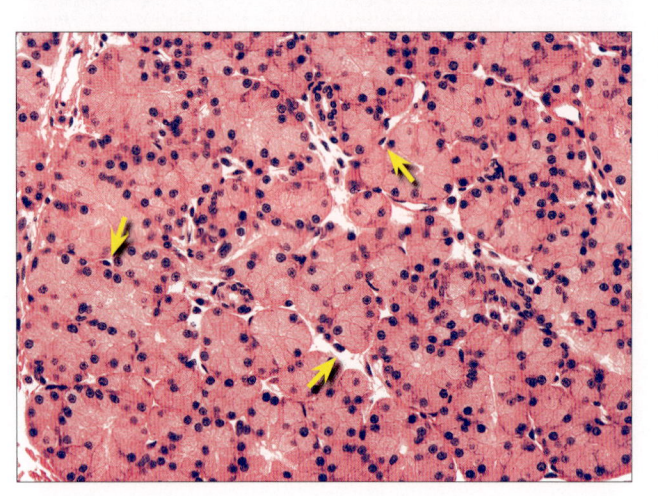

図13.7　耳下腺
大唾液腺で最も大きい唾液腺である耳下腺は漿液性の外分泌腺であり, 電解質と消化酵素であるアミラーゼに富んだ唾液を分泌する. 分泌終末部は典型的な房状や胞状を示し, 立方形あるいは錐形の外分泌細胞には球形の核と分泌顆粒を含む細胞質が認められる. 収縮性の筋上皮細胞が腺房を取り囲んでいる（矢印）. 大唾液腺は副交感性と交感性の神経支配を受け, 副交感神経は分泌を亢進させ, 交感神経は分泌を抑制する. HE染色, パラフィン切片. ×150.

物）を分泌するが，HE染色にはほとんど染まらない．粘液の分泌顆粒により細胞質は泡沫状を示し，核は細胞の基底側で扁平な形となる．舌下腺のほとんどの腺房は粘液性である（図13.8）.

漿液半月 serous demilune は混合腺の顎下腺（多くは漿液性であるが，粘液性腺房も認められる）や舌下腺（多くは粘液性であり，漿液性も認められる）に認められる．半月は粘液性の終末部を三日月状あるいは帽子状の漿液細胞が覆っているように認められる（図13.9a, b）.

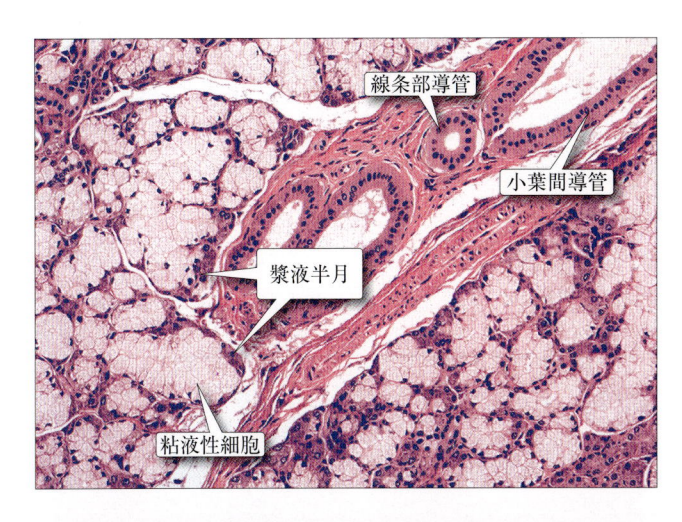

図 13.8　舌下腺
粘液性細胞が多くを占め，漿液半月が少数認められる．小葉間導管とともに線条部導管が認められる．舌下腺の唾液分泌量は全体の唾液分泌量の10%以下であり，分泌される唾液の多く（約2/3）は顎下腺から分泌される．HE染色，パラフィン切片．×85.

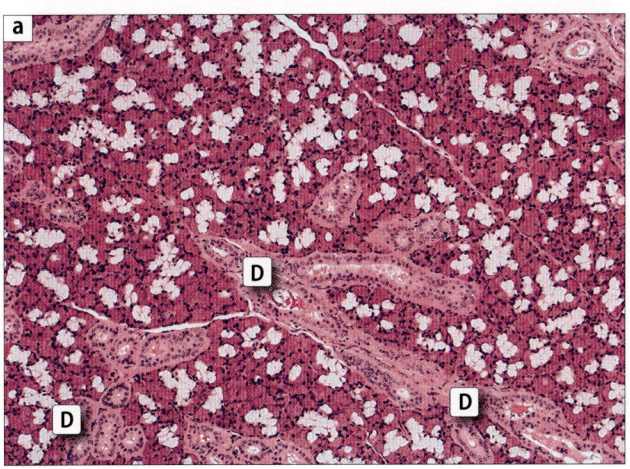

図 13.9a　顎下腺
組織学的な特徴としては，濃染された漿液分泌部が薄く染色された粘液分泌部に比較して大きいことであり，介在部や分岐導管の起始部である導管系（D）が発達していることである．結合組織はすべての要素を支え，血管，神経線維，神経節，唾液のIgAを分泌する形質細胞を含んでいる．HE染色，パラフィン切片．×60.

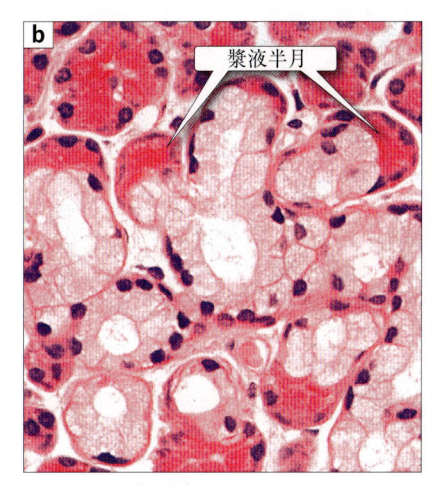

図 13.9b　顎下腺
典型的な顎下腺の混合性分泌終末．管状の粘液腺があり，それらを帽子のように取り囲む漿液半月と呼ばれる三日月形の漿液細胞が認められる．酵素に富む分泌顆粒は漿液細胞と粘液細胞の間の狭い通路，あるいは細胞間分泌細管を通って腺腔に到達する．原唾液はムチンと消化酵素に富んでいる．HE/PAS染色，パラフィン切片．×350.

唾液分泌と導管系
Salivary secretion and the duct system

　分泌単位から筋上皮細胞や副交感神経の調節により分泌された唾液は，導管系を通過する（図13.10a, b）．管腔の内容物は，管腔上皮を介してナトリウムの再吸収（能動的）と塩素イオンの吸収（受動的）を受け，その結果口腔内に低張の唾液が分泌される．形態学的に介在部と排出管の間に線条部が認められることが，このような生理学的データを裏づけている．すなわち線条部では導管上皮は基底部に膜の嵌入した構造が認められ，多くのミトコンドリアが存在し，原唾液からナトリウムイオンを取り出すのである．導管系はまた分泌機能もあり，唾液にIgAやプロテアーゼ，重炭酸塩イオンを加える．

> **Tip**：唾液腺の正確な同定は分泌単位の形態学的違いに基づく．漿液腺は酵素に富む顆粒や粗面小胞体の存在により粘液腺より濃く染色される．粘液分泌腺は通常分枝し，泡沫状の細胞質と基底側に偏在する扁平な核をもち，HEに弱く染色される．唾液腺と膵臓の外分泌部はよく似ているが，膵臓の外分泌部では分泌腺房に腺房中心細胞が認められることから，唾液腺と混同することはない．

歯

　成人では32本の**永久歯** permanent tooth（上下歯列にそれぞれ16本ずつ）があるが，子どもの顎は小さくて成長を続けることから，顎内に納まるようにまず20本の**乳歯** deciduous tooth が先に生え，その後に永久歯が生える．乳歯は徐々に脱落し，6〜12歳で永久歯へ交換する．歯は骨

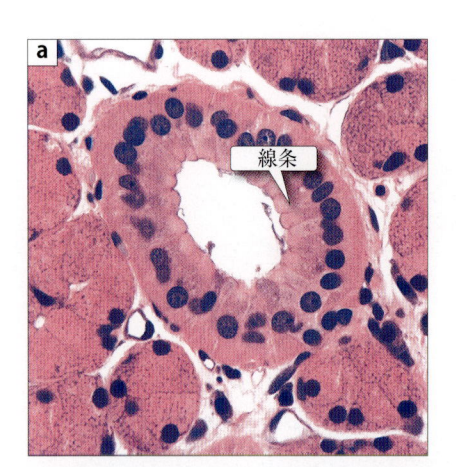

図13.10a　唾液腺導管
耳下腺における線条部導管には円柱上皮とミトコンドリアと嵌入した基底膜による平行な線条が認められる．ナトリウムイオンがここで吸収され，唾液は低張となる．線条部導管からは成長因子や酵素が分泌される．HE染色，パラフィン切片．×400．

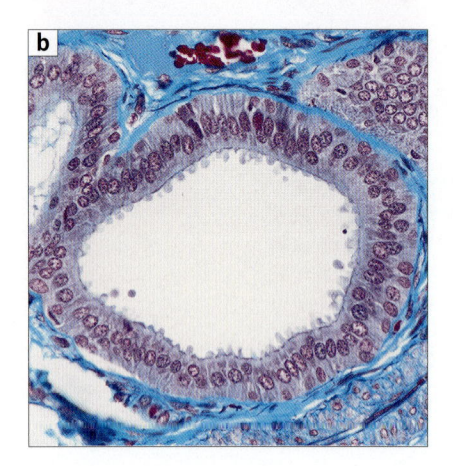

図13.10b　唾液腺導管部
小葉間導管は広い管腔と偽重層円柱上皮を有する．偽重層円柱上皮は口腔粘膜付近で重層扁平上皮となる．唾液の輸送が主な機能であるが，病的状況下では異形成や新生物を生じる場合がある．トリクローム染色，パラフィン切片．×200．

13 口腔・歯と唾液腺

に強固に植立しているのではなく，歯根膜と呼ばれる緻密結合組織により骨の歯槽に吊られている．永久歯は形態の違いにより4つの歯種に分けられる．すなわち正中から後方に向って切歯，犬歯，小臼歯，大臼歯である（図13.11）．

通常のパラフィン切片で成人の歯を観察する場合には，最初に高度に石灰化した組織を取り除くために脱灰しなければいけない．この過程で**エナメル質** enamel を構成するほとんどの部分が溶かされ消失する．それゆえパラフィン切片ではエナメル質は完全に石灰化する前の形成期の歯で観察する．

成人の歯の研磨切片では細胞成分の多くは消失してしまうが，エナメル質や**象牙質** dentin を含む石灰化成分は残り，偏光顕微鏡により石灰化要素が非常に規則正しく配列しているのが認められる（図13.12a〜c）．

個々の歯は**歯冠** root と歯根からなり，どちらも象牙質で覆われている．象牙質には血管や細胞成分は認められないが生きた結合組織であり，この点で骨と似ているが骨よりも硬い．歯冠は**歯肉** gingiva から伸びており，エナメル質で覆われている．エナメル質は重量比率で96〜98％のヒドロキシ

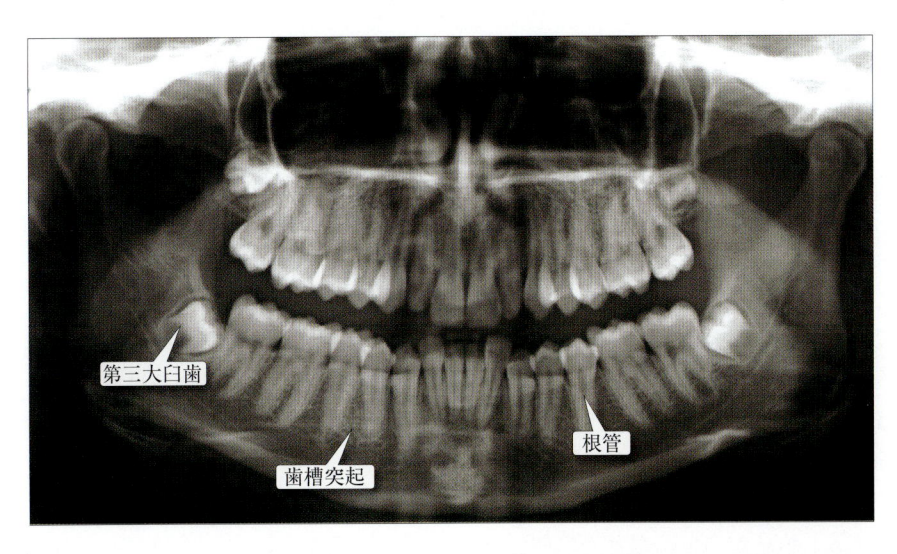

図13.11 17歳の歯列X線像
エナメル質は象牙質よりもX線不透過性であり，歯髄は歯根の中央のX線透過像として認められる．第三大臼歯はまだ萌出していない．歯の周囲にぼんやりとハチの巣様に見えるのは歯槽骨である．

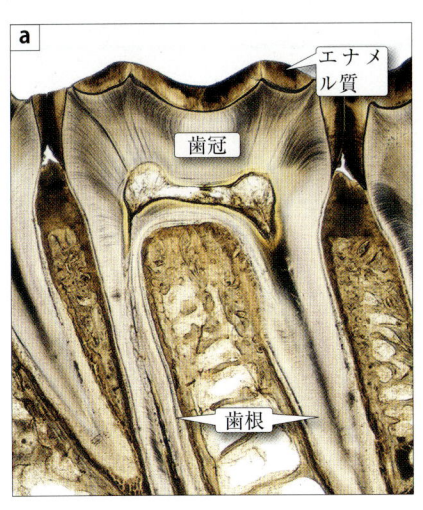

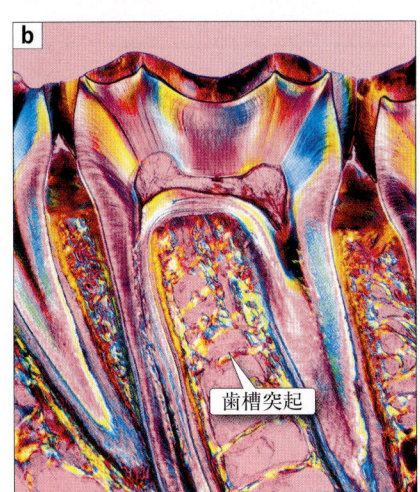

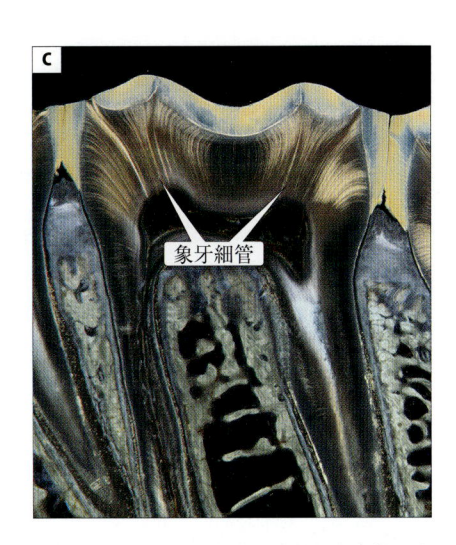

図13.12 成人歯牙の無染色切片
a 明視野での研磨切片ではエナメル質（咬耗により厚さが減少している），歯槽骨の歯槽ソケットに伸びている歯根を形成している象牙質と歯槽ソケット間の歯槽中間隔が観察される．歯髄は結合組織であり，この切片では一部が認められる．歯髄は象牙質の栄養供給と感覚に関わる．b 偏光顕微鏡で観察すると偏光面により石灰化組織の吸収と方向性の変化が色々な色彩で認められる．象牙質の象牙細管，歯槽骨のコラーゲン線維が色の変化として認められる．c 回折顕微鏡では歯冠の象牙細管が引き立って見える．すべて×3.

311

歯

アパタイト結晶からなり，身体の中でもっとも硬い組織である．ほとんどの歯は歯根をもち，**歯槽骨** alveolar bone の**歯槽ソケット** tooth socket（alveolus）に歯根膜 periodontal ligament により吊られている（図 13.13a，b）．歯根は骨様組織である**セメント質** cementum の薄い層で覆われており，セメント質には細胞と細胞外基質が認められる．エナメル質とセメント質は**歯肉歯頸部** gingival crevice で会合する．歯には中央部に疎性結合組織である歯髄があり，歯根部では狭くなり，**根管** root canal となっている．根管の先端に小さな孔があり歯根膜とつながっており，ここから歯髄腔に血管や神経が入る．歯肉あるいは歯茎は角化重層扁平上皮からなる口腔粘膜の中でも特殊な部位であり，歯頸部で隣接する骨と接着している．歯肉，歯根膜，歯槽骨，セメント質をまとめて**歯周組織** periodontium と呼ぶ．歯周組織の炎症とそれに伴う組織破壊により歯が脱落するが，これが 40 歳以上での歯の喪失の主な原因となっている．

エナメル質 Enamel

エナメル質は身体の中でもっとも硬い組織であり，歯の発生段階で**エナメル芽細胞** ameloblast により形成される．エナメル質は下部にある象牙質から最大で 2.5 mm 程度の厚さがある．エナメル質は**エナメル小柱** enamel prism が密につまっており，その横断面は鍵穴あるいは鱗状を示す．エナメル小柱の幅は約 5 µm であり，ヒドロキシアパタイト結晶が詰まっている．隣接するエナメル小柱の間には，結晶が疎で有機性基質が比較的多く残っている薄層が存在する．完成したエナメル質には再生能力がない．すなわち損傷を受けたエナメル質は再生しない．唾液中のカルシウムやリン酸はエナメル質の再石灰化を助け，唾液はエナメル質のう蝕を起こす酸を中和する．

象牙質 Dentin

象牙質は歯を構成する硬組織である．象牙質は生涯を通じて緩やかに形成され，エナメル質とは絡みつくヒドロキシアパタイト結晶により強固に接合している．骨と象牙質の大きな違いは，象牙質では形成細胞が硬組織の外側にあることである．象牙質の無機成分は全体の約 80％である．象牙質には歯髄腔から放射状に伸びる**象牙細管** dentinal tubule があり，歯髄側表層には偽重層細胞層を形成する象牙芽細胞から分泌された**象牙前質** predentin（非石灰化基質）の層により覆われている．個々の象牙細管は象牙芽細胞の長い細胞突起を含んでいる（図 13.14a，b）．歯根象牙質を覆っているセメント質の血管を含まない層には**セメント細胞** cementocyte（骨細胞と相同）があり，最外側には**セメント芽細胞** cementoblast（骨芽細胞と同様）がある．コラーゲン線維束は**シャーピー線維** Sharpey's fiber と呼ばれセメント質に埋没しており，コラーゲン線維は外へ向かい歯根膜の主線維を形成し，歯槽骨に入り込んでいる（図 13.15a〜c）．

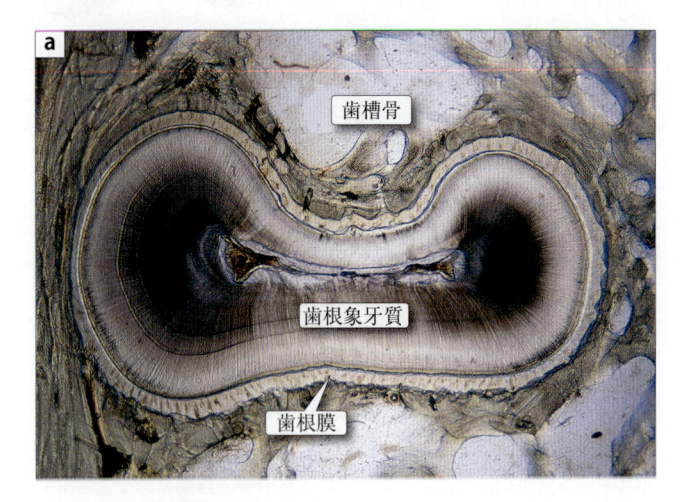

図 13.13a 歯槽中の歯
下顎大臼歯の水平断切片では放射状に伸びた象牙細管により形成された象牙質からなるダンベル状の歯根が認められる．象牙質の周囲には歯根膜が認められ，歯槽ソケットと歯を結び付けている．無染色研磨切片．×8．

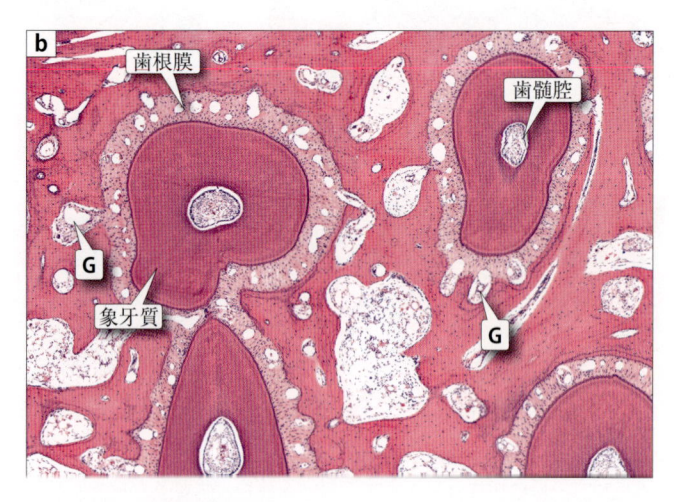

図 13.13b 歯の形成
形成中の歯の歯根根尖部付近の水平断切片．歯の歯髄腔や象牙質が認められる．歯根膜に糸球体様（G）の骨のくぼみが認められ，そこには血管，リンパ管や神経線維が通っている．神経線維は固有感覚神経終末を伴っている．これらの感覚終末は歯にかかる圧力や硬い物質を噛んだときの痛覚反射に関わる．HE 染色，パラフィン切片．×8．

13 口腔・歯と唾液腺

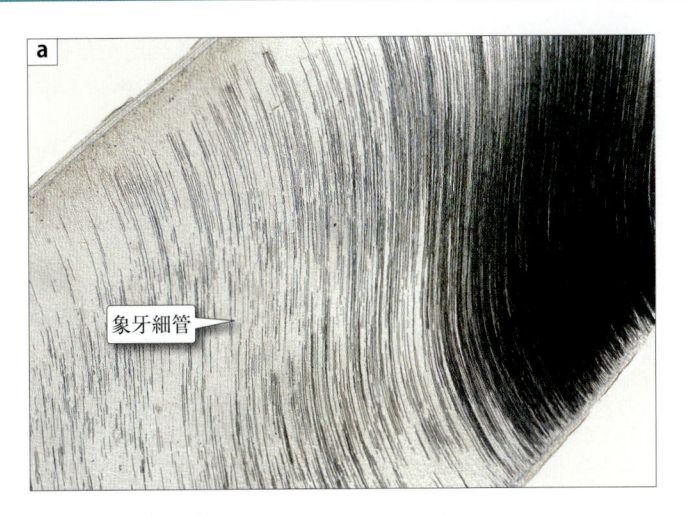

図 13.14a 象牙質
歯根の無染色研磨切片．多くの彎曲した暗い線は象牙細管であり，ここには非常に細い先細状の象牙芽細胞の細胞突起を含んでいる．象牙芽細胞はヒドロキシアパタイトとほかのミネラルなどの石灰化した象牙質基質に必要なコラーゲンや他のタンパク質などの有機成分を分泌する．S字状の象牙細管の彎曲は歯の形成時の象牙芽細胞の移動通路を反映している．無染色研磨切片．×100．

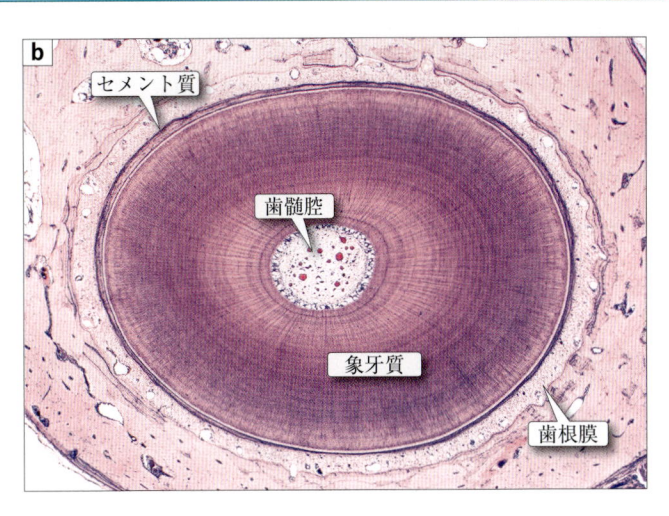

図 13.14b 象牙質
歯根の脱灰横断切片．多くの同心円状の線が，放射状に走る象牙細管に垂直に認められる．この腺はエブネル腺といわれ，象牙質添加の成長線を示し，1日に4〜8μm添加される．象牙質を囲んでいるのはセメント質であり，これは歯と外側にある歯根膜を繋いでいる薄い石灰化組織である．HE染色，パラフィン切片．×30．

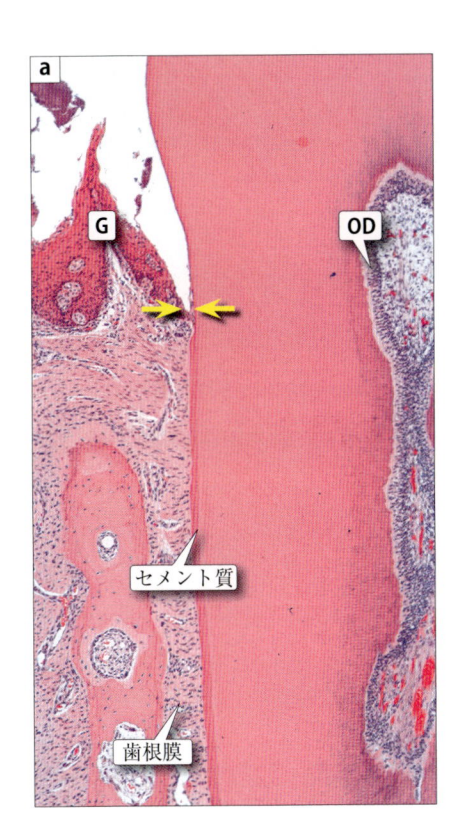

図 13.15a 歯根膜
成人歯牙の脱灰切片．歯冠と歯根は象牙質と歯髄からなり，歯髄は根尖孔から進入している血管や神経，象牙芽細胞（OD）を含む．歯根はセメント質で覆われ，歯肉（G）近傍（矢印）で終わっている．歯根膜は歯を歯槽骨に連結させている．HE染色，パラフィン切片．×20．

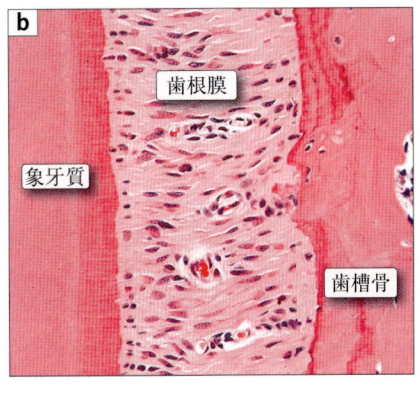

図 13.15b 歯根膜
歯根膜は歯根象牙質を覆っているセメント質と歯槽骨の間にある．歯根膜のコラーゲン線維はセメント質と骨とをシャーピー線維として結んでいる．歯根膜があることで生理的あるいは矯正による歯の移動が可能になり，年齢とともに歯根膜は薄くなる．HE染色，パラフィン切片．×150．

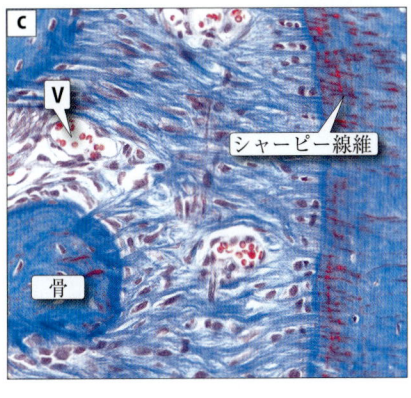

図 13.15c 発育中の歯根膜
歯槽骨とセメント質外層，歯を覆うセメント芽細胞．コラーゲン線維束は骨とセメント質に進入し，シャーピー線維を形成するが，波状のコラーゲンは歯と骨の間で連続してつながっていない．それにより歯の成長での動きが可能になる．多くの血管（V）が存在することは歯根膜の代謝活性の高さを示している．トリクローム染色，パラフィン切片．×160．

313

歯の発生 Tooth development

歯は皮膚の毛胞形成と同様に上皮‐間葉相互作用により形成される．歯が形成されるには14ヵ月かかる．**歯の形成** odontogenesis は，最初に20個の乳歯歯胚が発育することから始まる．歯胚は分化し石灰化組織を形成する細胞が存在する．これらの細胞により**象牙質形成** dentinogenesis が始まり，その後**エナメル質形成** amelogenesis が始まる（図13.16）．

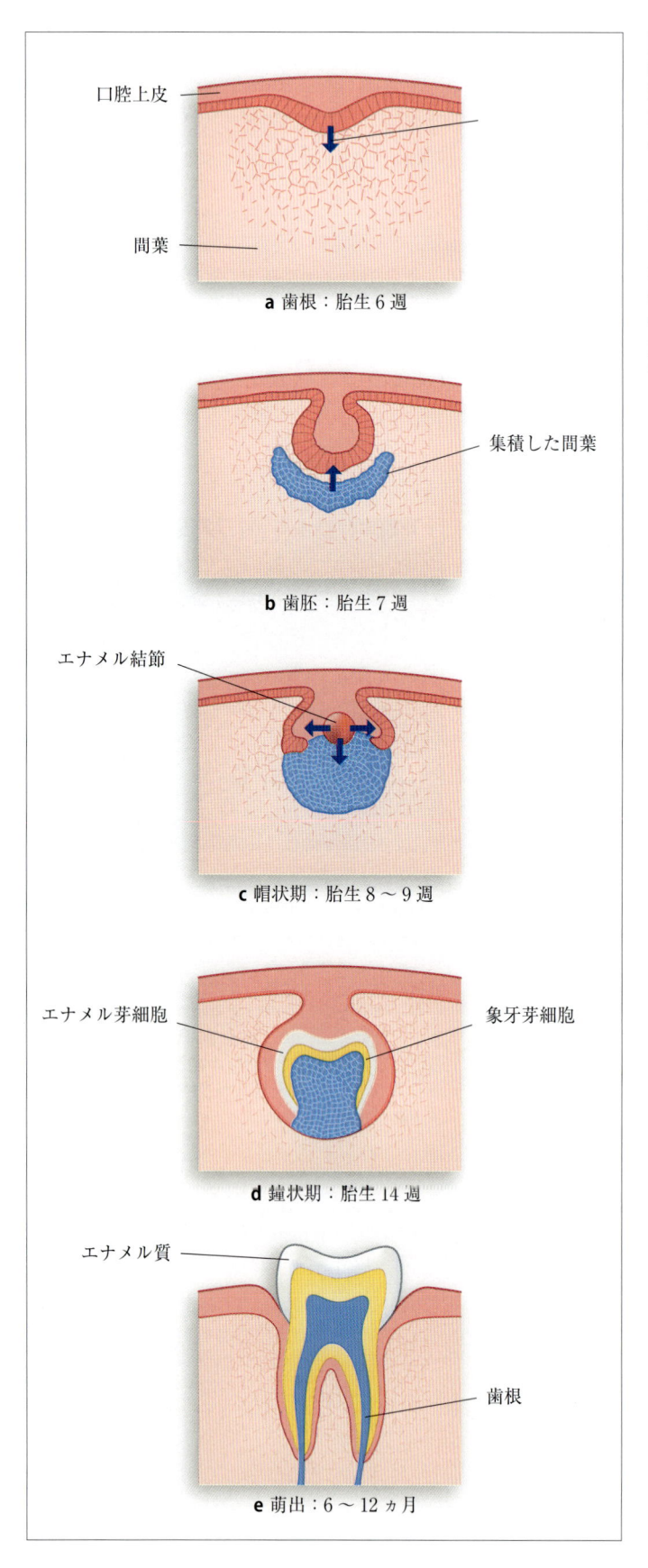

図13.16 歯の形成

a 胎生6週に将来の歯槽突起となる部位の口腔上皮 oral epithelium が肥厚し，固有層に向かって伸び，間葉にシグナルを送る．**b** 誘導を受けた間葉は自らのシグナルを産生し，陥入してきた上皮の周囲に集積し，胎生7週までに歯胚を形成する．歯胚の上皮はエナメル質を形成するエナメル器となる．**c** 胎生8～9週の間に間葉を帽子のように上皮が覆いかぶさる．この間葉組織は歯乳頭といわれ，象牙質や歯髄を形成する．上皮により形成されている帽子の中央に位置するエナメル結節は上皮細胞と間葉細胞の発育と形態形成を導くシグナルセンターとなる．**d** 胎生14週までに鐘状期になり，エナメル器からエナメル芽細胞，間葉から象牙芽細胞への分化が起きる．象牙芽細胞は象牙前質を形成し，これが石灰化する．エナメル芽細胞はエナメル質を形成する．**e** 歯の萌出は歯根の成長に伴って起こり，エナメル質に覆われている歯冠が口腔粘膜を破って萌出する．乳歯は12ヵ月までに萌出し，7歳位から永久歯へと交換し，これが20歳位まで続く．永久歯の原基は胎児にはすでに認められる．

口腔上皮の肥厚 Thickening of the oral epithelium

胎生6週において，将来の歯列となる部分の口腔粘膜が肥厚する．この時期を歯堤期と呼ぶ（図13.17）．これらの上皮細胞の種々の因子が直下の間葉細胞に影響を及ぼす．間葉は外胚葉由来の神経堤に由来することから，これらの組織は外胚葉性間葉と呼ばれる．

蕾状期：初期発生 Bud stage：early definitive tooth

歯堤が陥入して，シグナル因子に反応して集まった外胚葉性間葉細胞に囲まれた球形の蕾を形成する．**歯胚** tooth bud の上皮細胞は分化して**エナメル器** enamel organ が形成される（図13.17）．

帽状期：歯胚 Cap stage：the tooth germ

エナメル器は帽状期になると，くぼんだ表面となる（図13.18）．この形は上皮細胞からのシグナルにより規定される．帽子状のエナメル器を囲む間葉細胞は**歯乳頭** dental papilla といわれ，その側面の細胞とエナメル器の外側の細胞は歯小嚢と呼ばれる．エナメル器はエナメル質を形成し，歯乳頭は象牙質と歯髄を形成し，歯小嚢はセメント質，歯根膜と歯槽骨を形成する．帽子の内側の上皮は**内エナメル上皮** inner enamel epithelium と呼び，将来エナメル質を形成するエナメル芽細胞となる．

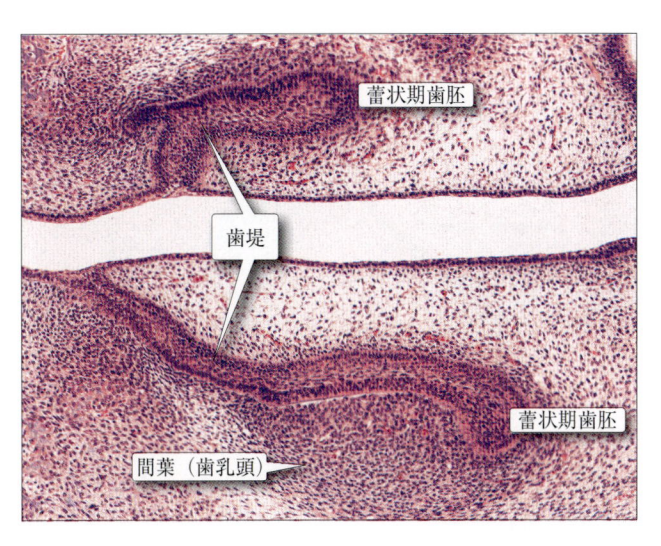

図13.17　歯堤と蕾状期
口腔上皮が分化して間葉に陥入する．これは歯堤と呼ばれ，逆Y字のように幹と2つの腕をもつ．1つの腕は頬側溝となり，ほかの腕はさらに伸びて成長する歯となる．上皮の肥厚はシグナル（線維芽細胞成長因子：FGF）を分泌し，周囲の間葉組織の分化を促す．間葉に嵌入した上皮の分化が終わり，分離した歯胚となる．上皮細胞はエナメル質を形成し，集積した外胚葉性間葉は象牙質と歯髄になる．間葉細胞は骨誘導因子 bone morphogenetic protein（BMP）を分泌し，上皮細胞に働く．歯の位置が隙間により離れているのは，歯が存在する部位の間のBMPとFGFの拮抗的な信号により制御されていることによる【訳注：歯の形成にはFGFやBMPのみならず多くの分子の関与により制御されている．】．HE染色，パラフィン切片．×100．

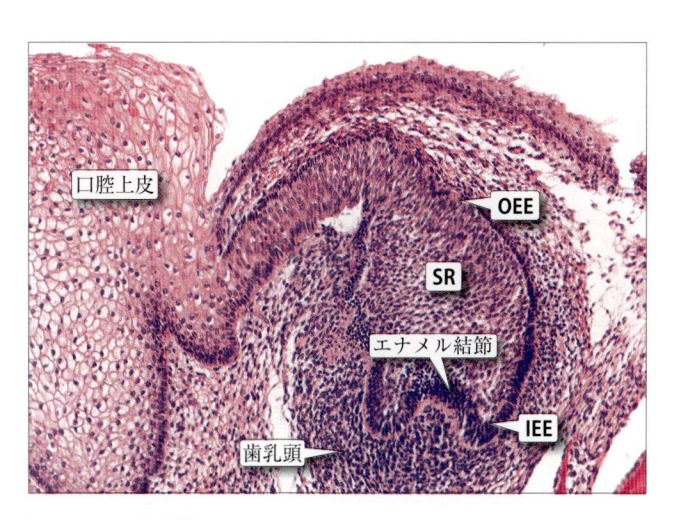

図13.18　帽状期
上皮はBMPシグナルに反応しエナメル結節を形成し，エナメル結節は上皮の分化を促進するFGFを分泌する．その結果間葉組織を覆う帽子状の形態となる．帽状期歯胚が歯堤と連続している．間葉に近接する分化した上皮細胞は内エナメル上皮（**IEE**）と呼ばれ，将来エナメル芽細胞となる．帽子の外側に相当する部位の上皮は外エナメル上皮（**OEE**）と呼ばれる．星状網（**SR**）の細胞は細胞外物質を分泌する．HE染色，パラフィン切片．×120．

歯

鐘状期：歯冠の決定 Bell stage：defining the future crown

エナメル器の外側の細胞層を**外エナメル上皮** outer enamel epithelium と呼ぶ．エナメル器の間質部には星状の形をした細胞が互いにデスモソームにより隣接している．これらは**星状網** stellate reticulum と呼ばれ多くの細胞外物質を分泌する（図 13.19a, b）．内エナメル上皮細胞が近傍の**歯乳頭** dental papilla の細胞を**象牙芽細胞** odontoblast へ分化させ，これにより象牙質が形成される．内エナメル上皮細胞と分化している象牙芽細胞の相互作用により**象牙−エナメル境** dento-enamel junction の形態すなわち歯冠の形態が決定される．

象牙質形成 Dentinogenesis

鐘状期の後期になると，象牙質，次いでエナメル質の形成が開始する（図 13.20）．「釣鐘」の最初の形は象牙芽細胞による象牙前質の分泌とその後の石灰化により形作られる．象牙質の石灰化により，内エナメル上皮細胞から幼若なエナメル芽細胞への分化のシグナルが産生される．硬組織形成には象牙芽細胞とエナメル芽細胞の間にある基底膜の破壊が必要である．基底膜がなくなった結果，象牙−エナメル境でのエ

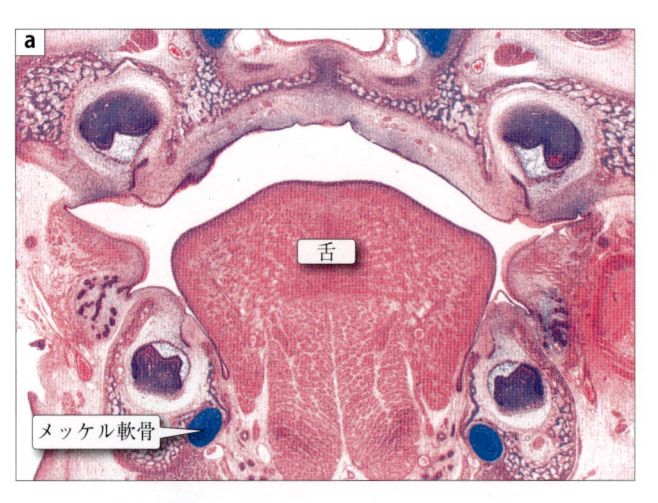

図 13.19a　鐘状期
ウサギの胎仔の前頭断切片．発育中の上顎と下顎に歯の形成が認められる．エナメル器は釣鐘状の形に似ており，歯乳頭より濃染されている．メッケル軟骨 Meckel's cartilage が認められるが，これは神経堤細胞から由来する第一鰓弓の軟骨の遺残物である．HE/アルシアンブルー染色，パラフィン切片．×9．

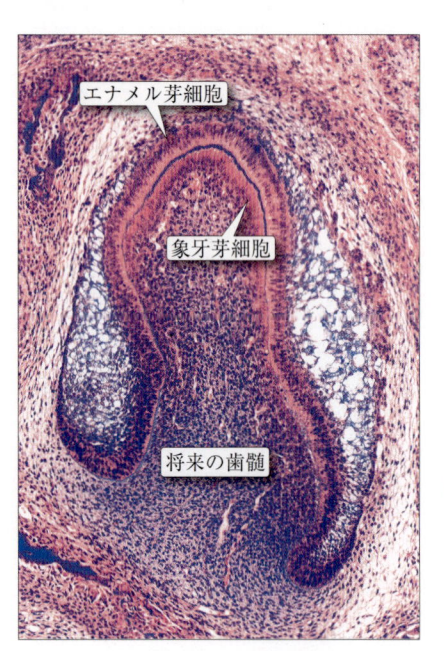

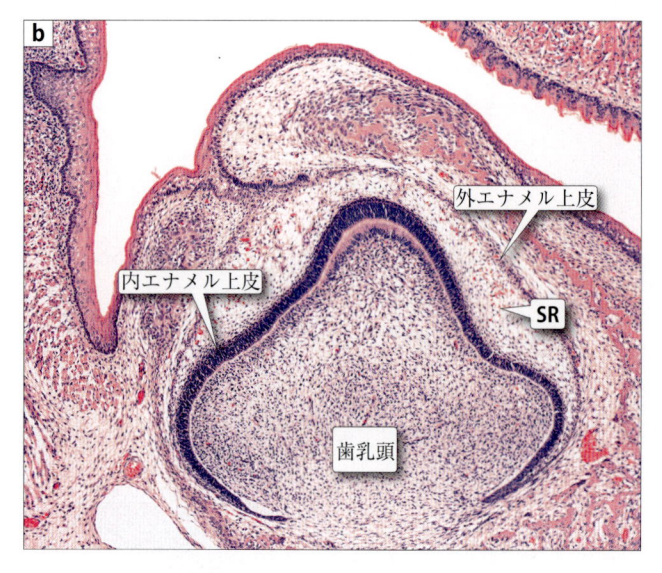

図 13.19b　鐘状期
将来の歯冠の形態は内エナメル上皮と歯乳頭の境界の形により規定される．内エナメル上皮による象牙芽細胞への誘導は象牙前質の初期の形成と関連する．象牙前質が石灰化し，それにより内エナメル上皮の細胞がエナメル芽細胞へ分化する．外エナメル上皮近くの血管は星状網（**SR**）へ栄養供給し，星状網はエナメル芽細胞によるエナメル質形成を助ける．HE/アルシアンブルー染色，パラフィン切片．×100．

図 13.20　象牙質形成
鐘状期後期の歯根部の中心部を示す．象牙芽細胞とエナメル芽細胞は互いに逆の細胞極性を示し隣接する．これらの細胞が隣接して認められるのはエナメル質と象牙質の形成の初期である．HE/アルシアンブルー染色，パラフィン切片．×130．

13 口腔・歯と唾液腺

ナメル質と象牙質の間の強固な接着が生じる（図 13.21）．象牙芽細胞は背の高い円柱形の細胞で，象牙質に 1 本の長い細胞突起を伸ばし，象牙細管に認められる．象牙芽細胞により石灰化基質が分泌される（図 13.22）．象牙質は多孔性の組織であり，微生物は象牙－エナメル境を越えて歯髄に直接侵入することができる．

エナメル質形成 Amelogenesis

　エナメル芽細胞は象牙質が石灰化されるまでは形成されない．エナメル芽細胞は背の高い円柱状であり，長い細胞質は象牙芽細胞とそれらから分泌された象牙質に隣接して**トームス突起** Tomes' process と呼ばれる三角形の形態を示す．この突起を通して一次エナメル質が形成され，それが石灰化す

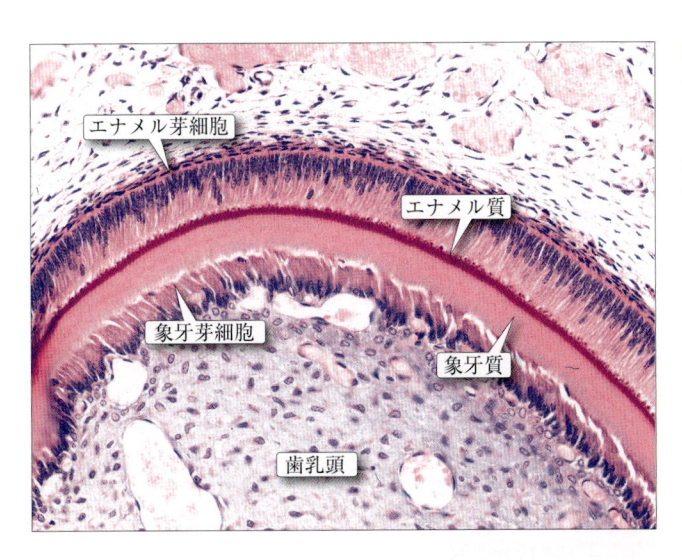

図 13.21　象牙－エナメル境
エナメル芽細胞はエナメル質形成に関与する．象牙芽細胞は象牙前質の形成を調節する．象牙前質は石灰化し象牙質となる．歯の発生の初期段階では将来のエナメル芽細胞と象牙芽細胞に分化する細胞は上皮と間葉の境の基底板により隔てられている．この基底板が破壊され，エナメル質と象牙質の間の結合が象牙－エナメル境となる．この過程はそれぞれの層に局所に作用する成長因子により調節される．HE/ アルシアンブルー染色，パラフィン切片．× 220.

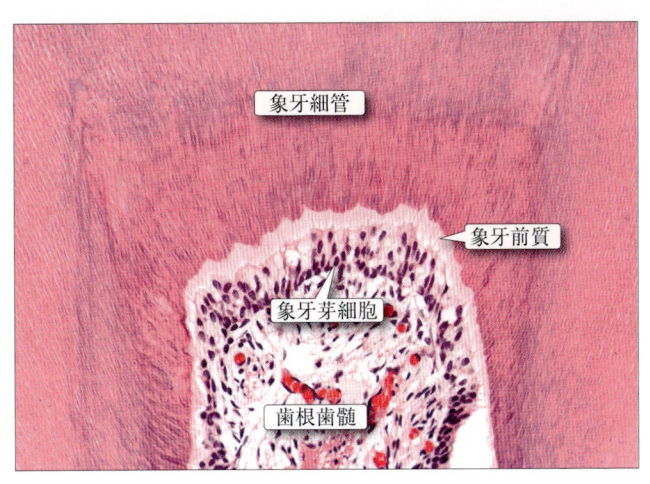

図 13.22　象牙細管
歯根歯髄 root pulp に隣接する象牙質．象牙芽細胞が最初石灰化していない象牙前質と一緒に認められる．象牙芽細胞は象牙前質が石灰化する局所環境を作っている．象牙芽細胞突起は象牙細管と呼ばれる円柱状の管の中を象牙質に伸びる．細管は徐々に分枝しつつ細くなる．象牙細管に近接する部位の象牙質は高度に石灰化し，コラーゲンに欠ける．象牙質の添加は歯髄が生きている間は継続的に起こる．HE 染色，パラフィン切片．× 150.

る（図13.23a, b）．エナメル小柱は，エナメル質形成の間にエナメル芽細胞が外側へ移動した結果できるエナメル基質の柱である．エナメル芽細胞はエナメル質形成が終了して変性する．エナメル芽細胞，星状網細胞と外エナメル上皮細胞が融合して完全に形成された歯冠のエナメル質を覆う単層の上皮鞘となる．この鞘は歯の萌出まで存在する．

歯乳頭とそれを囲む歯小嚢は歯根，セメント質と歯根膜を形成する．

Tip：象牙質は最初に形成される歯の硬組織であり，内エナメル上皮細胞が幼若エナメル芽細胞になる前に石灰化する．象牙質は骨と類似した成分であり神経支配を受けている．しかしながら骨と異なり，象牙質には埋め込まれた細胞や血管は存在しない．象牙質には再生能力があるが，それはきわめて限られている．エナメル質は高度に石灰化した組織であるが，骨と異なりコラーゲンを含まない．

扁 桃

口腔内でリンパ組織の集約した部分を**扁桃** tonsil と呼ぶ．すなわち咽頭扁桃，口蓋扁桃，舌扁桃がある．舌扁桃については舌と関連してすでに述べた．扁桃はリンパ組織塊の環（**ワルダイエルの輪** ring of Waldeyer）を形成し，多くのリンパ球の増殖野である胚中心をもつ多数のリンパ結節やリンパ濾胞が含まれる．扁桃にはリンパ液を排出する輸出リンパ管はあるが，輸入リンパ管は認められない．

咽頭扁桃 Pharyngeal tonsils

咽頭扁桃は大きくなれば**アデノイド** adenoid と呼ばれる．呼吸型の上皮で覆われた鼻咽頭部の正中線に認められるひとかたまりのリンパ組織塊である．粘膜は波打っているが，陰窩は認められない．この扁桃は耳管に続き，そこでは耳管扁桃と呼ばれる．

口蓋扁桃 Palatine tonsils

口蓋扁桃は単に扁桃とも呼ばれ，咽頭扁桃よりも大きい．

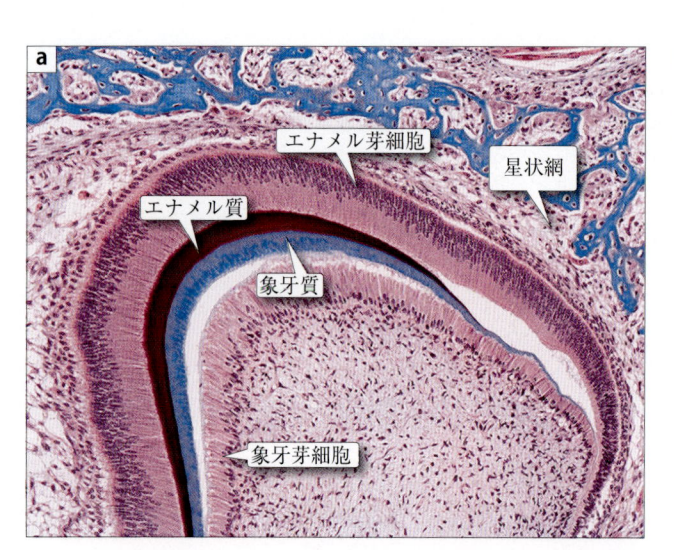

図 13.23a　エナメル質形成
極性を示すエナメル芽細胞が有機基質を分泌し，これが石灰化する．時間の経過によりエナメル芽細胞は形成したエナメル質から離れていく．それと同時に星状網は徐々に萎縮し細胞間の物質が消失する．エナメル芽細胞は星状網や外エナメル上皮近傍の胞状の毛細血管から栄養供給を受ける．エナメル基質の柱はエナメル小柱と呼ばれる．象牙芽細胞，象牙質が認められる．また組織切片作製時に生じた空隙に注意すること．HE/アルシアンブルー染色，パラフィン切片．×80．

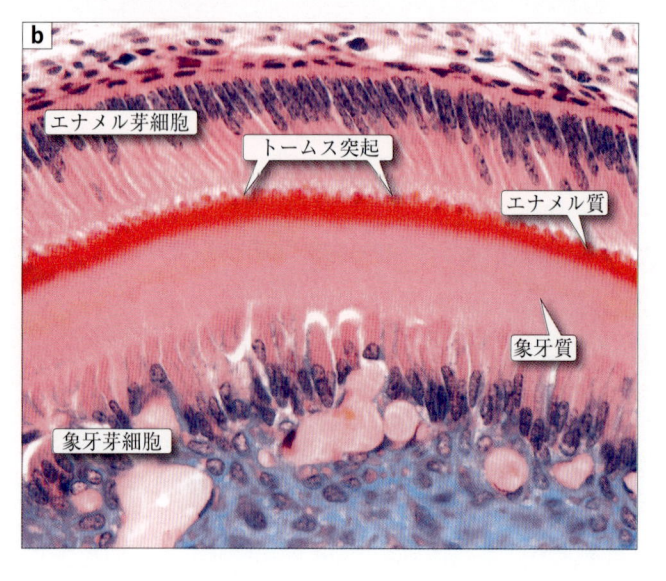

図 13.23b　象牙−エナメル境の強拡大像
エナメル芽細胞の不規則な突起はトームス突起と呼ばれ，ここからタンパク質，主にアメロジェニンが分泌され新しいエナメル質が形成される．石灰化はヒドロキシアパタイト結晶の添加により起こり，これにより発育中のエナメル小柱の三次元的な特徴ができあがる．エナメル質と象牙質の間の基底膜の分解により象牙−エナメル境が波形の形状となり強固に機械的に結合することになる．エナメル質は象牙質よりももろく，象牙質により歯に加わった力を緩衝する．マッソントリクローム染色，パラフィン切片．×500．

口咽頭部の外側で第三大臼歯 third molar の後方に位置し，重層扁平上皮に覆われ，扁桃陰窩を形成する（図 13.24a〜c）．幼児期においては頻繁に炎症（**扁桃炎 tonsillitis**）を起こすが，これは陰窩の異物を唾液により洗浄する作用がない結果，細菌性感染や慢性炎症が起こると考えられる．

舌扁桃 Lingual tonsils

舌扁桃は舌の後方 1/3 に認められ，有郭乳頭から喉頭部にあり，その上皮は口腔粘膜上皮と似ている．リンパ小胞の間に多くの陰窩が認められ，深部に不完全な被膜が認められる（図 13.5 参照）．

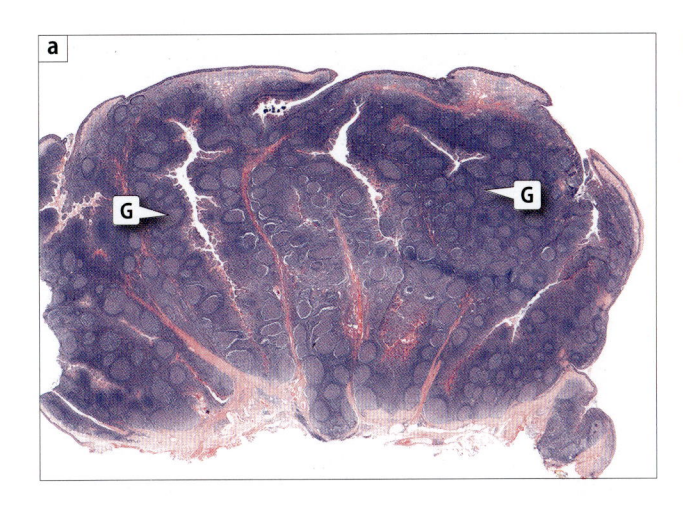

図 13.24a　口蓋扁桃
口蓋扁桃の低倍像　口蓋粘膜が入り組んだ陰窩が分化中のリンパ球からなる胚中心（**G**）が主なリンパ濾胞と関連して認められる．外側には B リンパ球があり，濾胞間に T リンパ球が存在する．結合組織の仕切り部は深部の線維性被包と連続し，それにより外科的な扁桃切除術の際に摘出が容易となっている．口蓋扁桃はワルダイエルの輪の一部である．ワルダイエルの咽頭輪は口咽頭部の扁桃である舌扁桃，咽頭扁桃，耳管扁桃から形成されている．HE 染色，パラフィン切片．×5．

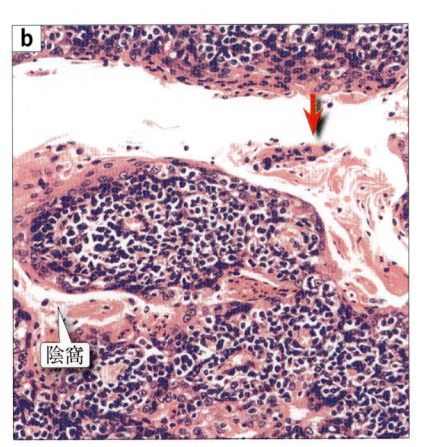

図 13.24b　扁桃陰窩の高倍率像
非角化上皮が強く折れ曲がり，棍棒状の突起を形成し陰窩内に突出し，二次陰窩を形成している．陰窩を覆うリンパ組織と扁平上皮との境界は区別がつきにくい場合がある．リンパ組織にはリンパ球，形質細胞，好中球があり，表層に遊走して上皮の遺残とともに陰窩の内へこぼれ落ちる（矢印）．口蓋扁桃は大きさもいろいろであり，小児期に感染を起こすことがあり，炎症性変化により肥大する．HE 染色，パラフィン切片．×150．

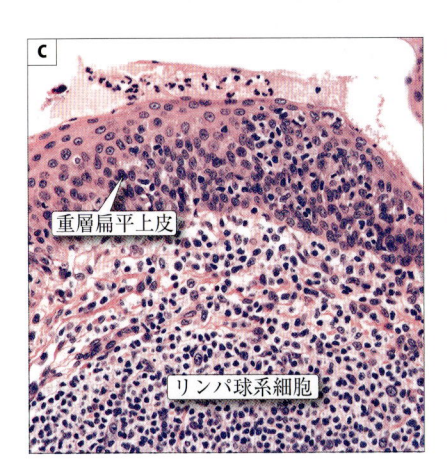

図 13.24c　扁桃陰窩
リンパ球，好中球，形質細胞が扁桃陰窩の扁平上皮を越えて管腔表層へ移動する．管腔には常在微生物，粘液物質，食物残渣が認められる．上皮は樹状細胞（銀染色でもっともよく観察することができる）も認められ，リンパ球に抗原を呈示し免疫応答の開始を助ける．口腔からの外来抗原は B リンパ球を刺激し抗体産生を促し，口腔での免疫防御に重要な役割を果たす．HE 染色，パラフィン切片．×180．

軟口蓋と喉頭蓋

　軟口蓋 soft palate は**硬口蓋** hard palate の後方への延長部であり，可動性である．構音を助け，**嚥下** swallowing の際に食物が鼻腔に逆流するのを防止する働きがある．軟口蓋の組織は単純であるが多様である（図13.25）．軟口蓋の上面（咽頭面）の上皮は杯細胞を伴う偽重層線毛円柱上皮であり，下面（口腔面）では重層扁平上皮となる．軟口蓋の中央部には腱膜と口蓋筋群からの骨格筋があり，リンパ小節や豊富な粘液腺が認められる．

　嚥下の際に食物や液体は葉状あるいはスプーンのような形をした軟骨性の喉頭蓋（図13.26a，b）により喉頭や気管に入ることはない．この舌側表面と咽頭面の尖端部は重層扁平上皮により覆われているが，その下方では典型的な呼吸型上皮へと移行している．喉頭蓋の芯は弾性軟骨であるが，ところどころ結合組織や脂肪細胞の小塊で連続性が途切れていることがある．上皮の下の粘膜固有層には粘液腺が認められる．

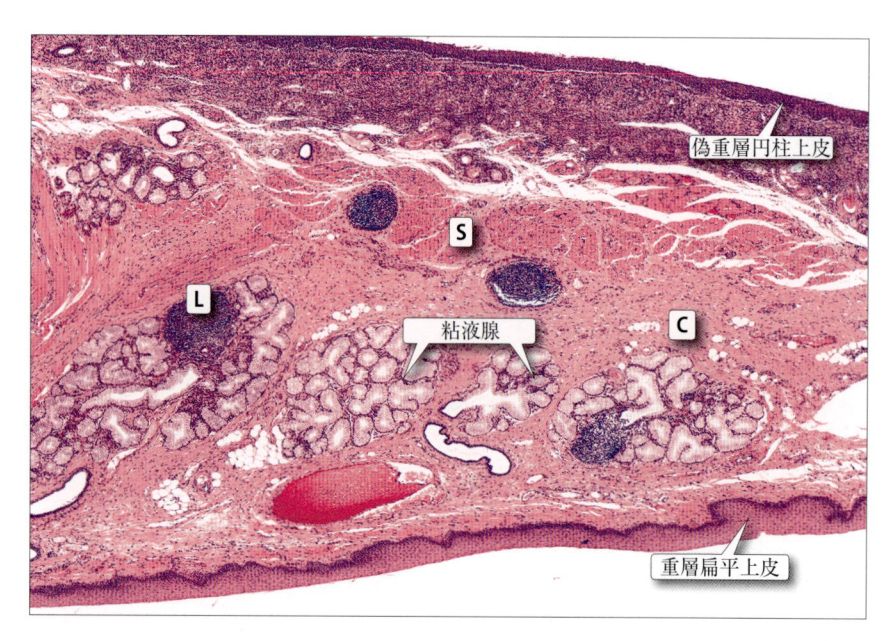

図 13.25　軟口蓋
硬口蓋の後方への筋が伸びた部位であり，嚥下の時には上方へあがり，食物や液体が鼻腔に入るのを防ぐ．上方の鼻腔側は偽重層円柱上皮であり，口腔側は重層扁平上皮である．粘液腺，導管，骨格筋（**S**），リンパ組織（**L**），緻密結合組織（**C**）が認められる．HE 染色，パラフィン切片．×15．

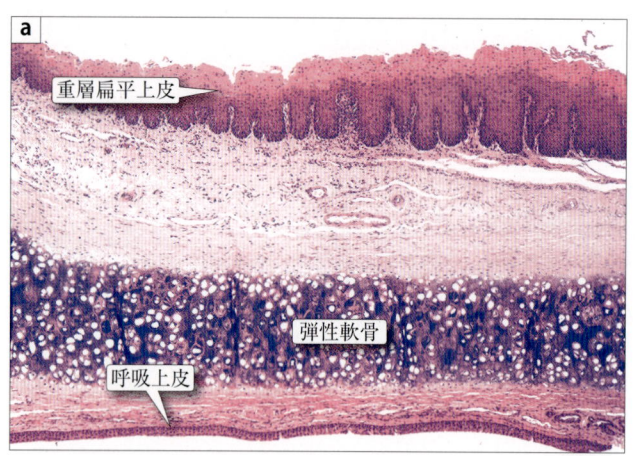

図 13.26a　喉頭蓋
喉頭から上方の咽頭に伸びる喉頭蓋には，弾性軟骨，粘膜固有層が認められる．舌側面と喉頭上部側面の上皮は重層扁平上皮であり，後下面は呼吸上皮である．嚥下時には喉頭蓋は後方に倒れ，食塊が気道へ入るのを防ぐ．HE 染色，パラフィン切片．×40．

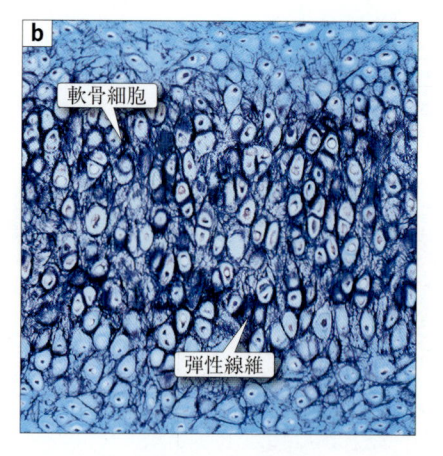

図 13.26b　喉頭蓋の弾性軟骨
軟骨小腔に軟骨細胞が認められ，基質には弾性線維が豊富であり，硝子軟骨よりも濃染される．繰り返しの折れ曲がりに耐える．軟骨は，不連続な部位や脂肪組織により連続性を示さない場合がある．ゴモリトリクローム染色，パラフィン切片．×150．

臨床的所見

　口腔領域の疾患は，まれであるとも一般的であるともいえる．前者の例として，舌やリンパ組織，唾液腺を含めた口腔粘膜の感染は比較的珍しく，微生物の存在を考えれば比較的まれであるといえる．一方，う蝕や歯肉炎を含めた歯周疾患はヒトがもっとも罹患しやすい疾患の1つである．

口腔粘膜と舌 Oral mucosa and tongue

　アフタ性口内炎 aphthous stomatitis などのような口腔粘膜の小さな潰瘍は，痛みを伴い孤立性あるいは多発性であり，再発することが多い．病因は多様であるが，細菌，ウイルス，擦過，過敏性などである．通常，傷は瘢痕を残さずに治癒する．**単純ヘルペスウイルス**（Ⅰ型：herpes simplex virus type I）の感染は水疱，びらんあるいは潰瘍を生じさせ，歯肉や口腔粘膜あるいは口唇に認められる．潰瘍は通常瘢痕を残さず自然治癒する．**口腔カンジダ症** oral candidiasis は口腔内に常在する**カンジダ** Candida albicans による口腔粘膜の真菌感染である．病巣は真菌の菌糸を含む白斑状を示し，義歯の適合が悪い患者や，免疫不全症，糖尿病の患者等に認められる．通常，抗真菌剤による局所処置で菌は根絶される．**バイオフィルム** biofilm とは口腔表面を覆う薄い層であり，細菌が存在する．ヒトの口腔には数千もの種々の常在菌が存在し，特に舌や歯に関連して認められる（図13.27）．舌の細菌環境により**口臭** halitosis の原因となることもある．

　地図舌 geographic tongue（erythema migrans）は非感染性の炎症であり，不規則な赤みを帯びた斑点状の領域が黄白色の境界で仕切られたような状態であり，糸状乳頭がなくなり，好中球が過度に集積する．口腔粘膜にも波及する場合があり，病変部の形や位置が変化する．病因は不明であるが，症状は過敏反応である．**白板症** leukoplakia は臨床的名称であり，組織学的名称ではない．口腔内のどの部位でも認められ，単一あるいは複数の境界が明瞭な白斑である．多くの白斑には肥厚，過角化あるいは形成異常などの上皮の異常が認められ，10%は悪性に転換すると考えられている．病因は多様であり，タバコ，アルコール，ビンロウジを噛むことなどが挙げられる．重層扁平上皮癌は口腔粘膜にもっとも多く認められる悪性腫瘍で，誘発因子は白板症と同じである．

唾液腺 Salivary glands

　すべての唾液腺において炎症や感染，腫瘍の発生が認められる．**流行性耳下腺炎**（俗に言うおたふく風邪）mumps（paramxzovirus）は耳下腺でもっとも多く認められる急性のウイルス性疾患であり，感染した唾液により伝播する．膵臓や精巣にも感染し，炎症を起こす．腺はリンパ球，形質細胞，マクロファージが浸潤し，上皮の変性が起こる．おたふく風邪は小さな子どもに最も多く認められるが，MMRワクチン（はしか－おたふく風邪－風疹ワクチン）を計画的に投与することにより，発生率は低下する．

　唾液腺腫瘍の多くは良性であり，多くは導管と筋上皮細胞成分の混在性であり，**多形性唾液腺腫** pleomorphic salivary adenoma と呼ばれる．**ワルティン腫瘍** Warthin's tumor などの導管上皮由来の単一細胞腫瘍には腫瘍細胞を含む．これらの腫瘍は囊胞性で良性である．悪性腫瘍はすべての唾液腺に認められるが，小唾液腺により多く認められ，これらの多

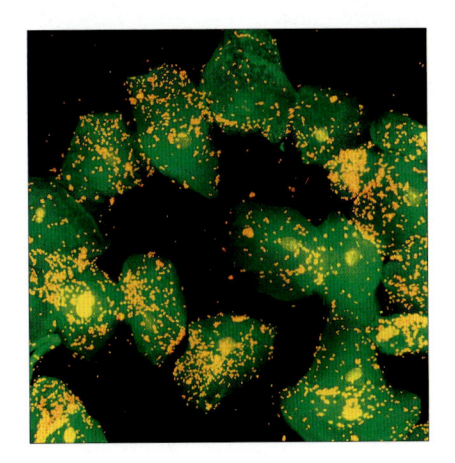

図13.27　口腔内の微生物
頬粘膜を爪楊枝で剥離し，スライドグラスに塗布した頬粘膜上皮細胞の蛍光写真．上皮細胞の中心の核がある．多くの細菌が細胞の表層に付着している．オレンジの蛍光が細菌のRNAである．アクリジンオレンジ染色，×400．

くは癌腫である.

う蝕と歯周病 Dental caries and periodontal diseases

う蝕 dental caries はいくつかの因子の相互作用の結果であり，歯の石灰化部分にもっとも多発する慢性疾患である．う蝕は酸によるエナメル質の破壊であり，それが進行して象牙質が脱灰され，微生物が歯髄に侵入し，その結果炎症，感染，歯髄壊死，囊胞形成を引き起こしたものである．

う蝕は細菌による感染症であり，口腔内のバイオフィルムの細菌コロニーが唾液からの糖タンパク質や食物残渣と結合し，その結果**歯垢** dental plaque を形成し，これが歯の表面に接着して起こったものである．**ミュータンスレンサ球菌** *Streptococcus mutans* のような細菌が炭水化物，特にショ糖を代謝し，エナメル質を脱灰する有機酸を産生する．唾液は酸を中和し，殺菌作用を示す．生の食品や自然食品（加工されていないもの）は歯冠には付着せず，歯の表面をきれいにし，その結果歯垢の集積を防ぐ．水道水への**フッ素** fluoride 添加により特に形成期の歯のエナメル質においてフッ化アパタイトを形成させることが可能となり，このフッ化アパタイトはエナメル質のアパタイトよりも酸に溶解しにくい．う窩を含めた進行性の疾患で，処置せずに放置しておくと微生物が象牙質に達し，さらに歯髄で炎症性の反応を起し，痛みをもたらす．歯髄の壊死や膿瘍，囊胞形成が起こると根管治療，歯内療法（壊死組織の除去と不活性材料による填塞）あるいは抜歯が必要となる．

歯垢が石灰化すると**歯石** calculus, tartar となり，これが歯と歯肉の間に楔状に入り込むと細菌の侵入を許し，その結果歯肉炎や歯周炎になり，この感染が歯槽骨に波及すると骨髄炎の原因ともなる．歯周炎は成人においてう蝕を含めたほかのいかなる疾患よりも歯の喪失の原因となる．炎症で弱められ，毒素，内毒素，タンパク分解酵素などにより直接的あるいは間接的侵襲により歯周組織が破壊されると，歯の支えが弱くなり，ついには脱落する．**ビタミンC欠乏** vitamin C deficiency（**壊血病** scurvy）ではコラーゲンの形成障害とコラーゲンに富む歯根膜の障害により歯が喪失する．

扁桃と喉頭蓋 Tonsils and epiglottis

扁桃炎と**咽頭炎** pharyngitis は同時に起こることが多いが，これは複合侵襲が珍しくない小児でよく認められる．原因となる物質ははっきりとは同定されていないが，ウイルス性か細菌性，あるいはウイルス性と細菌性の複合感染によるものと考えられている．好中球と滲出液（膿）の扁桃陰窩への滲出により扁桃が発赤肥大するのが典型的な症状である．リンパ濾胞が大きくなり，リンパ芽球が増加する．扁桃炎は普通は自然治癒するので，症状を寛解するのが通常の処置である．しかしながら繰り返し起こる場合は扁桃摘出術を行う．

エプスタイン・バー Epstein-Barr ウイルスの感染による**伝染性単核症** infectious mononucleosis（**腺熱** glandular fever）も扁桃炎を惹起する．

アデノイドは咽頭リンパ組織の慢性炎症性過形成で，処置しない場合には睡眠時無呼吸症候群や耳管閉鎖による中耳感染症を引き起こすことがある．

喉頭蓋炎 epiglottitis は通常インフルエンザウイルスにより起こり，小児の場合は炎症性に肥大した組織が気道を閉鎖し，重篤な致死的障害を引き起こすことがある．

14

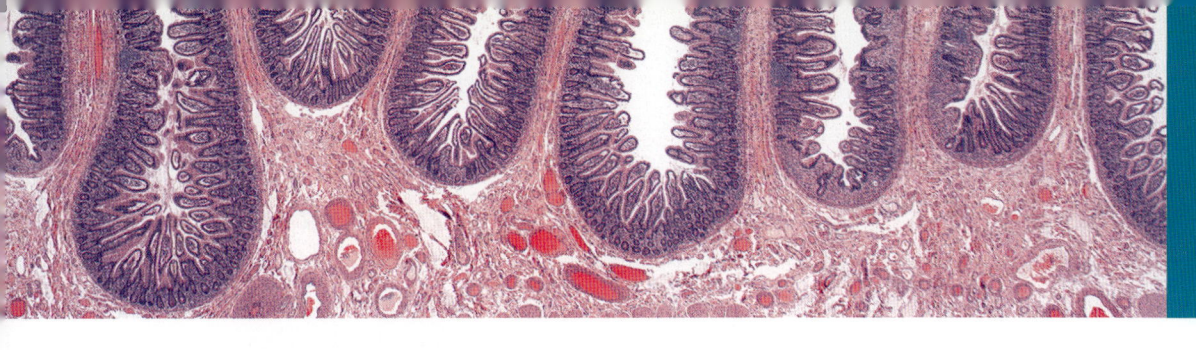

消化管 Gastrointestinal tract

食道 esophagus から肛門管 anal canal まで消化管 gastrointestinal tract, alimentary canal, gut は基本的に中空の筋性の管であり，内部 internal の粘膜は部位によって組織学的および機能的に違いがある．消化管は全長にわたってよく似た構造をしているが，構成する部分を識別して各部分がどういう役割を果たすのかを理解する秘訣は，全体を見てから個々の部位を詳細に観察するのではなく，むしろ観察部位を詳細に調べながら，系統立って顕微鏡観察を行うことである．学生はしばしば消化管の組織構造を間違えるが，これは名前が付いている各々の部位に特有な，あるいは他とは違った組織学的特徴があることを理解していないからである．

消化管は，図14.1に示すように，4つの層からなる．内腔から始めて外方に向かって4つの層を並べると，以下のようになる．

- **粘膜** mucosa, mucous membrane：**上皮** epithelium，結合組織（**粘膜固有層** lamina propria），薄い平滑筋（**粘膜筋板** muscularis mucosa）からなる．
- **粘膜下組織** submucosa：結合組織と支持組織からなる．
- **筋層** muscularis externa：2層（**内輪走筋** inner circular muscle，**外縦走筋** outer longitudinal muscle）の厚い平滑筋からなる．
- **漿膜** serosa あるいは**外膜** adventitia：外表面を被覆する薄い部分で，結合組織と上皮細胞からなる．

組織学的構造が消化管の部位によって本質的に異なることがわかるように，上記の4層の組織構造を1つの断面に重ね合わせて，4つの各層の基本的な組織学的特徴と消化管全長を通じての構造変化を下に図示した．消化管は**口腔** oral cavity から**直腸** rectum までの全長にわたり，かなりの量の液体を**分泌** secretion し**吸収** absorption する．摂取した**液体** fluid と消化管および**付属腺** gut-associated gland からの分泌液の総量は，1日約8〜9Lである．**小腸** small intestine はこの大部分を吸収し，残りの約1.5Lが**結腸** colon に流れる．排泄される糞便に含まれる量の100 mLを除いて，結腸は残りのすべての液体を吸収する．平均すると一生涯で消化管は約100トンの食物を処理する．

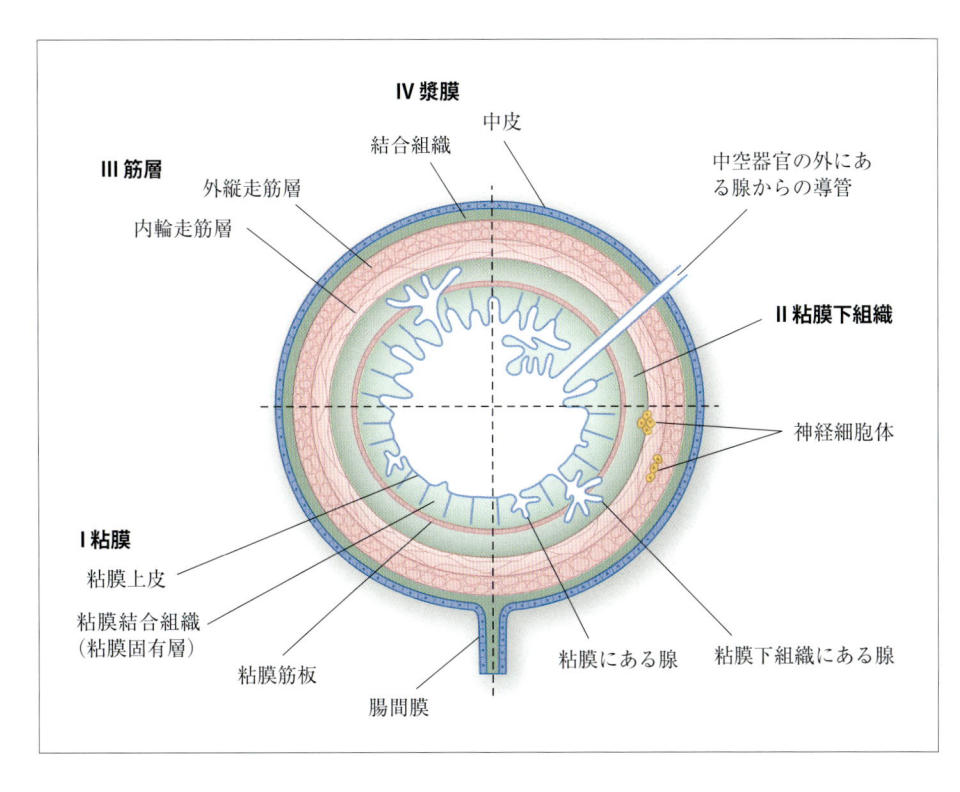

図 14.1 消化管の一般的構造

粘膜上皮はたいていヒダを作り特定の部位に特徴的な細胞型を含有する．自律神経系の神経叢は粘膜下組織と筋層にある．平滑筋の層によって蠕動運動などの局所での収縮と弛緩の周期が調節される．漿膜は中皮とその下の薄い結合組織からなる．消化管壁内あるいは外部の腺からは分泌物が導管を通って内腔に注ぎ込む．（From Telser AG. Elsevier's integrated histology. Philadelphia：Mosby/Elsevier, 2007. With permisson）

一般的な組織構造

基本構造 Basic architecture

食道，胃 stomach，小腸，大腸 large intestine の組織構造にはそれぞれ特有な特徴があり，それは以下に述べる構成部分が変化したものである．

粘　膜 Mucous membrane or mucosa

この部分は内腔に面する組織を含み，外方（すなわち，深部）へは薄い輪走する**平滑筋** smooth muscle の層（粘膜筋板）まで及ぶ．

表層の上皮 Surface epithelium

表層の上皮は**基底板** basal lamina の上に存在するが，主な構造変化を図 14.2a～d に示す．食道と肛門管を除いて，消化管の上皮は**単層円柱上皮** simple columnar epithelium であるが，部位によって特定の分化をしているので見分けがつく．上皮は選択的な障壁として働き，これには吸収と分泌の役目があり，また免疫の見張り役として重要な役割も果たしている．

消化管の上皮は，非常に動的な構造である．つまり，消化管の上皮細胞は，**幹細胞** stem cell の細胞集団から 5～6 日ごとに新生され，この細胞集団からは**吸収上皮細胞** absorptive cell, enterocyte，**分泌細胞** secretory cell，**消化管内分泌細胞** enteroendocrine cell，**パネート細胞** Paneth cell，**M 細胞** M cell などを含む分化したすべての**細胞型** cell type が生じる．**定住性** resident あるいは**一過性リンパ球** transient lymphocyte のような**免疫細胞** immune cell は消化管上皮にはよくみられるが，これらは血管あるいは関連するリンパ球が豊富な結合組織に由来する．吸収上皮細胞は小腸と大腸の上皮のうちで最も多数存在する細胞であり**消化機能** digestive function に関与する．分泌は消化管の中で多くの形態をとり，分泌能は特に胃と小腸で高い．消化管内分泌細胞の集団は，胃と腸の上皮では数十種類の細胞からなり，体内では最大のホルモン産生細胞の集団をなすと言われる．パネート細胞と M 細胞については後で述べる．

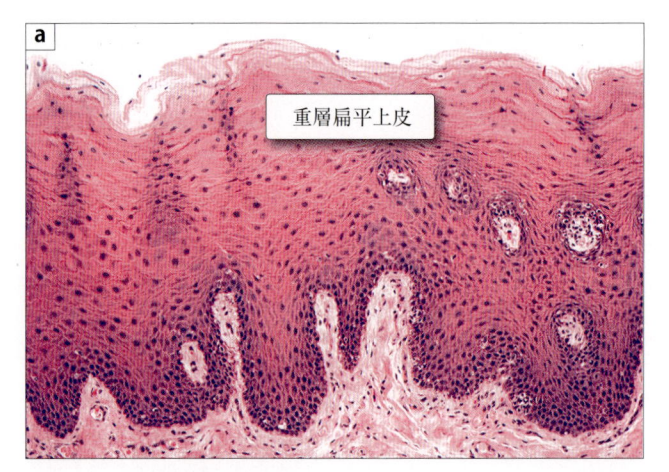

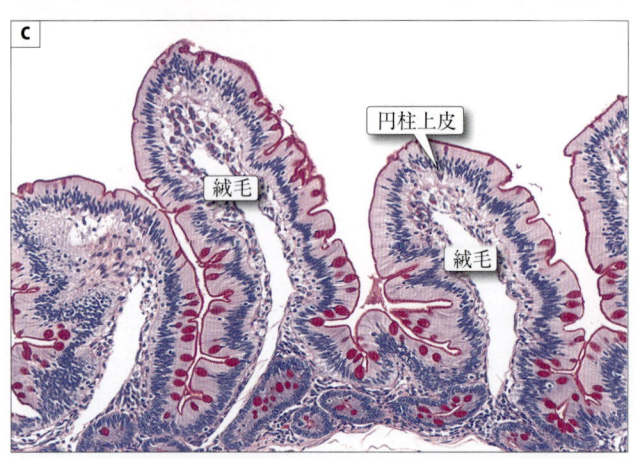

図 14.2　消化管上皮の相違
a タンパク質に対する障壁構造；重層扁平上皮は食道と肛門管にみられる．ヘマトキシリン・エオジン（HE）染色，パラフィン切片，×120．**b** 胃の分泌上皮；胃小窩と酸，粘液，消化酵素の前駆体を分泌する長い胃腺がみられる．HE 染色，パラフィン切片，×75．**c** 小腸の吸収上皮：指状の突起である絨毛によって表面積が広がる．HE/ 過ヨウ素酸 - シッフ periodic acid–Schiff（PAS）染色，パラフィン切片，×110．**d** 大腸の吸収上皮：粘液を分泌するとともに，水分と電解質を取り出すように変化した．HE 染色，アクリル樹脂切片，×100．

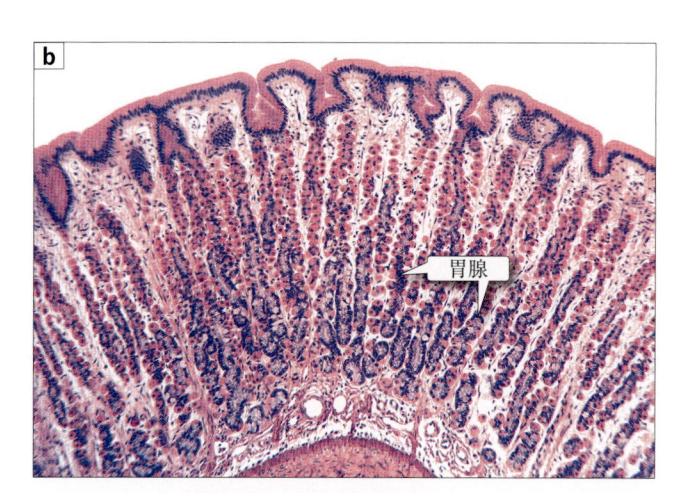

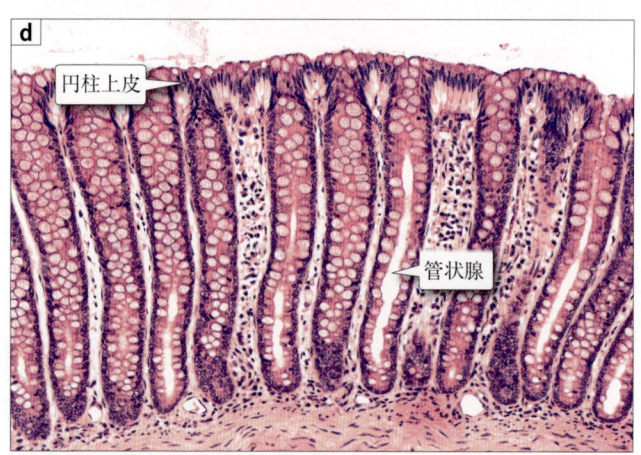

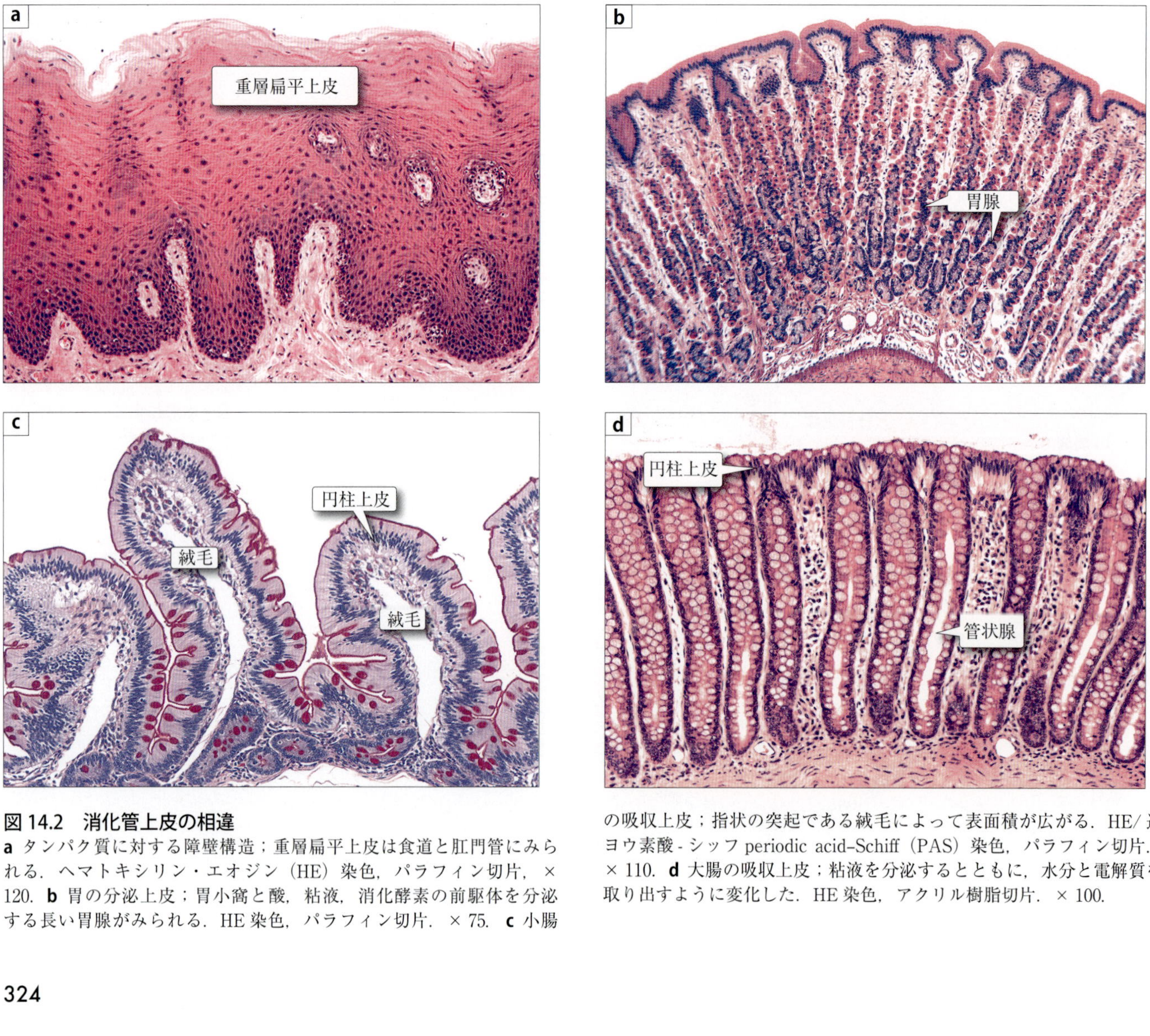

粘膜固有層 Lamina propria

表層の**上皮細胞** epithelial cell に隣接して粘膜固有層がある．この層は支持組織であり，神経や血管が豊富にあり，**免疫系** immune system の細胞も多く存在する（図14.3）．単に層の間のすきまを埋める結合組織として往々にして見過ごされていたが，粘膜固有層では上皮下にある**線維芽細胞** fibroblast と**間葉細胞** mesenchymal cell が**機械感覚性受容体** mechanosensory receptor として重要な役割をする．これらの細胞は**毛細血管** capillary，**感覚** sensory および**運動ニューロン** motor neuron，平滑筋，隣接する上皮細胞と接触して，**トランスフォーミング増殖因子** transforming growth factor（TGF）や**腫瘍壊死因子** tumor necrosis factor（TNF）などの**サイトカイン** cytokine や**アデノシン三リン酸** adenosine triphosphate（ATP）を放出する．基底板の線維芽細胞は，基底板の構成成分を合成することに加えて，上皮細胞の移動，増殖，透過性，分泌する性質，ならびに粘膜における**傷害** injury や**炎症反応** inflammatory response の制御にも寄与すると考えられている．腸の粘膜固有層は**抗体** antibody を産生する**形質細胞** plasma cell で満たされている．この細胞は腸管内腔へ毎日数グラムの **IgA 免疫グロブリン** IgA immunoglobulin を分泌する．

粘膜筋板 Muscularis mucosae

この薄い2層からなる平滑筋は，平坦ないし線状であるか，あるいは折れ曲がり，上皮と腺の輪郭に沿って存在する（図14.4a, b）．胃と小腸では，平滑筋の束は粘膜固有層にまで及ぶ．**腸管神経系** enteric nervous system に支配され（下記参照），この平滑筋が**収縮** contraction と**弛緩** relaxation を

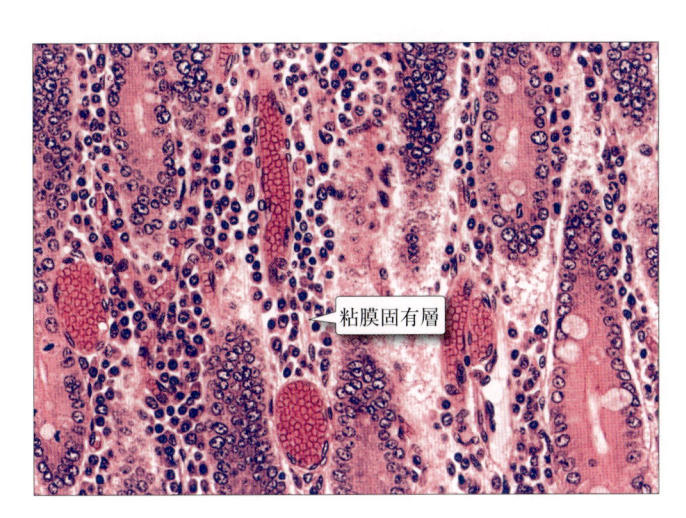

図14.3 粘膜固有層
粘膜固有層は消化管上皮を支持している疎性結合組織であり，神経や血管がみられ免疫細胞は豊富に存在し特に形質細胞とリンパ球が多い．これらの細胞は免疫の見張り役として必要不可欠であり，胃と腸の薄い上皮を保護している．粘膜固有層の間葉細胞と線維芽細胞は局所でシグナルを出して上皮の機能を調節し，粘膜の血管と神経の機能にも影響を及ぼす．HE染色，パラフィン切片．×200．

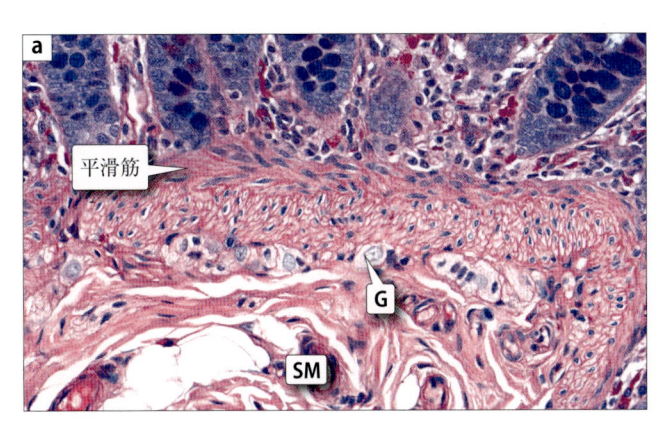

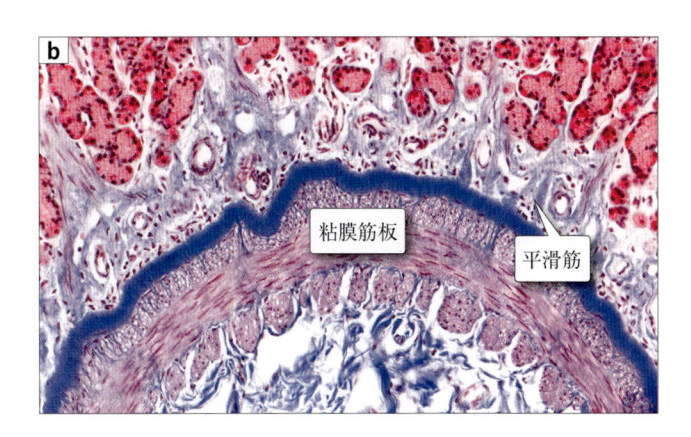

図14.4b 粘膜筋板
ブタの胃近位部では数層の粘膜筋板がみられ，最内側に斜走する層がその外側にある輪走筋と縦走筋の層に加わる．この追加された層は胃の幽門洞に近づくと減少する．この層は胃底部で顕著であるので胃の近位部での貯蔵機能は亢進するのかもしれない．粘膜筋板の平滑筋が粘膜固有層にまで及ぶのがわかる．HE/アルシアンブルー染色，パラフィン切片．×155．

図14.4a 粘膜筋板
薄い平滑筋の層が認められるが，この部位は粘膜の深層の境界位置を示す．たまに粘膜下組織にマイスネル神経叢の一部である神経節がみられる．この神経叢は粘膜筋板の活動を調節して粘膜の形を変化させるが，これは蠕動運動と消化管内腔で内容物が混合するのに必要とされる．マイスネル神経叢は粘膜下組織（**SM**）にある小型の神経節（**G**）としてよく知られる．この神経節を含む神経叢では最外側の筋層にみられるアウエルバッハの筋間神経叢よりも神経細胞の数は少ない．マイスネル神経叢は2つの相互に接続した神経叢からなる．1つは粘膜の直近にあり（本来のマイスネル神経叢），もう1つは筋層の内輪走筋の直近にある（ヘンレ神経叢）．解剖学的には異なるが，この2つの神経叢は単一の機能単位として働く．マイスネル神経叢とアウエルバッハ神経叢が関わる腸管の蠕動運動が開始するには，筋層と関連する特殊な歩調取り細胞，消化管内分泌細胞あるいは腸クロム親和性細胞と呼ばれる機械感受性の粘膜細胞，あるいは外部からの神経支配が必要である．粘膜下神経叢は粘膜と筋間神経叢の両方に影響を及ぼす．HE/アルシアンブルー染色，パラフィン切片．×180．

行うことによって粘膜の形状が変化するのを手助けして，こうして内腔にある内容物が混ざりやすくしている．消化管のいくつかの部位では，粘膜筋板が**腺** gland，**導管** duct あるいはリンパ球の**凝集** aggregation によって遮られていることがある．

粘膜下組織 Submucosa

この部位は厚さが一定しない**疎性結合組織** loose connective tissue であり，**血管** blood vessel と**リンパ管** lymphatic vessel が走行しており，この層の特定の部分には**粘膜下神経叢** submucosal plexus（**マイスネル神経叢** Meissner's plexus）の神経がある（図 14.5a, b）．遊走する**白血球** leukocyte と，量は一定しないが脂肪細胞もみられる．十二指腸 duodenum のような特定の部位では，腺（**ブルンネル腺** Brunner's gland）が顕著である．

筋　層 Muscularis externa

消化管の最外の壁をなし，たいていは厚く，構成している筋層は 2 層の平滑筋（胃では 3 層）からなる（図 14.6）．内層は輪走する平滑筋で，堅くらせん状に構築され，消化管腔を収縮させる役目をする．外層は縦走する平滑筋で，内層よりも伸長したらせん状であり，消化管の長さを調節する．この 2 層の間には**筋間神経叢** myenteric plexus（**アウエルバッハ神経叢** Auerbach's plexus）があり，腸管の**動き** motility や**括約筋** sphincter の機能などを調節する．

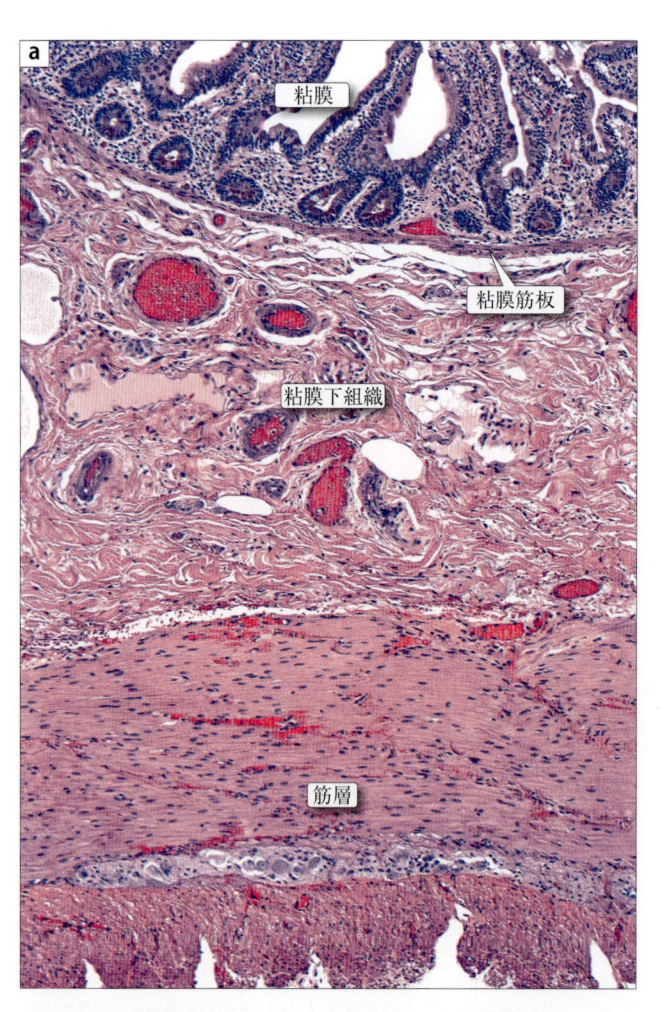

図 14.5a　粘膜下組織
粘膜下組織は粘膜の直下にある結合組織の層である．この層の広さは一定ではなく，細胞と細胞外の構成もいろいろで疎性結合組織から緻密のコラーゲン線維の束にまで範囲が及ぶ．この変化は固定が一定しないことや人為的に粘膜が筋層から引き離されることによって起こる．血管の供給が豊富であることに注目せよ．粘膜下組織には神経叢が広範囲に広がるが，通常のパラフィン切片では低倍率で容易には見えない．HE / アルシアンブルー染色，パラフィン切片．×25．

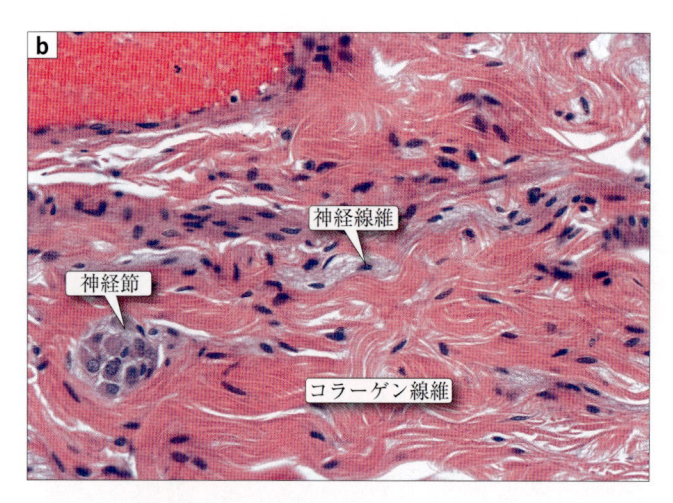

図 14.5b　粘膜下組織の細部
コラーゲン線維束が多方向に入り組んで走行し，マイスネル / ヘンレ神経叢，**無髄神経線維** unmyelinated nerve fiber がみられる．HE 染色，パラフィン切片．×400．

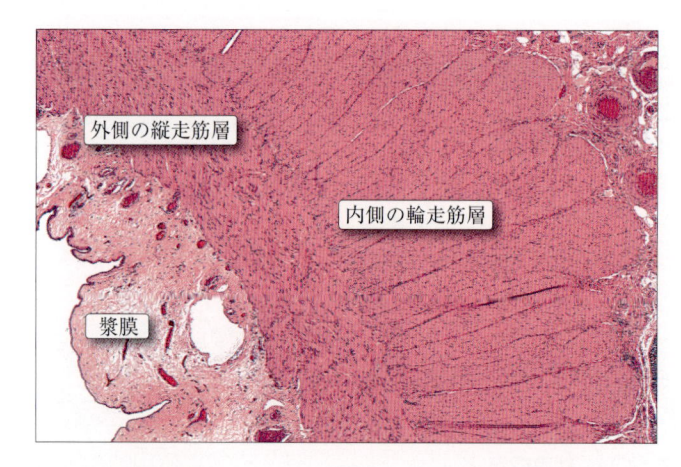

図 14.6　筋　層
結腸壁の筋層の一部で，内側の輪走筋層と外側の縦走筋層が見える．筋間神経叢の神経節はこの 2 つの筋層の間に位置するがこの倍率では見えない．筋層を覆っているのが広範に広がる漿膜で，ここには腸管での動脈血の供給と静脈血の排出に関係する血管を含む疎性結合組織がある．外側縁には腹膜腔に面する中皮がある．HE 染色，パラフィン切片．×20．

漿　膜 Serosa

これは消化管の最外層にある組織である．消化管壁が自由に移動できる場合，この層は**中皮** mesothelium で覆われた一様でない疎性結合組織からなり，漿膜と呼ばれる．漿膜は**腸間膜** mesentery と連続しており，この部分を消化管に出入りする神経と血管が通る（図 14.7a, b）．**後腹膜** retroperitoneum に存在する消化管のように，隣接する器官や組織と連続している場合には，消化管壁の外側にある薄い疎性結合組織を外膜と呼ぶ．

腸管神経系──ほとんどは自律神経系
Enteric nervous system──largely autonous

消化管には広範囲にわたる内在性の神経支配があり，これは**神経節** ganglion と神経叢からなり、**中枢神経系** central nervous system による調節に依存せずに機能することができる．腸管神経系ではニューロンは互いにシナプス結合し，平滑筋の活動，上皮細胞による吸収と分泌，**血流** blood flow を反射的に調節する．この**腸管壁内** intramural の神経系は**脳** brain と**脊髄** spinal cord にある制御センターと相互に作用するが，運動と感覚の両神経支配において消化管と連絡する**交感神経幹** sympathetic trunk を経由して行われる．

腸管壁外 extramural（外部の external）神経は2つの系統に分かれ，別々に作用する．**頭仙系神経支配** craniosacral innervation（**副交感神経系** parasympathetic nervous system；分泌と消化管運動を促進する）には**迷走神経** vagus nerve が含まれる．迷走神経は**食道神経叢** esophageal plexus を経由して胃に至り，さらに下降して**横行結腸** transverse colon まで到達して，消化管壁内あるいは近傍の神経節でシナプス結合する**節後ニューロン** postganglionic neuron を介して間接的に神経支配する（図 14.8）．**仙骨神経** sacral nerve は**下行結腸** descending colon から直腸までを支配する．**胸腰系神経支配** thoracolumbar innervation（**交感神経系** sympathetic nervous system；分泌と消化管運動を抑制する）は**内臓神経** splanchnic nerve を経由して，**腹腔神経節** celiac ganglion，**上腸間膜動脈神経節** superior mesenteric ganglion を介して，消化管の横行結腸までの大部分を神経支配し，**下腸間膜動脈神経節** inferior mesenteric ganglion を介して下腹神経叢によって下行結腸から下部の消化管を神経支配する．

腸管壁内の神経系，つまり腸管神経系，は2つの主な神経節とそれに伴う神経叢によって代表される．筋間神経叢（アウエルバッハ神経叢とも呼ばれる）は筋層の輪走筋層と縦

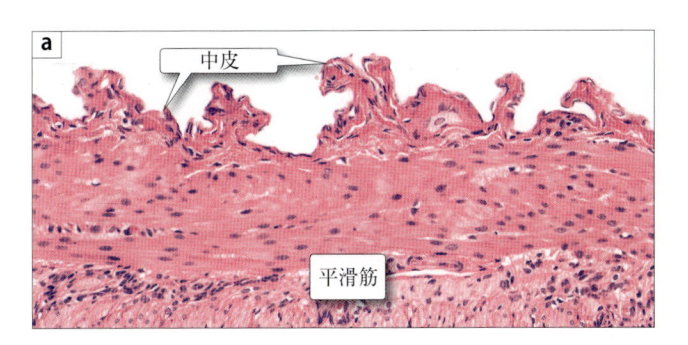

図 14.7a　漿　膜
消化管の大部分では，最外側の被膜すなわち漿膜は1層の薄い中皮とその下にある疎性結合組織からなる．食道の胸部には漿膜はなく薄い外膜で覆われる．HE 染色，パラフィン切片．×150.

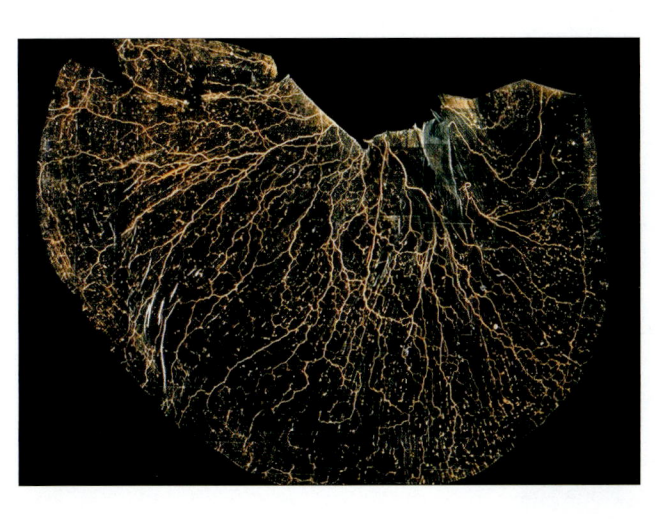

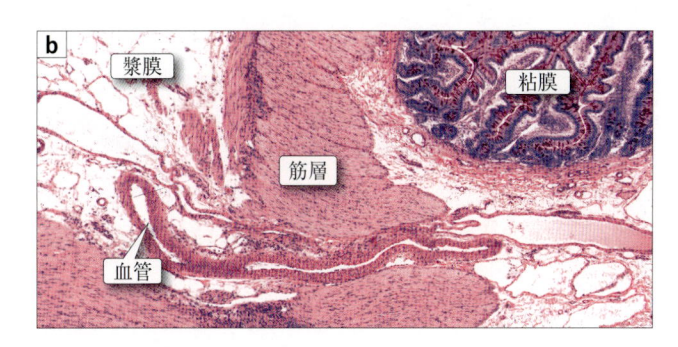

図 14.7b　漿　膜
漿膜には消化管に供給される血管と神経が入り込み，よく出入りする部位は一続きの腸間膜となり，消化管の大部分を吊り上げている．HE/PAS 染色，パラフィン切片．×20.

図 14.8　外部からの神経支配
胃の迷走神経の**求心性** afferent（感覚）神経支配を示す．神経線維は右上方の食道の領域から入り，大弯 greater curvature に向かって放射状に広がる．幽門洞（左上部）では迷走神経の胃枝が幽門部まで供給される．銀染色，暗視野顕微鏡像，ホールマウント標本．×1.5.（Courtesy T Powley, Psychological Sciences, Purdue University, USA.）

食道

走筋層の間に存在し，食道から**内肛門括約筋** internal anal sphincter にまで至る一連の神経ネットワークをなす．本来，筋間神経叢は疎性結合組織に広がって存在し，多角形の網目状に配列した神経線維はその形を消化管の動きに合わせて変化できる．神経節は細胞集団あるいは結節として容易にみつかる（図 14.9a～c）．

筋間神経叢に伴って筋層の輪走筋層の中に，**カハールの介在細胞** interstitial cell of Cajal（ICC）として知られる星形の筋様細胞の集団がある．カハールの介在細胞は，平滑筋細胞と**ギャップ結合** gap junction で連結し，筋間神経叢の神

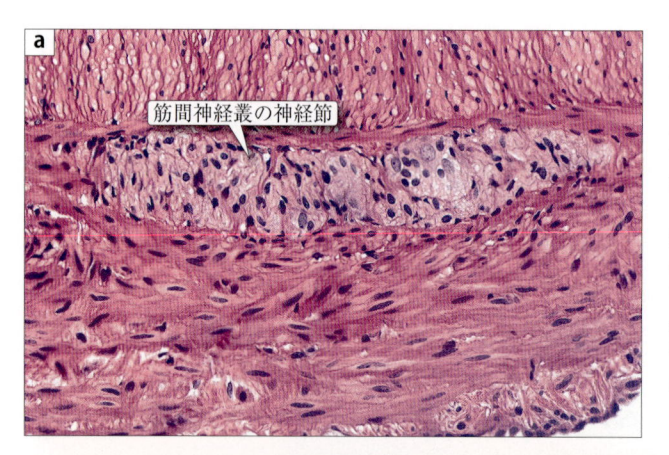

図 14.9a　筋間神経叢の神経節
筋間神経叢（アウエルバッハ神経叢）の神経節は筋層にある 2 つの平滑筋層の間にみられる．神経節の大きさは一定せず，数個から十数個あるいはそれ以上の数の**神経細胞体** nerve cell body からなる．消化管に沿って食道から**直腸肛門移行部** anorectal junction までみられ，神経細胞体に加えて無髄神経線維（通常の切片ではみられない）と疎性結合組織はあるが血管はみられない．神経細胞体に混じって歩調取りペースメーカーを行うカハールの介在細胞が存在するが，この細胞は例えば**受容体型チロシンキナーゼ** receptor tyrosine kinase である c-Kit に対する免疫細胞化学で染色しないとみえない．カハールの介在細胞は**泌尿器系** urinary system，**生殖器系** reproductive sytem，**脈管系** vascular system の平滑筋にもみられる．筋間神経叢は中枢神経系と連絡があり調節されることもあるが，外部からの交感あるいは副交感神経を介して運動および感覚の機能を果たしている．HE 染色，パラフィン切片．×290．

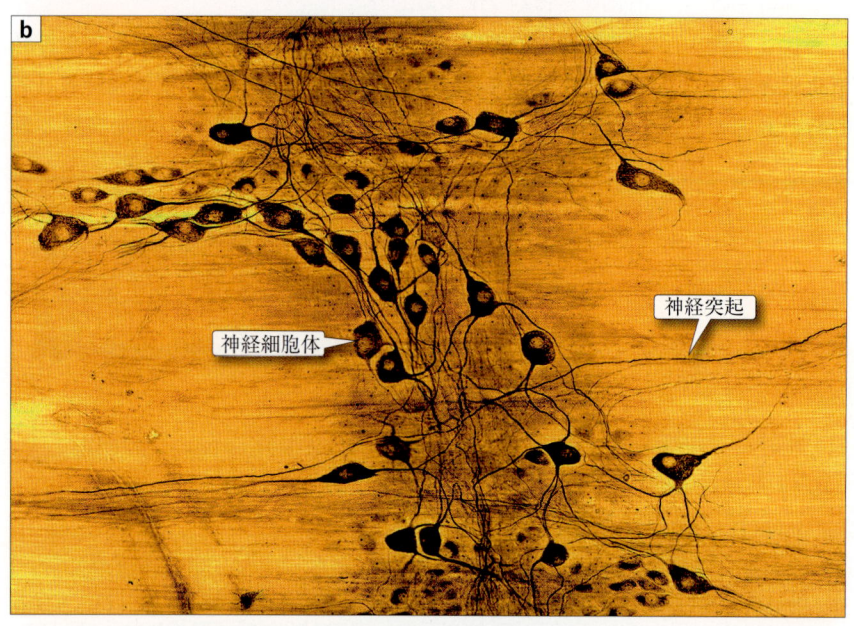

図 14.9b　筋間神経叢の神経節
小腸の筋層を薄いホールマウント標本にして筋間神経叢の神経節を示す．**樹状突起** dendrite や**軸索** axon などの突起からなる神経回路網はほかの神経節にも及ぶ神経回路網を作り，消化管の伸展に最もよく適応した二次元的な菱形の網目を形成する．鍍金染色，×450．

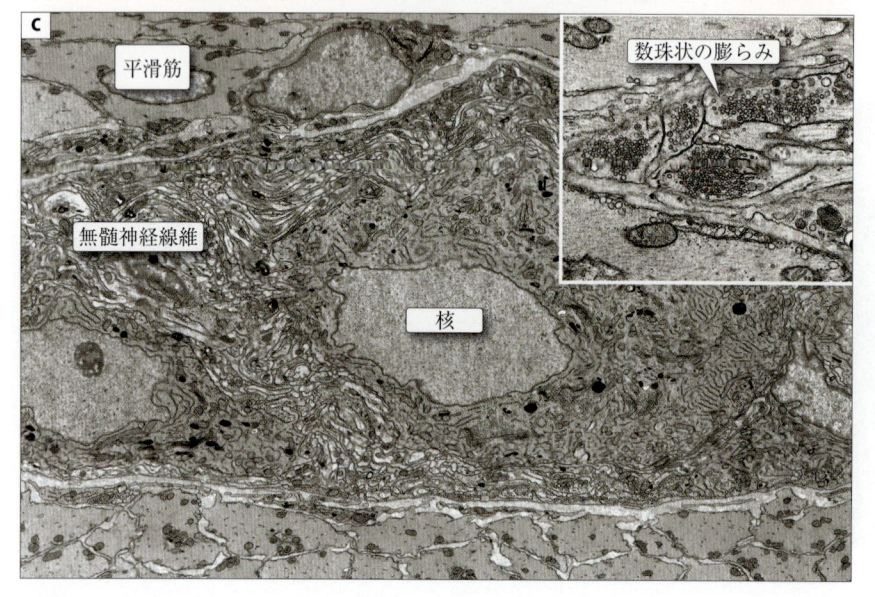

図 14.9c　筋間神経叢の神経節の一部分の電子顕微鏡像
無髄神経線維によって取り囲まれた神経細胞体を示す．神経伝達物質の放出部位（挿入写真で数珠状の膨らみとしてみえる）で平滑筋を神経支配するか他の細胞体に接触して，数白ミクロンの長さがあるかもしれない神経叢の神経線維がこの部位で特殊に分化している．1 本の軸索がこのように多くの細胞に供給されているのかもしれない．一酸化窒素は平滑筋を弛緩させ，**アセチルコリン** acetylcholine などのほかの**神経伝達物質** neurotransmitter は平滑筋を収縮させる．消化管内分泌細胞から放出されるセロトニンもまた**腸管ニューロン** enteric neuron にある受容体の型に応じて平滑筋の動きを増加あるいは減少させる．×3,200．

経線維の結節状の膨らみとシナプス結合で連絡して，**ペースメーカー** pacemaker として働いて，消化管壁に沿って自発的な**電気的徐波** electrical slow wave を発生させる．カハールの介在細胞は蠕動収縮 peristaltic contraction の周期と伝播を調節する．

　筋間神経叢の主な標的は筋層であるが，筋間神経叢の神経線維は広範囲に広がり，小腸と大腸の粘膜下組織に存在している小型神経節細胞からなる第2の連続した神経ネットワークである粘膜下神経叢と連絡する（図14.4）．この粘膜下神経叢は2つの部分から構成される．1つは粘膜筋板に近接して内側にあり，**マイスネル神経叢** Meissner's of plexuxs として知られる．もう1つは外側にある**ヘンレ神経叢** plexus of Henle である．粘膜下神経叢は粘膜とその部の血管を調節し，また筋層の動きにも関与する．粘膜下神経叢からの神経線維は粘膜固有層にまで及ぶ．胃では組織化された粘膜下神経叢はなく，粘膜下組織にわずかな神経節が散在するだけである．

運動——食物の処理に重要
Motility——important for food processing

　消化管の収縮にはいくつかの種類がある．**緊張性収縮** tonic contraction は持続的で圧が低く，直腸などの貯留する部位で起こる．括約筋の部位では緊張性収縮は必然的に高圧となる．一過性で律動的な収縮には**蠕動運動** peristalsis があり，収縮の後に弛緩が続くことによって内腔の内容物を遠位方向へ押し進める．この動きは食道から下方の小腸に向かって起こり，胃の内部での撹拌では特に動きが活発となる．小腸では収縮を伝播せずに輪走筋の収縮によって内容物を混合する．しかし，結腸では**直行収縮** mass movement という糞便を形成する分節した袋状の運動がみられ，これは結腸の**近位** proximal から**遠位方向** distal への縦走筋の収縮によって起こり**排便** defecation を刺激する．

> Tip：腸管の上皮細胞の配列は，体内で最も速く上皮細胞が入れ替わることが特徴である．しかし，腸管の大部分（小腸）では良性あるいは悪性の腫瘍はめったに生じない．対照的に結腸と直腸の上皮細胞は原発性腫瘍がよく発生する部位である．制御できない細胞分裂（後天的あるいは遺伝的な DNA 配列の突然変異）がどうして大腸でよく起こるのかはわかっていない．

食　道

　食道は2つの特徴によって容易に特定できる．1つ目の特徴は，粘膜が**非角化性の重層扁平上皮** non-keratinized stratified squamous epithelium で多数の**ヒダ** fold をなし食道内腔の中空部分が星型を示すことである．もう1つの特徴は，粘膜筋板が顕著であり，波形の曲線を示す粘膜ヒダの輪郭に沿ってみられることである（図14.10a，b）．小さな**粘液腺** mucous gland の集団がたまに粘膜下組織にみられ，分泌された**粘液** mucus は上皮表面を滑らかにして食物の通りを

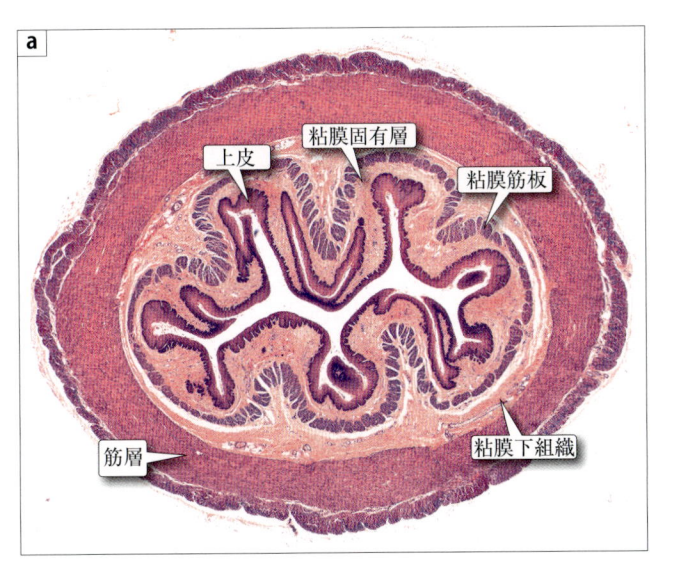

図14.10a　食　道
食道内腔は弛緩時には横断面が非常に不整であるが，嚥下した丸い食塊が蠕動運動によって移動してくると拡張する．内腔面の上皮，粘膜固有層，粘膜筋板，粘膜下組織，筋層を構成する2つの平滑筋層に注目すること．食道の上部では筋層は主に**骨格筋** skeletal muscle であるが，中部から下方にいくにしたがって平滑筋に置き換わる．粘膜表面は疎性結合組織にある腺からの分泌液によって湿っている．HE染色，パラフィン切片．×12．

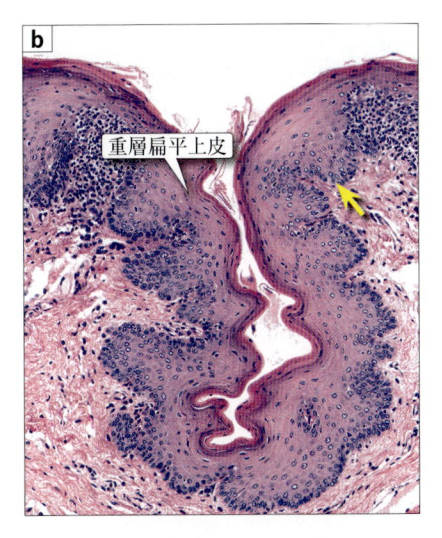

図14.10b　食　道
食道の内腔面は非角化性の重層扁平上皮で，口腔内面の大部分を覆う上皮に似る．最表層の**角質層** stratum corneum はほんの数層の細胞の厚さで核は保持され，**ケラチン** keratin の薄膜への変化（**角化** cornification）はないかほとんどみられない．リンパ球は上皮内（矢印）に単独でみられ下の粘膜固有層にも所々にある．弛緩時には食道粘膜はここで示すようにヒダをなすが，食物が内腔を通過するとヒダはすぐに平坦になる．食道の収縮と弛緩は迷走神経で調節される．HE染色，パラフィン切片．×75．

胃

良くする（図14.11）．筋層の蠕動収縮は筋層内と粘膜下組織にある神経叢によって協調し，食物の塊を胃に向かって押し進める．

胃

　胃の主な機能は，食物を混合または撹拌して柔らかい流動性の粘稠度にする（**糜粥** chyme と呼ばれる）こと，および**消化酵素** digestive enzyme を分泌して予備的消化を行うことである．胃壁にある第3番目の平滑筋層（最内側の斜走筋層）によって消化 digestion した食物は混合して分散しやすくなる．**幽門部** pyloric region では，輪走筋が厚くなって括約筋となり半流動体の物質のみが十二指腸に入ることができる．解剖学的に胃の粘膜は組織学的に異なる3つの部位（**噴門部** cardiac region，**胃体部** corpus または body，pylorus **幽門部**）に分かれる（図14.12）．

胃粘膜 Gastric mucosa

　粘膜を肉眼的に見ると，変形しやすいヒダ，つまり**胃粘膜ヒダ** gastric fold, rugae of the stomach がある（図14.13）．これによって胃の内面は不揃いな蜂の巣状あるいは縦走する隆起状に見える．大部分の胃粘膜ヒダは永続せずに胃が膨らむと平坦となるが，胃の入り口と出口に近い部分ではヒダは常にみられる．胃粘膜 gastric mucosa の表面は粘液分泌細胞である単層円柱上皮で覆われ，これが下方に**嵌入** invagination した部分が**胃小窩** gastric pit となる．この嵌入は胃のすべての部位でみられる．胃小窩は**胃腺** gastric gland に開口する．胃腺は細長い単一腺であり，しばしば終末部が分枝し，粘膜筋板まで下方に伸びる（図14.4a, b）．胃腺の大きさと形ならびに構成細胞の種類にみられる特徴的な相違は，以下の胃の解剖学的部位で明らかとなる．噴門部（食道の近くの部位），胃体部（**胃底部** fundus も含む），幽

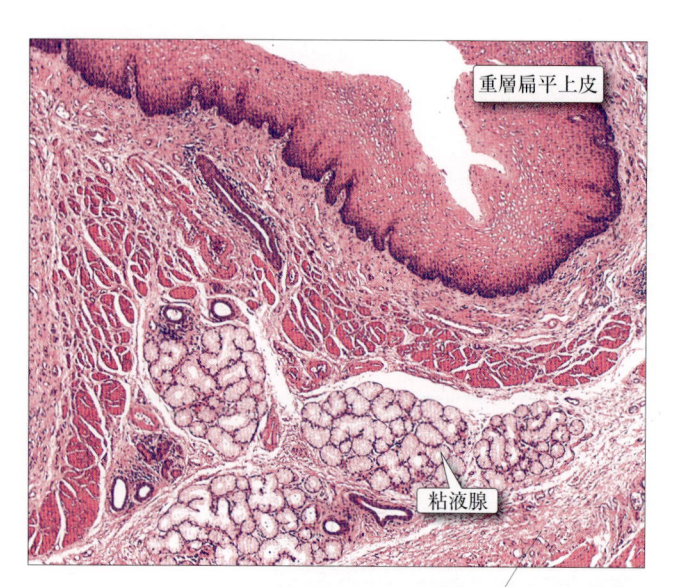

図14.11　食道腺
食道上皮の表面は湿った状態に保たれ粘膜下組織にある**管状房状腺** tubuloacinar gland から分泌される粘液の薄い層によって滑らかである．粘液は擦過を最小にして食物が食道内腔を順調に通過しやすくする．食道の始まりと終わりに近い部位では粘膜固有層にも粘液の分泌腺がみつかることがある．消化管で粘膜下組織に腺が存在するのは食道以外では十二指腸が唯一である．HE染色，パラフィン切片．×50.

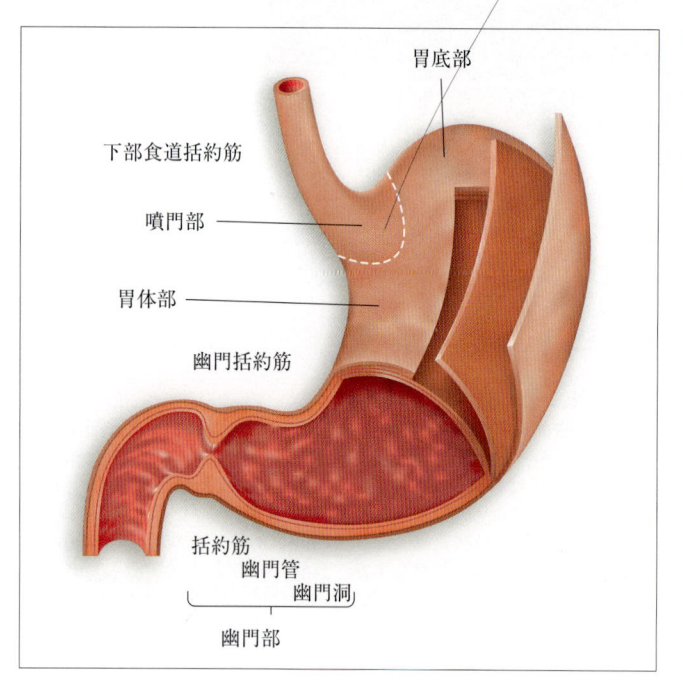

図14.12　胃の領域
組織学的に異なる領域は噴門部，胃体部，幽門部である．**下部食道括約筋** lower esophageal sphincter は生理学な括約筋であり構造が特殊に分化したものではない．一方，**幽門括約筋** pyloric sphincter は筋層のうち内側の輪走筋層が肥厚したものである．胃の筋層には3層を示すところがある．内層の**斜走筋** oblique muscle（胃の上2/3の胃体部にあり噴門から斜めに走行する），中層の輪走筋（胃全体にあり幽門で特に発達する），外層の縦走筋（胃全体にあり，小弯と大弯に沿って発達する）がみられる．

門部(**幽門洞** pyloric antrumと**幽門管** pyloric canalからなる)であり，十二指腸へと続く．

胃粘膜には形質細胞やリンパ球などの免疫系に関わる細胞が数多く分布し，粘膜固有層や上皮内にみられ，幽門部にはリンパ球が密集した孤立リンパ小節が時折存在する（後出の回腸 ileum の記述を参照）．**表層粘液細胞** surface mucous cell はすべての胃小窩に沿ってみられ，胃腺との狭い連結部（**峡部** isthmus）とその下に続く部位（**頸部** neck）にある粘液細胞は**頸部粘液細胞** mucous neck cell（副細胞とも呼ばれる）と呼ばれる．この峡部で幹細胞が新しい粘液分泌細胞を

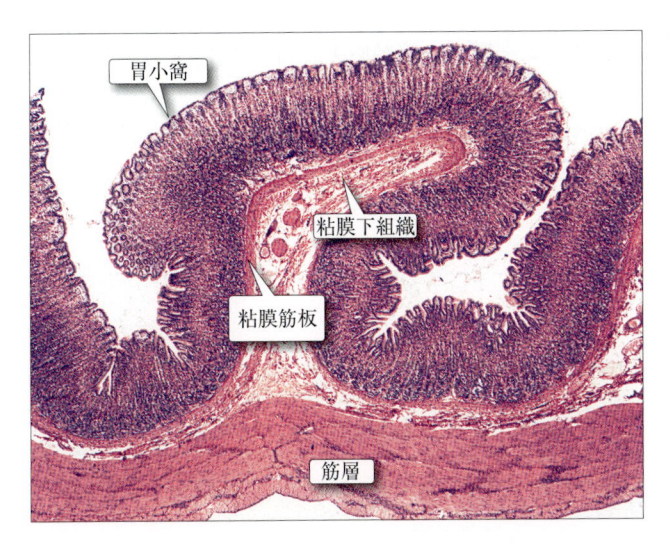

図 14.13 胃の構造
胃粘膜は折り畳まれて胃粘膜ヒダをなし，空腹時には不揃いな縦走する隆起を作る．管腔表面には浅い嵌入が多数みられるが，これは胃小窩であり下方で胃腺へと続き，粘膜筋板の近くまで伸びる．支持組織である粘膜下組織は顕著であり，平滑筋からなる厚い筋層は内側の輪走筋層と外側の縦走筋層から構成され，斜走筋層が粘膜下組織に近接して時折みられる．胃粘膜からは胃液（胃酸と消化酵素を含む），粘液，ガストリンなどの消化管ホルモンが分泌される．HE 染色，パラフィン切片．×15．

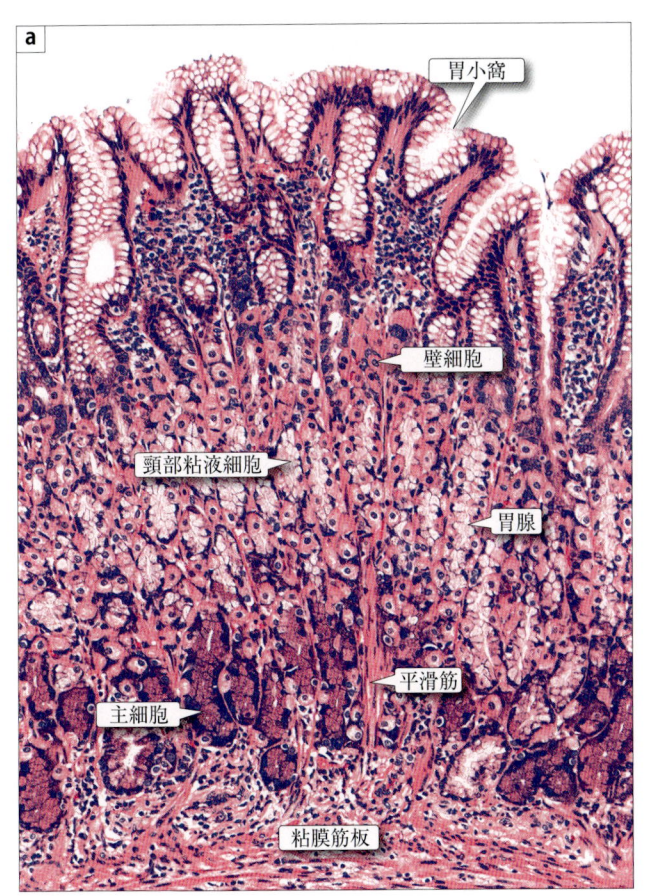

図 14.14a 典型的な胃粘膜
ヒト胃粘膜の基本的な特徴は表面にみられる粘液細胞で覆われた胃小窩である．胃小窩は下に深い胃腺へと通じ，胃腺は粘膜筋板から垂直に伸びる細いひも状の平滑筋の間に位置する．胃腺は3種類の異なる細胞からなる．丸い細胞質をもった細胞（塩酸分泌細胞），逆三角形の細胞質をもった細胞（粘液細胞），腺底部にある塩基好性の細胞（チモーゲンを分泌する細胞）がみられる．HE 染色，パラフィン切片．×120．

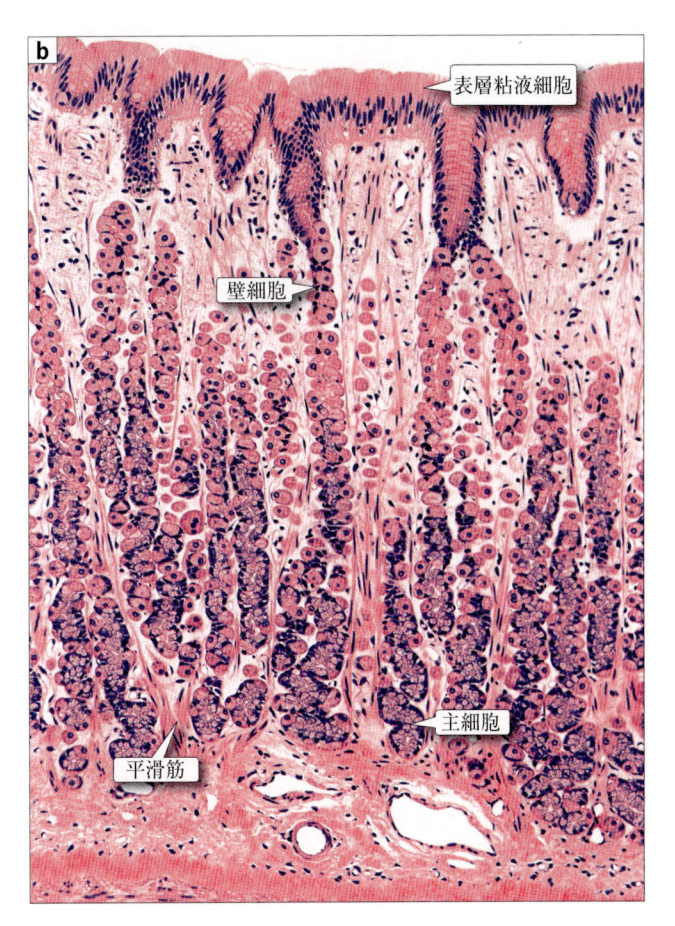

図 14.14b サルの胃粘膜
組織構造はヒトに似ているが，胃腺はエオジン好性の壁細胞（塩酸を産生）と分泌顆粒を含有する主細胞（チモーゲンを産生）によって輪郭が明瞭である．粘膜筋板から垂直に伸びる細いひも状の平滑筋は粘膜固有層にあり表層粘液細胞に向かって表層にまで達する．HE 染色，アクリル樹脂切片．×110．

産生すると考えられ，たえず粘膜表層の粘液細胞は置き換わり新生細胞は約3日残存する（図14.15）．粘液の分泌によって，粘膜表層の上皮は滑らかとなり，**胃液** gastric juice の酸と酵素（**ペプシン** pepsin）の作用や予期せずに摂取した有毒物質から上皮細胞が保護される．

噴門部 Cardia

　この部位では胃小窩は粘膜の表層から1/3の深さまであるが，ほかの部位と区別できる特徴は**噴門腺** cardiac gland が短く蛇行しており終末部が分枝することである．この腺は粘液腺で，管状の内腔は開いている（図14.16a，b）．

胃体部 Corpus, or body

　胃腺が細長いのが胃体部の主な特徴である．数本の胃腺が1つの胃小窩に注ぐ（図14.17a〜c）．それぞれの胃腺は数種類の異なる細胞から構成される．これらの細胞には粘液細胞，幹細胞，**壁細胞** parietal cell（**塩酸分泌細胞** oxyntic cell とも呼ばれる），**主細胞** chief cell（**ペプシノーゲン** pepsinogen を含む），消化管内分泌細胞が含まれる．表層粘液細胞と胃腺を構成する細胞をどちらも生じる幹細胞は，昔から峡部から頸部の部分に存在すると考えられているが，最近の研究では幹細胞は腺底部に由来することが示唆されている．粘液細胞と消化管内分泌細胞は胃腺内に散在する（図14.18）．

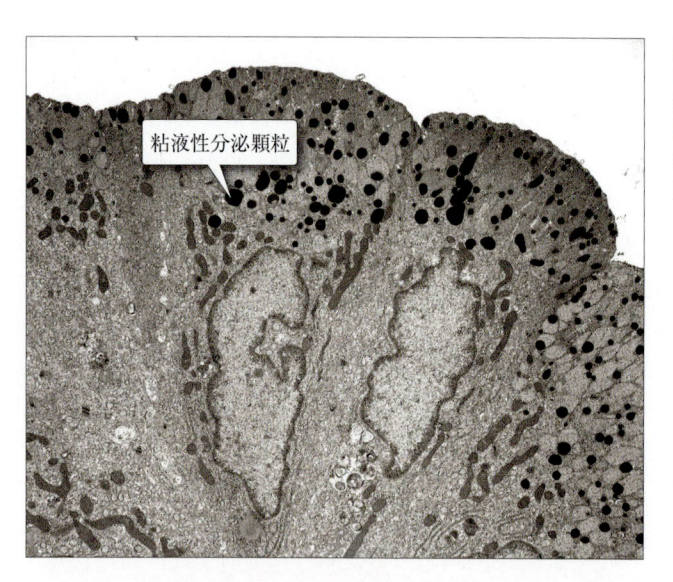

図 14.15　表層粘液細胞
電子顕微鏡写真によって胃の内腔面のすぐ下の細胞質に多数の粘液性分泌顆粒があることがわかる．腸上皮にみられる粘液を産生する杯細胞とは異なり，胃の表層粘液細胞は円柱状の形をしており，外方へは膨れない．表層粘液細胞の粘液は中性の糖タンパク質であり，放出されてゲル状の層を作り胃の上皮を塩酸，消化酵素，機械的な傷害から保護する．× 3,800.

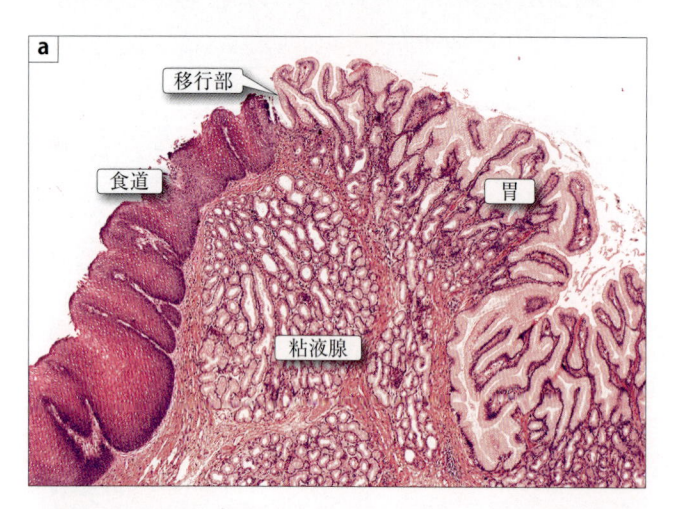

図 14.16a　胃の噴門
食道胃移行部 esophagogastric junction は上皮が重層扁平上皮から円柱上皮に突然変化することでその部位がわかる．**胃の噴門** cardia の上皮は円柱上皮である．この移行部では食道の粘液性の噴門腺は胃小窩の下方に深く続く腺に似る．消化管の発達過程で間葉系細胞は消化管の内胚葉を領域特異的に特定の上皮型に分化するように誘導する．局所での**転写因子** transcription factor とその抑制タンパク質とのバランスによって組織の発達が制御されると考えられている．HE 染色，パラフィン切片．× 40.（Specimen courtesy P de Permentier, Anatomy Department, University of New South Wales, Sydney.）

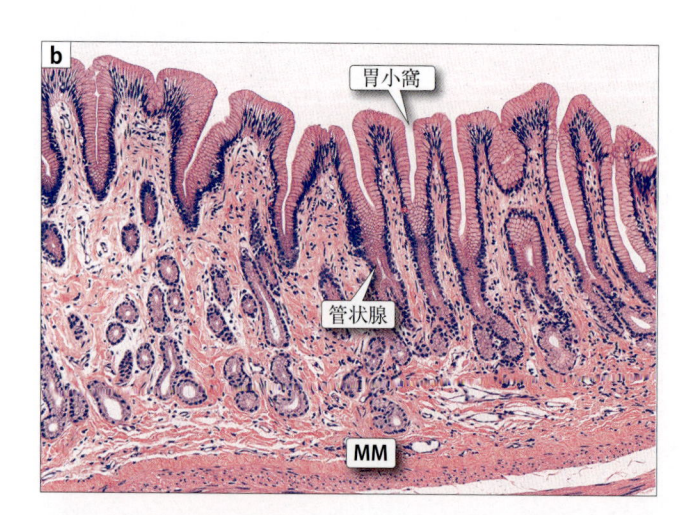

図 14.16b　噴門部の表層上皮
表層の嵌入つまり胃小窩は，下方で分枝して蛇行しながらゆるくまとまった管状腺につながる．表層上皮のほとんどは円柱状で粘液を分泌する．粘膜筋板（**MM**）を示す．噴門部の粘膜は食道下端のすぐ遠位にあり，その幅はたいてい 1〜2 cm しかない．HE 染色，パラフィン切片．× 95.

14 消化管

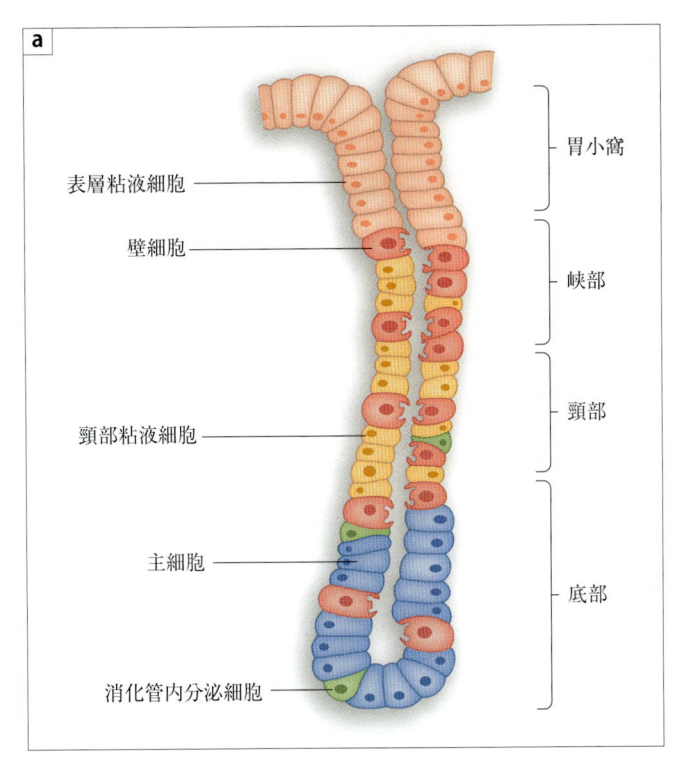

図14.17a　胃体部
胃体部で胃小窩に続く典型的な胃腺の細胞構成．1本ないし数本の長い管状構造は下方が盲端となったトンネルに似た形をしており，分泌物が通る狭い内腔をなしている．1つひとつの腺は峡部，頸部，底部の3つの部位に分けられる．5種類の主要な細胞には，頸部粘液細胞，幹細胞，壁（塩酸分泌）細胞，主細胞，消化管内分泌細胞である．峡部は昔から幹細胞が分裂する部位であり，そこで細胞数を維持しながら細胞が上方あるいは下方に移動して表層上皮と腺上皮に位置する細胞へと分化すると考えられている．マウスを使った最近の研究から幹細胞は腺底部にあるかもしれないといわれている．

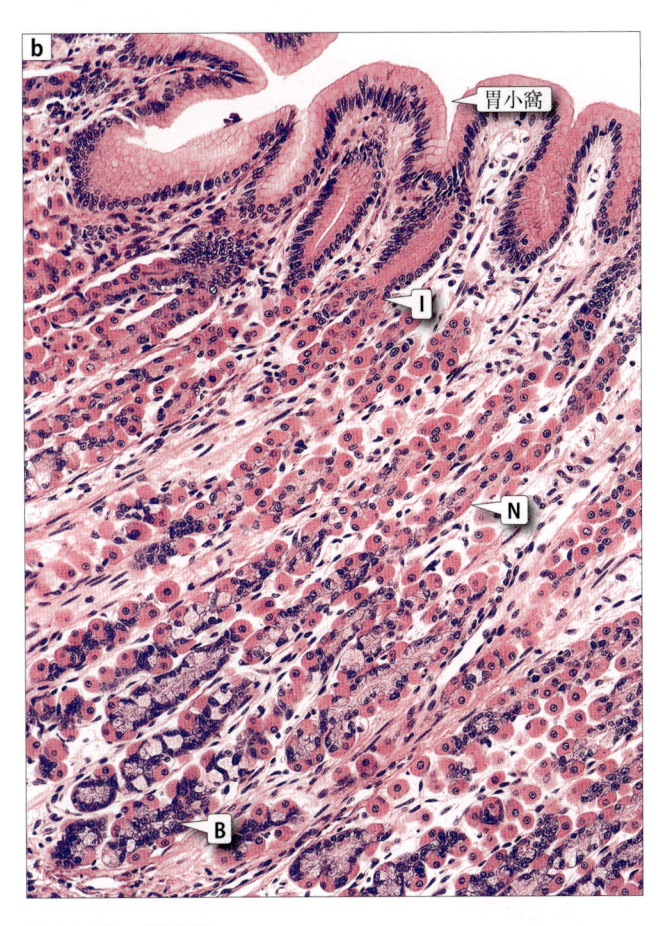

図14.17b　胃粘膜
胃小窩および峡部（I），頸部（N），底部（B）からなる胃腺がみられる．壁細胞はエオジン好性（ピンク色に染色）で，主細胞は塩基好性（青紫色に染色）であり，粘液細胞は逆三角形の細胞質をもった細胞である．支持組織である粘膜固有層にはコラーゲン線維と**細網線維** reticular fiber のまばらな網目構造，免疫系の遊走する細胞，毛細血管，粘膜筋板から垂直に伸びる細いひも状の平滑筋がみられる．HE染色，パラフィン切片．×180．

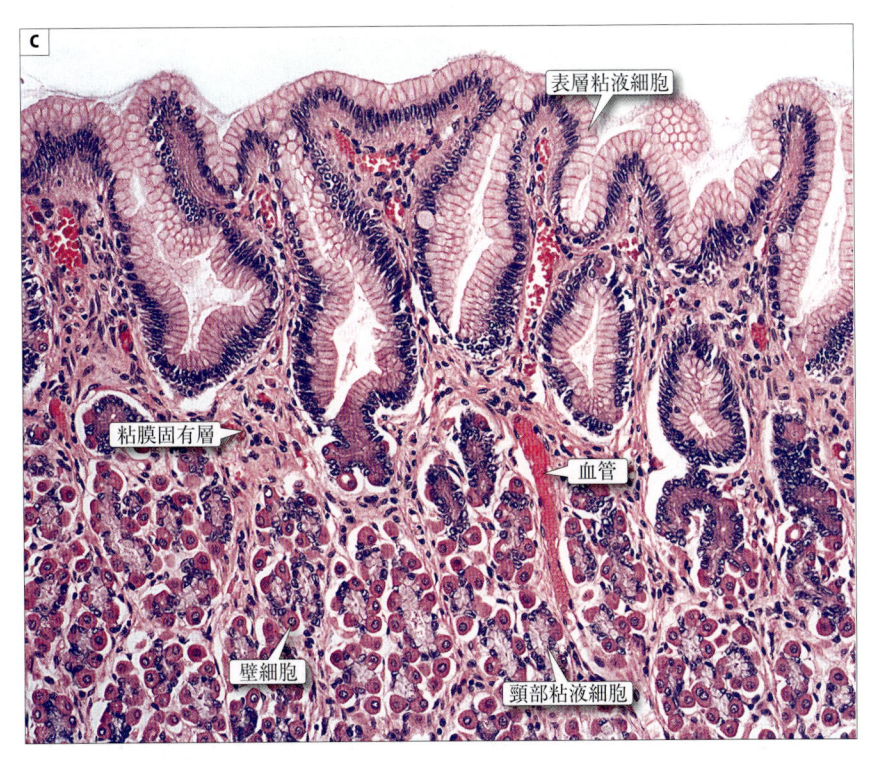

図14.17c　表層粘液細胞
胃粘膜の表層はすべて単層円柱上皮で覆われ，胃小窩にも広がる．表層粘液細胞は腸管の杯細胞に似ているが，それは粘液顆粒を多く含むために細胞頂部がHE染色でエオジンにあまり染まらないからである．このことから染色切片では細胞質は明るく見える．分泌される粘液にはムチンが含まれるが，これはより正確にいうと糖タンパク質であり，ペプシンによる（酵素的）分解に耐性のある粘稠なゲル層を作る．粘液は機械的な刺激や迷走神経の刺激に反応して産生される．ムチンはまた管腔にある内容物の表面を被って胃の中を滑りやすくしている．胃腺を斜めに切断するとエオジン好性の壁細胞と逆三角形の細胞質をもった頸部粘液細胞が顕著になる．HE染色，パラフィン切片．×200．

333

胃

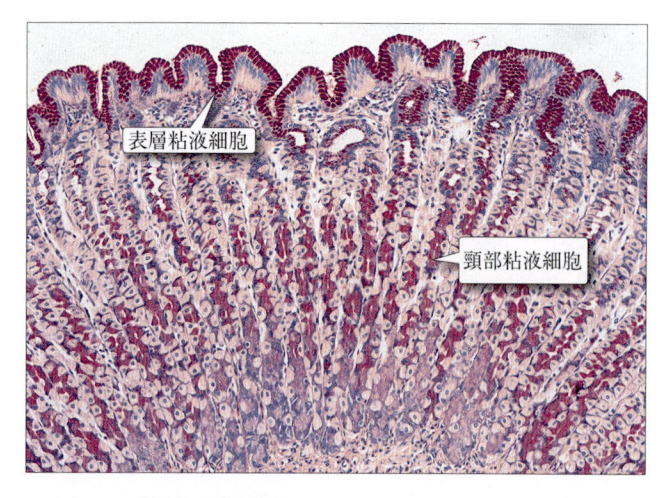

図 14.18　粘液細胞の種類
PAS染色法を用いると，胃粘膜において粘液含有細胞が分布する全体像が赤紫色に染色された細胞の分布と数の多さでよくわかる．表層と胃小窩にある粘液細胞は染色性が強く，細胞を保護するための不溶性の中性糖タンパク質を含む．これらの細胞は1～3日ごとに置き換わる．胃腺の中にある頸部粘液細胞は可溶性の酸性糖タンパク質を含み（粘液顆粒の濃さはやや淡い），半流動性の糜粥を滑らかにする働きがあると考えられる．淡いピンク色の丸い細胞は壁細胞である．胃腺の底部にある主細胞の染色性は弱い．ヘマトキシリン/PAS染色，パラフィン切片．×75．

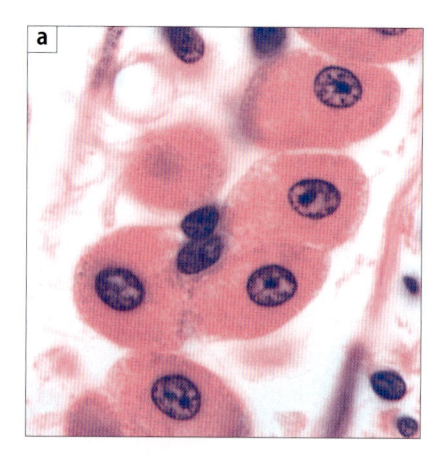

図 14.19a　壁細胞
パラフィン切片では壁細胞は核が細胞の中央にあり細胞質の中に明るく見える部分をもつエオジン好性の細胞である．細胞質がまだらに見えるのは，塩酸の産生を助ける滑面小胞体様の**小管小胞系** tubulovesicular system が広範囲に配列しており**ミトコンドリア** mitochondria と混在するからである．塩酸分泌に加えて，壁細胞は同時に**重炭酸イオン** bicarbonate（HCO_3^-）を近くの毛細血管に分泌し，重炭酸イオンを表層粘液細胞の方へ運ぶ．この"アルカリ潮流"は胃の内腔から逆拡散する水素イオンを中和するのに役立つ．HE染色，パラフィン切片．×700．

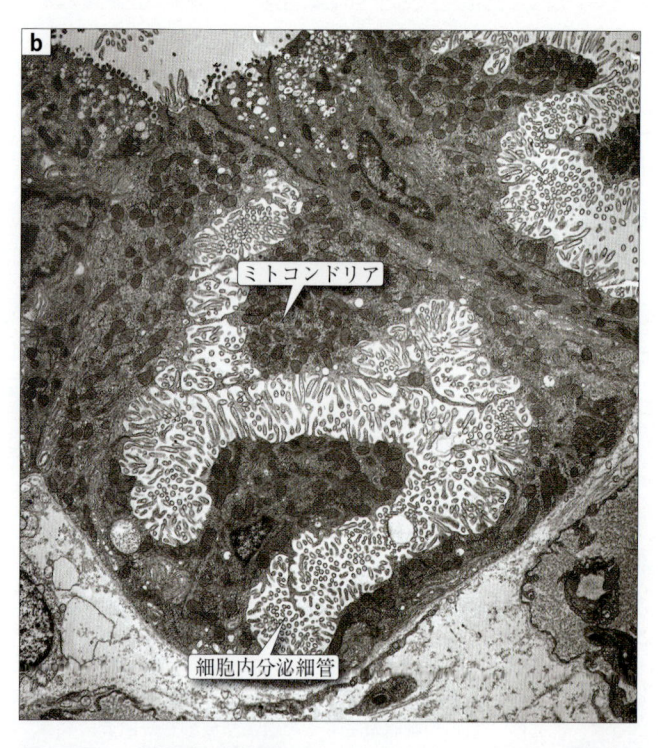

図 14.19b　刺激時の壁細胞
刺激された壁細胞の電子顕微鏡写真であり，**細胞内分泌細管** intracellular canaliculus が広範囲にみられ細胞頂部からは多数の微絨毛が突出する．細胞内分泌細管は細胞頂部の細胞膜が落ち込んだ細い空隙がつながったもので胃腺の管腔と頂部で通じる（この写真では見えない）．細胞内分泌細管の細胞膜と微絨毛にはプロトンポンプであるH^+, K^+-ATPaseがあり水素イオン（H^+）を胃腺の内腔へ分泌する．塩素イオン（Cl^-）チャネルは塩素イオンを胃腺の腺腔に運んで，塩酸が形成される．このエネルギーを供給するため壁細胞の細胞質の40％をミトコンドリアが占有しており，立体的に細網状の網目構造を広範囲に作る．×3,100．

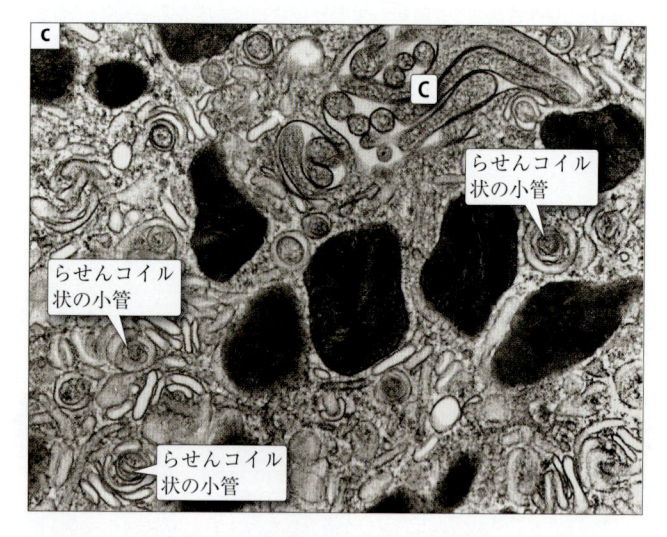

図 14.19c　非刺激時の壁細胞
凍結固定 freeze-fixed/凍結置換 freeze-substituted した非刺激時の壁細胞の電子顕微鏡写真であり，らせんコイル状の**小管状膜** tubular membrane と積み重なった槽 stacked cisternae がみられ，これらにはプロトンポンプの酵素が含まれる．壁細胞が塩酸を分泌するときには，プロトンポンプの酵素を含む小管と槽は新しく補充されて細胞内分泌細管（C）を作る細胞頂部の膜表面と一緒になる．小管小胞系は化学固定された壁細胞ではよくみられるが急速凍結固定するとみられない．色の濃い小体はミトコンドリアである．×13,000．（Courtesy The Company of Biologists Ltd; from Petitt JM et al. J Cell Science 1995; 108:1127-41.）

壁細胞は胃腺の中部から上部に最も多くみられ，HE染色では濃いピンク色（**エオジン好性** eosinophilic）に染まるので容易にわかる．この細胞は**塩酸** hydrochloric acidを分泌し，糜粥のタンパク質を酵素分解するために強酸環境（約pH 1）にする（図14.19a～c）．

主細胞は胃腺の下部で多くみられる．この細胞は中程度に青く（HE染色で**塩基好性** basophilic）染まり，分泌された酸によって活性化されてできる**タンパク質分解酵素** proteolytic enzymeペプシンの**前駆体** precursorであるペプシノーゲンを分泌する（図14.20a, b）．

胃粘膜には多種類の消化管内分泌細胞が散在している．これらの細胞は粘膜で刺激作用を示す**局所ホルモン** local hormoneの供給源として生理学的に重要である．これらの細胞は内分泌組織の項でも述べる．消化管内分泌細胞は**開放型** open typeと**閉鎖型** closed typeに分類される．開放型は細胞の頂部が腺腔に達して腺腔の環境に反応すると考えられる．閉鎖型は上皮の基底部に限局して存在する（図14.21）．胃の主な消化管内分泌細胞には以下のものがある．**G細胞** G cell（開放型）からは**ガストリン** gastrinが分泌され，壁細胞からの酸分泌を刺激する．D細胞（閉鎖型）からは**ソマトスタチン** somatostatinが分泌されて，他の上皮細胞の分泌と血流を通常抑制する．**グレリン** ghrelin分泌細胞は血流を介して**視床下部** hypothalamusにグレリンを作用させて食欲 appetiteを亢進する．**レプチン** leptinは**脂肪組織** adipose tissueに由来し空腹の衝動を減らすホルモンであるが，グレリンはこのレプチンの作用を打ち消す．

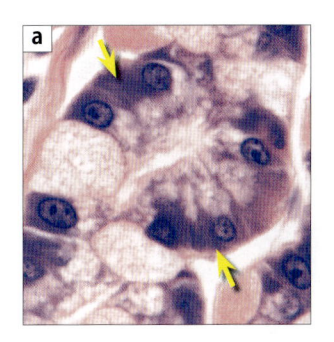

図14.20a　主細胞
胃腺の下部には酵素原を分泌する主細胞が含まれ，この細胞の細胞質は塩基好性（矢印）で分泌（チモーゲン）顆粒が腺腔に面した細胞頂部にみられる．主細胞はタンパク質を分泌する**外分泌細胞** exocrine cellであり細胞内には**粗面小胞体** rough endoplasmic reticulumの膜が多く存在するのでHE染色では青く染まる．消化酵素はタンパク質分解酵素であり，ペプシノーゲンと呼ばれる**酵素前駆体** proenzymeとして貯蔵されて分泌される．チモーゲン顆粒は**開口分泌** exocytosisによって腺腔内に放出され強酸性の環境によって不活性のペプシノーゲンは活性型のペプシンに変換される．ペプシンはタンパク質の結合を切断しタンパク質を部分的に加水分解してより小さい**ペプチド** peptideにして小腸で**アミノ酸** amino acidに消化されやすくする．主細胞は副交感神経系（迷走神経）や消化管内分泌細胞で産生される局所ホルモン（ガストリン，**ヒスタミン** histamine）によって刺激される．HE染色，パラフィン切片．×300.

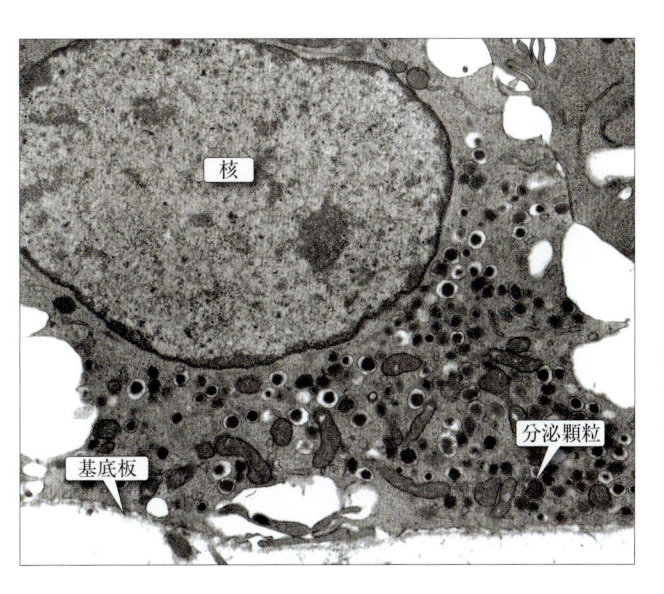

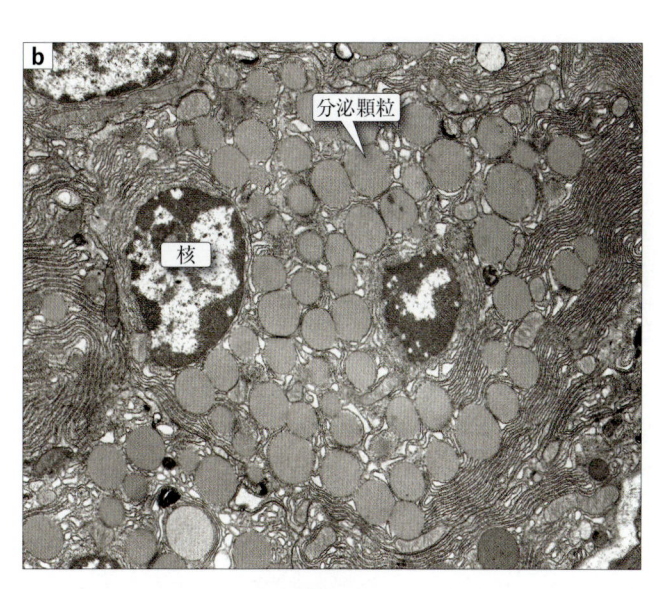

図14.20b　主細胞の電子顕微鏡写真
ペプシノーゲンを含有する分泌（チモーゲン）顆粒が多数存在し，粗面小胞体もみられる．壁細胞からの塩酸分泌によって酵素前駆体である不活性のペプシノーゲンは酵素活性をもつペプシンに変換される．レプチンも主細胞（消化管内分泌細胞にも）にあり胃液に放出されて小腸で作用を示し栄養素の吸収を調節する．×4,300.

図14.21　消化管内分泌細胞
胃腺にみられる消化管内分泌細胞の電子顕微鏡写真である．分泌顆粒が細胞の基底部にあり粘膜固有層に近接するため分泌顆粒が近くにある毛細血管へ放出されることに注目せよ．胃の内分泌細胞にはG細胞が含まれ，この細胞は主に幽門腺にみられる．G細胞の分泌顆粒にはペプチドホルモンであるガストリンが含有され，血中に放出されると胃粘膜内に広範囲に広がり，胃酸の分泌と胃壁の運動を刺激する．D細胞はソマトスタチンを分泌して，胃液分泌およびほかの消化管内分泌細胞の働きを抑制する．×8,000.

小 腸

幽門部 Pylorus

幽門部 pylorus では，**幽門腺** pyloric gland に至る胃小窩が深い（粘膜の約半分の深さ）のが特徴である．幽門腺の終末部は分枝し蛇行しており，大部分は粘液細胞であるが壁細胞と消化管内分泌細胞も混在する（図14.22a，b）．

小 腸

幽門から小腸へと進むと，粘膜の様子が胃の特徴であった胃小窩と胃腺から，小腸の特徴である**腸絨毛** intestinal villi と**腸陰窩** intestinal crypt へと変化する．

小腸の3つの解剖学的区分である十二指腸，**空腸** jejunum，回腸には各部位に特有な組織学的特徴があり，これは低倍率ないし通常の倍率で光学顕微鏡観察すると容易にわかる．この特徴に注目して以下述する．腸管についての細胞・分子生物学および生理学に関する詳しい記述については，消化器病学の成書を調べてほしい．

粘 膜 Mucosa

共通の特徴 Common features

小腸には，その全長の大部分を通じて，組織学的に共通する特徴がある．粘膜表面には常時存在する輪走する**隆起** ridge があり，**輪状ヒダ** circular fold, plicae circulares あるいは**ケルクリング弁** valve of Kerckring と呼ばれる（図14.23a〜d）．粘膜には指状の突起である絨毛が無数にみら

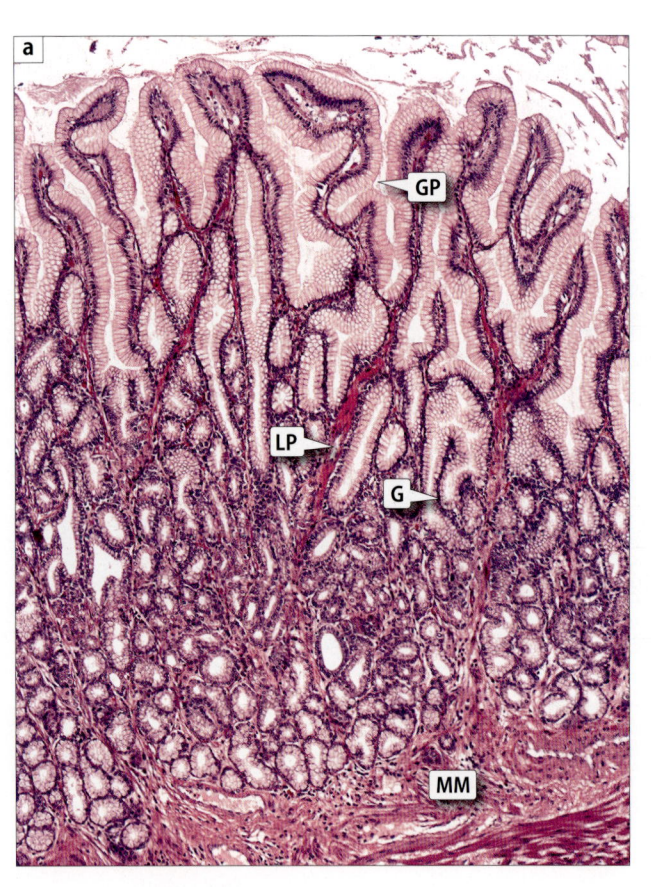

図 14.22a　幽門部の粘膜
胃の幽門部に特有な特徴は，胃小窩（**GP**）が深く奥まで入り込んでいることで，しばしば枝分かれして胃粘膜の少なくとも半分の深さにまで及ぶ．幽門腺（**G**）の内腔は比較的広く，分枝は短いことがある．胃小窩と幽門腺を覆う細胞のほとんどは粘液分泌細胞であるが，細胞の形は表層に近い部位では典型的な円柱状をしているが幽門腺ではより立方状の形となる．粘膜固有層（**LP**）には遊走性の免疫細胞が多くみられることがあり，たまにリンパ小節を作る．粘膜筋板（**MM**）からは平滑筋が上方に向かって伸長する．壁細胞は幽門部の粘膜に少数みられ，消化管内分泌細胞も存在するが，どちらの細胞もHE染色した切片では容易には見つからない．幽門腺の主な働きは粘液を分泌することであり，幽門部の粘膜を塩酸と消化酵素の攻撃から守り胃の内容物を滑らかにして十二指腸へ移動させる．HE染色，パラフィン切片．×110.

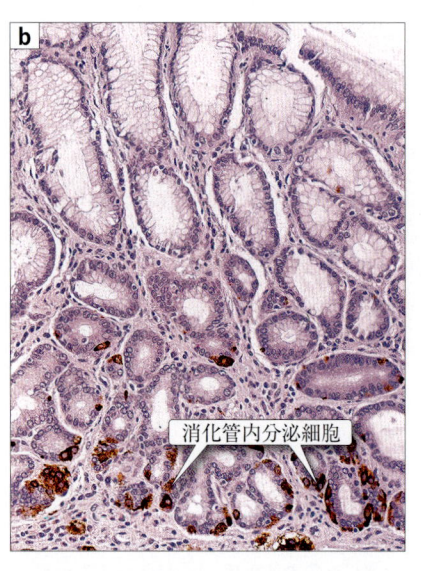

図 14.22b　幽門部の消化管内分泌細胞
胃小窩よりも深い位置にある，幽門腺の頸部に消化管内分泌細胞がみられる．クロモグラニン chromogranin に対する抗体による免疫染色結果を示す．クロモグラニンは神経内分泌細胞や消化管内分泌細胞の分泌顆粒に関連するタンパク質である．パラフィン切片．×150.

れ，**絨毛** villus の間には**管状腺** tubular gland である**リーベルキューン陰窩** crypt of Lieberkühn が下方に粘膜筋板まで伸びる．この腺はたまに粘膜筋板を越えることがある．粘膜の上皮細胞は単層円柱上皮で，粘液を分泌する**杯細胞** goblet cell と多数の吸収上皮細胞つまり**腸上皮細胞** enterocyte からなる（図 14.24）．吸収上皮細胞の表面には何千もの**微絨毛** microvillus があり，これはよく**刷子縁** brush border あるいは**線条縁** striated border と呼ばれる．微絨毛によって細胞の**表面積** surface area は大いに増加し，吸収と特別な分泌の活動が容易となる．小腸全体では内腔に面した粘膜の**表面積** surface area は約 250 m^2 で，ダブルスのテニスコート一面の広さとほぼ同じである．絨毛にある上皮細胞の寿命は短く，絶えず剥離するか貪食されている．何十億という細胞が毎日なくなり新しい細胞に置き換わる．幹細胞は陰窩の底部近くにあり，**増殖** proliferation と**分化** differentiation によってすべての種類の小腸上皮細胞を作る．

重要な免疫機能 Important immune functions

消化管の全長にわたって粘膜は免疫系に関わる細胞が豊富にある．リンパ球は，その大部分は T 細胞 T cell であるが，表層の上皮に存在し**上皮内リンパ球** intraepithelial lymphocyte と呼ばれる（図 14.25）．この細胞は免疫の見張り役をし，正常でない上皮細胞も見つける．外来の**抗原** antigen や**微生物** microorganism を採取する**樹状細胞** dendritic cell も上皮に存在するが，**免疫細胞化学的方法** immunocytochemical technique でないと確認できない．上皮の下にある粘膜固有層にはいろいろな種類の**免疫細胞** immune cell が多数散在し，その 60％は T 細胞である．リンパ球が集合してできる被膜のない**リンパ小節** lymphoid follicle, lymphoid nodule が粘膜には何千とみられる．散在する免疫細胞を含めて，これら免疫細胞によって**腸管関連リンパ組織** gut-associated lymphoid tissue（GALT）ができる．この機能的組織学は免疫系の項でより詳細に学ぶ．

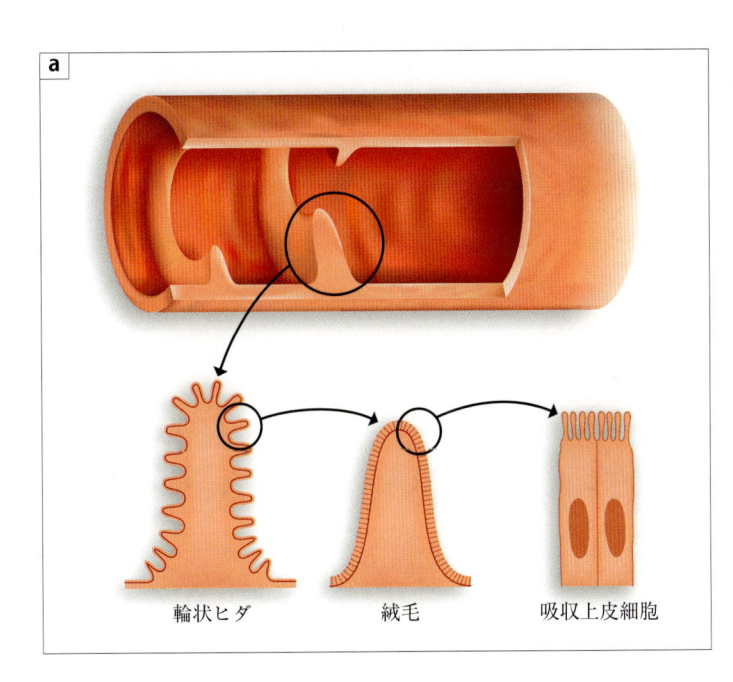

図 14.23a　小腸粘膜
消化の役割を果たすには小腸はその表面積が広いことが必要である．粘膜で常時存在する横走するヒダである輪状ヒダはそれ自身で表面積を増加させるが，腸管内腔に突出する多数の絨毛によって表面積はさらに増加する．同様にそれぞれの絨毛の表面を覆う吸収上皮細胞の頂部表面には顕微鏡的に指状の突起である微絨毛が無数にある．小腸が単純な中空の管と考えた場合と比較すると，これらの小腸粘膜にみられる特殊な構造をすべて合わせると表面積は全体として 600 倍になると算定される．

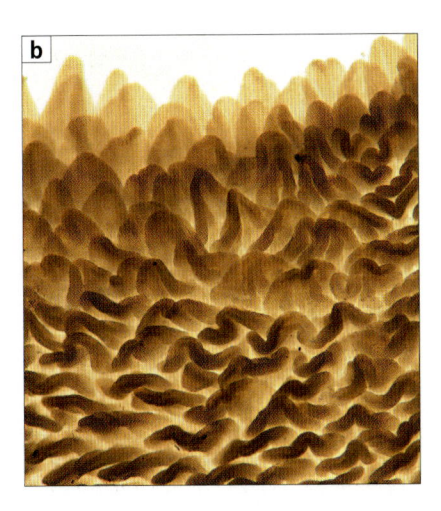

図 14.23b　小腸の粘膜表面の構造
小腸の表面には小さなヒダ，隆起，葉状の絨毛 leaf-shaped villus がみられ，これらが合わさると小腸上皮を通して行われる吸収と分泌に利用される表面積は大いに増加する．無染色，ホルマリン固定．× 15．

小 腸

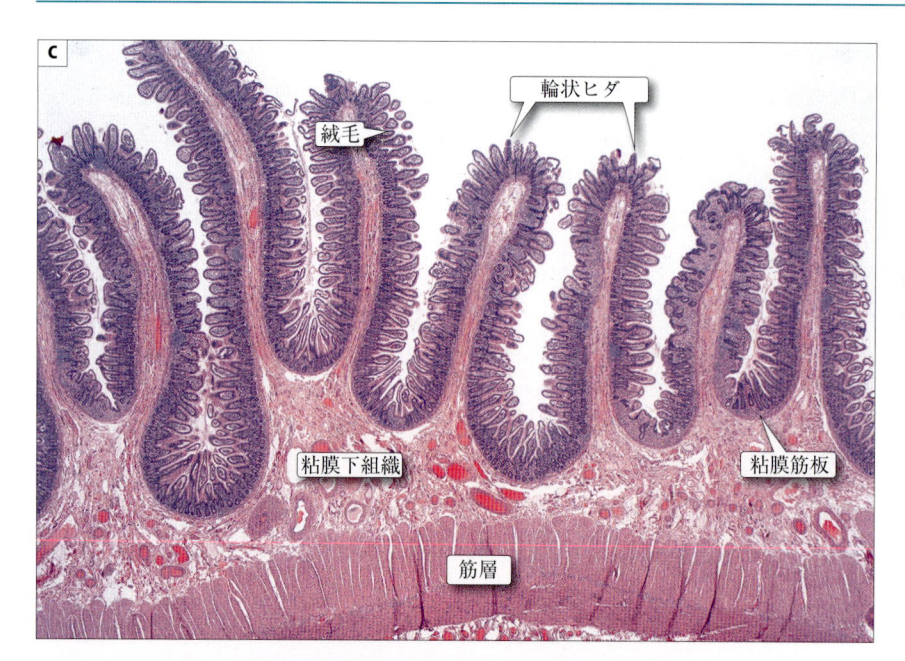

図 14.23c 小腸粘膜のヒダ
ヒトの空腸の全層を低倍率で示す．輪状ヒダと呼ばれる粘膜のヒダが規則正しく多数並んでいるのがわかる．数多くの絨毛が内腔に突出する．それぞれの輪状ヒダの内部の輪郭は粘膜筋板の平滑筋によって縁取られる．この粘膜筋板の部分の収縮と弛緩は腸管神経系によって調節され，筋層の動きと共同して，蠕動運動と局所の**分節運動** segmentation contraction を引き起こす．HE 染色，パラフィン切片．×12.

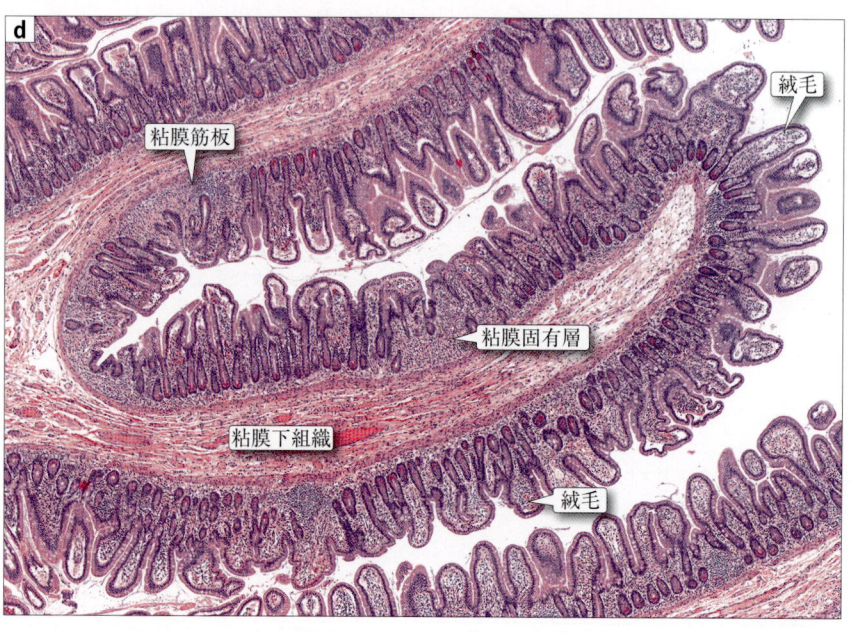

図 14.23d 輪状ヒダ
空腸の輪状ヒダの細部を示す．芯の部分には結合組織と血管を含む粘膜下組織がある．粘膜筋板は粘膜に沿って走行しており，粘膜には数多くの指状の絨毛がみられる．それぞれの絨毛の底部は下方へ深くリーベルキューン陰窩にまで及ぶ．粘膜固有層の細胞密度によって散在する免疫細胞が豊富に供給されているかどうかがわかる．HE 染色，パラフィン切片．×35.

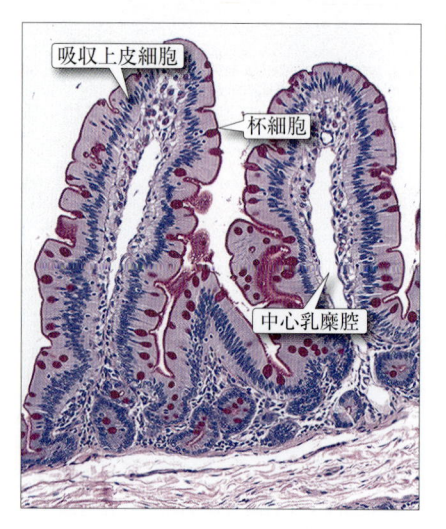

図 14.24 絨毛上皮
吸収上皮細胞の第一の機能は吸収であり，単層の円柱上皮をなし所々に粘液を分泌する杯細胞が入る．内腔面は PAS 染色で赤紫色に染まる．この染まりは杯細胞の粘液の染色と似ており，これは細胞頂部の表面に多数ある微絨毛に関連して糖タンパク質と消化酵素が存在することを示す．絨毛の芯の部分には中空の隙間がみられるが，これは内腔が広がったリンパ管すなわち中心乳糜腔であり，ここで**リンパ循環** lymphatic circulation に運ぶリポタンパク質複合体を集める．ヘマトキシリン/PAS 染色，パラフィン切片．×120.

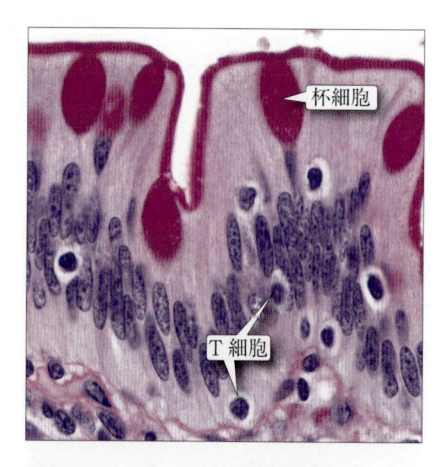

図 14.25 腸上皮内の免疫細胞
免疫細胞とりわけ T 細胞が腸管の全域にわたって上皮内のいろいろな高さにみられ，遊走するものもあるが大部分の細胞はその部位に定住している．これらの細胞は上皮内リンパ球（IEL）と呼ばれ，感染した標的細胞を死滅させるサイトカインを産生して腸上皮の恒常性を調節する．ヘマトキシリン/PAS 染色，パラフィン切片．×490.

十二指腸 Duodenum

十二指腸に特有な特徴が粘膜下組織にある**ブルンネル腺** Brunner's gland（図 14.26a 〜 c）であり，この腺は十二指腸の遠位半分では減少する．腺細胞は大部分が粘液性である．そのアルカリ性の粘液分泌液はリーベルキューン陰窩に注ぎ，酸性の糜粥を中和して表層の上皮細胞を酵素の消化と酸による傷害から保護する．

空　腸 Jejunum

空腸は絨毛が小腸の中で最も丈が高いことから見分けがつく．絨毛は粘膜と粘膜下組織を含む常時存在する輪状のヒダ（輪状ヒダ）から伸びる．ブルンネル腺は存在せず，粘膜固有層と粘膜下組織にまたがる**孤立リンパ小節** single lymphoid follicle（solitary lymphoid nodule）はまれである．

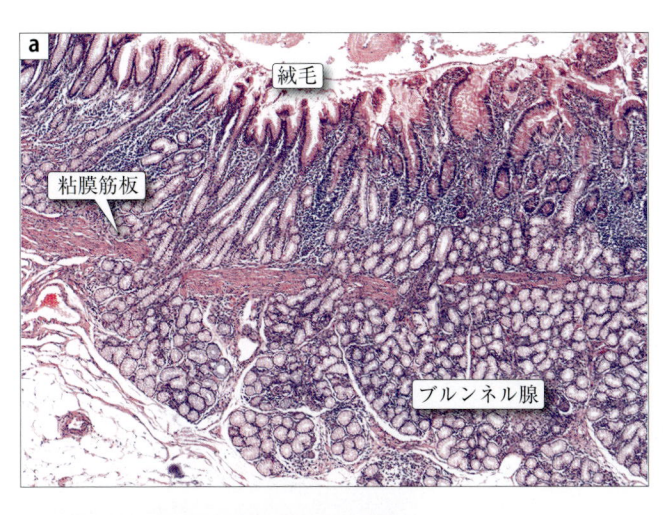

図 14.26a　十二指腸

十二指腸の表面には多数の絨毛がみられる．粘膜下組織にブルンネル腺が集団をなすことが十二指腸に特有な特徴である．粘膜筋板よりも上部にあるブルンネル腺もみられるが，導管は絨毛の底部にある陥凹あるいは陰窩に通じる．ブルンネル腺は十二指腸の全長にわたって存在するが，遠位になるほど数が減少する．主な働きはアルカリ性の粘液（約 200 mL/ 日）を分泌することであり，胃から送られる糜粥の酸性を打ち消す．コレシストキニン（CCK）は消化過程を調節する重要な消化管ホルモンである．CCK 細胞は主に十二指腸と近位空腸の絨毛にある．この消化管内分泌細胞は小腸に入る食物に反応して CCK を分泌する．CCK は血中に放出され膵液の分泌，胆嚢 gall bladder の収縮，腸管の蠕動運動を刺激し，胃酸の分泌を抑えて食欲を抑制する．HE 染色，パラフィン切片．× 40．

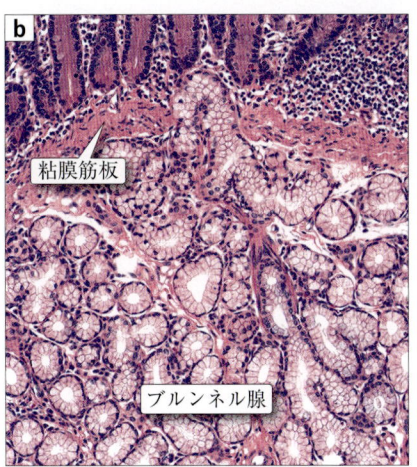

図 14.26b　ブルンネル腺の細胞

粘液分泌細胞に典型的な形態を示し，核は平坦で細胞の基底部近くにあり，粘液顆粒で満たされるため細胞質の染色性は明るい．分泌された粘稠な粘液は導管を通じてリーベルキューン陰窩に運ばれる．消化管内分泌細胞はブルンネル腺に散在してみられることがあり，ペプチド作動性神経は局所で神経内分泌的に働いておそらく腺からの分泌を調節する．HE 染色，パラフィン切片．× 140．

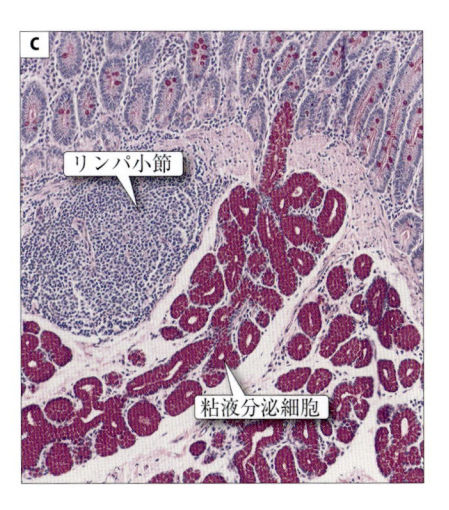

図 14.26c　ブルンネル腺

PAS 染色で赤紫色に染色される部分は糖タンパク質と粘液物質が高濃度に存在することを示す．ブルンネル腺から重炭酸イオンが分泌されることによって，アルカリ性の粘液が，胃から流れ込む塩酸および膵臓から十二指腸内腔に注がれる酵素の消化作用によってびらんが生じないように十二指腸粘膜を保護する手助けをする．リンパ球の集団は孤立リンパ小節を示す．ヘマトキシリン /PAS 染色，パラフィン切片．× 80．

絨毛と腸腺 Villus and intestinal glands

腸腺 intestinal gland（リーベルキューン陰窩）は小腸で重要な働きをする．腸腺は陰窩と絨毛の表面を覆う上皮細胞の源である（図 14.27a, b）．この上皮細胞の大部分はほんの1週間だけしか残存せず，たえず置き換わっている．

最もよく研究されている動物種であるマウスでは，陰窩底の少し上部に1つの陰窩あたり4～6個の幹細胞があり陰窩を不整な環状に囲んで存在するという考えが一般的である．1日に約1回細胞分裂して（一生涯ではおそらくマウスでは1,000回，ヒトでは5,000回細胞分裂する．），1つの幹

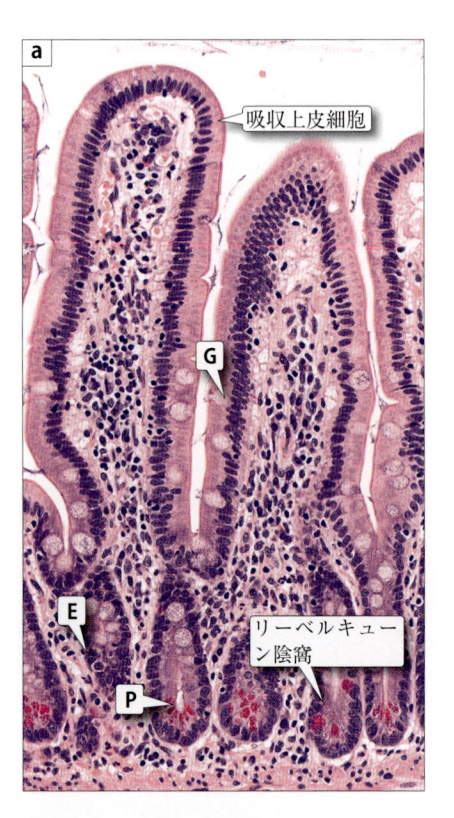

図 14.27a　絨毛と陰窩
絨毛および上皮が深く落ち込んでできるリーベルキューン陰窩の縦断切片．上皮のほとんどは吸収上皮細胞からなるが，通常の切片では分化の段階を示す特有の特徴はみられない．杯細胞（G），消化管内分泌細胞（E），パネート細胞（P）など，分化した細胞がいくつか認められる．HE染色，パラフィン切片．×130.

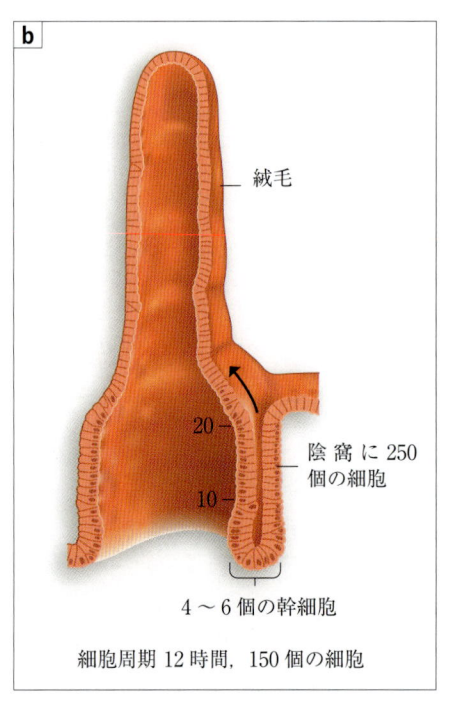

図 14.27b　絨毛とフラスコ状陰窩の図
マウスでは，陰窩の底部から平均して細胞4個分上方の高さに陰窩の壁を囲むようにして，起源となる幹細胞が4～6個散在すると考えられている．Wnt糖タンパク質ファミリーの受容体であるLgr5遺伝子の発現に基づいた検討では，陰窩の幹細胞は陰窩底に位置することが示唆されている．陰窩の内部では，底部から細胞20個分の高さまでは急速に分裂している移行細胞が100個以上あり，1つの陰窩あたりの移行細胞の総数は250～300個となる．分化経路を方向づけられた細胞系は上行するエスカレーターのように絨毛を上方へ移動し，数日で絨毛の先端近くに到達しアポトーシスによって失われる．対照的にパネート細胞は陰窩の底部に留まる．

細胞は 2 個の娘細胞を作り，そのうちの 1 つは分裂細胞集団に入る（図 14.28a 〜 c）．この細胞はさらに分裂を繰り返して細胞数は増加し，腸管の上皮細胞の種類を特徴付ける分化経路へ方向づけられた種々の系譜の細胞が作られる．Wntシグナル Wnt signal（陰窩における増殖・分化を統御する糖タンパク質 glycoprotein）と関連のある幹細胞マーカーの発現についての最近の研究によって陰窩における幹細胞は陰窩のまさしく底部に位置することが示唆された．絨毛の

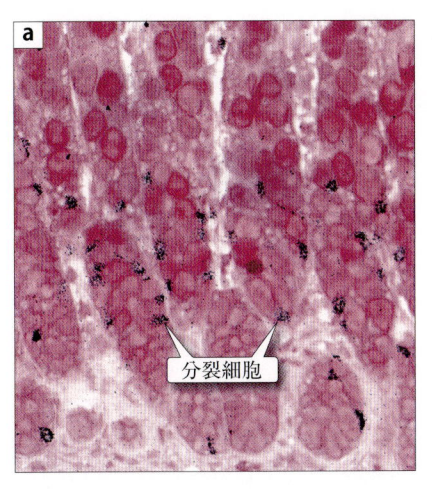

図 14.28a　増殖細胞の検出
大腸の陰窩で分裂する移行細胞のオートラジオグラフ autoradiograph であり，^{3}H 標識チミジン thymidine を DNA 複製時に取り込ませ銀粒子の存在によって検出した．放射性同位元素で標識されたチミジンを組織の採取 1 時間前に投与しておくと，細胞増殖（すなわち細胞数の増加）の大部分が陰窩の底部より上方で起こることがわかる．ヘマトキシリン/PAS 染色，パラフィン切片．× 100．

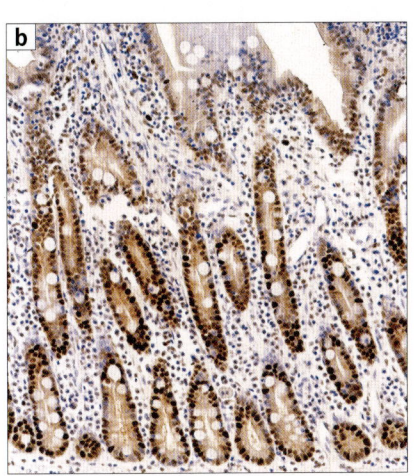

図 14.28b　陰窩での増殖細胞の部位
増殖細胞核抗原（PCNA）が有糸分裂の DNA 合成前期（G$_1$ 期）か DNA 合成期（S 期）にある細胞に発現し，陽性細胞が濃褐色に染色されている．陰窩の底部にある細胞のいくつかは陽性であるがもっと多くの細胞が陰窩の壁で陽性を示しており，上皮細胞はこれらの部位で分裂して数を増やした後いくつかの細胞系列に分化して絨毛へ細胞移動する．ヘマトキシリン/PCNA 免疫染色，パラフィン切片．× 70．

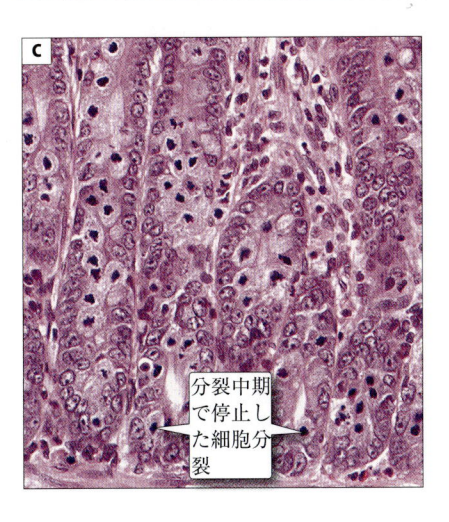

図 14.28c　有糸分裂の検出
分裂運動を停止させる方法 stathmokinetic technique で大腸の陰窩で有糸分裂を検出した．コルヒチン colchicine の前処理によって紡錘体が壊れ，細胞分裂は分裂中期で停止する．"分裂中期で細胞分裂が停止した metaphase-arrested"細胞は明瞭に認められ，その位置は分裂している移行細胞の部位に対応する．HE 染色，パラフィン切片．× 100．

小　腸

芯（図14.29a～c）にある間葉系細胞と筋線維芽細胞は幹細胞ニッチnicheおよび幹細胞に由来する上皮細胞と互いに影響し合い，**陰窩-絨毛軸** crypt-villus axisに沿って**有糸分裂** mitosis，**分化**，**アポトーシス** apoptosisを制御する．Wntシグナル（winglessを統合した糖タンパク質）はこの相互作用で主要な役割を果たす．

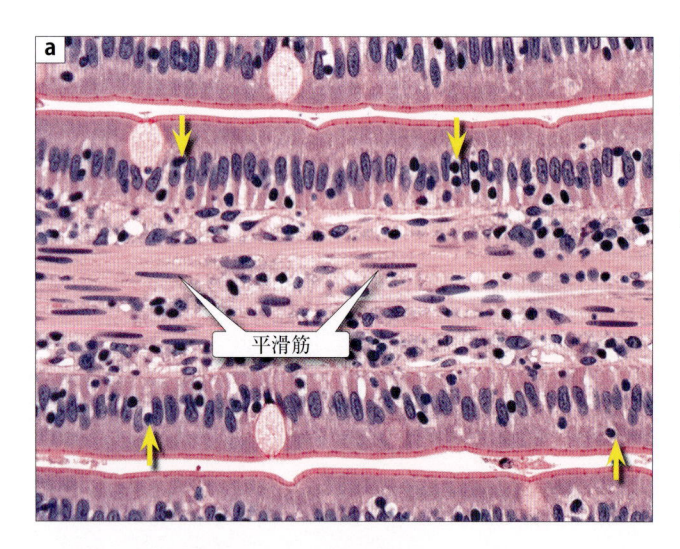

図14.29a　絨毛の芯部——縦断面
絨毛の芯部は粘膜固有層の疎性結合組織で満たされ，多くの免疫系の遊離細胞，とりわけ形質細胞とリンパ球が血管と平滑筋の組織構造とともに含まれる．細長い平滑筋が粘膜筋板から起こり絨毛の芯部を縦に走行しそれぞれの絨毛を動かす．多数のリンパ球が粘膜上皮内にみられるが（矢印），これらは粘膜固有層から**基底膜** basement membraneを超えて移動したものである．HE染色，パラフィン切片．×300.

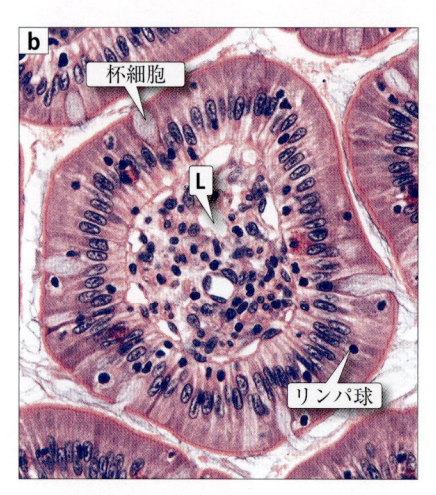

図14.29b　絨毛の芯部——横断面
横断面で見ると絨毛の芯部には中央に**毛細リンパ管** lymphatic capillary（L）があり結合組織の細胞や種々の白血球で囲まれる．血管は上皮の直ぐ下にあり絨毛に血液を送る細動脈の少なくとも1本から起こる**毛細血管** capillaryあるいは**毛細血管後細静脈** postcapillary venuleがみられる．杯細胞と上皮内リンパ球が粘膜上皮内に認められる．HE染色，パラフィン切片．×300.

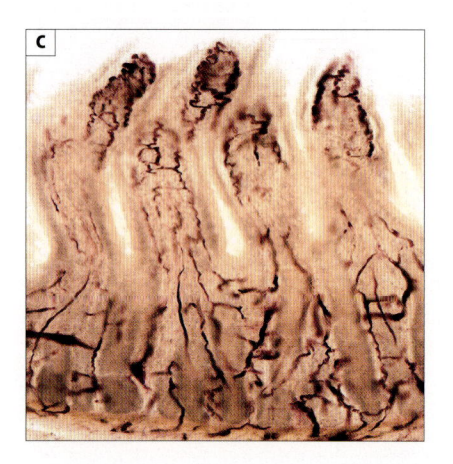

図14.29c　絨毛の芯部——血管
コロイド色素 colloid dyeを腹部大動脈 abdominal aortaに注入すると，絨毛の芯部にある細い血管が絨毛の頂部で**毛細血管ループ** capillary loopをつくって集まるのがわかる．この血管の配列は吸収上皮細胞での吸収と分泌の代謝活動および上皮と粘膜固有層の間での高分子や細胞のやり取りに関与する免疫防御機構の必要性を反映している．コロイド灌流，パラフィン切片．×85.

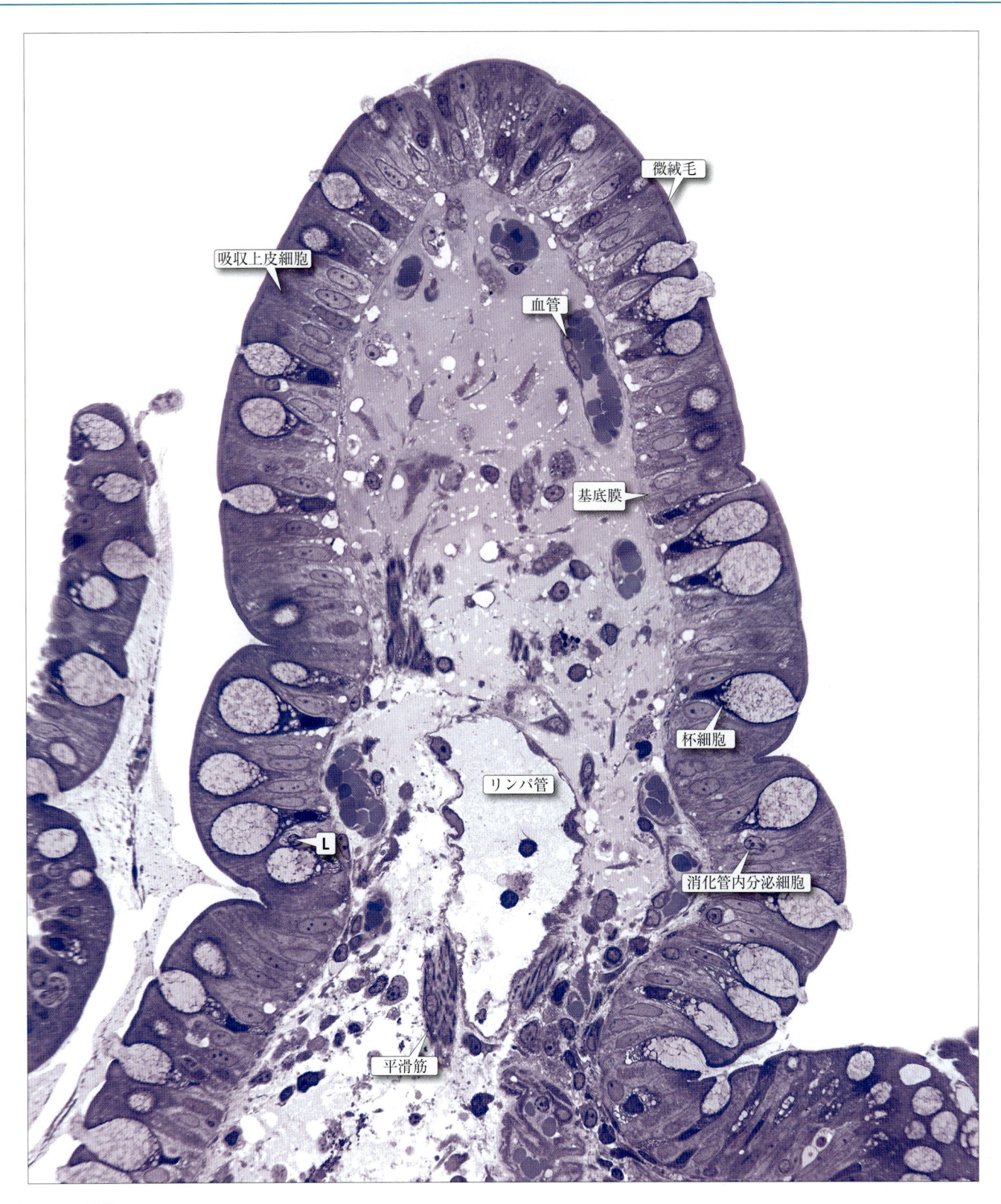

図 14.30　腸絨毛

回腸の腸絨毛の薄切エポキシ樹脂 epoxy resin 切片である．絨毛の表面は単層円柱上皮で覆われており，そのほとんどは吸収上皮細胞であり，その間に粘液を分泌する杯細胞が散在し，局所的な刺激または抑制の作用を示す消化管内分泌細胞がたまにみられる．吸収上皮細胞の内腔表面に刷子縁（線条縁とも呼ばれる）があり，これは微絨毛からなり腸管内腔の表面積が大いに増加する．遊走性あるいは上皮内のリンパ球（L）が吸収上皮細胞の間にみられ，局所での免疫防御の見張り役をする．絨毛の芯部（基底膜で輪郭がわかる）には血管，リンパ管，平滑筋，結合組織の細胞と細胞間基質，種々の免疫系の細胞がみられる．絨毛の芯部つまり粘膜固有層は粘膜筋板の上にある深い位置の支持組織が伸長したもので，この部位に血管，神経，免疫系の構成要素を供給して腸管上皮と相互に作用し合う．トルイジンブルー染色，アラルダイト切片．×500．

小腸

陰窩−絨毛軸の細胞 Cells of the crypt-villus axis

小腸に特徴的な絨毛の細胞学については図 14.30 で示す．吸収上皮細胞（腸上皮細胞とも呼ばれる）は最も多い細胞型であり，各細胞は頂部の**接着複合体** junctional complex で隣接する細胞と結合して**上皮障壁** epithelial barrier を作る．（輪状ヒダと腸絨毛に加えて）細胞頂部の微絨毛によって粘膜の表面積は広がり，単純な管の場合と比べて 600 倍に増加する（図 14.31a，b）．小腸で吸収が起こることは常識であ

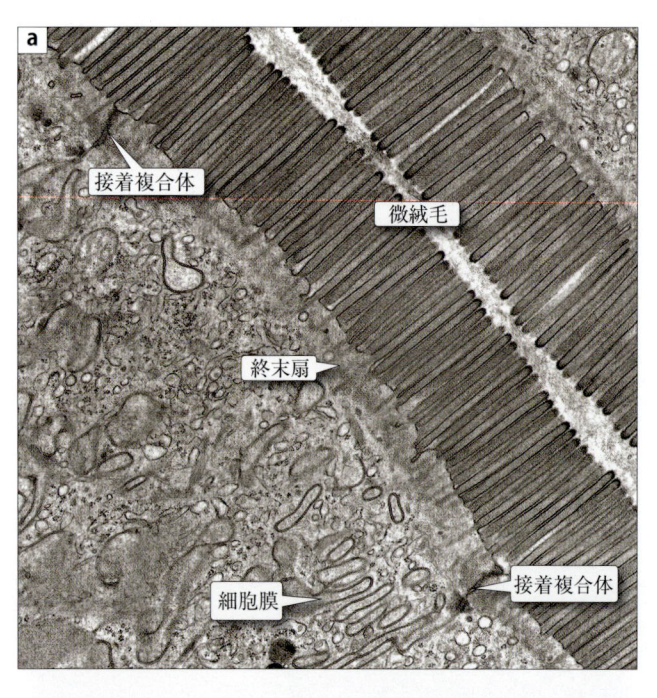

図 14.31a　絨毛上皮の表面
腸管の吸収上皮細胞の表面に並ぶ微絨毛からなる刷子縁の電子顕微鏡写真．広がった外観を示す**終末扇** terminal web に注目すること．これには**アクチンフィラメント** actin filament が含まれる．隣り合った細胞の外側の細胞膜は広範囲にわたり互いに組み合わさり，**イオンポンプ** ion pump があるので液体と吸収した栄養素は細胞内空間に容易に運ばれるが，腸管で吸収が起こっている間はこの空間は開いている．内容物は粘膜固有層にある毛細血管に流れ込み，その後門脈に入り**肝臓** liver に至る．隣り合う細胞は接着複合体で結合し細胞間の**輸送** transport を阻止する（詳細は第 1 章を参照）．×11,000．

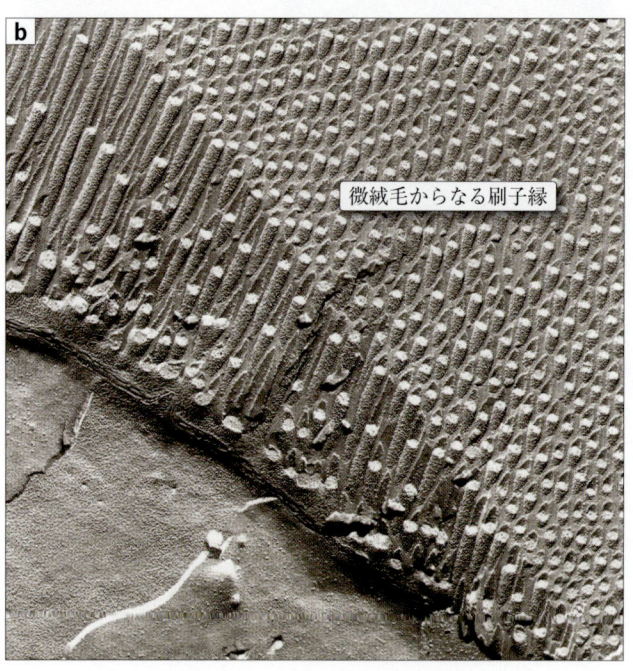

図 14.31b　微絨毛を凍結割断した電子顕微鏡写真
絨毛の表面にはおびただしい数の微絨毛が密集するのがわかる．×15,000．
（Courtesy L Orci, University of Geneva, Switzerland.）

るが，吸収が起こりやすいように吸収上皮細胞は食物が消化酵素と混合するために流動物の環境を維持する液体も分泌しなければならない．例えば**コレラ** cholera のような疾病では過度の分泌によって分泌性**下痢** diarrhea が生じる．微絨毛の表面と吸収上皮細胞内部に酵素があることが，食物中の**糖** sugar, carbohydrate, **ペプチド** peptide, **脂質** lipid, **ビタミン** vitamin, **無機塩類** mineral の消化に必要不可欠である（図 14.32a，b）．

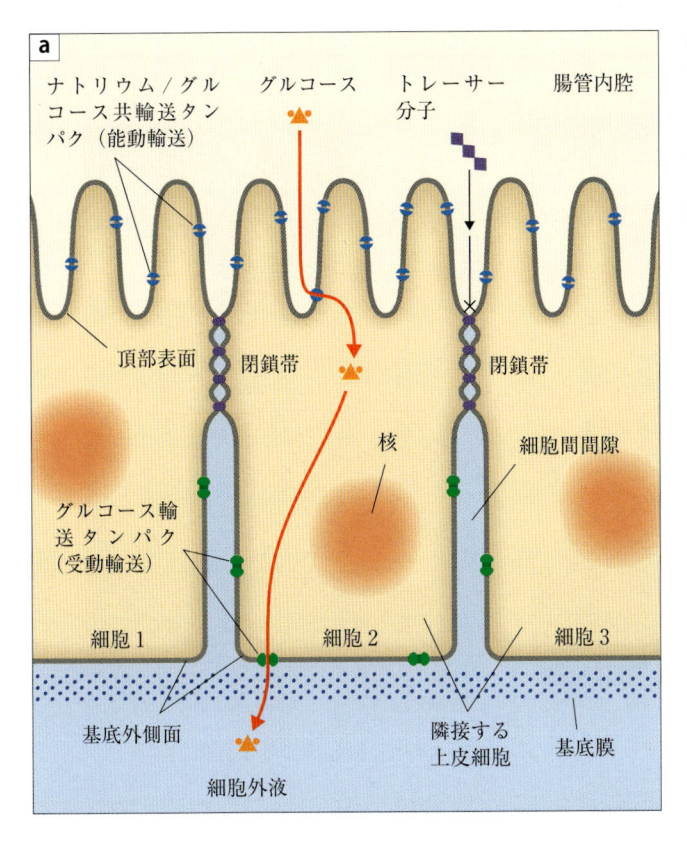

図 14.32a　経細胞輸送

吸収上皮細胞が例えば**グルコース** glucose のような栄養素を吸収する機構を示す図．細胞頂部の細胞膜にはグルコースを**能動輸送** active transport し同時にナトリウムイオンも輸送する**共輸送担体タンパク質** symport carrier protein がある．吸収上皮細胞の細胞質ではグルコースが高濃度になる．グルコースは**受動輸送** passive transport によりその濃度勾配に沿って基底外側部の細胞膜にある 2 番目の担体タンパク質を通って細胞から出ていく．密着帯は隣り合う細胞を結合するだけでなく大分子量の物質が細胞内に入るのを制限する．**閉鎖帯**はまた吸収上皮細胞の**極性** polarity を維持し，特定の膜タンパク質を細胞頂部あるいは基底外側部に限局させる．

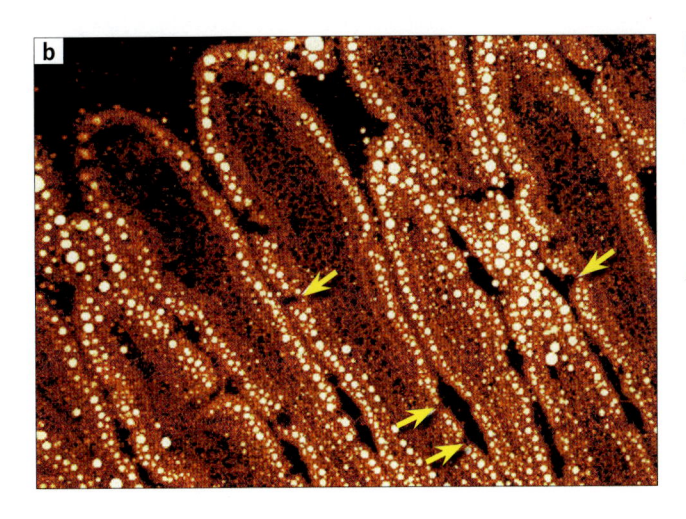

図 14.32b　吸収上皮細胞のフルオレステロール摂取

蛍光コレステロール類似体 fluorescent cholesterol analog である**フルオレステロール** fluoresterol を流動食として経口投与し 2 時間後に空腸を採取して調べた．フルオレステロールは吸収上皮細胞にみられ（しかし杯細胞の中にはみられない．矢印），**カイロミクロン** chylomicron として知られるリポタンパク顆粒に詰められ絨毛の芯部にみられる．カイロミクロンは中心乳糜腔に入りリンパ管に送られ最終的に血中に入る．凍結切片，共焦点顕微鏡写真，× 120．(Courtesy C Sparrow, Merck Research Laboratories, Rahway, New Jersey, USA.)

小　腸

杯細胞は十二指腸から回腸に行くにしたがってその数を増やし豊富に存在し，粘液を分泌して粘液ゲルの非撹拌層を作り吸収上皮細胞の表面を潤滑にするのに役立つ．この粘液ゲルの障壁は吸収上皮細胞の表面を剪断による傷害から守り，微生物を捕捉して抗体と結合させる（図14.33a，b）．

パネート細胞 Paneth cell は**腸陰窩** intestinal crypt の底部にみられる分化した分泌細胞の細胞集団で，約3週間生存する．この細胞は例えば*α*-デフェンシン *α*-defensin（クリプトジン cryptdin ともいう），ホスホリパーゼA2 phospholipase A2，リゾチーム lysozyme などの**抗菌物質** antimicrobial agent を分泌する（図14.34）．

開放型あるいは閉鎖型の消化管内分泌細胞は上皮内に分

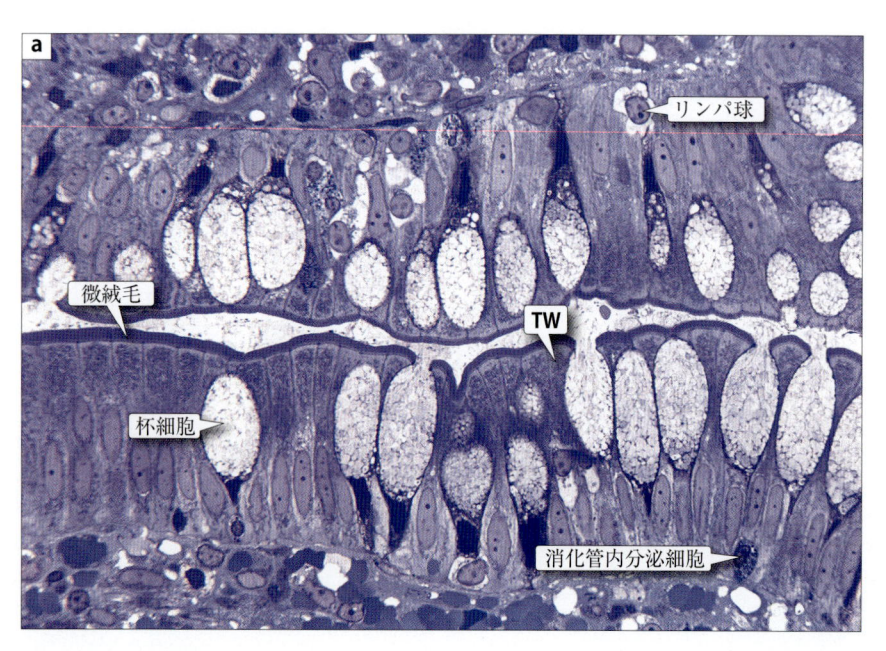

図14.33a　杯細胞
ヒト空腸の2つの絨毛の表面を覆う上皮を示す薄切エポキシ樹脂切片である．粘液顆粒を含む杯細胞がみられ，微絨毛の表面に粘液を放出している細胞もある．小腸での粘液の正確な役割はよくわかっていないが，上皮に障壁をつくって有害物質（微生物あるいは毒素）から保護したり，剥離した細胞を包んで遠位方向に運んで取り除いたり，細菌あるいはウイルスに対する免疫グロブリンを安定化させているのだろう．丈の高い円柱状の吸収上皮細胞（吸収上皮細胞）には刷子縁のすぐ下に明るい層つまり終末扇（**TW**）がみられ，微絨毛の芯部をつなぎ留める部位を示している．リンパ球はたいてい細胞障害性T細胞であり免疫防御の働きをする．基底部にみられる顆粒を含んだ上皮細胞は消化管内分泌細胞を示す．トルイジンブルー染色，アラルダイト切片．×620．

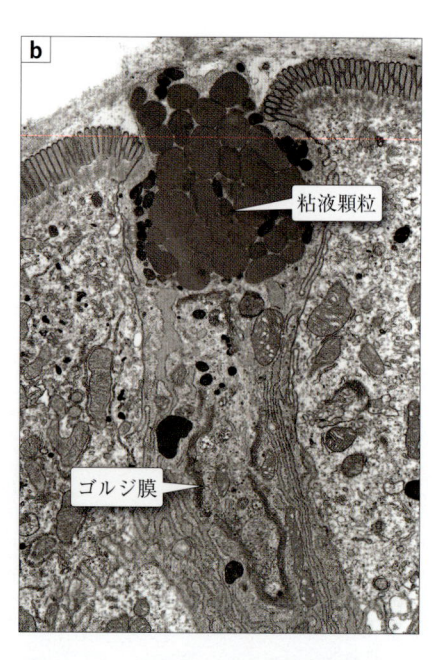

図14.33b　杯細胞の電子顕微鏡写真
ぎっしりと密に詰まった粘液顆粒が腸管内腔に放出され，粘稠な水和したゲルとなるが，これは約80％の糖タンパク質からなる多分散系の糖タンパク質である．微絨毛の近くではゲルは混ざり合わないが，腸管内腔では消化管での乱流と一緒になってより多くの対流がみられる．アミノ酸のスレオニンはムチンの産生に重要な要素であり，杯細胞の分泌は腸管神経系と食物線維の影響を受ける．×6,000．

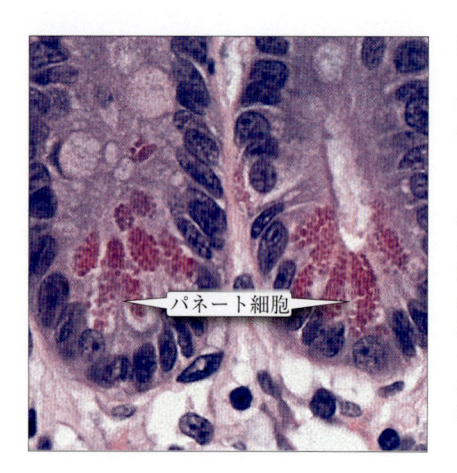

図14.34　パネート細胞
パネート細胞は腸陰窩の底部にあり，形は錐体状で特徴のある顆粒がみられる．顆粒には抗菌性のペプチド例えば*α*-デフェンシン（クリプトジンともいう）が含まれる．デフェンシンは**好中球** neutrophil，**腎臓** kidney，感染した皮膚でも産生される．リゾチームの作用を加えてパネート細胞は細菌を効果的に死滅させるのでヒトの小腸では微生物の数は著しく少ない．パネート細胞の**脱顆粒** degranulation（図14.35aを参照）は細菌や粘膜固有層からの**コリン作動性シグナル** cholinergic signal によって刺激される．HE染色，パラフィン切片．×600．

散している（図14.35a, b）．多数の種類の異なる細胞型を含み，それらの細胞はすべて**分泌顆粒** secretory granule を含有するが，消化管内分泌細胞であることは通常の組織染色では確認できない．確認するには免疫細胞化学，**in situ ハイブリダイゼーション** in situ hybridization あるいは電子顕微鏡による観察が必要である．多くの消化管内分泌細胞は少なくとも2つ以上のホルモンを含有するが，最も多いのが**セロトニン** serotonin（**5-ヒドロキシトリプタミン** 5-hydroxytryptamine）である．消化管ホルモンは局所で作用するか，あるいは血中に入る．小腸に由来する**ペプチドホルモン** peptide hormone には，例えば**セクレチン** secretin（膵液分泌を刺激し，胃酸分泌を抑える），**コレシストキニン** cholecystokinin（食物摂取量を減少させ，膵液分泌を増加させる），ソマトスタチン（ほかの消化管内分泌細胞の活動を抑える）や**モチリン** motilin（蠕動運動を引き起こし，ペプシンの分泌を増加する）などがある．

> **Tip**：腸管上皮細胞の由来は陰窩の底部あるいはその近くにある多能性の幹細胞である．そこでは，新しい細胞が上方へ移動し陰窩と絨毛に供給される．1つの絨毛はいくつかの陰窩から上皮細胞を受け取ることもある．細胞の増殖は陰窩－絨毛接合部で止まる．パネート細胞もこの幹細胞に由来するが陰窩の底部にとどまる．腸管上皮の恒常性は2方向性の細胞増殖，分化，移動と細胞死の間のバランスで維持されている．

回　腸 Ileum

回腸の特徴は絨毛が短く数が少ないこと，および遠位部に**パイエル板** Peyer's patch と呼ばれる**集合リンパ小節** aggregated lymphoid nodule（follicle）が存在することであ

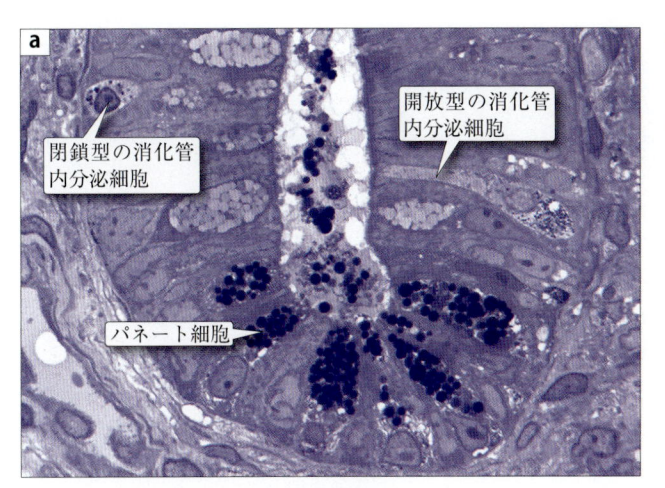

図14.35a　消化管内分泌細胞
多種類の消化管内分泌細胞が多くの種類のペプチドやアミン amine を分泌し局所で刺激性あるいは抑制性に働いて粘膜の分泌または吸収の活動を調節している．消化管内分泌細胞には閉鎖型と開放型があり，開放型では細胞質は陰窩の内腔まで達する．分泌顆粒はたいてい基底部の細胞質に限局する．かつては消化管内分泌細胞は**アミン前駆体の取り込みと脱炭酸** amine precursor uptake and decarboxylation（APUD）を行う細胞として分類され，タンパク性あるいは生体アミン類の局所作動性ホルモンを産生すると思われていた．消化管内分泌細胞は**神経堤** neural crest に由来すると考えられていたが，本当の起源は陰窩内にある幹細胞であり移動する神経細胞の一種ではない．パネート細胞が分泌顆粒を陰窩内に放出して微生物を攻撃しているのがみられる．トルイジンブルー染色，アラルダイト切片．×620.

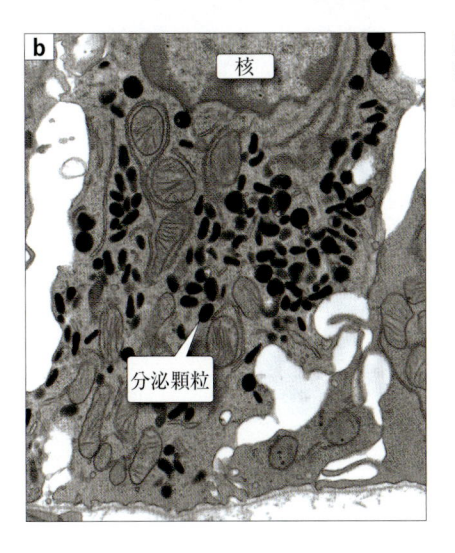

図14.35b　消化管内分泌細胞の電子顕微鏡写真
基底部の細胞質に多数の小型分泌顆粒がみられる．分泌顆粒は基底板を越えて開口分泌によって放出され近くの毛細血管に入り消化管または他の臓器にある標的細胞に辿り着く．×11,000.

小 腸

る．パイエル板は粘膜下組織にあり，しばしば粘膜筋板を突き破って粘膜固有層に広がる（図14.36a～c）．リンパ小節の上を覆っているリンパ小節に付随する上皮（図14.37）には膜状あるいは小ヒダ状の細胞であるM細胞がみられる．

M細胞には微絨毛がほとんどなく，リンパ球と白血球を囲い込むように基底外側部の膜の陥入部が広くなっている．M細胞は病原微生物，摂取した外来分子やIgA複合体などの試料を採取し，免疫細胞と相互に作用して腸管リンパ節

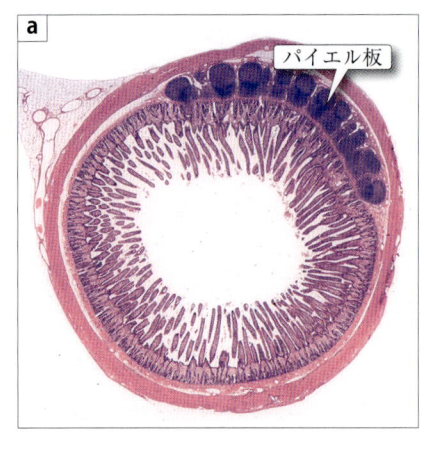

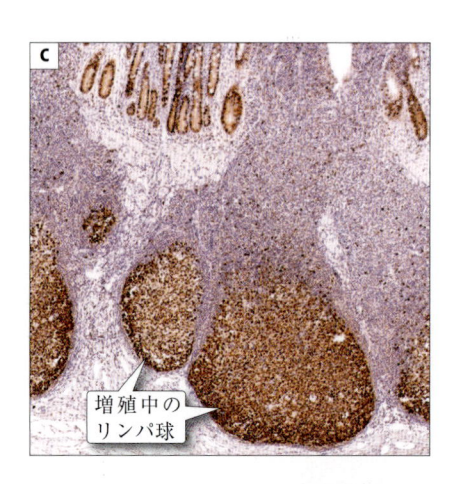

図 14.36c　パイエル板——リンパ球の増殖
増殖細胞核抗原（PCNA）【訳注：分裂細胞の分子マーカー】の免疫染色を行ったパイエル板であり，数多くのリンパ球が増殖過程またはその準備期にあるのがわかる．活性化したリンパ球にはT細胞とB細胞に分化するリンパ芽球が含まれ，粘膜固有層にある樹状細胞やマクロファージ macrophage によって捕捉されリンパ小節で提示される抗原にこれらのリンパ球は反応する．ヘマトキシリン／免疫組織染色，パラフィン切片．×75．

図 14.36a　回腸とパイエル板
ラット回腸の横断面で粘膜下組織に集合リンパ小節がみられる．これはパイエル板で回腸に特徴的にみられ腸間膜の付着部とは反対側の部位の腸管壁に通常位置する．回腸にはリンパ小節が多数存在して腸管内腔の抗原や微生物と戦い免疫防御の働きをする．回腸でみられる絨毛，リーベルキューン陰窩，粘膜筋板，筋層は十二指腸および空腸と同様である．回腸では液体，電解質，アミノ酸，脂肪，胆汁酸塩，ビタミン B_{12} が吸収される．HE染色，パラフィン切片．×10．

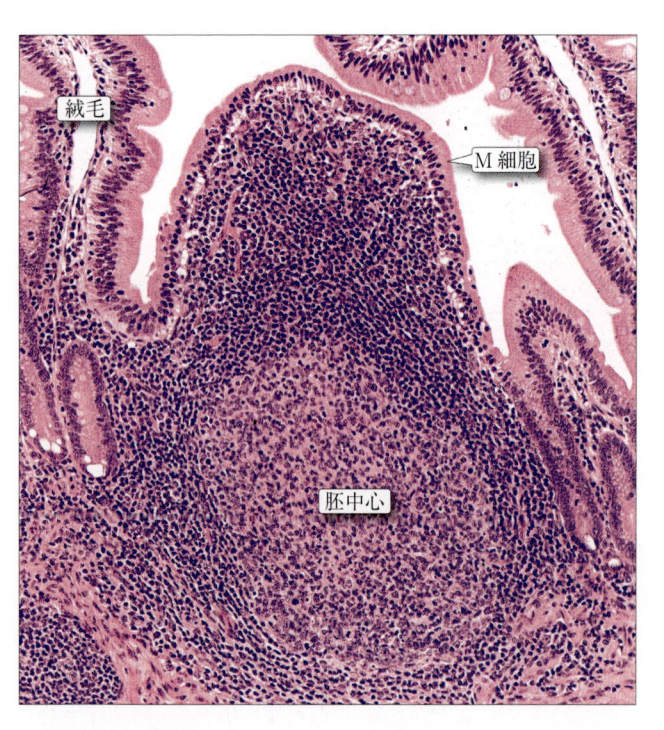

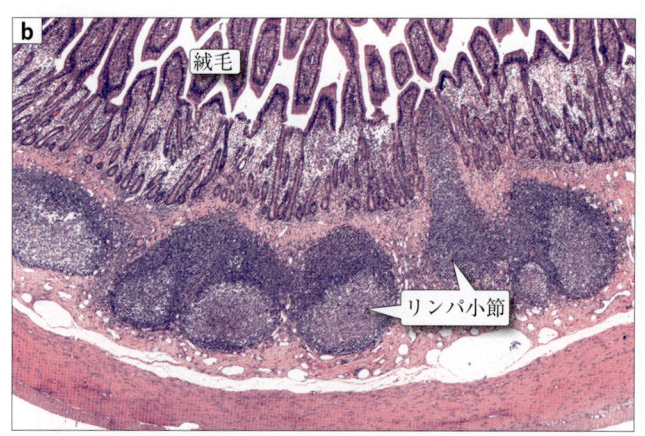

図 14.36b　パイエル板
消化管にみられる集合あるいは分散したリンパ組織の大きな集合体を腸管関連リンパ組織（GALT）と呼ぶ．リンパ小節あるいはリンパ球は，有毒物質，感染性物質や抗原物質が消化管を介して体内に入らないようにする効果的な仕組みを作っている．パイエル板はリンパ小節が小腸で集合したもので大部分は回腸にみられる．1つのパイエル板あたりに含まれるリンパ小節の数は非常に少ないものから非常に多いものまでいろいろあり（5個から数百個まで），青少年期にはその数は200個を超えることもあるが，その後年齢とともに数は減少する．中高年の成人期ではパイエル板の数は約40個である．リンパ小節の塊が腸管内腔に向かい伸長していることに注目せよ．HE染色，パラフィン切片．×75．

図 14.37　M細胞
パイエル板にあるリンパ組織は腸管内腔面にある上皮にまで及び，この部位は**濾胞関連上皮** follicle-associated epithelium と呼ばれる．上皮には特殊なM細胞（通常の吸収上皮細胞のように微絨毛が多数並ぶ刷子縁は見られず，微絨毛は短く疎であり細胞の表面が**微小なヒダ状** microfold あるいは**膜状** membranous に見えることからその頭文字からM細胞と呼ばれる）がある．M細胞は腸管腔から持続的に物質を取り込む．選別された抗原は抗原提示細胞に受け渡され抗原刺激を受けていない**ナイーブT細胞** naïve T lymphocyte は管腔の抗原を認識できるようになる．局所の免疫反応が誘発されたことは，リンパ小節に染色性の明るいリンパ芽球が存在することでわかる．活性化したリンパ球はこの領域から外部に移動し**輸出リンパ管** efferent lymphatics に入り最終的に全身循環血へ流れる．免疫細胞はその後に体を保護するため最初に抗原に曝露された部位に戻るか別の粘膜部位へ移動する．HE染色，パラフィン切片．×120．

lymph nodeに運ばれたリンパ球の集団を感作することによって，免疫反応を増強する．活性化されたリンパ球は腸粘膜に戻り，そこで形質細胞として抗体を分泌する．

消化管内分泌細胞は上皮細胞の間にみられることもあるが，陰窩の基底部ではもっと普通にみられる．消化管内分泌細胞では顆粒は基底板に隣接する細胞質の部分にある．陰窩の同じ深さの部位にはパネート細胞があり，この細胞は頂部に微生物を殺すことのできる物質を含んだ顆粒を含有する．パネート細胞は大腸の大部分には存在しない．

大 腸

大腸には結腸（虫垂vermiform appendixが起始する盲腸cecumに続いて），直腸，肛門管の上部2/3を含む．大腸には絨毛がないことを除いては，大腸の粘膜の構造は小腸と似ている．

結 腸 Colon

結腸の内腔表面は肉眼で見ると滑らかであるが，組織切片では粘膜の表面はたいてい起伏しており，死後に起こる局所の筋収縮や化学固定によって嵌入するところがたまにある（図14.38a，b）．結腸に特有な特徴は無数のリーベルキューン陰窩すなわち腸腺が直鎖管状に粘膜筋板まで下方に伸びて配列することである．腸管の吸収上皮細胞の数は4対1の割合で杯細胞よりも多いが，杯細胞が多いことに注目すべきで

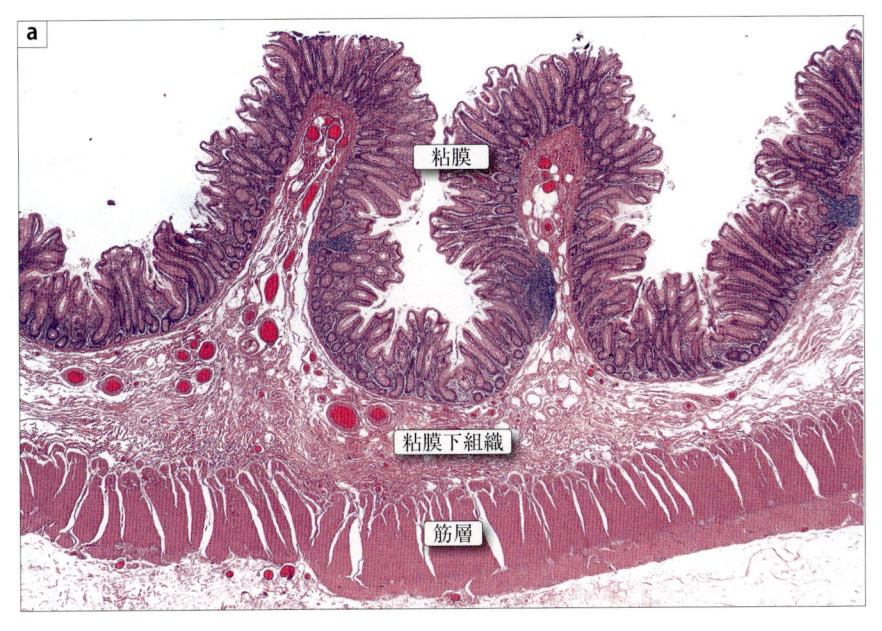

図14.38a　結　腸
大腸の主な構成部分は粘膜，粘膜下組織，筋層である．粘膜のヒダは常時存在するのではなく，筋層にある2層のうちのいずれかが収縮して形成される．粘膜上皮を絨毛と間違ってはいけない，なぜなら絨毛は比較的大きくて隣り合う絨毛とは離れて別個に起こるからである．HE染色，パラフィン切片．×15．

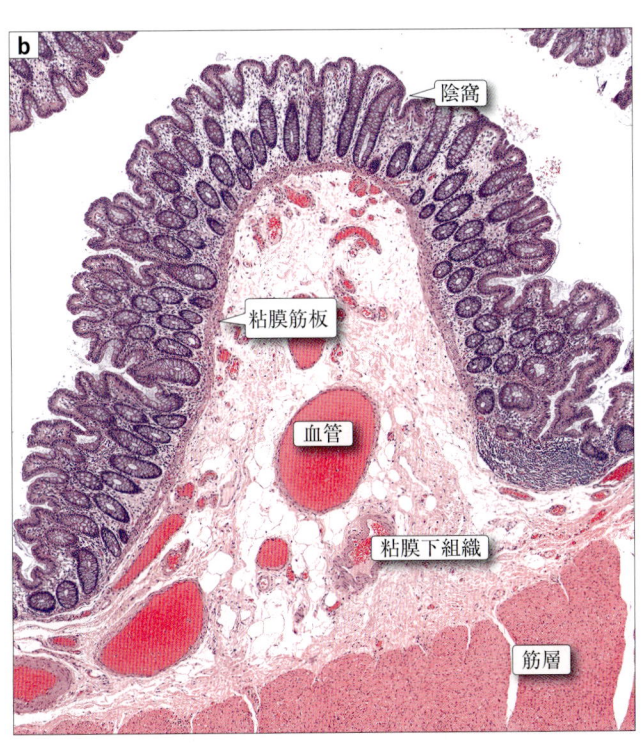

図14.38b　結腸の粘膜
結腸の管腔面の粘膜上皮は非常にでこぼこしており，切断する面によって陥入した陰窩やその斜めの切断像がみられる．胃や小腸の粘膜と区別できる結腸粘膜に特有な特徴は，結腸粘膜には絨毛がなく，上皮細胞のほとんどが円柱上皮細胞と杯細胞であり，単一の陰窩を形成することである．HE染色，パラフィン切片．×35．

大腸

ある（図14.39a～f）．

結腸上皮の幹細胞は陰窩のまさしく底部に存在し，何百という細胞を生じさせその細胞は陰窩の上部へ移動し表面で脱落する．上皮細胞が置き換わるのは速く，幹細胞から生じた細胞のほとんどは1週以内に入れ替わる．

上皮内リンパ球 intraepithelial lymphocyte と消化管内分泌細胞は豊富にあるが，パネート細胞は正常な結腸ではめったにみられない．リンパ小節は粘膜に通常みられ，粘膜下組織にまで及ぶことがある．

結腸の主な機能は，腸の内容物に粘液を与えて**糞便** feces の通過を容易にすることと，水分と電解質を取り出し内腔にある内容物を脱水することである．管腔の内容物は結腸に溜まったのち調節されながら排泄される．結腸だけにしかない特徴は筋層内の外縦走する平滑筋層が形を変えて3つの別個の縦長の細長いひも状の**結腸ヒモ** teniae coli となることで，これによって結腸の分節が別個に収縮することができる．この働きによっておそらく糞便の圧縮が進み，全般的な蠕動運動によって管腔の内容物が遠位へ運ばれる．

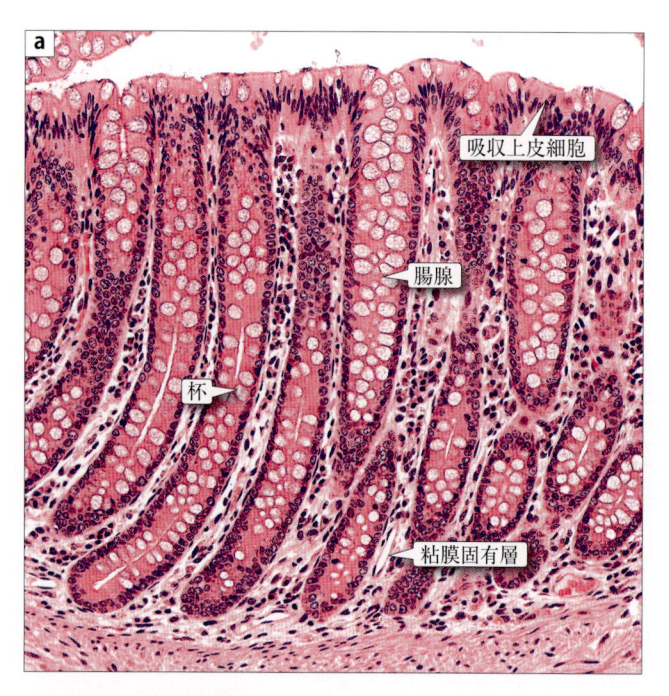

図14.39a 結腸の陰窩

結腸の陰窩は多数の杯細胞を含む腸腺であり，杯細胞は核上部が粘液顆粒で満たされ明るく見える．内腔面には円柱状の吸収上皮細胞がみられ，結腸ではその数は杯細胞よりも多い．結腸の陰窩に特有な特徴はこれらが直線状に整列することであり，この様子が試験管立てに並べた試験管と似ていること，および円柱状の吸収上皮細胞と一緒に杯細胞が多数みられることである．陰窩の底部で新しい細胞が有糸分裂によって生じて成熟し，陰窩を上方へ移動して最終的に腸管内腔面から剥脱する．数多くの**免疫担当細胞** immunocompetent cell，特に形質細胞は粘膜固有層に多数存在する．Tリンパ球もまた粘膜固有層と粘膜上皮内にみられる．HE染色，パラフィン切片．×120．

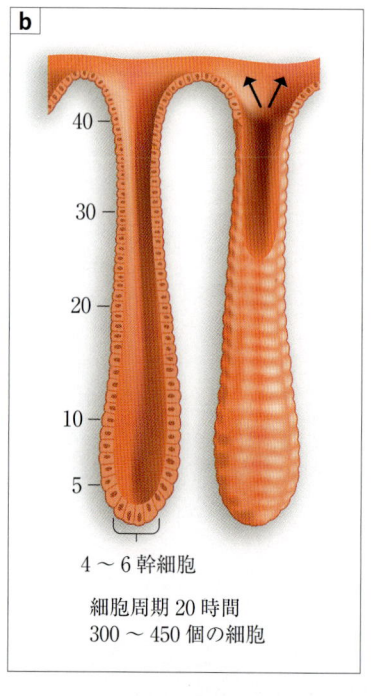

図14.39b 結腸の陰窩における細胞配置の図

幹細胞は陰窩のまさしく底部にあり，底部からの細胞の位置を昇順の数字で示す．陰窩の内腔が最も広い位置では約18個の細胞が壁を囲むように並ぶ．細胞周期は20時間であり1つの陰窩には400個以上の細胞が含まれる．結腸の上皮は細胞を持続的に速く更新する．陰窩の底部から生じてから腸管内腔に脱落するまでの細胞の平均寿命は約6日である．

14 消化管

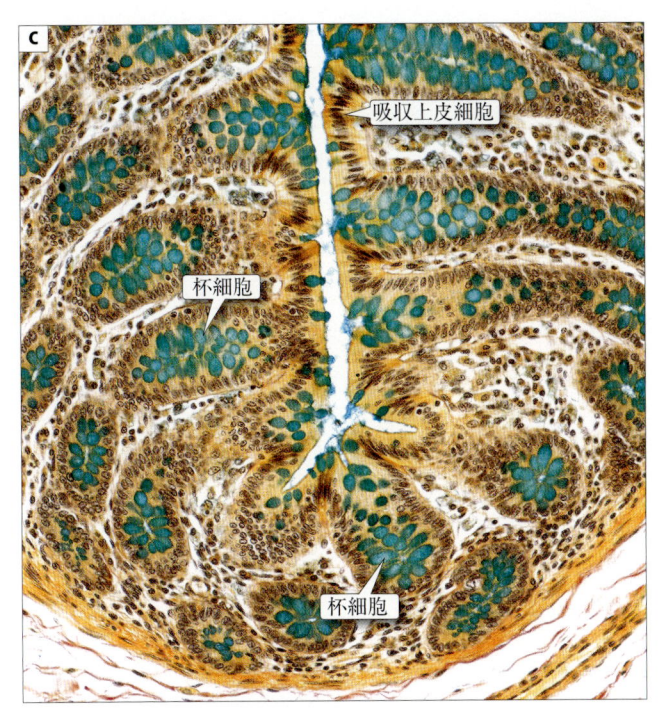

図 14.39c 結腸の陰窩と杯細胞
特殊染色によって比較的多くの杯細胞が吸収上皮細胞とともに示されている．杯細胞と吸収上皮細胞の細胞数の割合は約1：4である．杯細胞は糖タンパク質を含むムチンの含量が多いので緑色に強く染まる．陰窩には杯細胞が多数含まれ，特に底部に向かってその数は多くなりしばしば内腔が不明瞭となる．表層の上皮細胞は吸収上皮細胞であり水分と電解質を吸収して管腔にある内容物を脱水する．アルシアンブルー／ヴァン・ギーソン染色，パラフィン切片．×120．

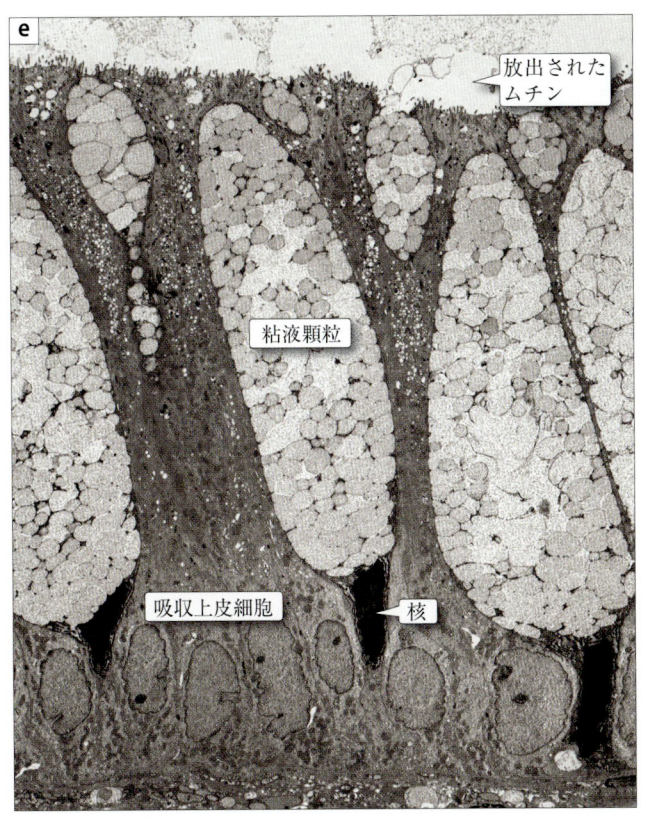

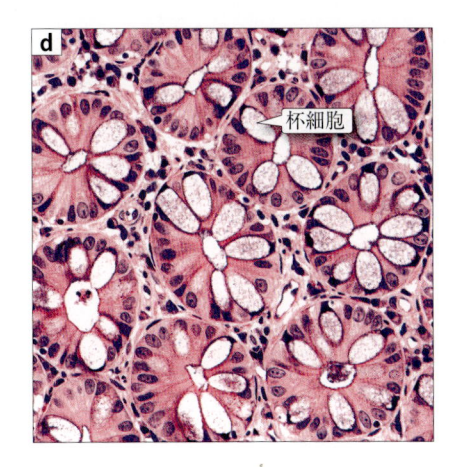

図 14.39d 結腸の陰窩の横断面
杯細胞とその間にある丈の高い円柱状の吸収上皮細胞が放射状に配列するのがわかる．腸腺つまり陰窩の中央にある管腔はかなり狭く一部は粘液物質で満たされる．どの腸腺つまり陰窩も支持する粘膜固有層で取り囲まれ，腸腺の吸収上皮細胞で吸収された液体／電解質は粘膜から数多くの血管を通って門脈系へ運ばれる．結腸の陰窩はまた**カリウム** potassium と重炭酸イオンを豊富に含む等張液を分泌し管腔で緩衝剤として働く．HE染色，パラフィン切片．×280．

図 14.39e 結腸上皮の電子顕微鏡写真
杯細胞と円柱状の吸収上皮細胞を示す．杯細胞のムチン型のタンパク質は**グリコサミノグリカン** glycosaminoglycan を含有し管腔に放出されると水分を吸引し容量を増やして滑りやすいゲルつまり粘液ができる．結腸内で貯留されている管腔の内容物は杯細胞から分泌される粘液（約200 mL／日）によって滑らかになる．回腸から結腸に入ってくる半流動体の物質のうち，大腸を通過した後に残るのは15％未満である．円柱状の吸収上皮細胞は糞便中の電解質と水分の含量を調節するが，小腸の吸収上皮細胞とは異なり糖とアミノ酸を大量には吸収できない．×1,800．

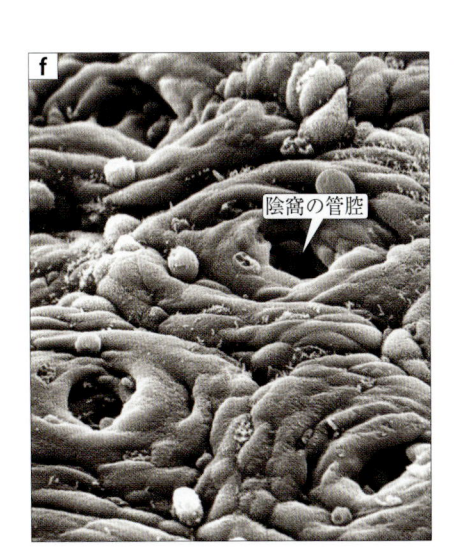

図 14.39f 結腸の内腔面の上皮
結腸の内腔に面する上皮の走査電子顕微鏡写真であり，結腸の陰窩の中央にある管腔の周囲に細胞が輪状に配列するのがわかる．×1,000．

大 腸

虫　垂 Appendix

　虫垂の組織は結腸と似ているが，大きな違いが2つある．1つはリーベルキューン陰窩がはるかに少ないことである．もう1つは虫垂に特有な特徴である集合リンパ小節が管腔を囲むように輪状に配列していることであり，時には粘膜下組織にまで及ぶ（図14.40）【訳注：虫垂では筋層の外縦走する平滑筋層が3つのひも状とならずに全周を取り巻くことも特徴である．】．炎症を起こした虫垂を外科的に切除しても体に害を及ぼさないので，虫垂が消化管の機能にどのように寄与しているかはわかっていない．

直　腸 Rectum

　直腸では粘膜はより深い位置まであるが，腸腺には結腸よりも多くの杯細胞がある．筋層は結腸と異なり，外縦走する平滑筋層は3つのひも状の構造をとらず全周を取り巻いている．直腸から肛門への移行部ではリーベルキューン陰窩は消失し単層円柱上皮から肛門管に特徴的である重層扁平上皮（肛門管のうちで**櫛状線** pectinate line から下方の部位）に置き換わる（図14.41a，b）．筋層は内輪走する平滑筋層が厚くなり内肛門括約筋となる．胃，小腸と同じように結腸と直腸の粘膜には遊走するリンパ球と形質細胞が多数あり，孤立リンパ小節もみられる．消化管内分泌細胞が腸腺の上皮の中にたまに散在する．

> **Tip**：どのようにすれば部位による腸管粘膜の組織学的な違いを覚えられるだろうか．十二指腸（**d**uodenum）には絨毛とブルンネル腺の2つ（**d**ual）の特徴がある．空腸（**j**ejunum）には単に（**j**ust）絨毛があるだけ．回腸（**i**leum）には免疫組織（**i**mmune）があるのが目立つ．結腸（**c**olon）には陰窩（**c**rypts）がある．肛門（**a**nal）管には前述のすべて（**a**ll）がない．

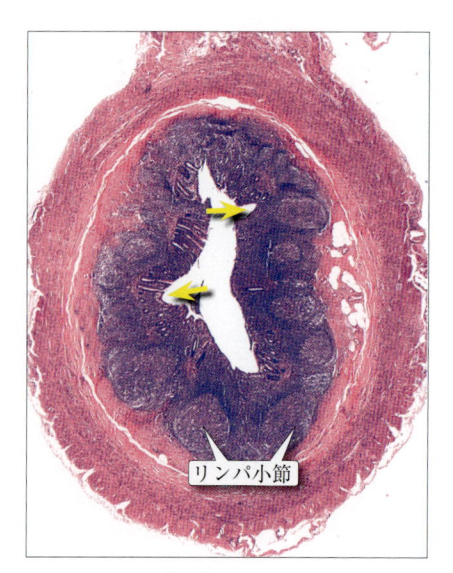

図 14.40　虫　垂
虫垂はイモ虫のような外形であり，盲腸から管状に伸長した中空の突起でリンパ小節が顕著にみられる．組織学的には虫垂は結腸に似ている．幼少期にはリンパ小節は豊富にみられ粘膜固有層と粘膜下組織を占有して内腔を取り囲むように存在するので，粘膜筋板は不十分にしかみえない．虫垂の陰窩（矢印）は分布と形に不揃いの傾向があり数多くの形質細胞とTリンパ球で取り囲まれる．重要でない痕跡器官と考えられているが，虫垂はおそらく形質細胞とリンパ球が局所的な粘膜の免疫機構を維持するのに役立っているのだろう．HE染色，パラフィン切片，×6．

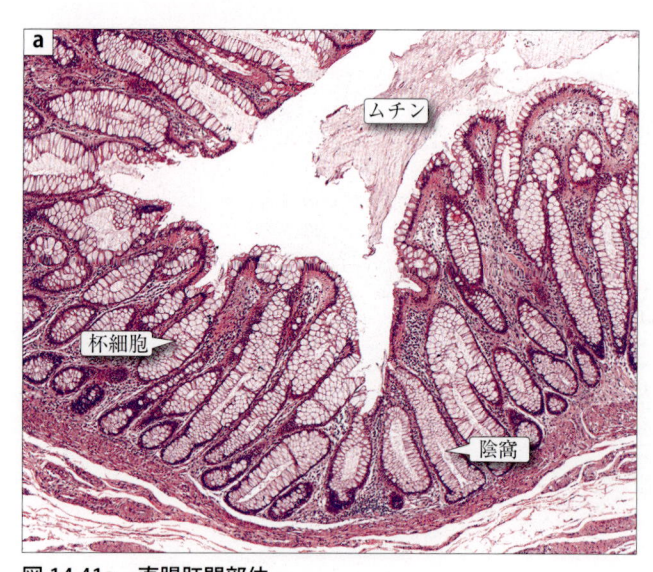

図 14.41a　直腸肛門部位
直腸粘膜の組織構造は結腸と同様であるが，陰窩は少し長く杯細胞の数はさらに多い．HE染色，パラフィン切片，×70．

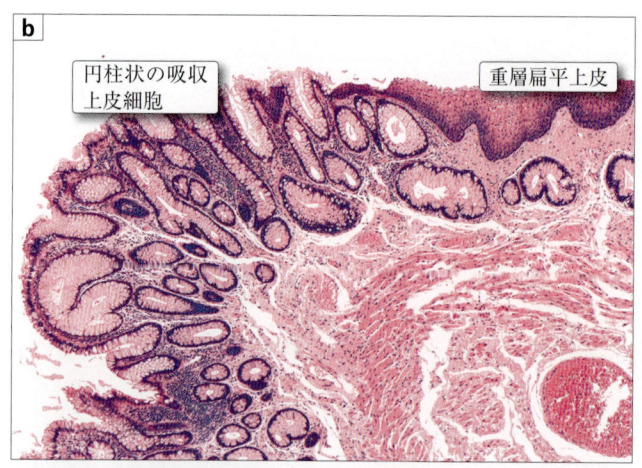

図 14.41b　直腸肛門部位
直腸から肛門管への移行部はヘルマン線 Herman's line の付近で起こる．肛門管の途中にある櫛状線の付近よりも近位では粘膜上皮は単層円柱上皮であり，この部位より遠位では重層扁平上皮である．櫛状線が**後腸** hindgut の内胚葉由来の上皮と**肛門窩** proctodeum, anal pit の**外胚葉由来** ectodermal origin の上皮の境界線を示す．HE染色，パラフィン切片，×50．

異常な状態と臨床的な特徴
食　道 Esophagus
　胃食道逆流症gastroesophageal refluxは正常なでき事で，食道ではよくある状態であるが，たびたび起こったり逆流した物が十分に排除されない場合には，胸やけ heartburn あるいは潰瘍ulcer, ulceration を伴った炎症 inflammation が起こることがある．慢性の胃食道逆流症では食道の粘膜が腸の粘膜に似るように変化することがあり（バレット食道 Barrett's esophagus すなわち腸上皮化生 intestinal metaplasia），食道の遠位部でよくみられる腺癌adenocarcinoma などの食道癌 esophageal cancer が発生する危険性が増加する．アルコールと喫煙は食道の中部でよくみられる扁平上皮癌 squamous cell carcinoma などの食道癌と関係する別の要因である．腫瘍によって内腔が塞がれる場合には，嚥下障害 dysphagia を起こす．下部食道での括約筋の強さが逆流を防ぐ最も重要な要素である．
　食道裂孔ヘルニア hiatus hernia すなわち横隔膜 diaphragm を通って食道が滑脱することはごく普通にみられるが無症状 asymptomatic なことが多い．この病気は胸やけと逆流を伴い，体を前かがみにすると症状が悪化する．
　新生児 newborn にみられる食道の先天的異常 congenital abnormality には瘻孔 fistula（気管食道瘻 tracheoesophageal fistula）の存在や食道閉鎖 esophageal atresia（盲端 blind ending）がある．外科的な整復が必須である．

胃 Stomach
　胃炎はアスピリン，そのほかの非ステロイド系抗炎症薬 non-steroidal anti-inflammatory drug（NSAIDs），エタノール ethanol，腐食薬 corrosive agent などの傷害によって急性あるいは二次的に起こる．議論の余地はあるが，ストレス stress が傷害を起こすと考えられている．多発性の小さな胃のびらんと潰瘍を生じるような具合のすごく悪いあるいは集中治療を受けている患者では胃炎は普通にみられる．慢性胃炎 chronic gastritis は主にヘリコバクター・ピロリ菌 Helicobacter pylori による細菌感染によって起こる．そのほかには自己免疫疾患 autoimmune disease が主な原因となる．胃潰瘍gastric ulcerには以下のように主に3つの原因がある．
- ヘリコバクター・ピロリ菌（この細菌が潰瘍を起こすかどうかは不確かであるが，関与していることは抗生物質による治療によってヘリコバクター・ピロリ菌を根絶すると潰瘍の再発が起こらないことからわかる）．
- アスピリンとそのほかの非ステロイド系抗炎症薬
- 癌 cancer，これにはヘリコバクター・ピロリ菌の感染（胃リンパ腫 gastric lymphoma のように）や外来性の発癌物質 carcinogen への曝露と疫学的に関連性があってよくみられる癌も含む．

　胃粘膜の過形成 hyperplasia はヘリコバクター・ピロリ菌の感染，体内のどこかにある腫瘍（たいていは膵臓 pancreas に発生し，ゾリンジャー・エリソン症候群 Zollinger-Ellison syndrome と呼ばれる）からのガストリンの過分泌 hypersecretion，あるいは原因不明のまま生じる．リンパ腫は胃にも起こる．ヘリコバクター・ピロリ菌は GALT（腸管関連リンパ組織）で生じるリンパ腫の原因と考えられている．臨床研究で組織学的に検討するために生検を行う胃の主な部位は胃体部と幽門部の幽門洞であるが，それはこれらの部位が病理学的変化を調べるためによく使う部位だからである．

小　腸 Small intestine
　感染症 infection や食中毒 food poisoning によってしばしば下痢が生じるが，これは粘膜のウイルス感染 viral infection（例えばロタウイルス rotavirus）あるいは大腸菌 Escherichia coli，ぶどう球菌 Staphylococcus，コレラから放出される毒素 toxin によって起こる．腸管から分泌される液体と電解質 electrolyte はふつう小腸と大腸で再吸収 reabsorption されるが，もしも分泌が過剰となるか吸収が減少した場合には下痢が生じる．治療しないと絨毛を喪失するため食物の栄養素 nutrient が十分に吸収されずに体重が減少する．抗生物質 antibiotic による治療は通常有効である．
　リンパ小節に例えばチフス菌 Salmonella typhi（腸チフス typhoid fever を起こす）のような細菌が侵入すると発熱を伴う全身性の病気を引き起こし死に至ることもある．条虫類 tapeworm，原虫類 protozoa，吸虫類 fluke などの寄生虫 parasite が腸内に宿ることがあるが，感染してもほとんどの人は無症状である．セリアック病（穀類タンパク質に含まれるグルテン gluten によって起こる自己免疫疾患）では小腸粘膜が平坦となり，小腸近位部での粘膜の表面積が著しく減少し吸収不良 malabsorption と下痢を引き起こす．食物からグルテンを除けばこの反応を減少あるいは取り去ることができる．十二指腸潰瘍 duodenal ulcer は症例の95％以上がヘリコバクター・ピロリ菌の感染によって二次的に生じる．ヘリコバクター・ピロリ菌を根絶すると潰瘍の1年後での再発率は90％から2％より低い数値となる．クローン病 Crohn's disease は原因不明の慢性炎症性疾患であり，病変は非連続的で小腸と大腸のあらゆる部位に起こるがリンパ小節が多数集合している部位（回腸終末部，盲腸）に好発する．腸管壁での線維化と平滑筋の過形成によって内腔の通過障害が起こることがあり，潰瘍は深くなると穿孔 perforation，膿瘍 abscess あるいは瘻孔を生じる．リンパ腫と癌 carcinoma が起こることはまれであるが，小腸は内腔が比較的狭いのでどんな腫瘍病変でも通過障害を起こすことがある．

大　腸 Large intestine
　潰瘍性大腸炎 ulcerative colitis はびまん性 diffuse の慢性

炎症性疾患で粘膜だけに病変がみられるが，上皮に潰瘍を作ることもある．粘膜は炎症を起こし血の混じった下痢，**ポリープ形成** polyp formation，**貧血** anemia がみられる．**赤痢菌** *Shigella*，**カンピロバクター** *Campylobacter*，**クロストリジウム・ディフィシル** *Clostridium difficile* などの細菌感染によって大腸炎が起こる．粘膜の一部分が外に向かって膨らんだり脱出する疾患である憩室症は中年によくみられる．**ヒルシュスプルング病** Hirschsprung's disease は新生児にみつかる**先天性巨大結腸症** congenital megacolon であり，**胎便** meconium の通過不全，**嘔吐** vomiting，**便通** bowel movement の障害によって発見される．この病気は直腸で腸管壁内の神経節細胞が欠如するために生じ，欠如した部位が狭窄するため結腸近位部が拡張し腸管腔内に内容物が蓄積する．大腸の癌はよくみられるが，遺伝的素因とともに，食事とおそらくほかの環境因子が組み合わさった結果であろう．癌はしばしば良性腫瘍（腺腫 adenoma）から生じる．

虫　垂 Appendix

少数の症例を除いて虫垂炎の原因は不明であるが，細菌感染に引き続いて起こる閉塞性の疾患と考えられている．**急性虫垂炎** acute appendicitis を治療しないでおくと，潰瘍，**壊疽** gangrene，**穿孔** perforation が起きることがある．

肝臓，胆嚢，膵臓 Liver, gall bladder, and pancreas

肝臓 liver，胆嚢 gall bladder，膵臓 pancreas は三つ組の腺器官 glandular organ であり，すべて胚形成期の**前腸** foregut に由来する．肝臓と膵臓は**外分泌** exocrine と**内分泌** endocrine の両方の働きをする．一方，胆嚢は胆汁 bile を貯蔵し濃縮する袋である．この章では各器官とその構成要素を同定するのに役立つ重要な構造の特徴を強調して述べる．また，これらの主要な働きは要約し，その多くを細胞の**超微細構造** ultrastructure と関連させた．

肝　臓

肝臓は体内で最大の腺 gland である．毎分約 1.5 L の血液が肝臓を**灌流** perfusion しており，その大部分は**門脈** portal vein を通り残りは**総肝動脈** common hepatic artery を通って流入する．肝臓はよく生物学的工場と呼ばれるが，肝臓の並外れて広範囲な機能からいうと，肝臓は工場そのものをはるかに超えたものであり，むしろ活気ある産業の中心地というべきであろう．原材料から生成物を製造することに加えて，肝臓は再利用貯蔵所，廃棄物処理装置，貯蔵所などに類似した別の働きも行っているが，これらの例は以下で述べる．

組織構造 Histologic organization

パラフィン切片 paraffin section で肝臓が比較的容易に確認できるのは，肝臓が形態的にかなり均質であることが主な理由である．肝臓の組織が臓器のどの部分においても比較的単純で同じ構造をしているという意味では，基本的に肝臓は密度の高いスポンジの構造に似ている．しかし，機能的な意味においては，肝臓に入ってきた物質はその大部分が**肝静脈** hepatic vein あるいは**胆道系** biliary system の**肝管** hepatic duct を経由して肝臓から出てくるときには著しく異なったものになっている．胆嚢は肝臓から送られてきた**一次胆汁** primary bile に含まれる水分と塩類を取り出す特殊な働きをもつように変化した貯蔵所である．

肝臓がスポンジ様の構造を示すのは，不揃いな放射状の索状配列をして並んだ細胞が集合してできる全体としておよそ**多角形** polygonal をなす構造で構成されるからである（図15.1）．この索状配列は血管と胆管の通路を含んだ細いひも状の**支持組織** supporting tissue によって時折遮られる．肝臓の組織に多様性がないことは特に**ヒト** human で顕著であるが，これは内部に支持組織が少ししかないためである．こ

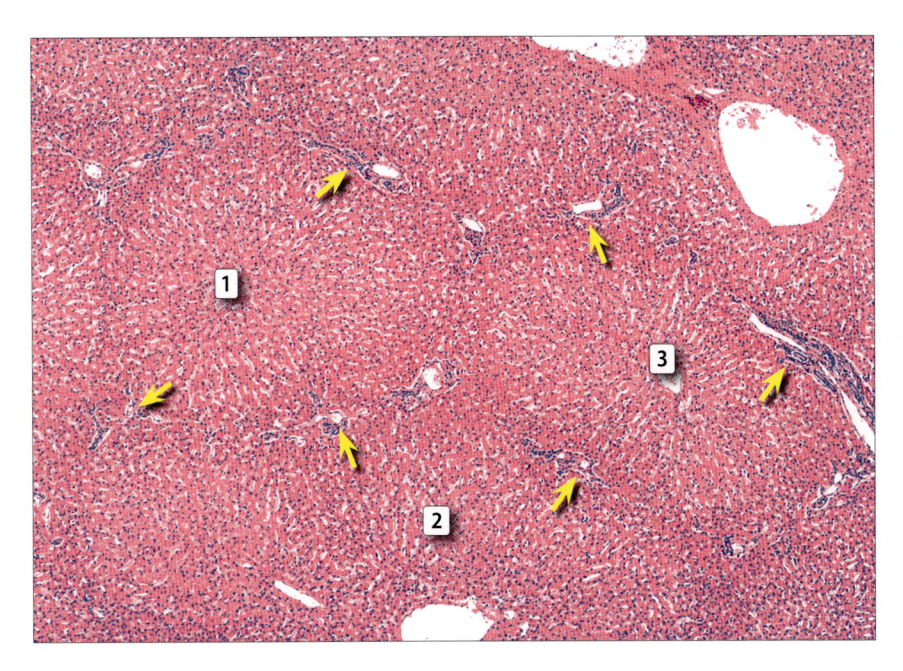

図 15.1　肝臓の組織構成
ヒトの肝臓組織の低倍率像であり，スポンジ様に見える．肝細胞とその間にある間隙（洞様毛細血管）は放射状に配列するが，3 つある肝小葉（**1**, **2**, **3**）の輪郭を示す境界線は不明瞭である．この境界（矢印）は結合組織であり，血管，リンパ管，胆管などの構成要素が結合組織線維とともに含まれる．ヘマトキシリン・エオジン（HE）染色，パラフィン切片．× 30.

のことは他の多くの哺乳動物，特に**ブタ** pig とは対照的である．ブタ（**ホッキョクグマ** polar bear と**アライグマ** racoon においても）では肝臓の組織は多角形あるいはおよそ**六角形** hexagonal の**構成単位** unit から形成されており，この構成単位は周囲を非常に幅の狭い支持組織からなる輪郭によって明確に境界される．この構成単位の直径は 1〜2 mm であり高さは数 mm である．この細胞配列は**古典的肝小葉** classic liver lobule に関して従来からの記述をするには役立つ．**肝小葉** liver lobule は構造と働きを関連づけようとする 3 つあるモデルのうちの 1 つである（図 15.2）．

肝臓の組織構造モデル
Liver structure models
肝小葉モデル liver lobule model

古典的肝小葉は六角形で**ベンゼン環** benzene ring（6 つの辺と 6 つの頂点をもつ）に似た形をしている．肝小葉は容易に見てわかる 3 つの構成要素からなる（図 15.3a, b）．

- **中心静脈** central vein であり，1 つの穴として見える．
- **門脈三つ組** portal triad（この部位を**門脈管** portal tract という）であり，多角形の周縁の角にある．
- **肝細胞** hepatocyte であり，中心静脈の位置から放射状に細胞が連結して索状に配列しており，隣り合う細胞索はその間にある**洞様毛細血管** sinusoidal capillary, vascular sinusoid（**類洞** sinusoid とも呼ばれる）によって隔てられる．古典的肝小葉は通常ヒトの肝臓ではそれほど容易には認められず，この幾何学的モデルに従った過去の組織学的な記述はもはや支持できなくなった．一方，肝小葉の考えにもいくつかの役に立つ特徴があり，構造を機能と関連づけていること，および中心静脈の血中に流入する内分泌型の**分泌** secretion を強調していることである．

【訳注：門脈三つ組は**小葉間の三つ組** interlobular triad, **グリソン三つ組** Glisson triad，肝三つ組あるいは肝門管三つ組とも呼ばれる．門脈三つ組がみられる部位は門脈管であり，肝門管ともいわれ，**門脈域** portal space, portal area とも呼ばれる．】

門脈小葉モデル portal lobule model

この肝臓の機能解剖学によるモデルは，肝臓の外分泌作用を強調しており中心静脈が**三角形** triangle の 3 つの頂点に配置された三角形の形状に基づく．門脈三つ組は三角形の中央に位置する．この門脈三つ組は，門脈の枝からの**静脈血** venous blood（肝臓に送られる血液の 75％ を供給する），**肝動脈** hepatic artery の枝からの**動脈血** arterial blood（肝臓に送られる血液の 25％ を供給する），胆道系の枝による胆汁（胆汁を肝臓から外部に流出させる）が出入りする部位にある．

これら 3 つすべては小さな**リンパ管** lymphatic vessel も加えて肝小葉への物質の流入に影響しており，また**腸** gut に行くことが決まっている生成物（例：胆汁）の流出を調節する重要な役割をしている．

中心静脈は肝臓に入るすべての血液が流出するときに集

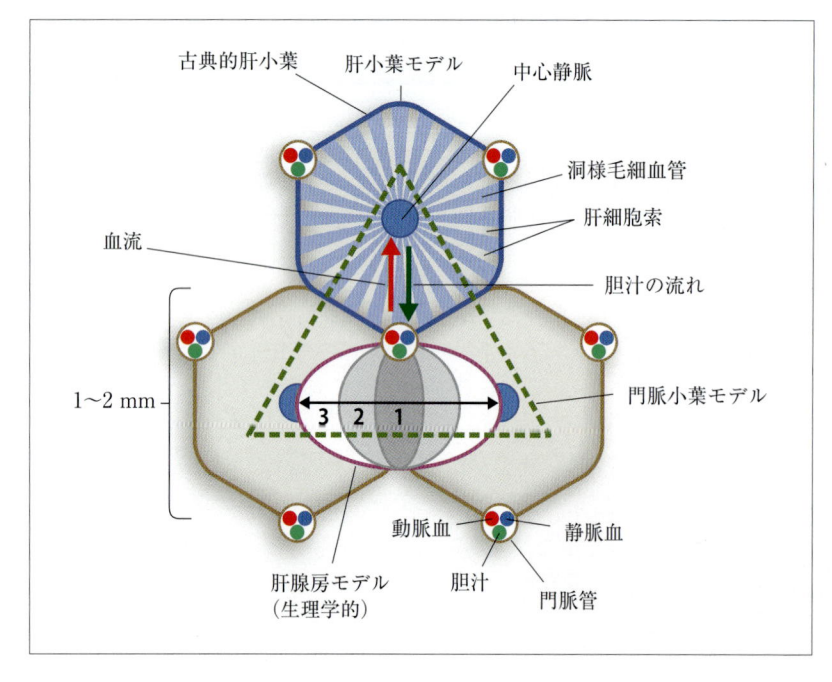

図 15.2 肝臓の微小血管による機能単位
肝臓の組織学的ならびに機能的な構成についてのいくつかの考えを図で示す．古典的な肝小葉モデル（青色）では中心静脈が中央にあり門脈と胆管と肝動脈からなる門脈三つ組が辺縁に位置する．静脈血（青色の線）は 6 つの角にある門脈三つ組のいずれかにある門脈の枝から流れ出し中心静脈に流れ込む．動脈血もまた同様に門脈三つ組にある肝動脈の枝から肝臓組織へ血液を供給する．肝腺房モデルでは，肝腺房（図で楕円形で示す）は隣接する肝小葉で共有される門脈三つ組をつなぐ部分を中央の垂直軸としてその両側に肝実質組織からなる 3 つの帯状区域（1, 2, 3）があり部位によって酸素化および代謝機能が異なる．門脈小葉モデル（緑色の破線で輪郭を描く）は三角形で示す領域であり中央に門脈三つ組が位置し肝細胞からの胆汁がここに流れ込む．

15 肝臓，胆嚢，膵臓

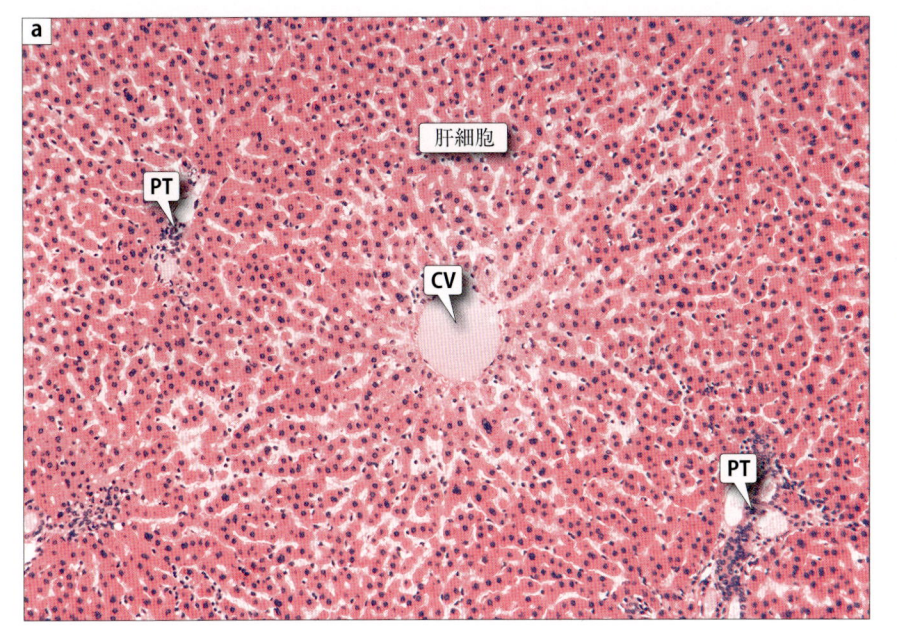

図 15.3a　肝小葉

肝細胞索は肝細胞板とも呼ばれ肝細胞が列状につながってできるが，互いの索は洞様毛細血管で隔てられ，吻合しながら古典的肝小葉の中央に位置する中心静脈（**CV**）に収束するように配列する．肝臓の機能的組織学を肝腺房に基づいて考えた場合には，中心静脈は終末肝細静脈とも呼ばれる．門脈管（**PT**）は門脈からの静脈血と肝動脈からの動脈血が洞様毛細血管に流入する入り口となる部位である．胆汁はこの門脈三つ組の中にある胆管で肝臓から外部への流出を始める．HE 染色，パラフィン切片．×60.

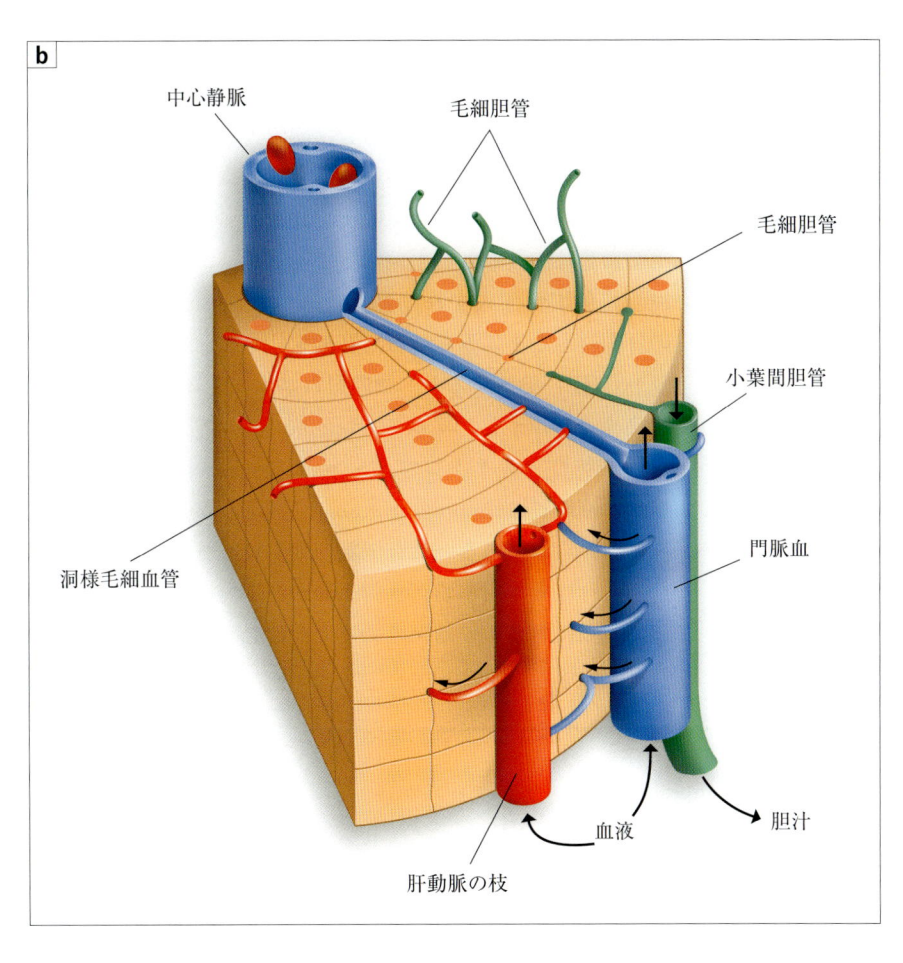

図 15.3b　肝小葉の一部分

門脈三つ組の構成要素は2本の血管と1本の胆管からなる．血液は洞様毛細血管を通り肝小葉の中央にある中心静脈に向かって流れている間，静脈血は動脈血と混ざって肝細胞を灌流する．胆汁は微小な毛細胆管に沿って血流とは反対方向に流れる．毛細胆管は互いに次々に連結しながら管を形成して門脈三つ組の胆管に合流する．

357

中してくる形態学的部位である．血液は肝静脈に流れそして**下大静脈** inferior vena cava へと流れ出る．門脈三つ組と中心静脈との連結は**肝細胞索** hepatic cord の列と洞様毛細血管が交互に並ぶことによって形成される．血液の流れは肝小葉の辺縁から中心静脈の方向に向かう（**求心性の流れ** centripetal flow）．胆汁は隣接する肝細胞の間にできる微小な**毛細胆管** bile canaliculi に分泌される．胆汁は**血流** blood flow とは反対の方向へ流れ，門脈三つ組の方へ向かう（**遠心性の流れ** centrifugal flow）．

"門脈小葉"の考えは，構造の中央に門脈三つ組が位置し，辺縁にある中心静脈あるいは肝静脈から血液を流出させることに基づく．しかし，このモデルは代謝および病理学的な理由から受け入れられなかった．

肝腺房モデル Liver acinus model

肝腺房という別の組織構造の考えは組織学的な検討よりもむしろ機能的な考察に基づいており，肝臓学者や病理学者からは支持されている．なぜなら，この考えは肝臓に生じる多くの病理学的変化と代謝の特徴を反映するからである（図15.4）．肝腺房モデルは一般には認められていないが，**酸素勾配** oxygen gradient の面からみた**病理学的変化** pathologic change の結果，**薬物代謝酵素** drug-metabolizing enzyme の分布，**虚血** ischemia や中毒発作の後にみられる**組織障害** histologic damage の領域がこのモデルで説明できる．

肝腺房は楕円形の領域で示されるが，隣接する肝小葉が共有する2つの門脈三つ組をつなぐ線を短軸とし，肝腺房の最外側の極となる隣接する肝小葉の2つの中心静脈を結んだ線を長軸として形成される．この短軸が重要な特徴である．というのは，この部分には門脈と肝動脈の最も短い枝があり両者ともに洞様毛細血管へ直接注ぎ込むからである．洞様毛細血管は中心静脈へと注ぐが，中心静脈はこのモデルではもはや中央には位置しないので，中心静脈を今度は**終末肝細静脈** terminal hepatic venule と呼ぶ．肝腺房の考えによって肝臓の組織内での血液と胆汁の流れる方向は変わらないことを強調しておく．

他のモデル

血管構築と代謝勾配に基づいた肝臓の構造と機能に関する別の解釈として，"**一次肝小葉** primary lobule"または"**肝微小血管サブユニット** hepatic microvascular subunit"と呼ばれるモデルがある．くさび型をした古典的肝小葉の細区画（中心静脈から周縁に向かって円錐形に分けられた区画）であり，これが6〜8個合わさって1つの古典的肝小葉を形成する．このモデルは肝臓の機能を説明するのには役立つが，肝臓の構造を組織学的に異なった単位に分類するのは容易ではない．これは肝臓がもっている数多くの機能の複雑さを強調している．

肝細胞と洞様毛細血管
Hepatocytes and vascular sinusoids

肝細胞は連結して板状あるいは索状となる．これらは枝分かれし，通常は細胞1個のみの厚さで，少なくとも1つの面は洞様毛細血管に面している（図15.5）．形態学的には洞様毛細血管は内腔が広い毛細血管であり肝臓に血液を供給する血管に色素を注入すれば容易に認められる（図15.6）．2核の肝細胞もたまにみられる．肝細胞はヘマトキシリン・エオジン（HE）染色すると，細胞質は**エオジン好性** eosinophilic に染まり**トルイジンブルー** toluidine blue などの**色素** dye では異染色性（**メタクロマジー** metachromasia）を示す．肝細胞の細胞質には粒状性があり，これはしばしば細胞質の広範囲にみられ，あるいは肝細胞の細胞質は斑状に染色されるが，これは細胞内小器官と封入体が細胞内の意味のある生化学的活動に対応して効果のあるように配列することを意味する（図15.7）．

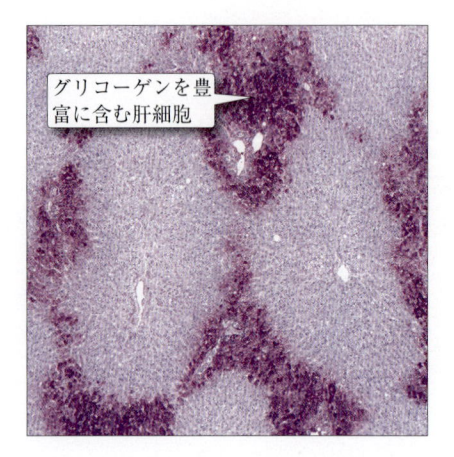

図15.4 グリコーゲンの貯蔵
グリコーゲンを染色した肝臓の組織であり，グリコーゲンが肝小葉の周辺部に優先的に位置するのがわかる．これは**栄養素** nutrient が消化管からこの部位で流入し，門脈三つ組から出てくる血管の近傍にある周辺部の肝細胞が成分のグルコースを取り込むことを示す．肝小葉の内部の領域にある肝細胞は供給される血中に残っているグルコース量が少ないためグリコーゲンを多量には蓄積しない．PAS染色，パラフィン切片．×25．

15 肝臓，胆囊，膵臓

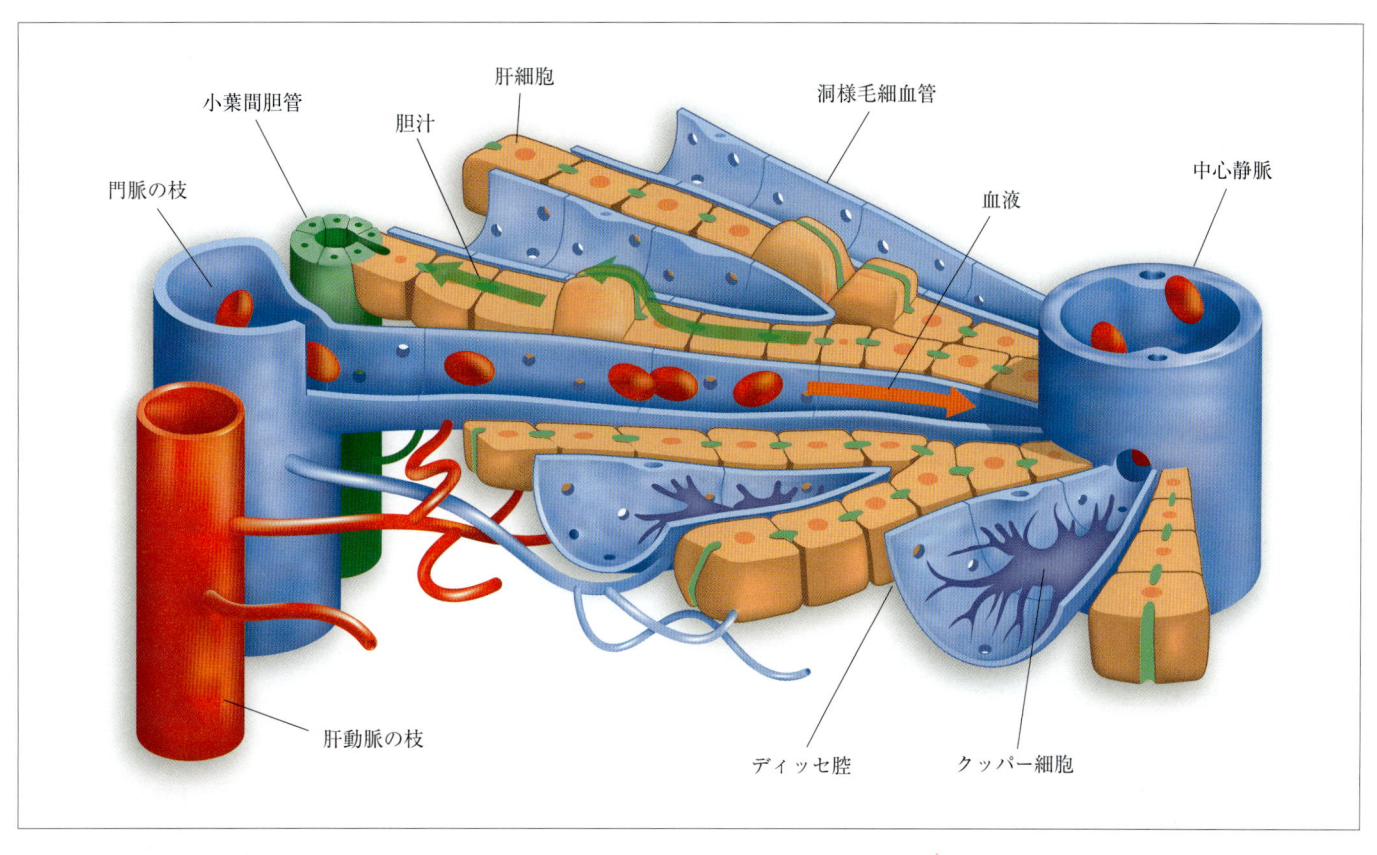

図 15.5　肝細胞と洞様毛細血管
肝細胞は放射状に配列し立体的には板状の構造をとるが，これは航空ジェットエンジンの回転翼の構造とよく似る．肝細胞の間には血液が通る流路があり，洞様毛細血管と呼ばれ血管の内皮細胞は不連続で細胞間には隙間がある．門脈と総肝動脈の枝からの血液は洞様毛細血管に流れ込んで肝細胞と直接接触する．クッパー細胞（マクロファージ）は洞様毛細血管の中にみられる．胆汁は肝細胞で産生され肝細胞の間にある小さい管系に分泌され血液が流れる方向とは逆の方向に流れ出て，肝細胞板の辺縁にある門脈三つ組（2つの血管と1つの胆管）のうちの小葉間胆管へ運ばれる．

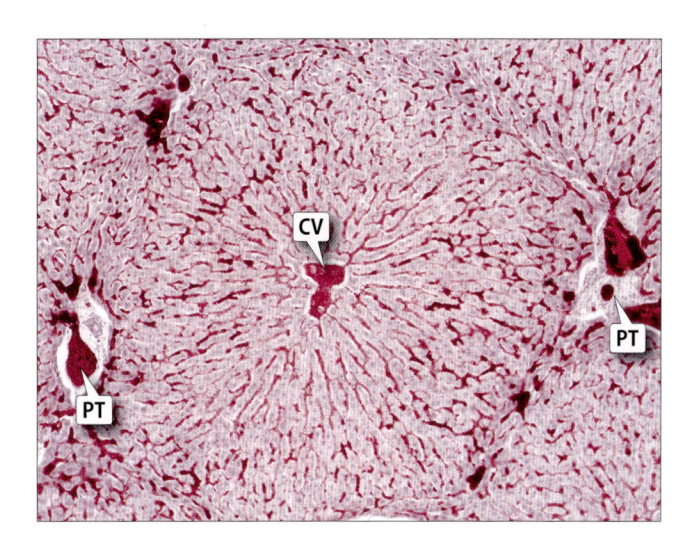

図 15.6　微小血管系
色素（赤色のコロイド）を末梢の血管系から灌流した後に固定した肝臓であり，門脈管（**PT**）にある血管を通って血液が流れる様子がわかる．中心静脈（**CV**）がある領域は，その周囲に放射状に配列しその大部分は分枝によって互いにつながった洞様毛細血管から血液を受け取る．中心静脈に近接する領域には色素の灌流が悪いところがあるが，この所見は血流，代謝，酸素勾配が帯状をなす区域によって異なり，毒性化合物や虚血によって肝障害が帯状に引き起こされるという肝腺房モデルとそれに基づく微小血管の考えを強く支持する．パラフィン切片．×50．

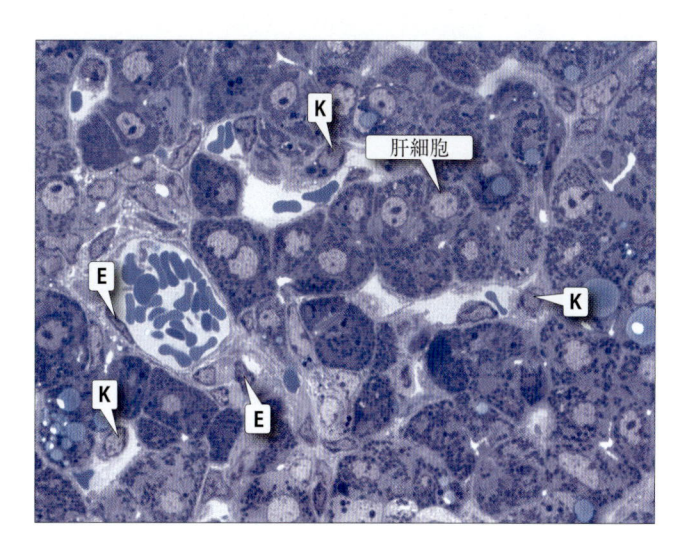

図 15.7　肝細胞と洞様毛細血管にある細胞
薄切したエポン樹脂切片である．肝細胞がみられ中には2核をもつ細胞もあり，洞様毛細血管の壁を作る内皮細胞（**E**）の核も見える．クッパー細胞（**K**）が洞様毛細血管の中にみられるが，これは内皮細胞に固着したマクロファージである．クッパー細胞は微生物，赤血球，低密度リポタンパク質，**免疫複合体** immune complex を貪食し，肝細胞の働きに対して傍分泌作用をもつ**サイトカイン** cytokine や**エイコサノイド** eicosanoid を産生する．肝星状細胞，すなわち脂肪摂取細胞，伊東細胞はディッセ腔に存在する**線維芽細胞** fibroblast の一種であり，ビタミンAを貯蔵しコラーゲンを分泌することができる．このことは，ある病態において肝臓で**線維形成** fibrogenesis が起こることの一因となっている．トルイジンブルー染色，エポン樹脂切片．×420．

このように細胞質内の構成要素が多様で豊富なことから，肝細胞は"典型的な細胞"の超微細構造（図15.8）を示すモデル細胞としてよく使われる．これらの構成要素すべてを機能と関連させて考えることができるが，その知識はこの本の範囲を超えるので詳細は肝臓の生化学や消化器病学に関連する書物で調べるとよい．

主な細胞内小器官として**ミトコンドリア** mitochondria（細胞1個あたり1,000個以上），**粗面小胞体および滑面小胞体** rough and smooth endoplasmic reticulum，**ゴルジ装置** Golgi apparatus，**ペルオキシソーム** peroxisome（細胞1個あたり500個），あらゆる種類の**リソソーム** lysosome（細胞1個あたり100個）がある．主な**封入体** inclusion として**グリコーゲン** glycogen と**脂肪** lipid があるがその量は一定しない．これら細胞内小器官と封入体の統合された機能的役割は以下で述べる．

肝細胞の細胞表面の特徴には3つの主な構成要素がある．
- 隣接する細胞間の**接着斑**と**ギャップ結合** gap junction．
- 洞様毛細血管に面する多数の短い**微絨毛** microvillus．
- 向かい合う狭い溝，つまり**接着複合体** junctional complex の間にできた小さな管腔であり，隣接する肝細胞の間にで

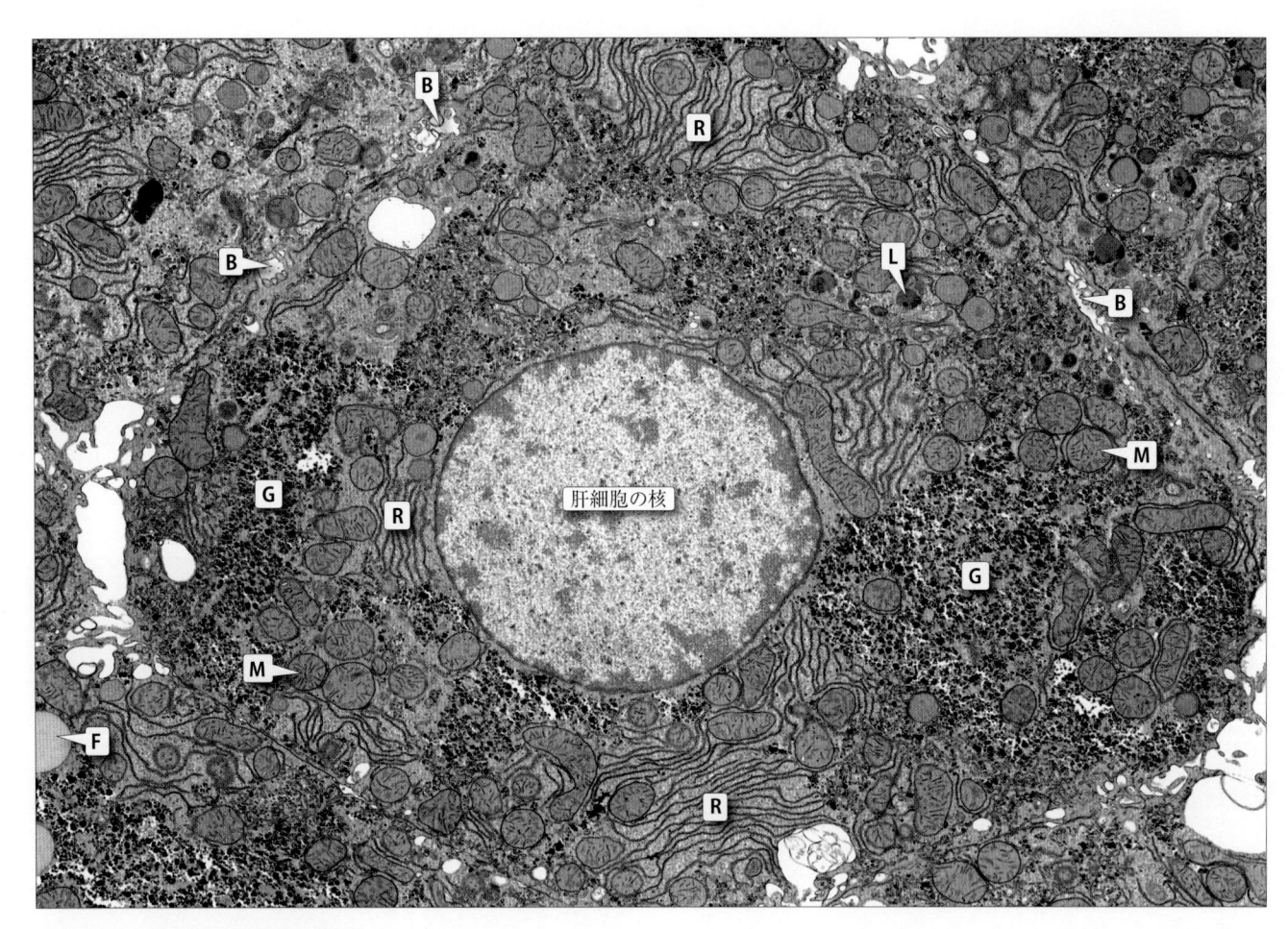

図15.8　肝細胞の電子顕微鏡写真
肝細胞には核があり，細胞質には封入体，細胞内小器官が満たされており，肝細胞が非常に多くの働きをすることを反映する．粗面小胞体（**R**），グリコーゲン（**G**），ミトコンドリア（**M**），リソソーム（**L**），脂肪滴（**F**）がみられる．肝細胞の代謝特性はその機能の多様性と数の多さ（エネルギーの供給，栄養素の利用，生合成と異化作用，老廃物の除去，解毒，生体内変換，**免疫作用** immune function，ほかの多くの器官との相互作用）に関しては驚くべきものがある．同様に印象的なことは，これらの働きの多くが同時に1つの細胞内で起こるという事実である．肝細胞の間に位置する管として見える毛細胆管（**B**）に注目せよ．立体的には毛細胆管は肝細胞の周囲にできた細い水路あるいは溝に似ている．毛細胆管は多角形の網目構造を作りながら門脈三つ組の小葉間胆管につながる．×7,500.

きる直径 1 μm の管である毛細胆管．

供給される血液と肝細胞の間における物質の運搬と搬出は，洞様毛細血管の内腔を覆う**内皮細胞** endothelial cell の不連続性によってできた細胞間の隙間と細胞内にあいた**窓** fenestration が多数存在することによって容易に行える．内皮細胞と隣接する肝細胞の細胞表面との間には**ディッセ腔** space of Disse という狭い空隙があり，パラフィン切片では見つけるのは難しいが**電子顕微鏡** electron microscopy でみると容易に認められる（図 15.9）．この空隙には肝細胞の微絨毛とともに，**レチクリン** reticulin を検出する**銀染色** silver stain によって黒く染まる**Ⅲ型コラーゲン** type Ⅲ collagen 線維の繊細な束がみられる（図 15.10）．**肝星状細胞** hepatic stellate cell（**類洞周囲脂肪細胞** lipocyte，**脂肪摂取細胞** fat storing cell，**伊東細胞** Ito cell，星細胞とも呼ばれる）は**ビタミン A** vitamin A を貯蔵しコラーゲン線維を産生すると考えられている．肝星状細胞が**抗原提示細胞** antigen-presenting cell であることを示す証拠が最近見つかった．**リンパ液** lymph はディッセ腔で作られて門脈三つ組の部位へ注ぎ込み血管の走行と関連して肝臓から出ていく．

マクロファージは**クッパー細胞** Kupffer cell として知られ，洞様毛細血管の内壁に接して位置し肝臓にある細胞の約 10％ を占める．クッパー細胞は細胞容積が大きくて洞様

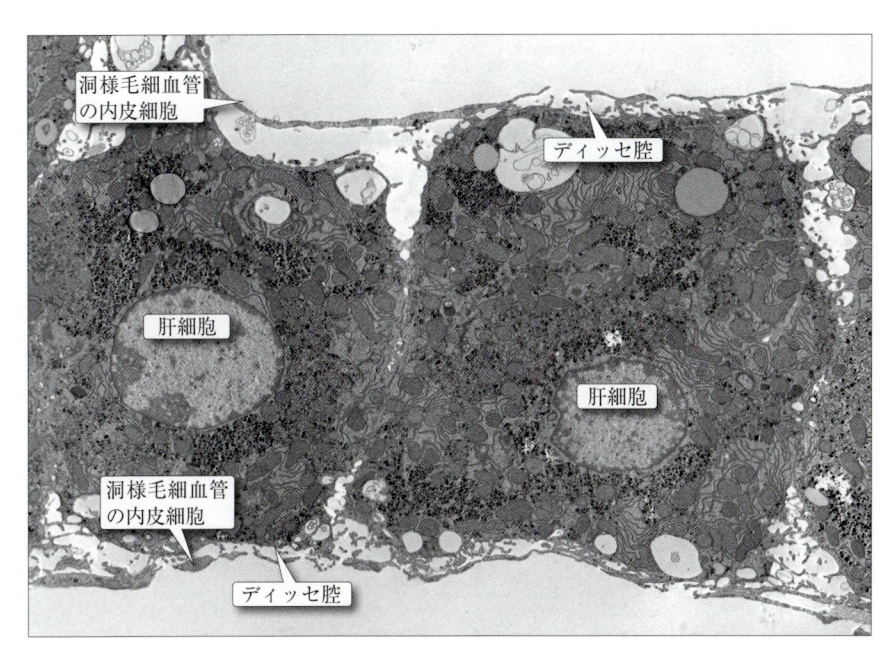

図 15.9 ディッセ腔
肝細胞が 1 列に並んだ肝細胞索と**基底板** basal lamina をもたない洞様毛細血管との間にみられる間隙はディッセ腔と呼ばれ，この腔は非常に疎な結合組織の一種であると考えられる．洞様毛細血管の内皮細胞の壁には多数の窓があいて血液が肝細胞と直接接触することができ，血液で運ばれる生成物を肝細胞が取り込んでタンパク質や代謝産物を肝細胞から血中に分泌するのにこの構造は重要である．ディッセ腔に存在する細胞は肝星状細胞であるが，たまに内皮細胞の窓の間にピット細胞がみられる．× 3,400．

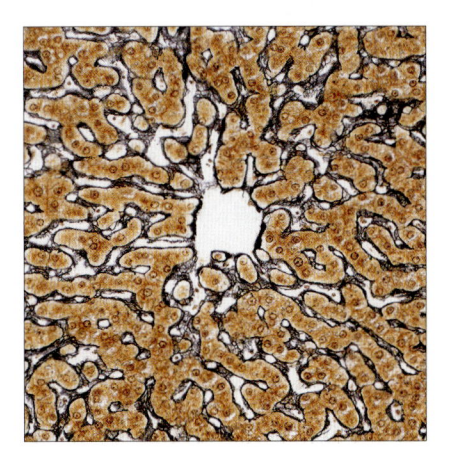

図 15.10 類洞周囲の細網線維
銀染色した肝臓組織であり，**細網線維** reticular fiber（Ⅲ型コラーゲン）が肝臓の洞様毛細血管（類洞）に沿って存在するのがわかる．細網線維はⅠ型コラーゲンとフィブロネクチンとともに内皮細胞と肝細胞の間（すなわちディッセ腔）に存在する．内皮細胞には本来のきちんとした**基底膜** basement membrane はみられない．内皮細胞には窓があいているので，血清タンパク質，代謝産物，栄養素を血液と肝細胞の間でやり取りすることができるが，赤血球，**カイロミクロン** chylomicron，微生物とは直接接触できない．ゴードン・スウィート法によるレチクリン染色，パラフィン切片．× 150．

肝臓

毛細血管の内腔を横切って広がることがあり，またその突起がディッセ腔に入ることもある（図15.11a，b）．クッパー細胞は長期間にわたり肝臓に定住する．この細胞は血中を循環している**単球** monocyte に由来し，その働きは**食作用** phagocytic であり，粒状物質，**微生物** microorganism，傷ついた**赤血球** red blood cell, erythrocyte を破壊する．クッパー細胞は洞様毛細血管にたまたま入ってきたほとんどすべての**細菌** bacteria や使い古した赤血球をすばやく貪食する．めったにしかないが洞様毛細血管の内壁にみられる別の細胞として**ピット細胞** pit cell がある．この細胞は**ナチュラルキラーT細胞** natural killer T cell であり顆粒を含む**リンパ球** lymphocyte に似ておりナチュラルキラー活性をもつ．おそらくこの細胞は**ウイルス感染** viral infection や**腫瘍** tumor の転移に対して反応して抗原があるかどうかを監視するために洞様毛細血管を巡回しているのだろう．

胆　管 Bile ducts

前にも述べたように毛細胆管は並列した肝細胞の細胞表面の間に形成される（図15.3，図15.5）．毛細胆管は**密着帯** tight junction で両側を囲まれた小さな細胞間の空隙であり，肝細胞の周囲に小さな溝ができるが，その配列は亀甲金網の網目模様に似る（図15.11a，bを参照）．連結してつながった部分を通って毛細胆管は門脈三つ組に向かって流れ込み（図15.12），最後に**単層立方上皮** simple cuboidal epithelium で囲まれた短い管である**ヘリング管** canal of Hering を通ってこの部位に到達する．最終的にはこれらの**胆管** bile duct は1本に集まってから，肝臓を離れて胆道系に入り胆嚢に運ばれた胆汁はそこから**十二指腸** duodenum へ流れ出る．

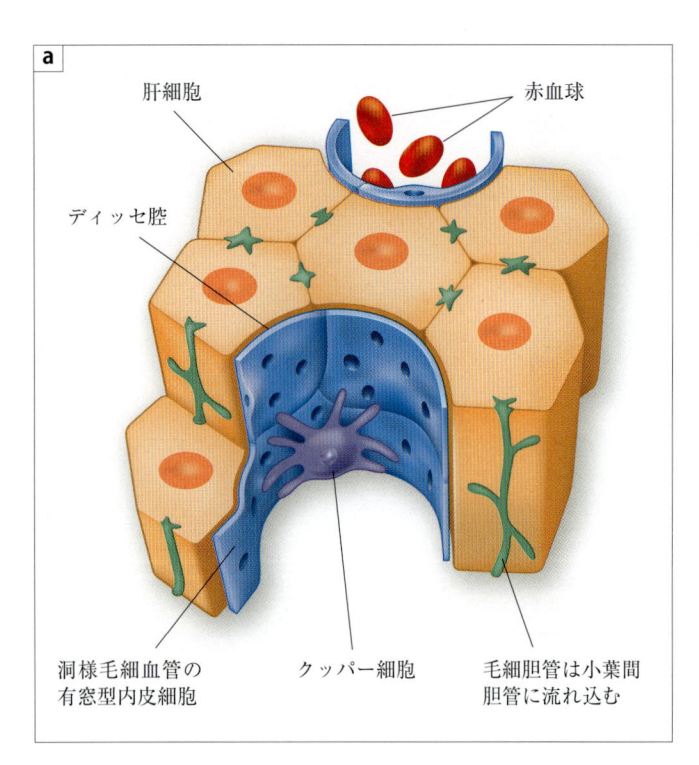

図 15.11a　毛細胆管の図
胆汁が分泌される細長い毛細胆管は立体的には相互に連絡する網目構造の管である．肝細胞から分泌される胆汁酸，リン脂質，そのほかの物質からなる液の**浸透圧** osmotic pressure によって水分が毛細胆管へ流れ込む．肝小葉の周辺部に向かって胆汁はヘリング管と呼ばれる径がより太い管に流れ込み，その後門脈三つ組の中の小葉間胆管の最初の部分へ流入する．

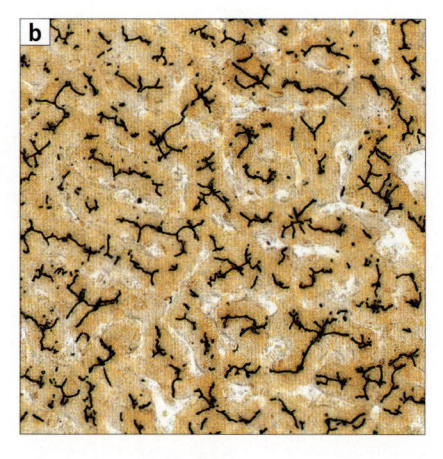

図 15.11b　毛細胆管
隣接する肝細胞の間にある小さな地下道のような連絡通路を，胆汁分泌と関連する**代謝特性** metabolic property に特異的な組織化学的方法を用いて可視化して目立たせた．毛細胆管は**アルカリホスファターゼ陽性** alkaline phosphatase-positive であり黒く染まっている．洞様毛細血管は染色されず，毛細胆管が肝細胞板内の中央部分に位置して通ることに注目せよ．毛細胆管は胆汁を肝小葉の中心部分から離れる方向へ流し，門脈三つ組の中で管径がより太い小葉間胆管となる．×150．（Courtesy J Zbaeren, Inselspital, Bern, Switzerland.）

主要な肝臓の働き Principal liver functions
胆汁の産生 Bile production

消化 digestion に関して肝臓の主な働きは持続的に胆汁を産生することであり，胆汁は後で胆嚢に濃縮されて貯蔵され膵液の分泌とともに十二指腸へ排出される．胆汁には数多くの物質が含まれ，これらは胆管へ分泌されるので胆道系は外分泌の役割を担う．特に重要なのが**胆汁酸** bile acid（すなわち**胆汁酸塩** bile salt）と**胆汁色素** bile pigment である．

胆汁酸塩は**コレステロール** cholesterol から合成され消化管で**乳化剤** emulsifying agent として働き，脂質を**吸収** absorption しやすくして脂溶性**ビタミン** vitamin の腸管粘膜からの吸収には不可欠である．胆汁酸塩はその後**回腸末端部** terminal ileum から吸収され**門脈系** portal venous system へ運ばれる．このようにして大部分の胆汁酸塩は肝細胞で再利用される．消化管で失われるごく一部の胆汁酸塩は肝臓で新規に合成され補充される．コレステロールと**リン脂質** phospholipid も胆汁に含まれ，同様に消化管を通じて再利用されるか，あるいは排出される．

胆汁色素が加わっていることは，使い古した赤血球の分解産物を除去するための廃棄物処理装置として働く仕組みが肝臓に備わっていることを示す．胆汁色素が形成されるためには多くの過程が関与する．まず**脾臓** spleen のマクロファージと肝臓のクッパー細胞によって赤血球が破壊されることから始まる．簡単にいえば，**ヘモグロビン** hemoglobin の**ヘム** heme 部分がビリルビンに変換され**アルブミン** albumin と結合し循環血中に放出され，肝臓では洞様毛細血管へ放出される．肝細胞はビリルビンを取り込んで**グルクロン酸抱合** glucuronidation し胆道系に排出する．一部のものは血中に放出される．胆汁色素は腸管内腔でさらに変換されて糞便に特徴的な色をつける．もしビリルビンの血中濃度が異常に高くなった場合には，**黄疸** jaundice が生じて**皮膚** skin が特有の黄色味を帯びる．

一般的な代謝機能 General metabolic functions

肝細胞の働きによって肝臓で除去されるかあるいは**解毒** detoxify される物質としてはほかに**ステロイドホルモン** steroid hormone や脂溶性の薬物があり，これらは分解されて胆汁に流れ出る．**アルコール** alcohol は肝臓で**アセトアルデヒド** acetaldehyde と**酢酸** acetate に**代謝** metabolize され，約5％はそのまま**尿** urine，**肺** lung，皮膚から排泄される．**アミノ酸** amino acid のあるものは**アンモニア** ammonia に分解され，肝臓で無毒な**尿素** urea になり**腎臓** kidney から排泄される．肝細胞は**血漿タンパク質** plasma protein（**免疫グロブリン** immunoglobulin は除く）を産生し，これには例えばアルブミン，**凝固因子** clotting factor，血液中を循環する**リポタンパク質** lipoprotein のタンパク成分，**鉄** iron や**銅** copper を**運搬** transport するタンパク質などが含まれる．

肝臓は**脂質代謝** lipid metabolism と血中の脂質濃度の維持に関与する主要器官である．例えばコレステロール，**トリグリセリド** triglyceride，リン脂質などの脂質は肝細胞で合成される．血中の脂質はまた貯蔵脂肪と**食事** diet にも由来する．脂質のあるものは**脂肪滴** lipid droplet, fat droplet として貯蔵され，また胆汁にも含まれるが，多くは**超低密度リポタンパク質** very low-density lipoprotein（VLDL）として放出され，ほかのすべての細胞への脂肪酸の重要な供給源となる．**脂肪酸** fatty acid のあるものは肝細胞に取り込まれ**炭水化物** carbohydrate に変換されてエネルギーとなる．

肝細胞は鉄，**ビタミン B$_{12}$** vitamin B$_{12}$，**葉酸** folic acid を

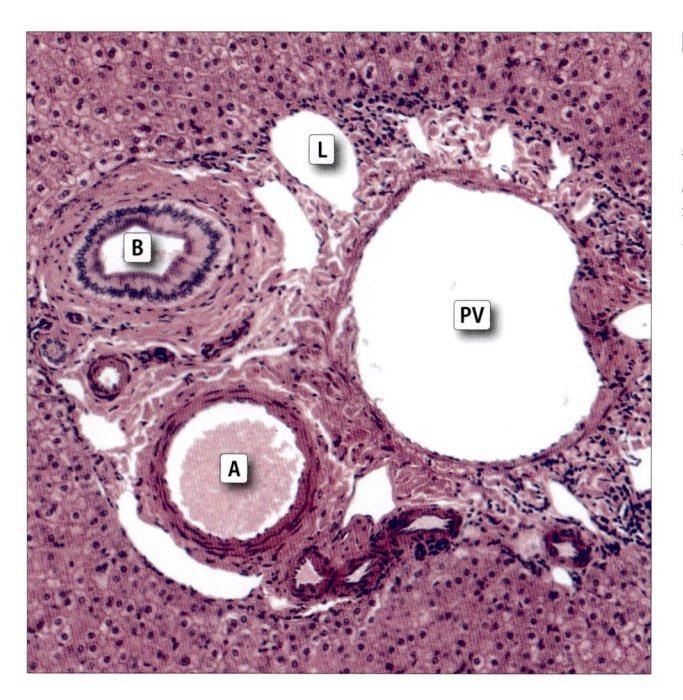

図 15.12　血流と胆汁の流れ
門脈三つ組と名付けられたのはこの部位に門脈の枝である**細静脈** venule（**PV**），肝動脈の枝である**細動脈** arteriole（**A**），細い胆管の枝（**B**）がみられるからである．中空の管の数が6個以上みられることはよくある．血液は血管を通って肝臓に運ばれる．胆管は肝細胞の間の細い管である毛細胆管から胆汁を受け取るが，胆汁はリンパ管（**L**）の中を流れるリンパと同じ方向に流れる（すなわち，血液が流れる方向とは逆向きの方向である）．HE 染色，パラフィン切片．×100．

貯蔵し，血中の**グルコース** glucose を吸収してグリコーゲンとして貯蔵する．貯蔵グリコーゲンと血糖値とのバランスは膵臓から分泌される**インスリン** insulin と**グルカゴン** glucagon によって調節される．インスリンはグリコーゲン合成を促進させ，グルカゴンはグリコーゲンの分解を刺激してグルコースが血中に放出されて利用されるようにする．

胆 嚢

胆嚢は壁の薄い中空の袋でありいくつかの働きをする．すなわち，

- 肝臓で産生された胆汁の貯蔵所として働く．
- 胆汁を濃縮して少量の粘液 mucus を加える．
- 油っぽい食物が十二指腸に流入することに反応して袋の内容物を排出する．

胆嚢の組織構造は簡単である（図15.13a, b）．**単層円柱上皮** simple columnar epithelium からなる**粘膜** mucosa は**ヒダ** fold を形成し，その下には血管を含む**疎性結合組織** loose connective tissue からなる**粘膜固有層** lamina propria がある．その外側には**弾性線維** elastic fiber を含んだ支持組織があり**筋層** muscularis externa が取り囲む．一番外側の自由面は**漿膜** serosa（つまり**腹膜** peritoneum）で覆われる．胆嚢は**粘膜筋板** muscularis mucosa と**粘膜下組織** submucosa を欠く．**ロキタンスキー－アショッフ洞** Rokitansky-Aschoff sinus は粘膜の小さな憩室であり，その大きさと形は一定せず，たまに**平滑筋層** smooth muscle layer まで及ぶことがある．**ルシュカ管** duct of Luschka は肝臓に隣接する**漿膜下結合組織** subserosal connective tissue にある孤立した胆管であるが，胆嚢の内腔には通じない．粘膜固有層の**粘液腺** mucous gland は胆嚢の**頸部** neck のみにみられる．

胆嚢内部でナトリウムイオン，塩素イオン，炭水化物が吸

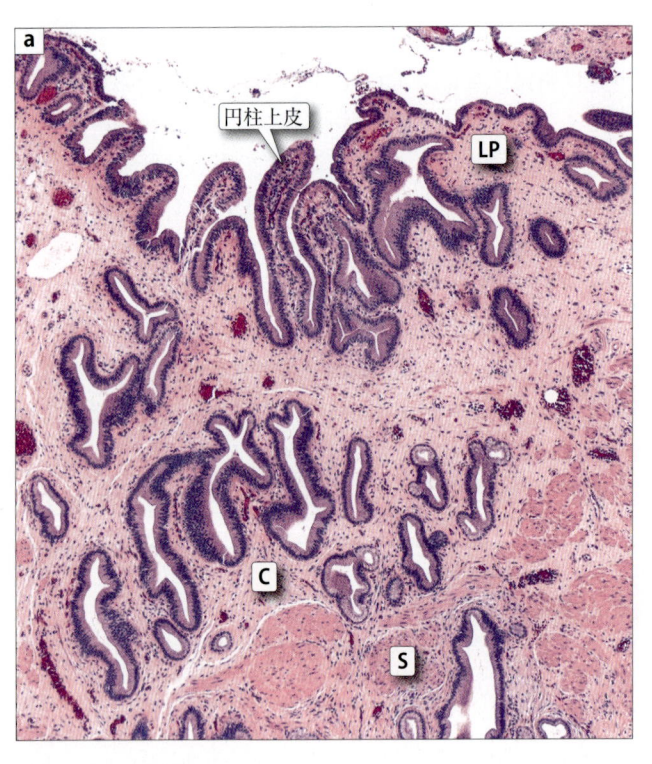

図 15.13a 胆 嚢
胆嚢の粘膜にはヒダがみられ，その表面は円柱上皮で覆われ芯部には粘膜固有層（**LP**）がある．粘膜筋板と粘膜下組織はない．平滑筋（**S**）の周囲には疎性結合組織（**C**）がある．肝臓から運ばれる胆汁は胆嚢で貯蔵されて濃縮される．消化の**脳相** cephalic phase と**胃相** gastric phase によって平滑筋を支配する迷走神経を介して最初に胆汁の排出が刺激されてその後平滑筋が収縮する．**腹腔神経叢** celiac plexus を介して交感神経が刺激されると胆嚢の平滑筋の収縮が抑制される．胆汁を排出させる強力な刺激は脂質とアミノ酸が十二指腸に入るときに起こる．十二指腸から消化管ホルモンであるコレシストキニンが循環血中に放出されて胆嚢の平滑筋の収縮が起こる．HE染色，パラフィン切片．× 50.

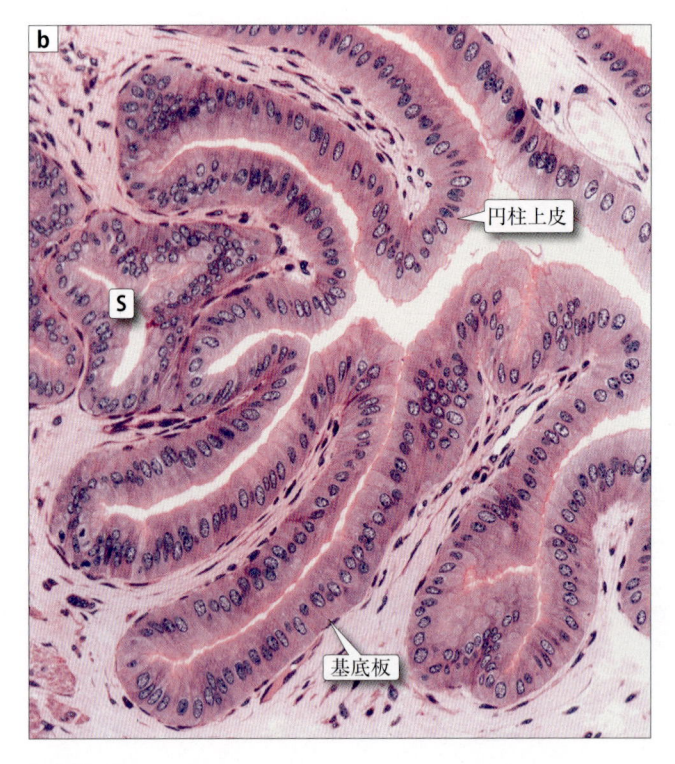

図 15.13b
胆嚢の円柱上皮は胆嚢の内腔から電解質と水分を吸収して胆汁を濃縮するが，吸収された電解質と水分は上皮細胞の間を通過し基底板を横切って粘膜固有層にある毛細血管に流入する．このようにして肝臓で産生された1日分の胆汁の量（約600 mL）は減少する．胆嚢からの胆汁の排出と再充満は周期的に起こり，この時期はそれぞれ消化の時期とその間の時期に対応する．表層の上皮が嵌入する部分はロキタンスキー－アショッフ洞（**S**）と呼ばれるが，これは普通にみられ，胆嚢が過度に伸展したり極端に収縮した結果として起こる．HE染色，アクリル樹脂切片．× 220.

収されてその後に水分が吸収されることによって，肝内にあった胆汁の容量の約 90％が抜き取られる．これらすべては上皮を横切って粘膜固有層の血管へ運ばれる．吸収のために管腔表面に微絨毛が存在することでこの活動は容易となり，また**液体** fluid が**上皮細胞** epithelial cell の間にある**細胞間隙** intercellular space へ移動することによって吸収が促進されるが，この間隙は胆汁が濃縮されているときには著しく広がる．胆汁は**総胆管** common bile duct に流れ出て運ばれる．

総胆管が**膵管** pancreatic duct に連結する部分では，総胆管の周りは**平滑筋** smooth muscle で取り囲まれる（図15.14）．この平滑筋を**オッディ括約筋** sphincter of Oddi という．この部分は通常は閉じており十二指腸の内容物が**逆流** reflux するのを防いでいる．脂肪性の物質が十二指腸に入ると，十二指腸の粘膜にある**消化管内分泌細胞** enteroendocrine cell が**コレシストキニン** cholecystokinin を放出して，胆嚢壁を**収縮** contraction させオッディ括約筋を**弛緩** relaxation させて胆汁を十二指腸内に送り込む．

膵　臓

低倍率で観察したときにみられる膵臓の主な構造的特徴は，**腺房** acinus から構成される**小葉** lobule が数多く存在し，大小の**導管** duct が細い結合組織の**中隔** septum にあり，HE染色した切片では明るいピンク色に染まる円形または不整形の細胞集団が所々にみられることである（図15.15）．この明るいピンク色に染まる細胞集団は**ランゲルハンス島** islets of Langerhans（**膵島** pancreatic islets とも呼ばれる）といい，膵臓における内分泌部であり，全部合わせると膵臓の容積の 1〜2％を占める（第17章，内分泌系の記述も参照）．

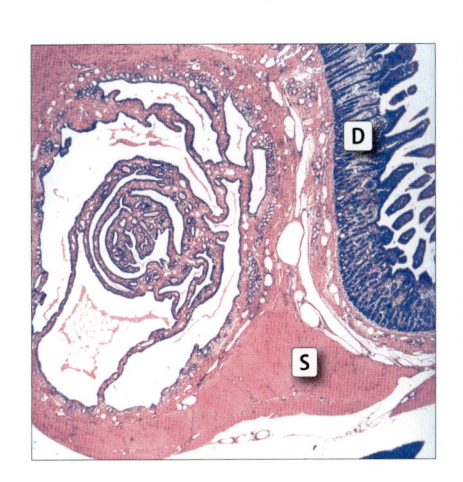

図 15.14　ファーター膨大部
総胆管と主膵管は合流して共通の管となり，この部分は**ファーター膨大部** ampulla of Vater と呼ばれ，十二指腸（**D**）に開口する．オッディ括約筋（**S**）に囲まれて膨大部の粘膜は長いシダの葉あるいは小さな弁の形をとるが，これは**卵管** uterine tube, oviduct あるいは**精嚢** seminal vesicle の内部と類似する．括約筋の収縮によって胆汁の流れは調節される．括約筋を弛緩させるコレシストキニンの放出に応じて胆汁の流れが増加する．アザン染色，パラフィン切片．×20．

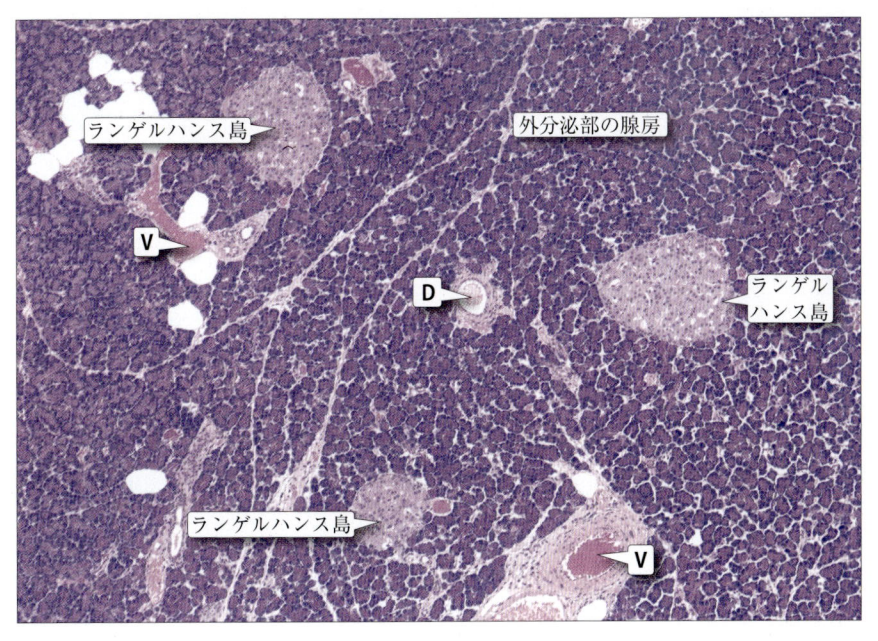

図 15.15　膵臓と膵管
膵臓は外分泌部と内分泌部が混在する腺である．外分泌部の終末部（腺房）が占める容積は最も大きく（85％），導管（**D**），血管（**V**），結合組織は容積の約12％を占め，内分泌組織つまり球状のランゲルハンス島の部分は容積の約1〜2％である．ランゲルハンス島はその大きさは一定しないが形はたいてい卵形であり，膵臓をほかのよく似た**外分泌腺** exocrine gland, 例えば**涙腺** lacrimal gland や**耳下腺** parotid gland などと区別する場合の膵臓に特有な特徴のうちの1つである．HE染色，パラフィン切片．×90．

膵臓の腺房 Pancreatic acini

高倍率で観察すると，腺房すなわち**外分泌部** exocrine component は**耳下腺** parotid gland とかなり似ており，細胞質の頂部に顆粒が集団となり密集している**塩基好性** basophilic の細胞であり，所々で導管と連絡して**酵素** enzyme を豊富に含んだ液を分泌する．膵臓の腺房だけにみられる特有な特徴は導管の細胞が腺房の中央部に入り込むことで，こうして入り込んだ**介在部** intercalated duct は**腺房中心細胞** centroacinar cell と呼ばれる（図15.16a，b）．

膵臓の腺房は導管系の最終部分にある構造であり，これは1房のブドウの構造とよく似ておりブドウ一つひとつが1群の外分泌細胞の集団に相当し分泌液は次第に太くなって合流していく導管系に送られると昔から考えられている．しかし，ヒトの膵臓の場合にはこれは当てはまらない．**走査電子顕微鏡** scanning electron microscopy と連続切片の再構築による研究によって，腺房は**管状** tubular であり介在部は腺房の反対側に現れるので，その結果導管系は吻合しながら輪を描くように走行することがわかった．

膵　液 Pancreatic juice

外分泌部から分泌される**膵液** pancreatic juice には水分と**電解質** electrolyte に加えて消化酵素（**トリプシノーゲン** trypsinogen，**プロテアーゼ** protease，**エラスターゼ** elastase，**リパーゼ** lipase のほかに**セリンプロテアーゼ** serine protease として一括して知られる数多くの酵素を含む）が20種類以上含まれる．毎日約1Lの膵液が産生される．膵臓はほかの器官よりも組織1グラムあたりのタンパク質の合成と分泌の量が多い．

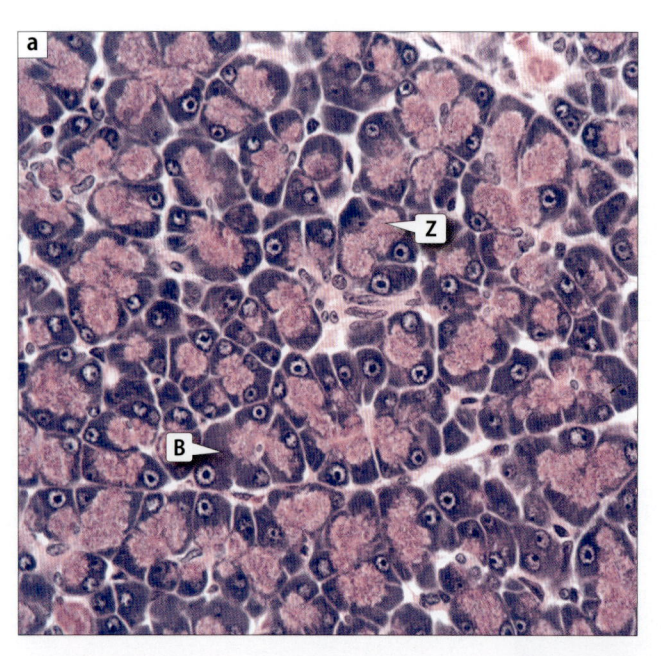

図15.16a　膵臓の腺房
腺房，つまり膵臓の外分泌部において酵素を分泌する構成単位は，腺細胞が中央にある共通の腺腔に面して集まってできた全体として卵形ないし楕円形をなす細胞集団である．HE染色した切片では，核が位置する細胞質の基底部（**B**）は濃く染色され青色ないし紫色に染まる．この好塩基性はこの部分に粗面小胞体が多いことを示す．細胞頂部には淡く染まるチモーゲン顆粒（**Z**）が不活性な酵素を内部に充満させて，狭い腺腔に面している．支持組織はわずかであり，**細胞外マトリックス** extracellular matrix とコラーゲンからできる細い線維束からなる．HE染色，パラフィン切片．×250．

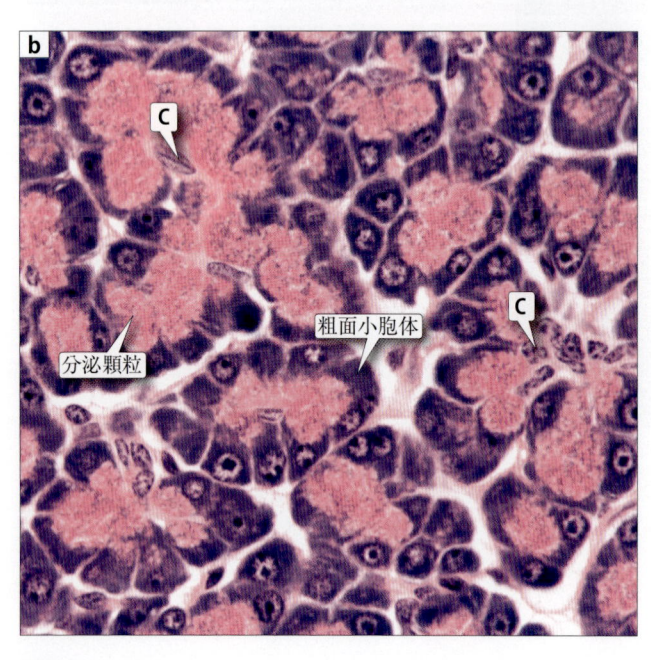

図15.16b　膵臓の腺房中心細胞
腺房の細胞集団に特有なのが腺房中心細胞（**C**）であり，膵管の最初の部分をなして腺房の内部に挿入されている．腺房にはほかの外分泌腺ではよくみられる筋上皮細胞は付随していない．筋上皮細胞がないので，腺房細胞からの分泌顆粒の放出は腺房細胞の表面にあるコレシストキニン受容体の活性化によって調節される．HE染色，パラフィン切片．×480．

腺房細胞 acinar cell は細胞質に含まれる粗面小胞体の量が非常に多いために特に好塩基性が強い．この粗面小胞体で酵素が合成されるがその大部分は不活性型の**チモーゲン**（proenzyme）である．チモーゲンは**ゴルジ装置** Golgi apparatus で集められて**濃縮空胞** condensing vacuole に充填される．この濃縮空胞は成熟して数多くのチモーゲン顆粒となり内腔面に近い細胞質の頂部に位置し**開口分泌** exocytosis によって放出されて介在部に流れ出る（図 15.17a 〜 d）．

膵液は十二指腸に入ってきたときには**タンパク質分解活性** proteolytic activity を欠くが，十二指腸の粘膜で合成される**エンテロペプチダーゼ** enteropeptidase が特異的にトリプシノーゲンを**トリプシン** trypsin へと活性化する．トリプシンは**引き金酵素** trigger enzyme であり，膵臓のチモーゲンをすべて活性化して消化に必須である酵素にする．アルカリ性の膵液は**重炭酸イオン** bicarbonate ion に富んでおり**導管系** duct system から分泌される．

膵液の放出 Release of pancreatic juice

膵液の 2 つの構成要素（チモーゲンと**等張液** isotonic fluid）は**神経性** neural と**液性** humoral の伝達物質の間での複雑な相互作用に反応して分泌されるが，これは例えば視覚，嗅覚，食物の咀嚼に加えて胃腸の分泌活動が刺激されて起こる．液性の伝達物質による場合では，十二指腸にある消化管内分泌細胞からコレシストキニンと**セクレチン** secretin が血中に分泌される．膵臓はコレシストキニンによって刺激されて酵素を分泌し，セクレチンによって刺激されて水分と電解質を分泌する．

局所すなわち膵臓内でも刺激が生じる．というのは，腺房への血液供給のかなりの部分は最初にランゲルハンス島を通過するので腺房はランゲルハンス島から分泌されたホルモンを多く含む血液にさらされるからである．この血管配列は**内分泌部-外分泌部門脈系** endocrine-exocrine portal system であり，インスリンは腺房細胞の分泌活動を促進しグルカゴンは逆に抑制する．**自律神経系** autonomic nervous system の**交感神経** sympathetic と**副交感神経** parasympathetic の**神経線維** nerve fiber は膵臓に豊富にあり，小葉間結合組織 interlobular connective tissue の中や腺房の間に**神経節** ganglion がたまにみられる．迷走神経 vagus nerve 刺激によっても酵素の放出が引き起こされるが，生理学的にはこの刺激の作用は液性刺激の場合と比べて小さい．

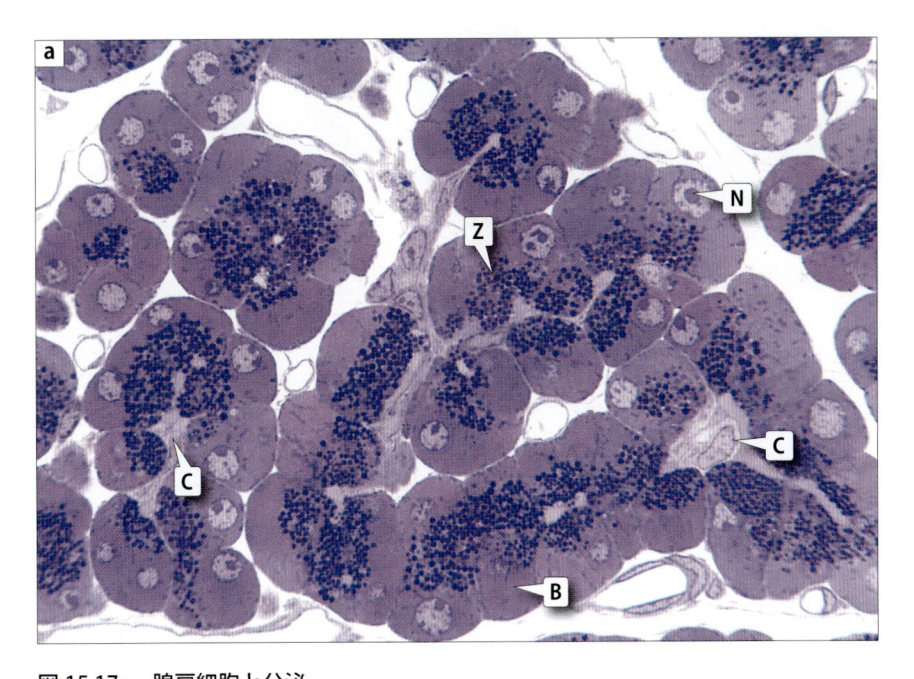

図 15.17a　腺房細胞と分泌
エポン樹脂切片で，卵形や細長い，あるいは類洞型の腺房が腺房中心細胞（**C**）を伴っていることを示す．腺房細胞は核小体（**N**）が目立つ（リボソーム ribosome の合成のため）核をもち，細胞質の基底部（**B**）は塩基性に濃く染色され，この部位に粗面小胞体が多くありタンパク質の合成が盛んであることを示す．また多数のチモーゲン顆粒（**Z**）が細胞頂部に密集しており，その顆粒中には大部分が不活性型である消化酵素が貯蔵されている．トルイジンブルー染色，アラルダイト切片．× 600．

膵　臓

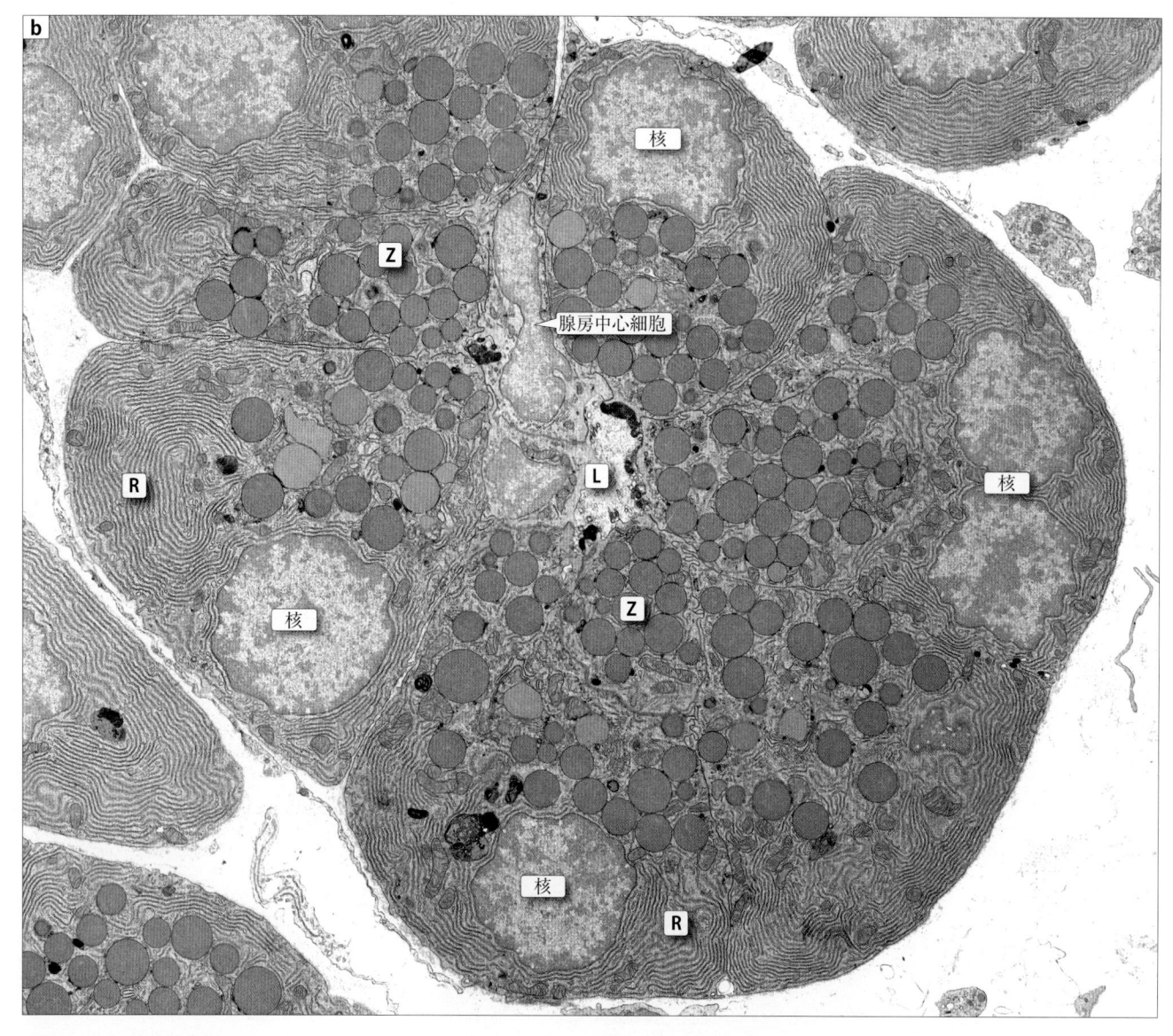

図 15.17b　腺房細胞と分泌

膵臓の腺房細胞は研究のためのモデル細胞として長い間役に立ってきた．タンパク質の合成と分泌を研究する目的，あるいはこの細胞構造に極性があるおかげで，**前駆物質** precursor のアミノ酸から酵素を合成するのに使われる分子の経路と**分画化** compartmentalization を解析する目的に利用されてきた．核には**核小体** nucleolus と**ヘテロクロマチン** heterochromatin が見える．細胞質には多数のチモーゲン顆粒（**Z**）に貯蔵されて十二指腸へ分泌される予定の酵素が粗面小胞体（**R**）とともに含まれる．ごく少量の膵液しか分泌されないときには腺房の内腔（**L**）は狭い．適当な刺激があるとそのすぐ後に高濃度のチモーゲンあるいは酵素が膵管に排出されるが，腺房細胞でアミノ酸からタンパク質が合成されるまでに 1 〜 2 時間はかかる．食物を摂取している間に大量の消化酵素を速やかに十二指腸へ送り込むためには，腺房細胞がチモーゲン顆粒を貯蔵していることが必要であり，チモーゲン顆粒が消化酵素を貯蔵する容量は腺房細胞が酵素を生合成する能力をはるかに凌いでいる．×5,000.

15 肝臓，胆嚢，膵臓

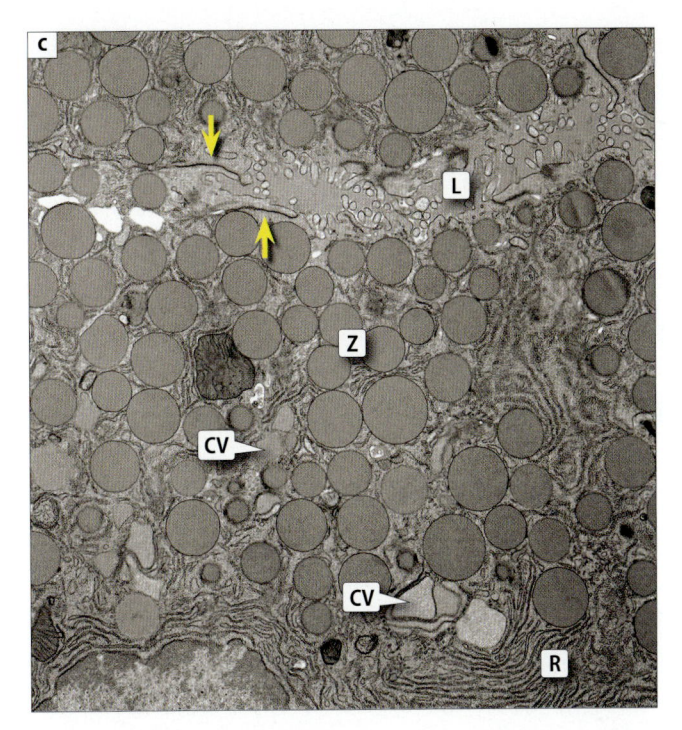

図15.17c　分泌タンパク質の経路

分泌タンパク質が合成されるときにたどる経路には，粗面小胞体（**R**）でのタンパク前駆体の合成，ゴルジ装置を経由しての**輸送** transport，**プロセシング** processing，**選別** sorting，濃縮空胞（**CV**）への**送付** routing，成熟したチモーゲン顆粒（**Z**）の中での濃縮が含まれる．チモーゲン顆粒は約20種類の異なるチモーゲンと酵素を含む．チモーゲン顆粒は細胞質の頂部に集積する．腺腔（**L**）に面する**細胞膜** cell membrane, plasma membraneには微絨毛がみられる．チモーゲン顆粒から開口分泌によって腺腔にタンパク質を含んだ電子密度の高い物質が放出され，この中に細胞頂部から微絨毛が突出している．接着複合体（矢印）で細胞間が接着して，細胞間隙が封鎖されて腺腔と隔離される．×6,400．

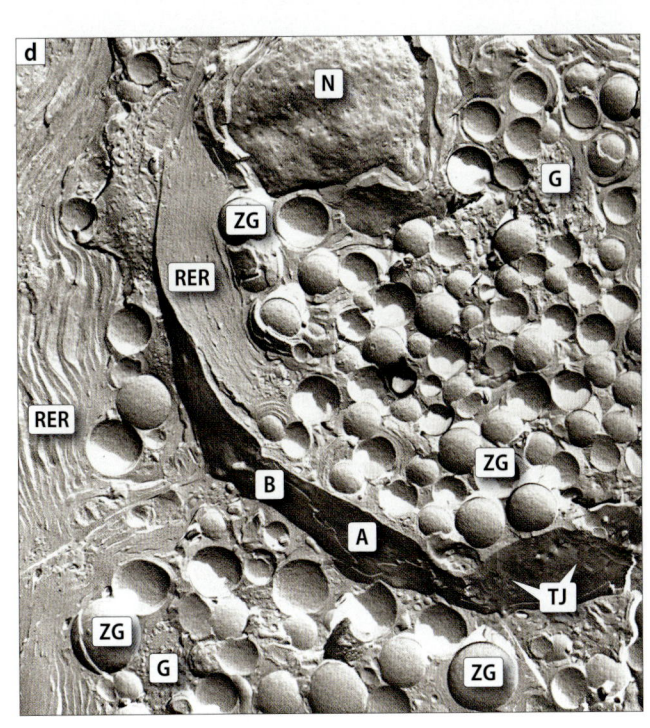

図15.17d　膵臓の外分泌細胞を凍結割断 freeze-fracture した電子顕微鏡写真

膵臓の組織を固定し急速凍結した後，割断するときに細胞はしばしば細胞膜の**内葉** inner leaflet と**外葉** outer leaflet の間で裂ける．割断面に白金 platinum を蒸着させて薄膜のレプリカを作り走査電子顕微鏡で観察した．**A**，**B**：細胞膜の内葉と外葉，**G**：ゴルジ装置，**N**：核，**RER**：粗面小胞体，**TJ**：密着帯，**ZG**：チモーゲン顆粒．×5,000．（Courtesy L Orci, University Geneva; from Orci L & Perrelet A. Freeze-etch histology. Heidelberg: Springer-Verlag, 1975.）

膵臓の内分泌組織 Endocrine tissue of the pancreas

膵臓の内分泌部は100万個に及ぶホルモン分泌細胞の集団つまりランゲルハンス島からなり，これは膵臓の外分泌部の至る所に分散しており，その配置は**ランゲルハンス島-腺房門脈系** islet-acinar portal vascular system を介して腺房細胞の機能を局所で調節しやすくしている．ランゲルハンス島は血管供給を豊富に受けた複雑な構造をしている．

HE染色したパラフィン切片では，ランゲルハンス島の細胞は1枚の切片に何十個とみられ，淡く染色された細胞が密集した集団であり**毛細血管** capillary が目立つ（図15.18a, b）．通常の切片では細胞が不均一であることに気付かないが，ランゲルハンス島には4種類の細胞が主に含まれる．

- **β細胞** beta cell はインスリンを分泌し数は最も多く**膵島細胞** islet cell の70〜80％を占める．β細胞は膵島の中央部分を占める傾向がある．
- **α細胞** alpha cell はグルカゴンを分泌し膵島細胞の20〜25％を占める．α細胞は主に膵島の周辺に位置する．
- **δ細胞** delta cell は**ソマトスタチン** somatostatin を含有する細胞であり，膵島細胞の約5％を占める．δ細胞は膵島内にまばらに散在する．
- **膵ポリペプチド** pancreatic polypeptide 含有細胞はまれにしかみられず，膵島細胞のほんの1％である．この細胞はたいてい膵島の周辺にある．この細胞は膵臓の外分泌部分にもみられる．

ランゲルハンス島の生物学については17章で詳細に記述する．

膵臓のホルモン Pancreatic hormones

インスリンの主な働きは，グルコースの細胞への取り込みと肝臓と**骨格筋** skeletal muscle へのグリコーゲンの貯蔵を促進することによって，血糖とエネルギー代謝を調節することである．グルカゴンは主に肝臓で働き，グリコーゲンの**分解** breakdown と**糖新生** gluconeogenesis によってグルコースの産生を刺激する．ソマトスタチンはインスリンとグルカゴンの放出を抑制する．膵ポリペプチドは腺房細胞の外分泌を抑制する．

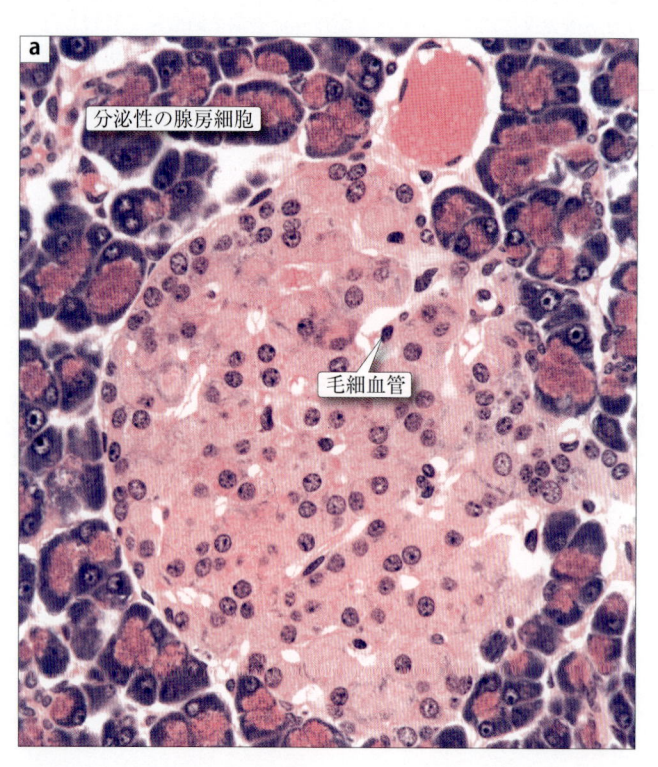

図15.18a　ランゲルハンス島
ランゲルハンス島を中程度に拡大して，網目状の毛細血管が侵入している密集した細胞集団を示す．ランゲルハンス島には主に4種類の異なる細胞が含まれているが，これらの細胞は通常のパラフィン切片では容易には見分けられない．**膵芽** pancreatic bud が発達する過程で，膵島細胞と膵外分泌細胞は**内胚葉** endoderm に由来する2つの系統の細胞からそれぞれ発生する．HE染色，パラフィン切片．×220．

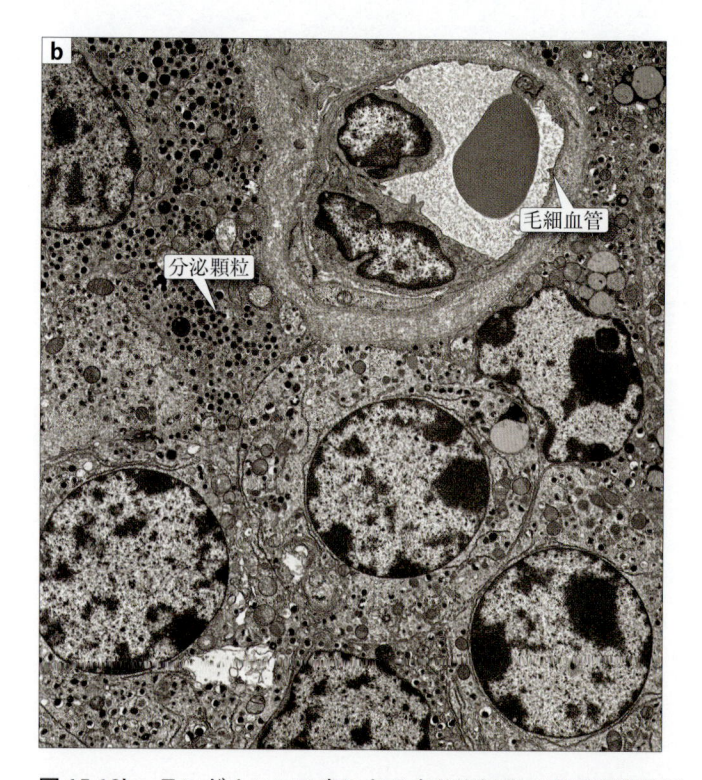

図15.18b　ランゲルハンス島にある内分泌細胞の電子顕微鏡写真
内分泌細胞は多数の分泌顆粒を含有しており，分泌顆粒内には個々の内分泌細胞の種類に特有なホルモンが含まれている．例えばインスリンあるいはグルカゴンを含んだ分泌顆粒は，それぞれの内分泌細胞から，血糖値の変化に応じてまた自律神経の調節を受けて血中に放出される．×3,700．

異常な状態と臨床的な特徴
肝硬変 Cirrhosis of the liver

　肝臓を侵すことがあるすべての**疾患** disorder のうちでおそらく一般の人に最も広く認識されている2つの疾患は**肝硬変** cirrhosis of the liver と**肝炎** hepatitis であろう．肝硬変はアルコールで引き起こされる肝臓の疾患であると通常思われているが，実際には肝硬変の最もよくある原因は世界的にみて**慢性ウイルス性肝炎** chronic viral hepatitis（**C型あるいはB型肝炎ウイルス感染症** hepatitis C and hepatitis B virus infection）である．アルコールはその次によくある原因である．そのほかの原因としては**代謝異常** metabolic abnormality，**胆管閉塞症** bile duct obstruction，**薬物** drug，**自己免疫疾患** autoimmune disorder などがある．

　肝硬変に**罹病** morbidity して**死亡** mortality する人の大部分は結果として**門脈圧亢進症** portal hypertension（門脈系の血圧上昇）を生じる．肝硬変になると**門脈血管床** portal venous bed と洞様毛細血管を通過する血管抵抗が増加するが，これは肝臓内で線維組織が過剰になり，肝星状細胞が**筋線維芽細胞** myofibroblast に変化し，肝細胞が**肥大** hypertrophy することによって洞様毛細血管が狭小化する結果である．**側副静脈路** collateral vein が膨張し**食道静脈瘤** esophageal varices が生じて，そこから出血することがある．胃からの血液が肝臓を通らずに迂回することによって**肝性脳症** hepatic encephalopathy や腹膜腔での液の貯留（**腹水** ascites）が引き起こされることもある．

肝　炎 Hepatitis

　肝炎の特徴は**炎症** inflammation，**肝細胞障害** liver cell damage，**肝細胞死** liver cell death である．肝炎ウイルス（A型，B型，C型，D型），**サイトメガロウイルス** cytomegalovirus，**エプスタイン・バーウイルス** Epstein-Barr virus，薬物によって急性肝炎が引き起こされることがある．肝機能の血液生化学検査は異常値を示すが，急性の場合には**無症候** asymptomatic のこともある．あるいは，急性肝炎によって病気が重篤となり死に至ることもある．

　肝臓は肝炎から回復した後は通常正常に戻る．慢性肝炎は肝炎ウイルス（B型，C型，D型）感染，自己免疫性肝炎，アルコール，種々の薬物によって起こる．肝細胞の障害や異常な再生が進行している場合にはしばしば線維化やそれに引き続いて肝硬変が生じる．

他の肝疾患 Other liver disorders

　脂肪肝 steatosis, fatty liver はよくみられる異常であり，肝細胞に脂肪が過剰に蓄積する．脂肪肝から**線維化** fibrosis あるいは肝硬変になることもある．脂肪肝の発症はアルコールの過剰な摂取，**肥満** obesity，**糖尿病** diabetes, mellitus，薬物と関係がある．

　肝臓の**蓄積症** storage disease は細胞内に蓄えられたグリコーゲンをふだん分解しているリソソームが肝細胞で**欠損** deficient する場合に起こり，結果的に**肝機能不全** liver failure に陥ることがある．

　肝臓癌 liver cancer（すなわち腫瘍）は何らかの原因で生じた肝硬変をたいてい併発しているが，そうでなくても正常な肝臓にも肝臓癌は起こる．**治療** treatment を行っても患者の大部分は満足な結果を得られず，症例によっては**肝切除** resection が有効であったとしてもその**予後** prognosis は悪い．**良性腫瘍** benign tumor（**腺腫** adenoma）はまれであるが**エストロゲン治療** estrogen therapy との関係が深い．良性の腺腫が生じる**相対危険度** relative risk はエストロゲンと**プロゲスターゲン** progestagen を混合した**経口避妊薬** oral contraceptive の使用者で増加するが，それでもこの病気はきわめてまれである．

黄　疸 Jaundice

　黄疸は肝臓病でよくみられる症状である．ビリルビンの代謝と排出を行う肝細胞の機能不全あるいは肝臓からの胆汁の流れが閉塞すること（例：**胆石** gall stone が総胆管に詰まったときのように）が原因で黄疸が起こる．しかし，例えば赤血球が過剰に壊れること（**溶血** hemolysis）によって肝臓に送られるビリルビンの量が増加する結果としても黄疸は生じる．

膵臓の病気 Disorders of the pancreas

　急性膵炎（炎症）の臨床的特徴は激しい**上腹部痛** upper abdominal pain と**嘔吐** vomiting であり，**循環虚脱** circulatory collapse を起こすこともある．急性膵炎を起こした膵臓では腺房細胞のチモーゲン顆粒内で酵素の成熟前の活性化が起こることがある．**自己消化** autodigestion，**出血** hemorrhage，感染がその後に起こる．最もよくみられる2つの原因は総胆管結石とアルコールである．

　慢性膵炎 chronic pancreatitis はいくつかの原因や因果関係によって起こるが，最もよくある原因がアルコールである．慢性膵炎になると慢性痛，外分泌障害とそれによる脂肪の**吸収不良** malabsorption，あるいは内分泌障害によって糖尿病が生じることがある．

　腫瘍はたいてい**腺癌** adenocarcinoma であり予後は悪い．

胆嚢の病気 Disorders of the gall bladder

　胆石は胆道系ではよくみられる病気であり，胆汁にコレステロールが過剰に蓄積することから生じる．普通，コレステロールは塩類と**レシチン** lecithin によって胆汁に溶け込んでいる．しかし，コレステロールの濃度が高くなると結晶となり石灰化して結石となることがあり，胆汁色素と結合して多数の結石ができることもある．胆石は胆嚢内に限局していれ

異常な状態と臨床的な特徴

ば害を及ばさない．しかし，もし結石が胆嚢の頸部の位置に嵌頓すると，結石によって胆汁が胆嚢管へ流出できなくなり炎症（**胆嚢炎** cholecystitis）が生じる．もし胆石が総胆管へ移動すると，疼痛，黄疸，胆管の炎症（**胆管炎** cholangitis）が起こることがある．

胆嚢癌 cancer of the gall bladder はまれである．胆嚢癌はたいてい胆石と関連しているので臨床的に**診断** diagnosis するのは難しい．

泌尿器系 Urinary system

腎臓は外分泌と内分泌の特性をもつ腺器官である．尿は管腔内に分泌される液体であり，**レニン** renin や**エリスロポエチン** erythropoietin は血液中に分泌されるホルモンである．

個人にとって泌尿器系の機能で気がつくことは，1日約 1〜1.5 L の尿を何回かに分けて排泄していることである．単純に考えると，腎臓の機能は，腎臓に流れる血液を濾過すること，そして濾過して得られた老廃物を尿（約 95 % は水分である）に溶かして除去することである．尿管に集められ輸送された尿は，一時的に膀胱に溜められ，時折，尿道より排泄される．見方を変えると，腎臓のシステムの主な機能は，体液の量と電解質の組成の調節であるので，飲水量に応じて排泄量は変化し，代謝産物や薬剤などの化学物質も尿中に排泄されている．

呼吸機能，消化管機能，発汗による分泌機能とともに，腎臓は**恒常性** homeostasis の維持に重要な役割をしている．このため，腎臓は広くダイナミックな範囲にわたり様々な作用を行っている．この役目のすべての効果は，特に水の摂取についてではあるが，栄養の摂取が日中常に一定には行われないことを補っている．例えば，水分摂取が多いときには，希釈された大量の尿が産生され，浸透圧もきわめて低い．もし水分の補給が制限されると，少量の濃縮した尿が排泄され，その浸透圧は血漿の浸透圧をかなり上回る．ほかの例では，腎臓は正確に体液量や溶質の濃度を調節している．重要なことは，多くの溶質はそれぞれが互いに独立に調節されており，体液の組成が保たれることである．

腎臓の主な機能には次のものがある．
- 水・電解質および酸塩基平衡
- 体液の浸透圧および電解質濃度の制御
- 動脈圧の制御
- ホルモンの分泌とホルモンによる反応
- 代謝産物および薬物などの排泄

尿の産生について泌尿器系は5つのプロセスを行うが，そのうち4つは腎臓で行われる．
- 血漿の濾過
- 尿細管による再吸収
- 尿細管による分泌
- 濃縮

5つ目は生成された尿の排泄であり，尿管，膀胱，尿道によって行われる．腎臓の組織学的および機能学的特徴は，これらが各部位により異なることであり，腎臓の構造を簡単に概説することは，腎臓の基本的機能の理解に適している．腎臓は体全体の恒常性に関連している（そして，腎不全や腎疾患は重篤でしばしば致死的な疾患である）ので，腎臓の生理学はそれ相応に複雑である．この章では主たる側面のみがまとめられている．詳細な解説は生理学や腎臓病学のテキストを参照すること．

腎臓の構造

ヒトの腎臓の前頭断面において腎臓の血管系と腎盤(腎盂)およびそれに続く尿管からなる尿路の開始部位との関係が認められる．腎臓の実質は色の淡い外側部（皮質．約1 cm の厚さの部位）と色の濃い内部（髄質），これは8〜18の錐体状のかたまりであり，腎錐体と呼ばれる部位よりなる（図 16.1a〜c）．それぞれの錐体は皮髄境界に底辺があり，頂点は乳頭を形成して腎盤内に突出している．尿は，乳頭のいくつかの小さな出口から，腎盤の一部が伸びて広がった杯状の部位（すなわち小腎杯）に流れ，さらに2〜3の大きな腎杯の1つに流れ込む．

各腎錐体の間には皮質が下方に伸び出しており，腎柱という．腎柱と腎錐体の底辺をアーチ状に覆う皮質は，腎小葉を構成して機能的というよりも解剖学的な意味をもつ．腎動脈は腎柱に沿って分岐して，各腎錐体の周りに血管を送る．皮髄境界部位で弓状動脈は垂直に分岐して皮質に血流を送り，さらに一連の毛細血管網が髄質の外側部に形成されている．髄質の内側部は皮質の小動脈からの長い枝によって血液が供給されている．この長い枝は血管束または**直血管** vasa recta と呼ばれ（組織学的には大きな毛細血管である），髄質のいろいろな部位においてヘアピン状に曲がり，上行する血管束または直血管となって皮髄境界の静脈に流れ込む．血管束または直血管は塩濃度勾配の維持に重要な役割をしている（下記に述べる）．

腎臓を顆粒状の皮質と線条状の髄質に分けるという区分は，主に腎臓の機能的な単位である個々の尿細管の位置と形態を反映している．どのようにこれらの要素が尿を産生するように働いているかをまず始めに組織学を述べることで説明し，次に主な機能について概観する．

ネフロン Nephron

　ネフロン nephron は腎臓の機能的単位であり，中空の細管が通常は腎皮質に始まり集合管系に流れ込んで終末する．この細管は本質的に一方が盲端で，内面は上皮に覆われている．集合管には数個のネフロンから遠位尿細管が集まり，集合管は互いに結合して，腎錐体の乳頭部の小さな出口である開口部を形成する．（図 16.1c）組織学的および機能学的な観点から，それぞれのネフロンはいくつかの区画に分けられる．ネフロンの各区画は集合管とともに尿を輸送する細管を形成している．腎臓が発生するとき，ネフロンは厳密にいえば，後腎組織より起こる全尿細管系の一部分である（図 16.2a～c）．それぞれのネフロンは**腎小体** renal corpsule（**糸球体** glomerulus と**ボーマン嚢** Bowman's capsule），近位尿細管，**ヘンレのループ** loop of Henle，遠位尿細管および結合尿細管である．結合尿細管は集合管（乳頭に終わる）との結合部であり，尿管芽より発生する．これらの区画は機能的に関係し合っているので，一部の専門家はネフロンは集合管を含むと考えている．

　簡単にいうと，ネフロンにおいて血漿を濾過する部位は盲端に終わる尿細管の内面（腎小体）であり，複雑な一連の再吸収や分泌および管腔の内容物を支持している間質細胞や血管と交換することによって，尿は集合管から出てくるのである．この役目のために腎臓において多くのネフロンが必要である．一側の腎臓のネフロンは 150 万個程度までと見積もられているが，最近の形態計測のデータから平均で約 600,000 個（30 万～100 万個）である．ほとんどは皮質において屈曲しており，髄質では部分的に直線的であるにもかかわらず，ネフロンは短い細管ではない．存在部位とヘンレのループの長さによって，ネフロンの平均の長さは約 4 cm である．このように，2 つの腎臓のすべてのネフロンの長さの合計はお

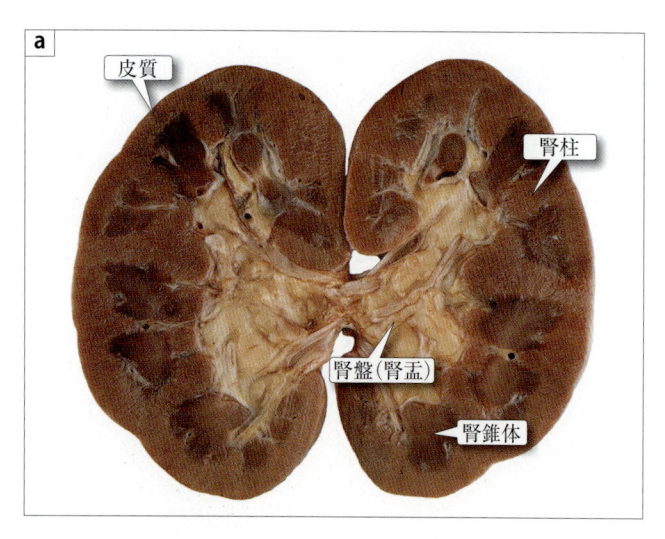

図 16.1a　腎臓の構造
前頭断による腎臓の内部構造では，外側部の皮質（茶色の部分）と髄質の腎錐体（こげ茶色）が認められる．腎錐体の尖端は腎盤（腎盂）に向かっている．腎錐体間には腎柱が腎盤に向かって深く伸びている．腎盤は広く，漏斗状の管で腎管につながり，腎髄質部では腎盤からは管状の枝が腎錐体の尖端（乳頭）に向かって伸びており腎杯を形成する．尿は乳頭から腎杯に集められる．腎盤には脂肪や神経血管組織が存在する．

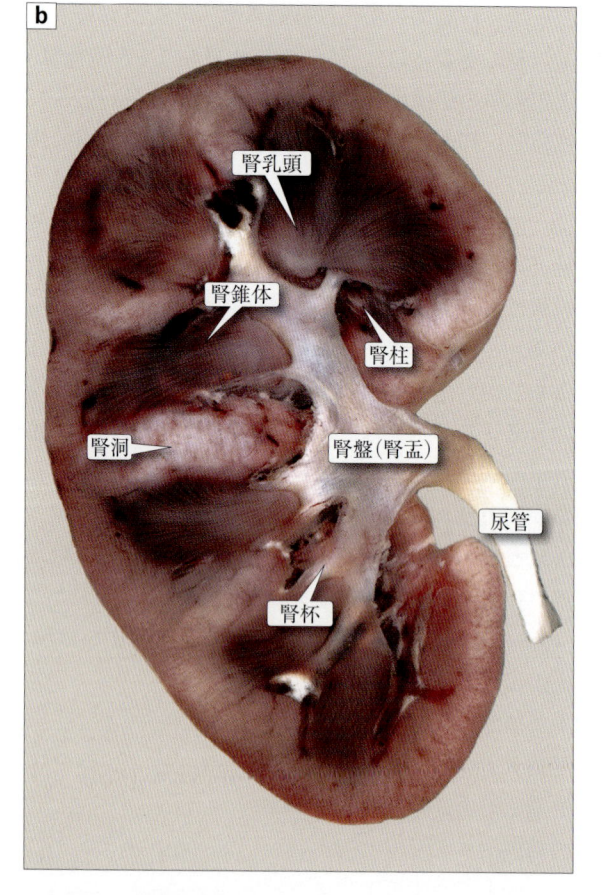

図 16.1b　腎臓の断面
尿を形成する組織と尿を集めるシステムを示す．腎錐体は血管と尿細管の走行に沿って縦方向に並んでいる．乳頭は腎盤の腎杯に向かっている．腎盤は腎門部で尿管となり，腎臓から出ていく．

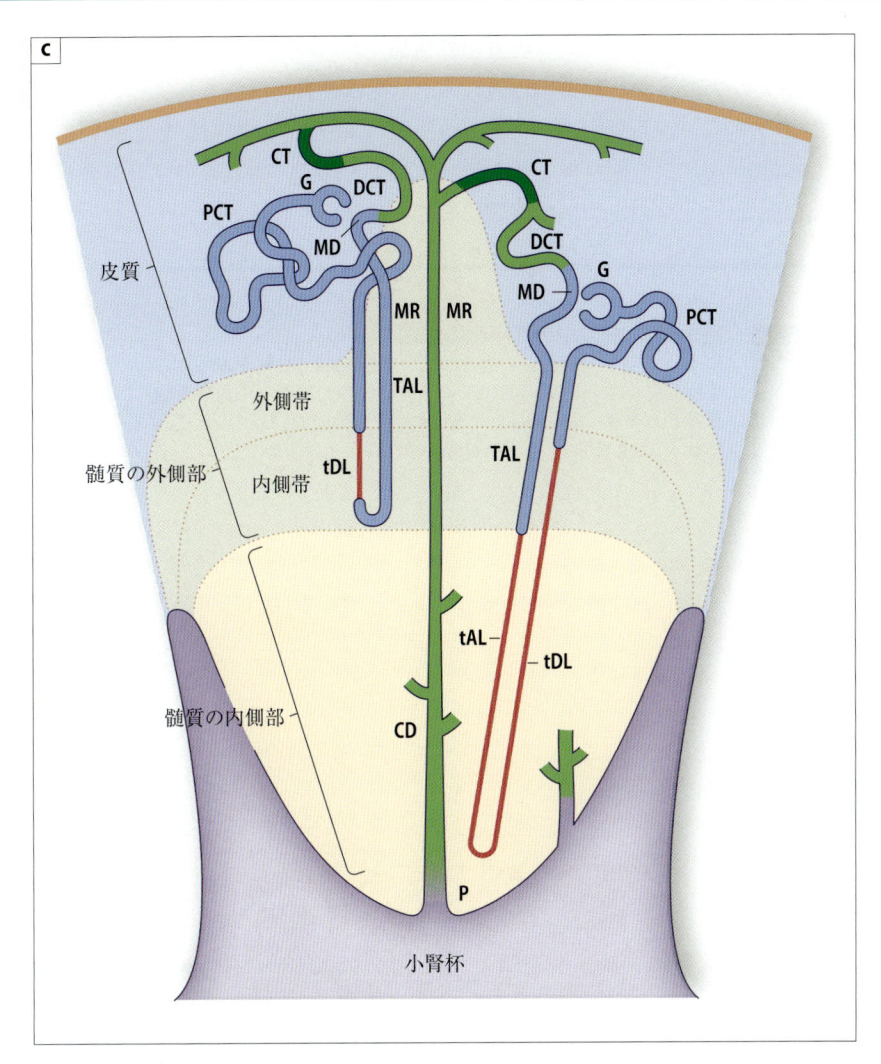

図 16.1c　腎錐体の構造

ヒトでは，腎錐体は髄質にある三角錐状（ピラミッド状）のかたまりであり，その頂点は尿が流れ込む小腎杯に向かっている．底辺部はほとんどのネフロンが開始する皮質に覆われる．髄質は内側部と外側部に分けられる．外側部はその内部をさらに内側帯と外側帯に分けられる．外側帯には細い尿細管は存在しないが，内側帯にはネフロンの短いループのヘアピン状の折れ曲がりと髄質の内部を栄養する毛細血管の束（図には示していない）が存在する．腎小体の糸球体（**G**）から始まり，ネフロンは以下の区画を構成している．近位尿細管（**PCT**），細いヘンレのループの下行脚（**tDL**），細いヘンレのループの上行脚（**tAL**），太いヘンレのループの上行脚（**TAL**），太い上行脚にみられる緻密斑（**MD**），遠位尿細管（**DCT**），結合尿細管（**CT**），集合管（**CD**），乳頭（**P**）．皮質にみられる髄放線（**MR**）は近位および遠位尿細管の直部や髄質に伸びる集合管の一部である．

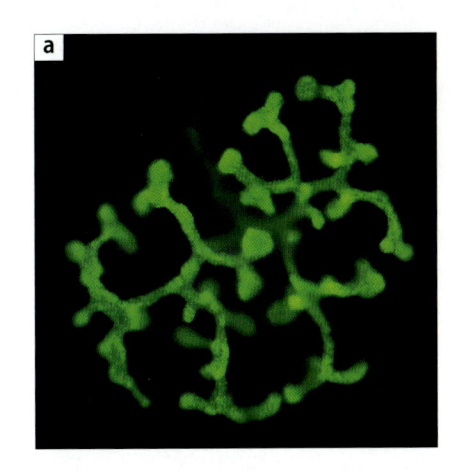

図 16.2a　発生中の腎臓

胎児の腎臓における初期の分枝形態を示す蛍光顕微鏡像である．尿管芽に由来する多くの上皮細胞の分枝が認められる．尿管芽の先端が成長し，腎小体や尿細管（示されていない）の分化を促す．尿管芽は集合管になる．× 500．

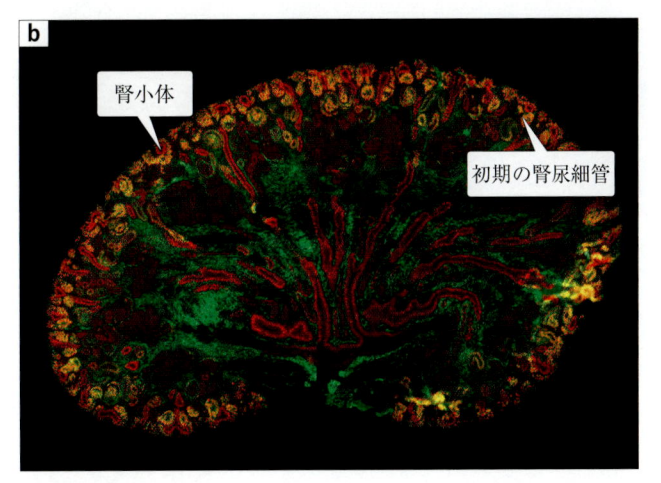

図 16.2b　発生中の腎臓

マウス胎児の腎臓の蛍光顕微鏡写真により，皮質に分布する発生中の腎小体（黄色-オレンジ色）が尿管芽の分枝の遠位端にあることがわかる．成長中の集合管は赤色である．× 40．（Courtesy HT Cheng, R Kopan, Washington University, St Louis, USA.）

腎臓の構造

そらく50 kmにもなる．ネフロンの開始部位は腎小体であり，以下に解説する．腎小体は皮質に位置し，ネフロンは髄質の近傍を含めて皮質中に認められる（図16.3a，b）．2つの主なネフロンの集合体はヘンレのループの長さに比例して認められる（図16.1c 参照）．一般に皮質の浅部や中央部に始まるネフロンは髄質の外側部で折れ曲がるので，短いループをもつ．髄質の近傍のネフロンは髄質の内側でヘアピン状に曲がる長いループをもつ．短いループのネフロン数と長いループのネフロン数の比は7対1である．少数のネフロンのヘンレのループは髄質にまで入らない．

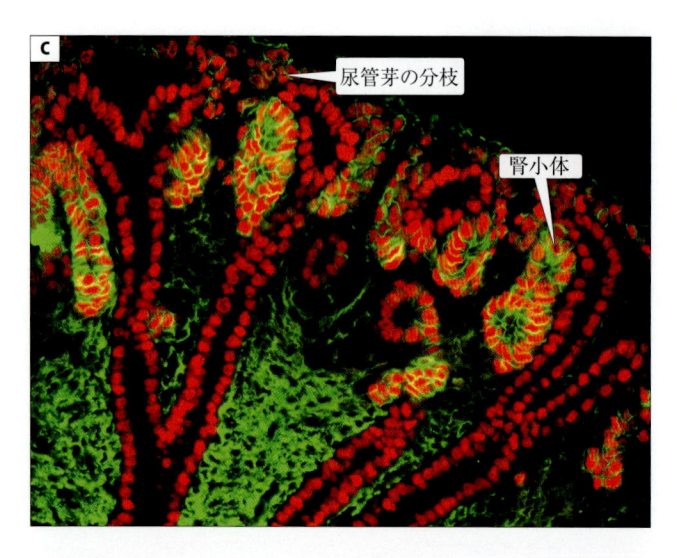

図16.2c 発生中の腎小体の詳細
E-カドヘリン（黄色）の存在により上皮細胞の集積がみられる．これらの細胞は発生のきわめて初期に尿管芽の分枝の先端部（細胞は赤色）に集合体を作る．×400．（Courtesy R Kopan, Washington University, St Louis, USA. from Cheng HT, et al. Development 2007; 134: 801-811.）

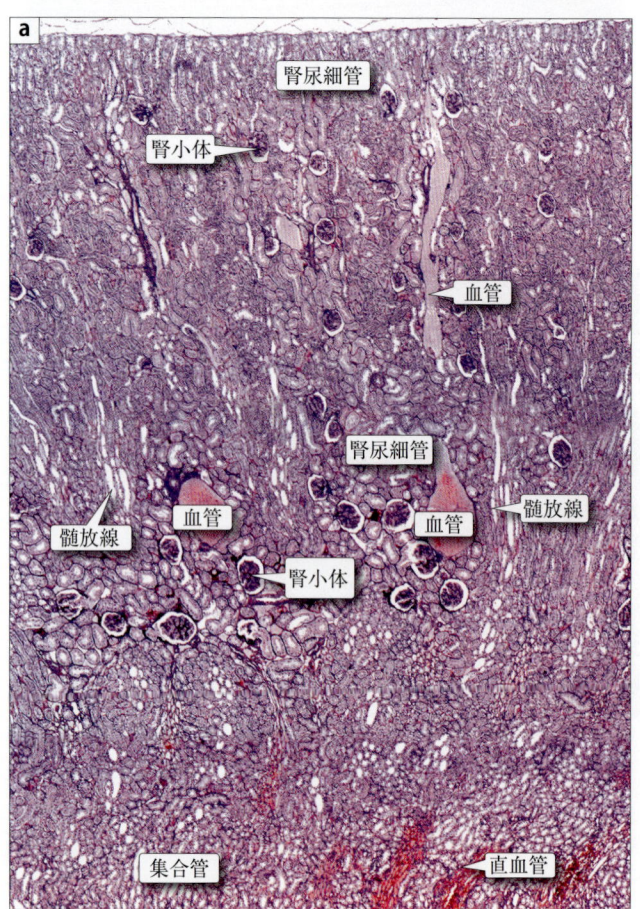

図16.3a 腎皮質と髄質
皮質には腎小体，腎尿細管，血管および髄放線がある．髄質には多くのヘンレのループと集合管が横断されたり，斜めに切れたり，縦断されたりしている．髄質の毛細血管のかたまりが直血管としてみられる．PAS染色，パラフィン切片．×20．

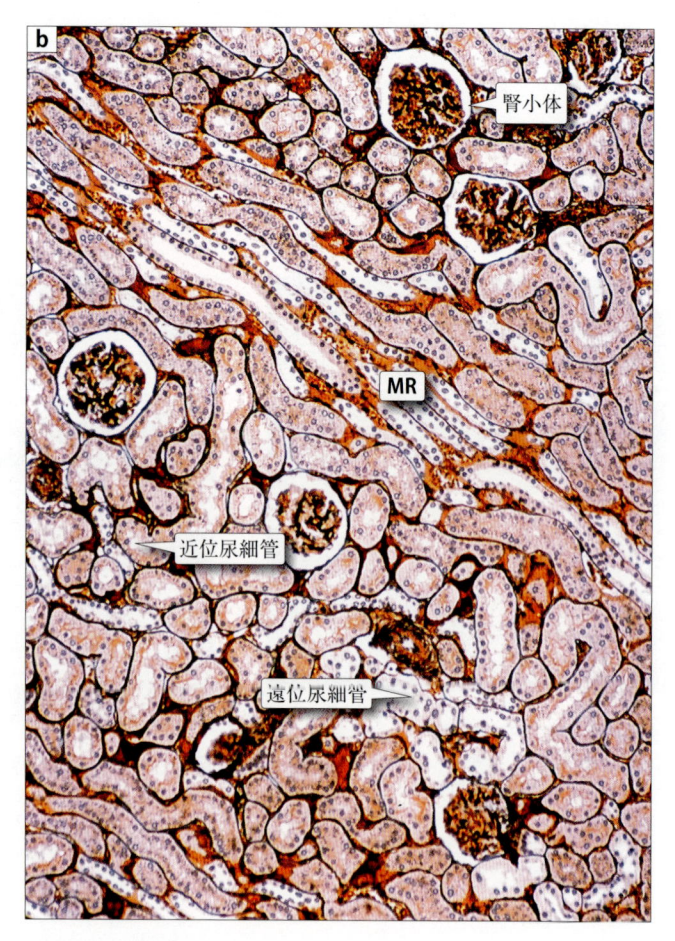

図16.3b 腎皮質
腎小体の周りに多数の腎尿細管がみられる．ほとんどは近位尿細管で，遠位尿細管は少ない．遠位尿細管はより広い内腔をもつが直径は小さい．髄放線（MR）の一部が認められ，近位および遠位尿細管の直部を含んでいる．すべての要素は間質組織によって支えられている．ヘマトキシリン・エオジン（HE）染色，パラフィン切片．×60．

Tip：ネフロン（糸球体）の数は，その後の人生のため胎児の腎臓において最大限に形成される．疾患や障害によるネフロンの消失や機能不全は不可逆であり再生しない．

腎小体 Renal corpuscle

腎小体は直径が平均 200 μm であり，通常は糸球体として知られている．腎小体は，腎尿細管の盲端である近位部が拡張した部分に，近くの輸入細動脈に由来する分枝した毛細血管のかたまりが入り込んだものにより構成される（図16.4a，b）．糸球体そのものは毛細血管のかたまりであり，血液がこれらの血管を通り，輸出細動脈となり毛細血管床や直血管へと続く．糸球体の開始部位は腎小体の血管極として知られている（図16.5a～d）．

袋状に広がった腎尿細管に嵌入することで，糸球体は薄い特別な上皮細胞層で覆われる（これは風船にこぶしを押し付けたような効果に似ている）．この内面すなわち臓側面の層は血管極で折れ返り，外側あるいは壁側の上皮細胞層を形成し，腎尿細管の立方上皮につながっていく．それゆえ，尿細管の内腔は，糸球体を入れやすいように形づくられ，毛細血管の周囲に杯状のくぼんだ腔を作る．この狭い空間はボーマン腔 Bowman's space（または**包内腔** capsular space）といい，臓側および壁側の層はボーマン嚢という（図16.6a～c）．ボーマン腔が尿細管につながる所は尿管極と呼ばれ，血管極の反対側に位置する（図16.7）．糸球体を流れる血漿は濾過されてボーマン腔に入り，いわゆる限外濾過を形成といわれる．それは，血漿中の半径が 4 nm 以上のもの，あるいは 70 kDa 以上の分子量のものは通常濾過されないからである．マイナスに荷電したもの，大きな分子もまた濾過の過程から排除される．

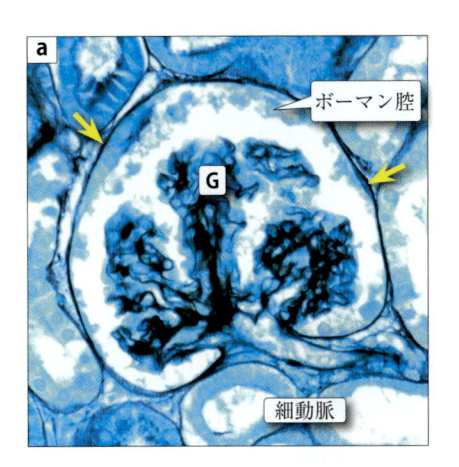

図 16.4a　腎小体の極性
輸入細動脈は腎小体の血管極から入り，分枝して糸球体（**G**）の毛細血管を形成する．ボーマン腔とボーマン嚢の壁側層（矢印）に注意．銀・アズール A 染色，パラフィン切片．× 210．

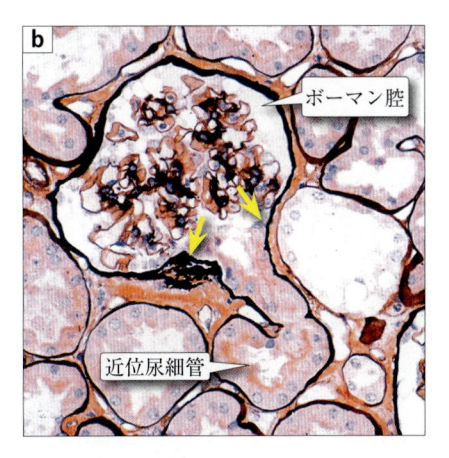

図 16.4b　尿管極
腎小体は近位尿細管と尿管極で連続している．尿細管の立方上皮がボーマン嚢の扁平上皮（矢印）に変わることに注意．HE/銀染色，パラフィン切片．× 175．

腎臓の構造

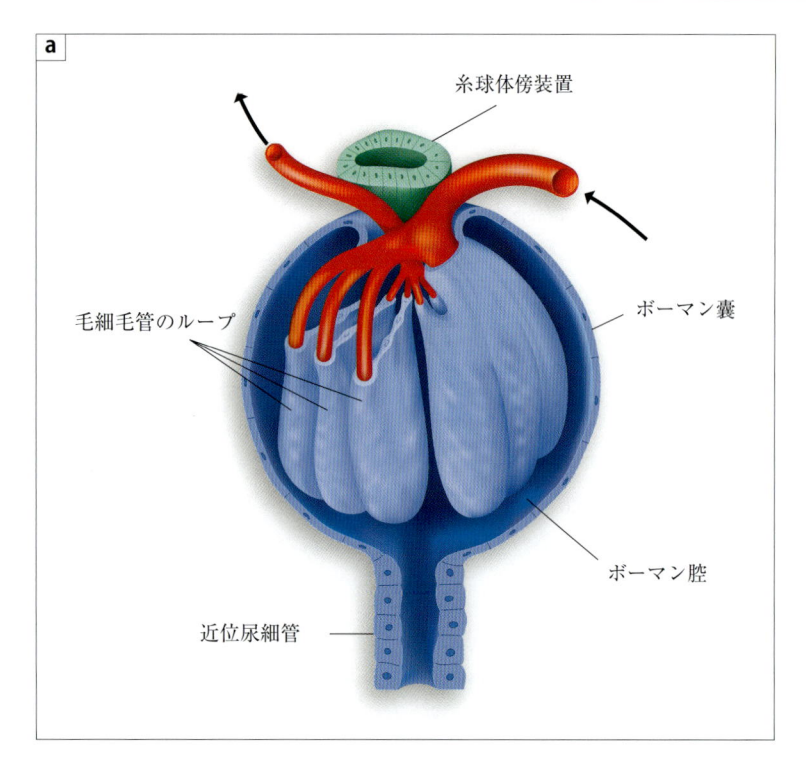

図 16.5a　糸球体
約 30 の毛細血管のループが輸入細動脈から始まり，近位尿細管の終末端から形成される袋の中に入り込んでいる．この袋の外壁はボーマン嚢であり，内壁は毛細血管のループを覆う．最初に尿ができるスペースをボーマン腔という．メサンギウム（周細胞の修飾形）および緻密斑（特別な遠位尿細管細胞）は糸球体傍装置を形成する．この装置は血流量や糸球体濾過量を調節する．

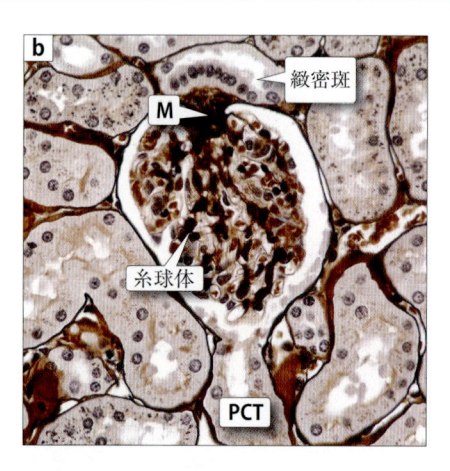

図 16.5b　糸球体の始まり
血管極から糸球体が始まることを示す腎小体．血管極にはメサンギウム細胞（**M**）が遠位尿細管の緻密斑の近傍にかたまっている．尿細管からの Na^+ または Cl^- の減少は糸球体傍装置（おそらくメサンギウム細胞を含む）からレニンの放出を促す．レニンは血液中にアンギオテンシンⅡの形成を引き起こし，（血管収縮物質として）主に輸出細動脈を収縮させ糸球体濾過率を適正に調節する．限外濾過液は尿管極から近位尿細管（**PCT**）を流れる．HE/銀染色，パラフィン切片．×175.

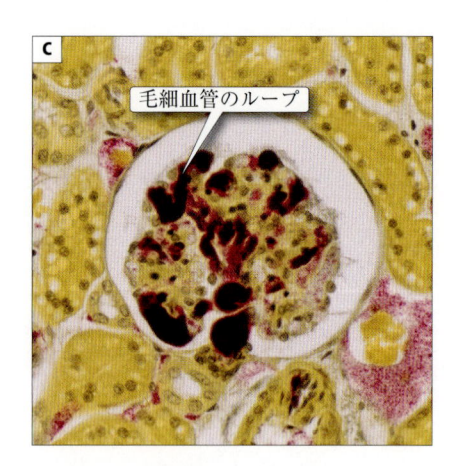

図 16.5c　毛細血管のループ
動脈系に赤い色素を注入した糸球体の毛細血管のループを示す．血管の間や周りの細胞はメサンギウム細胞や足細胞である．パラフィン切片．×175.

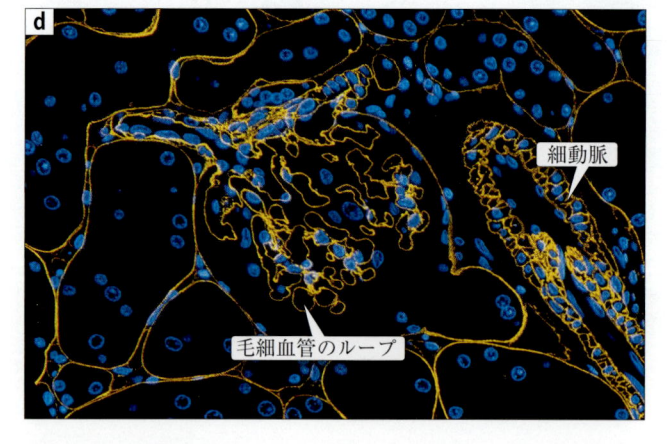

図 16.5d　腎小体
腎小体と周囲の腎尿細管および細動脈の蛍光染色像で基底板の成分であるラミニンの分布を示す．糸球体の毛細血管網にある回旋状のラミニンに注意せよ．これは，毛細血管と足細胞の癒合した基底板の表面積が大きいことを反映している．細胞核は青色に染色されている．アクリル樹脂．×175.（Courtesy J Zbaeren, Inselspital, Bern, Switzerland.）

16 泌尿器系

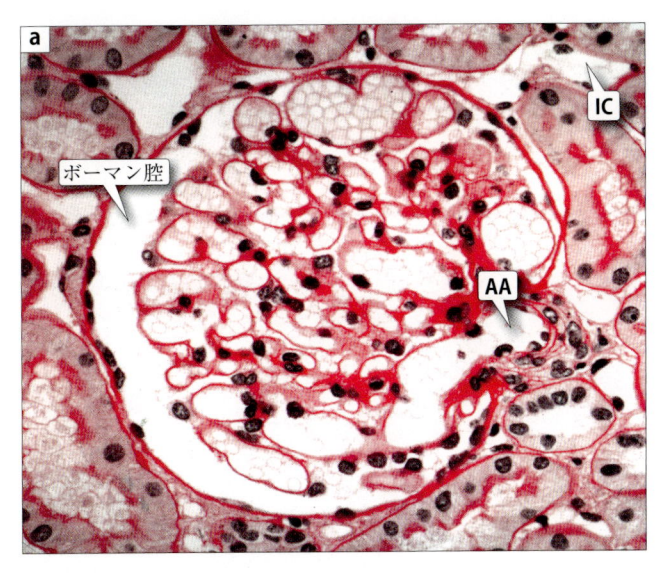

図 16.6a　ボーマン腔と糸球体
糖質のための PAS 反応を行うと，糸球体では赤色に染色される毛細血管の基底板が観察される．基底板は血漿の濾過に際して透過性の関門となる．輸入細動脈（**AA**），間質の毛細血管（**IC**）．ボーマン腔はボーマン嚢の壁側および臓側の間に存在する．PAS/ヘマトキシリン染色，アクリル樹脂．×300．

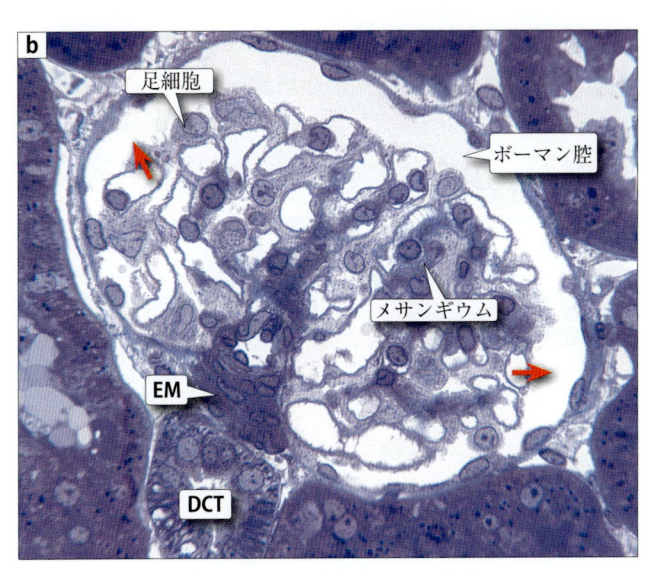

図 16.6b　ボーマン腔
糸球体の毛細血管に付着する足細胞に注意．メサンギウム細胞は足細胞を支えるとともに，細胞外基質に続く．血漿の濾過は毛細血管からボーマン腔へ矢印の方向に起こる．遠位尿細管（**DCT**）と糸球体外メサンギウム（**EM**）の一部を示す．トルイジンブルー染色，アラルダイト切片．×390．

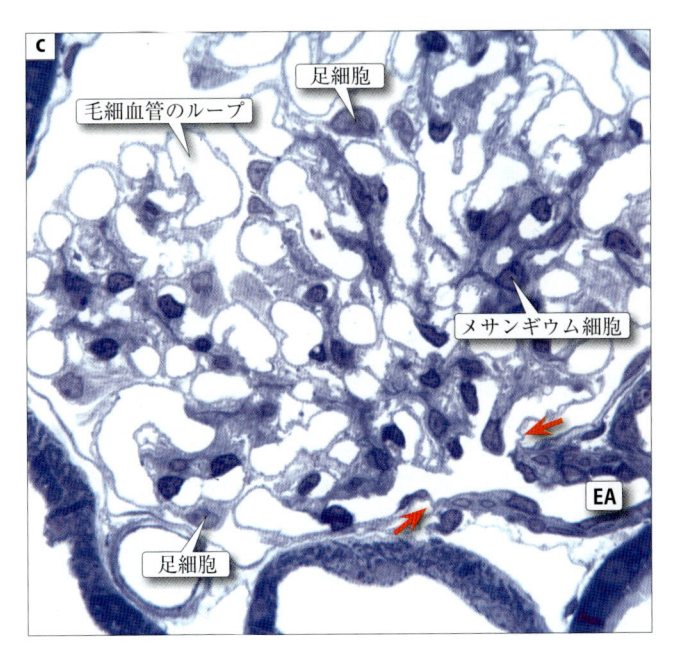

図 16.6c　血管網
毛細血管のループは血管網を構成した後，輸出細動脈（**EA**）に注ぎ込む．ボーマン嚢の壁側層は矢印の部位で反転して，臓側層では足細胞となる．メサンギウム細胞は毛細血管の大きさや形を変化させ，基質や糸球体の異物を食べ込む．トルイジンブルー染色，アラルダイト切片．×500．

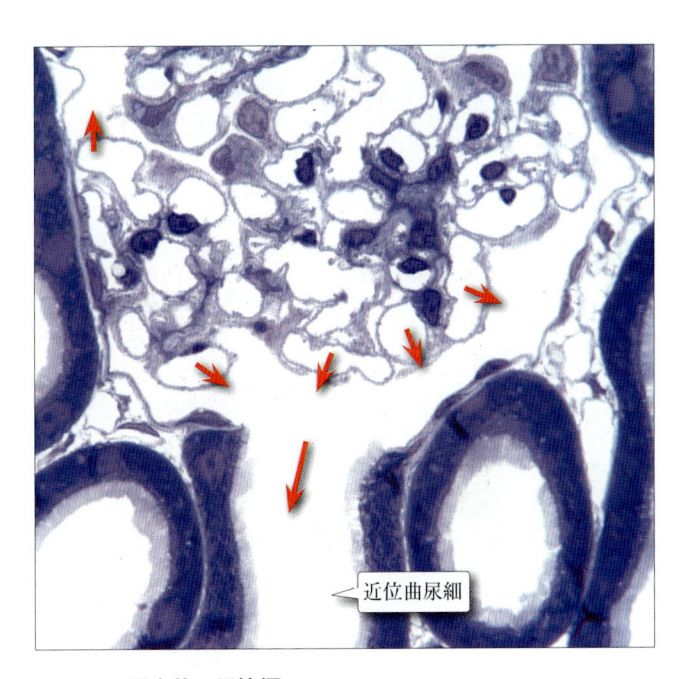

図 16.7　腎小体の尿管極
血漿は毛細血管（矢印）で濾過されてボーマン腔に入り，限外濾過液となる．この液の出口は大きな矢印で示されている．近位尿細管には微絨毛からなる刷子縁がみられ，吸収機能のあることがわかる．濾過の速度はほとんどは毛細血管の内圧で決まる．限外濾過液の組成は血漿と似ているが，タンパク質の濃度はきわめて低い．それにもかかわらず，糸球体の毛細血管は，ほかの部位の毛細血管に比べて100倍以上も透過性が高い．トルイジンブルー染色，アラルダイト切片．×500．

腎臓の構造

　ボーマン嚢の臓側面の細胞は毛細血管と親密に関連して足細胞 podocyte と呼ばれる（図 16.8a〜c）．この細胞は高度に特殊化した上皮細胞で，細胞質の長い突起が毛細血管の輪の周りを包みこむ．多くの枝からさらに多くの**終足** foot process, pedicle が伸びており，ほかの足細胞からの終足と陥合を作る（両手の指をからめたような効果に似ている）．終足は毛細血管内皮細胞の厚い基底板と接しており，突起間の狭いスペース（濾過スリット）には，基底板の近傍に膜状

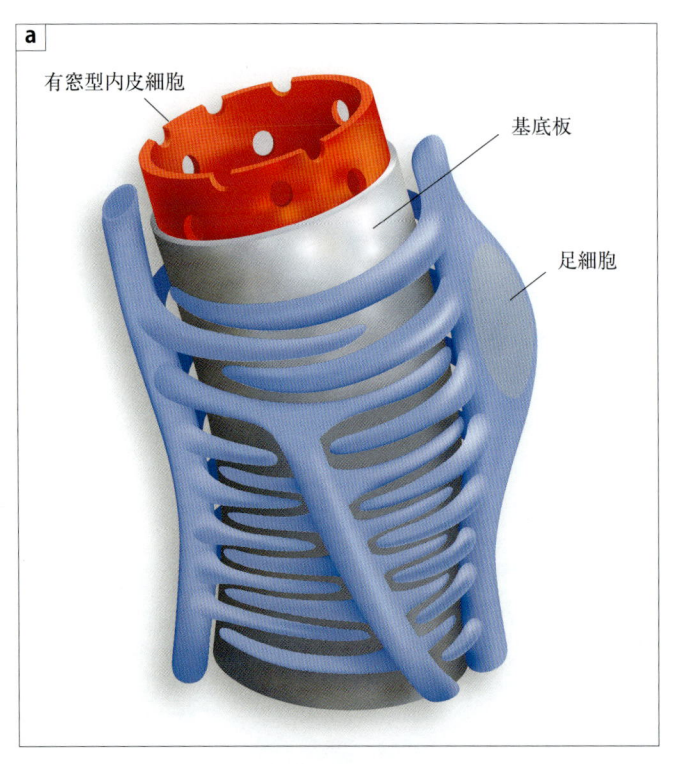

図 16.8a　足細胞
糸球体の有窓型毛細毛管は直径約 100 nm までの比較的大きな孔をもっている．基底板は毛細血管の細胞外基質と足細胞の指状の突起との間にある．指状の突起は終足と呼ばれ，互いに絡み合って血管壁を取り囲む．

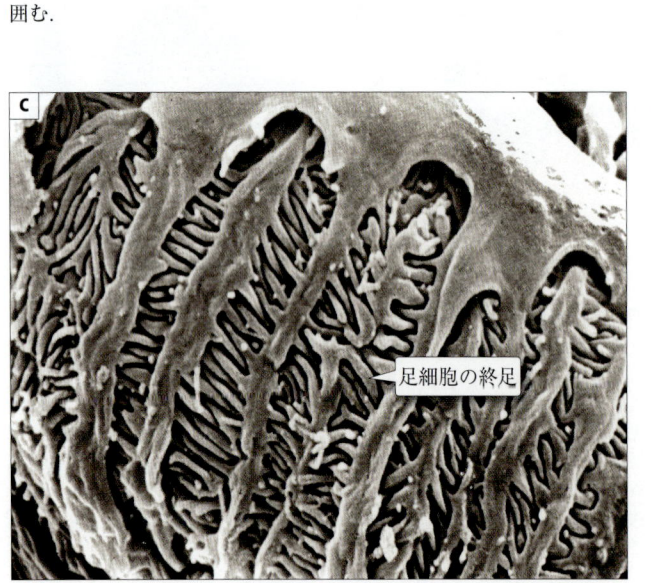

図 16.8b　足細胞
糸球体の外表面の走査電子顕微鏡写真では，足細胞に覆われているために毛細血管は見えない．足細胞は幅広い主突起をもち，そこから細い二次突起が出て，指状に絡み合って毛細血管を覆う．× 13,000.

図 16.8c　終　足
足細胞の終足の走査電子顕微鏡写真である．弯曲しているのは足細胞が包んでいる深部の毛細血管の形が円柱状をしているからである．終足の間のスリットは血漿の濾過液の通路であり，ボーマン腔へ続く．終足の間のスリットは単なる隙間ではなく，この写真では見えないが非常に薄い膜が存在する．× 20,000.

のスリット隔壁が橋渡しをしている．基底板の反対側の面は薄い，有窓型の毛細血管の内皮細胞がある（図16.9a, b）．終足とスリット隔壁の関係，基底板（通常，**糸球体基底膜** glomerular basement membrane；GBMと呼ばれる），有窓型内皮細胞は糸球体濾過の基本構造をなし，血液を限外濾過してボーマン嚢に入れる．それぞれの要素はこの関門の選択的濾過の本質に関係しているが，足細胞のスリット隔壁は糸球体の透過性の特質に主として作用している構造であると信じられている．

糸球体の中心部は**メサンギウム（糸球体間質）** mesangiumで占められる．メサンギウムは**メサンギウム細胞** mesangial cellとその分泌物によって構成される結合組織の枠組みを支えている．これらの細胞は通常の毛細血管の周細胞に似ており，収縮能と食作用という特徴をもつ．血管作動性物質に対する反応性から，メサンギウム細胞は糸球体血流量や糸球体の表面積（一対の腎臓におけるすべての糸球体の濾過表面積は一辺50 cmの正方形に相当すると見積もられている）を変化させたりしているかもしれない．免疫複合体はメサンギウム細胞によって貪食され，メサンギウム基質が増加して，糸球体の機能不全が生じるかもしれない．糸球体外部のメサンギウム細胞（いわゆる細網状細胞またはゴールマハティヒ細胞 cell of Goormaghtigh）は，輸入および輸出細動脈の間にメサンギウムから外部への突出を作り，**糸球体傍装置** juxtaglomerular apparatusの要素となる（後ほど本章で述べる）．

> **Tip**：腎小体を通過する血液の分子濾過は，糸球体の内皮細胞および糸球体の基底膜とともに主に足細胞の終足間のスリット隔膜によって起こる．

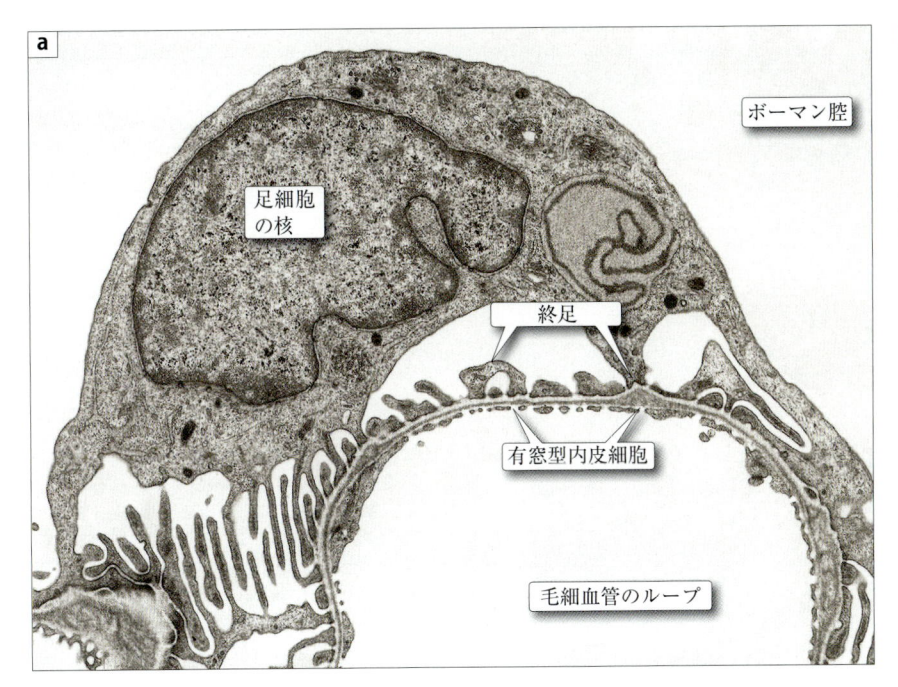

図16.9a　糸球体濾過膜

足細胞の電子顕微鏡写真では多数の細胞の突出がみられる．これらの突出は終足となり，糸球体毛細血管の内皮細胞と終足との間の基底板に付着する．足細胞の終足間の隙間や毛細血管内皮細胞の孔は，糸球体濾過膜の構成要素である．×13,000.（Courtesy H Pavenstadt, University Hospital, Freiburg, Germany. and W Kriz, University of Heidelberg, Germany.）

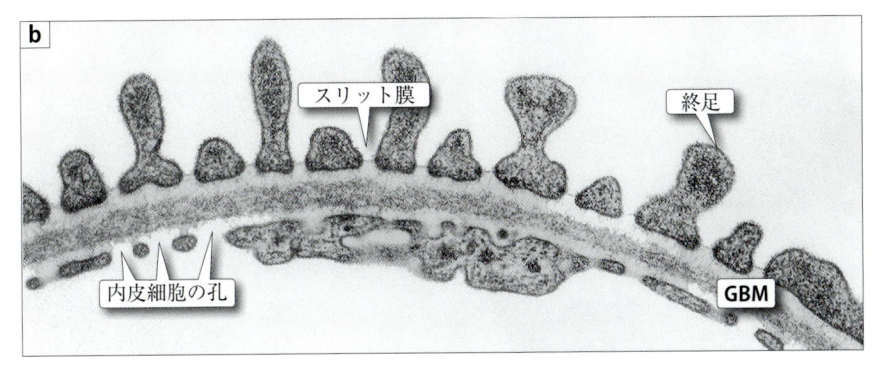

図16.9b　糸球体濾過膜の微細構造

糸球体濾過膜は有窓型内皮細胞の孔，糸球体の基底膜（**GBM**），および足細胞の終足とその間のスリット膜から構成される．終足はアクチンによって安定な構造になっている．スリット膜はネフリンタンパク質 nephrin protein（接着分子の免疫グロブリンスーパーファミリーの一種）と同様にポドシン podcin, **カドヘリン型タンパク質** cadherin-type proteinを含んだ目の細かい隔膜で，分子の大きさを選り分ける．スリット膜は2～3本の線状のタンパク質でできており，ジッパーのような構造をしている．電荷をもっている分子は内皮細胞やGBMによって濾過され，分子の大きさや形はGBMやスリット膜によって濾過されて選別される．×56,000.（Courtesy H Pavenstadt, University Hospital, Freiburg, Germany. and W Kriz, University of Heidelberg, Germany.）

近位尿細管 Proximal tubule

ボーマン嚢から続く近位尿細管は最初は皮質において高度に屈曲し，髄質の外側に向けて直線状または少しらせん状に**髄放線** medullary ray を通過する．その平均的な長さは 14 mm である．組織標本では，皮質の尿細管は豊富で，輪状，長方形状または U 字状の管で背の高い微絨毛である**刷子縁** brush border をもつ単層立方上皮に特徴づけられる（図 16.10a, b）．浸透固定では，内腔は比較的狭い．微細構造の解析では，多数のミトコンドリアと，基底側壁部の細胞膜に細胞質に向かう深いヒダまたは嵌入があり，ヒダのない細胞膜と比べて大変に表面積が増加している（微絨毛による細胞の尖部の表面積に似ている）．近位尿細管の主な機能はその構造に反映し，尿細管を通過する液体および溶解物の再吸収である．

ヘンレのループ Loop of Henle

皮髄境界部位を通り（図 16.11a, b）髄質外側部に入り，近位尿細管は急に下行する細い脚の**ヘンレのループ** loop of Henle となる．内面を覆う上皮は扁平で，核は内腔に突出する（図 16.12）．この構造はヘンレのループが折れ返って上行脚となっても変わらずに細く保たれる．ネフロンのヘンレのループが短いか長いかによって，ループの脚の長さは 1 ～ 10 mm となる．細い脚は特別な透過性をもち，髄質の高浸透圧の維持や尿濃縮に重要な働きをする．

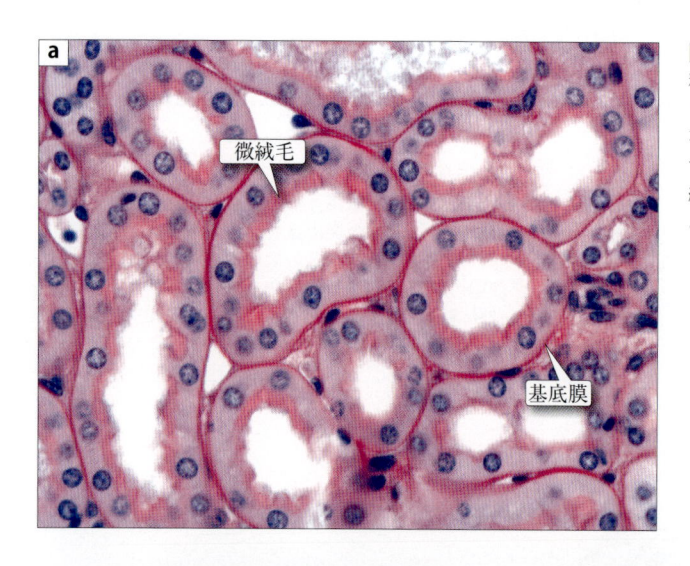

図 16.10a 近位尿細管
糖質に富んだ基底膜と微絨毛を示す．刷子縁は管腔から液体と塩類の再吸収を促進している．それらは立方上皮細胞中または立方上皮細胞間を通過して毛細血管へと再吸収される．また近位尿細管は有機塩基や H^+ を管腔に分泌する．刷子縁の微絨毛によって尿細管は限外濾過液の約 70% を再吸収する．細胞膜には Na^+, H^+, Cl^- の交換装置や小さなアミノ酸を分解する酵素がある．PAS/ヘマトキシリン染色，パラフィン切片．× 300.

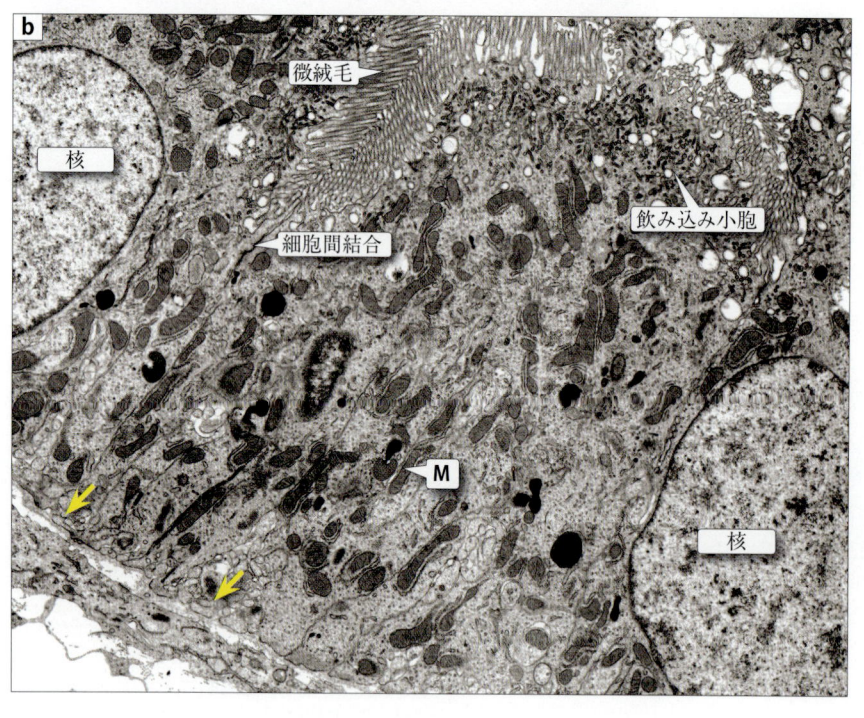

図 16.10b 近位尿細管の微細構造
微絨毛，細胞間の結合，エネルギーを供給するミトコンドリア（**M**），嵌入した基底部の細胞膜（矢印）を示す．基底部の細胞膜には Na^+, K^+ アデノシン三リン酸複合体が存在して Na^+ を汲み出しブドウ糖とアミノ酸を取り込んでいる．電解質勾配により管腔から水が汲み出される．飲み込み小胞や空胞は低分子量のタンパク質を再吸収し分解して，（アミノ酸として）尿細管周囲の毛細血管へ戻ることになる．× 5,300.

16 泌尿器系

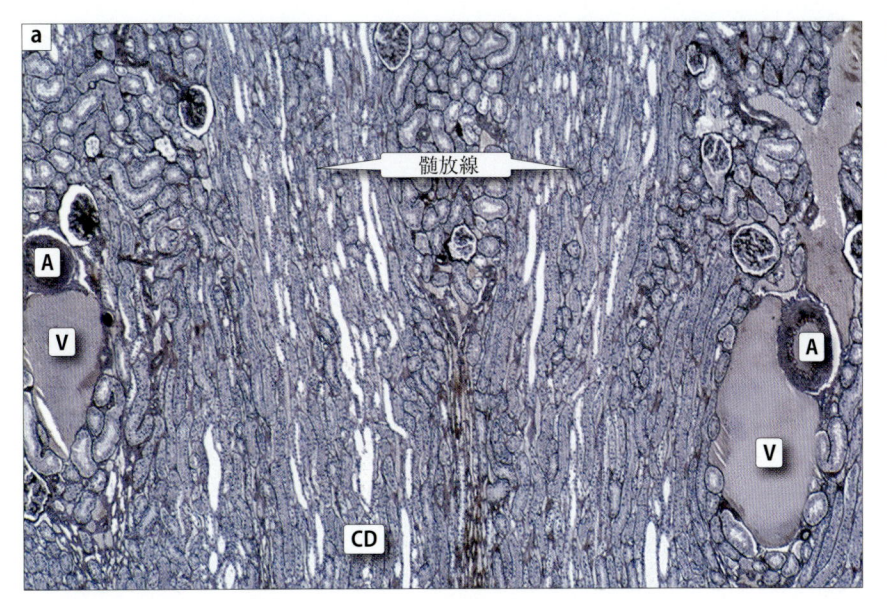

図16.11a 皮質髄質境界部

髄放線は皮質から上方に髄質へと伸びており，近位および遠位尿細管の直部と広い管腔をもった集合管（**CD**）を含む．動脈（**A**）と静脈（**V**）は皮質髄質境界部に始まる弓状血管とつながっている．髄放線は明瞭であるが，それは髄放線がヘンレのループの上行脚と下行脚が髄質の内部に入る経路となっているためである．髄質近傍のネフロンは最も長いループをもっているが，ヒトの腎臓では大部分が比較的短いループをもつ皮質ネフロンである．メチレンブルー－銀染色，パラフィン切片．×35．

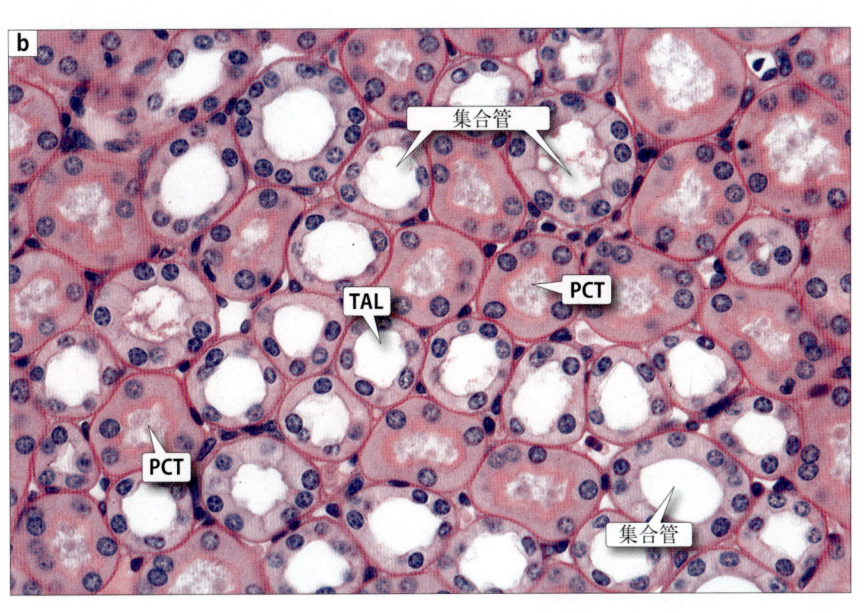

図16.11b 髄放線の横断面

細胞境界が明瞭な集合管，近位尿細管（**PCT**，刷子縁に注意）の直線的な部位（直部），ヘンレのループの太い上行脚（**TAL**）を示す．TALはNa$^+$を間質へと押し出すが，水は透過しないので管腔内液の浸透圧は皮質および遠位尿細管に近づくにつれて低下する．PAS/ヘマトキシリン染色，パラフィン切片．×210．

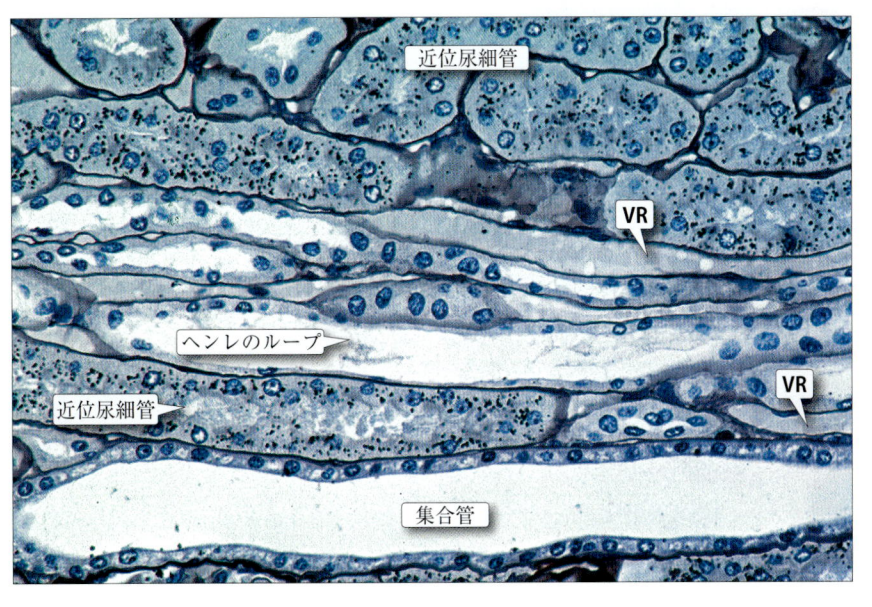

図16.12 ヘンレのループ

ヘンレのループの脚は壁の薄い尿細管であり，平行して走る毛細血管が認められる．この毛細血管は上行および下行する直血管（**VR**）である．尿細管は，管腔がつぶれていたり縮んでいたりしなければ，内腔が認められる．一方，毛細血管内には血漿と赤血球がある．比べると尿細管の中では集合管はより太い部位である．ほかのネフロンに属する近位尿細管が見える．メチレンブルー－銀染色，パラフィン切片．×200．

383

遠位尿細管 Distal tubule

遠位尿細管は組織学的に異なる次の3部分より構成される．
- 太い，ヘンレのループの上行脚
- **緻密斑** macula densa
- 遠位尿細管

上行脚の細い部位から太い部位への移行（tALからTAT）は，後者が背の低い立方上皮を呈していることで区別できる（図16.13）．微細構造レベルでは，豊富なミトコンドリアと基底外側壁の嵌入がある．これらの特徴は，塩分が間質に再吸収されて尿細管内の液体が希釈され，間質が高浸透圧になる能動輸送の機構と関連している．太い上行脚は皮質に向かって上方に伸び，元の腎小体に向かって戻っていく．糸球体外のメサンギウム部に接する部位で細胞は細くなり隣り合って集合して緻密斑を形成する．この構造は化学受容器の一種で内腔のCl^-濃度を感知して**糸球体濾過量** glomerular filtration rate（GFR）の調節に関わる．緻密斑を過ぎると遠位尿細管となり，（近位尿細管と比べて）通常はより広い管腔で，微絨毛の刷子縁をもたない，より背の低い立方上皮が特徴である（図16.14）．ヘンレの上行脚の太い部位（TAL）と遠位尿細管を合わせた長さは約15 mmである．遠位尿細管は比較的水分を通さないがNAClを再吸収する．

結合細管と集合管 Connecting tubule and collecting duct

結合細管は遠位尿細管と腎錐体の乳頭部へ伸びる長い集合管との間の移行部である．いくつかのネフロンは1本の結合細管に流れ込むが，一方ほかのネフロンは互いに集まって結合細管のアーケードを形成する．皮質の集合管は立方上皮を示すが，集合管が髄質を通るにつれて上皮細胞は背が高くなり円柱上皮を形成する（図16.15a，b）．皮質の集合管は淡く染色される**主細胞** principal cell（Na^+と水を再吸収する）と濃く染色される**介在細胞** intercalated cell（H^+とHCO_3^-を分泌する）から構成される．後者の細胞は集合管の髄質部では消失してしまっている．乳頭部では集合管の直径は拡大し（100 μm以上まで），**ベリーニ管** duct of Belliniを形成する．この管は，背の高い円柱細胞をもった乳頭部の表面に開口す

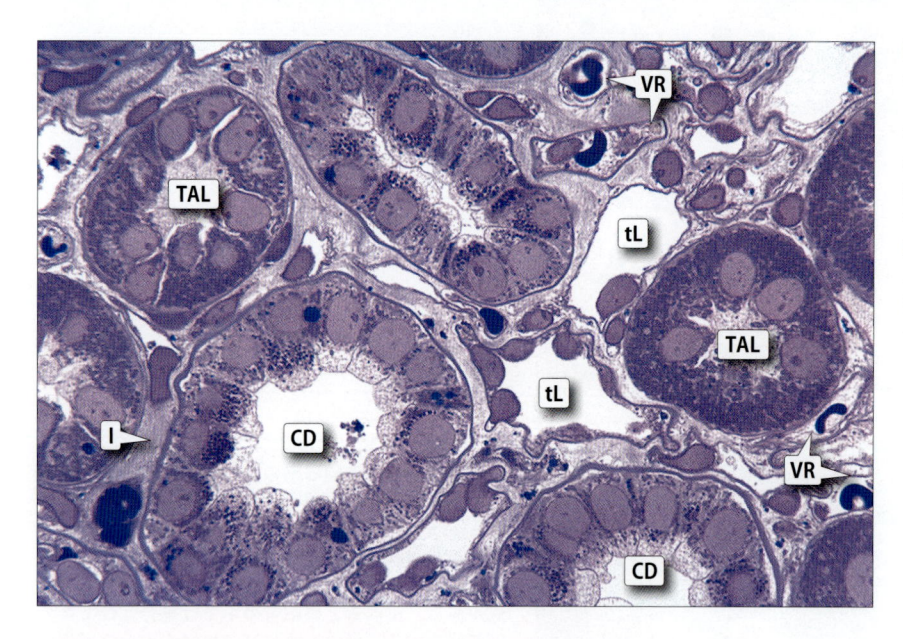

図16.13　上行および下行脚
集合管（**CD**），ヘンレのループの太い上行脚（**TAL**）と細い脚（**tL**），尿細管周囲の毛細血管すなわち直血管（**VR**）との密接な関係を示す．水は，TALから移動してきたNa^+によって作り出される間質領域の高浸透圧に応じて，細い脚から間質（**I**）へと移動する．TALの細胞は，豊富にミトコンドリアをもっており，尿細管の基底部におけるNa^+の能動輸送のためのエネルギーを産生している．集合管は抗利尿ホルモンに反応して管腔から間質へ水を再吸収する．トルイジンブルー染色，アラルダイト切片．×700．

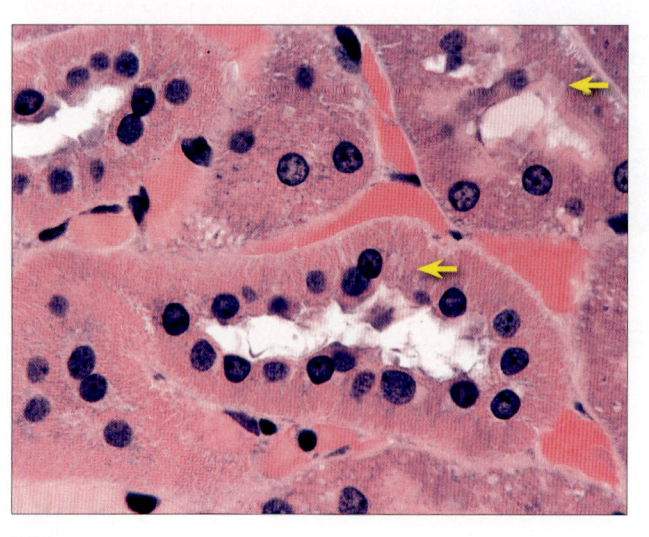

図16.14　遠位尿細管
遠位尿細管は刷子縁をもっていないが，多くのミトコンドリア（矢印）はNaClの能動輸送に必要なアデノシン三リン酸を供給している．NaClは管腔内液から再吸収されるが，遠位尿細管での再吸収量は糸球体濾過液内のNaClの5～10％である．ネフロンのこの分節は比較的水を透過させず，形態学的にも機能的にも一様ではなく，結合分節すなわち結合尿細管へと続く移行部位である．HE染色，パラフィン切片．×490．

る管であることにより同定できる（図16.16a, b）．乳頭から流れ出た尿は，向かい合った腎杯によってできる腔に入っていく（いくつかの腎杯は大きな腎盤すなわち腎盂を形成する．腎盤は漏斗型をしており，尿管へと続く）．腎盤は固くて動きのない腔ではなくて，腎杯や腎盤の平滑筋によって，ヒトでは通常1分間に2〜3回の割合で周期的な収縮を示す．血中のバソプレシン〔抗利尿ホルモン antidiuretic hormone（ADH），視床下部-下垂体後葉系から〕の濃度に反応して，主な機能として集合管は，水の再吸収を調節することによって尿量と濃度が決定される．

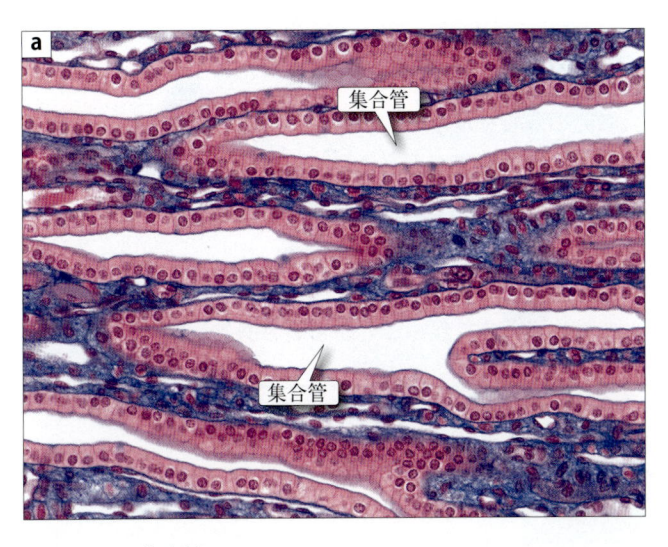

図 16.15a 集合管
集合管の縦断面では順序良く並んだ立方上皮が示され，細胞間の境界は明瞭である．この集合管は水と尿素を再吸収して尿量および濃度の決定に関与する．透過性はバソプレシンによって，さらにアルドステロンによって制御されている．HE/アルシアンブルー染色，パラフィン切片．×175．

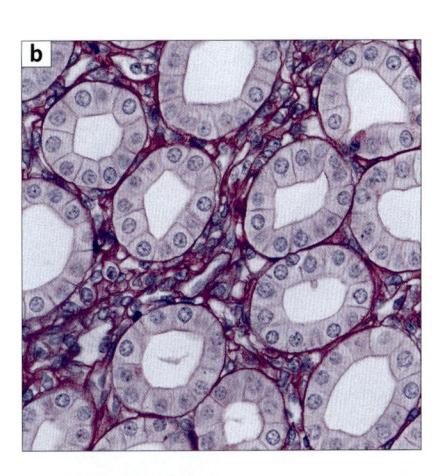

図 16.15b 集合管
髄質内層の横断面では，広い管腔をもつ多くの集合管が認められる．間質には毛細血管のループからなる血管網およびヘンレのループの細い脚を支える間質細胞が存在する．集合管はバソプレシンの存在下で水を透過させる．バソプレシンはまた尿素の透過性も高める．尿素はネフロンで再利用され，髄質内層の高浸透圧を作り出す．PAS/ヘマトキシリン染色，パラフィン切片．×230．

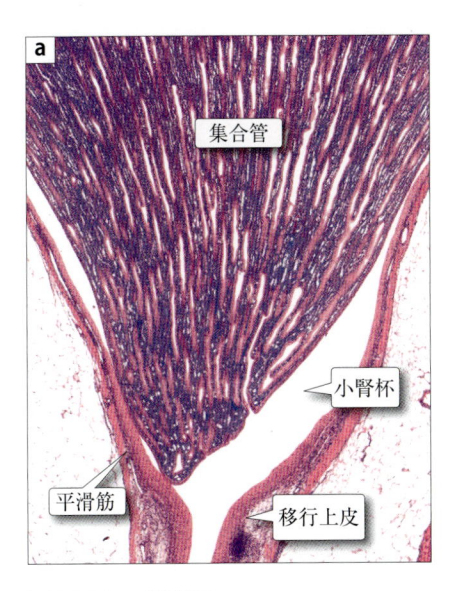

図 16.16a 腎乳頭
小腎杯に突出した腎乳頭の尖部の低倍像である．腎杯の外壁は平滑筋をもち，下方の尿管壁へと続いているが，腎杯の上方は髄質に向かって伸びて腎錐体の壁と癒合し，その基部を取り囲む（乳頭の輪状筋）．この平滑筋の蠕動運動により腎髄質は周期的に圧迫を受け，乳頭内の尿細管が絞られることになる（これは1862年にヘンレによって最初に提唱された）．HE/アルシアンブルー染色，パラフィン切片．×25．

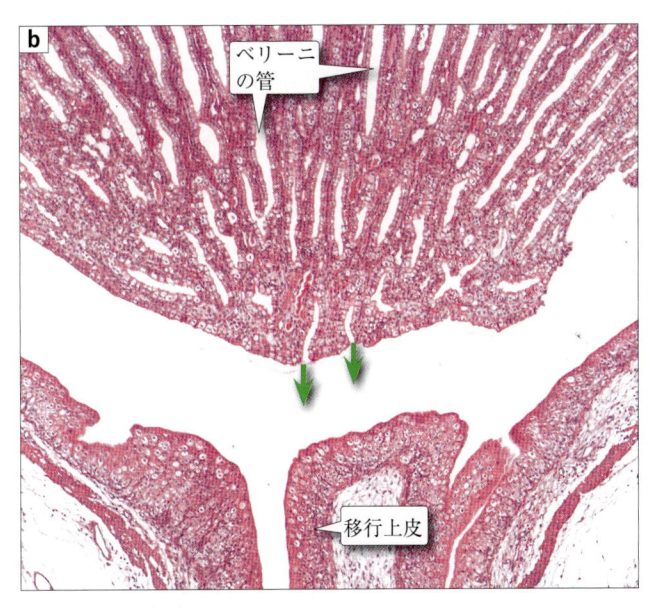

図 16.16b 腎円錐の尖部を通る断面
集合管は主に合流して乳頭部に終わり，広い管（ベリーニの管）を形成する．この管はふるいのように（矢印），篩状野 area cribrosa に開口する．小腎杯の内腔は移行上皮によって覆われ，尿を腎乳頭から腎盂へと運ぶ．乳頭は腎盂腎杯壁の周期的な収縮によって生ずる圧力によってポンプとして機能すると考えられている．HE染色，パラフィン切片．×30．

糸球体傍装置 Juxtaglomerular apparatus

糸球体傍装置は3部分より構成される．
- 緻密斑：これは，すでに本文において説明した．
- 糸球体へ入る輸入細動脈壁の**糸球体傍細胞** juxtaglomerular cell．
- 輸入細動脈と輸出細動脈の間の隙間にある糸球体外メサンギウム細胞．これもすでに説明した．

緻密斑の細胞は，遠位尿細管のNaCl濃度に反応して，筋上皮細胞に似た糸球体傍細胞内にある顆粒からのレニンの放出を調節すると考えられている．レニンは**レニン‐アンギオテンシン系** renin-angiotensin system（RAS）に加わっており，その生理学的役割は糸球体濾過の制御と，尿細管でのNa$^+$と水の再吸収を増加させることである．RASは血圧の低下に反応して体液のホメオスタシスを調節する．現在のところ，糸球体外メサンギウム細胞の役割は不明である．糸球体傍装置は輸入細動脈に分布する交感神経支配の影響を受けて，輸入細動脈を収縮させ，GFRと尿量を減少させているのかもしれない．

間質と血液供給

間質細胞（主に線維芽細胞様の細胞）とマクロファージおよびリンパ球は，細胞外基質と合わせて皮質の約10％を占めている．髄質には多くの脂質に富んだ間質細胞がみられるので，この割合は髄質では増加する．組織切片では髄質の間質は多くの基質を示すゼラチンのような様相をしている．この基質中には電解質や水がほかの物質の間に蓄積し，間質，ヘンレのループおよび集合管の間で機能する交換機構の一部をなしている．

血管分布の主な特徴は上に述べたとおりであるが，腎臓を流れる血流量は高く保つことが重要である．それによって腎

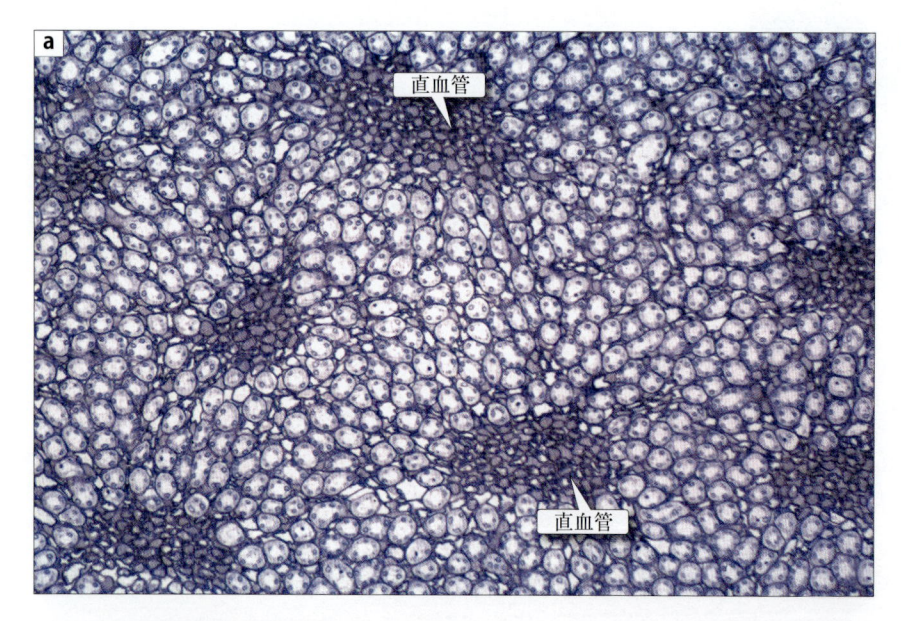

図 16.17a　直血管
直血管は髄質に明瞭な毛細血管束である．直血管は糸球体の輸出細動脈から生ずる下行血管から構成されており，この下行血管は髄質内部へ伸びて折れ返り，静脈性直血管すなわち上行直血管となって皮質髄質境界部にある静脈へ流れ込む．髄質の外層では直血管は血管束を形成する．この血管束は主にヘンレのループの太い脚と細い脚に囲まれる．メチレンブルー‐銀染色，パラフィン切片．×50．

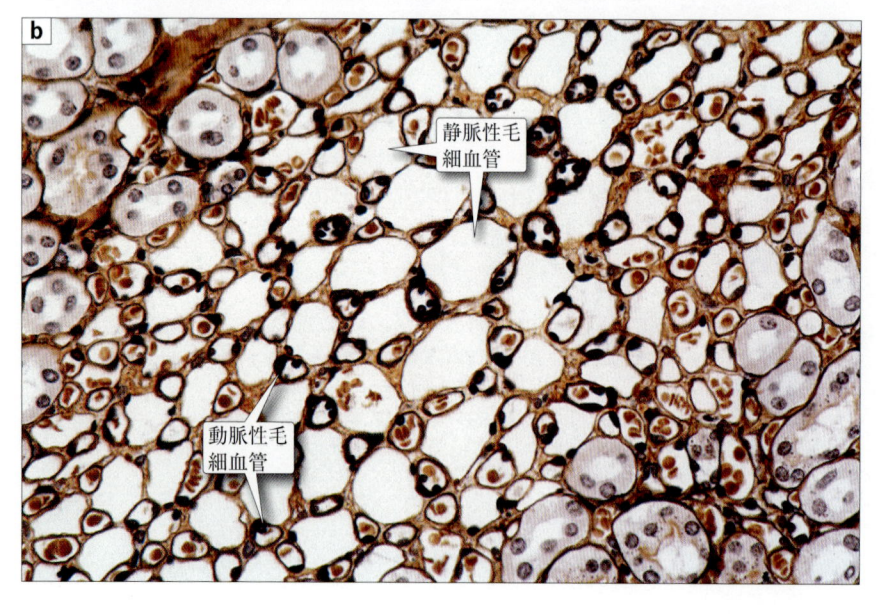

図 16.17b　直血管
直血管の血流はゆるやかで，血漿と間質液の間で水や塩類の対向流交換機構を行っている．これらの毛細血管は間質を栄養して間質から老廃物を取り除くが，塩類勾配を維持するために必要な髄質中の塩類を洗い流すことはない．下行直血管すなわち動脈性毛細血管は，上行直血管すなわち静脈性毛細血管に比べてより小さくて厚い壁を有する．ヴァン・ギーソン染色，パラフィン切片．×175．

臓は十分な量の血漿を濾過して，血漿の組成の制御，老廃物の除去，水の保持と排泄，およびホメオスタシスの維持を行う．腎臓は心拍出量の20％以上の血液を受けており，その大部分は皮質を循環し，わずか1〜2％の血液が髄質を循環する．髄質にある直血管（長い，真っすぐな毛細血管）の血液はそれぞれ反対向きに平行に流れ，下行血管と上行血管は混合し合って血管束を形成する（図16.17a, b）．この密接な関係によって，髄質中の塩濃度勾配を維持するうえで重要な**対向流交換機構** countercurrent exchange mechanism（以下の**対向流濃縮系** countercurrent concentrating system を参照）ができ上がる．

主な生理学的機能

糸球体を通過する血液が濾過されて，1日約180Lの濾過液が腎尿細管系へ流れ込む．これは驚くべき離れ業であるが，糸球体を流れる血漿量のわずか20％にすぎず，血漿の大部分は輸出細動脈へと流れていく．全身の血漿量は平均で約3Lである．濾過液は血漿に由来するので，これと同量の血漿が濾過され，再吸収されるということが24時間の間に何回も行われているのである．電解質に関しては，約1.5kgの塩分が同時間内に濾過される．大部分の濾過液（99％）は，ネフロンの分節を通過する際に吸収される．尿細管での再吸収，分泌そして濃縮の過程によって，腎臓から排泄される最終的な尿は，最初の糸球体濾過液とはかなり異なったものとなる．

濾　過 Filtration

糸球体の濾過バリアで行われる血漿の濾過は，血液中の物質の大きさや電荷だけでなく，約10 mmHgの総濾過圧にも影響を受ける．つまり，血漿は糸球体の毛細血管から出てボーマン腔で限外濾過液となる．その結果，両腎のGFRは，平均で約125 mL/分であり，いくつかの方法で調節されている．

- 糸球体傍装置による自動調節．血圧の変化に応じて輸入細動脈を収縮させたり拡張させたりする．
- 交感神経刺激による輸入細動脈の収縮．ショックや激しい身体活動をした際に生じる．
- 血圧の低下に反応した，RASを介したアンギオテンシンⅡの産生．血管を収縮（特に輸出細動脈）し，尿細管による水の再吸収を増加し，副腎皮質からのアルドステロン（塩分を貯留するホルモン）の分泌を増加する．**アルドステロン** aldosterone は水とNa^+の再吸収を増加する．

再吸収 Reabsorption

近位尿細管は糸球体濾過液の約70％を再吸収しており，水と尿素が浸透および（または）単純拡散によって再吸収される．塩類，グルコース，アミノ酸は能動輸送，促進拡散または交換輸送によって再吸収される．そのほかのイオンは傍細胞経路により上皮を通過する．再吸収される水や塩類の量は，近隣の血管の特徴的な浸透圧に依存しており，この浸透圧はGFRによって調節されているので，近位尿細管での再吸収量はGFRに比例する．このような機構は**糸球体尿細管バランス** glomerulotubular balance と呼ばれる．

対向流濃縮系
Countercurrent concentrating system

対向流濃縮系は髄質の組織，ヘンレのループ，集合管および直血管から構成される．これらは共同して髄質の間質の塩類勾配を維持し，バソプレシンの制御により尿を濃縮して，水分の損失を調節している．濃縮のメカニズムは十分にはわかっていないが，得られる情報に基づくと，以下の理論は本質的に正しい．濃縮した尿の生成には図16.18に示すような2つの機構がある．すなわち，**対向流増幅系** countercurrent multiplier と**対向流交換系** countercurrent exchanger である．

対向流増幅系 Countercurrent multiplier

対向流増幅系は髄質の深部に高い塩類濃度を維持する．増幅というのは，これがこの部位で塩類濃度の勾配を高めるためであり，対向流というのは，これが反対向きに流れる尿細管内の液に依存するためであり，下行は細い下行脚（tDL），上行は細い上行脚（tAL）と太い上行脚（TAL）である．tDL では，水は容易に間質に浸透するが，NaClは透過しない．さらにヘンレのループの間質の塩類濃度が高くなるにつれて，より多くの水が尿細管から間質へと移行すると，尿細管内の液は高浸透圧になる．髄質における塩類濃度の勾配は上行脚からNa^+（およびCl^-）が輸送されることにより形成されるのであり，水の浸透によるものではない．上行脚の管腔液は，皮質に近づくにつれて徐々に希釈（より低浸透圧）される．このように，ループ内の高浸透圧は周囲の間質と平衡している．このことは，2つの脚が近接していることや，それらの間に正のフィードバック関係があることにより起こっていると思われる．

集合管は，バソプレシンによる調節を受けて尿素と水のそれぞれの透過性を変えることによって髄質が高い浸透圧を作り出すように補助している．もしもバソプレシンが存在するならば，水は集合管から出ていき尿は濃縮されるが，集合管で再吸収された水は髄質間質を希釈するので，再吸収量は少ない量に維持されてしまう．そうならないように，（バソプレシンによって）皮質集合管でかなりの量の水（尿素ではない）が再吸収される．髄質集合管では，水と尿素の両方が集合管から出て行き，尿素は髄質深部の間質の浸透圧の約40％に貢献する．尿素は細い下行脚に回収されて，再び集合管を通る．集合管は，バソプレシンの影響下でどれだけの水が再吸収されたかによって，様々な量の尿素を排泄する．

対向流交換系 Countercurrent exchanger

　対向流交換系には直血管が含まれる．血液が髄質に入るにつれて水は血管外へと拡散していき，塩類は血管内へと拡散してくる．その結果，血液の浸透圧は間質より高くなる．上行する直血管は塩類濃度の低くなっていく間質を通るので，水は再び血管内へ入り，塩類は血管外へ拡散する．直血管は塩類を洗い流すことはなく，髄質の高張性を維持することになる．

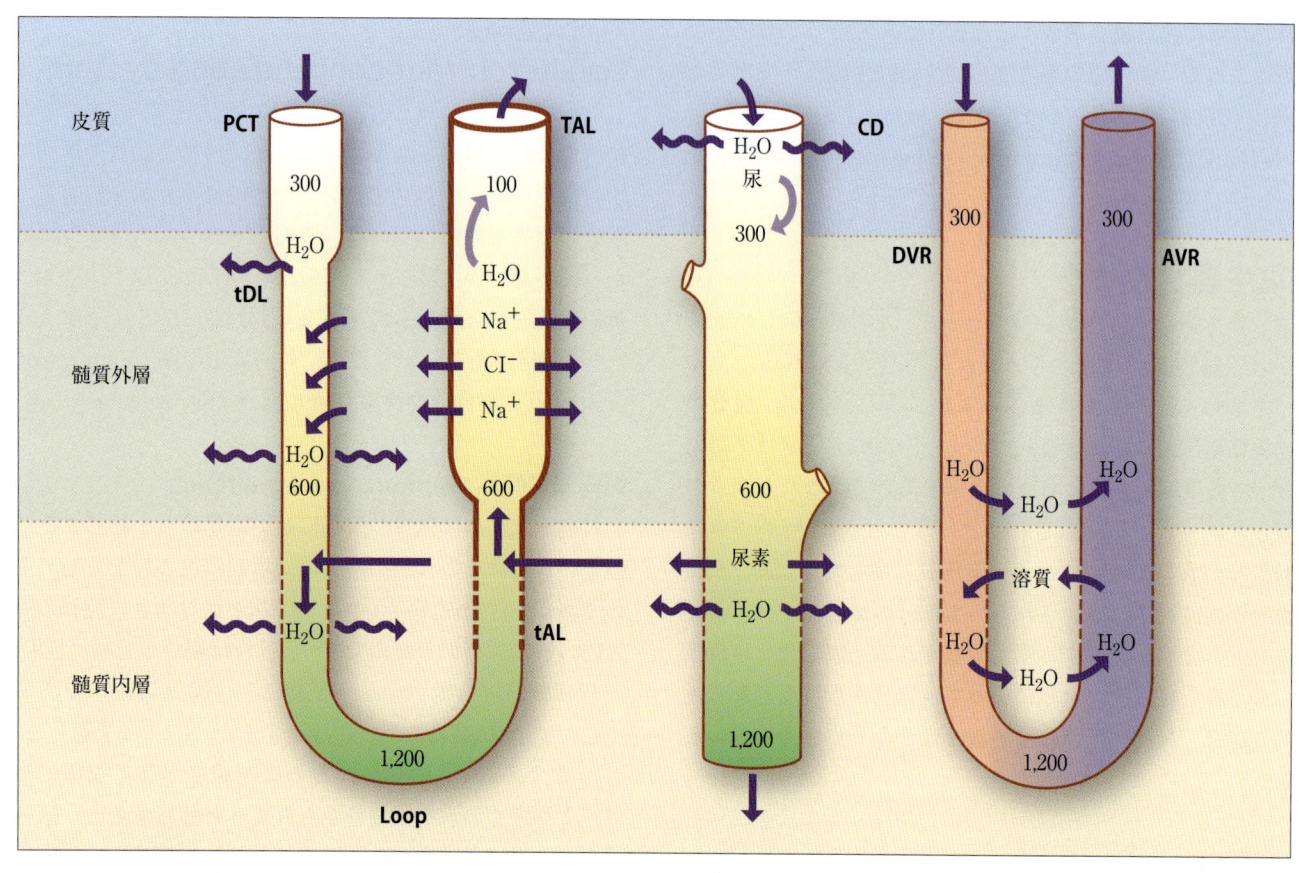

図 16.18　対向流系
バソプレシン存在下における尿細管内の液体と血液の組成を単純化した図を示す．尿は濃縮され高張になってゆくが，正常レベルの塩類が含まれる．**PCT**：近位尿細管，**tDL**：ヘンレのループの細い下行脚，**Loop**：ヘンレのループ，**tAL**：ヘンレのループの細い上行脚，**TAL**：ヘンレのループの太い上行脚，**CD**：集合管，**DVR**：下行する直血管，**AVR**：上行する直血管．上行脚の厚い壁は水の透過性がないことを示している．血管束では AVR は直径がやや大きい．対向流増幅系はループの先端に向かって浸透圧(mOsm/L)を増すが，これは水の透過性と Na$^+$ の能動輸送(Cl$^-$ は受動的に動く)により作られている．髄質の間質は溶質がその部位で捕捉されるために高浸透圧になっている．TAL から出る液体は血漿よりも低浸透圧である．集合管は水を再吸収する．集合管は髄質部では尿素を間質中に拡散させるが，細い脚で回収している．直血管の血流はゆるやかで，水と溶質の対向流交換を行い，血管ループと間質の先端での高浸透圧を維持している．

主な再吸収過程のまとめ

主な再吸収の過程と尿中の特定の物質の量と組成を図 16.19 にまとめた．尿中に 20 以上もの物質（イオン，有機塩類）が測定できることに注目せよ．

> Tip：もし腎髄質が通常の毛細血管をもっていたら，間質の組織は血漿浸透圧と同じになる．髄質の間質での高浸透圧は，直血管の対向流交換系の機能によって維持されている．対向流交換系による髄質の水と溶質の総量に変化はない．

内分泌器官としての腎臓

レニン-アンギオテンシン系 Renin-angiotensin system

レニン-アンギオテンシン系（RAS）は腎臓の内外における化学反応のカスケードであって，動脈圧の低下または遠位尿細管容積の減少によって開始する．レニンは糸球体傍細胞から分泌される．この酵素が血中を循環し，血漿アンギオテンシノーゲン（主に肝臓で産生される）をアンギオテンシンⅠに転換する．このペプチドは（主に肺において）**アンギオテンシンⅡ** angiotensin Ⅱ に転換され，血中を循環するホルモンとして作用する．

アンギオテンシンⅡは血管収縮作用をもち，GFR を制御する．また，アンギオテンシンⅡはバソプレシン分泌を刺激して水の再吸収を促進し，さらに副腎皮質からの**アルドステロン** aldosterone の分泌を刺激してナトリウムの貯留を促進する．

エリスロポエチン Erythropoietin

エリスロポエチン（EPO）は，そのほとんどが腎臓で産生される成長因子であり，骨髄での赤血球産生を刺激する．EPO は皮質および髄質の尿細管の間質にある線維芽細胞様細胞で作られている．その産生速度は血液の酸素輸送能に反比例する．どのようにして腎臓が酸素濃度を感知し，EPO を産生しているのかは明らかでない．慢性腎不全ではしばしば貧血を伴い，組換え EPO を用いて効果的に治療される．

ビタミン D Vitamin D

ビタミン D の活性型は腎臓で産生されるホルモンである．日光の紫外線に曝露すると，皮膚はコレステロールからカルシフェロール（ビタミン D_3 と呼ばれる）を作る．カルシフェロールは肝臓で $25\text{-}OH\text{-}D_3$ に転換される．さらに $25\text{-}OH\text{-}D_3$ は腎臓において副甲状腺ホルモンの調節下で，$1,25\text{-}(OH)_2\text{-}D_3$ すなわちカルシトリオールというステロイドホルモンに転換される．この形のビタミン D は腸からのカルシウム吸収を増加させ，破骨細胞の活動性を高める．

ネフロンの分節ごとの糸球体濾過液に対する再吸収率

分節	Na^+（%）	H_2O＋バソプレシン（%）	H_2O－バソプレシン（%）	K^+（%）	グルコース（%）	PO_4^{2-}（%）	尿素＋バソプレシン（%）	尿素－バソプレシン（%）
近位尿細管	70	70	70	80	100	95	50	50
ヘンレのループ	20	5	4	約 5				
遠位尿細管と集合管	9	24	13	約 5			〜20	10〜20
合計	99	99	87	約 90	100	95	30	60〜70
1 日あたりの濾過総量（mmol または L）	180 mmol	1.6 L	23 L	60 mmol	0 mmol	30 mmol	200〜400 mmol	

図 16.19　尿細管系での尿生成における各物質の分布パターン
(Based on data from: Lote CJ. Principles of renal physiology, 3rd edn. London: Chapman and Hall, 1994; and Greger R, Windhorst V, eds. Comprehensive human physiology. Berlin: Springer-Verlag, 1996.)

尿路

尿管 Ureter

尿管は単純な筋性の管で（図16.20a，b），その直径は約3〜5mmである．蠕動運動によって尿を膀胱へと運ぶ．この蠕動運動は腎杯から始まり，腎盤（腎盂）や尿管へと伝わる．尿管の平滑筋層内では，交感神経と副交感神経が蠕動運動を修飾する壁内ニューロンと結合している．粘膜上皮は，腎杯や腎盤にみられる上皮とよく似た移行上皮であり，その横断面は粘膜固有層にある弾性線維のために星形をしている．

膀胱 Bladder

尿を貯蔵し，尿道へ排泄するための貯蔵器としての役割を保つために，膀胱は厚い平滑筋層，移行上皮で覆われた粘膜（尿を透過させない），血管や線維弾性組織からなる結合組織を含む幅広い粘膜固有層からなる（図16.21a，b）．膀胱の筋層は3層からなるといわれるが，組織切片では筋束は交錯したりらせん状に配列したりする．膀胱を充満させたり空にしたりする際に粘膜に作用する力によって，移行上皮の細胞は扁平で重層した形態から内腔に突出する大きな円柱形へと変化させる（図16.22a，b）．上皮の厚さは，膀胱の拡張の変化に応じて3〜6個の細胞層以上に変わりうる．筋層の収縮は排尿反射と関連している．この反射には自律神経と骨盤神経が関与しており，さらに脳から始まる高位の意志によって調節される．

尿道 Urethra

尿道は線維筋性の管で，男性では前立腺，尿生殖隔膜そして陰茎と関係している．それゆえ尿道はそれぞれの部位で腺組織，括約筋，勃起組織で囲まれている．尿道粘膜は，はじめは移行上皮によって覆われているが，徐々に重層円柱上皮となり（図16.23），最終的には遠位部では重層扁平上皮となる．女性の尿道でも同様な変化がみられるが，しかし上皮は（排尿時以外は）三日月形に閉鎖している．尿道は全長にわたって骨格筋や平滑筋の線維によって囲まれている．

疾患と臨床的なコメント

腎不全 Renal failure

腎不全は，GFRの低下（30mL/分またはそれ以下）とそれに伴う電解質，窒素性老廃物，水の蓄積，および尿量の減少と大きく定義される．腎不全を引き起こす要因は，腎臓への血液供給の不足，腎血管やネフロンの内因性障害，尿路を通過する尿の排泄障害である．急性腎不全は心拍出量の低下，出血，毒物（重金属，四塩化炭素）による組織の破壊，または尿路の閉塞—例えば腎結石（カルシウム，リン酸，尿酸，タンパク質の沈殿によってできる腎臓の石）によって引き起こされる．慢性腎不全はネフロンや血管を侵す様々な腎疾患

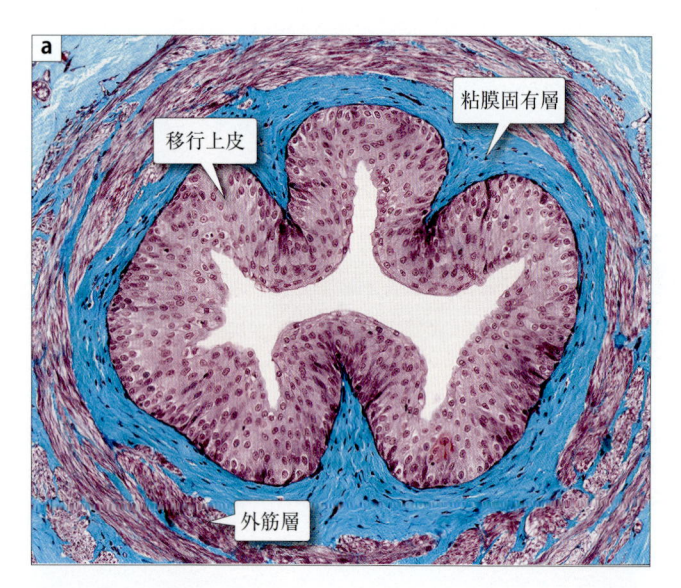

図16.20a　尿管の近位部
尿管近位部の横断面では典型的な移行上皮，弾性線維を含む粘膜固有層，外輪走筋を示す．管腔が星形から卵形に変化すると，尿は蠕動運動によって尿管を流れる．そのとき，尿管の内腔は星形から楕円形となる．マッソントリクローム染色，パラフィン切片．×60．

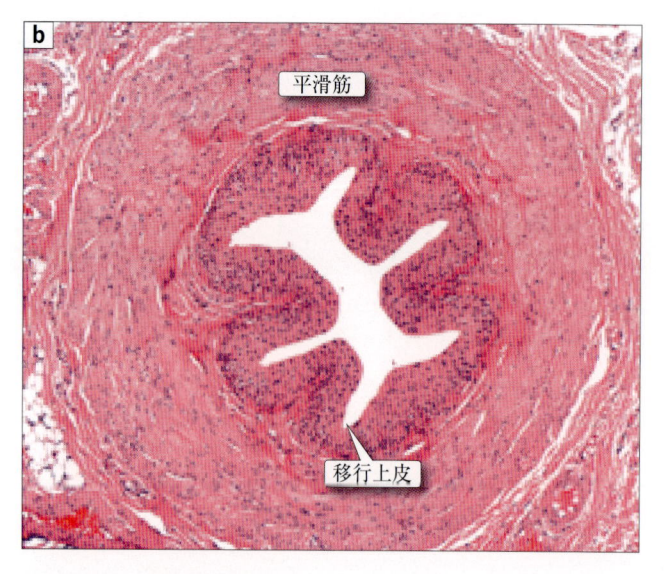

図16.20b　尿管の遠位部
尿管の遠位部の横断面には，厚い平滑筋（しばしば3層に見える）と薄い粘膜固有層がみられる．自律神経の働きにより平滑筋は蠕動運動を起こし，尿を尿管から膀胱へと運ぶ．HE染色，パラフィン切片．×40．

16 泌尿器系

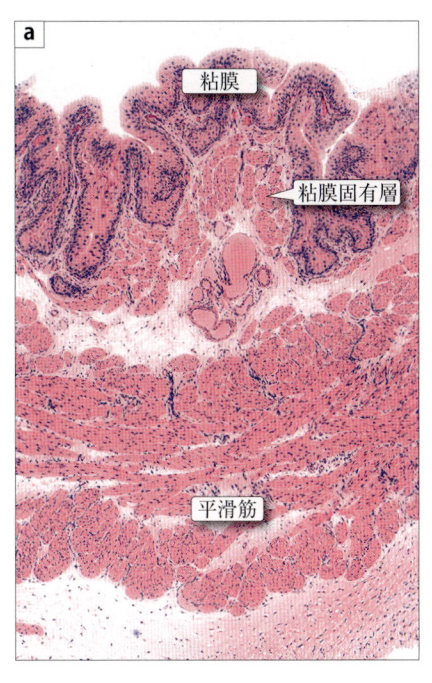

図 16.21a 膀 胱
伸展していない膀胱の弱拡大像では，ヒダ状の粘膜，粘膜固有層の細い平滑筋の束が認められる．これは正常な組織所見であり，粘膜筋板とは呼ばない．外側の平滑筋（互いに絡み合った3層構造）は，膀胱を充満させたり，排尿反射により膀胱を収縮させたりする機能をもつ．HE 染色，アクリル樹脂．× 12.

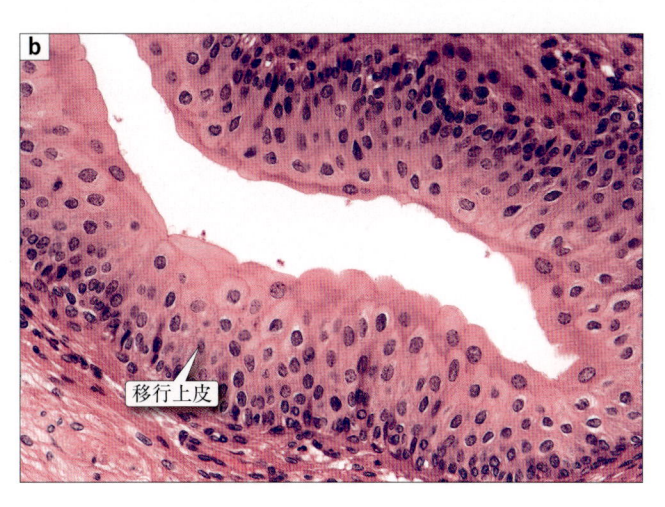

図 16.21b 膀 胱
膀胱の移行上皮は尿を透過しないが，これは内腔に面した細胞膜が厚いことと，細胞間のタイト結合による．表層の細胞のドーム型の外観は，弛緩した膀胱粘膜の典型的な所見であり，粘膜は通常4〜5層の立方形および円柱形の細胞からなる．HE 染色，パラフィン切片．× 150.

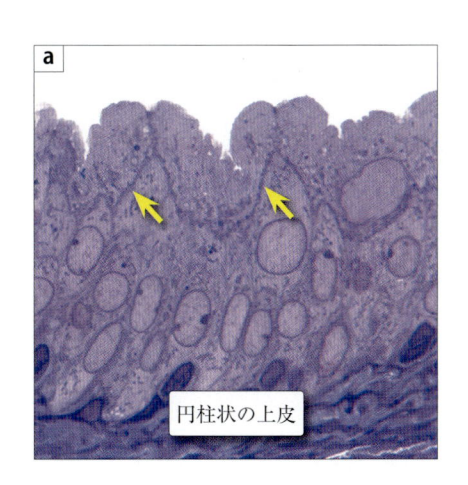

図 16.22a 弛緩した膀胱の尿路上皮
移行上皮の重層および内腔に近い領域の細胞膜（矢印）での明瞭な細胞間結合が認められる．各細胞の形態の可塑性や，膀胱の蓄尿や排尿に応じて内腔表面積が増減するので，内腔面の細胞膜はギザギザになったり，不規則なヒダとなって嵌入していたりする．膜の面積がどの程度広がるかについては図 16.22bに示した．トルイジンブルー染色，アラルダイト切片．× 400.

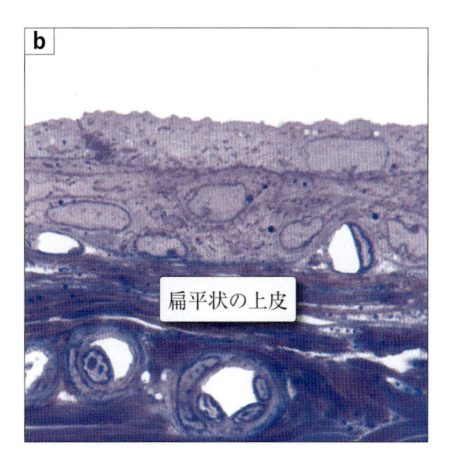

図 16.22b 充満した膀胱の尿路上皮
薄い上皮層と扁平状の細胞を示す．尿が溜まって粘膜が引き伸ばされるにつれて，細胞質に蓄えられていた円盤状の膜（小胞）は細胞表面に結合し，細胞頂部の細胞膜に取り込まれ，弛緩した細胞の表面積は増大する．この過程は可逆的であり，すべての細胞が上皮内で形態と位置を変える．トルイジンブルー染色，アラルダイト切片．× 400.

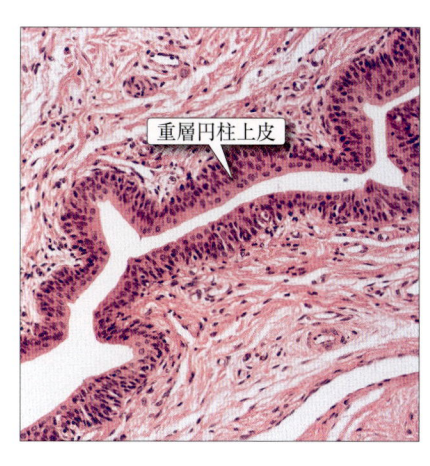

図 16.23 尿 道
陰茎の尿道の横断面では，勃起組織である海綿体に囲まれた重層円柱上皮が認められる．海綿体には静脈洞とともに弾性線維，コラーゲン線維および平滑筋線維が存在する．女性の尿道は拡張していない状態の粘膜の断面は男性と似て，ヒダ状または星形を示す．粘膜周囲の組織は，血流が豊富な疎性線維性結合組織からなる．HE 染色，パラフィン切片．× 40.

によって起こる．腎機能は徐々に低下してゆくが，これは機能しているネフロンが進行性にかつ不可逆的に消失することによる．慢性腎不全はすべての慢性腎疾患の終末像である．

糸球体疾患 Glomerular diseases

糸球体を侵す疾患は，実験および臨床腎臓病学における最大の注目点であり，感染症のような全身疾患を含め，様々な要因が糸球体を障害する．糸球体疾患の分類は非炎症性糸球体病変および炎症性糸球体病変（**糸球体腎炎** glomerulonephritis：GN）といった形態学的基準に基づいている．

あるいは糸球体疾患は，原発性糸球体疾患（腎臓だけが侵されるまたは主として腎臓が侵される）および続発性糸球体疾患（全身疾患—微生物，代謝性，免疫系または血管疾患—が糸球体に障害を及ぼす）に分類される．

多くの糸球体疾患の病因は十分に解明されていないが，免疫機構が原発性糸球体疾患の大部分の症例の基盤となっている．様々な糸球体腎炎が光学顕微鏡や電子顕微鏡，免疫蛍光組織化学法によって特徴づけられる．様々なタイプの糸球体細胞増殖（例：メサンギウム細胞，内皮細胞，好中球の集積，基底板の肥厚，硝子様基質の沈着を含んだ糸球体硬化）が同定されている．糸球体腎炎における糸球体の炎症はネフロンを破壊して腎不全を引き起こす．透析や腎移植を必要とする患者の50％までは慢性糸球体腎炎の所見を示す．糸球体の破壊はすべての症例における終末像であり，間質の線維化と多くの皮質尿細管の萎縮を伴っている．

尿路感染症 Urinary tract infection

腎盂腎炎 pyelonephritis は腎臓の実質，腎杯および腎盂の炎症が組み合わさったものとして定義される．細菌感染は急性腎盂腎炎を引き起こす．しかしながら慢性腎盂腎炎の原因はあまりよくわかっていないが，慢性腎盂腎炎は閉塞病変を合併した感染または尿管や膀胱からの尿の逆流現象と関連していると考えられる．腎盂腎炎は尿管，膀胱，前立腺，尿道を含む**尿路感染症** urinary tract infection（UTI）の結果として起こる．組織学的に，感染した腎臓には炎症細胞の浸潤や化膿性（膿）の滲出を伴う斑状の壊死巣や膿瘍の形成を認める．腎尿細管や間質が主に感染を受ける．

膀胱炎 cystitis は UTI の中で最も多く感染する場所であり，たいていは尿道から逆行性に侵入してくる**大腸菌** *Escherichia coli* によって引き起こされる．粘膜は充血しているかまたは出血や膿の形成をみる．慢性感染では上皮は消失して潰瘍となる．大部分の症例では適切な抗生物質が効果的である．

内分泌系 Endocrine system

　従来，内分泌系は明瞭な腺または組織からなり，**ホルモン** hormone と呼ばれる生理活性物質もしくは化学伝達物質を循環系に分泌し，特定の標的組織や標的器官を刺激したり，あるいは代謝活性を変化させると考えられている．ホルモンの刺激によって，標的細胞／組織が1つあるいは複数の物質を循環血液中に放出し，これらの物質がもとの内分泌腺におけるホルモンの産生や分泌を調節する．このシステムをフィードバック調節と呼び，内分泌系の機能調節において重要な役割を行っている．ホルモンが直接に標的組織に働き，フィードバック調節がない場合もある．内分泌系は，体内の正常な生理的変化や外部の環境の変化に反応して，身体の代謝機構におけるすべての要素が調和を保ち機能するように情報交換や制御を行う．

　内分泌学に対するわれわれの理解は，主な内分泌腺（視床下部，下垂体，甲状腺，上皮小体，副腎，膵島，松果体，性腺および胎盤）の学習に伝統的に基盤を置いているが，現在は特定の器官のほかにも多くの型の細胞（例：胃，腸の内分泌細胞）が存在する場合や種々の組織内に散在していることもある．また，ホルモンは生物学的に活性のある物質であり，血液やリンパ液中に放出されて運ばれるが，細胞外液を介して局所細胞に作用するもの（**パラクリン制御** paracrine regulation）や，ホルモンを分泌した細胞自身に作用するもの（**オートクリン機能** autocrine function）もある．

　内分泌組織の構造と機能についての理解は，内分泌疾患や関連する疾患の診断と治療に重要である．内分泌に基づく疾患の多くは臨床の場で普通に遭遇するものである（例えば甲状腺や生殖器官の疾患，主要な健康問題である糖尿病のような特別な疾患がある）．

内分泌機能の原理

ホルモンの種類 Types of hormone

　主に4型のホルモンがある．

- ペプチドおよびタンパク性ホルモン．分子量やアミノ酸配列は様々である．例として視床下部ホルモン，インスリン，成長ホルモンがある．**卵胞刺激ホルモン** follicle stimulating hormone（FSH）のような糖タンパク質のホルモンはタンパク質に糖鎖が共有結合している．
- ステロイドホルモンは，通常コレステロールに由来するステロイド環を有している．例として，アンドロゲン，エストロゲン，糖質コルチコイドがある．
- チロシンまたはアミン誘導体ホルモンには，甲状腺ホルモンや副腎髄質ホルモン（エピネフリン，ノルエピネフリン）がある．チロシンから合成されるドパミン，トリプトファンから合成されるセロトニンもこのグループに属する．
- 脂質誘導体（プロスタグランジン，ロイコトリエン）は血管に作用する特殊なグループである．

合成と分泌 Synthesis and secretion

　ペプチドまたはタンパク性ホルモンはほかのタンパク質と同様に合成され，細胞質の分泌顆粒に貯蔵され，分泌が必要になると開口分泌される．たいていのペプチドホルモンは大きな前駆体（**プレプロホルモン** preprohormone）として合成されたあと，**プロホルモン** prohormone に分断され，さらに分泌顆粒に貯蔵され，最終的なホルモンとなる過程を経るのである．

　ステロイドホルモンはミトコンドリアと滑面小胞体（ER）によって合成され，貯蔵されることなく拡散によって放出される．

　カテコールアミン catecholamine（エピネフリン，ノルエピネフリン）はチロシンから作られ，分泌顆粒の中に貯蔵され，開口分泌によって放出される．甲状腺ホルモンは，濾胞内のコロイドにつまり細胞外に前駆体の状態で貯蔵されている．このコロイドは濾胞上皮細胞に取り込まれ，活性のある甲状腺ホルモンが血中に放出される．

輸送と代謝 Transport and clearance

　ほとんどのアミン，ペプチドまたはタンパク性ホルモンは水溶性で，何ものにも結合しない遊離型で循環している．これらのホルモンは血液，肝臓または腎臓で容易に分解されるので，血漿中の半減期は数分から数時間である．ステロイドホルモンや甲状腺ホルモンは脂溶性で，血液中を主として肝臓で産生された血漿タンパク質と結合して運ばれている．これらのホルモンは血液中の総量のうちわずかな分画だけが遊離型で存在する．結合型のホルモンは血中での半減期が比較的長い傾向がある．すなわち，結合型のホルモンは，細胞内に入るのも分解されるのも遅く，腎臓での濾過による消失も少ない．

ホルモン作用 Hormone action

　ホルモンは，特異的なレセプターを介して標的細胞に作用し，特徴的な生物学的反応を開始させる．ペプチドまたはタンパク質のホルモンやカテコールアミンのレセプターは細胞膜に存在するのに対し，ステロイドホルモンや甲状腺ホルモンのレセプターは通常細胞の核に存在する．ホルモンが細胞膜レセプターに結合するとセカンドメッセンジャー分子が活性化され，細胞質や核における代謝を変化させる反応が開始する．核レセプターでは，ホルモンは遺伝子の転写や翻訳を変化させ，その結果，新しいタンパク質の合成と分泌が起こる．タンパク質のホルモン（例：卵胞刺激ホルモン FSH）が，標的内分泌器官（例：卵巣）におけるステロイドホルモン（例：エストラジオール）の分泌を刺激する場合や，あるいはタンパク質のホルモン（例：プロラクチン）が標的器官（乳腺）に直接働いて新しいタンパク質（乳汁）の合成を刺激する場合がある．ホルモンは相乗作用をもたらす場合もある．2～3のホルモンの生物学的効果が組み合わさって，それぞれのホルモンが個々に作用するときよりも強い反応が起こる(例：FSHとテストステロンの精子形成に対する作用)．

分泌調節 Control of secretion

　フィードバック調節，神経性調節，そしてホルモン分泌の周期性，リズムまたはパルス性パターンを維持する様々な因子によって，ホルモンがいつどのように分泌されるかが決まる．フィードバック調節はしばしば負のフィードバックである．それは，標的細胞の分泌物が，さらなるホルモン分泌細胞の分泌を抑制するように作用する．これは単純な一次のフィードバックのループである．二次または三次のループにもなっていることはよくみられる．正のフィードバックの場合にはもとのホルモン分泌細胞の分泌が増強される．神経系への入力（例：ストレス，興奮，恐怖，傷害）はホルモン分泌を抑制したり，刺激したりする．周期的あるいはパルス状のホルモン分泌はごく普通にみられるもので，内因性の概日リズム（睡眠－覚醒や副腎機能）や卵巣の月経周期のような長い周期によって修飾を受ける．昼の長さや気温は，**中枢神経系** central nervous system（CNS）と内分泌腺をつないでいる感覚路を介してホルモンの分泌に影響しているかもしれない．内分泌系における周期性の調節の多くは，中枢神経系のあらゆる所からの入力に反応する視床下部が司っている．ここでは，神経系と血管系が結合して下垂体を制御している．

視床下部と下垂体

　視床下部と下垂体は複雑な神経内分泌系を構成し，下垂体はほかの多くの内分泌腺の活動を調節するホルモンを分泌するので，内分泌腺の"主"と考えられている（図17.1）．しなしながら，下垂体自身も視床下部の調節を受けている．視床下部には**神経内分泌細胞** neurosecretory neuron のグループ（核という）があり，ここで産生されたホルモン（ほとんどはペプチド）は下垂体に運ばれる．これらのホルモンは，血流で運ばれて前葉に作用する**放出ホルモン** releasing hormone，または軸索によって後葉に運ばれるほかのペプチ

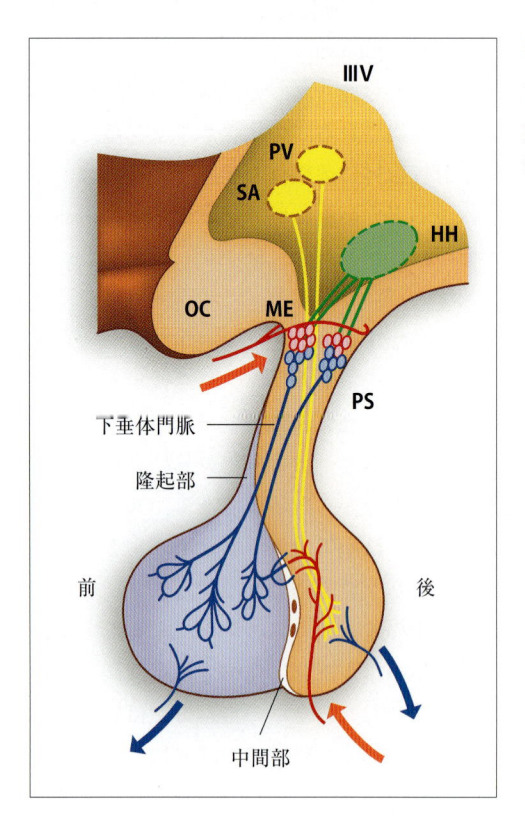

図17.1　視床下部と下垂体
正中隆起 median eminence（ME）および下垂体茎 pituitary stalk（PS）には毛細血管網があり，血液は下垂体門脈に流れる．下垂体門脈には，視床下部－下垂体刺激領域 hypothalamic-hypophyseotropic area（HH）に始まるニューロンの神経終末からの放出因子が存在する．下垂体門脈は前葉において血管洞となり，放出因子は分泌細胞に作用する．大型のニューロンからなる一対の視索上核 supraoptic nucleus（SA）および室傍核 paraventricular nucleus（PV）（視交叉 optic chiasm（OC）の上，第3脳室（IIIV）の両側壁に位置する）の軸索は下垂体茎を下って後葉に終末する．ここで，オキシトシンまたはバソプレシンは毛細血管網内に放出される．

ドである．視床下部の毛細血管網は，門脈によって前葉の血管洞につながっており，**下垂体門脈系** hypophyseal portal system を形成する．下垂体は2つの主な部分からなる．それは，発生する口腔に由来の上皮細胞を含む前葉（**腺性下垂体** adenohypophysis）と一方，脳の一部である後葉（**神経性下垂体** neurohypophysis）である（図17.2a, b）．前葉細胞のタイプはその分泌ホルモンによって刺激を受ける標的組織や器官によって分けられる．前葉ホルモンとして主なものは6種類あり，これらはすべてタンパク質で5種類の異なる細胞から分泌される（図17.3）．下垂体前葉の細胞のタイプは

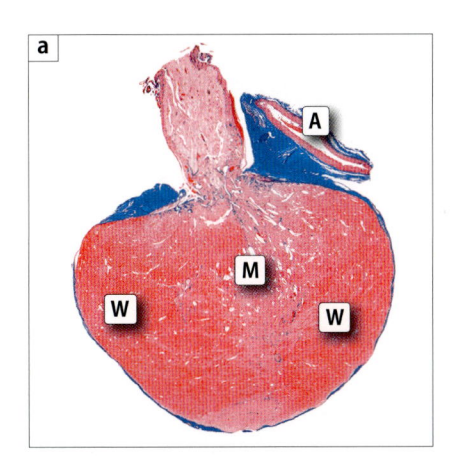

図 17.2a 下垂体
ウシの下垂体茎（**PS**）および前葉の前頭断面では，下垂体は鞍隔膜 sellar diaphragm から続く被膜によって覆われ，茎が鞍隔膜を貫いている．前葉は中央の"粘液様の楔形の部分（**M**）"と2つの"外側翼（**W**）"からなり，特徴的な分泌顆粒と染色性のある細胞の密度を反映している．濃染しているのは血管の分布が豊富なためでもある．正中隆起と門脈系の起始部に血液を送る上下垂体動脈の一部（**A**）が観察される．マロリー・アザン染色，パラフィン切片．×4.5.

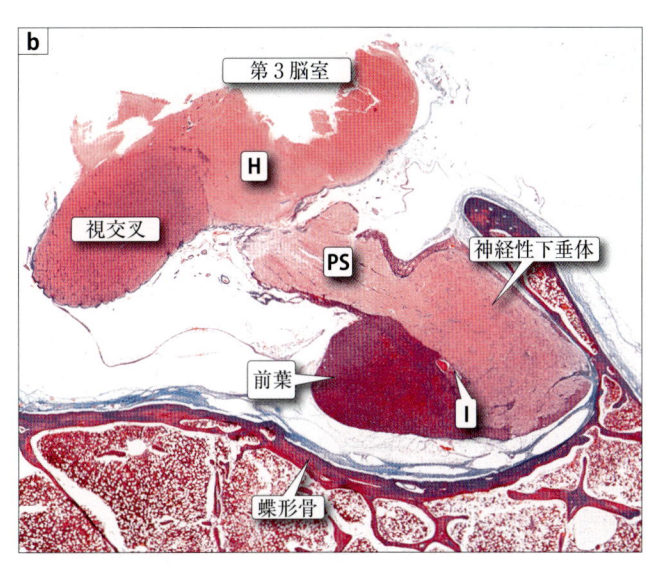

図 17.2b サルの下垂体の矢状断面
ここでは前葉および後葉が観察される．後者すなわち神経性下垂体は，視床下部（**H**）から下垂体茎（**PS**）を通って来るニューロンを含んでいるのでより明るく染まる．これに対して，前葉には分泌細胞および正中隆起や下垂体茎に由来する門脈血管網が存在する．中間部（**I**）にはコロイドで満たされた囊胞があり，これはラトケ囊（Rathke's pouch）の遺残物である．蝶形骨，視交叉，第3脳室に注意せよ．前葉細胞で合成され分泌されたホルモンは輸出血管から全身の循環に入る．神経性下垂体はホルモンを産生しないが，ペプチド（視床下部で作られ，神経線維内にある）を蓄え，これらのホルモンを循環中に放出する．後葉には後葉細胞 pituicyte と呼ばれるグリア細胞が存在する．マッソントリクローム染色，パラフィン切片．×8.

細胞	細胞比(%)	ホルモン	視床下部による調節	標的	主な作用
GH細胞	40〜50	成長ホルモン（GH）	成長ホルモン放出ホルモン（GH-RH），ソマトスタチン（SRIF）（抑制）	骨，内臓，軟部組織	成長促進
TSH細胞	5	甲状腺刺激ホルモン（TSH）	甲状腺刺激ホルモン放出ホルモン（TRH），ソマトスタチン（SRIF）（抑制）	甲状腺	甲状腺ホルモンの分泌
ACTH細胞	15〜20	副腎皮質刺激ホルモン（ACTH）	副腎皮質刺激ホルモン放出ホルモン（CRH），アルギニン・バソプレシン（AVP）	副腎皮質	コルチゾール分泌
PRL細胞	15〜20	プロラクチン（PRL）	甲状腺刺激ホルモン放出ホルモン（TRH），ドパミン（抑制）	乳腺（おそらくライディッヒ細胞などほかの多くの細胞も）	乳汁分泌
性腺刺激細胞	10	卵胞刺激ホルモン（FSH），黄体形成ホルモン（LH）	性腺刺激ホルモン放出ホルモン（GnRH）	性腺	生殖細胞の産生，性ステロイドの分泌

図 17.3 前葉─組織および機能
下垂体前葉で産生される主な六つのホルモンは，その構造によって2つのグループに分けられる．一本鎖のタンパク質（GH, PRL, ACTH）と2個のサブユニットからなる糖タンパク質（FSH, LH, TSH）である．

視床下部と下垂体

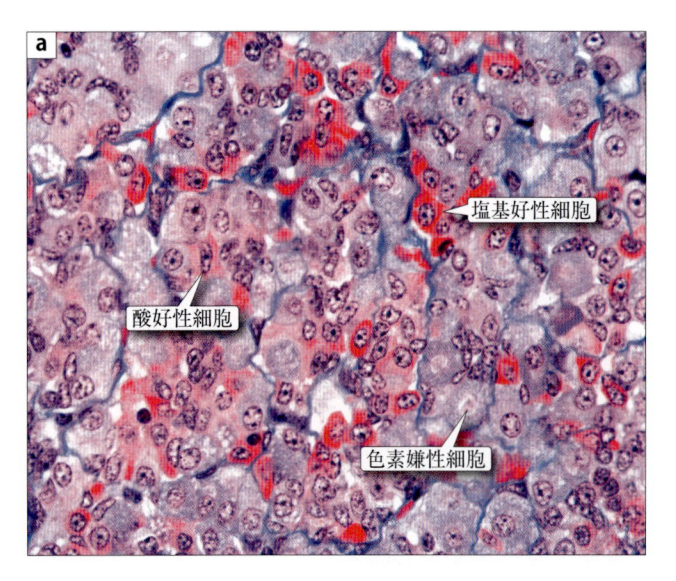

図 17.4a　下垂体前葉
塊や索状に配列した腺細胞は，色素嫌性細胞（染色されにくい）と色素好性の細胞（色素によく染まる）に分類される．後者は，顆粒の内容を反映して酸好性細胞（薄いピンク，エオジン好性）および塩基好性細胞（濃いピンク）に分けられる．この分類では6種類のホルモンを分泌する5種類の異なる腺細胞をそれぞれ区別することはできないが，成長ホルモン（GH）細胞とプロラクチン（PRL）細胞は酸好性細胞であり，副腎皮質刺激ホルモン（ACTH）細胞，甲状腺刺激ホルモン（TSH）細胞と性腺刺激（FSHおよびLH）細胞は塩基好性細胞である．色素嫌性細胞は未熟な色素好性の細胞と考えられている．すべての腺細胞は細網線維で支えられ，豊富な血管洞で取り囲まれている．この血管洞を通じて視床下部や末梢の標的器官からの刺激（あるいは抑制）因子が作用して，細胞質に蓄えられた下垂体前葉ホルモンが開口分泌によって放出される．マロリー・アザン染色，パラフィン切片．×400．

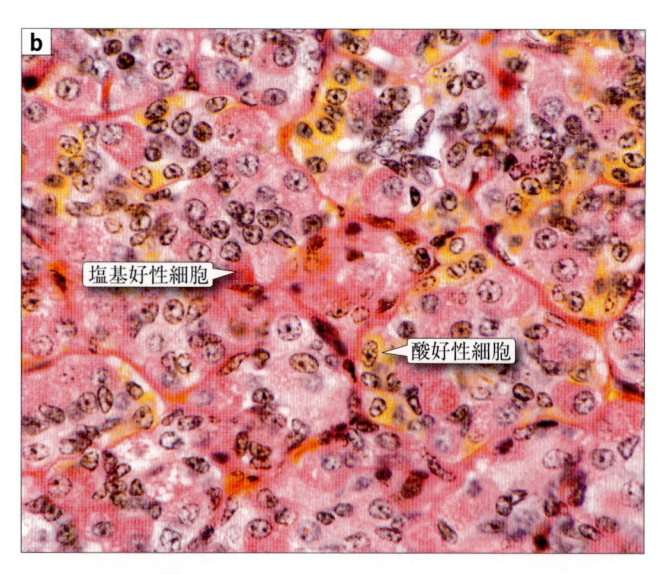

図 17.4b　下垂体前葉
PAS-オレンジG染色により酸好性細胞はオレンジ色に，塩基好性細胞はピンクまたは紫紅色に染まる．一方，色素嫌性細胞は灰色または染色されない．この染色法は有用ではあるが，経験的にわかる情報を提供するだけである．免疫組織化学法は細胞の同定には役立つが，詳細な構造は分かりにくい．この2つの方法と電子顕微鏡観察を組み合わせることで，正確な細胞の分布，個数および分泌活動が詳細に理解できる．PAS染色ではACTH細胞，TSH細胞と性腺刺激細胞が染色される．これらの分泌物の本質は糖タンパク質であり，またACTH細胞においては前駆体糖タンパク質であるプロオピオメラノコルチン（POMC）が分泌顆粒内でプロセシングを受けてACTHになる．PAS/オレンジG染色，パラフィン切片．×400．

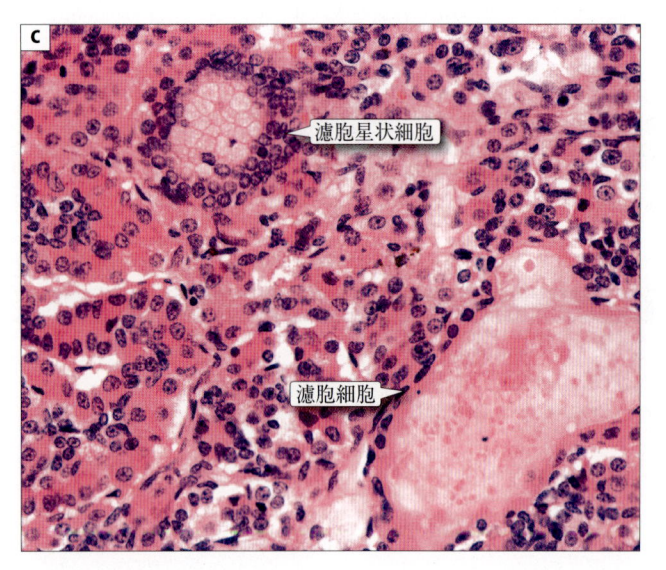

図 17.4c　下垂体前葉
濾胞細胞 follicular cell と濾胞星状細胞 folliculostellate cell は，前葉にまれな細胞ではない．これらの細胞は，コロイドや細胞の残骸を含む腔を取り囲んでおり，おそらく障害を受けたかまたは機能をもたない分泌細胞である．濾胞星状細胞の機能はよくわかっていないが，中間葉を含めて前葉のどこにでも存在し，典型例ではこの部に嚢胞を作っている．ヘマトキシリン・エオジン（HE）染色，パラフィン切片．×325．

通常の染色法によって同定可能であるが（図 17.4a 〜 c），免疫組織化学とホルモンが貯蔵されている分泌顆粒の形態を組み合わせることによって電子顕微鏡レベルで最も良く同定される（図 17.5a 〜 c）.

後葉（図 17.6a，b）は視床下部からの神経線維で構成されており，その軸索は毛細血管に密接に関係している．後葉ホルモンはペプチドで（図 17.7），視床下部で合成され，担体タンパク質に結合し，開口分泌によって放出されるまで神経終末の分泌顆粒中に蓄えられる．

> **Tip**：下垂体の両葉は外胚葉から発生するが，前葉（腺性下垂体）は口腔の天井部より発生する．一方，後葉（神経性下垂体）は神経外胚葉（脳）より発生する．

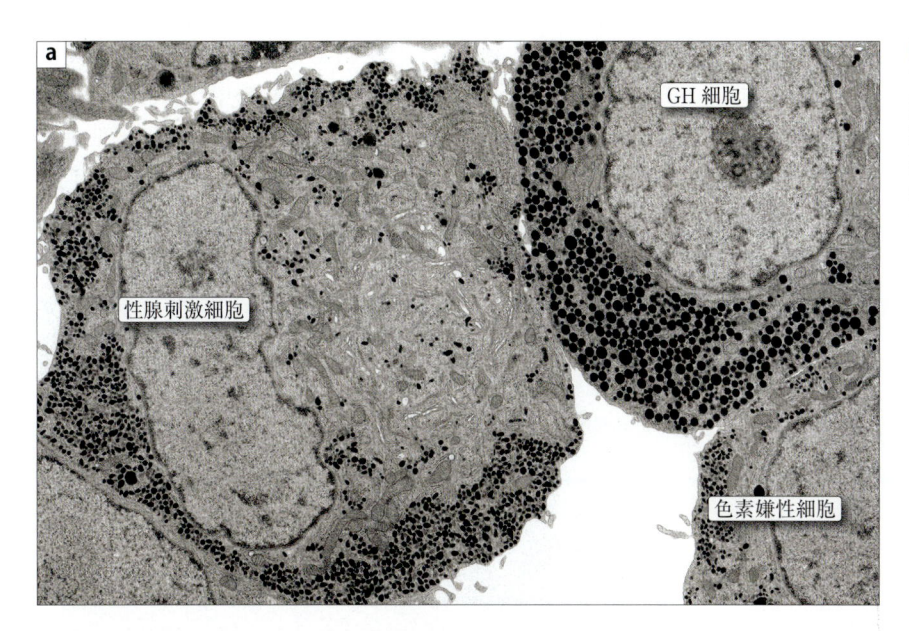

図 17.5a　下垂体細胞のタイプ
下垂体前葉細胞の電子顕微鏡写真では，性腺刺激細胞の分泌顆粒のサイズはいろいろであるが（直径 250 〜 450 nm），GH 細胞の顆粒はおおよそ 350 〜 450 nm である．色素嫌性細胞の顆粒はほとんどなく，あったとしても，おそらく未熟であるか顆粒を放出した酸好性細胞や塩基好性細胞である．× 4,200.

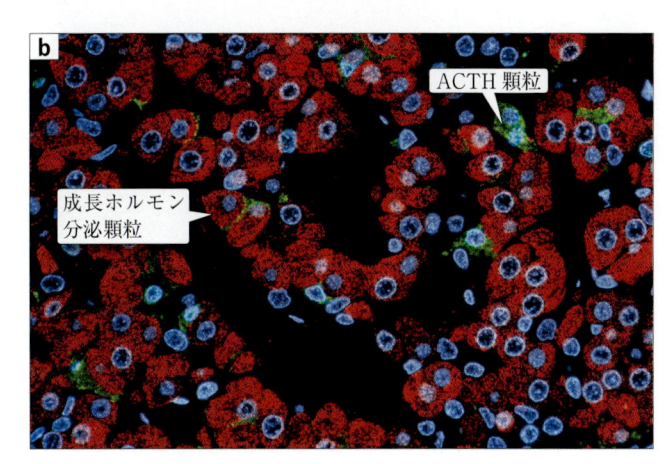

図 17.5b　下垂体細胞のタイプ
ラットの下垂体細胞の免疫蛍光法では，GH 細胞において成長ホルモンの分泌顆粒が赤色の蛍光で，ACTH 細胞において ACTH の顆粒が緑色の蛍光で観察される．× 350.（Courtesy J Zbaeren, Inselspital, Bern, Switerland.）

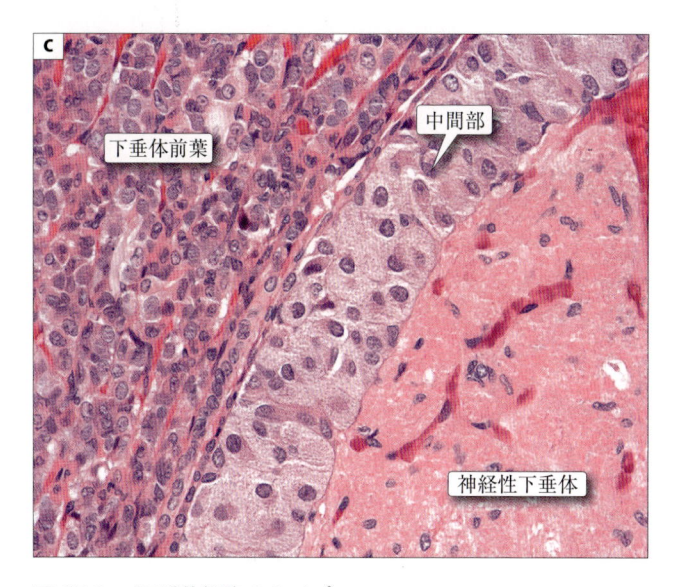

図 17.5c　下垂体細胞のタイプ
中間部は下垂体前葉の一部であり，後葉との境界部の細い帯状の部分である．ここには線毛細胞，粘液細胞および内分泌細胞が存在する．内分泌細胞は下垂体ホルモンに対する免疫組織化学法にいろいろな反応を示す．コロイドをいれた隙間や腔がみられ，正常の下垂体であっても約 15% にラトケ腔嚢胞が発達している．ヒトでは中間部の機能はどのようなものかわかっていない．プロオピオメラノコルチンの分解物の局在には生理的な意義はない．HE 染色，パラフィン切片．× 400.

甲状腺

顕微鏡で観察すると，甲状腺の左右2葉は小葉に分けられ，各小葉内には多数の**濾胞** follicle が存在する．これらの濾胞の数はヒトでは何千とあり，大きさは様々で，単層の扁平，立方または背の低い円柱上皮によって囲まれている．内腔には甲状腺**コロイド** colloid と呼ばれるタンパク質に富む物質が存在し，その量は甲状腺の機能に応じて変化する（図 17.8a～d）．甲状腺は**トリヨードサイロニン** triiodothyronine（T$_3$）や**テトラヨードサイロニン** tetraiodothyronine（**サイロキシン** throxine，T$_4$）を合成し分泌するが，これらは濾胞腔内でタンパク溶液（コロイド）として作られる．このタンパク質は大きな分子量の糖タンパク質であり，実際そのすべては**サイログロブリン** thyroglobulin と呼ばれる．**濾胞上皮細胞** follicle cell はサイログロブリンを産生し，また血液からヨードを取り込んで濃縮する．ヨードは食物によって摂取され，活性のあるホルモンの産生に重要な要素となる．胎児期における重度のヨード不足は精神遅滞や"**クレチン症** cretinism"を引き起こす．サイログロブリンがコロイド内に開口分泌されると，ヨード化されて**モノヨードチロシン** monoiodotyrosine および**ジヨードチロシン** diiodotyrosine が作られる．これらは縮合してT$_3$（モノ＋ジヨード）およびT$_4$（ジヨード＋ジヨード）が形成され，コロイド内に3ヵ月程度貯蔵される．

甲状腺はT$_3$よりもはるかに大量のT$_4$を分泌する．T$_4$の大部分は末梢の標的組織でT$_3$に転換されて作用する．T$_3$は生物学的な作用がより強力である．細胞膜レセプターを介して作用するタンパク質ホルモンとは異なり，甲状腺ホルモンはほとんどの細胞の核内レセプターと結合してDNAの転写を活性化し，一般的な代謝活動を刺激する．甲状腺ホルモンの産生と分泌は，下垂体前葉からの**甲状腺刺激ホルモン** thyroid stimulating hormone（TSH）によって促進されるが，甲状腺ホルモンは負のフィードバックによってTSHの分泌を抑制する．TSHの分泌はまた視床下部放出ホルモン—**甲状腺刺激ホルモン放出ホルモン** thyrotropin-releasing hormone（TRH）—によって制御される．TRHはTSHの放出を刺激するが，**ソマトスタチン** somatostatin は抑制的に働く．濾胞間の間質や濾胞には**カルシトニン** calcitonin を分泌する**濾胞傍細胞** parafollicular cell すなわち明るい"clear"

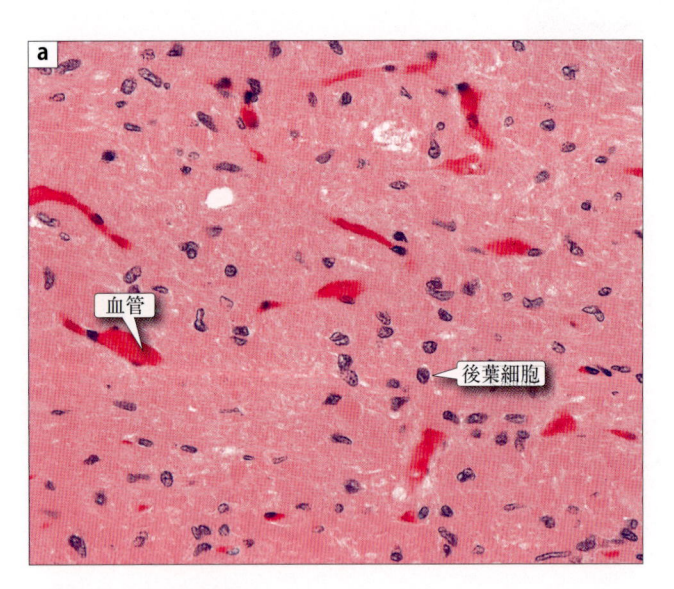

図 17.6a　下垂体後葉
神経性下垂体とも呼ばれる．この組織は視床下部ペプチドホルモンであるオキシトシンとバソプレシン（ADH）を含んでいる．オキシトシンとバソプレシンは軸索内の分泌顆粒に貯蔵され，血管内に放出される．グリア細胞すなわち後葉細胞は軸索を取り囲み分泌を調節する．オキシトシンとバソプレシンは大きな前駆体分子から産生され，前駆体分子のほかの断片はニューロフィジン neurophysin としてホルモンとともに分泌される（以前は担体タンパクと考えられていた）が生物学的活性はない．オキシトシンは分娩の際に子宮の収縮を刺激し，乳腺の腺房より射乳を起こす．バソプレシンすなわち抗利尿ホルモン（ADH）は，主として腎臓の尿細管に作用して水分の再吸収を促し尿量を減少させる．HE染色，パラフィン切片．×250．

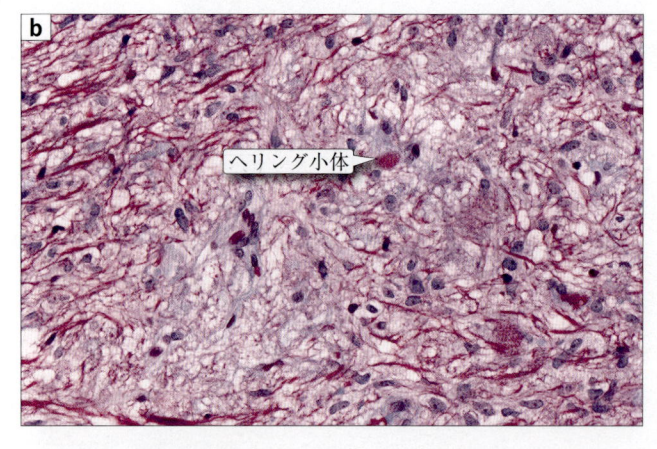

図 17.6b　下垂体後葉
正中隆起から下垂体後葉につながっている下垂体漏斗の遠位部であり，多くの無髄神経線維およびヘリング小体 Herring body を示す．ヘリング小体は，神経分泌顆粒を含んだ軸索の局所的な膨らみである．これらの顆粒はオキシトシンおよびバソプレシンである．マロリー・アザン染色，パラフィン切片．×250．

ホルモン	調節	標的	主な作用
バソプレシン（抗利尿ホルモン：ADH）	血圧，血液量，血漿浸透圧	腎臓，血管平滑筋	水分の再吸収，血管収縮
オキシトシン	乳首への吸啜刺激，伸展受容器	乳腺，子宮	射乳，分娩

図 17.7　下垂体後葉ホルモン
バソプレシン（ADH）とオキシトシンは9個のアミノ酸からなるペプチドで非常によく似た分子構造であるが，生理作用はまったく異なっている．

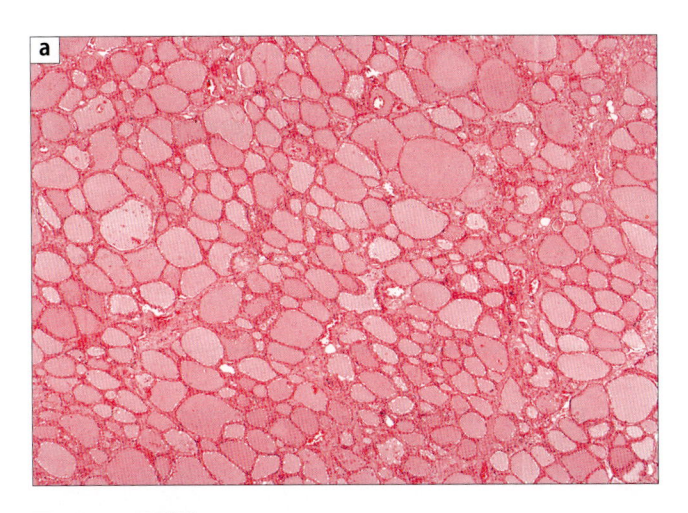

図 17.8a　甲状腺
典型的な甲状腺の組織にはきわめて多数の濾胞があり，単層立方状の濾胞上皮が枠を構成し，濾胞腔にはヨード化した糖タンパク質であるサイログロブリンを含むコロイドが満たされている．濾胞を取り囲む結合組織には血管，リンパ管，自律神経が存在する．サイロキシン（テトラヨードサイロニン，T_4）とトリヨードサイロニン（T_3）はサイログロブリン内に蓄えられる．濾胞上皮細胞は血中のヨードを取り込み，サイログロブリンをヨード化してT_4とT_3を合成する．サイログロブリンもまた濾胞上皮細胞で合成されている．分泌機能の低い濾胞ではコロイドの量が増加しており，分泌機能の高い濾胞ではコロイド量が減少している．HE染色，パラフィン切片．×10．

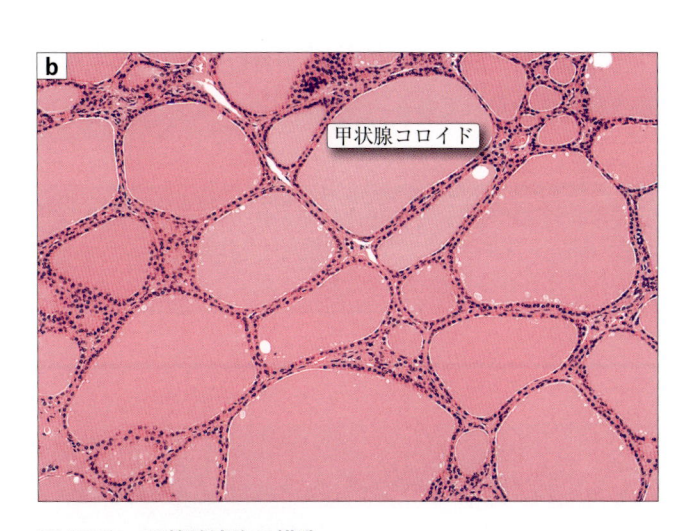

図 17.8b　甲状腺濾胞の構造
甲状腺濾胞を詳細に観察し，コロイドと濾胞上皮との緊密な関係を示す．甲状腺の機能は下垂体前葉からのTSHによって調節されており（TSHは視床下部のTRHによって制御されている），TSHはT_3とT_4の分泌を刺激するが，負のフィードバックによってTSHの分泌は抑制される．小さなコロイド滴中のサイログロブリンは濾胞上皮細胞に飲み込まれ，リソソームによって分解されてT_3とT_4が遊離して血中に入る（分解されたサイログロブリンのヨードは再利用される）．標的細胞中でほとんどのT_4は生物学的に活性の強いT_3に転換される．両者のホルモンは核内のDNAに結合し特定のタンパク質の合成を刺激する．HE染色，パラフィン切片．×90．

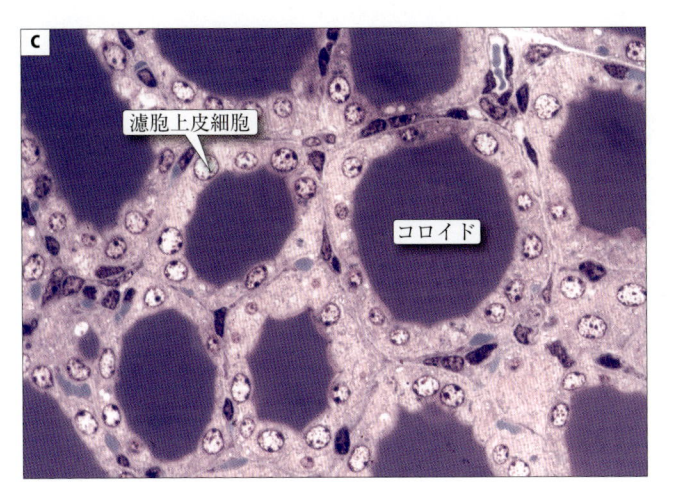

図 17.8c　甲状腺濾胞の強拡大像
強拡大像では内腔にコロイドが充満している．コロイドはゼラチン様の物質でサイログロブリンという1％のヨードと糖タンパク質を含み，甲状腺の約半分のタンパク質を占めている．濾胞上皮細胞の細胞質内で顆粒〜粒状の形態を示すものは，小胞体，リソソーム，コロイド滴である．トルイジンブルー染色，アラルダイト切片．×480．

なC細胞が単独あるいは小集団で存在している（図17.9）．カルシトニンは哺乳類では血中のカルシウム濃度を下げる作用をもつ．これは骨からのカルシウム遊離を抑制し，血液中のカルシウムとリン酸を下げることによる．この作用は副甲状腺ホルモンと拮抗する関係にある（下記参照）．ヒトではカルシトニンの生理的作用については疑問が多い．なぜなら，ヒトでは主として副甲状腺ホルモンが細胞外液のカルシウム濃度を調節するからである．

> **Tip：**甲状腺濾胞細胞はその生成物をそれぞれ反対方向に分泌する．同時にサイログロブリンは腔内のコロイドに入り，T_3およびT_4は血中に入る．

上皮小体（副甲状腺）

上皮小体は通常4個ある小さい（3〜5 mm）卵円形の構造物で，甲状腺の後面に存在する（図17.10）．ここからは**副甲状腺（小皮小体）ホルモン** parathyroid hormone（PTH）が分泌される．PTHはペプチドで血中のカルシウムとリン酸の濃度を調節する．PTHは小型の立方形の細胞で，細胞質は明るい主細胞によって合成される（図17.11a, b）．思春期の初期に，**酸好性細胞** oxyphil cellと呼ばれる第二のタイプの大型の細胞が出現する．この細胞の細胞質はエオジンによく染まることで同定されるが，機能についてはわかっていない．加齢によりPTHを分泌しなくなった主細胞かもしれない．しばしは，ヒトの上皮小体では透明でクリアな細胞が確認されるが，この細胞の機能も不明である．PTHは直接，

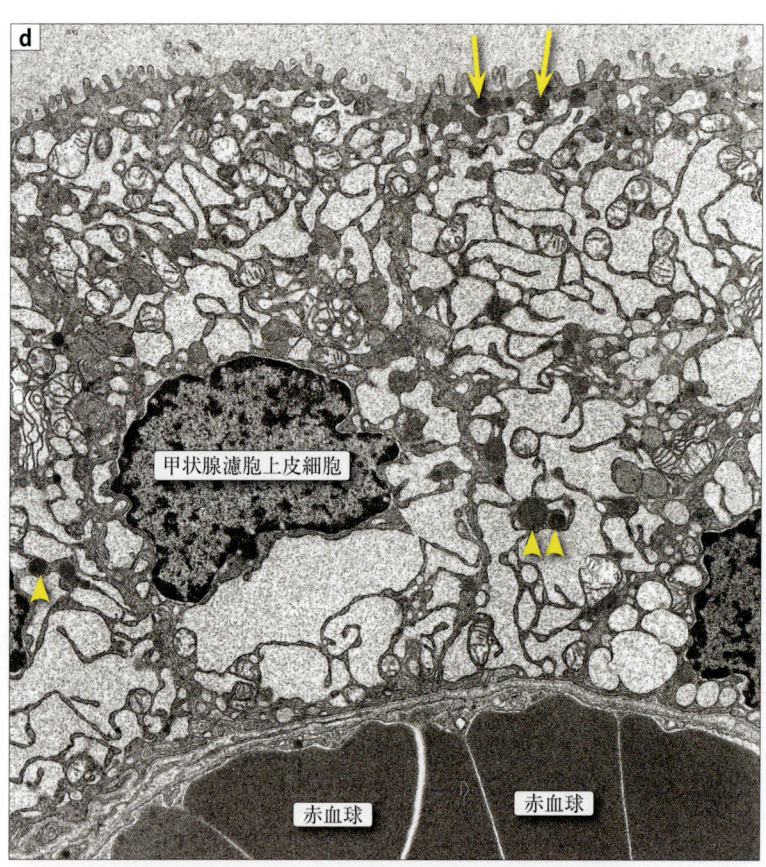

図17.8d　甲状腺濾胞上皮細胞の微細構造
拡張した粗面小胞体（rER）とサイログロブリンタンパクの産生を示す粒状物質が観察される．尖部の細胞膜近傍のリソソームには，コロイドから取り込んだヨード化されたサイログロブリンが蓄積されている（矢印）．細胞内リソソームではTSHによって誘導されたサイログロブリンの分解によってT_4とT_3が形成され（矢頭），細胞基底部より赤血球が豊富な毛細血管内へ拡散する．×7,500.（Courtesy P Cross, Stanford University, USA.）

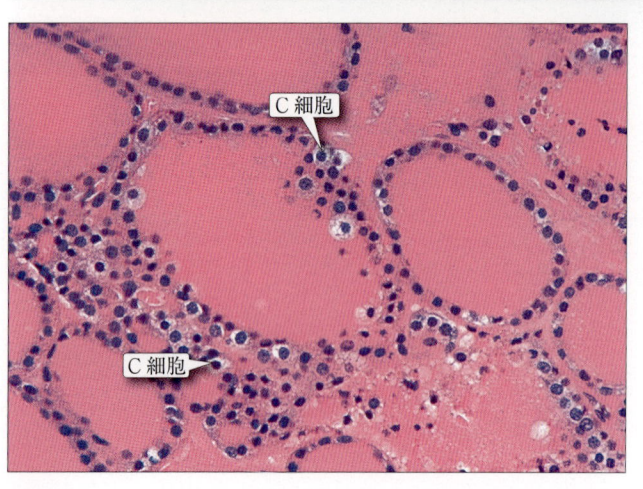

図17.9　濾胞傍細胞
濾胞傍細胞はC細胞としても知られる．濾胞上皮細胞間や結合組織中に存在し，カルシトニンというペプチドを分泌する．カルシトニンは血中カルシウムの濃度を下げる作用があるが，ヒトでは生理学的意義については明らかでない．カルシトニンは破骨細胞の活動を阻害して骨吸収を抑制し，尿細管からのカルシウムおよびリン酸の再吸収を減少させる．しかしながら，ヒトでは甲状腺摘除やカルシトニンの過剰分泌（ある種の甲状腺腫瘍）はカルシウムのホメオスタシスにほとんど影響しない．C細胞は神経堤由来で細胞学的には散在性神経内分泌細胞であるAPUD系に属する．HE染色，パラフィン切片．×300.

骨吸収を促進し血漿中のカルシウムとリン酸の濃度を上昇させる．また直接，腎臓に作用して尿中へのカルシウムの排出を減少させ，リン酸の排出を増加させる．PTHは骨と腎臓の両方の代謝に作用して体内のカルシウムとリン酸のホメオスタシスを維持している．また，腎臓ではPTHは1α-水酸化酵素 1α-hydroxylase の活性を刺激し，活性型ビタミンDを形成する．活性型ビタミンDは血中に分泌され，小腸でのカルシウムの吸収を促進する．PTHの分泌は，血中のカルシウム濃度により典型的な負のフィードバックが働いて調節されている．

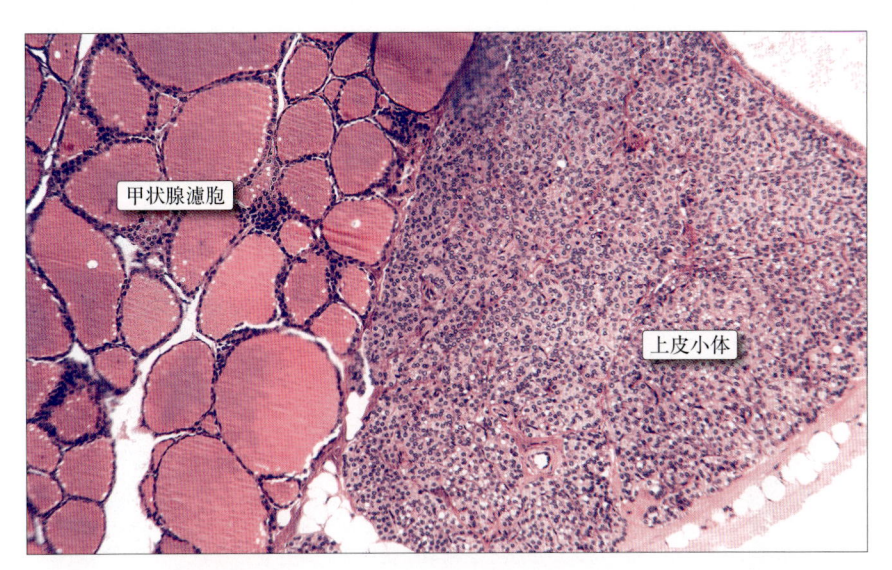

図 17.10 上皮小体

上皮小体は生命に必須であり，通常は4個存在する（しかし2～12個までの範囲がある）．扁平な円盤状の形をした腺で甲状腺の裏側にあり，大きさは約4×3×1mmである．線維性被膜と中隔が実質細胞を不規則な小葉に分けている．ほとんどの細胞は副甲状腺（上皮）小体ホルモン（PTH）を分泌する小型の主細胞が集団で存在する．しばしば大きなエオジン好性の酸好性細胞の小さな集団を認める．この酸好性細胞は機能のない主細胞であると考えられている．PTHは主として骨と腎臓に作用して，カルシウムのホメオスタシスを強力に制御している．HE染色，パラフィン切片．×90.

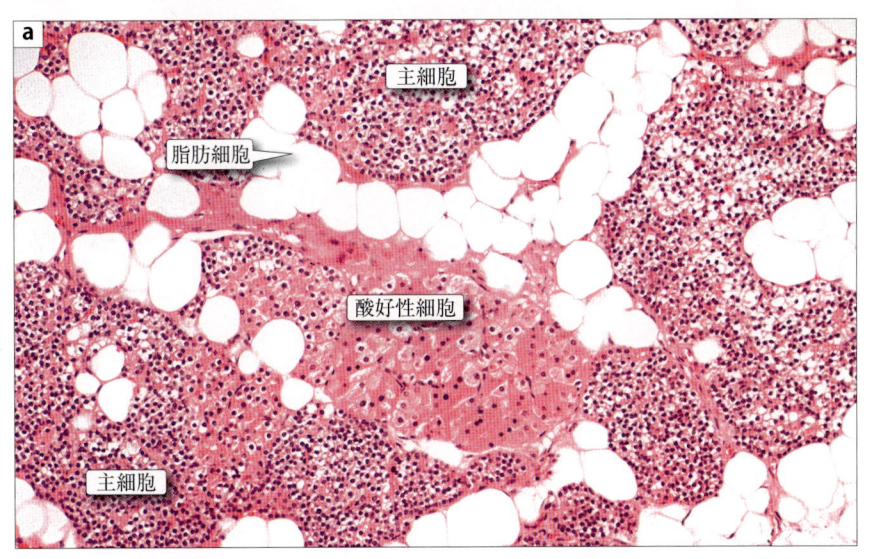

図 17.11a 上皮小体の細胞

主細胞，脂肪細胞および酸好性細胞が認められる．主細胞によるPTHの分泌は血漿カルシウム濃度によって制御されている（すなわち，カルシウムの増加はPTH分泌を抑制し，低カルシウム血症はPTH分泌を刺激する）．PTHは腎臓でのカルシウム再吸収を促し（しかしリン酸の再吸収は抑制する），25-水酸化ビタミンDから1,25-水酸化ビタミンDへの転換を促進する．この代謝産物は腸によるカルシウム吸収を増加させる．PTHはまた骨吸収を促進して血漿カルシウム濃度を上昇させ，さらなるPTHの分泌を抑える．PTHは直接骨基質からリン酸カルシウムを取り去る．そして骨芽細胞からの介在因子により破骨細胞を刺激し骨および骨基質を構成するミネラルを吸収する．HE染色，パラフィン切片．×125.

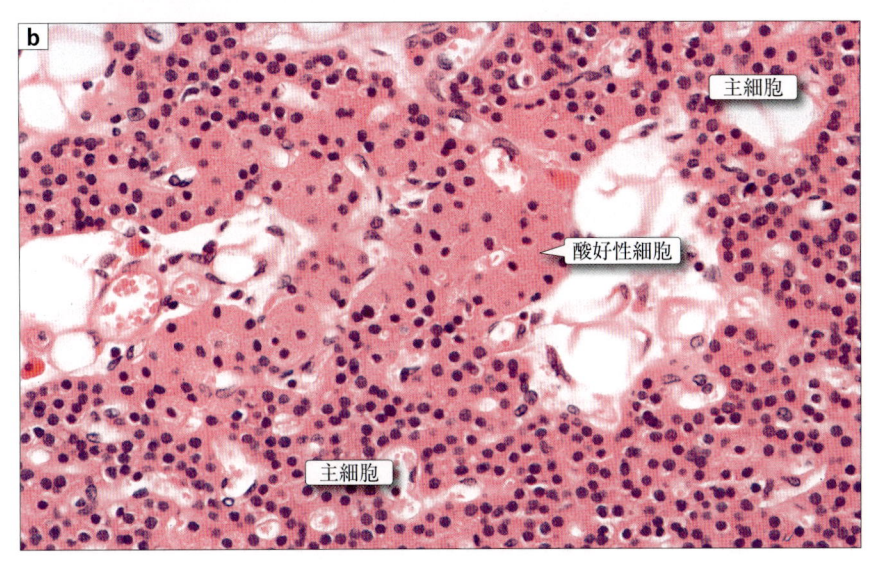

図 17.11b 上皮小体の酸好性細胞

酸好性細胞の小集団が認められる．この細胞は主細胞に比べて大きく，細胞質にミトコンドリアを含むためエオジン好性の細胞質を示す．しかし主細胞とは異なり特徴的な分泌顆粒は存在しない．酸好性細胞は上皮小体に思春期以降に現れ，40歳を過ぎるとより数が増える．副甲状腺機能亢進症では，酸好性細胞や細胞質の明るい明調細胞（豊富な粗面小胞体rERをもつ細胞）がしばしば認められる．酸好性細胞は主細胞に由来すると思われるが，その機能は不明である．HE染色，パラフィン切片．×350.

副腎

副腎

ヒトでは，各副腎は外部の皮質と内部の髄質という2つの内分泌組織からなっている（図17.12a～c）．副腎皮質は3層に配置されたステロイド産生細胞からなり，それぞれの層は特有のステロイドホルモンを分泌している．副腎皮質の機能不全は病的および致命的となる状態を引き起こしうる．

皮　質 Cortex

皮質の細胞は各層の特徴的な外観を示す（図17.13a～d）．皮質の表層は薄い**球状帯** zona glomerulosa（細胞のかたまり）であり，**電解質コルチコイド** mineral corticoid を分泌する．電解質コルチコイドは主に腎臓に作用し，主にナトリウムの再吸収を促進することによって体内の電解質と水分のバランスを調節している．細胞外液の量の調節によって血圧が変化する．さらにアルドステロンは血管平滑筋に対する血管収縮物質の効果を促進して血圧を上昇させる．

皮質の中間層は**束状帯** zona fasciculata（柱状の細胞集団）であり，皮質の容積の約70％を占める．細胞は大きく多数の脂肪滴をもっており，ステロイド産生を反映している．ここでは，**コルチゾール** cortisol が主体の**糖質コルチコイド**

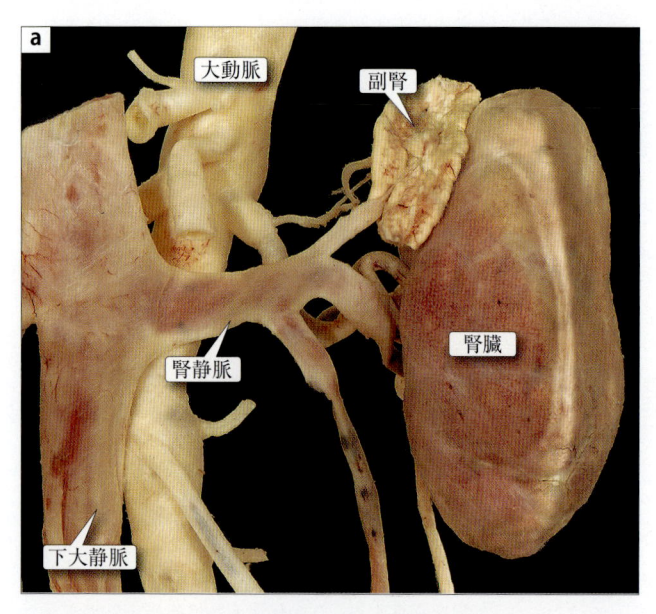

図17.12a　副腎
副腎（腎上体）は腎臓の上極に位置し，円盤状の形で辺縁は角をなしており円錐状の外観を呈する．下横隔動脈，大動脈および腎動脈からの分枝により栄養されており，下大静脈または（左に示すように）腎静脈に注ぐ．

図17.12b　副腎の明瞭な皮質と髄質
皮質は副腎の80％までのを構成しており，中胚葉に由来するステロイド産生細胞の層からなる．髄質は神経堤から発生し，交感神経節後ニューロンからなるが軸索や樹状突起は存在しない．これらの細胞はエピネフリン（アドレナリン）およびノルエピネフリン（ノルアドレナリン）を産生する．HE染色，パラフィン切片．×40．

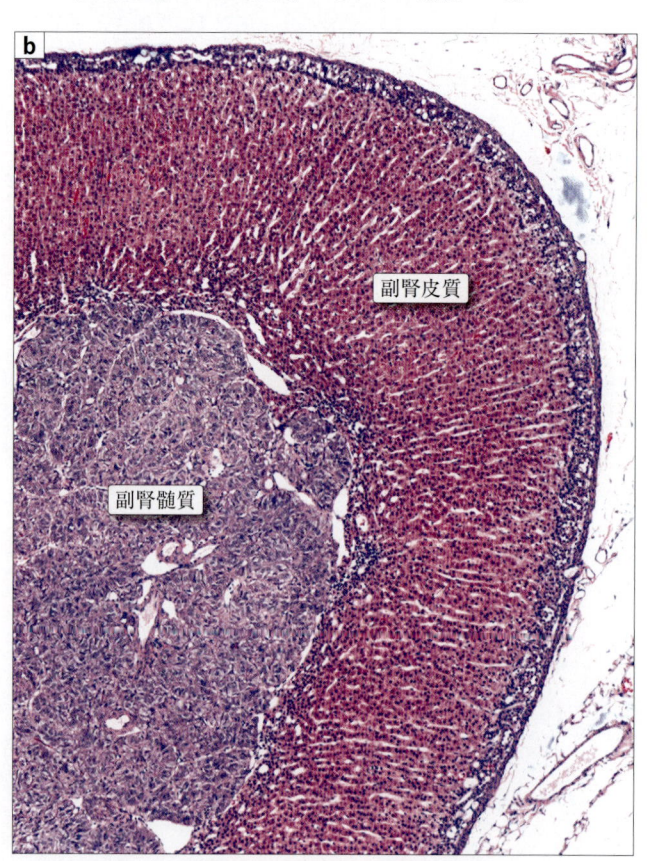

図17.12c　副腎皮質の詳細
表層（球状帯），中央部（束状帯）および深部（網状帯）を示す．それぞれの帯は各種のステロイドホルモンを合成し分泌する特徴的な細胞より構成される．各帯は不規則な柱状，塊状の細胞からなり，豊富に血管の分布を受けている．HE染色，パラフィン切片．×130．

17 内分泌系

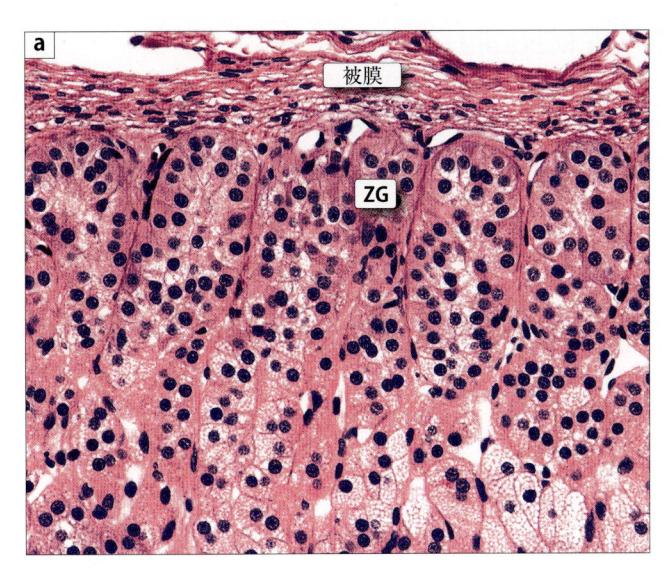

図 17.13a　副腎皮質
球状帯（**ZG**）は幅が狭く一定でない副腎皮質の層で副腎被膜の下に位置する．少量の脂肪を含んだ細胞はヘアピン様の柱状に集団をなし，境界部は線維や血管の基質で包まれている．束状帯との境界は明瞭ではない．球状帯はアンギオテンシン II やカリウムの上昇に反応してアルドステロン（強力な電解質コルチコイド）を分泌する．アルドステロンは血圧を調節する．それは腎尿細管におけるナトリウムの再吸収を増加し，ナトリウム平衡を制御して行っている．レニン-アンギオテンシン系はアルドステロン分泌の制御に重要な役割をする．レニン（腎臓の糸球体傍細胞から）は酵素で血中を循環し，アンギオテンシノーゲン（肝細胞から）をアンギオテンシン I に転換する．次に，アンギオテンシン I は肺においてアンギオテンシン II に転換される．HE 染色，パラフィン切片．× 300.

図 17.13b　束状帯
束状帯（**ZF**）は副腎皮質の厚さのほぼ半分を占め，脂肪に富んだ細胞（ステロイド合成の基質）が柱状に配列し，柱の間に毛細血管がある．束状帯とその深部の網状帯は ACTH に反応するがコルチゾール（重要な糖質コルチコイド）は主として束状帯細胞に由来する．コルチゾールは肝臓による糖新生を刺激し，組織でのグルコースの消費を減少させ，血糖が上昇するのだが，この効果はインスリンと拮抗する．コルチゾールはまた，タンパク質合成を抑え（肝臓を除く），血中脂肪酸を増加させ（エネルギーとして消費），炎症を抑制する作用をもつ．ストレスにより視床下部の CRH が刺激される．その結果，ACTH 分泌は束状帯に作用してコルチゾール産生を促し，これは負のフィードバックにより CRH や ACTH の放出を抑制する．HE 染色，パラフィン切片．× 300.

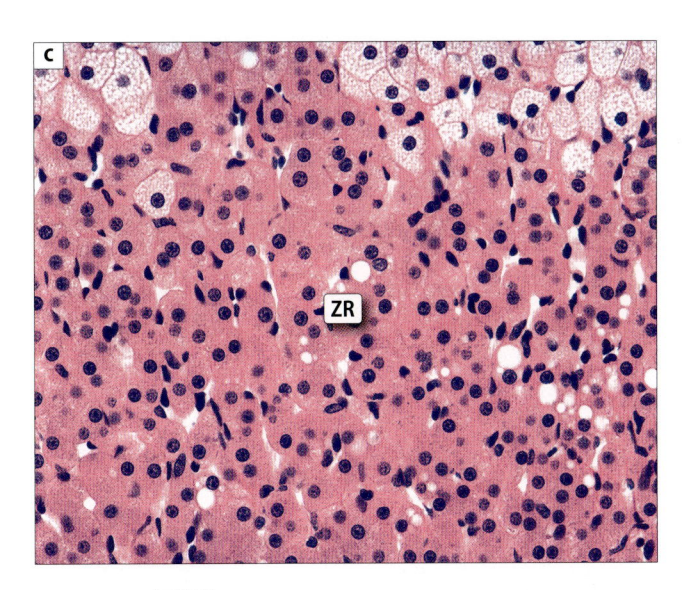

図 17.13c　網状帯
副腎皮質の最深層は網状帯（**ZR**）で，細胞は小型で脂肪滴は少なく多数のリソソームとリポフスチン色素をもつ．網状帯の細胞の一部は上の 2 帯の細胞から発生したものである．ACTH の刺激によって，網状帯はデヒドロエピアンドロステロン（DHEA），その硫化物である DHEAS およびアンドロステンジオンのような弱い男性ホルモンを分泌する．これらの役割はよくわかっていないが，思春期前に網状帯から DHEAS の分泌が上昇して恥毛や腋毛が現れる可能性が示されている．HE 染色，パラフィン切片．× 300.

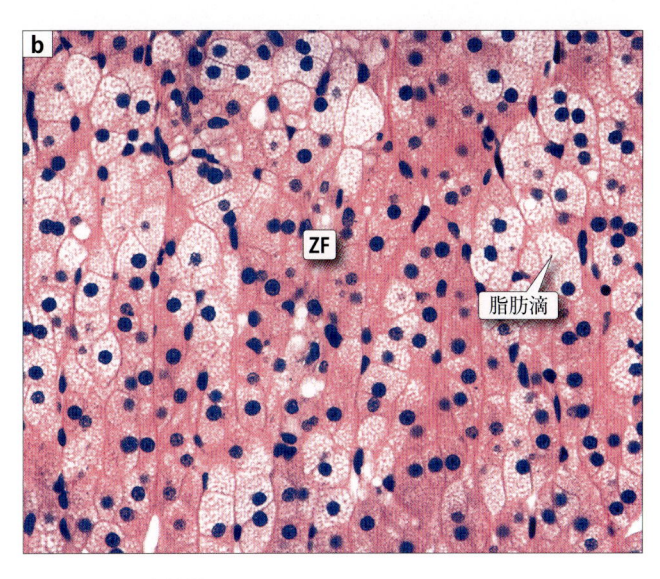

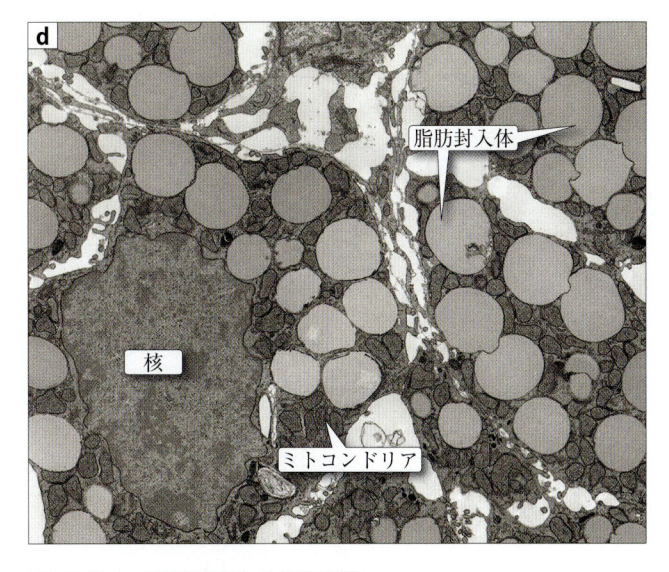

図 17.13d　束状帯細胞の微細構造
ステロイド産生細胞の特徴は多数のミトコンドリアと脂肪の封入体である．脂肪の封入体は，脂肪酸エステルとしてコレステロールを貯蔵する．ステロイドの合成では，コレステロールはミトコンドリアに取り込まれ，滑面小胞体とともに酵素によって中間代謝物に転換され，さらにコルチゾールが作られる．× 5,000.

glucocorticoidsの産生である．コルチゾールは生命に必須で，糖質，タンパク質および脂質の代謝に作用する．また，抗炎症作用（**ヒドロコーチゾン** hydrocortisone が通常の治療薬である）をもち，身体のストレス反応を変化させたりする．

皮質内部の最深部は**網状帯** zona reticularis（細胞が不規則な網状の配列）であり，細胞は小型のエオジン好性で，弱い男性ホルモンである**デヒドロエピアンドロステロン** dehydroepiandrosterone（DHEAとその硫酸塩 DHEA sulfate（DHEAS）および**アンドロステンジオン** androstenedione を分泌する．これらは末梢組織で活性化したアンドロゲンやエストロゲンに変換される．網状帯は思春期前に成熟し，循環血液中のDHEAやDHEASが増加して腋毛や恥毛の成長が促進される．これは**副腎皮質性思春期徴候** adrenarche として知られている．糖質コルチコイドとアンドロゲンの分泌は**副腎皮質刺激ホルモン** adrenocorticotropic hormone（ACTH）によって制御されており，アルドステロンの分泌は主として**アンギオテンシン** angiotensin II によって調節されている．

> **Tip**：副腎皮質の層の覚え方：Go Find Rex（zona **g**lomerulosa, **f**asciculata, **r**eticularis）．副腎皮質のホルモンの覚え方："salt, sugar, sex" それぞれ電解質コルチコイド，糖質コルチコイド，アンドロゲン．

髄 質 Medulla

副腎髄質は神経外胚葉起源の細胞からなり，細胞は塊状や索状に配列して豊富な血管網を有する（図17.14a～c）．髄質細胞はしばしばクロム親和性細胞 chromaffin cell（クロム塩で褐色に染まる）と呼ばれるが，交感神経の節後ニューロンに相当し（軸索はない），分泌顆粒に含まれているのはカテコールアミンで，主として**エピネフリン**（アドレナリン）epinephrine および**ノルエピネフリン**（ノルアドレナリン）norepinephrine である．その分泌は内臓神経由来の交感神経によって刺激され，通常は緊急事（"争いや逃走"の反応）に最大の反応を示す．クロム親和性細胞はまた**ニューロテンシン** neurotensin，**サブスタンスP** substance P および**オピオイド** opioid 型ペプチドで鎮痛作用をもつ**エンケファリン** enkephalin を産生する．運動，傷害，不安，疼痛，寒冷，および低血糖といった刺激は，急速にカテコールアミンを血中に放出させる．

膵臓の内分泌部

ランゲルハンス島 islet of Langerhans はポリペプチドホルモンを産生する．これは**インスリン** insulin と**グルカゴン** glucagon であり，糖のホメオスタシスの調節に最も重要な作用を行う．ランゲルハンス島は膵臓内部に散在しており，豊富な毛細血管を伴った淡く染まる円形の細胞集団として認められる（図17.15a, b）．インスリンの産生や末梢での作

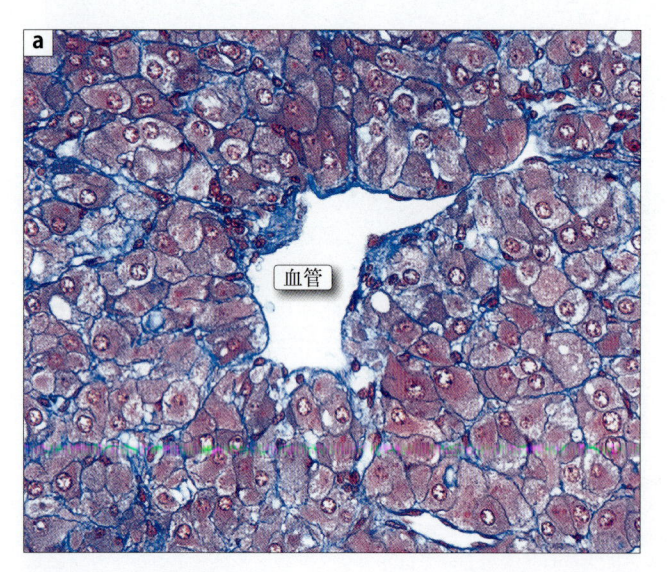

図17.14a 副腎髄質
髄質にはエピネフリン（アドレナリン）およびノルエピネフリン（ノルアドレナリン）を合成して分泌するクロム親和性細胞（交感神経節後ニューロンの変形した細胞），グリア様の細胞，豊富な血管および神経線維が存在する．エピネフリンは血中に分泌され，全身に分布する標的細胞に作用する．運動，不安，疼痛，寒冷といった刺激がカテコールアミンの放出を引き起こす．髄質からのノルエピネフリンはほとんど循環血液中には入らない．マッソントリクローム染色，パラフィン切片．×450．

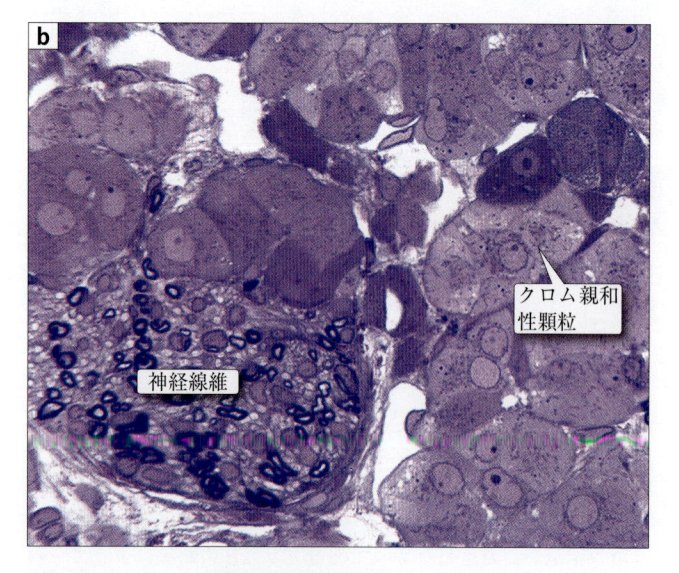

図17.14b クロム親和性細胞の顆粒
クロム親和性細胞の顆粒には，エピネフリンまたはノルエピネフリンが存在し，前者の方が多い．また，顆粒を包むためのクロモグラニンのようなタンパク質が存在する．開口分泌によって放出されたエピネフリンは頻脈，気管支拡張，消化管運動の抑制，高血糖を起こす．クロム親和性細胞はまたオピオイド・ペプチドを分泌する．これはある場合には内因性の鎮痛物質として作用する．交感神経線維がみえる．トルイジンブルー染色，アラルダイト切片．×800．

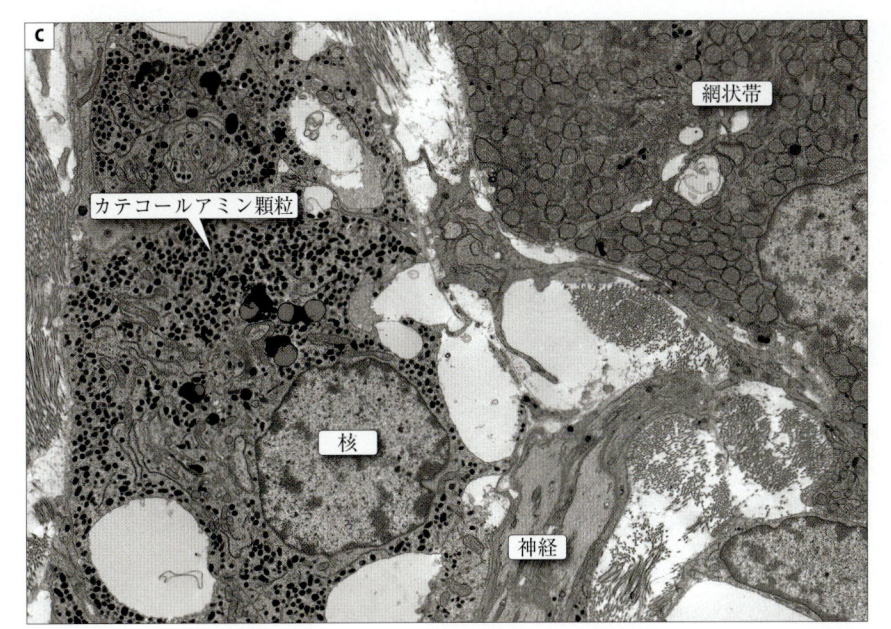

図 17.14c　網状帯と副腎髄質の境界部の微細構造

クロム親和性細胞の近傍に，コリン作動性ニューロンの軸索が観察される．この軸索はクロム親和性細胞にシナプスを作り終末する．クロム親和性細胞の細胞質には何百というカテコールアミン含有顆粒がみられる．開口分泌によって放出されると，主な分泌物であるエピネフリンによって急速に心拍数は増加し，骨格筋や心筋への血管は拡張し，立毛，散瞳，ストレスまたは恐れに関連した反応が起こる．× 3,800.

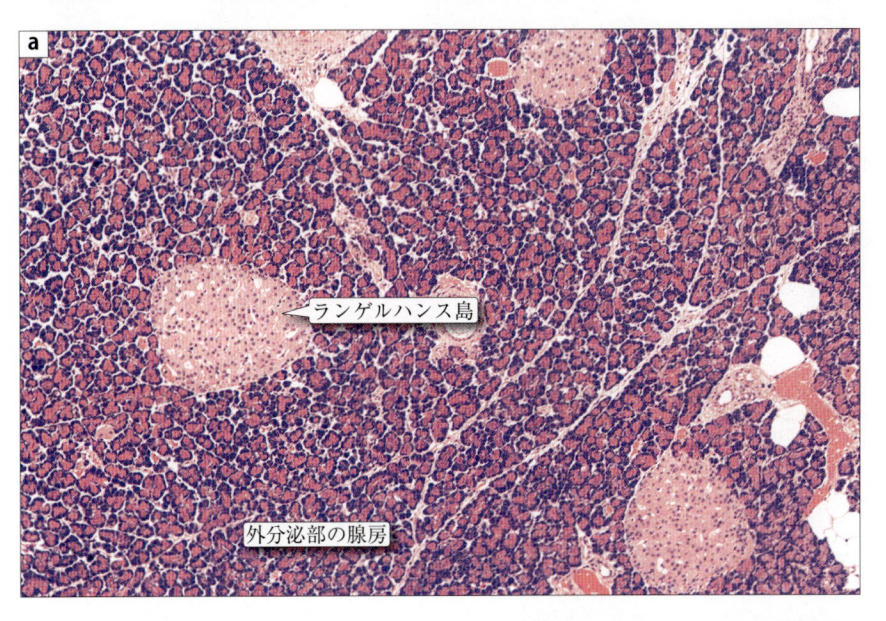

図 17.15a　膵臓内分泌部

膵臓内分泌部の構成要素であるランゲルハンス島は総数約 100 万個あり，小型の淡く染色される細胞集団で成人の膵臓の大きさの 1～2％を占め，豊富な血管の分布を受ける．主に 4 種類の細胞型が区別される．β細胞はインスリンを産生して細胞の約 70％を占める．α細胞はグルカゴンを産生して約 20％を占め，δ細胞はソマトスタチンを産生して 5～10％を占め，PP 細胞は膵ポリペプチドを産生し 1～2％の細胞を占める．各ホルモンは分泌顆粒内に貯蔵され，開口分泌により血中に放出される．HE 染色，パラフィン切片．× 100.

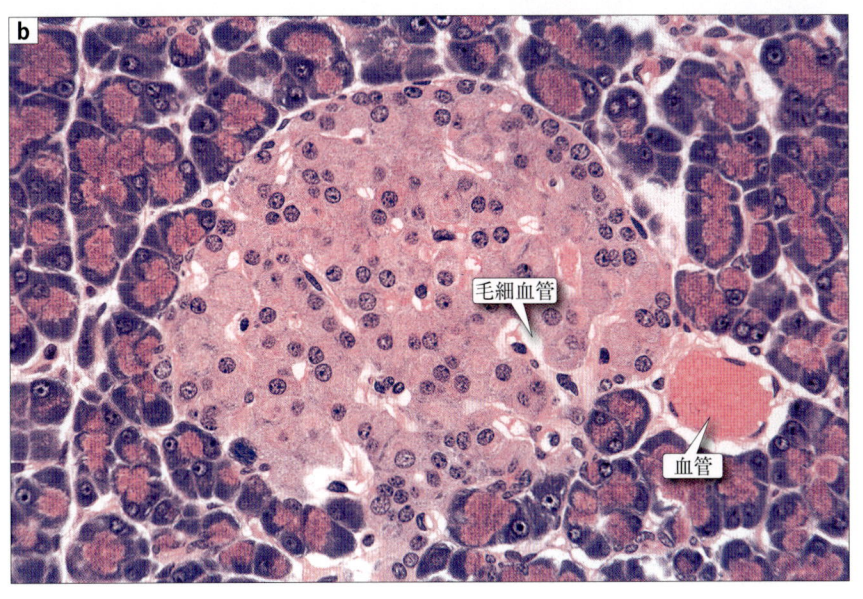

図 17.15b　膵臓内分泌部

ランゲルハンス島には豊富な血管と自律神経線維の分布があるが，HE 染色標本では個々の内分泌細胞の細胞型の区別はできず，免疫組織化学法が必要となる．インスリンやグルカゴンを分泌させるのは主にグルコースやアミノ酸である．インスリンは筋や肝臓でのグリコーゲンの貯蔵を促進し，脂肪の分解を減少させ，脂肪組織における脂肪の貯蔵を促進し，一般的にタンパク質合成を刺激する．グルカゴンは肝臓のグリコーゲンからのグルコース放出を促進して血糖値を上昇させる．そして脂肪組織から脂肪酸（エネルギー源として利用）の放出を増加させる．HE 染色，パラフィン切片．× 430.

膵臓の内分泌部

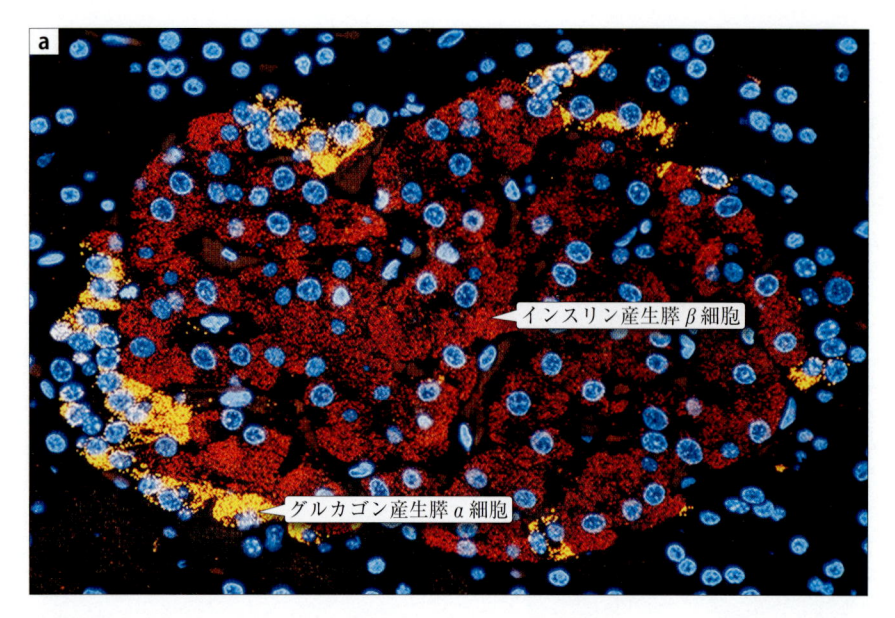

図 17.16a　ランゲルハンス島の細胞
二重免疫蛍光法によりランゲルハンス島の中心部の多くのβ細胞（赤色）と周辺部のα細胞（黄色）を示す．これらの細胞は豊富に顆粒をもち，それぞれインスリンとグルカゴンを貯蔵していることに注意せよ．島は平均で約2,500個の細胞からなり，そのほとんどはβ細胞である．β細胞は胎生期にみられる幹細胞というよりも，成人において新しいβ細胞を作る主な源と考えられている．β細胞はまたアミリン amylin，Cペプチド，生理学的な関連性がほとんど不明な多数の分子を産生する．×450．（Courtesy J Zbaeren, Inselspital, Bern, Switzerland.）

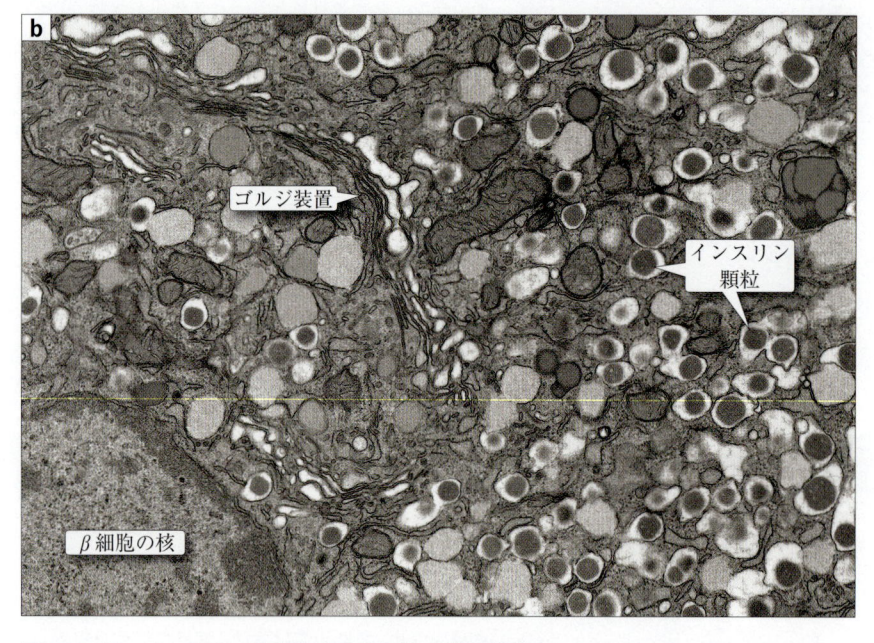

図 17.16b　インスリンを分泌するβ細胞の微細構造
β細胞は多くの有芯性小胞体にインスリンを貯蔵している．小胞の構造は種によって違いがある．インスリン合成はプレプロインスリンの形成に始まり，粗面小胞体において切断されてプロインスリンとなり，ゴルジ装置でさらに修飾されプロインスリンを含む分泌顆粒が作られる．成熟したインスリン分子は，結晶性亜鉛複合体として有芯性小胞内に貯蔵され，開口分泌によって内容物が血中に放出される．×17,000．

用不全は**糖尿病** diabetes mellitus として身体中に様々な症状を起こし，ヒトにとって重要な疾患や致死的状態をもたらす．インスリンはβ細胞（各島の細胞集団の約2/3を占める）から分泌される．グルカゴンはα細胞から分泌され，**ソマトスタチン** somatostatin はδ細胞に由来し，**膵ポリペプチド** pancreatic polypeptide は島細胞の約1%を占めるPP細胞で産生される（図17.16a, b）．ランゲルハンス島は膵臓の体積の約1〜2%を占めているが，膵臓への血液供給の10%かそれ以上を受けるので，液性の刺激に対する分泌反応が起こりやすい．島は門脈循環をもち，血液はβからαへ，そしてδ細胞へと流れる．αおよびβ細胞はグルコースの変化に鋭敏に反応して島からのホルモン分泌を調節することで，正常な状態では狭い生理的範囲内で血糖値を制御している．

分泌されたインスリンとグルカゴンは膵臓の静脈から肝門脈に入るので，肝臓は高レベルのこれらのホルモンの作用を受けて，グルコースの利用やグリコーゲンとしての貯蔵を制御する（図17.17）．グルコースはすべての組織にとって最も本質的なエネルギー源なのでその利用は非常に重要である．特に脳，網膜，性腺の生殖細胞はグルコースを絶対に必要と

している．インスリンは筋組織や脂肪組織へのグルコースの取り込みを促進することによって血糖を下げ，脂肪組織への脂肪酸の取り込みを促してエネルギーの貯蔵を増加させる．また，インスリンはタンパク質，DNA，RNAの合成を刺激して組織の成長や再生を促す．

グルカゴンは炭水化物の代謝においてインスリンとは反対の作用を示す．グルカゴンは肝臓でのグリコーゲン分解を促進させて血糖を上昇させたり，アミノ酸または乳酸からのグルコース産生を刺激する．このようにインスリンとグルカゴンの作用は拮抗的であり，インスリンは低血糖ホルモン，一方，グルカゴンは高血糖ホルモンと言われたりする．δ細胞から分泌される膵ソマトスタチンはインスリンとグルカゴンの分泌をおそらく島内部のパラクリン効果（すなわち局所）によって抑制する．ソマトスタチンには胃，腸の運動や分泌を抑制して消化の速度や腸からの栄養の吸収を抑制する作用もある．膵ポリペプチドホルモンは膵外分泌部からの消化酵素の分泌や胆汁の分泌を抑制する作用がある．このホルモンの生理的な役割は，食事と食事の間に消化酵素や胆汁を維持することかもしれない．

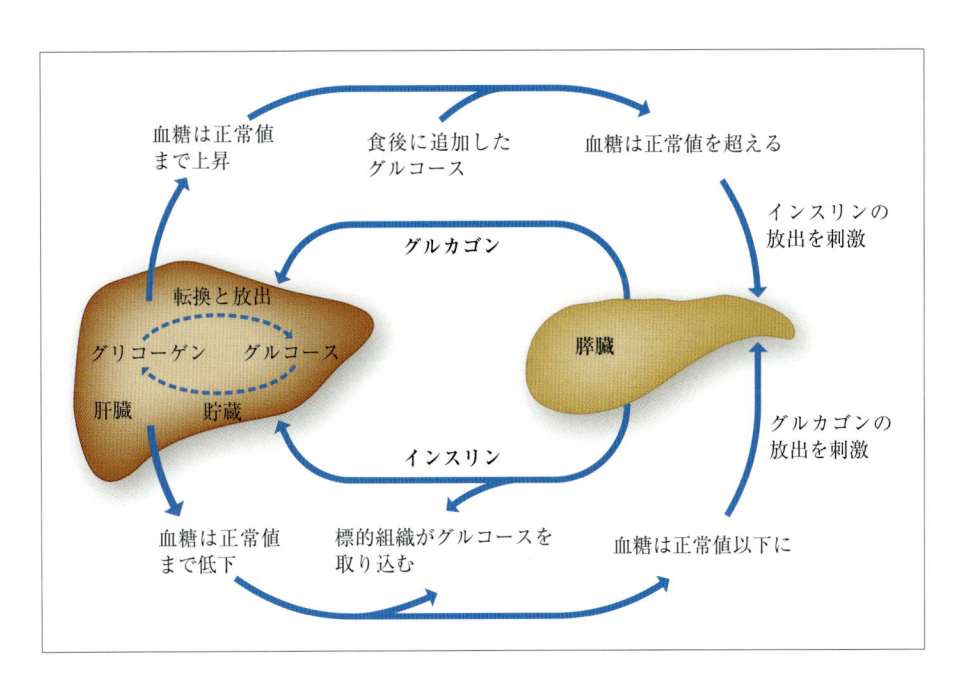

図17.17　膵臓内分泌部，肝臓および血糖値の相互関係のまとめ
食後血糖値が上がると，インスリンが膵臓より分泌されて肝臓でのグリコーゲン合成と組織でのグルコースの取り込みが盛んになり，その結果血糖値は低下してくる．反対に，食間や空腹時には血糖が下がり，グルカゴン分泌が刺激されて肝臓より（グリコーゲンから）グルコースが放出される．そして血糖値は上昇する．インスリンは低血糖ホルモン，グルカゴンは高血糖ホルモンであり，両ホルモンは互いに反対に作用する．

松果体

　松かさに似た形の松果体は，間脳の天井の正中線から突出した小さな器官（約 6 × 4 mm）である．松果体は結合組織によって葉に分けられているので，実質細胞が島状に存在する（図 17.18a, b）．下等な脊椎動物では光 - 神経 - 内分泌変換器としての役割をもっており，光の情報を神経系や内分泌系の信号に変換する．ハムスターのような季節的に繁殖する動物では，その最も生物学的に活性のあるホルモン産生物，すなわち**メラトニン** melatonin は，季節における昼夜の長さの変化に反応して性腺の機能を調節する（視床下部と下垂体ホルモンによって）．メラトニンは松果体細胞によってトリプトファンから作られる．松果体細胞は淡い星状の細胞で，グリア細胞を伴い結合組織の基質に囲まれて松果体内で集団を作る．ヒトでは血中メラトニン濃度は概日リズムを示し，夜間に多く昼間は検出できないくらい少ない．ヒトの生殖活動には季節性がないので，生理学的な正常生殖機能におけるメラトニンの働きについては明らかではない．しかしながら，急速な時間差の変化いわゆる時差ボケに伴う眠気や時間感覚の障害がメラトニンによって軽減されるので，このホルモンが中枢神経系の機能を制御していることが示唆される．

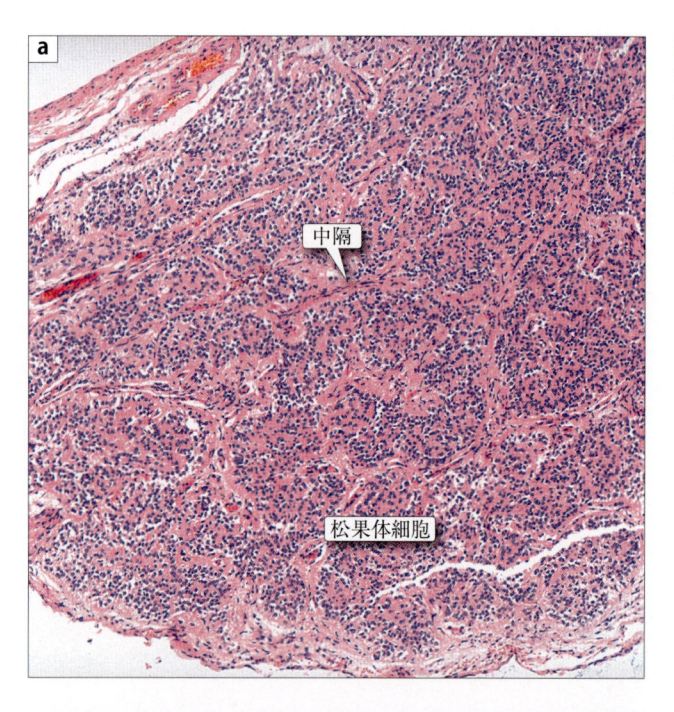

図 17.18a　松果体
松果体は緻密な細胞から構成され，外側の軟膜からの結合組織性中隔によって小葉に分けられている．血管や神経終末が第 3 脳室の後部を通って松果体に入る．ほとんどの細胞は松果体細胞で，メラトニンを合成して脳脊髄液中または血液中に分泌する．グリア細胞は加齢によって石灰化（脳砂 brain sand）を示す．HE 染色，パラフィン切片．× 80．

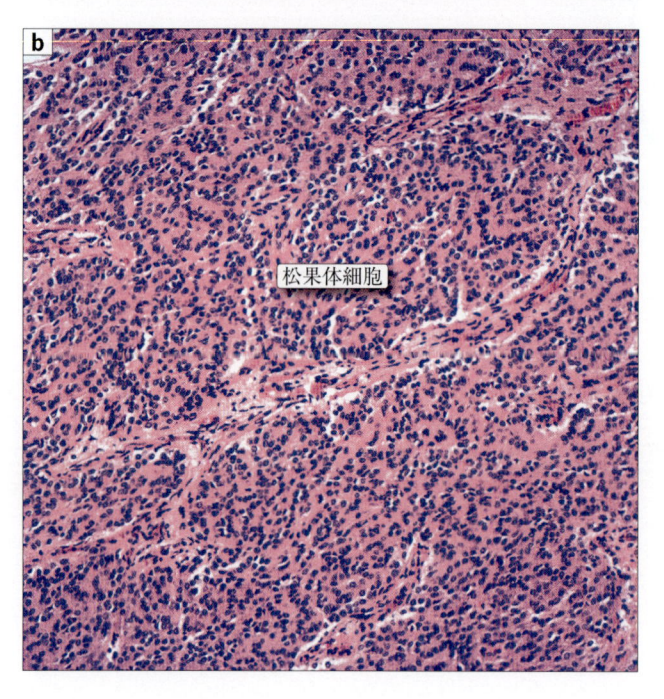

図 17.18b　松果体
松果体細胞は緻密に配置しているため，神経線維や毛細血管との接触はわかりにくい．明暗のサイクルや視床下部の視交叉上核によって，網膜から始まる複雑な経路を通りメラトニン合成が促進される．血中メラトニンは昼に低いが夜にきわめて高く，睡眠の開始を制御しているのかもしれない．季節性に繁殖する哺乳動物において，日照時間によるメラトニンの変化は生殖活動に影響を与えている．HE 染色，パラフィン切片．× 125．

散在性の神経内分泌系

　ホルモンを分泌する細胞は1個の細胞であることや小グループを作るだけのこともある．これまでの組織化学的な研究によって，これらのペプチド内分泌細胞とアミン内分泌細胞にはいくつかの共通の代謝過程があり，特にアミン前駆体を取り込んで脱炭酸しアミンに変換する一群の細胞を頭文字でAPUD（amine precursor uptake and decarboxylation）細胞と呼んでいる．これらは，ニューロンと似ているので，いくつかの神経内分泌細胞は**パラニューロン** paraneuronという名称を用いて説明されている．神経内分泌細胞は神経細胞と内分泌細胞の両方の性質を有する．すなわち，ペプチドまたは活性アミンを神経内分泌やシナプス小胞様の顆粒を通じて分泌する．これらは，血中を流れて管腔内に放出されたり，局所で近傍の細胞に作用したりする．このように神経内分泌細胞の多くはホルモンもしくは神経ペプチドとして作用する物質を産生することができる．神経内分泌細胞には様々な形があるが，組織切片はヘマトキシリン・エオジン（HE）染色で染色されにくい．消化管や気道には多数の神経内分泌細胞が存在する．

　神経内分泌細胞を含む器官の例を選んで次のようにまとめた．

- 消化管は16種類かそれ以上の内分泌細胞をもち，30種類以上のホルモンを分泌する（図17.19）．胃にはG細胞，ECL（**腸クロム親和性** enterochromaffin-like）細胞，およびD細胞（小腸にもある）が存在し，それぞれ**ガストリン** gastrin，**ヒスタミン** histamineおよび**ソマトスタチン**を分泌する．小腸にあるD細胞は**セクレチン** secretinを分泌し，膵臓を刺激して重炭酸に富む膵液を分泌させる．CCKまたはI細胞は膵臓からの消化酵素の分泌を促進する**コレシストキニン** cholecystkininを分泌する．K細胞はインスリン分泌を促進するGIPすなわちglucose-dependent insulin-releasing peptideを分泌する．M細胞は，平滑筋を収縮させる**モチリン** motilinを分泌する．N細胞は，胃の運動を調節するニューロテンシンを分泌する．
- 肺には**神経上皮体** neuroepithelial bodyとして知られる1個または集団状の**神経内分泌（NE）細胞** neuroendocrine cellが存在する．NE細胞は化学受容細胞で，細気管支の平滑筋に作用するアミンまたはペプチドを毛細血管に放出する．NE細胞は，胎生期の肺の発生に関わるペプチドを分泌する．
- 皮膚の表皮には**メルケル細胞** Merkel cellが存在する．この細胞はペプチドを神経伝達物質としてもっており，圧迫に反応して近傍の神経終末に対してこれを放出する．

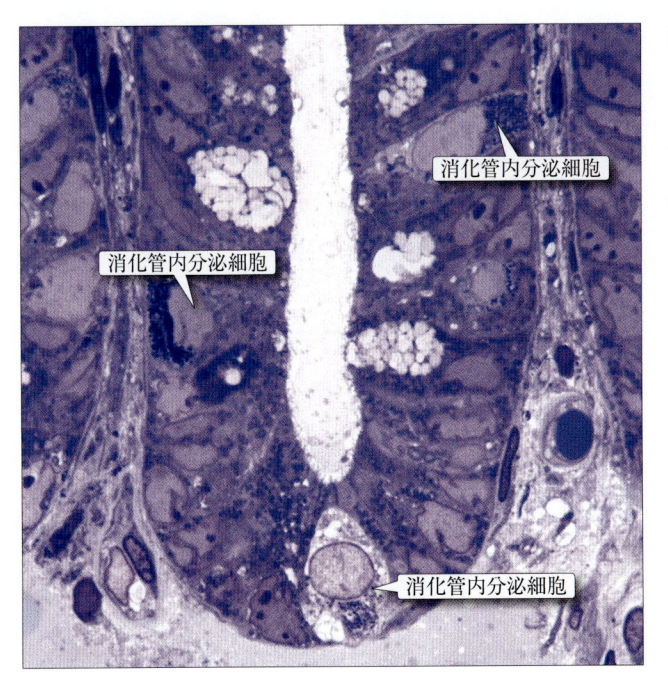

図17.19　消化管内分泌細胞

これらの細胞は基底部に分泌顆粒をもち，分泌されるとパラクリン因子として局所に作用するか，血中に入るかまたは求心性神経を活性化する．消化管内分泌細胞は，腸上皮細胞の1%以下であるが，最も長くまた最も複雑な内分泌器官であり，ペプチドおよびアミンを分泌する少なくとも10種類の異なる内分泌細胞系列がある．これらの細胞は銀に染色されることから銀親和性細胞 argentaffin cellまたは銀好性細胞 argyrophilic cell（銀の沈着）あるいは腸クロム親和性細胞 enterochromaffin cell（重クロム酸染色）と呼ばれてきたが，これらの染色法は非特異的で常にすべての消化管内分泌細胞を染色しているわけではない．トルイジンブルー染色，アラルダイト切片．×900．

パラガングリオン

　パラガングリオンは神経堤由来の神経内分泌組織で広く分布し，交感神経系（例：副腎髄質は最大の交感神経性"パラガングリオン"である）またはいくつかの副交感神経（例：**頸動脈小体** carotid body）の一部に関連している．小型の交感神経性パラガングリオンは後腹膜腔に認められる．HE染色組織切片では，パラガングリオンは多角形の細胞（神経内分泌）の集団または索を形成し，グリア細胞で囲まれ支えられている．クロム親和性反応，銀染色，電子顕微鏡観察，または免疫組織化学法によって神経内分泌細胞の細胞質に分泌顆粒を示すことができる．その分泌顆粒は内分泌的，パラクリン，神経伝達物質，または神経修飾物質の機能をもつ．これらの細胞は，カテコールアミンまたはインドールアミン，およびいくつかの制御ペプチドであるエンケファリンを分泌する．副腎髄質は主として神経刺激に反応するが，副腎以外の交感および副交感神経性パラガングリオンは化学的な刺激（例：低酸素）に反応する．交感神経性パラガングリオンは毛細血管に近接しているため，主として内分泌組織として機能すると信じられているが，一方，副交感性パラガングリオンはおそらく近くの知覚神経終末に作用する．

その他のホルモン産生組織

　腎臓からは**レニン** renin（これは酵素）が血中に分泌される．レニンは，**レニン－アンギオテンシン系** renin-angiotensin system においてホルモン様作用をもち，腎臓からのナトリウムと水分の排泄を減少させ，細胞外液量を制御している．腎尿細管系の一部からは**エリスロポエチン** erythropoietin が分泌され，骨髄での赤血球産生が刺激される．同じ腎臓組織では，活性型の **1,25-ジヒドロキシビタミンD** 1,25-dihydroxyvitamin D（食物中のビタミンDに由来する，または皮膚で作られる）が合成され，小腸からのカルシウムの吸収を促進する．胎盤は（**ヒト）絨毛性ゴナドトロピン**（human) chorionic gonadotoropin（hCG）を産生し，妊娠初期の黄体機能を維持する．ほかに分泌されるホルモンとしては，乳腺の発達を促進させる**胎盤性乳腺刺激ホルモン** human placental lactogen（hPL）がある．**プロゲステーゲン** progestagen（プロゲステロン progesterone）および**エストロゲン** estrogen は，妊娠中の子宮粘膜の機能の維持と乳腺の発育の刺激に作用する．**胎盤性副腎皮質刺激ホルモン放出ホルモン** placental corticotropin-releasing hormone（CRH）は，妊娠の第3三半期と分娩の開始に重要である．精巣や卵巣は種々のホルモンを分泌する（図17.20a, b）．こ

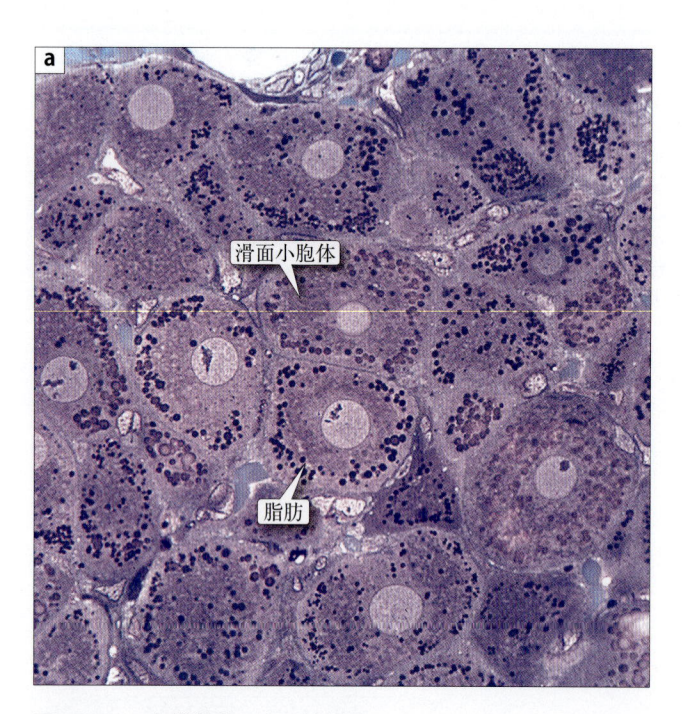

図17.20a　卵巣黄体の内分泌細胞
卵巣黄体の黄体細胞 luteal cell はステロイドホルモンを合成し分泌する典型的な内分泌細胞で，プロゲステロンおよびエストロゲンを分泌する．細胞質内は脂肪封入体を示し，ステロイド合成に関連してミトコンドリアと滑面小胞体が存在している．黄体は排卵後に顆粒細胞から形成される一時的なもので，いずれは変性して結合組織に置き換わり白体となる．トルイジンブルー染色，アラルダイト切片．×550．

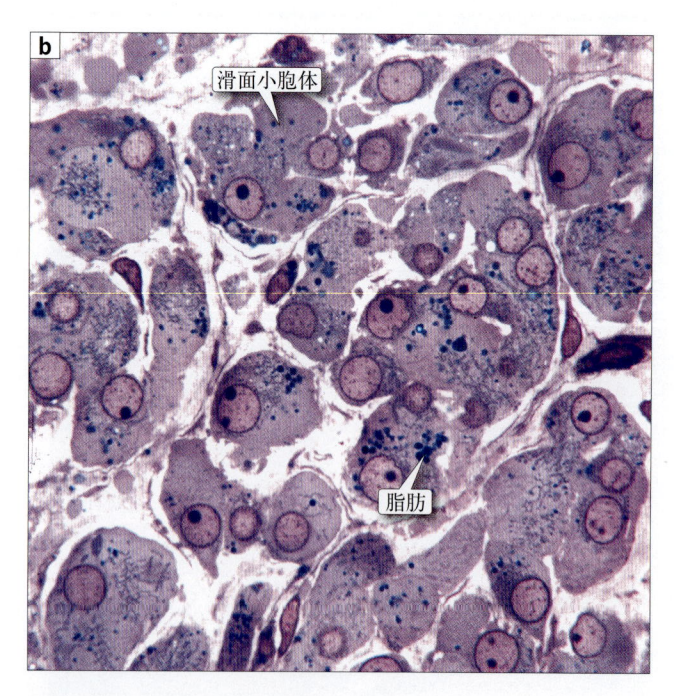

図17.20b　精巣の内分泌細胞
ライディッヒ細胞 Leydig cell の塊が精巣の精細管と精細管の間の組織に存在する．この細胞は，下垂体前葉で産生されるLHの刺激に反応して主にテストステロンからなる男性ホルモンを合成し分泌している．塩基好性の細胞質には多くの滑面小胞体，ミトコンドリア，脂肪滴をもつ顆粒が存在する．性成熟によって形成され，ほとんどの成人のライディッヒ細胞はおそらく成人である間ずっと存在するが，総数は加齢とともに減少する傾向がある．分泌された男性ホルモンは細胞外組織に拡散し，精細管や精巣静脈系に入る．トルイジンブルー染色，アラルダイト切片．×700．

れらは主としてテストステロン，エストロゲンおよびプロゲステロンといった性ステロイドである．これらについては第18章と19章で詳細に説明する．

疾患と臨床症状

たいていの機能的な内分泌疾患は，ホルモンの過剰な産生または低下によるものであり，内分泌組織はフィードバック機構によって相互に作用しあっているので，特定の内分泌腺の障害はしばしばほかの内分泌腺の異常な合成や分泌を伴う．ある内分泌に基づく異常には，ホルモン刺激に対して反応できないためのものがある（受容体の疾患）．さらに内分泌組織の腫瘍化は機能的な作用をもたない場合があるが，きわめて重大な場合もある（例：甲状腺癌の場合）．

視床下部-下垂体系 Hypothalamic-pituitary axis

成長ホルモン，プロラクチン（PRL）またはACTHの過剰な産生は，TSHまたは性腺刺激ホルモンと比べてより普通にみられる．思春期以前に分泌が過剰になると，成長ホルモンは骨の成長を促進し，**巨人症** gigantism を引き起こしうる．思春期以後または成人では，過剰な成長ホルモン分泌（通常，下垂体腺腫によることが多い）は**末端肥大症** acromegaly を起こす（すなわち，手，足，顎の巨大化，軟部組織の増加）．

成長ホルモンの小児期の分泌低下は低身長すなわち**小人症** dwarfism，脂肪過多，筋力低下を引き起こす．後の二者の徴候は成長ホルモン分泌が低下した高齢者で起こることがある．

過剰なプロラクチンの分泌（**高プロラクチン血症** hyperprolactinemia）は女性の不妊症（無排卵や希発月経または無月経）と関連し，不適切な母乳の分泌（**乳汁漏出** galactorrhea）を引き起こす．男性では受精能の低下や性欲減退を示す．

過剰なACTHの分泌（例：**クッシング病** Cushing's disease での下垂体腺腫）はコルチゾール産生を上昇し，その結果，肥満，骨粗鬆症，筋力低下を引き起こす．ACTHの分泌低下ではコルチゾールの産生が減少するために低血糖となる．性腺刺激ホルモンの分泌低下（GnRHの不足，食欲不振，下垂体腫瘍によって起こる）では受精能や生殖機能の低下が起こる．女性は月経障害，男性は小さな精巣と不妊症を示すことがある（**低性腺刺激ホルモン性生殖機能不全** hypogonadotropic hypogonadism）．TSHの不足は甲状腺機能低下症を引き起こす（すなわち細胞の代謝，体温，基礎代謝率，精神活動の低下が起こる）．

オキシトシン oxytocin 分泌に影響する後葉の疾患は，臨床的には重要ではないが，**アルギニン-バソプレシン** arginine-vasopressin（AVPすなわち**抗利尿ホルモン** antidiuretic hormone またはADH）の欠損は**尿崩症** diabetes insipidus と呼ばれ，尿を濃縮して水分を保持することができない．尿は大量（20 L/日まで）に排泄され，脱水は過剰な口渇を引き起こす．AVPの過剰分泌（腫瘍，外傷，感染による）は水分の貯留を起こす．ほかの器官の腫瘍からのAVPやADHの分泌は異所性ホルモン産生と呼ばれ頭蓋腔内の浮腫，痙攣，昏睡そして死亡を起こすことがある．

甲状腺 Thyroid

過剰な甲状腺ホルモンの分泌（**甲状腺機能亢進症** hyperthyroidism，**甲状腺中毒症** thyrotoxicosis）では興奮，体重減少，頻脈が生じ，グレーブス病 Graves disease として知られる疾患では，眼球突出および濾胞上皮細胞の過形成と機能亢進を伴った甲状腺腫が認められる．甲状腺を刺激する抗体が後者の疾患を引き起こす（腺に対する自己免疫反応）．治療は甲状腺ホルモンの末梢での作用や産生を抑制することを目標とする．**甲状腺機能低下症** hypothyroidism は下垂体や甲状腺の疾患，または食事からのヨードの摂取不足によって起こる．成人の甲状腺機能低下症の重症例（**粘液水腫** myxedema）では，顔や手の皮膚の肥厚，筋力低下，精神鈍麻，徐脈を示す．サイロキシンの産生低下に反応してTSHが分泌するので，甲状腺腫がしばしば認められる．甲状腺機能低下症は自己免疫の破綻によって起こり腺の萎縮を伴う（**橋本甲状腺炎** Hashimoto's thyroiditis）．小児では**クレチン症** cretinism（骨成長の遅れ，呼吸不全，精神遅滞）を起こす．

上皮小体（副甲状腺）Parathyroid

副甲状腺機能亢進症 hyperparathyroidism（PTHの分泌過剰，良性腫瘍によるものが多い）では高カルシウム血症，腎結石，骨萎縮（カルシウムの吸収による），骨折，骨の変形を生じる．**副甲状腺機能低下症** hypoparathyroidism（血中カルシウムが低下）では骨格筋の**テタニー** tetany（痙縮，痙攣）が起こり，喉頭の機能不全による呼吸障害が現れる．治療はビタミンDおよびカルシウムサプリメントの投与である．

副腎 Adrenal

アジソン病 Addison's disease または**副腎不全** adrenal failure の典型例は，糖質コルチコイドと電解質コルチコイドの欠乏であり，副腎皮質の自己免疫機能の破綻により生じる．症状は体重減少，低血圧，ストレスであり，循環性ショック，虚弱，疲労になることがある．コルチゾールの欠乏は，ACTHと**メラノサイト刺激ホルモン** melanocyte-stimulating hormone（MSH）の分泌を促進する．これらは，下垂体において**プロオピオメラノコルチン** pro-opiomelanocortin という共通の前駆体に由来し，MSHはまた皮膚の色素沈着を

促す．過剰な副腎皮質ステロイドの分泌，特にコルチゾールは**クッシング症候群** Cushing's syndrome に特徴的であり，過剰な CRH/ACTH の刺激，副腎の病理，炎症性疾患の糖質コルチコイドや ACTH による治療によって起こる．肥満，筋力低下，骨のもろさ，創傷治癒の遅れが認められる．男性ホルモンの過剰分泌の場合は，男性では小さな精巣（性腺刺激ホルモンの抑制），女性では陰核の肥大がみられる．胎児の副腎にコルチゾール生合成の先天的な欠損があると，**先天性副腎過形成** congenital adrenal hyperplasia になる．通常は ACTH の分泌が増加し，副腎皮質が刺激され過剰に男性ホルモンが分泌される．女性の胎児の男性化または男性の新生児の思春期早発が認められる．成人の副腎髄質の疾患（通常は良性腫瘍）ではアドレナリン／ノルアドレナリンの過剰な分泌により，高血圧，不安，発汗が生じる．

膵臓内分泌部 Endocrine pancreas

糖尿病はインスリンの欠乏または抵抗性によって生じる疾患で，相対的または絶対的なグルカゴン過剰を伴う．インスリン依存性糖尿病（IDDM，若年型糖尿病，Ⅰ型糖尿病）とインスリン非依存性糖尿病（NIDDM，成人型糖尿病，Ⅱ型糖尿病）が主な病型である．糖尿病のヒトの約 10% はⅠ型であり，遺伝因子は疑いなく関与しているが，糖尿病は病態や原因が様々な疾患である．Ⅰ型糖尿病では自己抗体によって β 細胞が破壊され，インスリンの欠乏が起こる．Ⅱ型糖尿病では血中インスリン値は低値，正常値，または高値であるが，インスリンに対する組織の反応性が低い（インスリン抵抗性）．インスリン分泌の乱れ（異常周期，パルスの頻度の減少）や血糖に対する反応の機能不全が組み合わさって糖尿病を引き起こす．高血糖，多尿（尿の過剰産生），多飲（口渇のため），多食（過剰な食事が主な症状である．糖尿病を長い間治療しないヒトには，重篤な問題が現れる．特に循環器疾患であり，大および中間径の動脈の粥状硬化，微小血管壁の肥厚，これらが組み合わさって組織の血行不全をもたらす．これらが生じる重要な臓器には心臓，四肢，網膜，腎臓および神経がある．糖尿病の治療は食事制限，インスリンあるいは血糖降下剤の投与，適度な運動が基本となる．

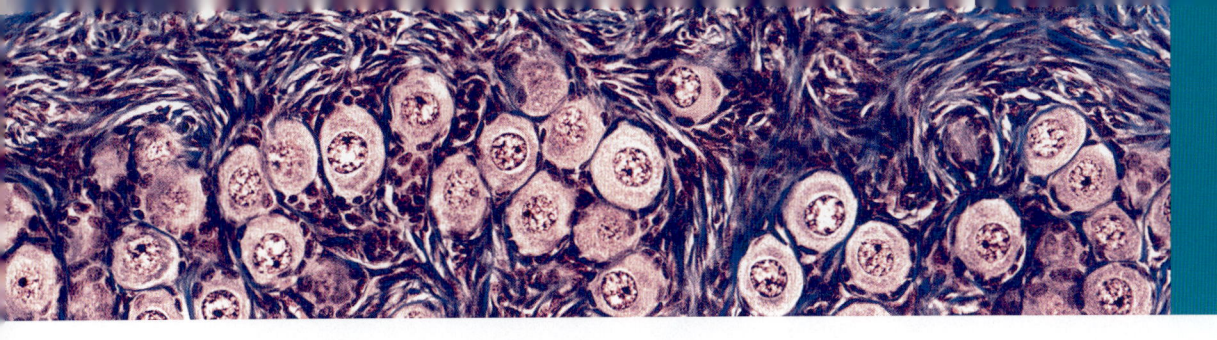

女性生殖器系 Female reproductive system

女性生殖器系において，生殖を司る主要器官は，**卵巣** ovary，**子宮管** uterine tube，**子宮** uterus，そして妊娠時には**乳腺** mammary gland と**胎盤** placenta である．

女性では，通常1個の**配偶子** gamete，つまり**卵母細胞** oocyte が**月経周期** menstrual cycle ごとに卵巣から相当量の性ステロイドホルモンとともに放出される．また卵巣は，局所的にあるいは生殖に必須なほかの組織に作用する成長因子や調節ペプチドなどの種々のペプチドも産生する．

子宮管（**卵管** oviduct あるいは**ファロピウス管** Fallopian tube）は，①**受精** fertilization が起こるように**卵子** ovum と**精子** sperm を結び合わせる場所として，また②受精してできた**胚** conceptus を子宮に運ぶ輸送系としての役割を担う．

卵母細胞の受精は通常子宮管の**膨大部** ampulla で生じる．子宮の内縁部分（子宮内膜）は受精した卵母細胞の**着床** implantation に適した環境を提供し，胎盤の形成と**胚** embryo の**胎児** fetus への発生を支持する．**妊娠** pregnancy 末期，**分娩** labor 時に子宮筋層の収縮により胎児は狭い（その際には拡張されている）**子宮頸部** cervix を経て**腟** vagina （**産道** birth canal）へと運び出される．

乳腺の分泌能力は妊娠中に十分に発達し，**乳房** breast からの乳汁の分泌は新生児による授乳刺激によって誘発される．

これら器官の機能状態は，主として脳（**視床下部－下垂体系** hypothalamic-pituitary axis）とおのおのの生殖器官の活動状態や相互作用に依存しており，それぞれの組織像や分泌状態の変化に見て取れる．したがって，視床下部ホルモン，下垂体ホルモンおよび卵巣ホルモンの分泌時期と標的組織についての知識が生殖生理学の理解に必須である．

排卵 ovulation 時における卵巣からの卵母細胞放出の一連の過程には**卵巣周期** ovarian cycle が関与している．排卵前では，卵巣からのホルモン分泌の主体は**エストロゲン** estrogen である．排卵後は，**プロゲスチン** progestin が卵巣から分泌される主要なステロイドとなるが，霊長類の卵巣では非妊娠時の卵胞期（すなわち排卵前）と同様あるいはそれ以上の量でエストロゲンも産生されている．これらのエストロゲンとプロゲスチンというステロイドホルモンの周期的な放出が個体全体の生理学的あるいは行動学的周期性を作り出している．動物において，この周期を**性周期** estrous cycle といい，またヒトやそのほかの霊長類では月経周期という．

卵　巣

成熟個体での構造 Adult structure

卵巣は，内部に**間質** stroma と呼ばれる支持組織あるいは結合組織を有す．その皮質部分は，細胞に富み，**細胞間基質** intercellular matrix や**コラーゲン線維** collagen fiber とともに多数の**線維芽細胞** fibroblast からなる．疎性結合組織からなる中心部は**髄質** medulla とも呼ばれ，線維芽細胞や血管および神経が存在する．成人女性の卵巣では，周辺部の皮質には血管系は乏しいが，多数の**原始卵胞** primordial follicle を含む．おのおのの原始卵胞は女性配偶子あるいは女性生殖細胞である卵母細胞とそれを取り囲む扁平な間質細胞である**卵胞上皮細胞** follicular epithelial cell あるいは**顆粒膜細胞** granulosa cell からなる．

卵母細胞は，**始原生殖細胞** primordial germ cell から発生する．始原生殖細胞は，妊娠6週に卵黄嚢から卵巣原基に移入し，そこで体細胞分裂増殖により**卵祖細胞** oogonia となる．卵子形成過程とは，卵祖細胞が**減数分裂** meiosis という特殊な分裂様式により成熟した卵母細胞（卵子）となる過程である．減数分裂では，連続して2回細胞分裂が起こり，この過程で**一次卵母細胞** primary oocyte から**二次卵母細胞** secondary oocyte ができる．後者では，染色体数は半減する．成人女性の卵巣では，多様な組織像がみられるが，それは生殖年齢の間連続的に生じる発育卵胞の数や大きさに影響されている（図18.1a～c）．

胎児期から新生児の卵巣 Fetal-neonatal ovary

胎児期卵巣では，数百万個の卵祖細胞が体細胞分裂増殖によって生み出され，その多くは減数分裂に入るが必ずしもすべての卵祖細胞がその過程を完遂し一次卵母細胞になるわけではない．密集した一次卵母細胞は，いわゆる**前顆粒膜細胞** pregranulosa cell と呼ばれる扁平で紡錘型をした間質細胞と連絡を取り合うようになる．この生殖細胞と体細胞（後に内分泌細胞となる）の連携により，女性における基本的な配偶子の構成単位である卵胞が形成される（図18.2a～c）．卵母細胞は，この時期減数分裂前期を越えてさらに分裂過程を進めることはなく，排卵直前まで**複糸期** diplotene stage に留まる．卵胞によっては，この"保留状態"が45～50年あるいはそれ以上続くことになる．多くの卵胞は，胎児期で消滅

卵 巣

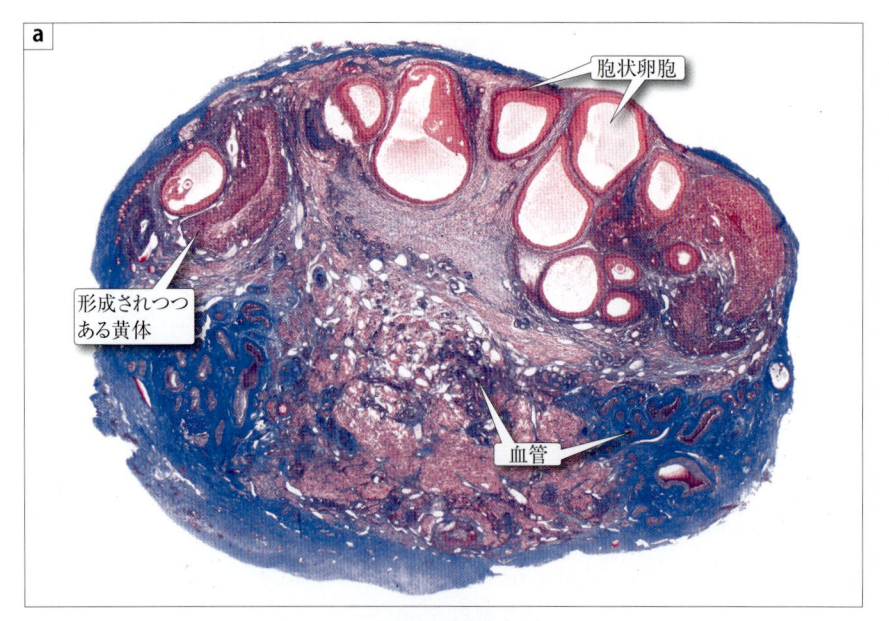

図 18.1a　卵巣の形態像
様々な発育段階にある卵胞を示す霊長類の卵巣．その多くは卵胞液で満たされた卵胞腔をもっている．結合組織からなる髄質部分の間質には多数の血管と数個の黄体が存在している．マッソントリクローム染色，パラフィン切片．×10.

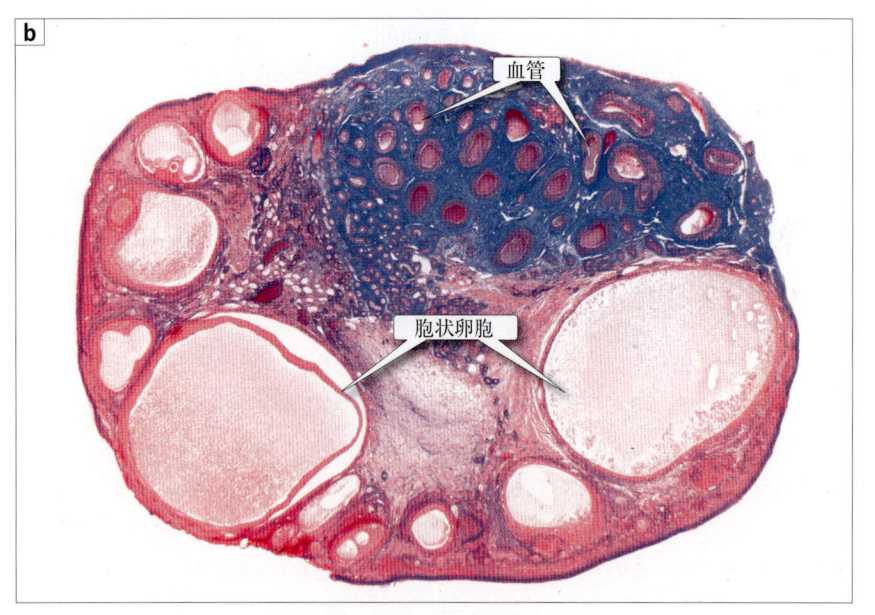

図 18.1b　卵巣の形態像
多数の胞状卵胞を示す霊長類の卵巣．そのうち2つは巨大で，卵母細胞はこの切片断面に含まれていない．これらの卵胞（予備軍として保存されていた卵胞）の片方あるいは多分両方とも排卵するかもしれない．中央の髄質には豊富な血管が供給されており，それらは**卵巣門** hilum と呼ばれる部分から卵巣に侵入している．マッソントリクローム染色，パラフィン切片．×10.

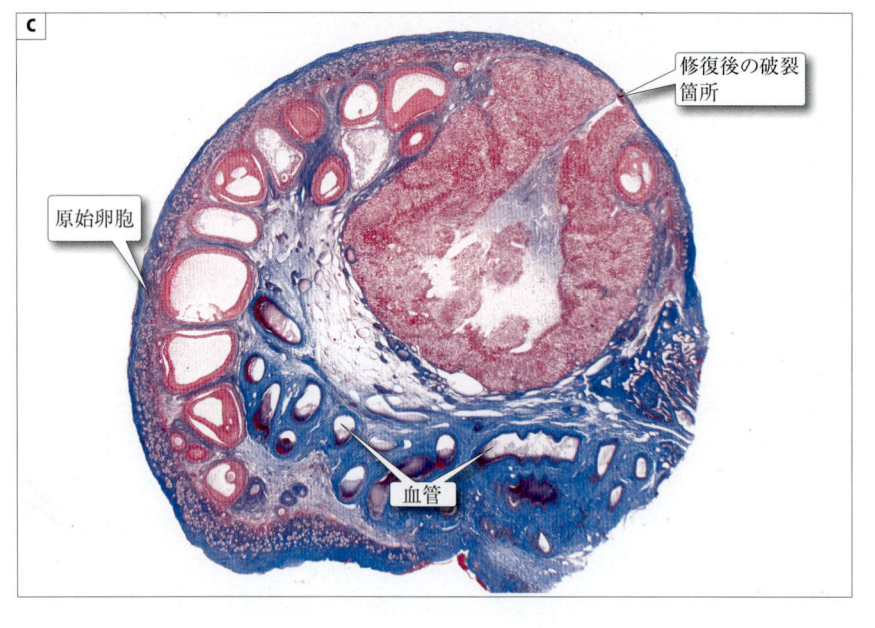

図 18.1c　卵巣の形態像
排卵直後の霊長類の卵巣．大きな形成途中の黄体が残されている．その卵胞の破裂部位が示されている．皮質には多数の小さな原始卵胞（予備軍として保存されている卵胞）と卵胞腔を有する成長過程にある卵胞がみられる．髄質には多数の血管が認められる．マッソントリクローム染色，パラフィン切片．×10.

18 女性生殖器系

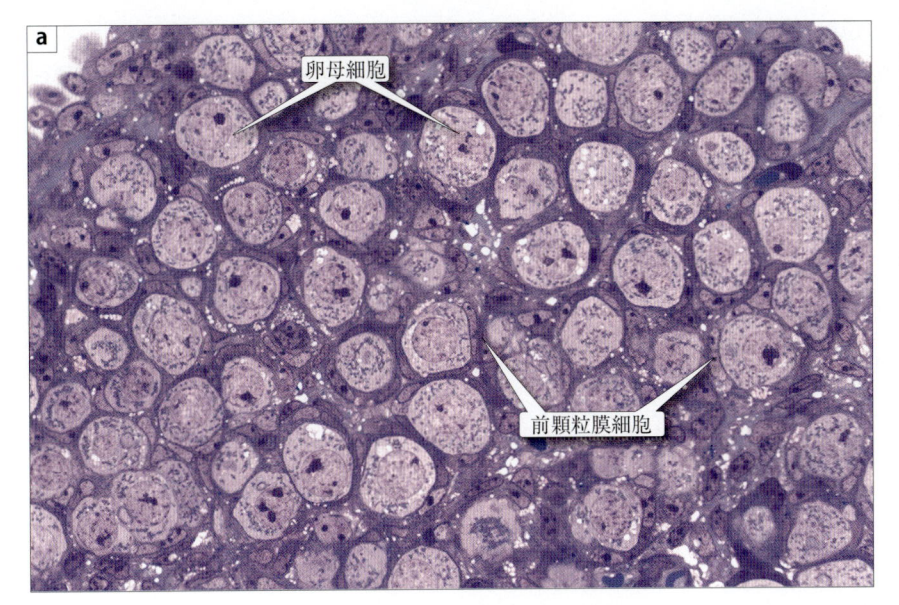

図 18.2a　胎児の卵巣

多くの卵母細胞集団で満たされた妊娠後期の胎児卵巣．前顆粒膜細胞と呼ばれる間質細胞は卵母細胞の周囲に配置され，最終的には包みこむ．これらの細胞と卵母細胞が一緒になって卵胞を形成する．前顆粒膜細胞との連携に失敗した卵母細胞は，退化する．結局，卵巣の発達過程で，多くの卵母細胞は多分アポトーシスによって除去される．トルイジンブルー染色，アラルダイト切片．×300．

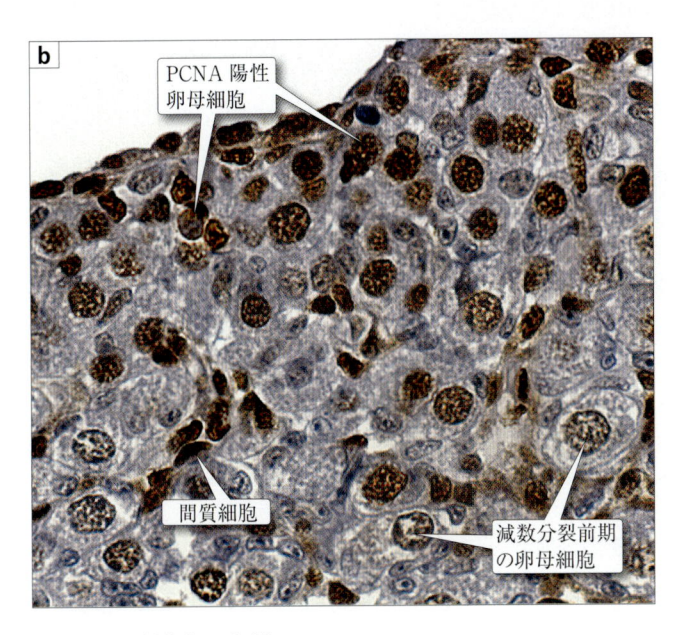

図 18.2b　新生仔の卵巣

増殖性細胞核抗原（PCNA）に対して免疫染色性を示している新生仔マウス卵巣．PCNA は生殖細胞と間質細胞に陽性である．PCNA は増殖中の間質細胞では DNA 合成のマーカーであり，また第一減数分裂前期に入る前の DNA を複製しつつある卵母細胞のマーカーでもある．ある卵母細胞は PCNA 陽性でない．このことは，それらが減数分裂前期に進行したことを示唆している．染色された間質細胞は分裂して前顆粒膜細胞となり，卵胞形成に寄与する．ヘマトキシリン染色，パラフィン切片．×250．

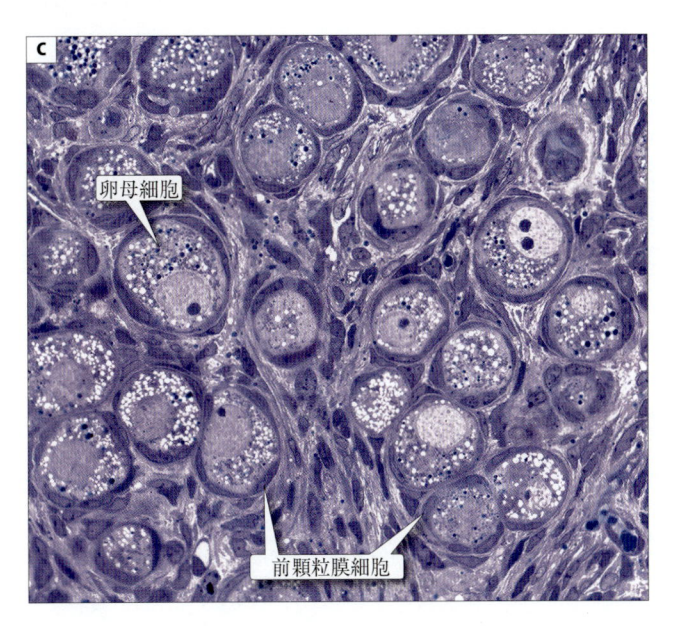

図 18.2c　ヒツジ胎仔の卵巣

卵巣の間質由来の扁平な前顆粒膜細胞に取り囲まれた卵母細胞を含む卵胞を示す．最初卵胞は胎仔期から新生仔期の卵巣の中心部で形成されるが，後には皮質部分を占めるようになる．これらの初期的な卵胞は，原始卵胞に分類される卵胞予備軍となる．日常的に，幾らかのものは発育過程に選択され組みこまれるが，留まっているものの中には最終的に枯渇するまで何年も生きながらえるものもある．トルイジンブルー染色，アラルダイト切片．×325．

415

し，出生時には両卵巣あたり約100万個まで減少する．出生後も，卵胞数は減り続け，6〜9歳児では約50万個となり，思春期には個体差はあるもののせいぜい40万個程度が残存するのみである．

卵胞発生 Follicle development

生まれてから閉経まで，ヒトの卵巣には2種類の主要な卵胞集団が認められる．すなわち，圧倒的に数で勝る発育過程に入っていない貯蔵用の卵胞と，卵胞形成を担う発育過程に入った卵胞集団である（図18.3）．

前者に分類される，発育過程にない卵胞は，貯蔵用のいわば予備群であり，そこから種々の数の卵胞が発育過程に動員される．例えば，20歳の女性では1日約15個の卵胞が動員されるが，40歳の女性では1日1個にすぎない．通常は，毎月このうちたった1個が排卵し，ほかのものはすべて退化する．したがって，貯蔵されている卵胞の数は定常的に減少する．20〜38歳までは両卵巣に存在する卵胞数は，平均で20万個と見積もられているが，この数は個人差が大きく1万〜60万個と大きく振れる．38歳を越すと，卵胞数の減少は加速され，40歳半ばまでに残りは約5,000個程度となる．そして，通常およそ55歳までにはすべて枯渇する．

卵胞の種類 Follicle types

卵胞の分類は，基本的に機能というよりはそれらの組織学的所見に基づいており，使われる用語も教科書や著者によって異なるため，混乱した様相を呈している．ヒトの卵胞の発育動態とホルモン調節機構に関する研究により卵胞の機能形態学的側面が明らかになってきたが，その結果はこれまでの記載と異なることがままある．卵胞は，組織学的には2つの範疇に分けられる．すなわち**前胞状卵胞** pre-antral follicleと**胞状卵胞** antral follicleである．この分類は，卵母細胞を部分的に取り囲む溶液で満たされた腔（卵胞腔）があるかどうかに基づいている．前胞状卵胞には，原始卵胞，一次卵胞そして二次卵胞が含まれる．胞状卵胞は**三次卵胞** tertiary follicleあるいは**グラーフ卵胞** Graafian follicleと呼ばれ，最も巨大化する．**排卵前卵胞** preovulatory follicleとは成熟したグラーフ卵胞のことである．卵胞の成長過程への参入と引き続く発生過程を**卵胞発育過程** folliculogenesisと呼ぶ．卵胞発育は，1つの卵胞が排卵することによって終え，そのほかの卵胞はその時点までに**退化** degenerationあるいは**閉鎖** atresiaする（図18.4a, b）．

> **Tip：**卵子形成過程と卵胞発育過程は異なったものである．卵子形成過程は，女性生殖細胞の増殖と減数分裂に関するものであり，始原生殖細胞が胎児の卵巣原基に移入することにより始まり，卵胞閉鎖 follicle atresiaあるいは排卵された卵母細胞が精子と受精したとき終える．卵胞発育過程は卵巣内における卵胞の成長に関するものである．

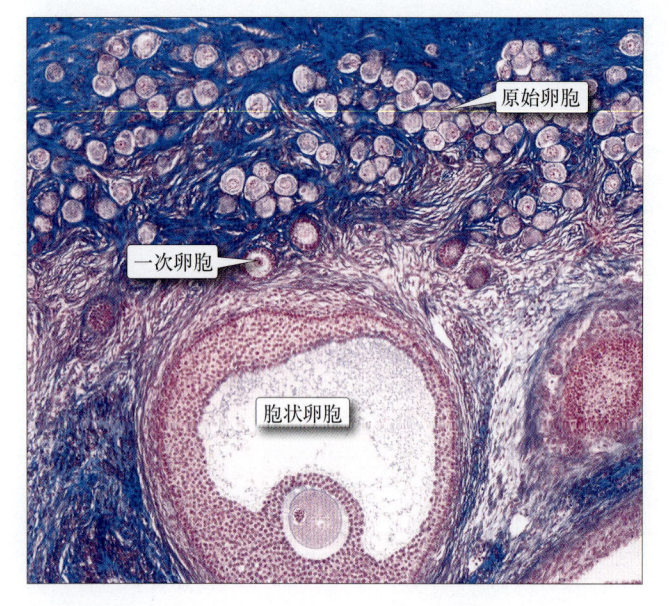

図18.3 様々な卵胞
主要な卵胞の種類を含む霊長類の卵巣．すなわち，最も数が多い原始卵胞，少し大きいが数は圧倒的に少ない一次卵胞，より大きな二次卵胞と胞状卵胞を示す．原始卵胞の卵母細胞はみやすいが，それらも卵胞の発育とともにある程度大きくなる．発育卵胞の溶液で満たされた卵胞腔が認められる．マッソントリクローム染色，パラフィン切片．×60．

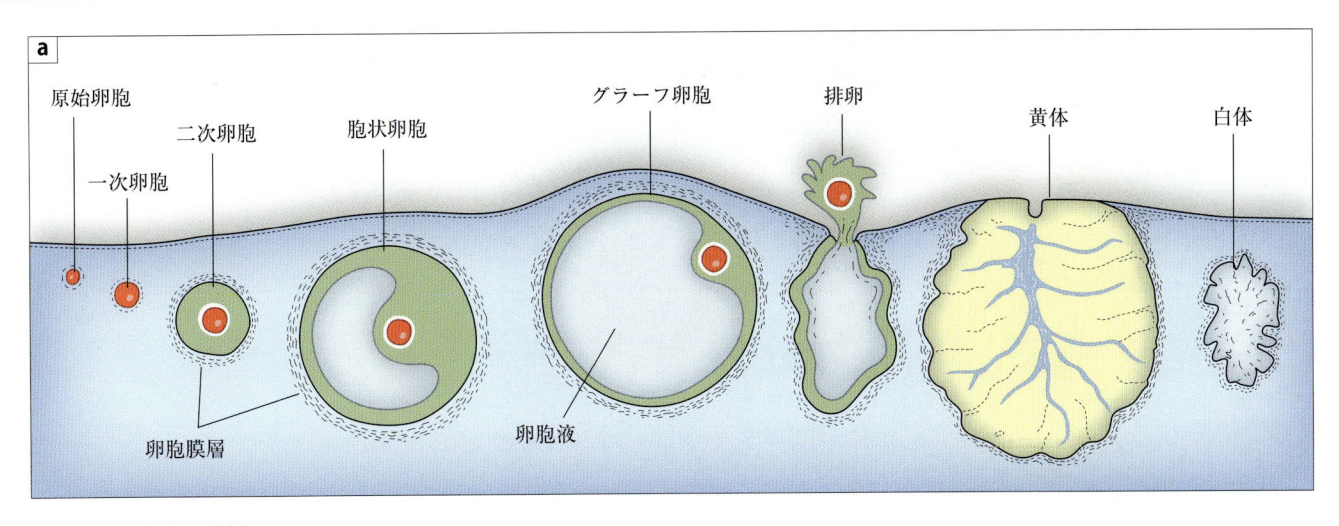

図 18.4a　卵胞の種類

この模式図は大きさは必ずしも正確ではないが，卵胞が発育し卵母細胞が排卵され，黄体そして究極的には白体に変化して終える一連の卵胞の種類の変化を示している．卵胞の発育は，**卵胞刺激ホルモン** follicle-stimulating hormone（FSH），**黄体形成ホルモン** lutenizing hormone（LH），**卵胞由来ペプチド** follicle-derived peptide と**性ステロイドホルモン** sex steroid hormone の複雑な相互作用によって制御されている．それらのステロイドは，卵胞の発育を促進するばかりでなく，卵管，子宮そして乳房のようなほかの器官の維持にも必須である．

ステージ	経過	卵胞	細胞分裂と卵胞発育	生殖細胞	染色体（n）DNA（c）
胚	分化，遊走，増殖	なし	5ヵ月まで分裂	始原生殖細胞，卵祖細胞	2n 2c
胎児期	第一減数分裂；前期の複糸期で休止	原始卵胞；4～6カ月－前包状卵胞；8～9カ月－包状卵胞	第一減数分裂	一次卵母細胞	2n 4c
新生児期	不完全な卵胞発育	一次，二次，小～中程度の胞状卵胞	発育開始過程（数ヵ月）	一次卵母細胞	2n 4c
小児期	不完全な卵胞発育	胞状卵胞	複糸（網糸）期で休止（50年まで）	一次卵母細胞	2n 4c
思春期	完全な卵胞発育	すべての段階における卵胞	卵胞発育の過程（約85日）		
月経周期	完全な卵胞成熟；第一減数分裂	排卵前グラーフ卵胞	排卵前卵胞（約36時間）	二次卵母細胞　極体	1n 2c
排卵	第二減数分裂開始；中期で休止	排卵卵胞	第二減数分裂 排卵された卵胞 6～24時間存続	極体は退化	1n 2c
受精	第二減数分裂完了；受精卵形成	黄体	受精後1～2時間で接合子形成	極体は退化	1n 1c + 1n 1c（精子より）＝接合子

図 18.4b　卵巣内における卵胞と生殖細胞の運命

この模式図は胚性生殖原基の形成から受精までの生殖細胞の一生を示している．始原生殖細胞が胎生5～6週で胚性生殖原基を占拠するようになると卵祖細胞と呼ばれる．体細胞分裂と第一減数分裂を経て，胎児卵巣には総計400万～500万個の生殖細胞が存在することになる．この数は卵胞閉鎖（破線の丸で囲まれたもの）により出生時には100万個まで減少し，思春期には約40万個となる．生殖年齢を通して，ほんの400個前後が排卵され，残りは退化する．成人女性においては原始卵胞が排卵可能な卵母細胞に成熟するのに月経周期9回分の期間を要する．

卵 巣

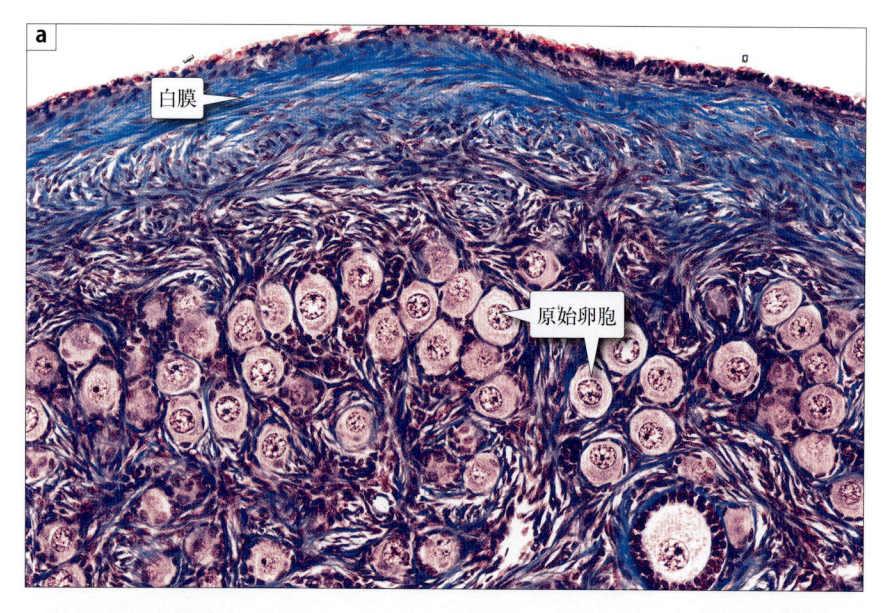

図 18.5a　原始卵胞
小さな原始卵胞の典型的な集積を示す成人卵巣皮質部．そこには，多数の間質細胞が認められるが血管はまれである．卵母細胞は，第一減数分裂の複糸期（いわゆる網糸期）で停止しており，ヒトの場合には 50 年に渡ってこの段階に留まる場合もある．この分化活動の一次停止がどのように維持されるのかは不明である．卵母細胞の巨大化と立方化した顆粒膜細胞によって区別される一次卵母細胞に留意すること．マッソントリクローム染色，パラフィン切片．× 130.

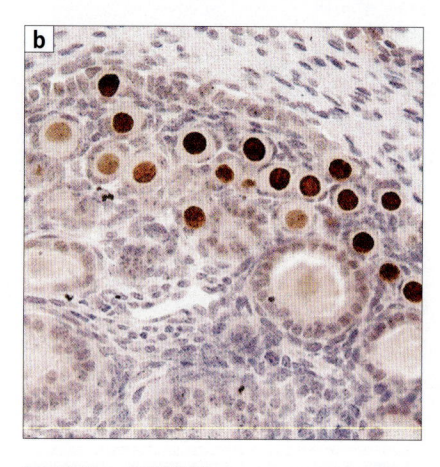

図 18.5b　原始卵胞
生後まもないマウス卵巣における**生殖細胞核抗原** germ cell nuclear antigen（GCNA）に対する免疫組織化学．染色は原始卵胞の卵母細胞にみられるが，一次卵胞の卵母細胞は陰性である．GCNA は卵母細胞の成熟レベルのマーカーであり，その発現は複糸期で停止する前で，減数分裂前期過程が終了していないことを示している．もし卵母細胞が複糸期に到達できないなら，それらは卵胞を形成できず，卵胞集団から除去されることになる．動物種で異なるが，胎児卵巣において形成される過剰な卵母細胞は胎児および生後を通して数を減じていく．ヘマトキシリン染色，パラフィン切片．× 130.

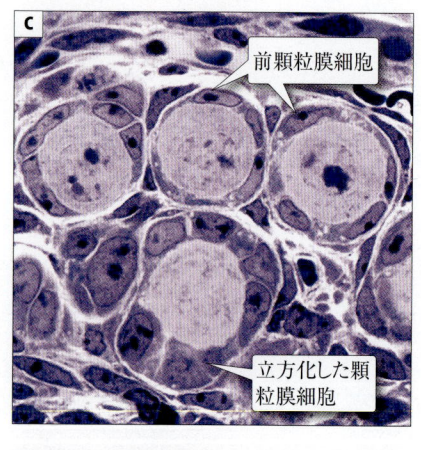

図 18.5c　原始卵胞
初期卵胞の高倍率写真．1層に並んだ立方状の前顆粒膜細胞が卵母細胞を1つずつ包みこみつつある原始卵胞を示している．卵胞発育過程の始まりを特徴付ける変化がみられたとき，その卵胞は移行期を進みつつあると表現される．この間，卵母細胞は巨大化し，立方形に変化した顆粒膜細胞によって取り囲まれるようになる．トルイジンブルー染色，アラルダイト切片　× 800.

418

原始卵胞 Primordial follicles

2種類の卵胞が予備群を形成する（図18.5a～c）.
- 原始卵胞, 最大の集団
- 中間卵胞, 扁平および立方形の前顆粒膜細胞が混在している【訳注：通常は, 一次卵胞に分類される】.

したがって, 予備軍として貯蔵されている両卵胞の割合は, 発育過程の変化というよりも成熟状態の変化を反映するものである. 中間卵胞の期間の長さは明確にはわかっていないが, 数ヵ月あるいはそれ以上かかるかもしれない. 成長過程に参入する準備として少数の原始卵胞が毎日活性化するが, それは性腺刺激ホルモンとは関係なく, 局所的な成長因子によって制御されているものと信じられている. 何千という卵胞を不活性なままに留めておきながら, 12個そこらの静止状態にある卵胞を動員させる因子についてはいまだ不明である.

一次および二次卵胞 Primary and secondary follicles

予備集団内の少数の原始卵胞は, 中間段階を経て, ゆっくりと一次卵胞へと変化する（図18.6a, b）. 一次卵胞は, 単層立方の顆粒膜細胞層および基底膜によって取り囲まれ, **透明帯** zona pellucida 糖タンパク質の卵母細胞から周囲への最初の蓄積を生じる. これらの糖タンパク層は厚さを増して, 透明で無構造性の特殊な細胞外基質となり卵母細胞表面を取り囲む.

成長過程に入っていない予備群はさて置き, 一次卵胞は卵母細胞の巨大化, 顆粒膜細胞の増殖による多層化, そして周囲を取り囲む間質細胞の上皮細胞様な変化による**内卵胞膜** theca interna の形成を示す. この種の卵胞は**二次前胞状卵胞** secondary pre-antral follicle と呼ばれ, 平均的直径は120 μm であり, さらに次の段階の発育卵胞へと進む. この段階では, 顆粒膜細胞と卵胞膜細胞は盛んに増殖するようになる（図18.7a, b）. 血管やリンパ管が内卵胞膜に形成され, 最も外回りにある間質の線維芽細胞からなる**外卵胞膜** theca externa の同様の成分と連絡するようになる. 卵胞は下垂体の性腺刺激ホルモンに対する受容体を発現しており, **卵胞刺激ホルモン** follicle-stimulating hormone（FSH）の受容体は顆粒膜細胞に, また**黄体化ホルモン** luteinizing hormone（LH）の受容体は内卵胞膜細胞に存在している.

FSH と LH は卵胞形成の後期において重要な因子である

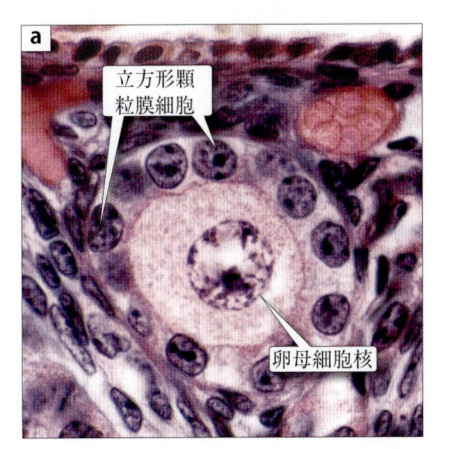

図 18.6a 一次卵胞
これらの卵胞は, 以前の扁平な前顆粒膜細胞から分化した単層立方の顆粒膜細胞層によって簡単に識別できる. 一次卵胞は卵胞発育の開始を意味する. 原始卵胞から一次卵胞への移行時間は明確にはわかっていない. しかしヒトの場合, 何週間も続くと思われる. 卵母細胞かあるいは間質細胞（または両者）由来の局所因子が卵胞の長い発育過程への始まりを調節しているのであろう. HE 染色, パラフィン切片. ×900.

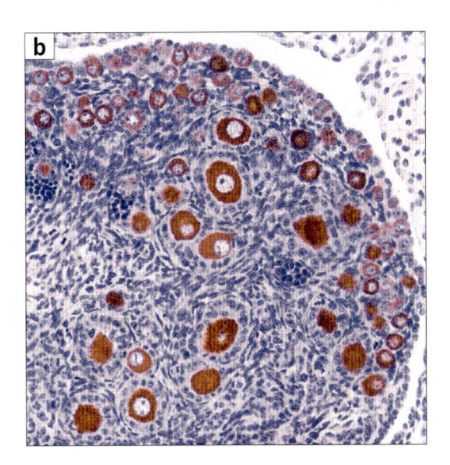

図 18.6b 一次卵胞
一度成長をし始めたら一次卵胞の卵母細胞は, 細胞質タンパクの合成の増大からも明らかなように代謝状態が亢進する. ここにみられる卵母細胞は微小管安定化タンパク（Y-box タンパク; Msy）に対して陽性である. 卵母細胞におけるmRNA やタンパクの有意な産生は卵胞発育過程に必須であるばかりでなく, 受精後の卵母細胞の活性化にも必要である. Msy2 に対する免疫組織化学, ヘマトキシリン染色, パラフィン切片. ×75.

卵 巣

ことは間違いないが，卵胞の発育開始における役割についてはよくわかっていない．成人での下垂体摘出が発育開始を阻害しないが，無脳児では発育期初期の卵胞がみられないことから，卵胞の発育期への移行は性腺刺激ホルモンとともに卵巣局所のあるいは卵巣外の内分泌因子によって複雑に制御されているようである．

胞状卵胞 Antral follicles

卵胞内での溶液で満たされ巨大化しつつある卵胞腔の出現は，**三次卵胞** tertiary follicle あるいは胞状卵胞の形成を意味する（図 18.8a～c）．しかし大方の発育卵胞は決してこの段階まで到達できるものではなく，卵胞閉鎖という過程によって死滅する（図 18.9a, b）．卵胞が閉鎖していない健康なものである場合，以降の発育は FSH および LH の適切な

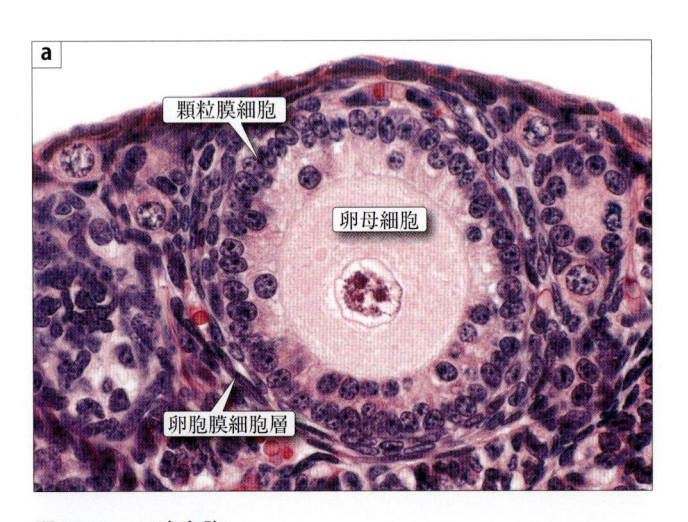

図 18.7a 二次卵胞
まさに活発に成長しつつある二次卵胞．少なくとも 2 層の顆粒膜細胞層（卵胞細胞とも呼ばれる）【訳注：卵胞上皮細胞とも呼ばれる】が認められ，それらは体細胞分裂で増殖している．卵母細胞核とその細胞質は，すぐそばの原始卵胞のそれと比較してかなり大きい．周囲の血管や間質細胞は今や同心円状に配置され，アンドロゲン様ホルモンを産生する卵胞膜細胞層を形成している．アンドロゲン様ホルモンは顆粒膜細胞によりエストロゲンに変換される．HE 染色，パラフィン切片．× 325.

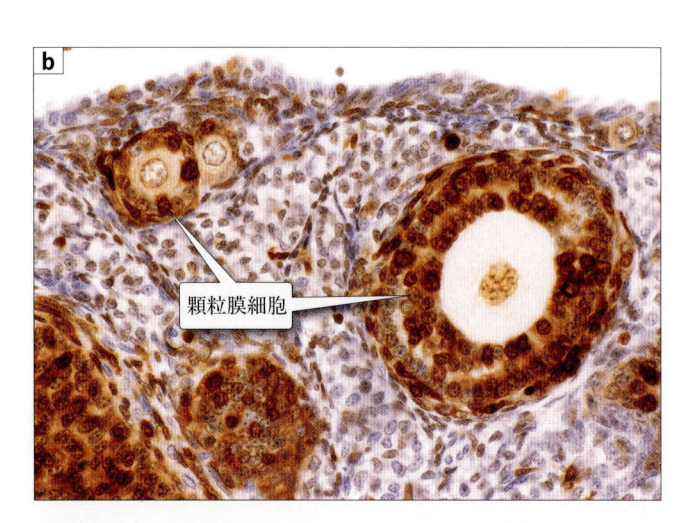

図 18.7b 二次卵胞
増殖期にある細胞を同定する PCNA に対する免疫染色．顆粒膜細胞と線維芽細胞や遊走性の白血球を中心とする間質細胞が陽性である．卵母細胞の染色は非特異的である．顆粒膜細胞の増殖と分化は FSH と卵母細胞から放出される因子によって調節されている．顆粒膜細胞は FSH，エストロゲン，アンドロゲンなどに対する受容体を有し，また卵胞膜細胞は LH に対する受容体を発現する．ヘマトキシリン染色，パラフィン切片．× 300.

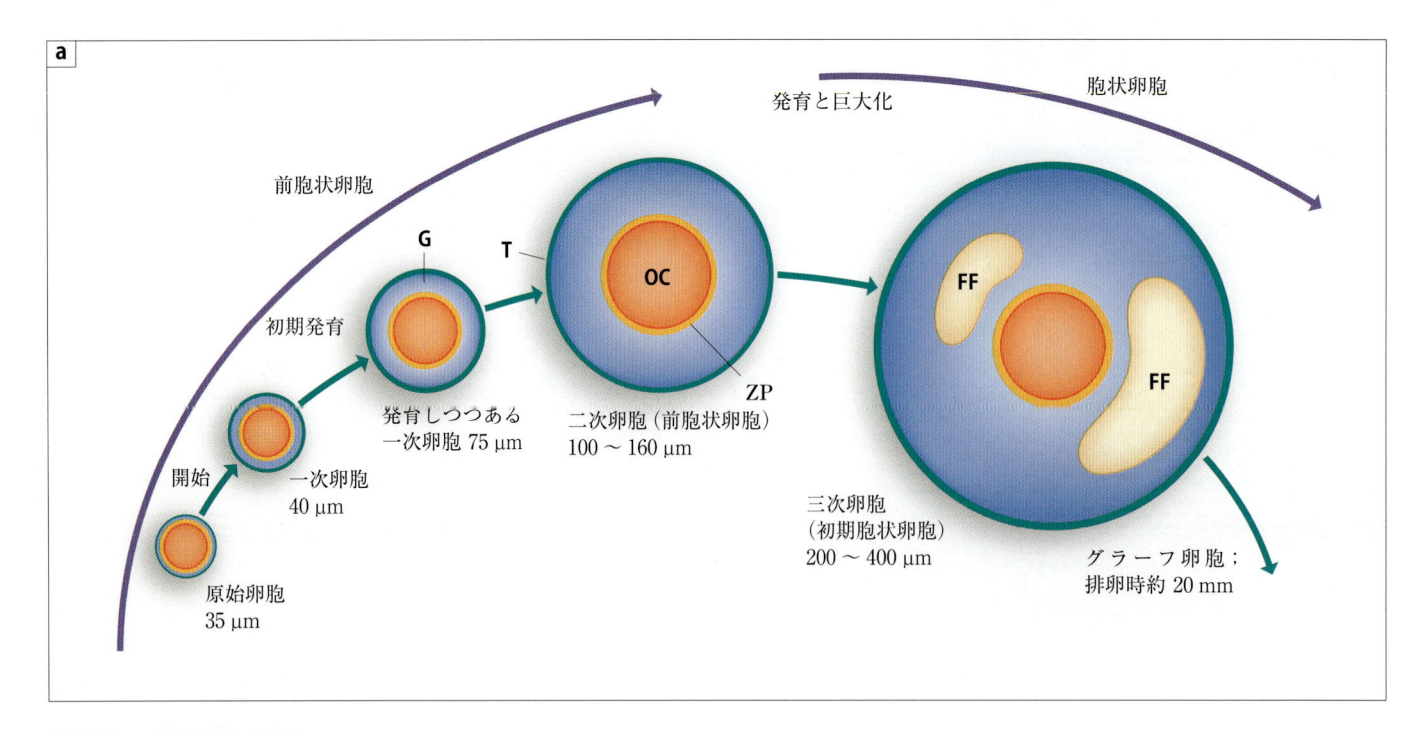

図 18.8a 胞状卵胞の発育
種々の発育段階にある卵胞の成熟状況と大きさ．二次卵胞にある卵母細胞（**OC**）それ自身の直径は 80 μm で安定している．グラーフ卵胞（**G**），透明帯（**ZP**），卵胞膜層（**T**），卵胞液（**FF**）が示されている．ヒトの卵巣では，これらの変化が数ヵ月かけて，非常にゆっくりと進行している．

18　女性生殖器系

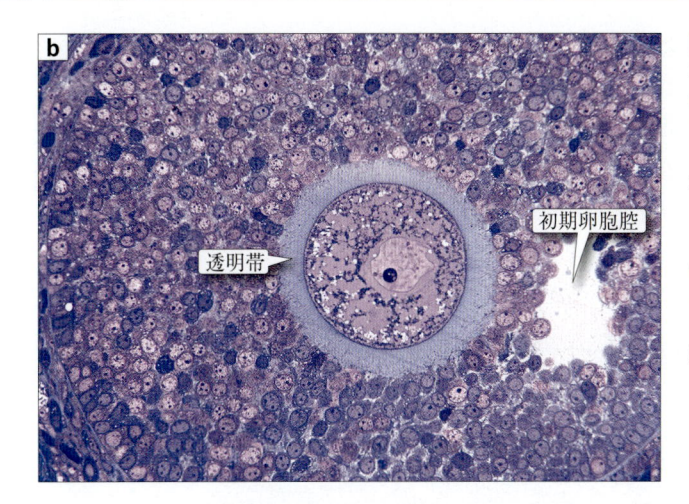

図 18.8b　胞状卵胞の発育

初期の胞状卵胞では卵胞液を含んだ腔，すなわち卵胞腔が生じる．この液は最初，FSHの影響下で顆粒膜細胞から分泌されたプロテオグリカンとヒアルロン酸から構成されている．卵母細胞には核小体をもつ核と，ミトコンドリアと顆粒が豊富に存在する細胞質がみられる．透明帯は厚い殻あるいは衣として卵母細胞を取り囲むが，その3種の主要な糖タンパク（ZPタンパクと呼ばれる）は卵母細胞から産生される．排卵後の卵母細胞では，ZPタンパクは精子の**先体反応** acrosome reaction を誘起し，受精における種特異性を決定し，そして**多精** polyspermy を阻止する．ZPタンパクの転写産物は透明帯が形態学的に観察される以前の，成長期前の卵胞にもすでに発現している．透明帯にある細胞質突起はギャップ結合を介して卵母細胞と顆粒膜細胞間の連絡を行っている．トルイジンブルー染色，アラルダイト切片．×325．

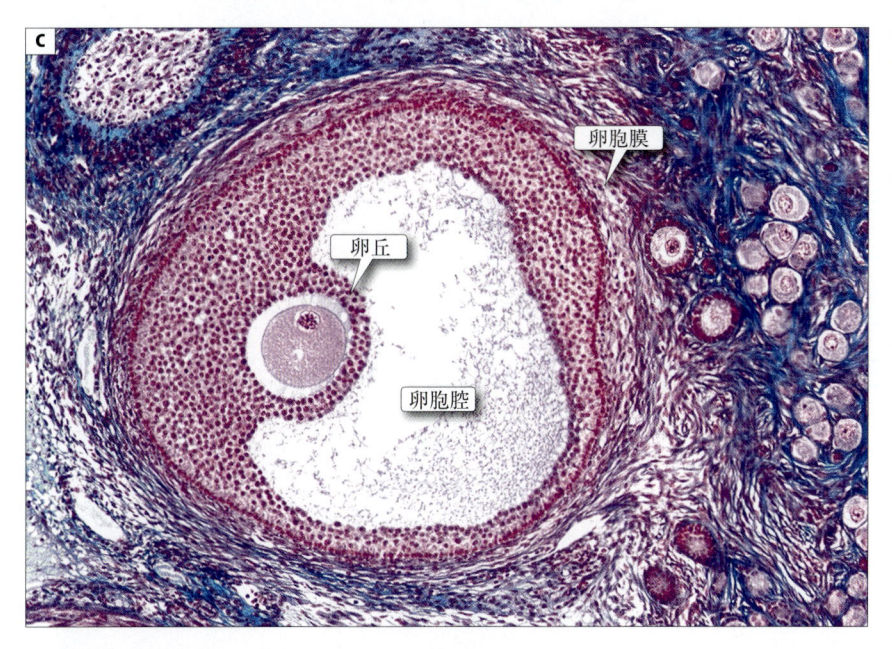

図 18.8c　胞状卵胞の発育

性腺刺激ホルモンに依存して発育しつつある胞状卵胞の集団は，"選択（リクルート）された"と表現され，引き続き発育するかあるいは閉鎖する．卵胞腔は多数の腔が融合し拡張する．卵母細胞に隣接する顆粒膜細胞は排卵後も卵母細胞に付随する卵丘を形成する．壁側の顆粒膜細胞は辺縁層を形成する．卵胞膜は豊富な血管の供給に預かり，卵胞膜細胞や顆粒膜細胞が合成する生体分子の素材の搬入口となるとともに卵胞で産生されたステロイドホルモンやペプチドホルモンの排出口として働く．基底膜が卵胞と卵胞膜の境界を形成している．マッソントリクローム染色，パラフィン切片．×110．

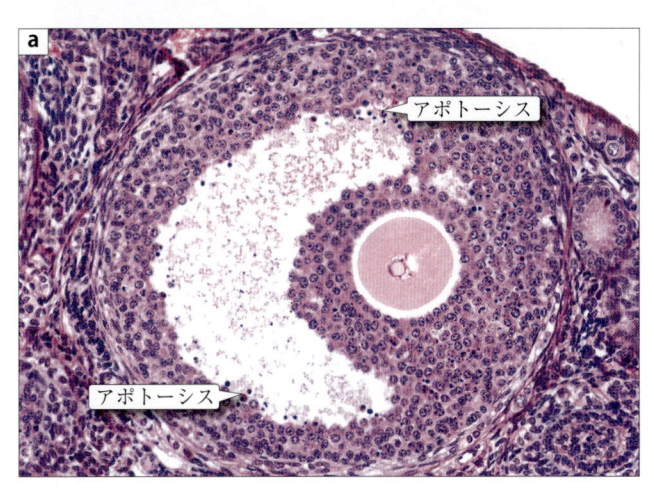

図 18.9a　閉鎖卵胞

ほとんどの卵胞は退化あるいは閉鎖をこうむる．この現象は卵胞形成のどの過程でも起こりえるが，胞状卵胞で最も頻回にみられる．胞状卵胞において，卵胞閉鎖の最初の徴候は顆粒膜細胞のアポトーシスである．実際アポトーシス細胞が何個あれば卵胞閉鎖の初期段階と言えるのかは明白ではないが，5つ程度ではないかという説もある．HE染色，パラフィン切片．×150．

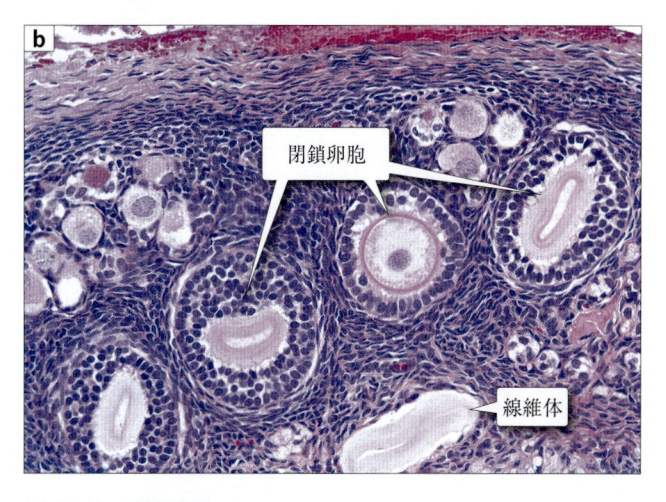

図 18.9b　閉鎖卵胞

閉鎖しつつある前胞状卵胞では早い段階で卵母細胞を失う．そして透明帯は肥厚し不定形となる．その結果，ガラス状の結合組織塊となり，**線維体** corpus fibrosum と呼ばれ，最終的には組織に吸収される．前胞状卵胞の閉鎖の原因は明らかでないが，多分局所での成長因子やホルモンの欠損によるのであろう．HE染色，パラフィン切片．×120．

卵巣

刺激に依存するが，思春期でこれらのホルモンの血中レベルの周期的パターンが確立された後は，なおさらその依存度は増大する．胞状卵胞は卵胞液量の増大と顆粒膜細胞や卵胞膜細胞の増殖によって巨大化するが，卵母細胞の直径は約 80 μm で安定している．グラーフ卵胞は前排卵期にある最大の胞状卵胞であり，ヒトでは直径は約 20 mm となる（図 18.10a, b）．妊娠第 2 および第 3 三半期でも胎児卵巣内に一次および初期胞状卵胞が生じることがあるが，これらはすべて閉鎖する．卵胞の発育と閉鎖は大抵の乳児期や幼児期の卵巣でもみられるし，直径 3 mm 程度の胞状卵胞は時折卵巣の超音波診断で認められる．しかし例えば直径が 5 mm 以上の中程度の大きさの胞状卵胞は見当たらない．この思春期以前の卵胞発育の限界は，性腺刺激ホルモンの分泌がこの時期不十分であるためと思われる．

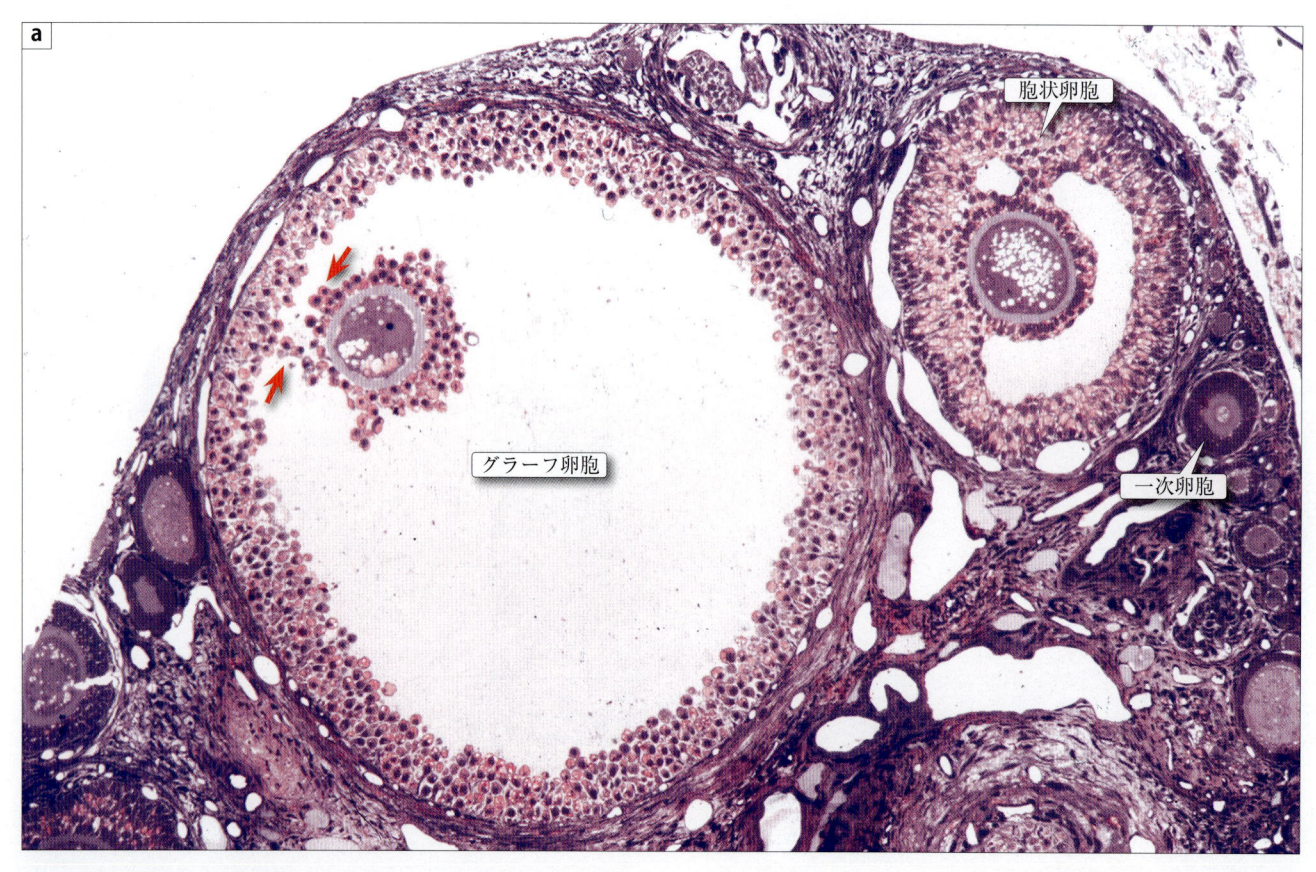

図 18.10a　グラーフ卵胞
最も大きく健康な卵胞（直径 5〜8 mm）が発育中の卵胞集団から選ばれ，"優位"となり，大きさも排卵直前の卵胞では直径 20 mm に達する．優位というのは，集団をなすほかの卵胞の閉鎖とさらなる卵胞選択の一時的な中断を意味している．卵丘の構成成分（矢印）あるいは放射冠は壁側を構成する顆粒膜細胞から離れる．卵胞液は卵胞膜にある血管からの漏出液によって増大する．この卵胞液は性腺刺激ホルモン，ステロイド，種々のペプチドおよびインヒビンのようなタンパク質ホルモンを含んでいる．卵胞膜と白膜の薄層化に注意．排卵時には，そこを通って卵母細胞と卵丘の塊が排出される．トルイジンブルー染色，アラルダイト切片．×150.

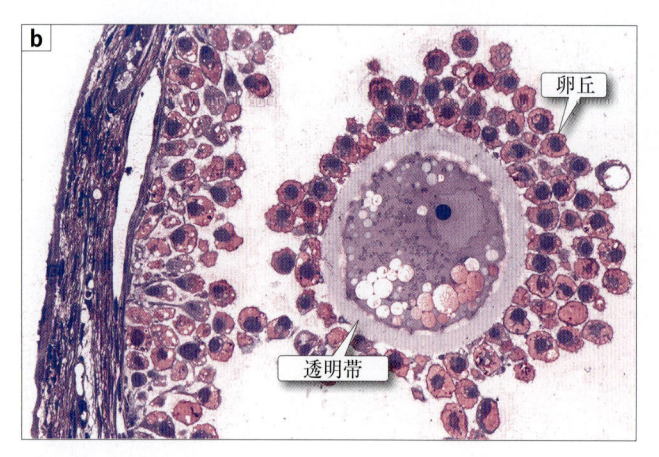

図 18.10b　成熟卵胞の卵母細胞
排卵時の卵胞では，卵丘と卵母細胞の塊は卵母細胞の周囲の透明帯とそれを取り囲む顆粒膜細胞で構成された卵丘からなる．卵丘の顆粒膜細胞は，ヒアルロン酸を豊富に含む細胞外基質を産生する．その基質は，受精の際に，精子の卵母細胞への接合を助ける．まさに排卵直前に，卵胞の顆粒膜細胞を橋渡ししている卵丘が切り離され，卵丘と卵母細胞の塊を卵胞液中に放出する．トルイジンブルー染色，アラルダイト切片．×350.

卵胞発育の初期段階では性腺刺激ホルモンの作用は必ずしも必要ないということが，卵巣の組織培養によって確認されている．つまり，原始卵胞は多分局所的な卵巣由来因子によって二次卵胞の初期までは発生可能である．また思春期前の少女や，妊婦，**カルマン症候群** Kallmann's syndrome の患者，および経口避妊薬を飲んでいる女性でも，性腺刺激ホルモンの生産は減少しているかあるいは周期性を失っているが，それでも直径 2～5 mm 程度まで胞状卵胞は成長する．これらの観察は，初期胞状卵胞の発育にはせいぜい基礎レベルの性腺刺激ホルモンがあれば十分で，それゆえにこの時期の発育のことを**基礎卵胞発育** basal follicular growth という．

12～13 歳の頃，**月経** menstruation の開始（**初潮** menarche）が起こるが，これは必ずしも排卵（成熟卵胞からの卵母細胞の放出）を伴ったものではない．規則的な排卵を伴った月経周期は普通初潮から 6 ヵ月から数年後に始まる．思春期以降，最も巨大なグラーフ卵胞内にある**一次卵母細胞** primary oocyte は排卵約 24 時間前に減数分裂を再開し，一次卵母細胞と同じ大きさの**二次卵母細胞** secondary oocyte と小さな**極体** polar body という 2 種類の細胞に分裂する（図 18.11a, b）．減数分裂の第 II 期は二次卵母細胞のみで進行するが，今度は第二減数分裂中期で再び減数分裂は停止する．そして，精子と受精した場合にのみ，卵母細胞は第二減数分裂を完遂し，成熟した卵母細胞（卵子）ともう 1 つの小さな極体になる．極体は退化する．一次卵母細胞が排卵に到達するのに 90 日（月経周期 3 回分）あるいはそれ以上かかり，1 つを残して後はすべて閉鎖する運命にある．生殖年齢の間，平均してほんの約 400 個の卵胞が排卵されるのみである（約 30 年の間に，年あたり約 13 回排卵するとして）．

思春期から閉経までの間に，それほど多くの卵胞が発育をするのに，なぜそのほとんどすべてが死ぬ運命にあるのであろうか？　その答えは，卵巣，特に卵胞が，受精や二次性徴の維持のために適切な量の性ステロイドやタンパク質ホルモンを生産する必要があるからである．卵胞が成長するにしたがって，より多くのホルモンを産生するようになるので，適切な数のホルモン生産卵胞が必要となる．多くの卵胞が同時に閉鎖により失われるとき，これらの元気な卵胞の数を維持するために，卵巣は予備群として貯蔵されている原始卵胞から毎日ある卵胞集団を選択し，成長を始めさせる．このことにより，受精に必要なホルモンの供給が保証されることになる．

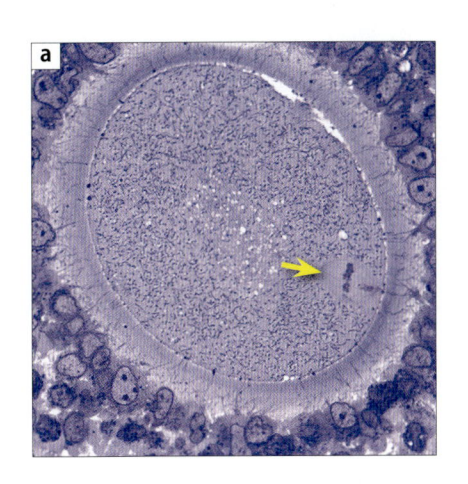

図 18.11a　減数分裂による卵胞成熟
性腺刺激ホルモンの性周期半ばでの大量分泌と一致して，排卵数時間前に，複糸（網糸）期で停止していた卵母細胞は第一減数分裂に復帰する．核は消失し（**胚胞崩壊** germinal vesicle breakdown ともいう）そして凝集した染色体と紡錘糸（矢印）が細胞膜に近接して存在する．細胞分裂は不均等で小さな娘細胞（極体）と大きな二次卵母細胞を生じる．その二次卵母細胞は，第二減数分裂に進むが，再びその中期で受精が起こるまで休止する．受精は二次極体の形成とともに減数分裂完了への引き金を引く．トルイジンブルー染色，アラルダイト切片．×550.

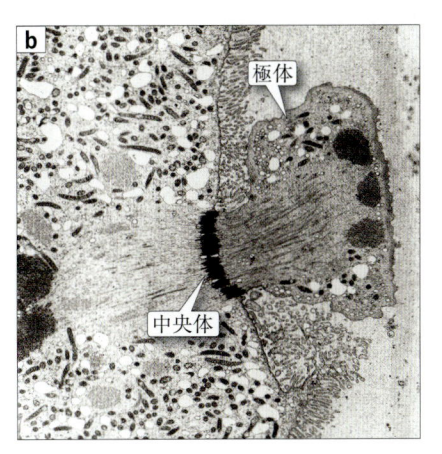

図 18.11b　噴出される極体の超微形態
排卵される卵胞において卵母細胞の第一減数分裂時にみられたもの．染色体が将来の**分裂溝** cleavage furrow の位置で**中央体** midbody によって連結している点に注意．極体は透明帯内かあるいは排卵後なら囲卵腔内で退化する．第二減数分裂の中期での中断はプロテインキナーゼである癌原遺伝子 c-mos 産物の Mos によって調節されているようである．この働きにより，娘染色分体の分離に必要な紡錘糸微小管の分解が阻害されると考えられている．減数分裂の中断は受精以前の不適当な DNA 複製を阻止するために起こる可能性がある．×2,500.（Courtesy H Moore, Sheffield University, UK and D Taggart, University of Adelaide, Australia.）

卵　巣

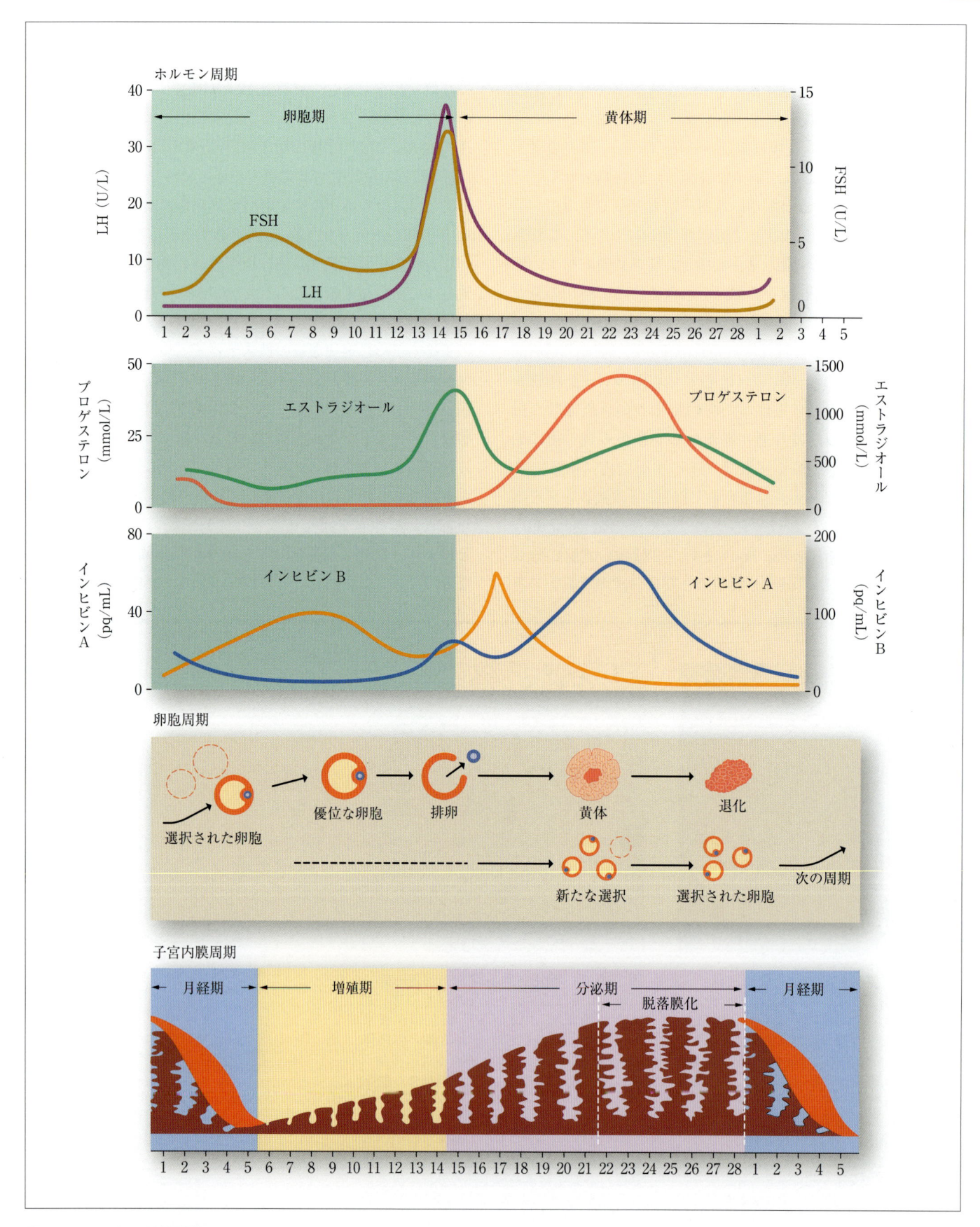

図 18.12　ヒトの月経周期
この模式図はホルモンの血中濃度や卵胞発育と黄体の変化や月経周期に伴う子宮内膜の変化を示している．**ホルモン周期** horomonal cycle（上から3つの図）において，インヒビンBはFSHに反応して胞状卵胞から分泌され，周期半ばでみられるFSHの大量分泌時間の長さを決定しているものと思われる．インヒビンAは黄体から分泌され，ステロイドホルモンレベルの減少とともに低下し，卵胞期でのFSHの上昇に寄与する．卵巣周期においては，排卵まで至る優位な卵胞として選択された卵胞について記載した．この期間は20〜25日続く．**子宮内膜周期** uterine cycle では基底層は月経時に剝離せず粘膜の再生を担う．（Hormone profiles adapted from Groome NP, et al. J Clin Endocrinol Metab 1996; 81: 1401-05.）

卵胞発育と閉鎖 Follicle growth versus atresia

月経周期の続く間，卵胞発育のホルモン調節は性腺刺激ホルモン放出ホルモンが視床下部の神経核から規則的に短時間放出されることによる．これにより次に下垂体前葉からのFSHとLHの分泌が引き起こされる（図8.12）．黄体化ホルモンは内卵胞膜を刺激してアンドロゲンを産生させ，そのアンドロゲンはFSHの支配下にある隣接した顆粒膜細胞内のアロマターゼによってエストロゲンに変換される（図8.13）．卵胞の顆粒膜細胞から産生されるペプチドホルモン，インヒビンとアクチビンはそれぞれ下垂体からのFSHの分泌を阻害しあるいは促進する．付け加えるに，これらのペプチドは，卵胞内でもアンドロゲンとエストロゲンの産生に影響を与える．それゆえに，卵胞発育の間，インヒビンとアクチビンは下垂体と卵巣への作用を介して顆粒膜細胞の機能を調節することになる．

ヒトでは，発育卵胞の成熟は生存と閉鎖のバランスによって制御されている．若い女性では，排卵を起こす周期に先立つ月経周期の後半の間に（すなわち，排卵の約20日前），2～3個の胞状卵胞（それぞれ直径が2～5 mm）が，主としてFSHによってさらなる発育に組みこまれる．FSHに刺激されて発育を続ける胞状卵胞の集団の中で，排卵まで進むよう運命付けられた最も発達した卵胞は"選択された"と表現される．選択された卵胞は，エストロゲンとインヒビン（ペプチド）を産生する．それらは一般循環に入り，ほかの卵胞の発育をさらに進めることがないようにFSHのレベルを制限している．本質的に，そのほかの卵胞はFSHの供給不足に陥って閉鎖を被る．今やいわゆる"優位"な状態になった胞状卵胞（その径は10 mm以上で，絶え間なく大きくなり続けている）は，FSHが減少した環境下でも生存可能となる．それは，FSHやLHの作用を増強する局所的な調節因子の助力を得て性腺刺激ホルモンへのさらなる高感受性を獲得するからである．優位な卵胞により分泌される高濃度のエストロゲンは下垂体に正のフィードバックをかけ，これが性腺刺激ホルモンの鋭いサージ（急激で大量の分泌）を誘発し，その結果成熟卵胞の破裂による排卵が誘導される．

Tip：ヒトでは，新生児から成人婦人に到るまで，すべての正常な卵巣は発育しつつある卵胞を含んでいる．春機発動期前の卵巣も"静止"あるいは機能停止しているわけではない．適当なホルモン刺激が思春期まで欠乏しているので，成熟した卵胞の産生に到っていないだけである．

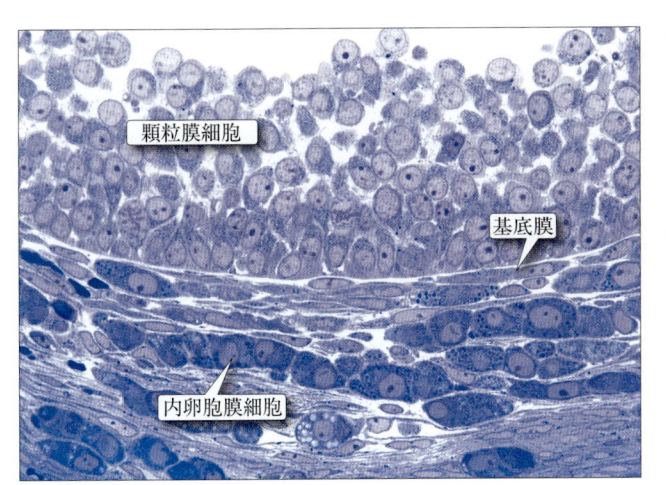

図18.13　内卵胞膜
卵巣はプロゲスチン，アンドロゲン，エストロゲン，そしてタンパクホルモン特にインヒビンを分泌している．卵胞におけるステロイドホルモンの産生と調節は内卵胞膜と顆粒膜細胞で区画整理されている．LHは卵胞膜細胞による芳香族化可能なアンドロゲン（アンドロステンジオン，テストステロン）の産生を促進する．これらアンドロゲンは基底膜を通過して，顆粒膜細胞内でアロマターゼによるエストロゲンへの変換を受ける．この変換は，最初はFSHの刺激のもとで行われるが，その後大きな胞状卵胞ではLHからの刺激でも起こるようになる．巨大な卵胞によるホルモンの効果は，月経周期，排卵時期，妊孕性の調節にみられる．トルイジンブルー染色，アラルダイト切片．×550．

卵巣

黄 体 Corpus luteum

　排卵に伴って，その卵胞部分は卵巣内に残る．それは巨大さとユニークな形態から容易にみつけられる（図18.14a～c）．排卵した卵胞の顆粒膜細胞ならびに内卵胞膜細胞は，組織学的および機能的変化を受け，それぞれ黄体の**顆粒膜黄体細胞** granulosa lutein cell と**卵胞膜黄体細胞** theca lutein cell となる．そしてこの組織全体に周囲の結合組織を通して伸長した血管の豊富な供給を受ける．LHの刺激に反応して，黄体はレラキシンとともにプロゲステロン，エストロゲン，インヒビンの分泌を行う．黄体細胞は，典型的なステロイド産

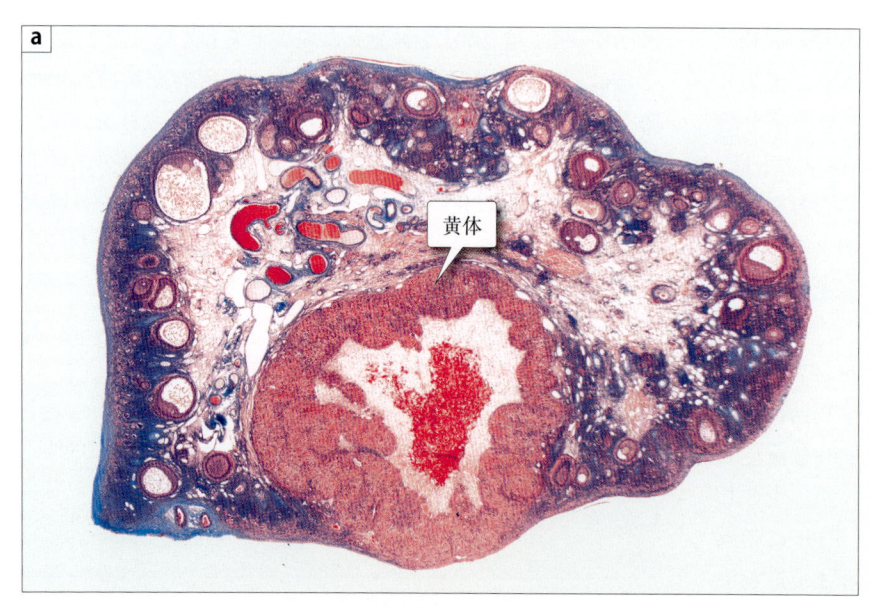

図 18.14a 黄 体
霊長類の排卵後の卵巣．排卵後の卵胞は卵巣に留まり，黄体と呼ばれる分泌器官へと変化する運命にある．排卵には，卵母細胞と付随する卵丘部分を排出するために卵胞の破裂が必要であるので，黄体では血管破壊と新しい血管の侵入による凝固血とフィブリンの再び閉じられた卵胞腔への沈着が起こる．黄体壁の折り畳みに注意．黄体は縮んで中心部を結合組織血管に置き換える．マッソントリクローム染色，パラフィン切片．×12.

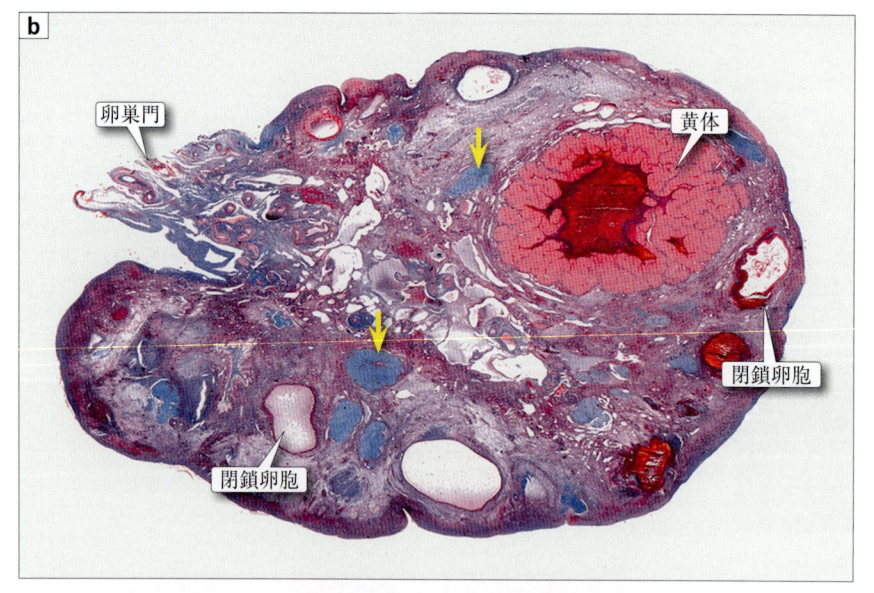

図 18.14b 黄 体
月経周期の黄体期後期のヒト（39歳）の卵巣．排卵が近々に起こったことを示す．フィブリン凝固を中心にもった縮みつつある黄体がみえる．大きな胞状卵胞が幾つかあるが，それらは閉鎖卵胞であったり，フィブリン凝固を有している．一次卵胞はまれである．髄質は卵巣門を通って出入りする血管を含んでいる．線維化した凝塊（矢印）は残存する閉鎖卵胞と白体を示している．マッソントリクローム染色，パラフィン切片．×4.

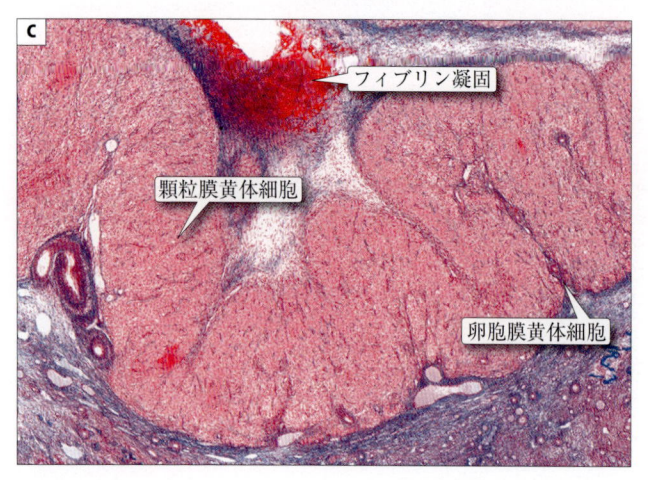

図 18.14c 黄 体
卵母細胞の放出後，卵胞壁にある顆粒膜細胞は黄体化ホルモンの刺激によって分化（黄体化）して**顆粒膜黄体細胞** granulosa luteal cell となる．それらは，種々の量の脂質とステロイドおよびタンパクの産生能をもつ．卵胞膜細胞も黄体化し，**黄体細胞** luteal cell あるいは顆粒膜黄体細胞の周辺に小規模な集団として存在する．したがって，時折これらの細胞は**傍黄体細胞** paraluteal cell と呼ばれる．中心部（以前の卵胞腔）にあるフィブリン凝固物は黄体が縮小し豊富な血管供給を受けるにつれて減少する．マッソントリクローム染色，パラフィン切片．×40.

生細胞の特徴をもっており，滑面小胞体と脂質顆粒に富む（図18.15a, b）．黄体は豊富な血管の供給によりピンク色をしているが，成熟し退化するときには黄色化する．

プロゲステロンは子宮粘膜に受精卵の着床に向けた準備を行わせるが，妊娠が起こらない場合黄体は排卵から2週間以内に退化し退縮（**黄体退行** luteolysis と呼ばれる）する．その際，黄体は線維化するとともにヘモグロビンの分解によって色素顆粒を増やし（**黒体** corpus nigricans），ついでガラス変性して透明な白色の結合組織になり**白体** corpus albicans と呼ばれるようになる（図18.16a, b）．最終的には，

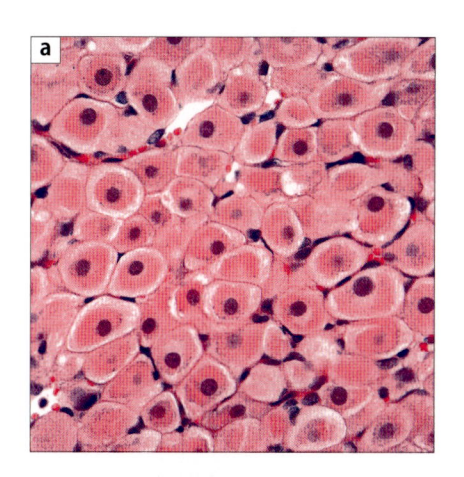

図 18.15a　黄体細胞
大きな顆粒膜黄体細胞が黄体における主要成分である．それらは中心に核をもち，細胞質はミトコンドリアとリソソームが多いことからエオシン好性となる．細胞質の辺縁部分は染色が弱いがそれは滑面小胞体が多い，すなわちステロイド合成を担う細胞内小器官があるためである．狭い細胞外領域は線維芽細胞と毛細血管を含んでいる．血中の黄体形成ホルモンが黄体機能を維持している．黄体細胞のプロゲステロンの分泌は，排卵後開始されそして卵胞からのエストロゲンによって誘導された子宮内膜の成熟を継続させる．HE染色，パラフィン切片．×160．

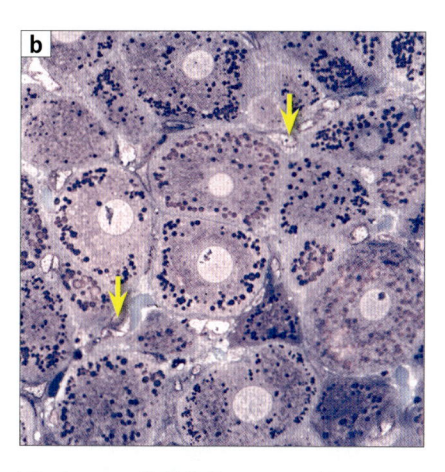

図 18.15b　黄体細胞
脂質滴と滑面小胞体を有する細胞質を示す．内皮細胞と線維芽細胞（矢印）が黄体細胞よりもずっと多い．多くの黄体細胞はプロゲステロンを分泌するが，卵胞膜黄体細胞はアンドロゲン物質を生産し，それは顆粒膜黄体細胞によってエストロゲンに変えられる．黄体は月経周期の調節に関して2つの役割を果たす．すなわち，もう1つは，アンドロゲン，成長因子特にインヒビンA，プロゲステロン，エストロゲンを分泌し，卵胞刺激ホルモンの下垂体からの分泌に負のフィードバックをもたらし，それによって卵胞発育を阻害する．トルイジンブルー染色，アラルダイト切片．×400．

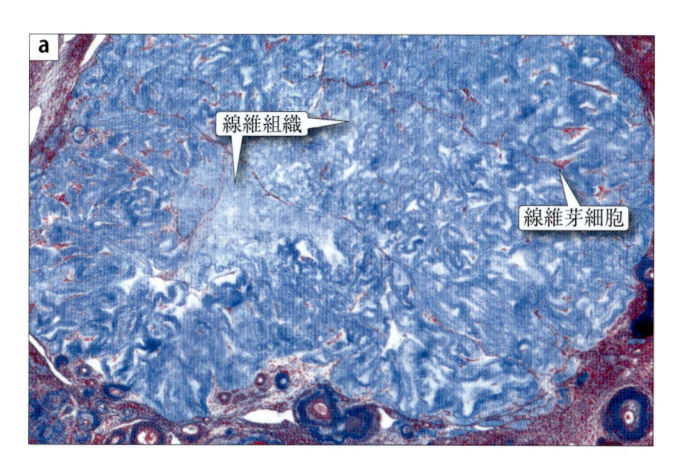

図 18.16a　白体
黄体退行は線維芽細胞の侵入を伴う．これらの線維芽細胞はコラーゲンと細胞外基質を合成し，その結果白色でガラス質な様相がもたらされる．結果として現れる白体は曲がりくねった境界が明瞭な構造を示す．次の周期あるいはそれ以降の月経周期の間居座りながら，古い白体は縮退し，通常吸収される．もっとも，それらの存在は閉経期の女性では引き伸ばされる特徴がある．マッソントリクローム染色，パラフィン切片．×60．

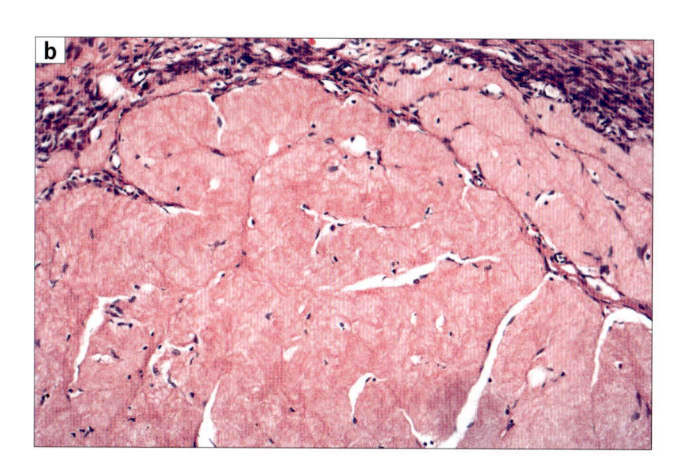

図 18.16b　白体の詳細
すべての退化しつつある黄体細胞はマクロファージの食細胞作用により除去されたことを示す写真．マクロファージは，高度に細胞成分に富む黄体が結合組織に変化する際に侵入したものである．白体の中に散在する核は線維芽細胞と毛細血管の内皮細胞のものである．HE染色，パラフィン切片．×150．

間質へと取り込まれる．黄体や白体の数は排卵直前の信頼できる指標となりえる．

黄体退行は，効果的に卵巣周期と月経周期を終結させる．すなわち，プロゲステロン，エストロゲンおよびインヒビンレベルは減少し，FSH レベルの上昇と弱いパルス状の LH の高頻度な分泌に反応して卵胞発育が再開する．卵巣が月経周期のタイミングを調節しているという証拠はサルにおいて去勢された雄に卵巣を移植しても，正常な毎月の排卵周期が維持されたことから示されている．

着床すると，発達しつつある胎盤は**ヒト絨毛性性腺刺激ホルモン** human chorionic gonadotropin（hCG）を分泌し，黄体細胞の機能を支持し，プロゲステロン分泌の期間を延長させることにより黄体の退化あるいは黄体退行を阻止する．月経周期上出現しては消滅する黄体は，妊娠初期の間，"救助された"と言われる．すなわち，胎盤がプロゲステロンやエストロゲン分泌の中心的な役割を引き受ける，いわゆる**黄体–胎盤シフト** luteal-placental shift までの 5〜6 週間辺りまで生き残れる訳である．ヒトにおいては，黄体は妊娠の間存在し続けるが，分泌能力は低く胎児の生存には不十分で必須ではない．

卵　管

卵巣と子宮の間に伸びている子宮管は筋性の管であり，中央部は狭く，卵巣の近くでは広く漏斗型をしている（図 18.17a 〜 c）．卵巣側の粘膜は，分岐と折り込みにより著しくヒダが発達しており，**線毛細胞** ciliated cell と**分泌細胞** secretory cell からなる円柱上皮である．線毛細胞は卵細胞の卵巣から子宮までの輸送を手助けすると信じられている．また分泌細胞は卵母細胞や受精卵への栄養供給を担う．主要な栄養物はピルビン酸，グルコース，アミノ酸，タンパク質である．

分泌活性は，周期的で月経周期の中間点で最大である．性交後，精子は卵管を数時間以内に通過するが，多分平滑筋の蠕動運動型の収縮や溶液の流れそして精子の運動性によって

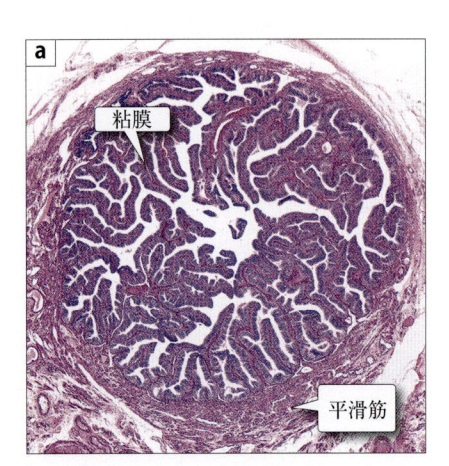

図 18.17a　卵管の膨大部
卵管収縮を行う 2 層の平滑筋からなる筋層と，多くの複雑なヒダを形成する粘膜を示している．粘膜は受精に適した環境を作り出すために粘液を分泌する．膨大部に豊富に存在する線毛細胞は卵母細胞の卵管に沿った輸送を支援する．もっともその輸送は外壁の筋層の収縮によって強く推進されている．線毛形成は周期的でエストロゲン依存性である．HE 染色，パラフィン切片．× 20.

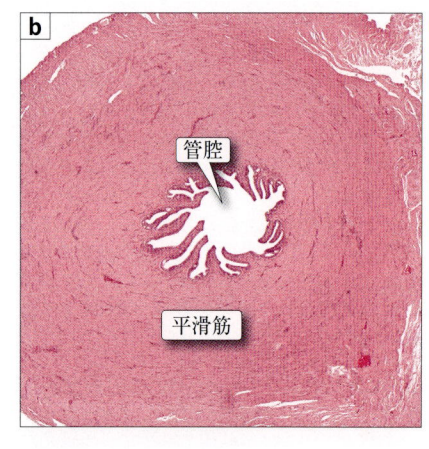

図 18.17b　卵管の峡部
平滑筋は，いまや 3 層となり中心要素である．管腔は狭く，若干の短い縦方向のヒダがみられる．線毛細胞はほとんどなく，分泌細胞が中心である．分泌細胞はエストロゲンレベルの周期的変化に反応し，その反応は分泌顆粒のアポクリン分泌からみて取れる．HE 染色，パラフィン切片．× 20.

可能となっているのであろう．受精卵の卵管通過は，ずっと遅く（約3日かかる）粘膜の線毛運動によるものと考えられている．

Tip：プロゲステロンは卵巣から産生される天然のステロイドであり，ほかの作用も考慮すると抗エストロゲンホルモンであるとも言える．プロゲスチンやプロゲストゲンは天然あるいは合成物質であり，プロゲステロンの生物作用のすべてを，あるいはその一部の作用をもっている．

子宮

子宮筋層 Myometrium

子宮壁は厚く（1〜1.5 cm），コラーゲン線維や弾性線維とともに，不明瞭ではあるが3層の平滑筋層を含んでいる．この平滑筋層を**子宮筋層** myometrium と呼ぶ（図 18.18）．子宮筋層は妊娠時に顕著に肥厚し肥大する．出産時に胎児を生み出すために必要な収縮力を備えるためである．

子宮内膜 Endometrium

内側の腺上皮である．子宮内膜（厚さは 0.5〜5 mm 程度）は，表面から間質と呼ばれる結合組織へ陥入している管状腺からなる．子宮内膜の深部は**基底層** stratum basalis と呼ばれ，上部2/3（**機能層** stratum functionalis と呼ばれる）を再生するための幹細胞組織として働いている．機能層は，卵巣周期と同調して周期的な組織の増殖，退化あるいは消失を被る．機能層の剥離は月経周期の臨床的所見を提供する．

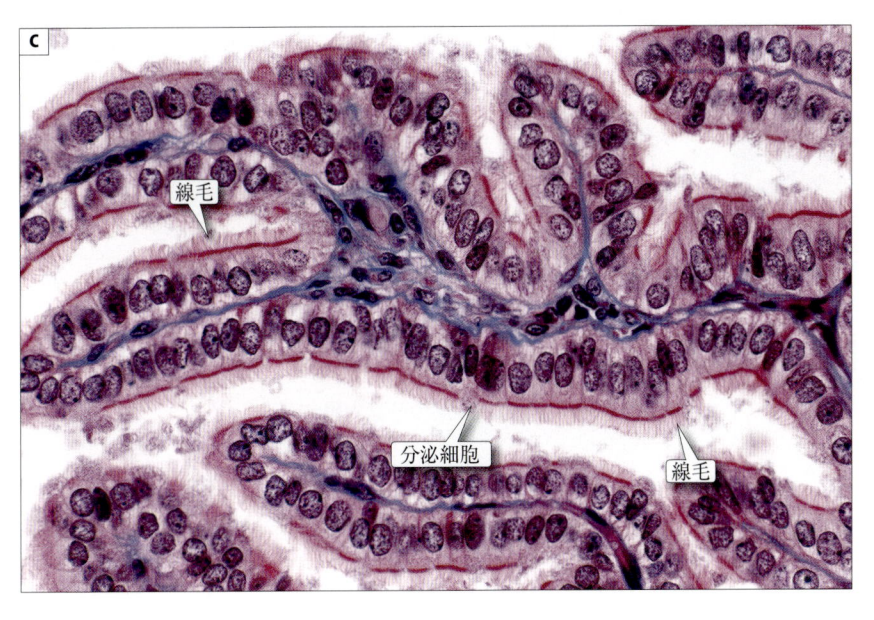

図 18.17c　卵管粘膜
単層円柱上皮で線毛細胞と分泌細胞からなる．分泌細胞は多数の顆粒を有しており，それらの糖タンパクやタンパク質は**エキソサイトーシス** exocytosis によって放出される．ほかの顆粒は，特にヒトを除く霊長類の卵管では，粘液をアポクリン分泌するようである．これらの分泌物は精子や卵丘を付随した卵母細胞の輸送，そして子宮外妊娠の防止に関与していると思われる．上皮細胞の間にはリンパ球（**上皮内リンパ球** intraepithelial lymphocytes）がみられることがある．マッソントリクローム染色，パラフィン切片．×450．

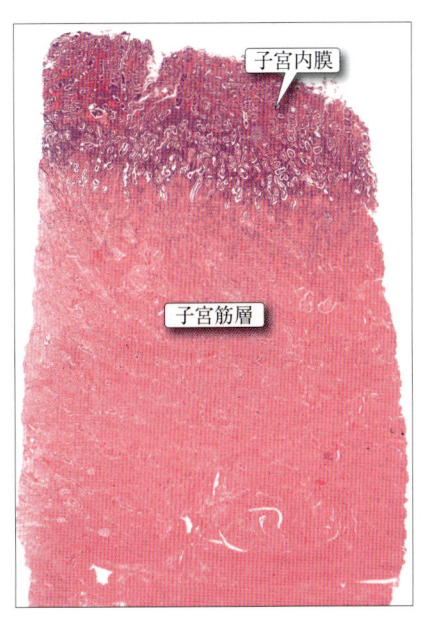

図 18.18　子　宮
ヒトの子宮は，いわば洋ナシ型をしている．そして結合組織と豊富な血管に裏打ちされた非常に厚い子宮筋層（ここではその内側2/3を示している）と呼ばれる平滑筋層をもつ．子宮頸部に向かって平滑筋は線維組織に置き換えられていく．狭い内腔は子宮内膜と呼ばれる腺上皮で囲まれている．子宮筋層は緻密で，妊娠時には相当な大きさまで拡張できる．対照的に，子宮内膜は柔らかく，例えば外科手術の際など容易に傷つく．HE染色，パラフィン切片．×8．

子宮

子宮内膜と月経周期
The endometrium and the menstrual cycle
増殖期 Proliferative phase

　子宮内膜の組織像における周期的な変化は卵巣由来のステロイドホルモンによって引き起こされる．簡単に言うと，卵巣周期の卵胞期の間に卵巣から分泌されるエストロゲンは月経周期における増殖期の子宮内膜に作用し，子宮腺の成長や伸長を促進する（図 18.19a～c）．

分泌期 Secretory phase

　黄体出現により始まる卵巣周期の黄体期に，プロゲステロンはさらに子宮腺の成熟をもたらし，腺上皮細胞からのグリ

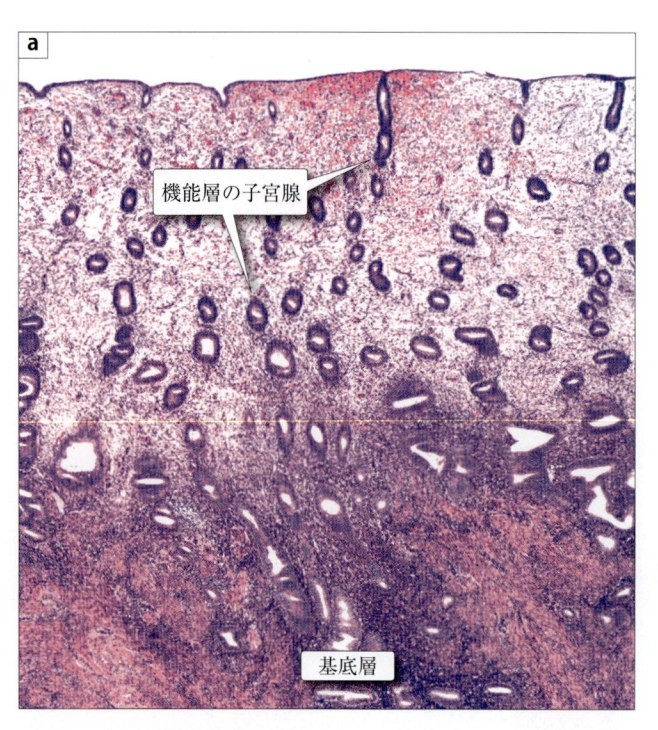

図 18.19a　増殖期初期の子宮内膜
卵巣から分泌されるエストロゲンのレベルに反応して，腺上皮，間質そして血管が同時に増殖を開始し，機能層は肥厚する．これまで短く，細く，直線状であった子宮腺は，ここで伸長を始める．表面の円柱上皮は扁平で褶曲していない．HE 染色，パラフィン切片．×20.

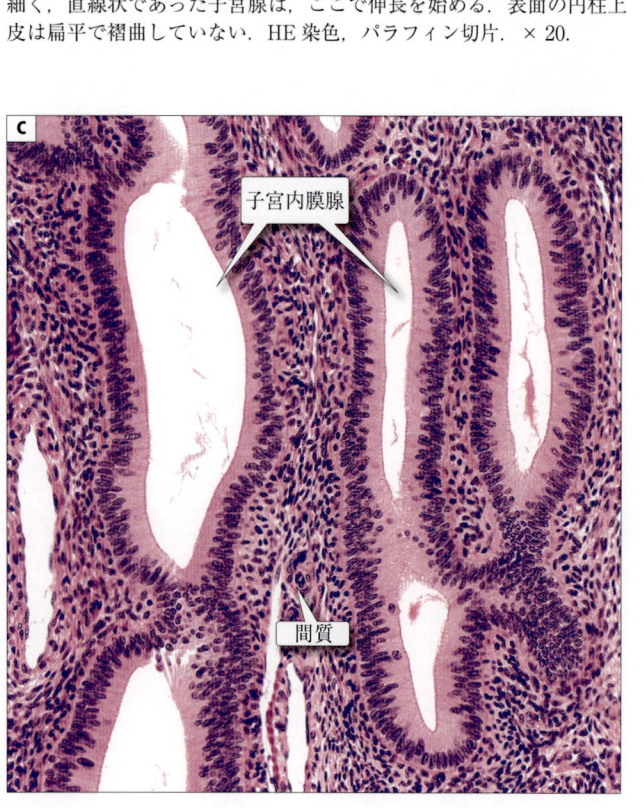

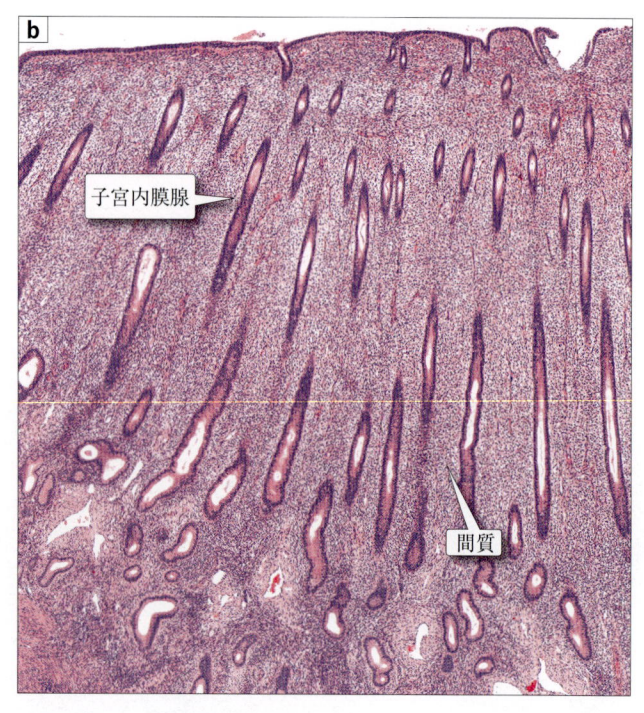

図 18.19b　増殖期中期の子宮内膜
この時期，子宮内膜は厚さを増し，子宮腺はますます細く長くなり，一部らせん化の初期所見がみられる．間質には細胞が密集し，間葉系の細胞や細胞外基質も含まれている．エストロゲンは子宮内膜のすべての構成要素の発達を誘導する．HE 染色，パラフィン切片．×20.

図 18.19c　子宮内膜腺
一部線毛細胞を有し，多数の分裂像を示す偽重層円柱上皮【訳注：一般的には単層円柱上皮】を示す．エストロゲンに刺激されて起こる間質細胞増殖の最初の徴候は，腺と腺の間に生じる細胞の密集状態にみて取れる．月経周期の後半で，間質細胞は巨大化して脱落膜細胞となり，着床の準備を整える．HE 染色，パラフィン切片．×200.

コーゲンの分泌や子宮内膜への多数の動脈のまさにらせん状形態を取りながらの進展を引き起こす．この時期を月経周期の**分泌期**という（図 18.20a 〜 e）．

分泌期の後期，つまり月経周期の 21 日目辺りから子宮内膜の表層部分の間質部分が**脱落膜化** decidualization を起こし始める．間質細胞は増殖し，立方状の**脱落膜細胞** decidual cell となり，また多数の白血球が浸潤してくる．もし，受精卵の着床が起こらないなら，月経は避けられない．

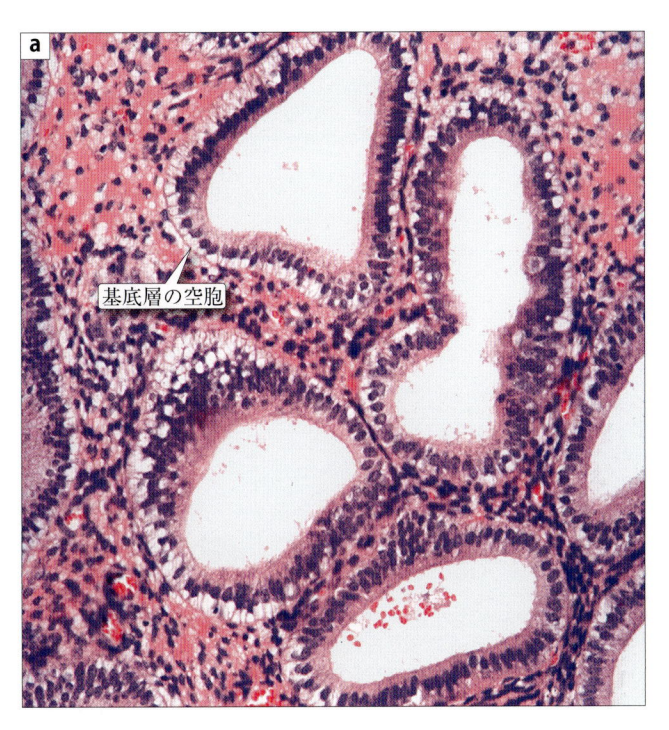

図 18.20a　分泌期初期の子宮内膜
子宮形態にみられる排卵の最初の変化は，子宮腺上皮細胞基底部の空胞化とグリコーゲン顆粒の出現である．数日後，空胞は核上部に移行する．間質細胞は紡錘形となり細胞質部分が増大する．分泌期初期の子宮内膜は，排卵前後の卵胞から分泌されたエストロゲンによって刺激され，組織内にエストロゲンとプロゲステロンの受容体を発現する．後に，プロゲステロンは分泌期の子宮内膜を刺激する中心的ホルモンとなる．HE 染色，パラフィン切片．× 200.

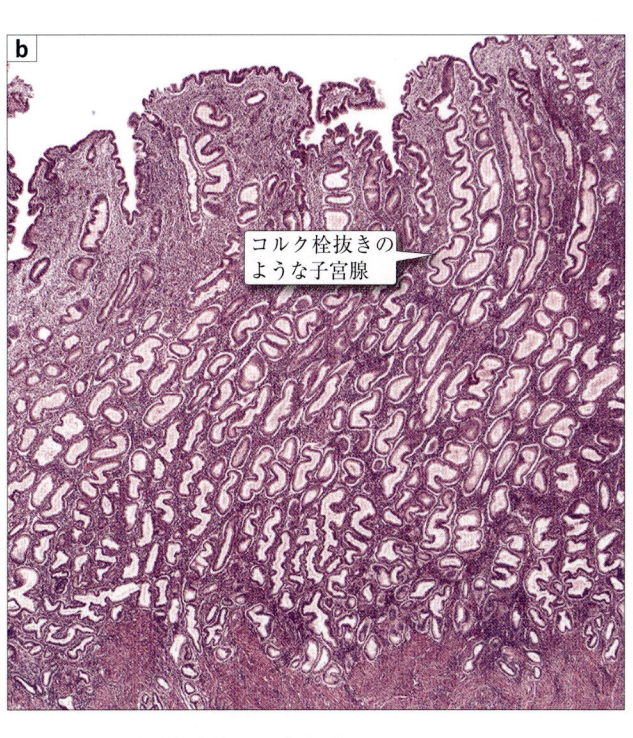

図 18.20b　分泌期中期の子宮内膜
今や子宮腺はコルク栓抜きに似たコイル状を呈し，プロゲステロンの刺激によって分泌できるように仕組まれる．子宮腺にみられるエオシン好性を示すものが分泌物質である．HE 染色，パラフィン切片．× 20.

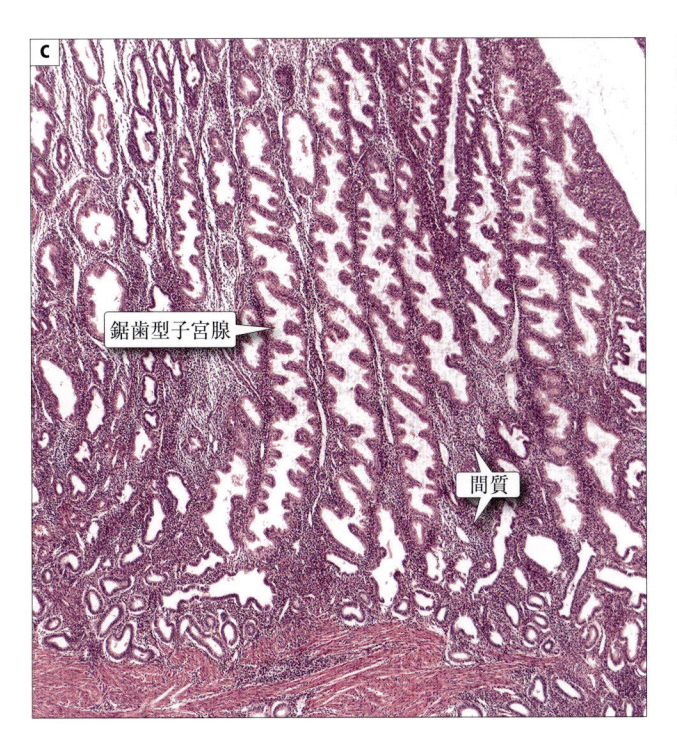

図 18.20c　分泌期後期の子宮内膜腺
特徴的な鋸刃のギザギザ模様を示す子宮内膜腺．間質細胞はきわめて豊富で，典型的な前脱落膜細胞が動脈周囲の間質に認められる．これらの細胞は脱落膜細胞となり，白血球浸潤を調節し，胎盤形成やプロラクチン分泌に関わる．またそれらは，多分免疫調節機能にも重要な働きを果たしているものと思われる．HE 染色，パラフィン切片．× 20.

月経期 Menstrual phase

月経期は，黄体の退行，ホルモン供給の引き上げ，さらには子宮内膜腺への血液供給をしばらく停止させる血管系の変化などによって，引き起こされる．子宮内膜の大半は破壊され月経となる．その結果，凝固していない血液，死んだあるいは変性した組織および液体成分を含んで50 mL 程になる(図18.21)．子宮内膜の最も深い層である基底層は生き残り，次の月経周期の際に子宮内膜の再生と血管供給の源として働く．

子宮頸部 Cervix

子宮頸部は子宮の下側にあって，狭いスリットのような管腔をもった短い円筒型をしたもので，腟に突き出している．そのほとんどは結合組織であり，子宮頸部管腔壁に沿って粘液分泌上皮がみられる．一方，扁平上皮は腟内部にみえる開口部を覆っている（図18.22a, b）．両者が出会う場所が重要な**移行帯** transformation zone で，悪性化しやすい**異形成上皮** dysplasia の好発部位である．

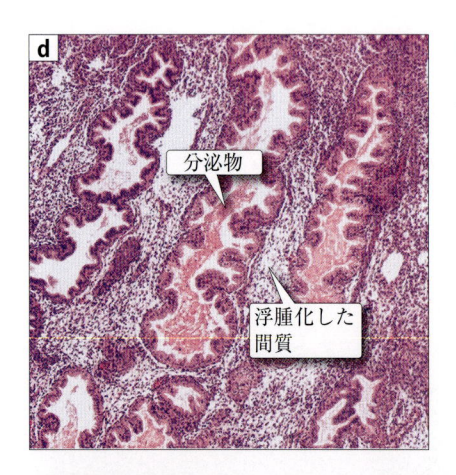

図18.20d　分泌期の子宮内膜
らせん状をした子宮腺と腔内のグルコースと特殊な糖タンパクからなる分泌物を示す．そのほかの子宮内膜産物としてはトランスフェリン，サイトカイン，増殖因子，プロスタグランジンやグロブリンが含まれる．間質はホルモン作用による血液量の増大と細胞外基質のゆるみにより浮腫状態を呈す．基底層は基本的に変化しない．HE染色，パラフィン切片．×100.

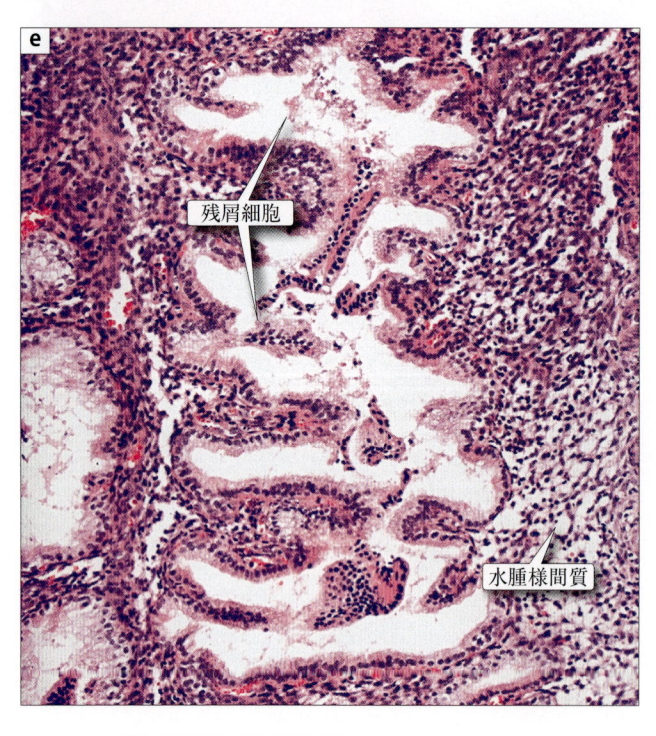

図18.20e　分泌期後期の子宮内膜腺の拡大写真
脱落した細胞や細胞断片および空胞化が管腔にみられる．この像は，浮腫化した間質と豊富な血管と並んで月経直前の特徴をなす．月経の際，子宮内膜の上部あるいは機能層は容易に剥離される．HE染色，パラフィン切片．×180.

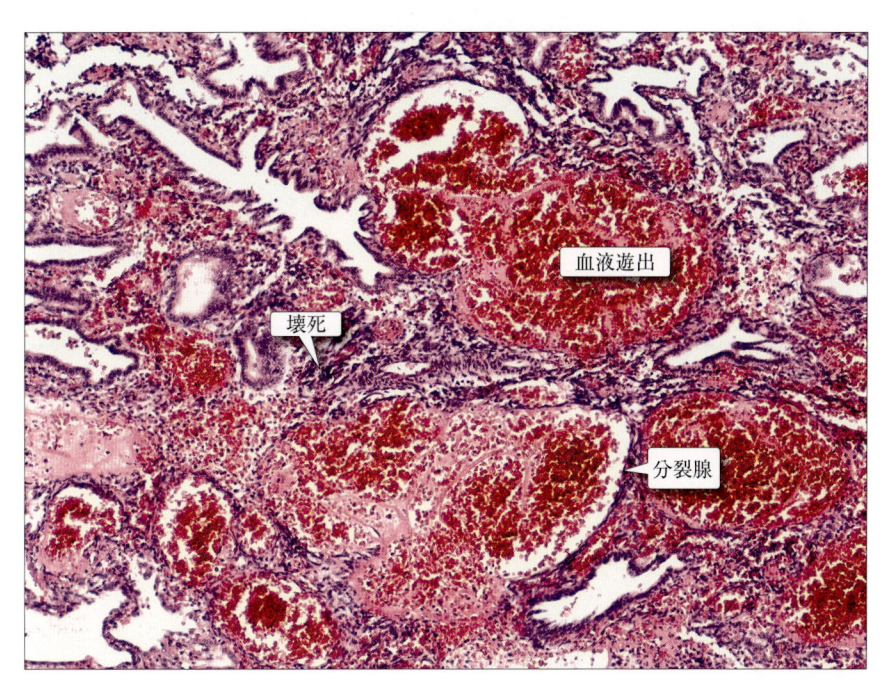

図18.21　月　経
月経は胚が着床しなければ避けがたい．プロゲステロンの供給低下はプロスタグランジンの放出や血管の破裂，白血球浸潤そして虚血性のネクローシスをもたらし，機能層の剥離に至る．出血は以下のように制御される．すなわち，(i) 局所的な血管収縮因子（**エンドセリン** endothelin），(ii) 組織内での血液凝固を阻止する**線維素融解** fibrinokysis（**プロスタサイクリン** prostacyclin と**一酸化窒素** nitric oxide の刺激による）そして，(iii) 次の月経周期に備えた血管再生（サイトカインや血管成長因子の刺激による）．HE 染色，パラフィン切片．× 180.

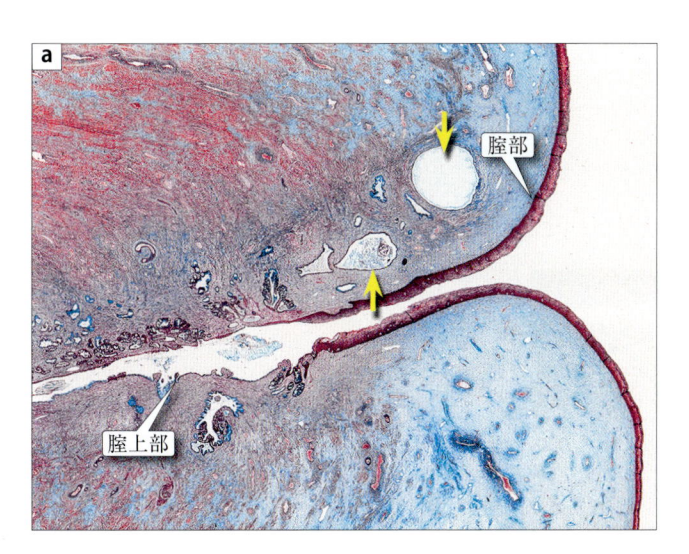

図18.22a　子宮頸部
子宮の中で最も線維に富む子宮頸部は，重層扁平上皮からなる腟部と粘液分泌性の円柱上状からなる腟上部からなり，その境界は明瞭である．腟上部頸管内にある扁平円柱境界の存在は閉経後の特徴である．移行部は多くの腫瘍が生じる部位である．**ナボット濾胞** Nabothian follicle（矢印）が示されている．マッソントリクローム染色，パラフィン切片．× 12.

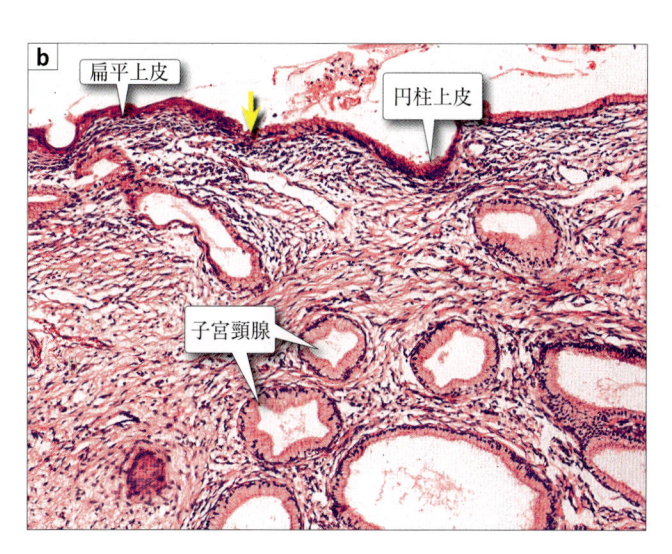

図18.22b　子宮頸部
扁平上皮から円柱上皮への移行部が示されている（矢印）．粘液分泌性細胞によって縁取られた表面上皮の陥入がみられる．粘液分泌は精子の子宮内への侵入を助け，**受精能賦与** capacitation を誘発し，また腟からの微生物の子宮への侵入を防ぐ．HE 染色，パラフィン切片．× 60.

腟

腟は，子宮頸部と外部生殖器との間に伸びた筒状のもので，結合組織の外膜，中層部の線維に富む筋肉組織，重層扁平上皮の粘膜からなる（図18.23a, b）. 腺を欠くが，子宮頸腺から分泌される粘液や粘膜固有層内の深部の血管からの滲出液を受ける. 粘膜固有層それ自身も弾性線維に富む. 粘膜は，横向きの皺をなし，角化しない重層扁平上皮細胞は月経周期の中期でエストロゲン刺激により豊富なグリコーゲンを蓄えるようになる.

胎 盤

胎盤は，胎児部と母体部からなる臨時的な貯蔵器官であり，循環器官であり，また内分泌器官でもある（図18.24a, b）. 胎盤の胎児部である，**絨毛性絨毛膜** villous chorion は子宮

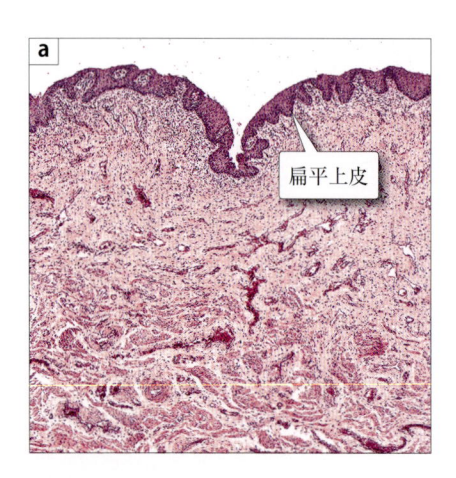

図18.23a 腟
腟粘膜の扁平上皮は角化せず，粘膜固有層に豊富な血管の供給を受ける. この深層部には平滑筋の束がみられる. 上皮細胞はグリコーゲンに富み，それはホルモンに反応して排卵時には最も増加し，ホルモン刺激がないと消滅する（たとえば思春期前とか閉経後など）. 細菌（乳酸菌）が豊富に常在し，グリコーゲンを基質として乳酸を産生する. その結果腟内のpHは酸性に維持される. HE染色，パラフィン切片. ×30.

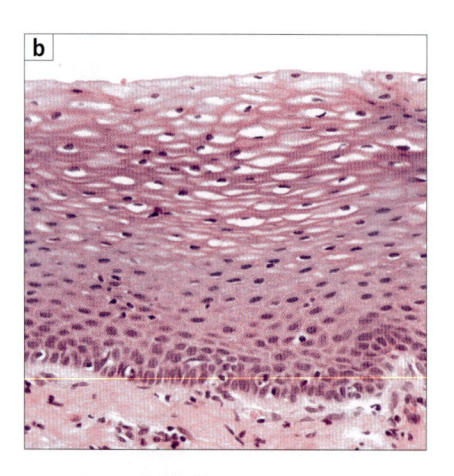

図18.23b 腟粘膜
角化しない重層扁平上皮からなる. 月経周期の間，継続的に剥離し続けるが，ヒト以外の霊長類とは異なり，細胞形態は変化しない. HE染色，パラフィン切片. ×100.

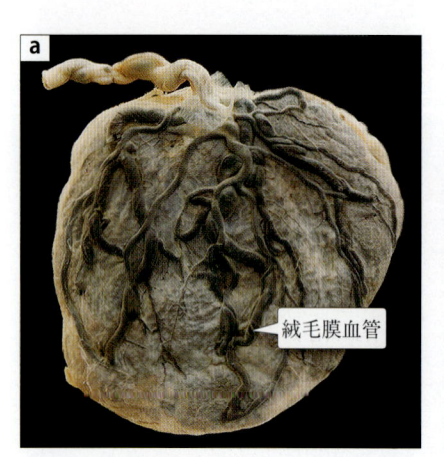

図18.24a 胎盤
博物館標本. 枝分かれした臍帯血管で表面を覆われた胎児を示している. 滑らかに見えるのは，付着している羊膜による.

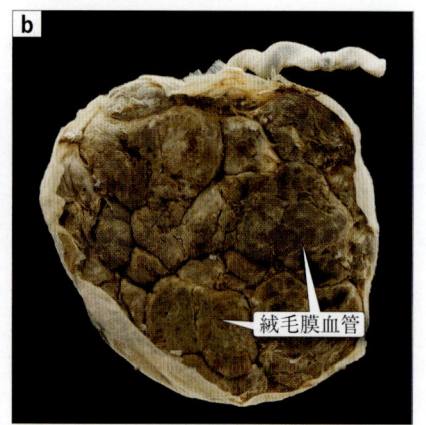

図18.24b 胎盤
母体側を示す裏面の写真. 子宮由来の基底脱落膜にある胎盤中隔によって分離された胎盤葉が多数見える. おのおのの胎盤葉 cotyledon は2つあるいはそれ以上の絨毛幹を含んでいる. 絨毛幹は血管系を内包した絨毛に分岐する.

内膜の**基底脱落膜** decidua basalis に栄養膜細胞層を介して付着している．おのおのの絨毛は盛んに枝分かれして樹状をなし，子宮内膜の血管から母体血が漏斗から噴出するように流れ込んだ**絨毛間腔** intervillous space に突き出している（図18.25a～c）．胎児と連絡する絨毛内の血管は絨毛の表層部にある2層の栄養膜（**合胞体性栄養膜** syncytiotrophoblast と**細胞性栄養膜** cytotrophoblast）によって絨毛間腔とは隔離されている．これは**胎盤関門** placental barrier として知られている．絨毛は絶えず母体血で洗われていて，酸素や胎児に必要な栄養物を運び，二酸化炭素と胎児からの老廃物を除去する．

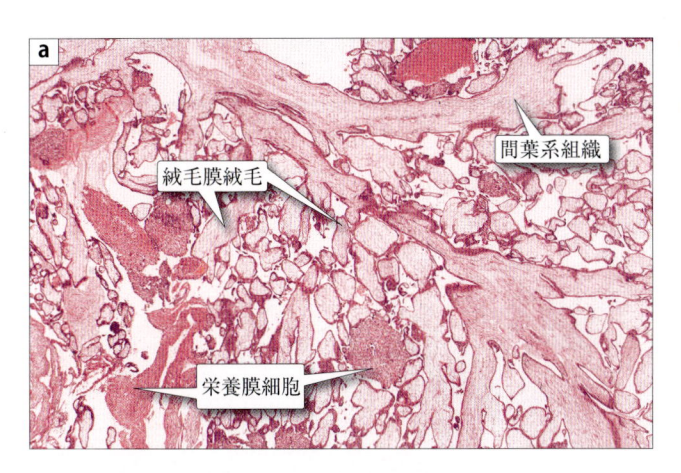

図18.25a　初期のヒト胎盤組織
分岐した絨毛膜絨毛がほとんど空の間隙に突き出している．その空間は絨毛間腔であり，体内にあったときには母体血で満たされていたものである．絨毛の中心部は間葉系組織であり，毛細血管のないものを二次絨毛という．一次絨毛は細胞性栄養膜そのものが伸び出したものである．HE染色，パラフィン切片．×15.

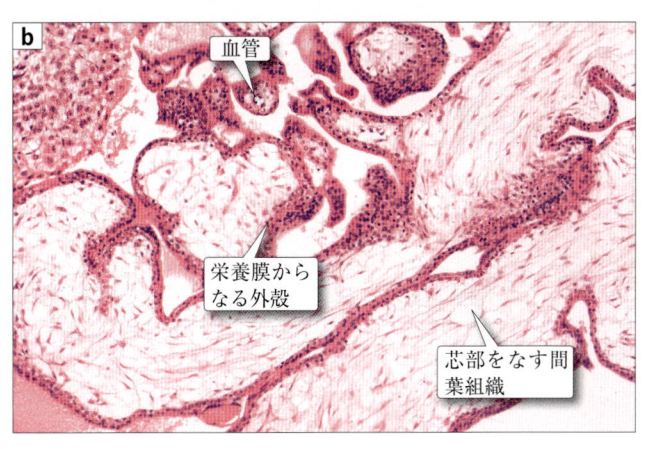

図18.25b　胎盤組織：二次絨毛の詳細
中心の間葉組織は外層の合胞体性栄養膜と内層の細胞性栄養膜細胞によって覆われている．栄養膜が成長して新しく分岐した絨毛を形成しつつある点に注意．血管が絨毛内部に発達すると，三次絨毛と分類される．体内では空の間隙は母体血で満たされている．HE染色，パラフィン切片．×60.

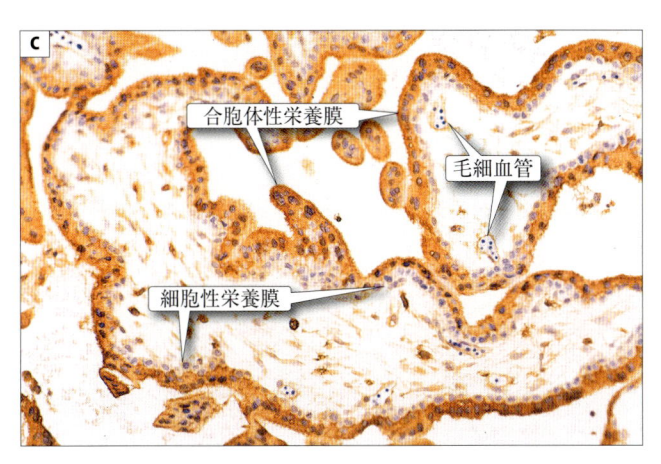

図18.25c　胎盤組織
ヒト絨毛膜性性腺刺激ホルモンに対する免疫組織化学．分岐した絨毛表面を覆う合胞体性栄養膜層への局在を示す．絨毛毛細血管の初期像に注意．この血管の存在が三次絨毛の形成を示す．ヒト絨毛膜性性腺刺激ホルモンは発生しつつある着床した胚と関連して，胎盤から分泌される．その分泌は，妊娠9～12週で最高値に達し，次いで減少するがその後は一定レベルで推移する．ヘマトキシリン染色，パラフィン切片．×60.

乳腺

　乳腺形成 mammogenesis はホルモン依存的である．思春期に，乳房発育は主としてエストロゲンにより刺激され，**乳管系** lactiferous duct system の発達を引き起こす．月経周期が確立すると，エストロゲン，プロゲステロンおよび副腎皮質ホルモンが乳房発達を促す．特にプロゲステロンは，乳管および未発達な管状胞状腺のさらなる成長に関与する．乳腺は，緻密結合組織と脂肪に支えられた"葉"に分割されている（図 18.26）．おのおのの葉内にある乳腺小葉 lobule には胞状腺が生じる．その腺の成長は妊娠第 1 三半期で最大となる．この成長には，乳管の分岐促進と乳腺終末部の数の増大が含まれる（図 18.27a～c）．ホルモン刺激の詳細は必ずしも明白ではないが，エストロゲン，プロゲステロンおよびプロラクチンが必要であることは確かである．

　乳房から産生される乳汁は，胞状腺から分泌され**乳頭** nipple の先端で集合する導管を通って放出される（図 18.28a，b）．

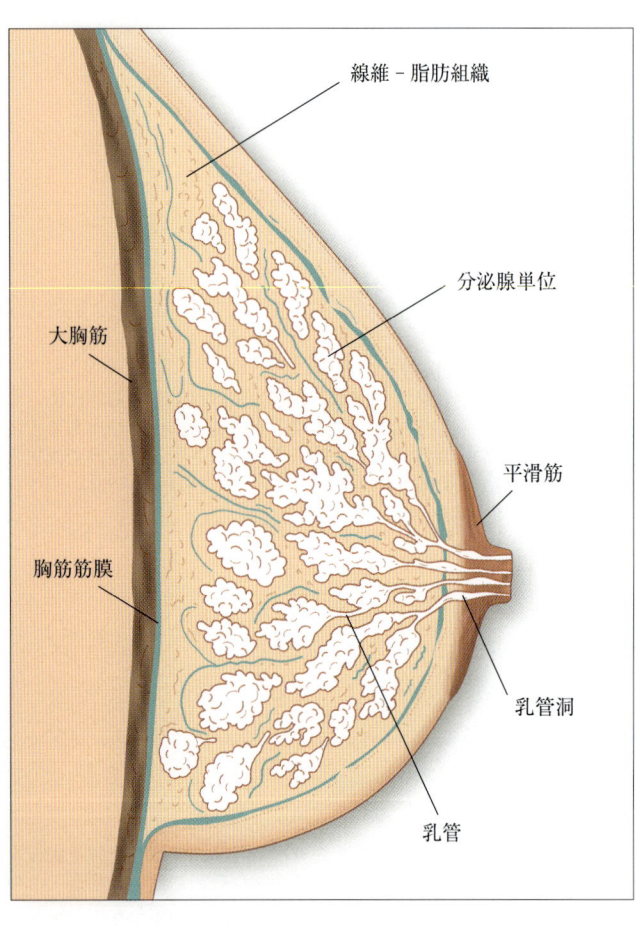

図 18.26　乳　腺
成熟乳房の垂直切断面．腺房部からなる乳腺小葉の分岐状態を示している．乳腺小葉はまず小さな導管に束ねられ，主要な導管へと集合し，**乳管洞** lactiferous sinus を経て乳頭へと開口する．乳腺は，ホルモン制御を受ける，汗腺の一種として捉えることもできる．乳房は外胚葉由来の構造物であって，**大胸筋** pectoralis major を覆う**胸筋筋膜** pectoral fascia の表面に付着している．

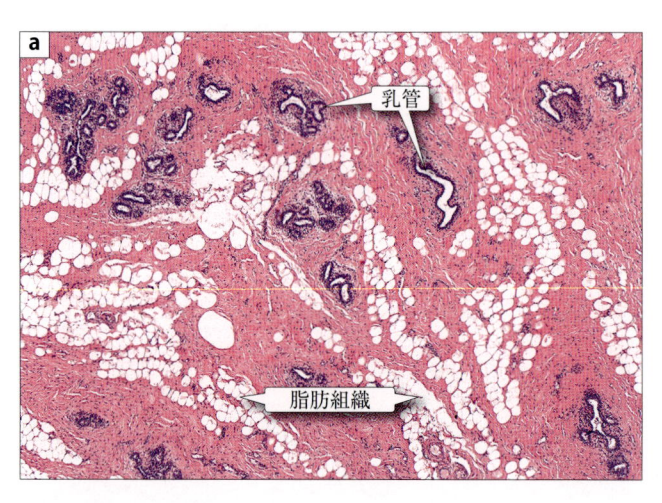

図 18.27a　乳腺組織
非妊娠時で乳汁分泌をしていない乳房組織の低倍写真．腺構造は組織のほんの一部にしかすぎない．この状態の乳房は，主として脂肪組織と結合組織からなる．成人では，月経周期にしたがって周期的な変化を受ける．すなわち，黄体期には細胞増殖が盛んになり，それにつれて乳房も大きくなる．HE 染色，パラフィン切片．×20．

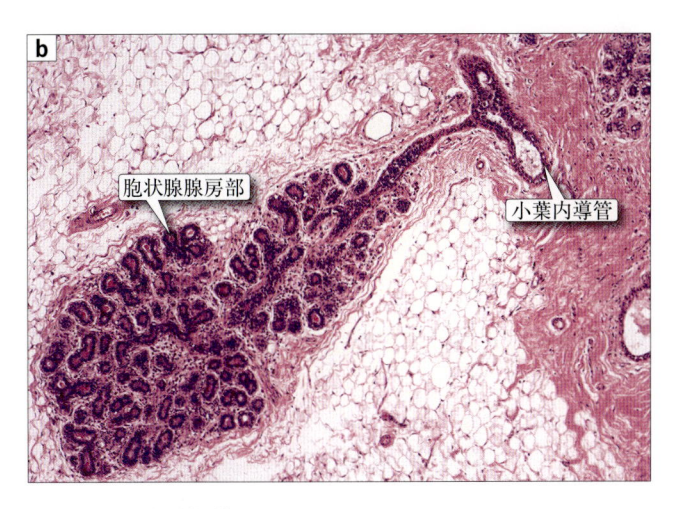

図 18.27b　乳腺組織

乳腺の管状胞状腺部分の拡大．小葉間内の導管へ合流する小さな導管とつながっている．周囲の線維－脂肪組織の豊富さが乳腺の不活発状態を示している．筋上皮細胞が胞状腺腺房部を包みこんでいる．腺房細胞は月経周期にしたがって組織像の変化を示し，卵胞期では小さくエオシン好性であるが，黄体期にはより大きくなり分泌物を蓄える．生殖年齢の間，エストロゲンは導管の成長を促し，一方でプロゲステロンは導管の分岐と腺房の発達を促進する．妊娠が起こらないと，線や導管の成長は抑制される．HE染色，パラフィン切片．×40．

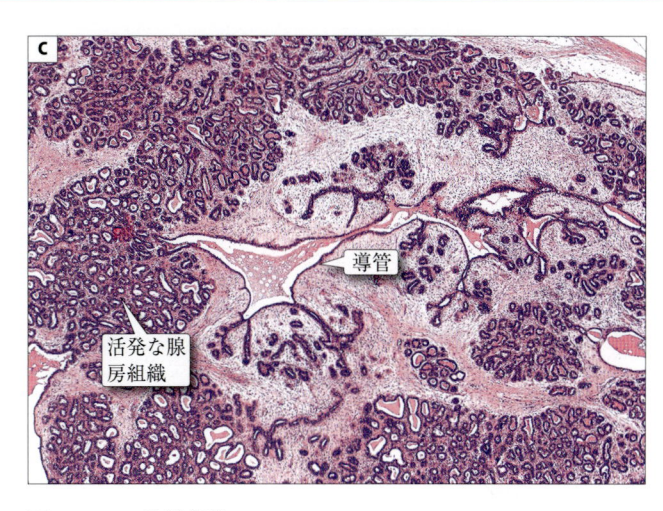

図 18.27c　乳腺組織

妊娠中，エストロゲンとプロゲステロンは腺組織を大いに刺激し，一方で線維－脂肪組織はここでみられるように散りじりとなる．これまで単一腺であったものが顕著な増殖と分岐を示し，それらの導管は小葉内および小葉間導管系に連なり，最終的に乳管洞へ注ぐ乳管へと接続する．腺房からの分泌は妊娠の第2三半期の間に始まり，腺房ならびに導管内の分泌物は第3三半期には目にみえるようになる．HE染色，パラフィン切片．×30．

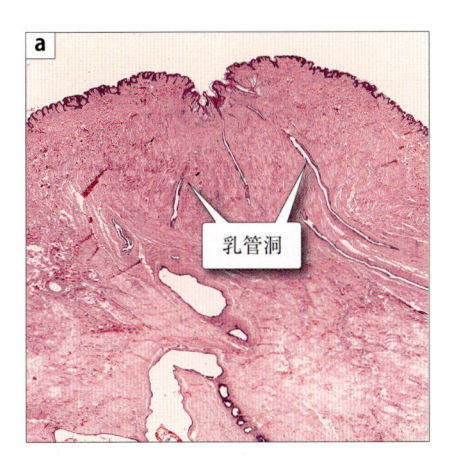

図 18.28a　乳　頭

乳汁分泌をしていない乳房の乳頭部の縦断図．低倍写真．乳頭から開口する細い乳管洞が合流していくのがわかる．深部に拡張した導管構造があるが，腺組織を欠いている点に留意．HE染色，パラフィン切片．×5．

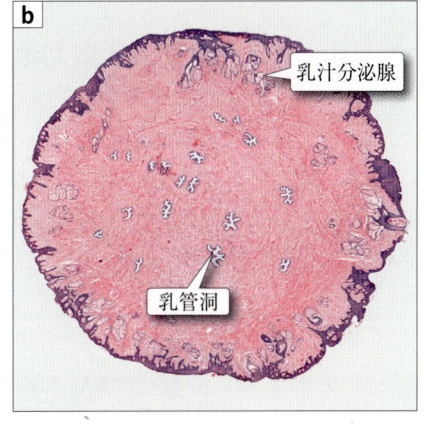

図 18.28b　乳　頭

乳頭の横断図．乳房表面に開口する20以上の乳管洞あるいは導管がみられる．吸引されると，乳輪の神経が刺激され，その刺激は脊髄を経て下垂体後葉へ伝えられ，血流へのオキシトシン分泌を生じる．オキシトシンは，腺房の筋上皮細胞を収縮させ，乳汁分泌を刺激するが，血中に存在するプロラクチンが腺房に同時に働くとより大量の乳汁が放出される．表皮深層部に脂腺がみられる．HE染色，パラフィン切片．×10．

乳汁分泌 Lactation

乳汁形成とは，腺房細胞からのラクトース，カゼイン，脂肪，そして分娩後すぐには新生児に受動免疫を与える抗体の分泌を意味している（図18.29a, b）．1日あたり，約0.5～1Lの乳汁が産生される．

乳頭部への吸引刺激は，**視床下部** hypothalamus の**室傍核** paraventricular nucleus および**視索上核** supraoptic nucleus へと伝えられ，下垂体への複雑な一連の作用により前葉からプロラクチンが，また後葉からはオキシトシンが分泌される．これらのホルモンは乳腺腺房部からの乳汁排出を促進する．双子に授乳させる際にみられるように，両方の乳頭の吸引により，片方の乳頭刺激よりもプロラクチンの大量分泌が生じることが知られる．

授乳中の女性では，授乳の期間や頻度によって，卵胞周期や月経の回復が分娩後数ヵ月あるいは，3年以上も遅れることがある．それゆえに，授乳中の**無月経** amenorrhea は自然の摂理に基づく避妊法であり，吸引刺激と視床下部‐下垂体系に作用して排卵抑制をもたらすプロラクチンに依存したものである．これは，主としてLHの正常なパルス状分泌の抑制による．

疾患と臨床症状

卵巣の疾患 Disorders of the ovary

卵巣には**嚢胞** cyst が生じることがある．これらは，通常卵胞由来であるが，まれに深刻な臨床症状と関連している．**多嚢胞性卵巣** polycystic ovary（**スタイン・レベンタール症候群** Stein-Leventhal syndrome）では，それぞれが直径2～8 mmある嚢胞が10以上存在する．そこには黄体は存在しない．本症候群では慢性的な無排卵による不妊を伴う．しばしば卵胞膜細胞からの過剰なアンドロゲン産生が原因となっている．

卵巣腫瘍のほとんどは，上皮細胞（原発性卵巣癌の60%以上を占め，そのほとんどは表面上皮細胞由来である）あるいは生殖細胞（原発性卵巣癌の25%）由来である．生殖細胞からは奇形腫（**テラトーマ** teratoma）が生じる．したがって，この腫瘍では胚性組織である外胚葉，中胚葉および内胚葉の内，2～3胚葉由来の組織を形成する．それゆえに，多くのテラトーマでは皮膚，髪，軟骨，骨，あるいは気道上皮などを含む．もっとも，悪性腫瘍化はまれである．

卵胞形成不全をきたす1例は，**ターナー症候群** Turner's syndrome である．本症候群では，染色体構成は45Xであり（一方のX染色体を欠く），出生女児5,000人に1人の頻度で生じる．症状は卵巣の早発性の老化と類似し，すべての卵胞が幼児期に退縮するため，ひも状の痕跡的卵巣となる．結果として本症候群の患者は思春期に至らず月経もない．

卵管の疾患 Disorders of the uterine tube

この器官の炎症を，**卵管炎** salpingitis という．本疾患では卵管粘膜の癒着あるいは接着が生じ，それゆえに卵管に部分的あるいは完全な閉塞状態が起こる．これは，しばしばクラミジア *Chlamydia trachomatis* や淋菌 *Neisseria gonorrhoeae* のような微生物によって引き起こされ，性感染症が女性不妊を

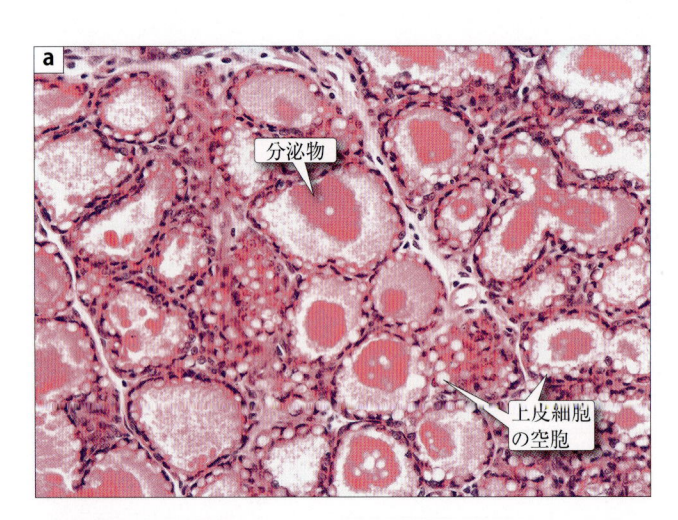

図 18.29a　乳汁分泌
乳汁分泌中の乳腺．腺腔は分泌された乳汁で満たされている．乳汁は，ラクトース，脂肪，免疫グロブリンなどのタンパク質，アミノ酸，電解質およびビタミンを含んでいる．上皮細胞に多数の空胞がみられることに注意．この空胞には，アポクリン分泌様式で放出される脂肪滴が蓄えられている．タンパク質（カゼインなど）や炭水化物（ラクトースなど）は分泌顆粒に蓄えられ，エキソサイトーシスにより同時に分泌される．おのおのの腺房部は薄い筋上皮細胞で取り囲まれている．HE染色，パラフィン切片．×150．

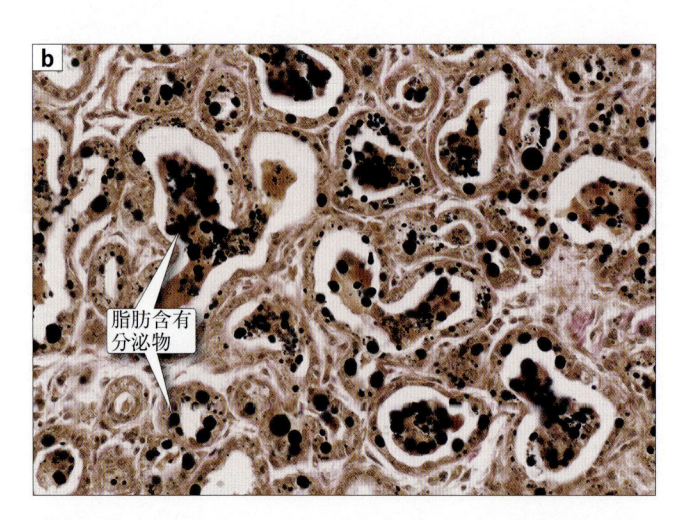

図 18.29b　乳汁分泌
オスミウムで染色された分泌中の腺房．腺腔や腺房細胞での脂肪を豊富に含む分泌物の貯留場所とその量がわかる．黒色呈色物は脂肪滴であり，褐色の物質はほかの分泌物を示している．またそれらの一部は，アポクリン分泌様式で放出された細胞断片である．乳汁生産の開始は，乳汁分泌とは異なり，主として下垂体からのプロラクチンによって調節されている．四酸化オスミウム染色，凍結切片．×150．

引き起こす要因となっている．子宮外妊娠（異所性妊娠）ectopic pregnancy は，卵管の閉塞や機能不全による．

子宮の疾患 Disorders of the uterus

子宮内膜の**過形成** hyperplasia が過剰なエストロゲン産生への反応として生じることがある．その結果，**囊胞** cyst を生じたり，腺腫や悪性腫瘍を発生する．この疾患のよくある原因は，多囊胞性卵巣症候群による慢性的な無排卵であるが，また持続的な優勢胞状卵胞の存在や，あるいはホルモン産生性卵巣腫瘍による場合がある．

子宮内膜症 endometriosis は，子宮腺と結合組織である間質が子宮外に形成される状態をいう．これらの組織は，たとえば卵巣や子宮の付属組織などに生じる．子宮内膜症は，しばしば激烈な周期的な痛み（**月経困難症** dysmenorrhea），不妊，あるいはその両者を伴っている．本症の原因は，多分腹膜中皮からの異常な細胞分化か月経血の逆流によるものと思われる．**性交不快症** dyspareunia（**性交痛** painful intercourse）も子宮内膜症によくみられる症状である．

子宮筋腫 leiomyoma は良性で，子宮筋層によくみられ，直径は 30 cm に達するものもある．子宮頸部の扁平‐円柱上皮移行部に生じる上皮の悪性腫瘍化は，子宮癌死の重要な原因である．しかしながら，多くの症例で，子宮頸部のパパニコロー Papanicolaou 染色による細胞診やスメアテストによる早期発見によって，有効な治療が可能である．

ホルモン剤を使用した避妊により，骨盤内の炎症や子宮癌および卵巣癌の頻度が低下している．閉経後，毎日のエストロゲン投与とときおりのプロゲステロン投与を併用したホルモン補充療法は，ほてり，頭痛，うつ状態および骨粗鬆症を抑えるのに有効である．

乳腺の疾患 Disorders of the breast

乳腺炎 mastitis は授乳期と離乳期でよくみられる．乳管の閉塞のため乳房に痛みやしこりが生じる．乳腺炎は通常急性の細菌感染によって引き起こされ，乳汁分泌の増大や抗生物質によって軽減される．

男性の乳房で生じる**女性化乳房** gynecomastia は思春期には大変よくみられる．それは支持組織の増大によるもので，しばしば病的なものではないが，成人男子においては薬物注入によるエストロゲンレベルの上昇や，精巣や副腎の腫瘍，あるいは色々な内分泌系の疾患と関連している．

乳癌はよくみられる悪性腫瘍であって，13人に1人の割合で生じる．しばしば腺組織や乳管組織を巻き込み，そこに生じた上皮細胞の島状の塊が非浸潤上皮内癌であったり，悪性化により浸潤癌へと変化したものであったりする．癌部の切除や局所的な乳房切除術が一般的な治療法であるが，放射線治療やエストロゲン受容体の阻害薬や血中エストロゲン濃度を下げる薬物治療を伴う．抗エストロゲン療法は，ホルモン受容体陽性細胞が乳癌の2/3を占める場合に行われる．

多胎妊娠 Mutiple pregnancies

双子はお産の約1%の頻度で自然に生じる．2個の卵母細胞が放出され，それらが受精して生じると**二卵性双生児** dizygotic twin という．二卵性双生児は，性別はまちまちで，双子の約70%を占める．**一卵性双生児** monozygotic twin or identical twin の場合，性別は必ず同じであり，1つの受精卵から生じる．双子の形成は，通常，受精後7日頃の胞胚期であり，そのとき**内細胞塊** inner cell mass が分かれて2つの胚を生じる．

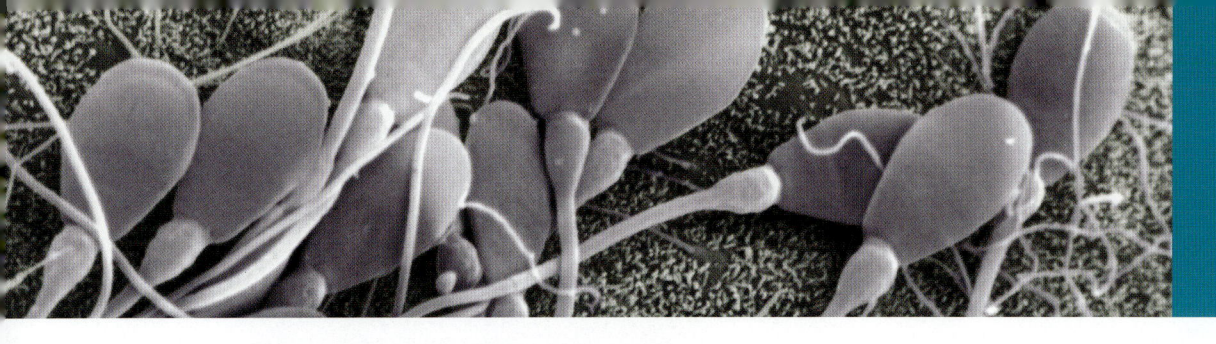

男性生殖器系 Male reproductive system

男性生殖器系の主要な機能は，**精子** spermatozoa を産生し，これらを**精液** semen として女性生殖管に注入し，そして**アンドロゲン** androgen として知られる男性性ステロイドを分泌することである．これらの機能を担う器官は，次のようである．

- **精巣** testis
- **精路** duct sysytem：精巣で産生された精子を尿道 urethra に送り込む導管系
- **付属性腺** accessory gland：射精の際に，尿道を通過して放出される精液の液体成分を供給する付属腺

男性生殖器系の組織は，精巣で産生される主要なアンドロゲンであるテストステロンに依存しており，それは精子産生や精路と付属性腺の正常機能を維持する上でも必須である．**テストステロン** testosterone とその生物学的活性代謝産物（**ジヒドロテストステロン** dihydrotestosterone のような）は一生のあらゆる段階で重要な働きをしている（例えば，胎児期の性分化，思春期発動，性徴発現，そして男性的振る舞いなど）．精巣機能は，下垂体前葉ホルモンである**黄体化ホルモン** luteinizing hormone（LH）と**卵胞刺激ホルモン** follicle-stimulating hormone（FSH）によって制御される．またそれらのホルモンの産生は，視床下部の**性腺刺激ホルモン放出ホルモン** gonadotropin-releasing hormone（GnRH）によって調節されている．精巣と視床下部－下垂体系との間の連絡は，ステロイドと精巣由来のタンパクホルモンを介して行われている．

男性生殖器官の構造と機能の関係は以下のようである．

- 精巣：**精細管** seminiferous tubule は精子を産生し，間質の**ライディッヒ細胞** Leydig cell はテストステロンを合成し，分泌する．
- 精路：**精巣輸出管** efferent ductule は精巣分泌液を吸収し，そして**精巣上体** epididymis へ精子を運ぶ．精巣上体は，精子を蓄積し，成熟させそして一時的な貯蔵を担う．**精管** vas deferens は精子を尿道の前立腺部位に運ぶ．
- 付属性腺：**精囊** seminal vesicle は大量の**精囊液** seminal fluid を分泌し，フルクトース（精子のエネルギー源）や凝固タンパクを精液に提供する．前立腺は亜鉛（抗バクテリア作用），タンパク分解酵素（射精物の液化）やプロスタグランジン（女性生殖器の平滑筋収縮）を精液に提供する．**尿道球腺** bulbourethral gland はアルカリ性の潤滑液を尿道に分泌する．

精巣

精巣は精子形成過程を経て精子を産生する．また**ステロイド産生** steroidogenesis と呼ばれる一連の生化学的反応によりアンドロゲンを分泌する．精子形成とステロイド産生はそれぞれ精細管と間質という精巣の異なる部位で行われている．これらの両部位は機能的にも生理学的にも相互に作用し合っている．正常な成人男子の精巣は，12〜20 mL の容量があり，厚い線維性の皮膜である**白膜** tunica albuginea に覆われている．白膜は，後方から精巣内へ伸び**精巣縦隔** mediastinum testis を形成する．この結合組織には，大くの連結された通路があり，それが精細管から精巣上体への精子の出口通路を提供している．白膜の深部にある**血管膜** tunica vasculosa は**隔壁** septum（**精巣中隔** septula testis）として精巣内へ伸び出し，精巣を 250〜300 のピラミッド型の小葉に分ける．おのおのの小葉は，1〜3 本の精細管を含む（図 19.1a，b）．精巣縦隔は小葉間の隔壁を通る精巣の栄養血管やあるいは白膜を通過して末梢からくる血管の集合場所ともなっている．生後，精巣容量（両精巣の中央値）は，1 歳で 1 cm^3，5〜10 歳で 3 cm^3，14〜18 歳で 23 cm^3 となる．その後，両精巣の容量は併せて 40 cm^3 に達する．

精細管 Seminiferous tubules

おのおのの精細管は曲がりくねったループ構造（**曲精細管** convoluted seminiferous tubule）をしており，両端は直線状の**直精細管** straight seminiferous tubule を通って**精巣網** rete testis に開いている．精巣網は上皮に縁取られた精巣縦隔にある通路である．精巣網は精子を精巣上体へ輸送する精巣輸出管に繋がっている（図 19.1）．

正常なヒトの射精では，1 回に 1 億個あるいはそれ以上の精子を含んでおり，それゆえに両精巣は併せて毎秒約 1,000 個の精子を産生する．これがどのように成し遂げられているかは，組織学的にはよく理解されているがこの驚くべき複雑な過程の内分泌学的な詳細は不明である．精細管の直径は 150〜200 µm，長さは 30〜80 cm であり，片側の精巣に約 500 本あることから，両精巣での全長は 500 m に至る．

精巣

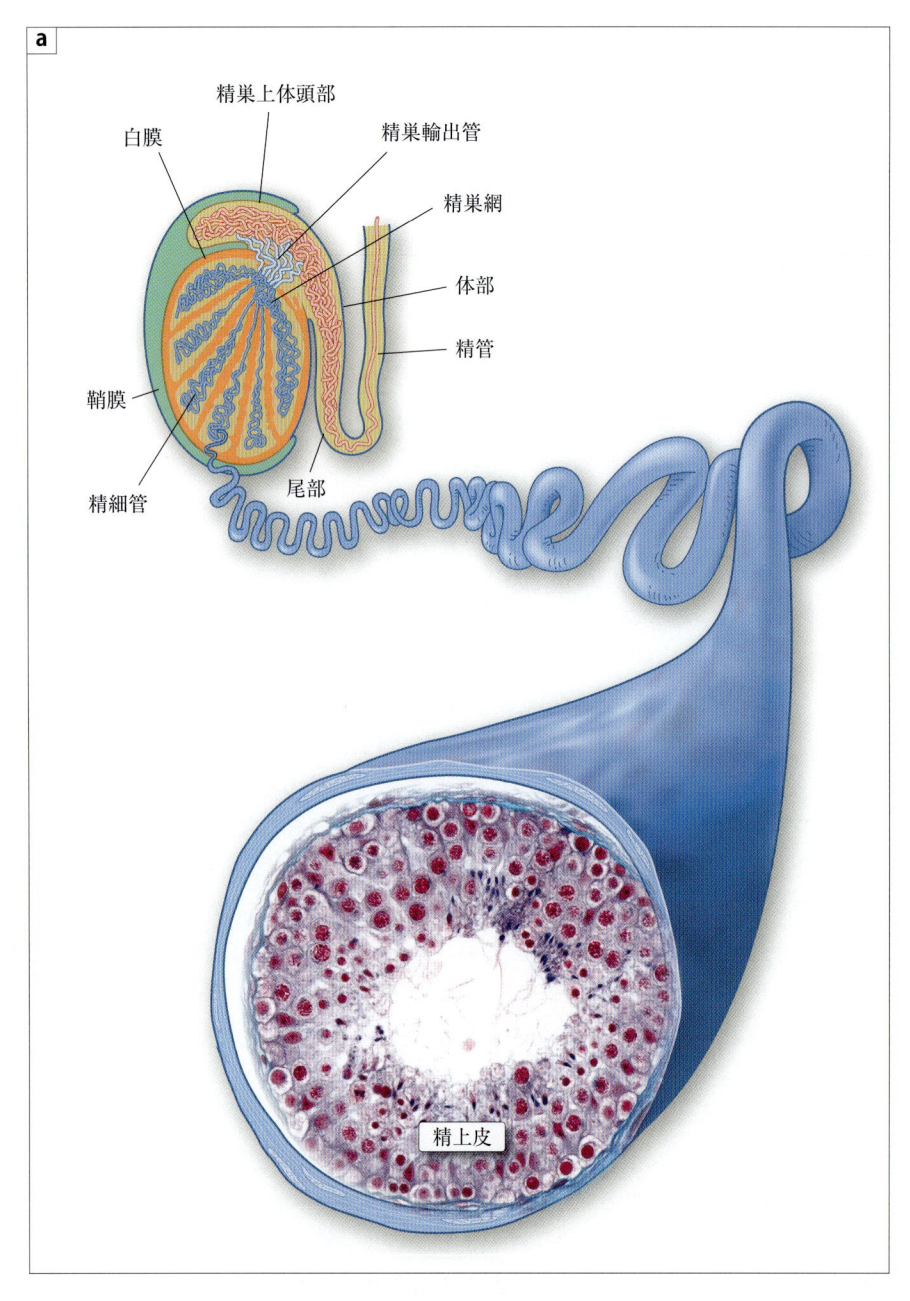

図 19.1a　精巣と導管
精巣は，白膜という強靭な線維性の被膜で覆われている．その内層は，血管膜と呼ばれている．隔壁は多くの小葉を形成し，それぞれは1つから数本の曲精細管を含んでいる．これらの両端は，精巣縦隔内にある結合組織塊である精巣網と呼ばれる通路網に開口する．精子は，精巣輸出管を通って精巣上体頭部に送られる．頭部とは，1本の管がらせん状に巻き上がった精巣上体の上部の部分で，ほかに体部と尾部をなす．尾部から連なる精管が**精索** spermatic cord と**鼠径管** inguinal canal を通って精嚢に合流し，前立腺にある射精管を形成する．精上皮は幹細胞，精祖細胞，精母細胞，精子細胞とそれらすべてを支えるセルトリ細胞からなる．精細管は，その横断面からわかるように数層の精細管周組織に取り囲まれている．

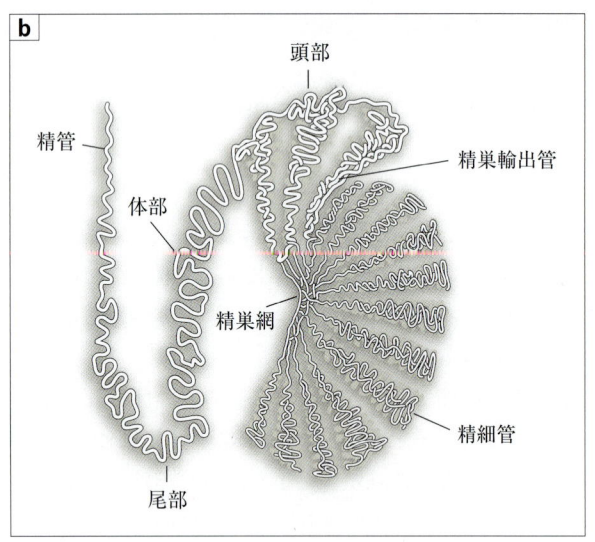

a の図ラベル：白膜，精巣上体頭部，精巣輸出管，精巣網，体部，精管，鞘膜，精細管，尾部，精上皮

図 19.1b　精巣と精巣上体の管
小葉あたり，1～3本の高度に曲がりくねっている精細管ループは，1本の直精細管につながり，精巣網という一連の網状をなす管に注ぐ．ここから，精巣の後部で，精巣網から精巣外への通路である高度にらせん構造を示す精巣輸出管へ連なり，精巣上体の頭部の主要な部位を形成する．精巣上体は，1本の管で，これもらせん構造をとり，他方で精管に連続する．

b の図ラベル：頭部，精管，体部，精巣輸出管，精巣網，精細管，尾部

精細管は曲がりくねっているために，組織切片上では円形，楕円形あるいは不規則な形を呈する．その周囲はライディッヒ細胞集団が存在する間質の結合組織に縁取られている．精細管内部は複雑な重層上皮，すなわち**精上皮** seminiferous epithelium が存在する（図19.2）．精上皮は，種々の**雄性胚細胞** male germ cell（**精子形成細胞** spermatogenic cell）と1種類の支持細胞，すなわち**セルトリ細胞** Sertoli cell からなる．精上皮は，伝統的に精巣の外分泌部とみなされている．それは，動けない精子が導管を通って精巣から放出されるからである．しかしながら，一方で内分泌組織とも考えられる．なぜなら，セルトリ細胞は，一般循環や精巣内局所で作用する種々のホルモン（インヒビン/アクチビン，エストロゲン）を産生し分泌するからである．

精細管周組織 Peritubular tissue

ヒト精細管は，厚さ3〜5 μm の**固有層** lamina propria（あるいは**固有膜** tunica propria）によって取り囲まれている．その固有層は，基底膜，コラーゲン，数層の**筋線維芽細胞** myofibroblast あるいは**精細管周細胞** peritubular cell からできている（図19.3）．ヒト**筋様細胞** myoid cell は**アクチン** actin と**ビメンチン** vimentin 線維を含んでいる．精細管周組織は，構造的な支持基盤を与えるばかりでなく，**一酸化窒素** nitric oxide や**バソプレシン** vasopressin のような局所的な血管作用物質に反応して蠕動的な収縮と弛緩を繰り返し，精子輸送を調節する．またアンドロゲン受容体も発現しており，この受容体刺激は，詳細は不明であるが，精上皮に作用するパラクライン因子の分泌と絡んでいるようである．**間葉系細胞** mesenchymal cell も本組織には見出され，ライディッヒ細胞への分化能力が示されている．

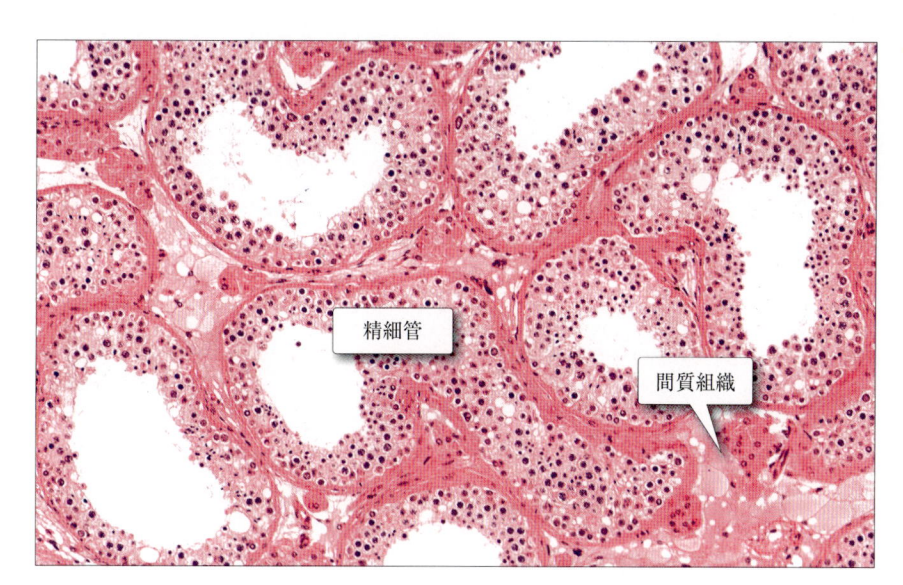

図 19.2　精巣の実質部
ヒト精巣の曲精細管．精巣あたり全長で約 250 m の長さがある．間質の結合組織にはテストステロンを分泌するライディッヒ細胞の集積がみられる．精細管は精細管周組織の厚い層によって取り囲まれている．HE 染色，パラフィン切片．×100.

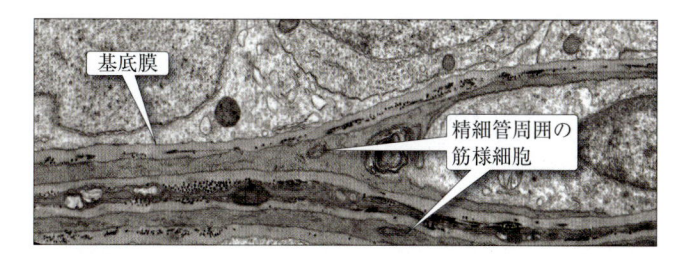

図 19.3　精細管周組織
個々の精細管は，筋線維芽細胞，コラーゲンそして細胞外基質からなる数層の構造に取り囲まれている．精細管の支持構造であるとともに，周細胞は収縮能力を有する．またそれらの細胞は，パラクライン作用を介してセルトリ細胞や精祖細胞に影響を与えうる種々のペプチドを分泌する．ある種の生物では，精細管周組織は間質から精細管への高分子化合物の流入を部分的に制限している．×10,000.

精巣

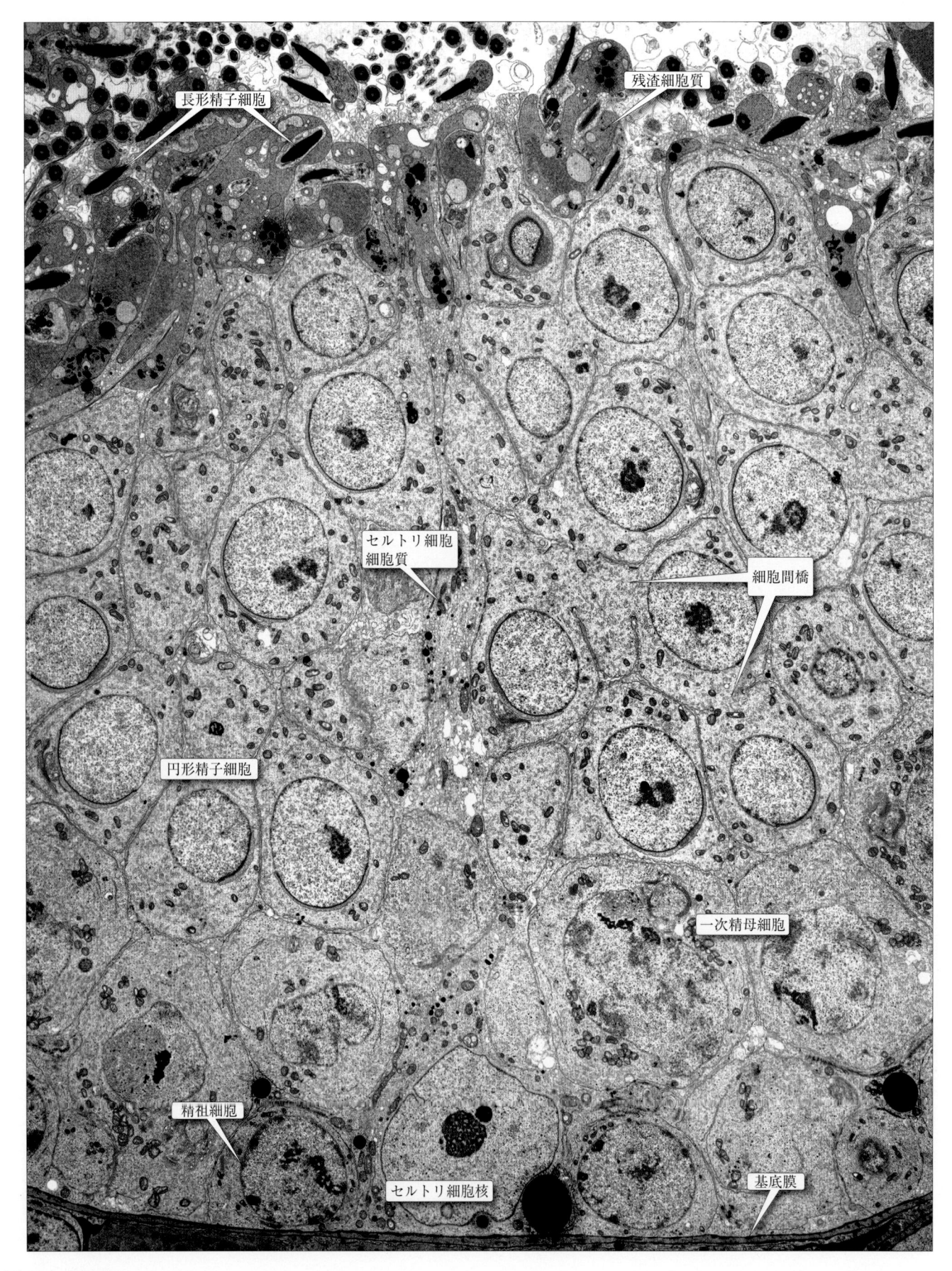

図 19.4　精上皮

マウス精上皮の超微形態像．セルトリ細胞核と精祖細胞が基底部に存在することを示している．セルトリ細胞は，上皮の基底部から管腔まで細胞突起を伸ばして，すべての生殖細胞に対する構造的足場を与えている．精母細胞と円形および長形精子細胞が層序構造をなして配置されている．円形精子細胞を結合している**細胞間橋** intercellular cytoplasmic bridge に留意．精子頭部と結合している不規則形の塊は，精子の成熟過程で捨てられ，最終的にはセルトリ細胞に貪食される精子細胞の不要な細胞質部分である．× 2,700.

精上皮 Seminiferous epithelium

精上皮の生殖細胞は，層序構造をなして存在しており，基底部から腔側まで順に精祖細胞，精母細胞，円形および長形精子細胞が並んでいる（図 19.4）．精上皮それ自身で精巣容積の約 40％を占めている．すべての生殖細胞は，物理的にも機能的にも円柱形をしたセルトリ細胞によって支えられている．セルトリ細胞はあまり目立たないが，基底部に位置し，しばしば明瞭な核小体をもつ不定形をした核から判別される．セルトリ細胞の細胞質は基底膜から管腔まで伸びており，その細い突起が生殖細胞間の隙間を埋めている．

精子発生過程（精子形成過程） spermatogenesis は，細胞増殖と成熟過程からなり，初期の**倍数体** diploid の生殖細胞である精祖細胞が約 70 日を掛けて**半数体** haploid の精子に至る過程である（図 19.5）．精子発生過程では，必ずしもすべての生殖細胞が生きながらえるのではなく，生物種にもよるが，**アポトーシス** apoptosis による有意な生殖細胞の死滅（50％あるいはそれ以上）がどの分化段階でも生じる．

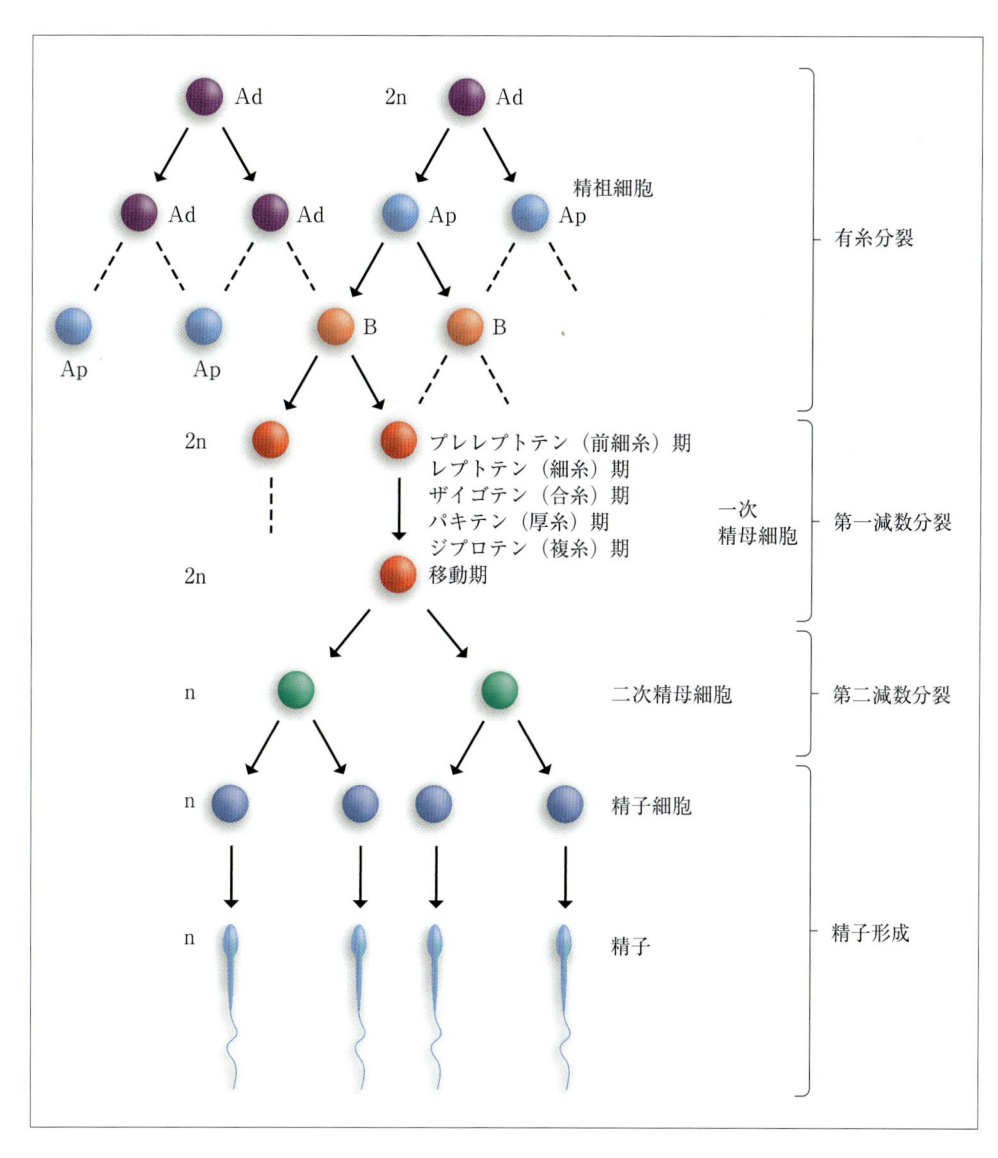

図 19.5 ヒト精子発生過程でみられる生殖細胞
精子発生過程の維持は，精祖細胞系の幹細胞による細胞分裂と細胞再生，精母細胞の精子細胞への減数分裂，その精子への分化過程によって担保されており，全行程は 10 週間続く．**暗調** dark および**明調** pale **A 型精祖細胞** type A spermatogonia（Ad, Ap）は幹細胞である．Ad 精祖細胞は貯蔵用細胞であり，もし上皮が障害されたり，機能不全に陥ったときに細胞分裂する．Ap 精祖細胞は，体細胞分裂により自己を再生するとともに B 型精祖細胞を産生する．B 型精祖細胞は決められた期間体細胞分裂で増殖し，続いて減数分裂に入る一次精母細胞を生じる．第一減数分裂で，**相同染色体** homologous chromosome は並列し厚糸期（パキテン期 pachytene）で対合を形成し，父系および母系の相同染色体間で遺伝物質の交換を行う．一次精母細胞は二倍体の染色体構成をもつが，前細糸期（**プレレプトテン期** preleptotene）で起こる DNA 合成によりおのおのの染色体は，2 つの染色分体を有することになる（したがって DNA 量は二倍体時の 2 倍）．二次精母細胞（第一減数分裂によって生じた）では，染色体数は半減するが，それぞれの染色体は 2 つの染色分体を有する．第二減数分裂により精子細胞（DNA 量および染色体数ともに半減）が生じ，次いで精子へと変態する．この過程を精子変態過程という．精祖細胞は，体細胞分裂で完全に分離（不完全細胞分裂）せず，それら由来するすべての生殖細胞は細胞間橋により連結され，いわゆる家族集団あるいはクローンを形成する．そして，精子が遊離（**精子遊離** spermiation）されるまでつながったままでいる．精子発生過程では，すべての生殖細胞が生存できるわけではない．ヒト精巣では，1/3 あるいはそれ以上の生殖細胞がアポトーシスにより消滅する．したがって，ほかの霊長類や哺乳類と比較して，ヒトの精子発生過程は相対的に効率が低い．

精巣

精子発生過程（精子形成過程）
Spermatogenesis

精子発生過程は，生殖幹細胞が自己を再生し，また分化していく精祖細胞を供給することにより定常的に生殖細胞を生み出す過程である．それ過程は，組織学的に連続した3つの段階に分けられる．

1. **精祖細胞の体細胞分裂**：ヒトでは，精祖細胞は暗調A型（Ad，自己再生幹細胞），明調A型（Ap，Adから産生）そしてB型（Apから産生）に分類される．
2. **精母細胞の減数分裂による成熟**：精母細胞は，一次（B型精祖細胞から体細胞分裂によって生じる）および第一減数分裂を経て生じる二次精母細胞に分類される．次いで，これらは第二減数分裂を完遂して円形精子細胞となる．
3. **分化**：精子細胞は，もはや細胞分裂を経ずに**精子完成過程(精子変態過程)** spermiogenesisにより精子へ分化する．

生殖細胞の細胞増殖と成熟に関するこれらの段階を説明するには，生後の精巣で生殖細胞の発生過程を追っていくのが早道である（図19.6a～c）．

精祖細胞 Spermatogonia

精祖細胞は，精子発生過程の源流となる細胞で，精細管の基底膜に接している（図19.7a～e）．精祖細胞は生物種ごとに核形態によって分類され，ヒトを含む多くの種ではA型

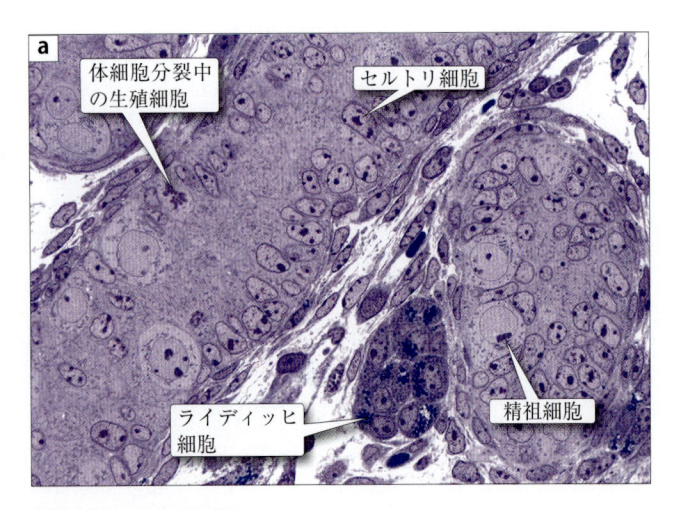

図19.6a 新生児精巣
精細管索（管腔が出現する前）がみられる．そこには，多数の未分化なセルトリ細胞と大きな精祖細胞が含まれている．その内の1つは分裂中である．間質組織には間葉系細胞とライディッヒ細胞の集団がみられる．トルイジンブルー染色，アラルダイト切片．×525.

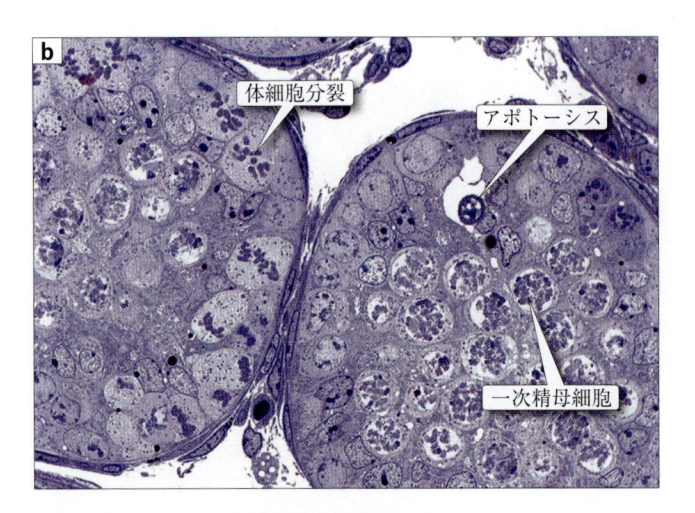

図19.6b 未熟な思春期発動前の精巣
精子発生過程が始動する時期の精巣を示している．高い細胞分裂活性が基底層にある精祖細胞にみて取れる．精細管索の中心部を占めているのは初期の一次精母細胞であり，太く凝集したクロマチンをもっている．アポトーシスがみられるように，あらゆるすべての生殖細胞が生き残るわけではない．トルイジンブルー染色，アラルダイト切片．×525.

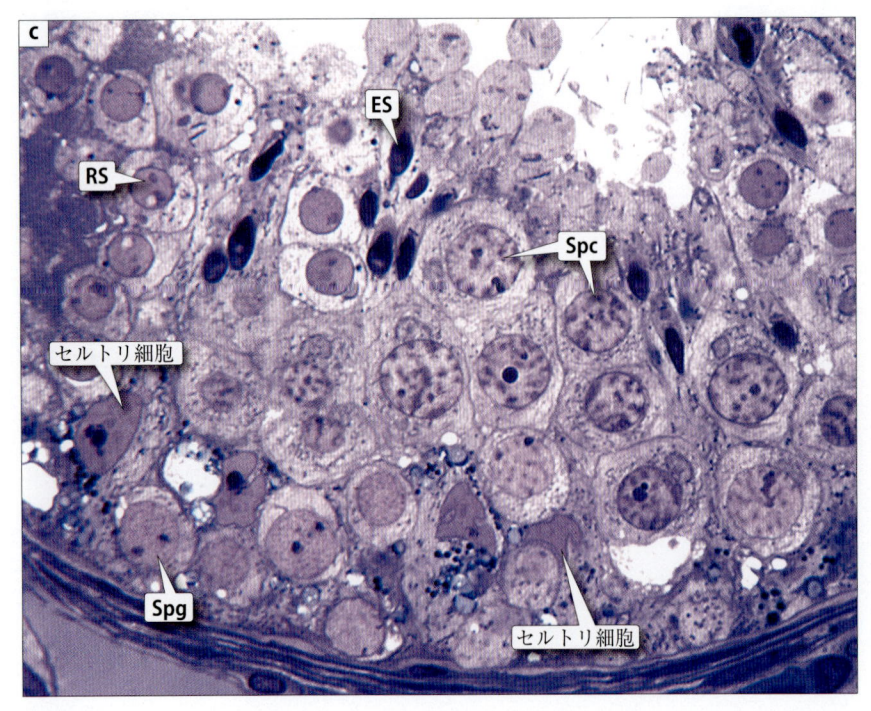

図19.6c 成人の精上皮
正常な精子発生過程でみられるすべての分化段階の生殖細胞を示す．細胞の種類としては，セルトリ細胞，精祖細胞（**Spg**），一次精母細胞（**Spc**），円形精子細胞（**RS**），長形精子細胞（**ES**）がみられる．ヒトでみられる生殖細胞形成は長期に渡るため，長形精子細胞は同じ精上皮の区画にある精祖細胞よりも約8週間分，老いているということである．トルイジンブルー染色，アラルダイト切片．×900.

19 男性生殖器系

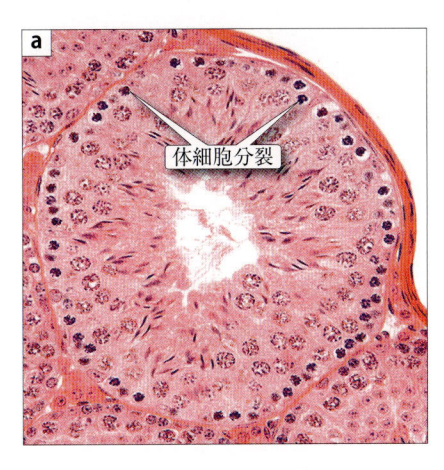

図 19.7a　精祖細胞の細胞分裂
ラット精巣の精上皮周期ステージ XII の精細管．多くの分裂中の精祖細胞がみられる．同調した細胞分裂は，精子発生過程の特徴である生殖細胞分化の調律性を反映している．この細胞動態はセルトリ細胞によって統合されるホルモン刺激とパラクライン刺激の複雑な相互作用によるものである．HE 染色，パラフィン切片．×140．

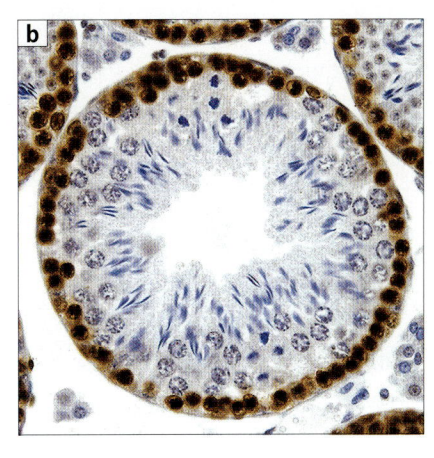

図 19.7b　精祖細胞の細胞分裂
同様の精上皮周期ステージ（ステージ XIV）の切片で，**増殖性細胞核抗原** proliferating cell nuclear antigen（PCNA）に対する免疫組織化学を行ったもの．細胞周期の S 期あるいはその直前の A 型精祖細胞が茶色に染色されている．S 期にない細胞は，すべて陰性である．PCNA 免疫組織化学／ヘマトキシリン染色，パラフィン切片．×140．

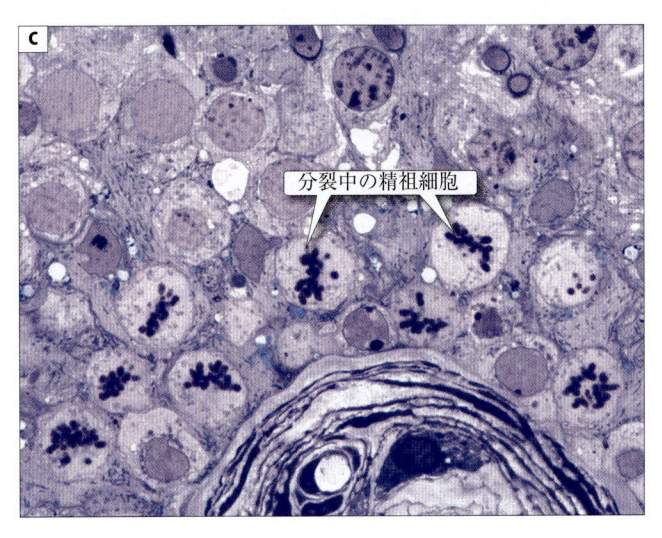

図 19.7c　精祖細胞の体細胞分裂と生殖細胞のクローン
ヒト精祖細胞（B 型）の細胞分裂．核は消失しており凝集した染色体が特徴的である．これらの細胞は，明らかに基底膜と接していない（切片は，斜めに精上皮を切断している）．この分裂で生じる娘細胞はプレレプトテン期の精母細胞で，DNA 合成を経て，一対の染色分体からなる染色体が形成される．トルイジンブルー染色，アラルダイト切片．×800．

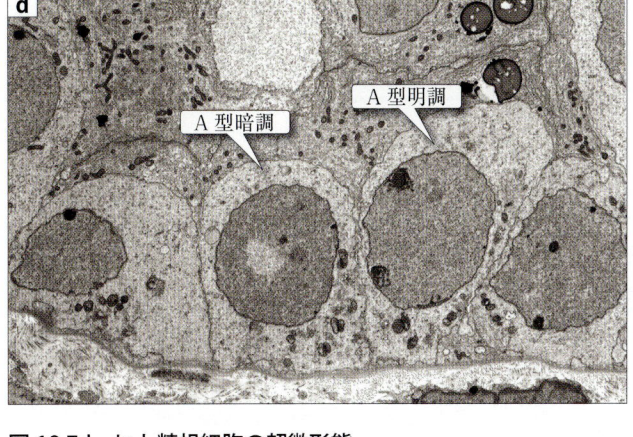

図 19.7d　ヒト精祖細胞の超微形態
A 型暗調精祖細胞は，核の空胞によって識別できる．それは精子発生過程における幹細胞であり，A 型明調細胞と同様に基底膜と接している．精祖細胞は上皮にあるニッチに存在すると信じられている．ニッチとは，セルトリ細胞からの情報や，また精祖細胞の生存，増殖，そして分化の調節刺激を受け取りやすい箇所である．精祖細胞は，精細管の周囲にバラバラに分布するのではなく，多分最終的にそれらから生じる大量の生殖細胞の空間的配置を意識したものとなっているようである．×2,400．

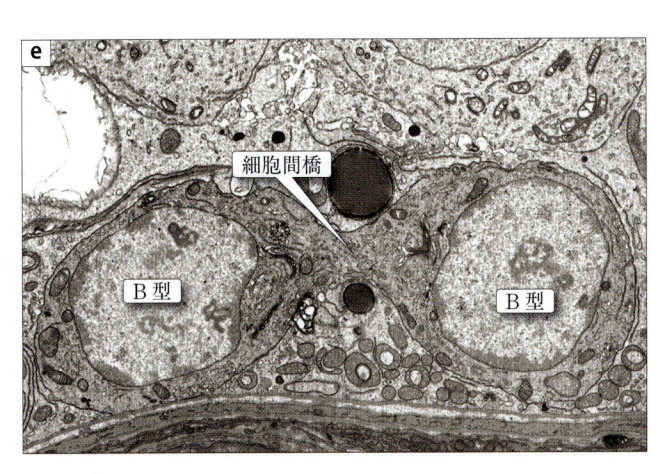

図 19.7e　一組の B 型精祖細胞の超微形態
A 型明調精祖細胞の不完全分裂の結果として生じた B 型精祖細胞間にみられる細胞間橋が示されている．精母細胞および最終的な精子細胞は，これらの連結された細胞から生じるので，皆繋がったままであり，精子発生過程を共にする生殖細胞クローンを形成している．細胞間橋は，細胞間でのシグナル伝達や代謝産物の交換を可能とするもので，生殖細胞の同調発生を助ける．×4,000．

とB型に区別され，A型はさらに暗調と明調に分類される．A型は，クロマチンが核内に一様に分布しているが，B型ではクロマチンの核膜周囲への凝集がみられる．精祖細胞の幹細胞は，それらの増殖を制御する幹細胞ニッチ niche に存在すると信じられている．そのニッチは，セルトリ細胞と間質組織から由来する局所的な成長因子によって維持されている．

精母細胞 Spermatocytes

精母細胞（図19.8a～d）は減数分裂を被る生殖細胞であるが，その長い過程（ヒトの場合は，3週間）は2回の細胞分裂を伴う細胞成熟の過程である．**第一減数分裂** meiosis I という最初の分裂で，一次精母細胞の染色体は一対の**染色分体** chromatid として現れ，それは**相同染色体** homologous chromosome（父方と母方からの染色体からなる）が並列することにより二価染色体 bivalent 対を形成する．染色体の**交叉** crossing over による染色体領域の交換が一次精母細胞の第一減数分裂時に起こり，次いで分裂して元の染色体数の半分の二価染色体をもつ二次精母細胞（**半数体** haploid）となる．**第二減数分裂** meiosis II は，1日以内で生じる短い過程で，二次精母細胞はこの2度目の分裂により娘細胞におのおのの染色体の染色分体を1つずつ分配する．その過程は体細胞分裂と同様である．したがって，精子細胞と呼ばれる娘細胞は，体細胞と比較して半数の染色体と半量のDNAをもつことになる．

精子細胞 Spermatids

精子細胞の精子への分化過程は，**精子完成過程** spermiogenesis と呼ばれる（図19.9a～i）．その過程ではさらなる細胞分裂はなく，その代り通常の細胞形態から複雑で高度に造形された細長い精子への顕著な形態変化が生じる．精子は，凝集した核をもち，細胞質はほとんどないが，長い尾，つまり**鞭毛** flagellum を有す．成熟した精子細胞はセルトリ細胞の細胞質の最も先端の部分から溶液で満たされた精細管腔へと放出される．その管の中で，精子は精巣網へと輸送され，そして精巣を後にし精巣上体内へと向かう．

> **Tip**：精巣で産生された精子は不動性で，自然には受精はできない．受精能力は，精巣上体を移動する中で賦与される．

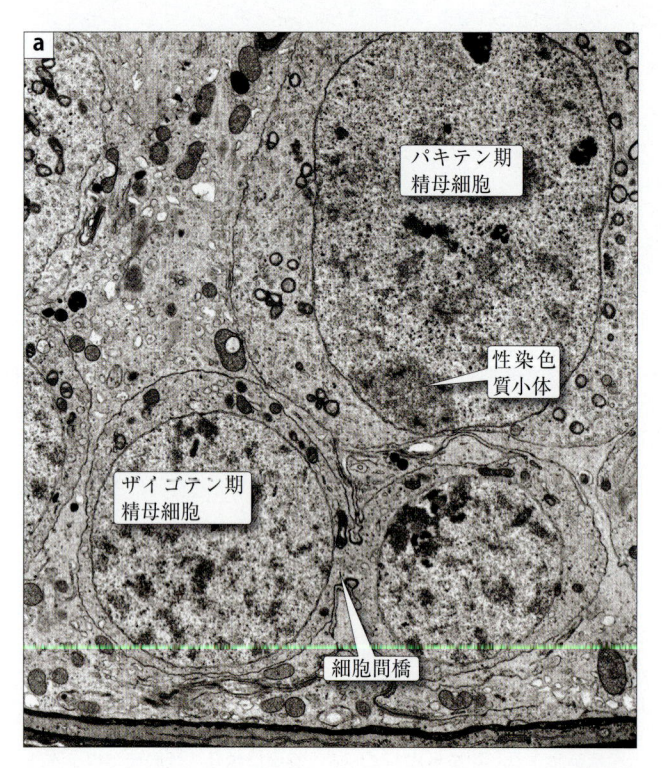

図19.8a 一次精母細胞の超微形態

ザイゴテン（合糸）期の精母細胞が細胞間橋で繋がっているのがみえる．その染色体はそれぞれ2本の染色分体からなり，核内で明瞭な固まりあるいは凝集塊をなす．相同染色体の**対合** synapsis の開始を示している．対合は，それゆえに2本の染色体からなる二価染色体を形成し，全部で4本の染色分体で構成される．細胞容量のかなりな増大のため，パキテン（厚糸）期の精母細胞は円形の生殖細胞中で最大となる．二価染色体は，パキテン期で極度に凝集されているが，電子顕微鏡標本では薄い切片が必要で，それらは分散しているようにみえる．数日続くこの期間に対合した染色体は，部分的にDNAを交換する．この過程を，交叉あるいは遺伝的組み換え genetic recombination という．**性染色質小体** sex vesicle は X あるいは Y 染色体を含み，両者は対合するが，交叉は染色体末端の1つの小領域でのみ起こるにすぎない．×3,400.

19 男性生殖器系

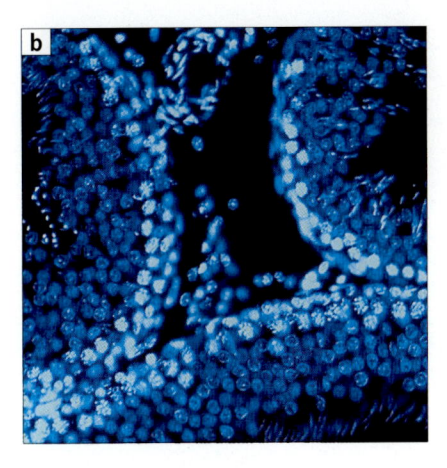

図 19.8b　一次精母細胞
一次精母細胞のクロマチンが高濃度であることを，DNA を染色する蛍光色素である DAPI（diamidinophenylindole）で染色して示したもの．最も強く染色されているのは周辺にある精祖細胞とより大きな精母細胞である．多くの細胞が鎖状のクロマチンをもっている．DAPI 蛍光染色，パラフィン切片．× 150.

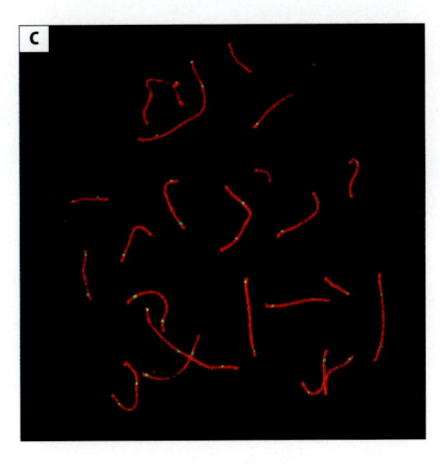

図 19.8c　シナプトネマ構造
ヒト精母細胞の蛍光標本．対合複合体の全長と二価染色体の交叉部位に対する抗体で，それぞれ赤と緑の蛍光で染色したもの．これらの交叉部位は，直径約 90 nm のタンパクで構成されている．× 2,000.（Courtesy W Baarends, Erasmus University, Rotterdam, The Netherlands.）

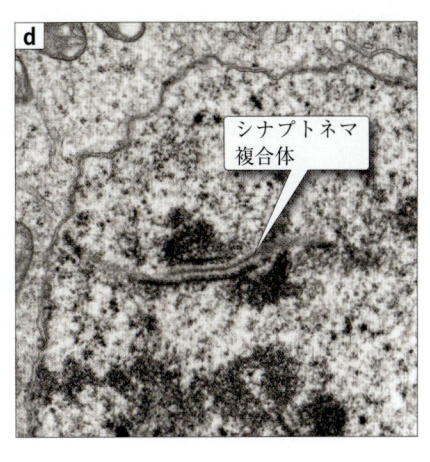

図 19.8d　シナプトネマ構造の超微形態
パキテン期精母細胞でみられたもの．ファスナーに似て，この複合体は 2 本の並行する細線維と中心エレメントからなる．二価染色体は，局所的に対合複合体で繋がれており，それらの DNA 鎖は逆向きに配置され交叉に利用される．対合複合体は，第一減数分裂前期のレプトテンからパキテン期に掛けて形成される．× 13,000.

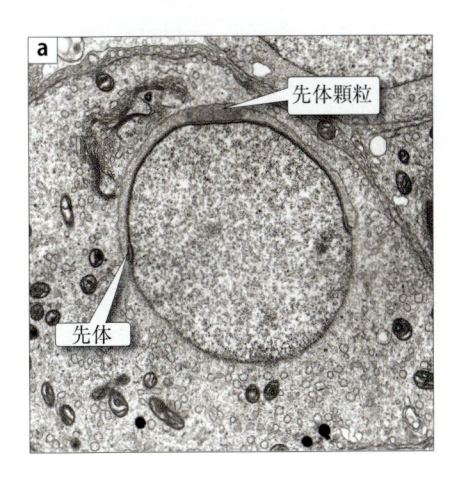

図 19.9a　円形精子細胞
頭帽期 cap-phase 円形精子細胞．ゴルジ装置 Golgi apparatus がどのように**先体** acrosome 形成に関わっているのかを示している．**頭部極** cranial pole が**先体顆粒** acrosomic granule によって識別できる．完成すると，先体は糖タンパクとリソソーム酵素を含むようになり，**卵母細胞** oocyte の**透明帯** zona pelucida への進入を可能とする．× 6,000.

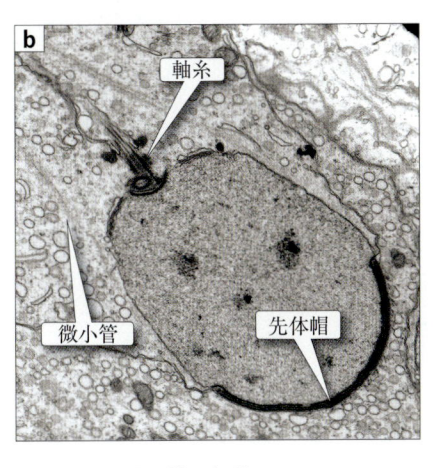

図 19.9b　長形精子細胞
伸長を始めた精子細胞．より成熟した**先体帽** acrosomal cap とクロマチン凝集を伴った核の形態変化がみられる．発達しつつある鞭毛あるいは**軸糸** axoneme は，核の後方に一対の中心子 centriole を介して固定される．**微小管** microtubule は精子細胞細胞質の伸長とともに後方へと配置される．× 7,400.

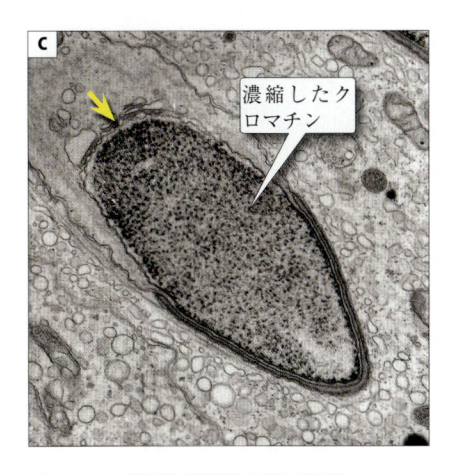

図 19.9c　後期頭帽期の精子細胞
DNA 濃縮を示す．核ヒストン histone はプロタミン protamine に置き換えられ，クロマチンの密な凝集を可能とする．核凝縮は過剰なあるいは余計な核膜の折り込み（矢印）を生じ，**精子遊離** spermiation の際にほとんどの細胞質とともに成熟精子細胞から脱落する．× 9,500.

449

精巣

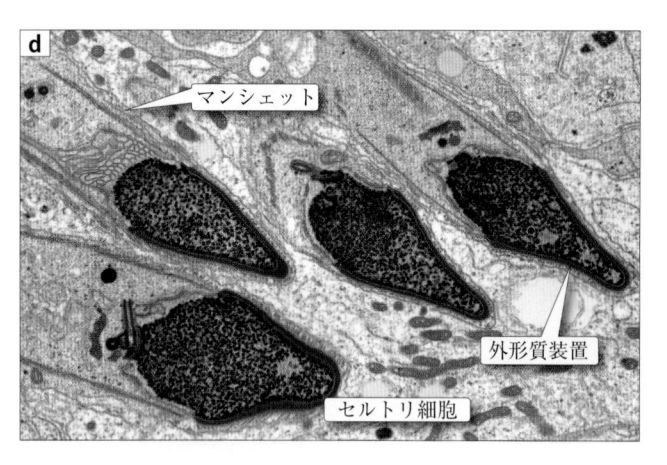

図19.9d　先体期の精子細胞
核は変形して西洋ナシ型となり，クロマチンの明らかな濃縮がみられる．先体は今や核の先端を広く覆っている．尾部の細胞質は密となり，**マンシェット（尾鞘）** manchette により境界される．マンシェットは，微小管でできた円筒構造物で細胞質と細胞内小器官の後方での排出に寄与する．精子細胞は，セルトリ細胞細胞質の窪みに埋め込まれ，特殊化した精子細胞－セルトリ細胞間接着複合体である，**外形質装置** ectoplasmic specifications によって安定化されている．×5,000.

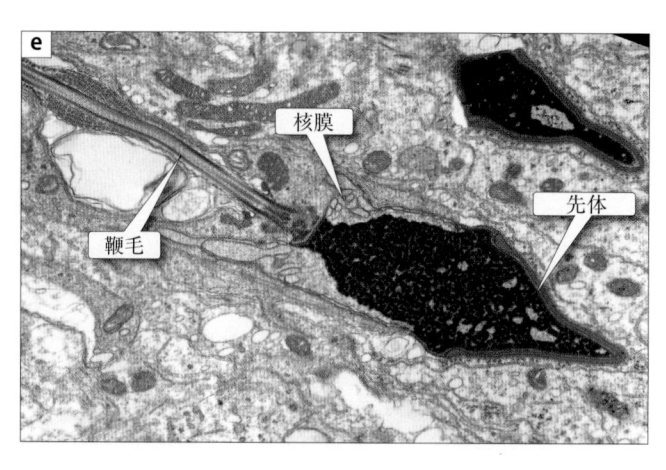

図19.9e　成熟期初期の精子細胞
核形態はさらに変化し，先体も顕著となる．核濃縮は余った核膜の折り畳みを生じる．鞭毛は，中心子を取り囲む結合部により核に付着している．×8,000.

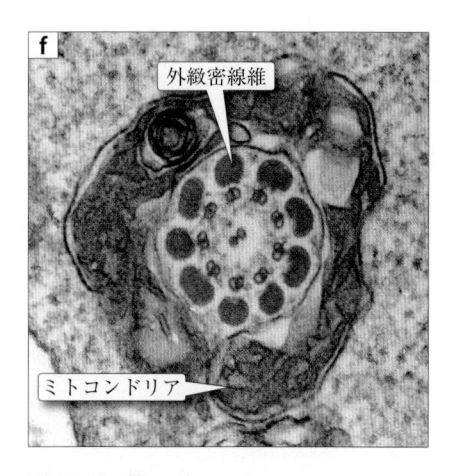

図19.9f　鞭　毛
鞭毛の横断面．中央の軸糸は微小管の"9＋2"配列と9つの外緻密線維からなる．外緻密線維は尾を補強するもので，それらは長軸方向に走り，最終的には細くなって尾の先端では消滅する．ミトコンドリアは尾の中間部に鞘を形成し，鞭毛運動へのエネルギー供給源となっている．×6,000.

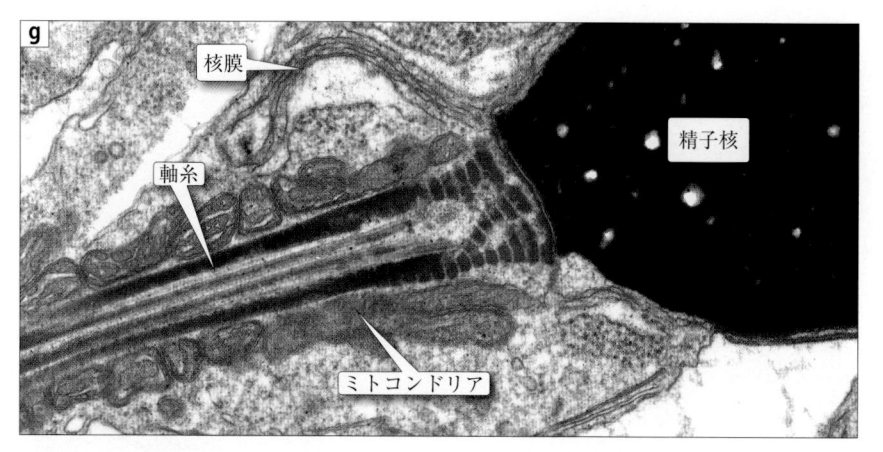

図19.9g　精子細胞
頸部と鞭毛の詳細．結合部の横紋のある円柱形の構造と外緻密線維との連続性を示している．ミトコンドリアは尾の中間部を囲んでいる．尾部は，核と**移植窩** implantation fossa を介して繋がっている．×31,000.

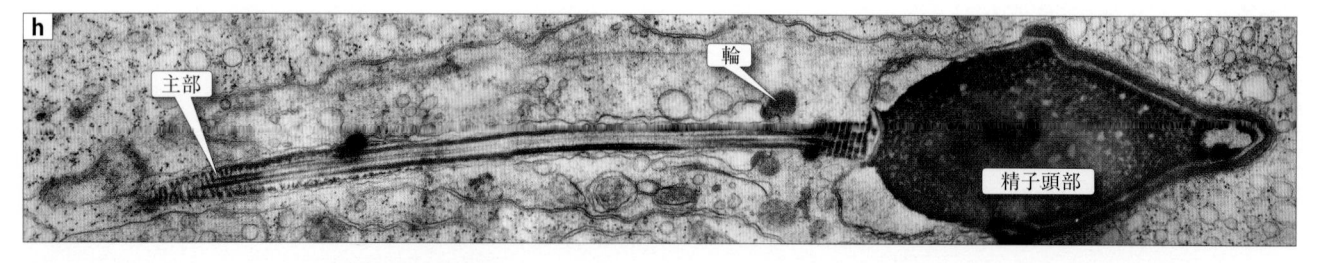

図19.9h　伸長しつつある後期精子細胞の縦断面
環帯物質が後方で置き換わることに注意．すなわち，鞭毛周囲へのミトコンドリア鞘の形成によって中間部が形成される．発達しつつある主部を見ると，肋骨状構造があり，それは9つの外緻密線維ではなく2本の縦走する円柱構造に結合している．これらを集合的に線維鞘という．×14,000.

19　男性生殖器系

生殖細胞形成の同調性
Coordination of germ cell development

　精子発生過程は，一次精母細胞（B型精祖細胞の体細胞分裂により生じる）が減数分裂に入ることによって引き起こされる順序正しい過程である．おのおのの精細管は特定の生殖細胞の組み合わせを含み，生殖細胞分化の特定のステージを示すが，これは一連の長い精子発生過程の一瞬を表しているにすぎない．見方を変えれば，精上皮のどの部分の組織像でも，多層をなして種々の分化段階の生殖細胞を含んでいるが，それは生体内ではゆっくりではあるが絶えず形態変化しつつある動的な上皮の一静止像であるということである．大抵の哺乳動物で，精上皮の縦方向の面に精子発生過程の発生段階が同じステージの生殖細胞がみられる（図19.10a, b）．そして，精細管の長軸方向に沿って，前後のステージが連続的に

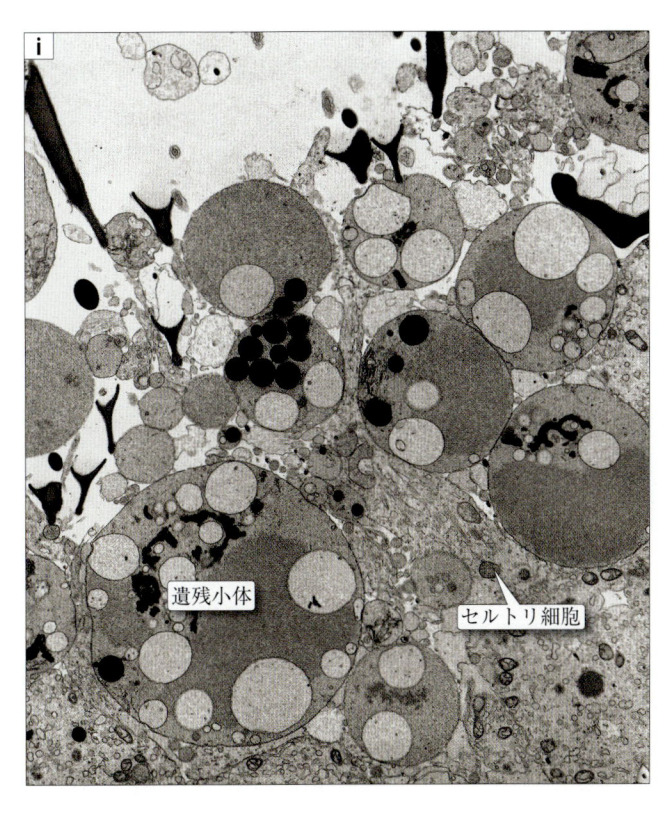

図19.9i　成熟精子細胞
成熟精子細胞がセルトリ細胞から放出されるとき，先立って廃棄された細胞質は"遺残小体 residual bodies"に押し込まれる．この中には，脂質，小胞，細胞内小器官の遺物，リボソームが含まれる．遺残小体は，セルトリ細胞に貪食され消化される．×3,400．

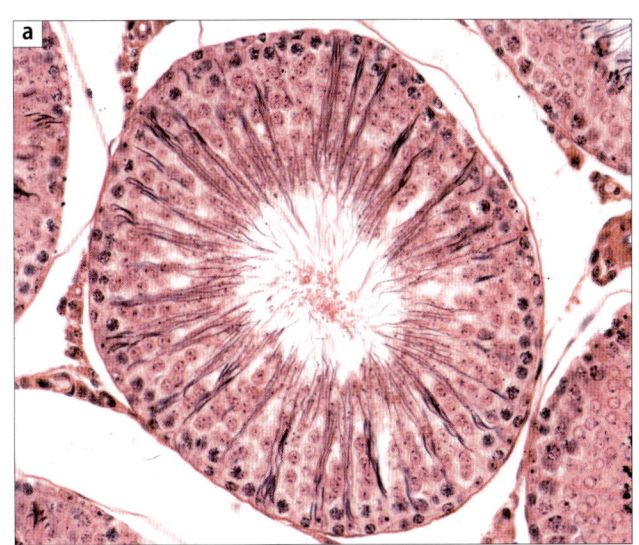

図19.10a　生殖細胞の同調
精子形成周期のステージVのラット精細管横断面．精上皮全体に，生殖細胞の分化段階の同心円的な同調がみられる．HE染色，パラフィン切片．×180．

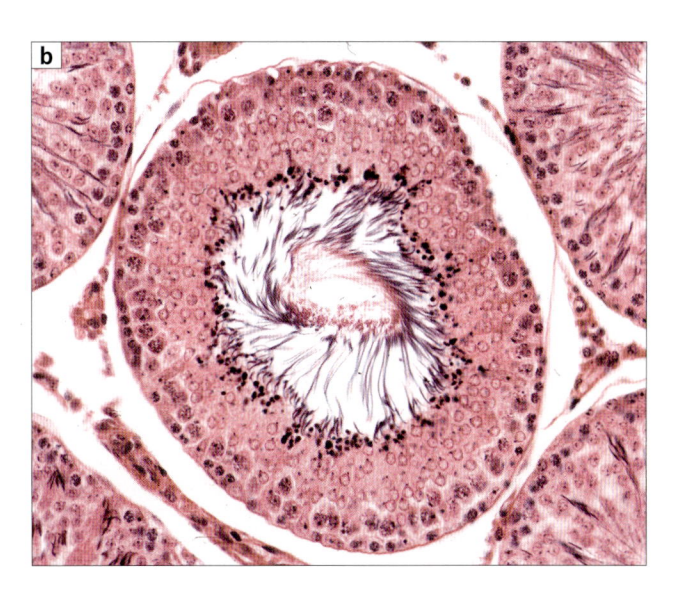

図19.10b　生殖細胞の同調
もし図19.10aの精細管が約4日後に観察されたら，ステージVIIIのこの像のようにみえるはずである．精子発生過程の同調は維持されており，長形精子細胞は十分に成熟し，管腔へ放出されつつある．大抵の哺乳動物で，精子発生過程のステージは精細管に沿って連続的に並んでいるが，その並びは時折逆転している．HE染色，パラフィン切片．×180．

451

現れる．これらの組織学的ステージはローマ数字（ラットではⅠ～ⅩⅣ，モルモットではⅠ～ⅩⅡ，ヒツジ，ウマ，ウシではⅠ～Ⅷ，サルではⅠ～ⅩⅡ，ヒトではⅠ～Ⅵ）で示される．これらのステージの完璧で途切れることのない変化は，いわゆる精子発生過程の波を形成する．ある上皮部分であるステージから次の同一ステージまでの間に起こる一連の組織変化は，精上皮周期あるいは精子形成周期と呼ばれる．ヒトでは，1周期は16±1日である．精子発生過程は少なくとも70日かかることから，おのおのの生殖細胞は最終的に精子として放出されるまで4回の周期を経ることになる．特別に標識した生殖細胞について，その位置，ほかの細胞との関係や形態的変化を経時的に観察することにより，ヒトにおける精上皮はすべて切片上で観察可能な6つのステージからなることがわかっている（図19.11）．

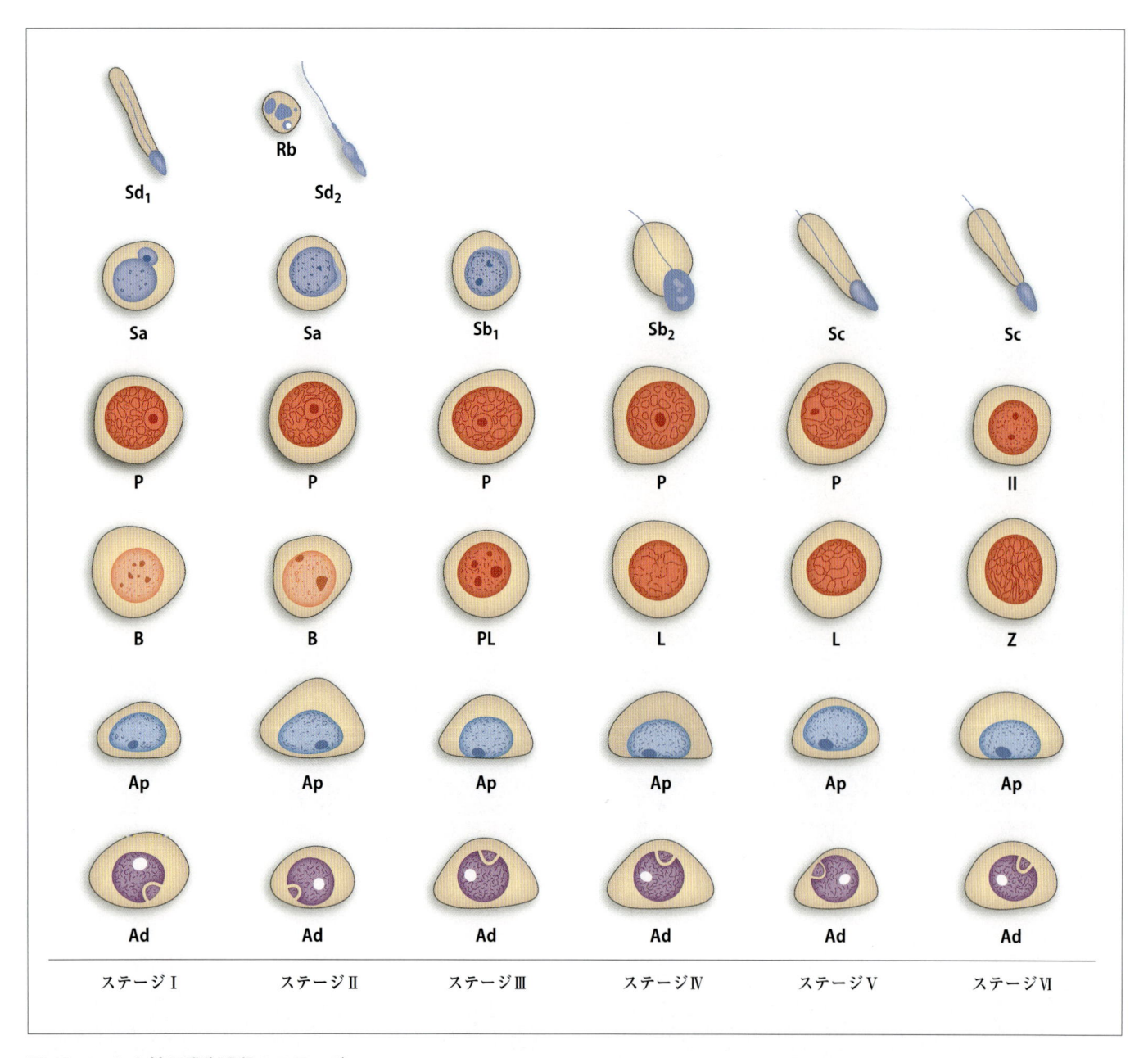

図19.11　ヒト精子発生過程のステージ

ヒト精上皮周期の6つの組織学的ステージ（ステージⅠ～Ⅵ）が示されている．これらは視覚的な生殖細胞の組み合わせに依存している．そして，発生の系譜が経時的に追える．この精子発生過程のいわゆる"行程表"において，開始点は左下の精祖細胞である．分化は，左から右へそれぞれの列に沿って進み，下の列から上の列へ移動する．成熟精子細胞は，最終的にステージⅡで放出される．それまでに，生殖細胞は4.5回近く周期を巡り，その間約70日を要する．**Ad, Ap, B**：精祖細胞の型，**PL, L, Z, P**：プレレプトテン期，レプトテン期，ザイゴテン期，パキテン期一次精母細胞，**Ⅱ**：二次精母細胞，**Sa, Sb, Sc, Sd**：精子完成過程の段階，**Rb**：遺残小体．

ヒトや霊長類のある種では，ステージの配置がランダムではないが，やや不規則である．精細管の横断面では，たった1つのステージしかみられないほかの種の動物とは異なり，2〜4つの異なったステージがみられる（図19.12）．場合によっては，ヒトでは一見無秩序パターンにみえるが，実は精細管に沿ってらせん状に配置されている（図19.13）．

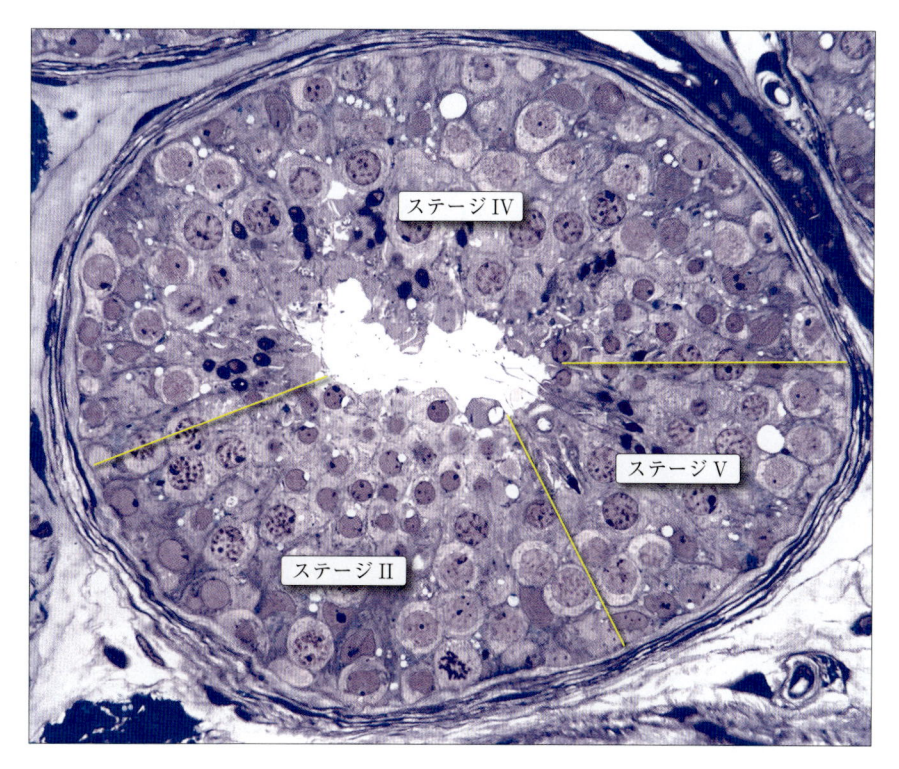

図19.12 多くのステージを含むヒト精細管
ヒト精細管の横断面．精上皮内に複数のステージが示されている．似たような組織像はほかの霊長類（チンパンジー，ヒヒ，サル，マーモセット）でもみられる．どのようにして，このような複数のステージをもつ精細管で精子発生過程の同調性が維持されているのか不明であるが，セルトリ細胞による局所性あるいはパラクラインによるシグナル伝達や精祖細胞幹細胞の正確な増殖誘起が関係していると思われる．1つの生殖細胞幹細胞から由来する一群の生殖細胞クローンが占める部位は精細管の周辺で明確に区別できる．ある分化段階の生殖細胞集団がお互いに隣接しているが，明らかに両者には老若が存在する．トルイジンブルー染色，アラルダイト切片．×400.

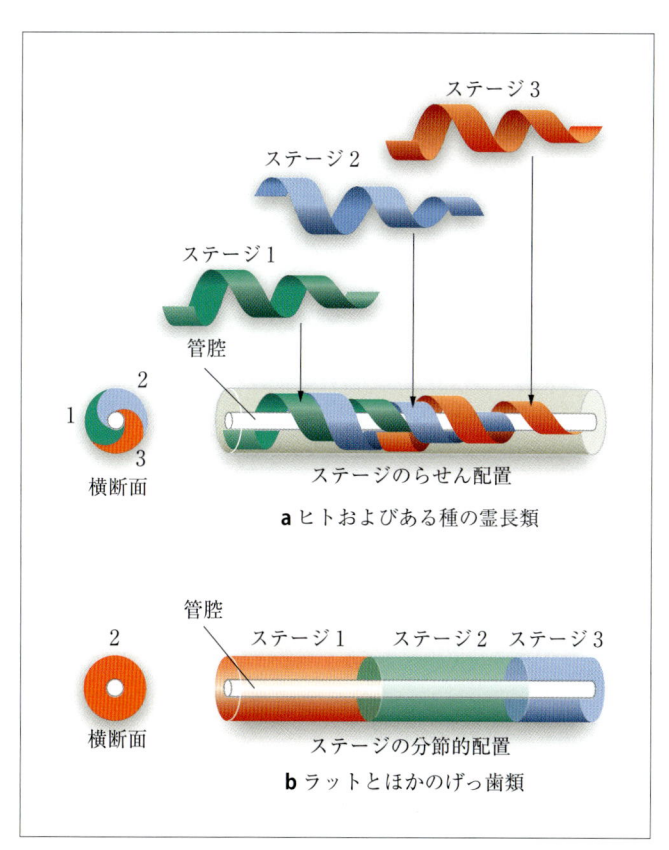

図19.13 生殖細胞ステージの配置
精子発生過程のステージ配列を示す模式図．ヒトやある種の霊長類（a）では，精細管に沿ってランダムパターンかあるいは旋回しながららせんを描くように配列する．2〜3のステージが組織切片の横断面に現れる．多くの霊長類以外の哺乳類（b）では，ステージは，規則正しく配列するが，時折ステージが逆転したり，また元の順序に戻ったりする．両モデルに対して，生殖細胞分化のステージは同調しており，それには多かれ少なかれセルトリ細胞が関係する．単一ステージを含む精細管（多くのげっ歯類）との比較において，複数のステージをもつ精細管の出現は精子発生過程の効率とは関係なく，むしろ新世界サル，類人猿，ヒトなどと関連した進化的特徴であることが示されている．

精巣

胚細胞腫瘍 Germ cell tumors

精巣の胚細胞腫瘍の共通の前駆細胞は，上皮内癌 carcinoma in situ（CIS）細胞である．CIS 細胞は，精細管内にある巨大な細胞であり，進行するとすべてのほかの生殖細胞に置き換わる（図 19.14a，b）．CIS 細胞は子宮内で，原生殖細胞 gonocyte が悪性腫瘍化を被って生じると考えられている．その病因は不明であるが，ホルモン障害や天然あるいは合成のエストロゲンや抗アンドロゲンといった**内分泌撹乱物質** endocrine disruptor による可能性がある．そのような物質はプラスチックや殺虫剤に見いだされるが，撹乱物質と生殖異常との関連は仮説の域に留まっている．

セルトリ細胞 Sertoli cells

セルトリ細胞と生殖細胞との関連は，果樹園の木に例えられる．つまり，球状をした生殖細胞はそもそも木（セルトリ細胞）の周囲の地面にあるが，枝に支えられて，精上皮にみられるように，4～5層上昇する（図 19.15a～c）．セルトリ細胞は精上皮の容積の25％程度を占めている．おのおののセルトリ細胞は，その基底部で5～6個のほかのセルトリ細胞と接触しており，それぞれは精上皮の上から下までで

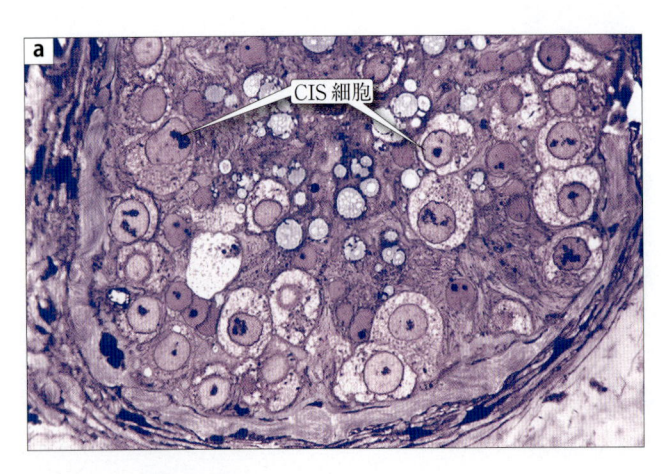

図 19.14a　胚細胞腫瘍
上皮内癌（CIS）をもつヒト精細管．大型で，グリコーゲンと意味は不明だが，胎盤型アルカリホスファターゼ活性を有する空胞化した細胞質によって同定される．正常な生殖細胞はみられない．CIS 細胞の遺伝子発現の検討によると胚性幹細胞との類似が指摘されており，CIS が胎児の原生殖細胞から子宮内で生じることを示唆する．トルイジンブルー染色，アラルダイト切片．×500．

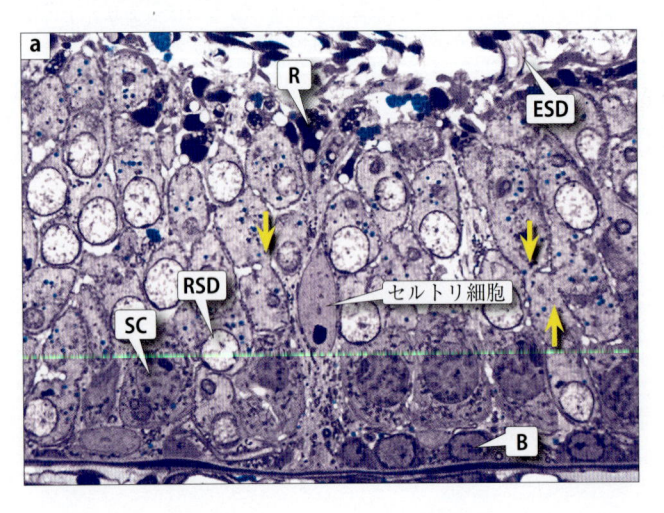

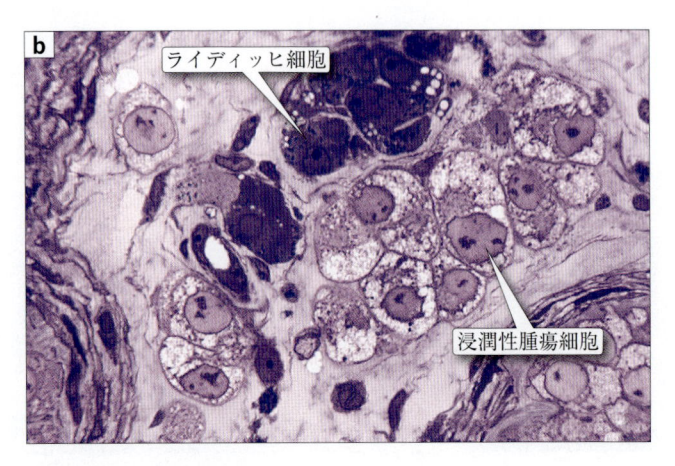

図 19.14b　胚細胞腫瘍
精巣の間質組織にみられた CIS 細胞．精細管外にあることから，これらの細胞はリンパ管を伝って精巣を越えた様々な場所に転移する危険性が高い．CIS を有す精巣腫瘍の場合，5年以内に浸潤性増殖を発症する危険性は50％であり，7年以内では70％に至る．一側性の CIS の場合の治療は睾丸摘出により，また両側性の場合は局所的な放射線治療が行われる．トルイジンブルー染色，アラルダイト切片．×500．

図 19.15a　セルトリ細胞
ラット精上皮．セルトリ細胞核と基底部から上皮の管腔側まで伸びた円柱の細胞質がみられる．細胞質は，部分的あるいは完全に生殖細胞を囲い込んでいる．B 型精祖細胞（**B**），パキテン期一次精母細胞（**SC**），円形および長形精子細胞（**RSD**，**ESD**），および後者の余剰細胞質の遺残小体（**R**）としての廃棄に注意．遺残小体は後でセルトリ細胞に貪食される．細胞間橋（矢印）が精母細胞間や精子細胞間にみられる．トルイジンブルー染色，アラルダイト胞埋，×620．

19 男性生殖器系

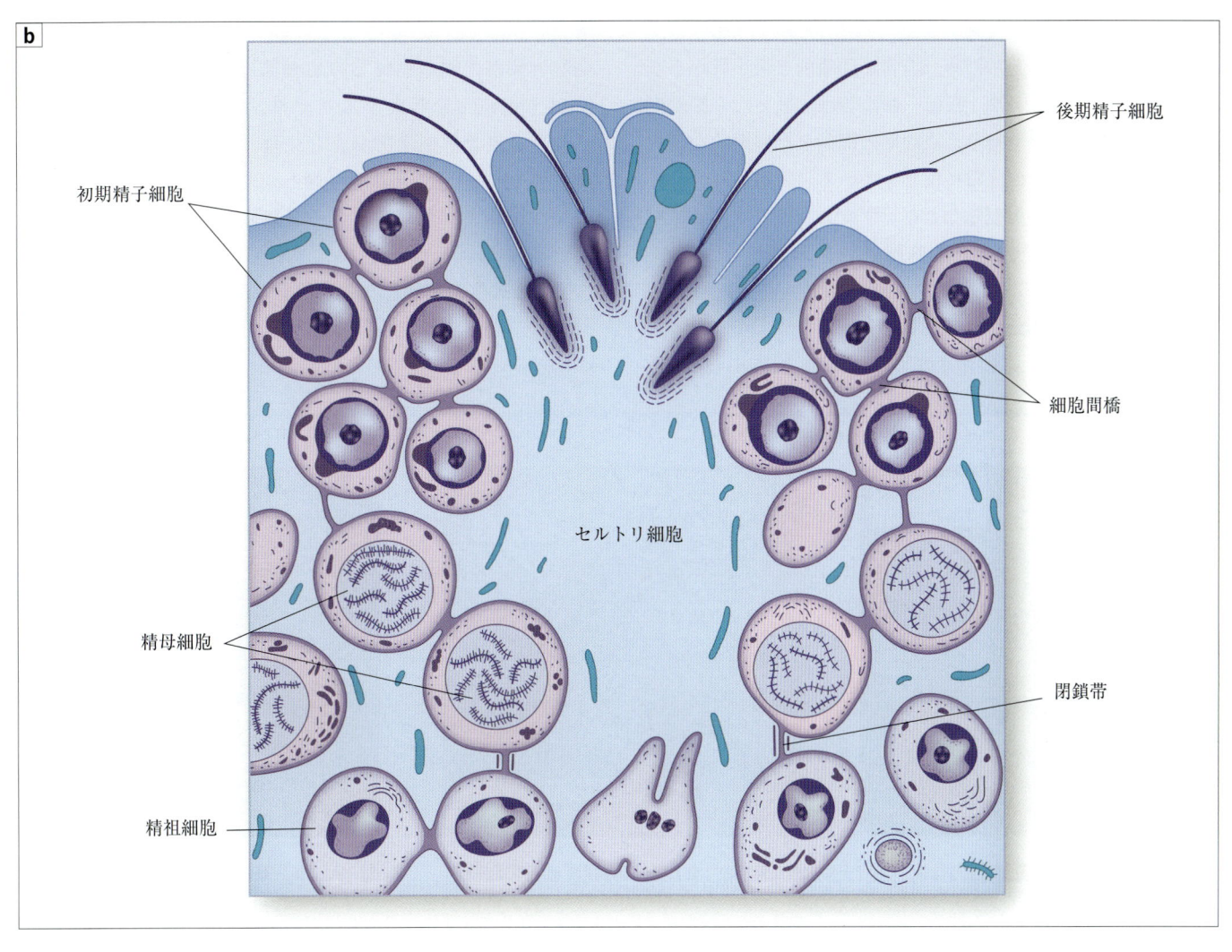

図 19.15b　セルトリ細胞

セルトリ細胞は，血液‐精巣関門を形成する特殊な閉鎖帯によって，精上皮を基底部と傍腔部に分ける．精祖細胞（および記載されていないが初期の精母細胞も）は基底区画に存在する．より成熟した精母細胞と円形および伸長しつつある精子細胞は，傍腔区画にある．すべての生殖細胞は，セルトリ細胞の細胞質によって支えられている．テストステロンは，セルトリ細胞と精細管周囲の筋様細胞に発現しているアンドロゲン受容体に結合し，精子発生過程を刺激する生化学的反応（ほとんどわかっていないが，多分周期的で，精子発生過程のステージと同調していると思われる）を誘導する．FSH は思春期以前の精巣で最も重要なホルモンであり（精巣が大きくなるに従って，セルトリ細胞の増殖を促進する），成人では一定量の精子産生を保つのに必要でありそうである．成人では，FSH はセルトリ細胞膜の基底部に結合し，様々な代謝機能を亢進する（例えば，サイクリック AMP 産生，アンドロゲン結合タンパク産生，インヒビン産生，溶液分泌など）とともに精祖細胞の発生にも絡んでいるようである．テストステロンは精子形成には必須で，FSH（成人）はテストステロンの刺激活動を増大させる．

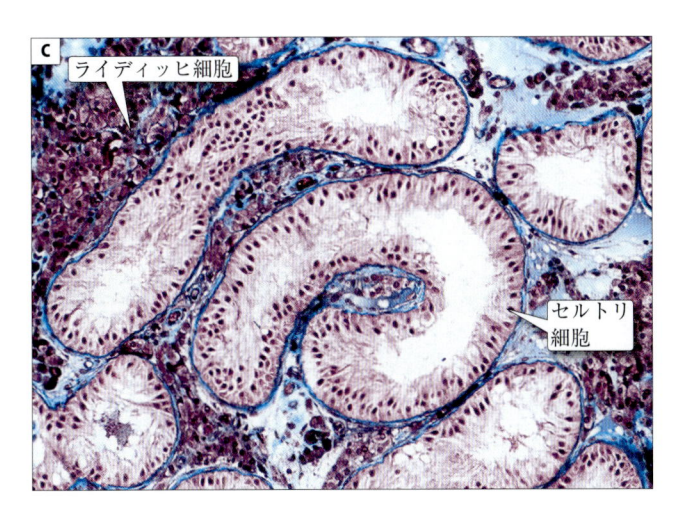

図 19.15c　セルトリ細胞

生殖細胞が消失すると，精細管はセルトリ細胞のみとなる．この像は，停留睾丸症，特発性不妊症，下垂体機能低下症，ある種の先天性異常（例えば，クラインフェルター症候群など）を含む様々な状況下でみられる．マッソントリクローム染色，パラフィン切片．×80．

455

精巣

50個程度まで生殖細胞を維持可能である．セルトリ細胞は，その細胞質本体を支えるため，非常に印象的な微小管からなる細胞骨格を有する（図19.16）．微小管は，疑いなく細胞内輸送と細胞内小器官や精子形成周期と同調した周期的な変化を示す高分子化合物の分布に関与している．これらの変化は，増殖や分化に伴う局在変化など絶えず変わり続ける生殖細胞に応じてセルトリ細胞の形態を修飾するのにも必要とされる．

血液-精巣関門 Blood-testis barrier

生殖細胞を養い，また精子をうまく管腔へ放出（**精子遊離** spermiation）させることに加えて，隣接するセルトリ細胞の側部の細胞膜はその基底部近くで特殊化した**閉鎖帯** tight junction を形成する．それは，血液-精巣関門と呼ばれ，上皮を解剖学的および生理学的に2つの区画に分ける（図19.17a〜c）．**基底区画** basal compartment には初期の精母細胞までが存在し，それ以降の生殖細胞は**傍腔区画** adluminal compartment に含まれる．それ故に後者は，雄性配偶子の発生に適したユニークな生理環境を提供するとともに，精細管内に**免疫特権部位** immunologically privileged site を形成しているものと思われる．

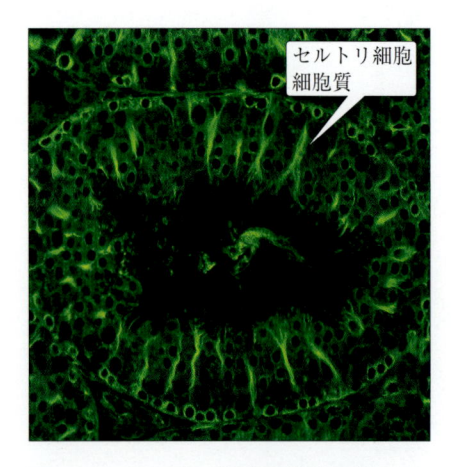

図19.16　セルトリ細胞細胞内骨格
細胞質の微小管の構成タンパクであるチュブリン tubulin に対して免疫染色したマウス精巣．放射状に並んだ細い緑色蛍光を発する円柱状の構造は，精上皮に渡って伸びているセルトリ細胞の細胞体を示している．セルトリ細胞の細胞内骨格は重層化して存在する生殖細胞を支持するのに必要な構造的枠組みを提供している．免疫蛍光染色，パラフィン切片．×150．

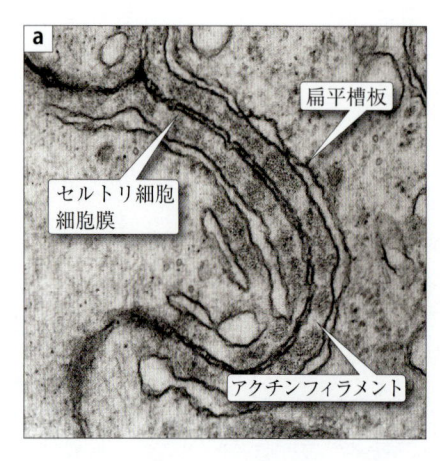

図19.17a　セルトリ細胞間結合の超微形態
高分子化合物が精上皮のより深い部分まで侵入するのを防ぐ細胞表面の特殊化．それはしばしば，"血液-精巣"関門と呼ばれ，向かい合うセルトリ細胞細胞膜の融合したもの，アクチンフィラメントの束，扁平槽板からなる．×40,000．

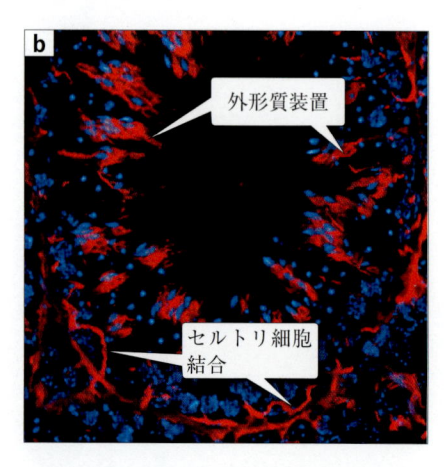

図19.17b　セルトリ細胞間結合
精細管の免疫蛍光標本．エスピン espin の局在を赤色で示している．エスピンは，外形質装置として知られるセルトリ細胞間の結合部位にあるアクチン結合タンパクである．エスピンは伸長しつつある精子細胞の近くにもあり，その部分は精子細胞核とセルトリ細胞間の外形質装置部位である．これらの構造は細胞間に接着性を付与するが，精子遊離の際には消失する．細胞核のDNAはDAPIで青く染色されている．免疫蛍光染色，パラフィン切片．×150．

19 男性生殖器系

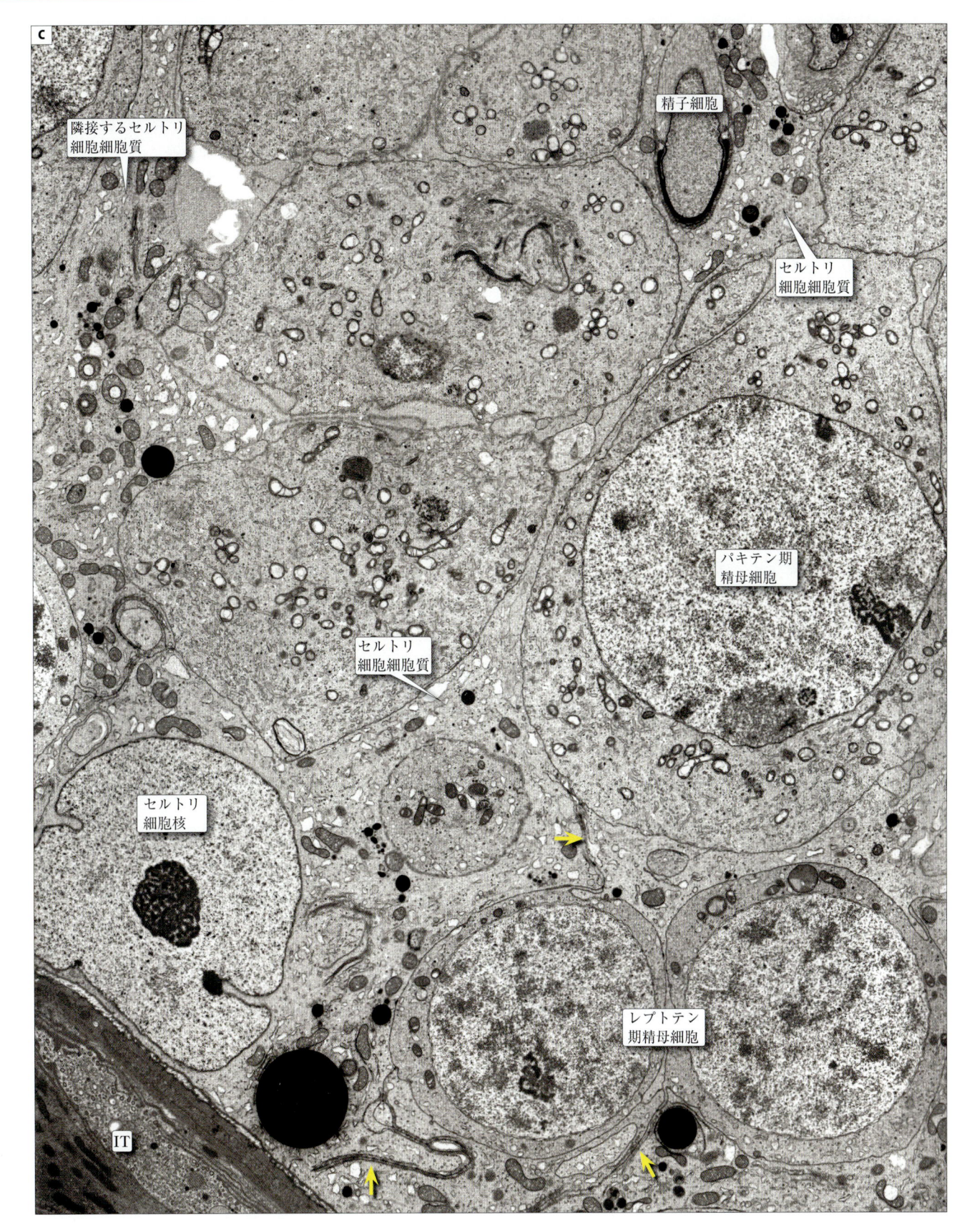

図 19.17c　セルトリ細胞の超微形態
セルトリ細胞核とレプトテン期およびパキテン期精母細胞と伸長しつつある精子細胞を包むように伸び出した細胞質の電子顕微鏡写真．セルトリ細胞の細胞質には，すべての細胞内小器官が揃っているが，脂肪滴が豊富であることが多い．貪食された生殖細胞や精子遊離後に取り残された精子細胞の細胞質部分に由来する．セルトリ細胞間の接着装置（矢印）に留意．それらはレプトテン期精母細胞の上下にみられる．これらの接着装置は血液-精巣関門をなし，高分子化合物が間質組織から精上皮内へ侵入するのを選択的に阻止する．× 4,700.

精 巣

セルトリ細胞の生理学 Physiology

　セルトリ細胞の機能は多種多様で，組織液産生，多数のタンパクや酵素の合成と分泌，代謝による物質変換，変性しつつある生殖細胞の貪食（ヒトの精巣では顕著），そして既知あるいは仮定上の成長因子の産生などが含まれる．セルトリ細胞は，またその数がどんどん増えている精巣内外からのホルモン様物質の標的細胞でもある．いずれにせよ，セルトリ細胞の主要な役割は，FSHやテストステロンによるホルモン調節に応じて精子発生過程を支えることである（以下参照）．

> **Tip**：セルトリ細胞は，生後の思春期前の精巣で増殖し，そして思春期から成人期にかけて非増殖細胞集団となる．精子形成は，セルトリ細胞に依存しているので，精巣あたりのセルトリ細胞数は精子産生量と孕性の決定因子の1つである．

間質組織 Intertubular tissue

　精細管を取り囲む疎性結合組織には，血管や時折みられる神経やリンパ球，不明瞭なリンパ管系が存在する．ヒト成人の精巣では，ライディッヒ細胞は間質組織内で集団をなし，しばしばマクロファージとともにある（図19.18a，b）．種にも依存するが，ライディッヒ細胞で占められている間質組織の成熟精巣での割合は通常10〜20％である．もっとも，例えばブタ，シマウマあるいはある種の有袋類では，さらに大きく60％程度まで増大する．ヒト胎児では，ライディッヒ細胞数は妊娠14〜18週で特に多く，出生時では減少する．生後の思春期前の精巣にも，成熟した成人型のライディッヒ細胞が間質に現れる．超微形態レベルでは，ライディッヒ細胞はステロイド合成と密接に関係する滑面小胞体を大量に有している（図19.19）．それらの細胞膜にある受容体を通して，ライディッヒ細胞はLH（下垂体前葉由来）によって刺激され，大量のテストステロンと少量ではあるがほかのアンドロゲンとを合成・分泌する．テストステロンは，近くの精細管に拡散し，精子発生過程に利用されるとともに，また一般循環に入り多数の標的器官に分配される．ライディッヒ細胞内には，多角体あるいは針状をしたラインケ結晶 Reinke crystal がみられる（図19.20a〜c）．これらは，タンパク質を含んでいるが，その機能は不明である．この結晶はチンパンジーやラットの一種（*Rattus fuscipes*）にも存在する．

精巣のホルモン制御 Hormonal regulation of the testis

　成熟精巣での，一定量の精子を産生するための正常な精子発生過程の維持には，FSHとLHの精巣への適切な刺激が必要である．すでに述べたように，両者は，**視床下部** hypothalamus の**性腺刺激ホルモン放出ホルモン** gonadotropin-releasing hormone（GnRH）に反応して下垂体前葉 anterior pituitary gland から分泌されるが，精巣からのフィードバックなどの様々な調節因子によりその分泌は影響を受ける．FSHはセルトリ細胞に特異的に作用し，ま

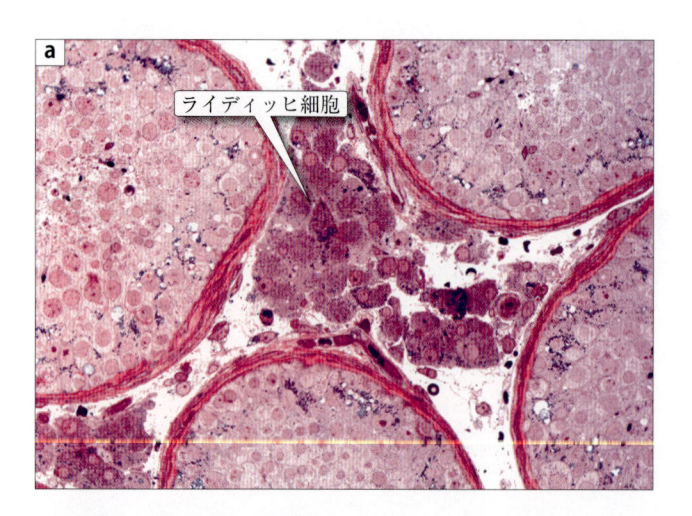

図19.18a　ライディッヒ細胞
ヒト精巣の間質組織．盛んにステロイド合成を行っているライディッヒ細胞の集団がみえる．これらの細胞は，LH刺激に反応してアンドロゲンを分泌し，近くの精細管へと拡散する．間質組織のほかの構成物としては，血管，リンパ管系，マクロファージ，結合組織細胞などがある．トルイジンブルー／塩基性フクシン染色，アラルダイト切片．×180.

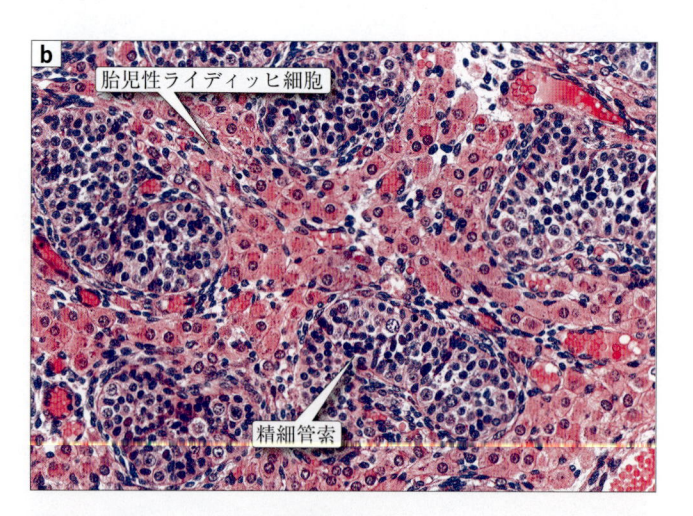

図19.18b　ライディッヒ細胞
妊娠19週でのヒト胎児の精巣．精細管索の間にライディッヒ細胞が高密度に集積しているのがみえる．ライディッヒ細胞の細胞質は，アンドロゲン産生に必要な豊富な滑面小胞体の存在により，強い好酸性を示す．胎児期のライディッヒ細胞の増殖は胎盤由来絨毛性性腺刺激ホルモンと下垂体からのLHによって制御されている．胎児期の間，アンドロゲンの供給源として，ライディッヒ細胞は精巣発育とアンドロゲン依存性の器官分化を支援する．HE染色，パラフィン切片．×170．（Tissue courtesy R Anderson, College of Medicine, University of Edinburgh, Scotland.）

19 男性生殖器系

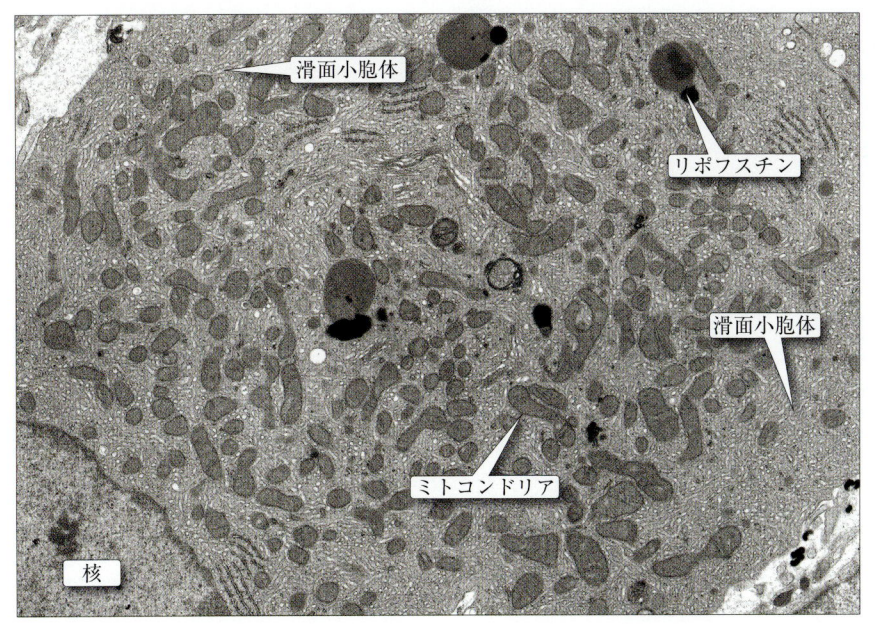

図 19.19 ヒトのライディッヒ細胞の形態
ライディッヒ細胞はステロイド産生細胞であるので，細胞質に大量のミトコンドリアとともに管状の滑面小胞体（ER）が豊富にある．その両者は，テストステロンの産生に必須である．ライディッヒ細胞においては，テストステロンはコレステロール cholesterol から合成される．ミトコンドリアでコレステロールはプレグネノロン pregnenolone に変換されるが，この反応がテストステロン合成の律速段階であり，細胞膜の特異的受容体を介して LH により促進される．滑面小胞体の広い膜表面には酵素群が存在し，それらはプレグネノロンのプロゲステロンへの変換，さらにはアンドロステンジオンやより有意に存在するアンドロステンジオールへの変換，そして最終的にはテストステロンを産生するのに必要とされる．テストステロンを圧倒的な主要産物として，ステロイドは継続的に産生され，精巣内での高濃度が維持されている．×8,000.

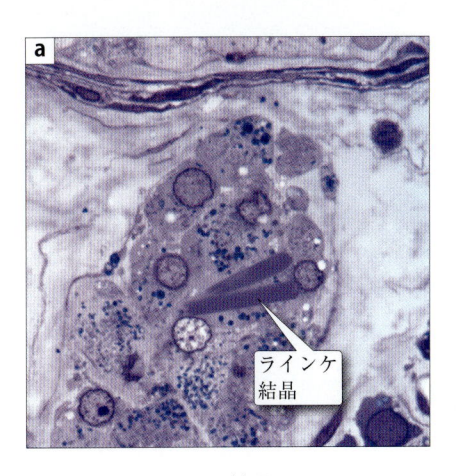

図 19.20a　ラインケ結晶
ライディッヒ細胞の集積を示すヒト精巣．球状の核と棒状のラインケ結晶を含む細胞質がみえる．細胞質の顆粒は，脂肪滴やリポフスチン顆粒である．トルイジンブルー染色，アラルダイト切片．×600.

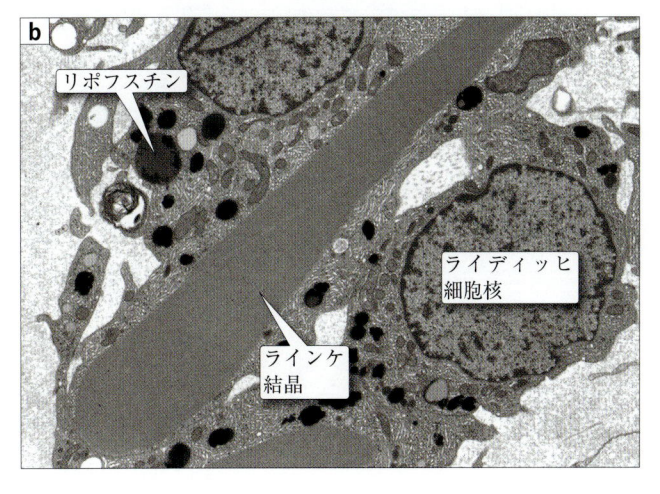

図 19.20b　ラインケ結晶の超微形態
これらは，多角体，棒状あるいは針状の封入体である．六角形に配列したタンパク質のサブユニットから構成されている．機能は不明であるが，チンパンジー，野生のある種のラットのライディッヒ細胞にも存在し，齢を取るに連れ，また LH の低下に反応して増大する．リポフスチン色素顆粒は，リソソームに由来し，これも加齢とともに増加する．細胞質の残りの部分には，ステロイド産生（テストステロン産生）のためのミトコンドリアと滑面小胞体がみえる．×4,000.

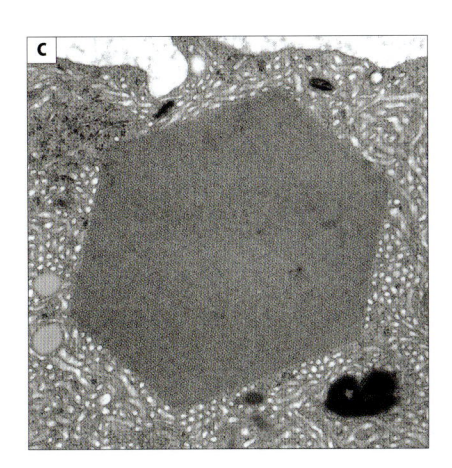

図 19.20c　ラインケ結晶
ラインケ結晶の高倍写真．六角形の格子構造をしたサブユニットが規則的に配列しているのがわかる．表面は，直接細胞質に接している．サブユニットは，傍結晶封入体の凝集によって組み立てられると考えられている．ラインケ結晶は，加齢とともに増大するが，その機能は不明である．×12,000.

精巣

たLHはライディッヒ細胞からのテストステロン産生を促進する．テストステロンは，精子形成には絶対に必要なもので，精細管周囲細胞やセルトリ細胞にあるアンドロゲン受容体を介して精子形成を促す．その詳細な機構はいまだ不明である．成人男子でのFSHの役割は明確ではないが，これまでの証拠によれば，FSHとテストステロンの両者は相乗的に作用し一定量の正常な精子産生に必要であることが示唆されている．

セルトリ細胞が精子発生過程を促進し同調させる上で中心的な役割を担っていることが，生殖細胞自身がFSHやテストステロンに対する受容体をもっていないことから強く認識される．胎児精巣のセルトリ細胞はアンドロゲン受容体を発現していないが，アンドロゲンはその増殖を促進する．多分これは，精細管周囲の筋様細胞に発現したアンドロゲン受容体を巻き込んだ間接作用によるものであろう．セルトリ細胞に特異的にアンドロゲン受容体をノックアウトすると，思春期以降の精子形成が重篤に障害される．それゆえに，セルトリ細胞のアンドロゲン受容体発現は正常な精子発生過程の維持に絶対必要条件であることが明らかである．

精子発生過程全行程の長さと周期（日単位での）は固定されているが，種ごとに異なる．もし，ラットの胚細胞がマウス精巣に移植されても，それらはラット型の精子発生過程を維持している．このことは，マウスセルトリ細胞はラット精子発生過程を支持することはできるが，成熟に要する期間の長さに関して，種によって独立的にプログラムされていることを示唆する．

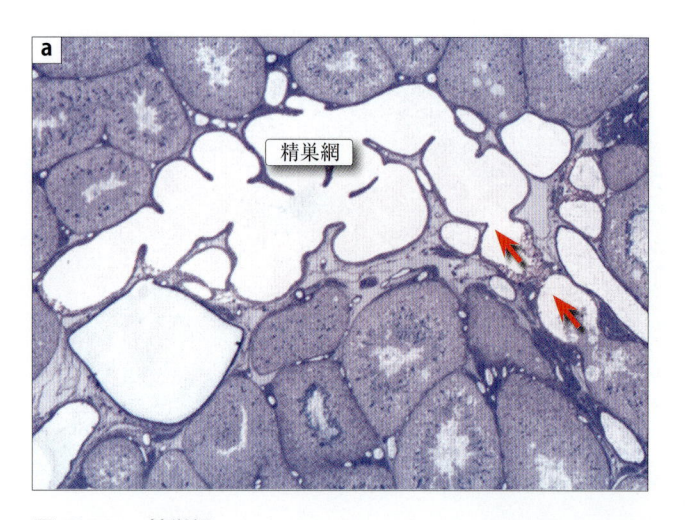

図19.21a　精巣網
精細管の末端から精子と分泌液が上皮に縁取られた通路に流れ込む（矢印）．その通路が精巣縦隔の結合組織内に精巣網を形成する．精巣網は精巣の外にある精巣輸出管と繋がっており，さらに精巣上体頭部へ連なる．トルイジンブルー染色，アラルダイト切片．×30.

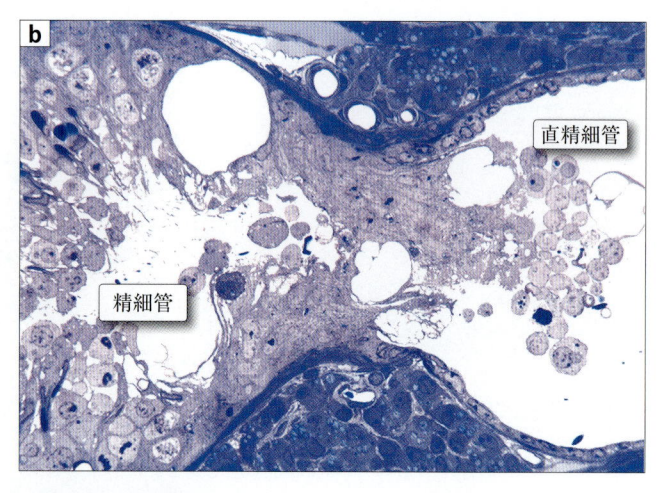

図19.21b　精巣網
精細管の終末部は変形したセルトリ細胞や生殖細胞で細い通路が塞がれ，狭まっていく．この構造は直精細管の内容物が逆流するのを防いでと思われる．トルイジンブルー染色，アラルダイト切片．×200.

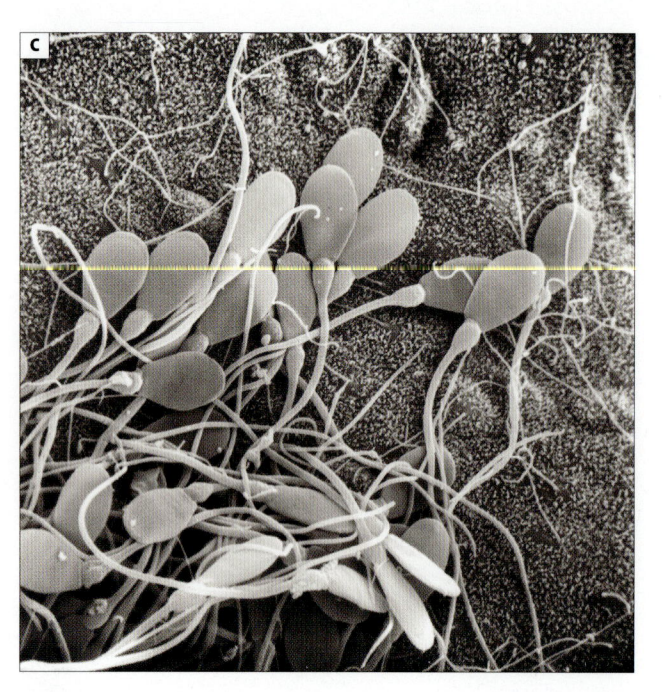

図19.21c　走査型電子顕微鏡で観察された精巣網
精巣網の最も広がった部分である通路の表面に沿って移動する成熟精子を示している．表面上皮は扁平あるいは立方細胞からなり微絨毛突起をもっている．上皮下には筋様細胞があり，多分収縮により精巣網内の圧力を上げ，精巣網溶液を精巣輸出管や精巣上体へ送り出す働きがあるものと思われる．×2,000.

精路

精子は精巣網 rete testis（図 19.21a～c）を通過して，精巣を去り精巣輸出管，精巣上体，精管および射精管からなる精路に入り，尿道の前立腺部に至る．それぞれの部分は，特徴的な組織像を示し，異なった機能を営む．

精巣輸出管と精巣上体
Efferent ducts and epididymis

精巣輸出管はヒトでは12本あり，らせん状に巻いて**輸出管円錐** coni vasculosi を形成し，それが合流して精巣上体の起部を構成する．精巣輸出管の組織像は特徴的で，横断面で星状にみえる偽重層円柱上皮をもつ（図19.22）．この部分の上皮は，精路で唯一線毛をもつ．機能は，精巣網から流れてきた溶液のほとんどを吸収し，また周期的な収縮により溶液が精巣上体へ流れるよう手助けする．精巣上体は，長さは約5mの高度に巻き上がった管であり，**頭部** caput，**体部** corpus，**尾部** cauda からなる（図19.23）．組織学的な切片では，多くの管の断面がみられるが，これは1本の管が高度に屈曲していることを示している．精巣上体の管は，平滑筋によって取り囲まれており，**不動毛** stereocilia をもった**偽重層円柱上皮** pseudostratified columnar epithelium によって内部を縁取られている（図19.24a～c）．精巣上体に入ってきた精子を含んだ溶液は，頭部でも吸収されるが，この器官の主要な機能は精子の輸送（平均通過時間は約1週間）であり，また精子の成熟，そして貯蔵（数は限られているが）である．精巣上体の通過中に，受精を成功裡に行えるよう精子の能力向上が図れる．この成熟過程は，運動能力の獲得も含んでおり，精巣上体の体部で完成する．

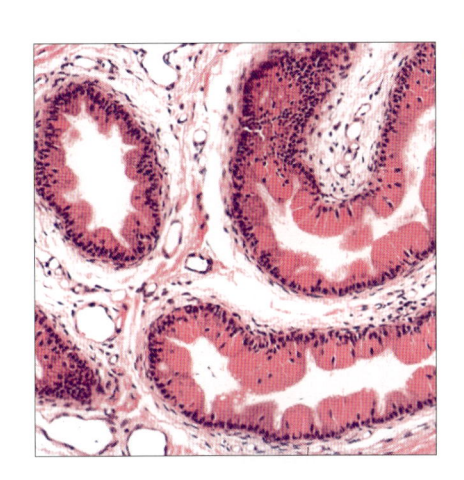

図19.22　精巣輸出管
約12本の精巣輸出管によって精巣網と屈曲した単一の精巣上体管とが精巣上体頭部で接続されている．おのおのの曲がりくねった精巣輸出管は輸出管円錐（円錐小葉）を形成し，これらの小葉は精巣上体頭部で集合し，精巣上体管となる．精巣輸出管のスカラップ型をした上皮には，線毛をもつ細胞ともたない細胞があるが，前者は精巣網液の90％以上を，エンドサイトーシスや水と塩類の能動輸送によって再吸収する．精子は輸出管を通って移動するが，多分線毛運動と筋様細胞の収縮によるのであろう．HE染色，パラフィン切片．×80．

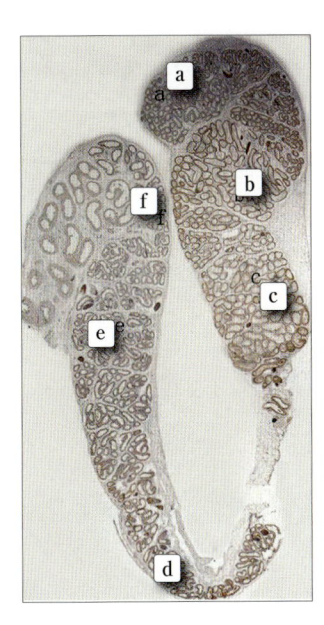

図19.23　精巣上体
ラットの精巣上体．高度に巻き上がった管の多くの断面がみられる．この組織切片は，精子の成熟に関与すると思われるRNaseに対する免疫染色をなされている．頭部の上皮では，溶液の吸収が起こり，精巣上体通過しながら精子は徐々に運動性と受精能力を獲得していく．管腔液がもたらす微小環境はアンドロゲン依存的で，精子の成熟と生存に必要である．免疫組織化学染色，パラフィン切片．×4．(Courtesy Y-L Zhang, Shanghai Institute for Biological Sciences, China.)

精管と射精管 Vas deferens and ejaculatory duct

　精管は，精巣上体尾部から始まる．厚い平滑筋層と丈の高い不動毛をもった偽重層円柱上皮からなる管である（図19.25）．自律神経支配により収縮が引き起こされ，内容物が射精管へと輸送される．この機能は，射精直前にかなり亢進される．射精管は，精嚢の導管と精管の末端膨大部の合流点から始まり，薄い筋層で包まれた管で，前立腺を貫き，尿道の前立腺部に開口する．射精の間，射精管は拡張し，精子（精管からきた）や精嚢からの分泌物の通過を容易にする．

付属性腺 Accessory glands

　射精液 ejuaculate のほとんどは**精嚢** seminal vesicle，**前立腺** prostate gland，および**尿道球腺** bulbourethral gland からの分泌物で占められる．おのおのの器官の固有の機能が，射精液の最適な組成と液量を生み出す上で必要とされる．新鮮な**精液** semen 検体の生化学的解析は，前立腺や精嚢の機能を探るうえで利用される方法の1つである．

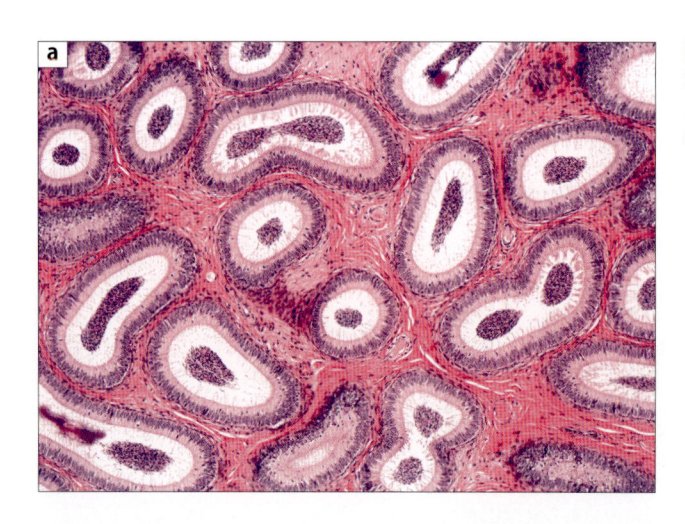

図 19.24a　精巣上体の上皮
精巣上体の組織切片．1本の精巣上体管の多くの切断面がみえる．背の高い円柱上皮があり，広い管腔内には溶液と精子を含む．切断された管の間には結合組織があり，管周囲を取り囲む薄い収縮性の筋様細胞の層を支えている．この筋層は蠕動運動により精子輸送を助ける．HE染色，パラフィン切片．×30.

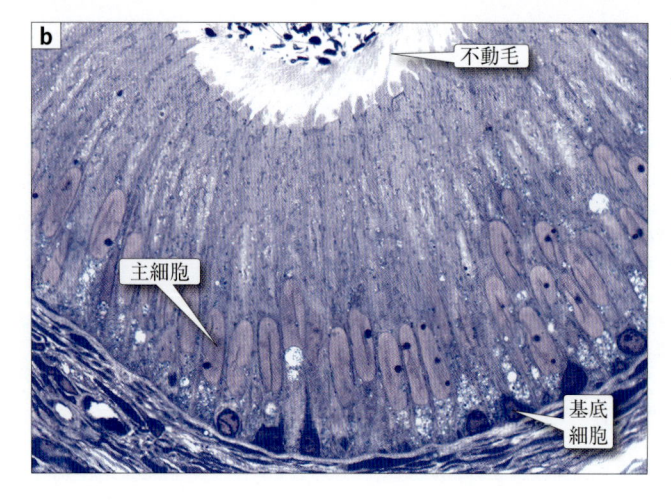

図 19.24b　精巣上体の上皮
精巣上体管の偽重層円柱上皮は不動毛を有し，**基底細胞** basal cell と背の高い**主細胞** pricipal cell からなる．管周囲の筋様細胞層は頭部では自発的な収縮を行うが，尾部では自律神経支配を受ける．その結果，射精の際には，すべての貯蔵精子が精管に排出される．精巣上体管の細胞から分泌される多くのタンパク質（200種類以上が報告されている）は，疑いなく精子成熟に関与している（その機構はほとんどわかっていないが）．また精子成熟は，閉鎖帯により形成される血液－精巣上体関門や精子に対する自己免疫反応を抑制するための免疫抑制因子によっても補助されている．トルイジンブルー染色，アラルダイト切片．×500.

19 男性生殖器系

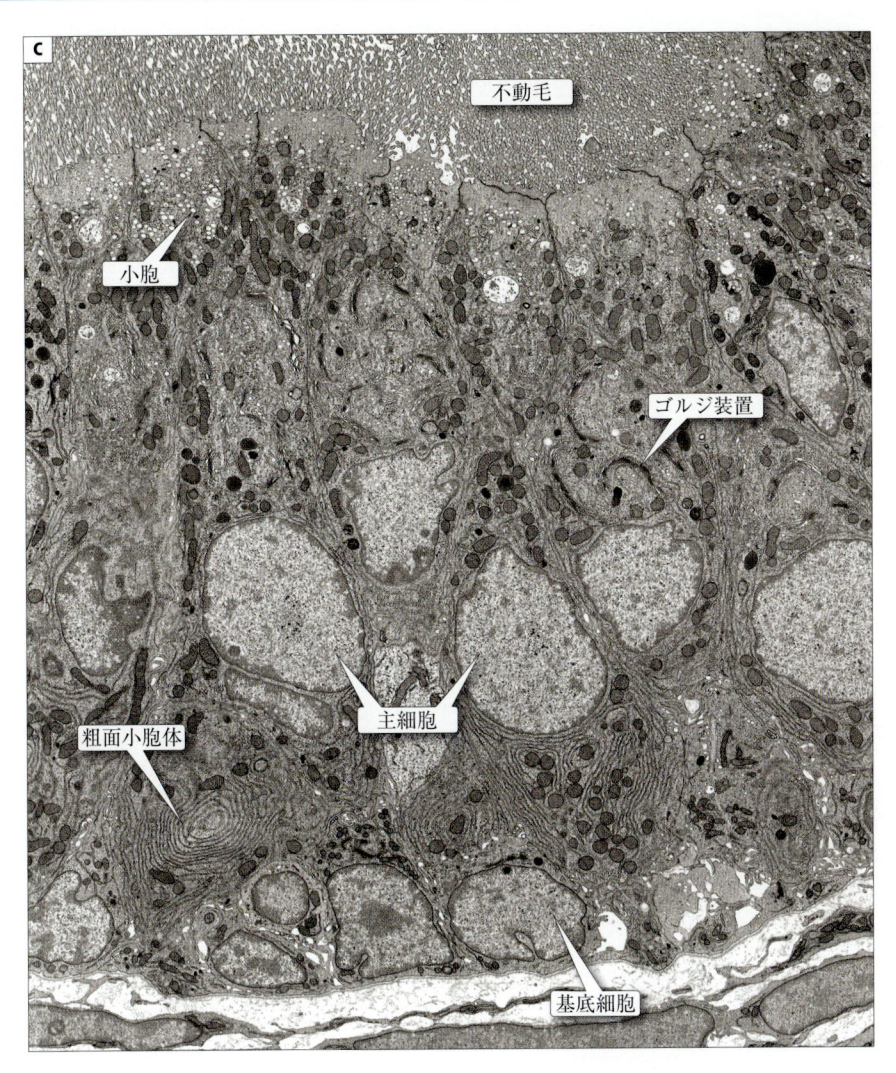

図 19.24c　精巣上体の上皮

基底細胞と不動毛をもった主細胞を示す．不動毛は，長い微絨毛であって，細胞と管腔間での物質交換に関与している．主細胞は極性を示し，粗面小胞体は基底部に，小胞を伴うゴルジ装置は頭頂部に存在する．タンパク分泌に加えて，精巣上体管上皮はイオンや水を吸収し，また管腔にそった溶液の流れを起こし精子輸送を助ける．精巣上体はアンドロゲン依存器官であり，粘膜細胞の活動はテストステロンの代謝産物であるジヒドロテストステロンによって刺激される．×3,300．

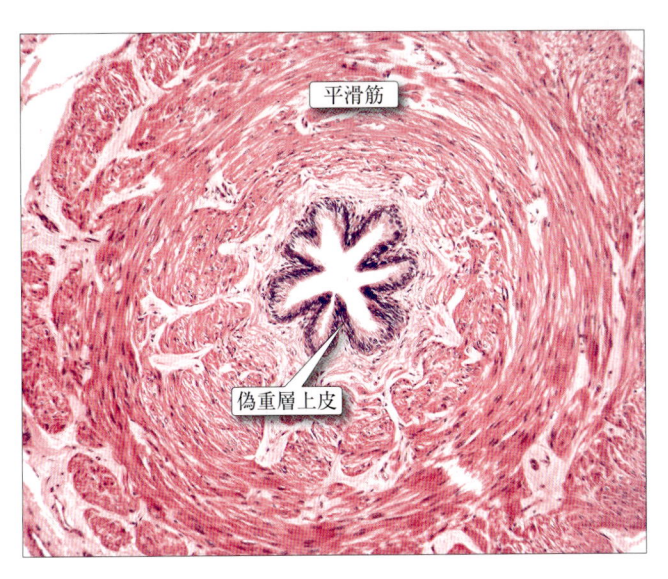

図 19.25　精　管

精管は厚い3層の平滑筋に包まれ，内腔は上皮あるいは粘膜からなる中空の管である．しばしば切片では星状を呈す．上皮は不動毛をもつ偽重層円柱上皮である．射精の際には，交感神経支配を介して収縮し，精管に沿って精子を押し出す．しかしそれ以外の時は，精子は精管内をゆっくりと膨大部あたりまで輸送される．したがって，精管は限定的ではあるが貯蔵能力をもつ．精管切除術を受けると，精子は精管とわずかではあるが精巣上体管上皮によって貪食される．HE 染色，パラフィン切片．×30．

463

精　路

精　囊 Seminal vesicles

　このアンドロゲン依存性の左右一対の嚢は，細長く，屈曲した囊状の腺であって，拡張し屈曲した管からなる．内腔では，複雑に折れ込み，盛り上がり，あるいは分岐した粘膜固有層の表面を偽重層円柱上皮が覆っている（図19.26a, b）．平滑筋が被膜下にあり，内部の屈曲した管を取り囲んでいることに注意．分泌物は黄色味を帯び，タンパク質（射精後，凝固する），フルクトース，プロスタグランジンを高濃度で含む粘性が高い溶液である．

前立腺 Prostate

　前立腺は，クルミ大で腺性要素と非腺性の間質要素が共通の被膜下にある複合体である．後者は，線維に富み平滑筋を含む中隔を腺の実質部へ伸ばしている（図19.27a, b）．前立腺は，次のような区画からなり立っている．

- **辺縁帯** peripheral zone（腺部分が70％）：尿道の前立腺部の遠位と関連する．
- **中心帯** central zone（腺部分が20％）：射精管と関連する．
- **移行帯** transitional zone（腺部分が5〜10％）：尿道の前立腺部の近位と関連する．

　粘膜腺，粘膜下腺そして主前立腺（圧倒的に多い）からなる一群の腺性要素は，尿道の前立腺部を中心として同心円状に配置されている．主前立腺は，管状胞状腺（単層あるいは偽重層上皮）であり，腺房や盲嚢が分岐した通路でつながっ

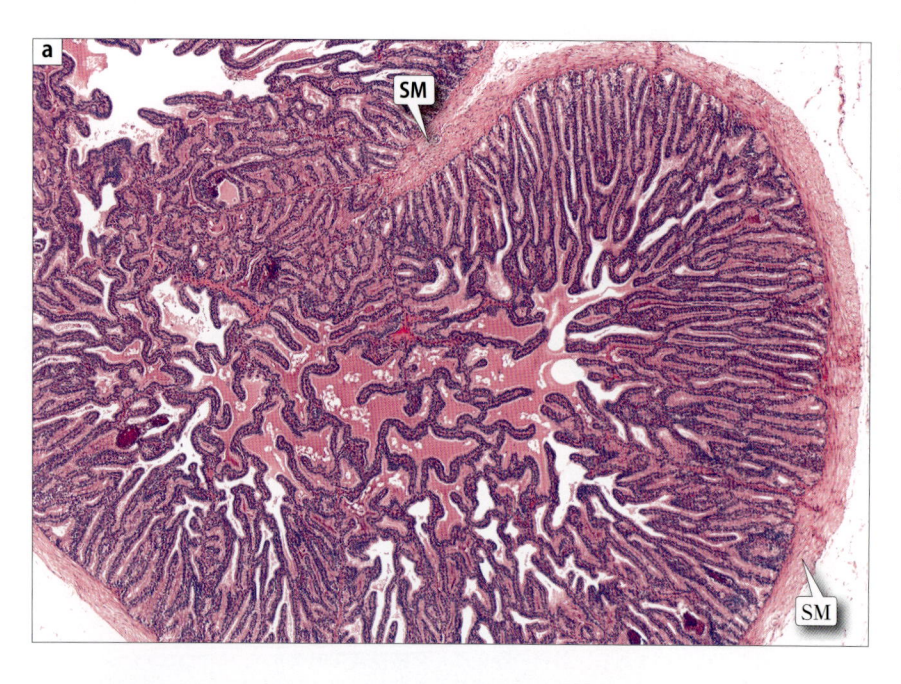

図19.26a　精　嚢
左右一対の精囊はアンドロゲン依存性の管状胞状腺である．内部の結合組織のヒダは分岐したり，隆起したり，また亀裂を生じたりし，表面は分泌上皮で覆われる．腺房は，平滑筋（**SM**）に取り囲まれ，射精時に交感神経支配により腺腔の内容物は導管に排出され，精管の終末部に合流する．HE染色，パラフィン切片．×30．

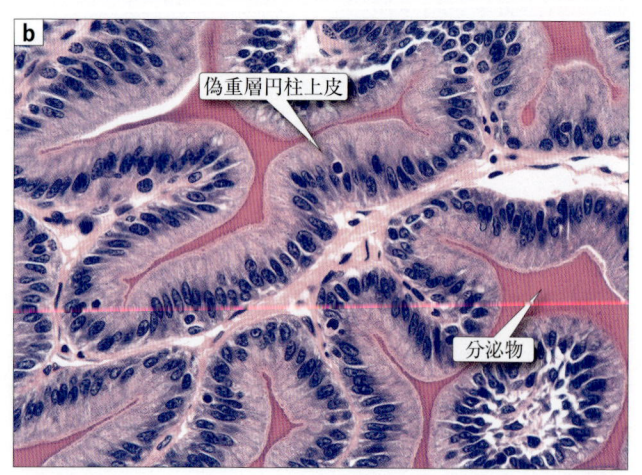

図19.26b　精嚢上皮
精囊上皮は，偽重層円柱上皮で基底細胞を有す．前者は，分泌細胞で，後者は多分幹細胞であろう．分泌されるタンパク質は，顆粒のエキソサイトーシスにより放出される．タンパク質には，セメノゲインやフィブロネクチンが含まれ，それは半固体ゲル（ゼリー状）である射精液の構造成分である．HE染色，パラフィン切片．×280．

たような形態像を示している．

前立腺分泌物は水のようにさらさらした液体で，射精液の約1/3の容積を占め，亜鉛，クエン酸，プロスタグランジンやタンパク分解酵素を含んでいる．前立腺もアンドロゲンに依存した器官で，前立腺でのテストステロンのジヒドロテストステロンへの変換により，その成長が促進される．その結果として，アンドロゲン依存性の前立腺腫瘍の発症も引き起こされる可能性がある．

尿道球腺 Bulbourethral glands

本器官は，カウパー腺 Cowper's gland とも呼ばれ，管状胞状腺で，尿生殖隔膜に位置しており，粘液性の分泌物を近くの尿道へ分泌する．この透明な分泌液は通常射精直前に分泌され，尿道遠位部に潤滑性を与えているものと考えられる．

陰　茎 Penis

陰茎の勃起組織である**陰茎海綿体** corpus cavernosum と**尿道海綿体** corpus spongiosum（尿道周囲を囲む）は線維に

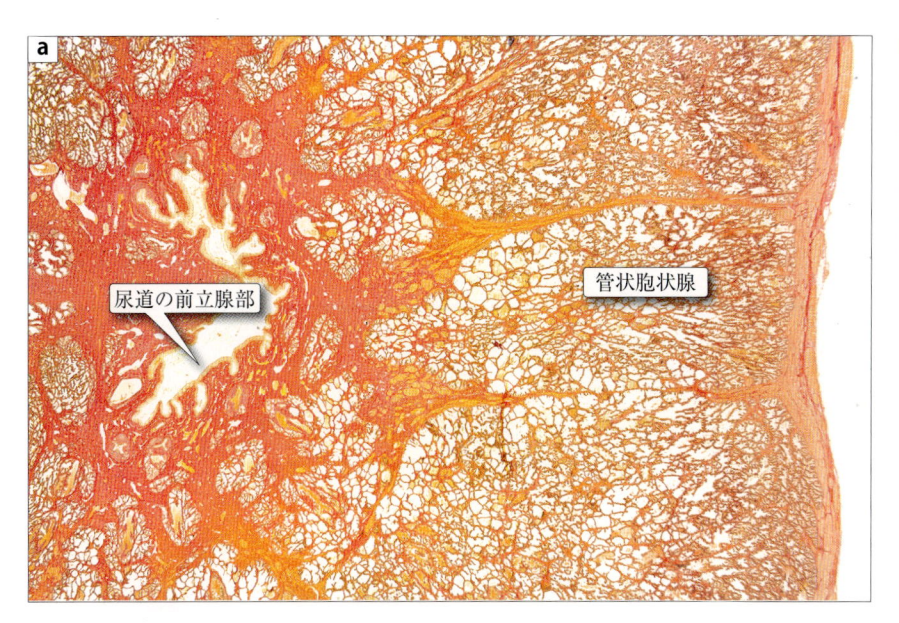

図 19.27a　前立腺
前立腺主部は形から言えば管状胞状腺で，線維と平滑筋に富む組織に取り囲まれ，しばしば不明瞭ではあるが，小葉を形成している．前立腺分泌物は無色で，射精に際し精囊分泌物よりも先に分泌される．亜鉛，クエン酸，酸性ホスファターゼ，フィブロリシン，前立腺特異抗原（PSA）や精液の液状化に関係するプロテアーゼが含まれる．ヴァン・ギーソン染色，パラフィン切片．×10．

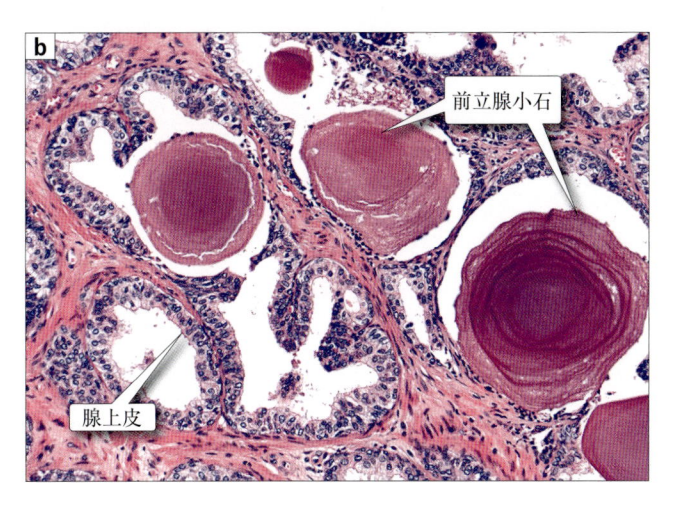

図 19.27b　前立腺
前立腺はアンドロゲン支配の下で，多様な上皮形態を示し，タンパク質分泌を行う．テストステロン，ジヒドロテストステロン，プロゲステロン，エストロゲンなどが前立腺肥大や前立腺癌の発症に関与している可能性があるが，両疾患とも加齢とともに多くの男性を苦しめている．血清PSA濃度の測定が前立腺癌の早期発見やその進行状態の診断に利用されている．前立腺小石は，卵形で同心円状に層板構造をもつ小体で，加齢とともに腺内に生じ，タンパク質，核酸，コレステロール，リン酸カルシウムなどを含み，石灰化することもある．小石は，前立腺分泌物と変性した上皮細胞の残骸の混合物と考えられている．HE染色，パラフィン切片．×80．

富む平滑筋組織である**小柱** trabecula が迷路状に並んだ構造物であり，勃起時に血液で充満される血管腔あるいは海綿洞により区分されている（図 19.28a，b）．勃起時には，尿道海綿体に比べはるかに莫大量の血液が高圧で維持されて陰茎海綿体を満たす．尿道海綿体にも静脈叢があり，血液で満たされるが，より多くの結合組織を含むため，それ程膨張せず，その結果精液が尿道を通過できるようになっている．尿道の陰茎部の上皮は，重層円柱上皮であり，その終末部（外尿道口））辺りでは角化しない重層扁平上皮に変わる．陰茎全域に渡って上皮の陥入が生じ，**尿道腺** urethral gland（リットレ Littré の尿道腺）を形成する．本腺は，粘液物質を分泌し，尿から上皮を守っていると考えられている．

病態と臨床症状
精　巣 Testis

不妊は様々な異常から生じる．例えば，精巣自身の異常，視床下部 - 下垂体系の障害，精路や付属性腺の異常，種々の病気，遺伝的原因，職業あるいは環境の問題，アンドロゲンの標的器官の異常などである．以下に，精巣の病理組織学的変化を伴う不妊に限定して説明する．男性不妊の疑いがあり（つまり，規則的で避妊しない性生活を送る夫婦で，1 年間妊娠しないなど），男性機能不全が排除される場合，男性側の臨床検査としては，精液検査などが行われる．正常では，1 回の射精液の容量は 2 mL 以上，精子濃度は 1 mL あたり 2 千万個以上で，全精子数は 4 千万個以上，かつ 50％以上が運動性をもち，30％以上が正常形態を示す．**精子過少症** oligozoospermia とは，精液 1 mL あたり精子数が 2 千万個以下と定義される．また**無精子症** azoospermia とは射精液内に精子が見つからない場合をいう．**特発性不妊** idiopathic infertility 患者（説明困難な不妊症：すなわち，原因が不明で，この場合治療法は経験的であり，しばしば無効）ではこのような精子発生に関する測定値が正常以下である場合がしばしばみられる．

精巣の下降異常，すなわち停留睾丸は通常は一側性であり，

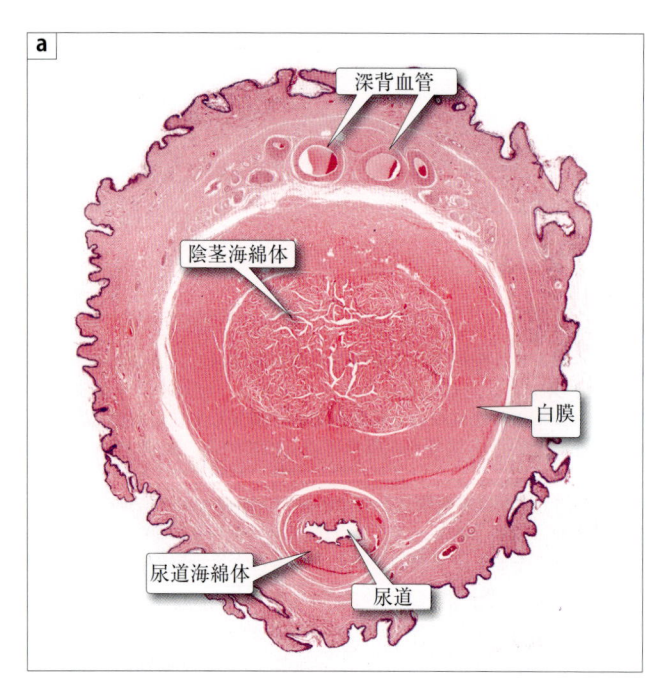

図 19.28a　陰茎構造：体部
陰茎体の横断面．勃起組織である中央にみられる左右 2 つの陰茎海綿体は中央線上で融合し，厚い白膜で取り囲まれている．白膜は，もう 1 つの勃起組織である尿道海綿体も取り囲む．尿道が後者の中を通っている．皮膚深くに，深背動静脈を含む筋膜層がみられる．HE 染色，パラフィン切片．× 4.

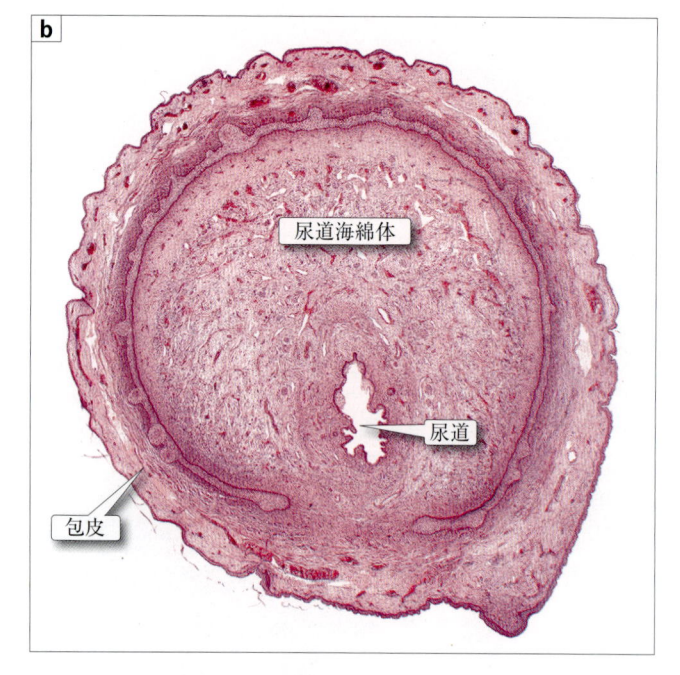

図 19.28b　陰茎構造：亀頭部
陰茎亀頭の横断面．拡張した陰茎海綿体の勃起組織が，矢状方向に伸びる切れ目として見える外尿道口まで続く．勃起組織は，緻密結合組織と多くの血管からなり，壁には平滑筋が存在する．包皮 prepuce or foreskin は内外側に上皮を有し，亀頭を包み，その首のところに付着している．HE 染色，パラフィン切片．× 6.

成人男子では0.5％，新生男児では2〜3％の頻度で起こる．通常精巣は，生後数ヵ月以内に自然に陰嚢へ下降する．停留睾丸で生じる温度上昇は，精子発生過程とは相容れず，もし治療されないなら精子形成が停止したり，ほとんど完全に生殖細胞が消失し，精細管周囲組織の肥厚に結果する．セルトリ細胞やライディッヒ細胞は生き残り，後者はアンドロゲンを産生し続ける．停留睾丸では精巣悪性腫瘍の発症リスクが高まる．**睾丸炎** orchitis は，思春期以降におたふくかぜ（パラミクソウイルス paramyxovirus 感染による）に罹った人のごく一部に生じる．その結果，生じる精子形成障害の程度は様々で，たまに精細管変性まで進行する場合もあり，時には不妊となる．そのウイルスに対する幼児期でのワクチン接種は感染の副作用として発生する睾丸炎を阻止するのに有効である．

胚細胞を欠損する，**胚細胞無形成症** germ cell aplasia あるいは**セルトリ細胞遺残症候群** Sertoli-cell-only syndrome（SCO）は，一部の精細管で起こる場合もあればすべての精細管で生じることもある．その場合でも，ライディッヒ細胞は存在しているので，アンドロゲン依存的な測定値はしばしば正常である．胚細胞無形成症は，生まれつきのものもあれば，後天的なものもある（麻薬，ウイルス感染，放射線，停留睾丸などによる）．精子形成の部分的あるいは完全な停止は，胚細胞成熟に関する遺伝的欠陥，全身性の疾患，放射線治療，化学療法など様々な原因で起こる．**クラインフェルター症候群**（47, XXY）Klinefelter syndrome は，不妊や精巣の矮小化（容量が2 mL以下）あるいは**性機能低下症** hypogonadism，精細管の硝子変性，精子形成の欠損，ライディッヒ細胞の減少とその結果生じるテストステロンの血中濃度の低下などを伴っている．精巣腫瘍はまれで（男性10万人あたり約2〜5人），大抵は胚細胞由来で悪性度は高い．そのような腫瘍の原因はほとんど不明であり（停留睾丸の場合には危険性が増大することは知られているが），しばしば腫瘍は精巣内の腫れものとか瘤として存在する．**セミノーマ** seminoma（増殖性の**原生殖細胞** gonocyte）や**非セミノーマ** non-seminoma（胎児性細胞）は腫瘍化した原生殖細胞から生じるが，前癌状態（**上皮内癌** carcinoma in situ；CIS）を呈す．非セミノーマは，豊富なグリコーゲンを有する大型の精祖細胞に似ており，見つかる場合はしばしば精子形成障害を起こした小さな精細管内にみられる．現在の治療方針（外科的切除，化学療法，放射線療法）は早期に始めればきわめて有効で，治癒率も高い．

精　路 Seminal ducts

精巣上体，精管，精嚢，尿道などの精路の微生物，特にバクテリアによる感染は，**閉塞性無精子症** obstructive azoospermia や痛み，腫れ，あるいは全身倦怠を引き起こすことがある．**非特異性尿道炎** non-specific urethritis は比較的よくある感染症で，しばしば**クラミジア** Chlamydia によって引き起こされる．抗性物質による治療が一般的に有効であるが，場合によっては導管閉塞部の小外科手術による再建術が必要となる（**精管精巣上体吻合術** vasoepididymostomy，**精管吻合術** vasovasostomy）．

前立腺 Prostate

前立腺の肥大は，80歳代の男性の80％に生じ，高齢者ではほとんど避けがたい症状である．**前立腺肥大** benign prostatic hyperplasia（BPH）は，移行帯から発症し，アンドロゲン依存的で，またエストロゲンにも反応しうる．症状としては，排尿障害や膀胱痛が知られる．適応があれば，**経尿道的前立腺切除術** transurethral prostatectomy が肥厚部位を取り除くのにきわめて有効である．ほかの選択肢としては，5α還元酵素の阻害剤を用いた治療が組織の過形成を抑制するのに効果的である．前立腺癌は，60歳代あるいはそれ以上の男性における癌死の死亡原因第2位である．ただし前立腺癌を引き起こす原因は不明であり，遺伝的因子，ホルモン性因子，あるいは環境因子といったものすべてがその病態形成に関与している可能性がある．これらの癌の多くは，前立腺の辺縁帯部分から生じ，もし治療されないなら周囲の器官やリンパ節あるいはそのほか至る所，特に骨に転移する．PSA（前立腺特異抗原）は，正常あるいは異常にかかわらず前立腺上皮から産生され，その血中レベルはしばしば前立腺疾患において上昇する．したがって，その血中レベルの測定は，前立腺肥大，前立腺炎および前立腺癌等を診断する臨床検査項目の1つとなっている．前立腺癌の治療には，外科手術，放射線治療，あるいはホルモン療法が現在使用されている．ホルモン療法は進行癌のアンドロゲン依存的増殖を拮抗的に阻止するものである．

特殊感覚 Special senses

20

　神経系を構成する感覚要素は，身体の内外から生じる情報を探知し，伝達し，そして分析する．体内の組織や器官で生じる種々の感覚情報は中枢神経系（大脳皮質，小脳皮質，脳幹）で意識的に認識されることはない．外部環境の刺激は，意識的な認知として，様々な程度の"感覚"となり，これらが統合されて，外界の状況を解析し，それに反応するのである．

味　蕾

　味覚は食物や飲み物の選別において重要な役割を果たし，嗅覚，温度覚，機械的知覚と一緒に食物や飲み物の濃淡や舌触りを判別するのに働く．味蕾は上皮内に存在する樽状の形状をした小さな特殊構造で，主に舌に分布し，喉頭蓋，軟口蓋や咽頭には少ない．

味蕾の構造 Structure

　ヒトでは，数千個の味蕾が存在し，おのおのの直径は約50 μmである．味蕾は化学受容器として機能し，数種類の細胞（背丈が高く，細長い味覚受容細胞【訳注：味細胞】，寄り添う支持細胞，小型の基底細胞）によって構成される（図20.1a, b）．味蕾は恒久的に存在する構造ではなく，その寿命は約14日で，新しい味蕾は，舌粘膜上皮に分布する神経の刺激によって形成される．すなわち，基底細胞が神経刺激を受け，基底細胞や味細胞に分化する．支持細胞は味細胞への分化の1段階であると考えられている．味蕾は通常舌の有郭乳頭の側面に多く観察される．また，舌の前2/3に多数散在する茸状乳頭にも存在するが，糸状乳頭には存在しない．

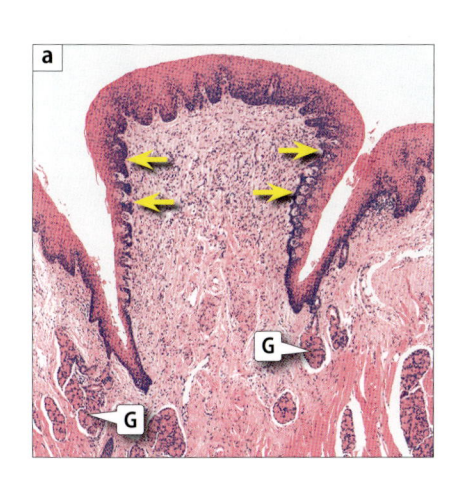

図 20.1a　味　蕾
舌の有郭乳頭の側壁に観察される味蕾（矢印）．漿液腺であるエブネル腺（G）が乳頭裂の溝に開口する．これらの腺からの分泌物は表面上皮を洗い流し，微粒子を取り除くことによって，味蕾が常に刺激を受ける状態にする．HE染色，パラフィン切片．×40．

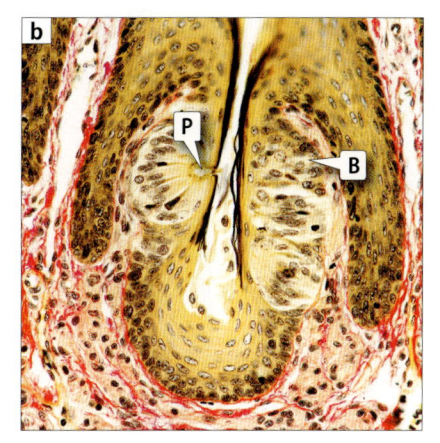

図 20.1b　味　蕾
味蕾の先端は味孔（P）が開いており，味細胞の微絨毛が伸び，味刺激を感知する．暗細胞は支持細胞として働く．また，味細胞が10～14日で更新することから，味細胞の発達段階であるとも考えられる．基底細胞（B）は，これらの幹細胞である．ヴァン・ギーソン染色，パラフィン切片．×250．

味蕾の機能 Function of taste buds

舌内の外分泌腺から粘膜表面に分泌される漿液は味蕾の洗浄を補助し，味覚受容器を興奮させる分子の検出や溶解に関与する．受容体が感知する味覚は，現在までに甘味，酸味，塩味，苦味の4つに分類される．第5の味覚，旨味は，グルタミン酸ナトリウムなどを例とするある種のアミノ酸によって抽出される味覚である．

これらの味刺激は，味蕾先端に開口する味蕾孔に入り，味細胞の微絨毛突起に存在する受容体によって感知される．受容体は味細胞（軸索はもたない）を脱分極させ，活動電位を生じて神経伝達物質を放出させ，味蕾の中に分布する求心性神経終末を刺激する．その信号は，いくつかの脳内神経を経て，大脳皮質に到達する．化学刺激の種類によっては，1本の求心性神経が，1種類以上の信号を伝えることができるので，例えば1つの味蕾は4つの基本的な味のうち複数あるいはすべてが興奮することができる．

かつては味覚の種類によって舌の別々の部位に分布すると信じられていた．例えば，有機成分の甘味やイオン化した塩による塩味は主に舌の先端，前外側部，酸による酸味は舌の外側縁，主に有機成分に由来する苦味は舌の後部表面などである．しかし，5つのすべての味感覚に対する感受性は，舌のすべての領域にあるので，この概念は正確な状態を示しているものではない．味蕾に存在する味覚受容細胞（味細胞）は，1つの味に反応するように調節されたり，個々に調節する神経線維が分布している．したがって，おのおのの味覚の質は，それぞれ独立した受容体や神経線維が感知する．

嗅粘膜

嗅粘膜は，篩骨篩板の近くの鼻腔天井部にある偽重層線毛円柱上皮である（図20.2a, b）．嗅粘膜からの求心性神経線維は篩板を通って嗅球に連絡する．嗅粘膜は全体で約5 cm²の広さになる．

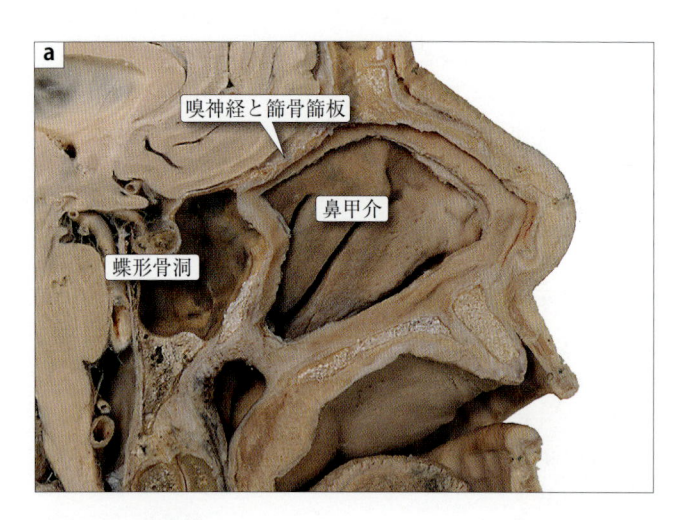

図 20.2a　嗅粘膜
鼻腔の矢状断面を示す．呼吸粘膜によって覆われる甲介が観察される．上鼻甲介に嗅粘膜が存在し，ここに含まれる嗅覚受容体には篩骨篩板の篩孔を通過する嗅神経の枝が分布し，嗅覚情報を嗅球に運ぶ．

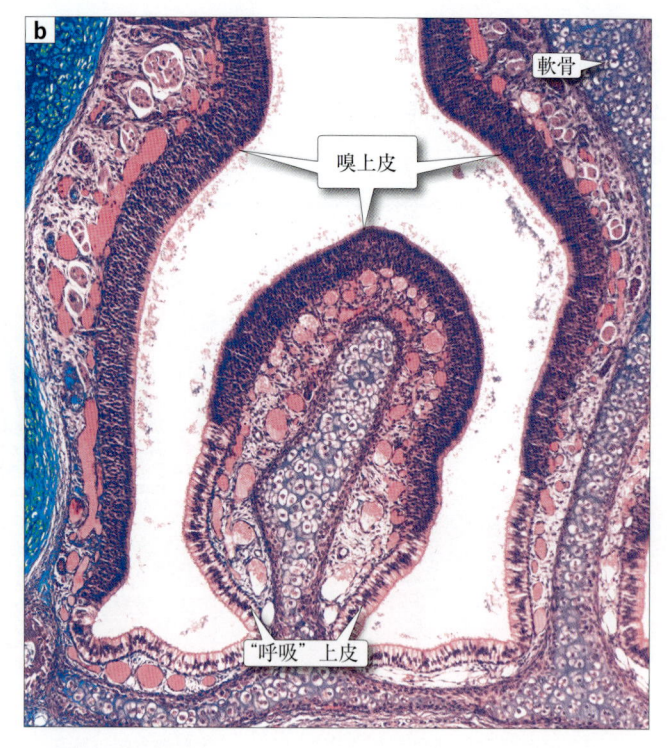

図 20.2b　嗅粘膜
胎児の鼻腔における発生中の甲介の組織像．淡く染色された呼吸上皮部と濃く染まる背丈の高い円柱上皮で構成される嗅上皮の鮮明な境目が観察される．弯曲して傾斜する軟骨は，発達に伴って骨板に置き換わる．甲介は，取り込んだ空気の鼻粘膜の接する表面積を増や役割をもち，神経血管の分布が豊富な部位である．ヘマトキシリン・エオジン（HE）/アルシアンブルー染色，パラフィン切片．×50.

嗅粘膜の細胞 Cells of the olfactory mucosa

嗅粘膜領域は，鼻腔でより広い面積を占める呼吸上皮と以下の2点によって区別される．

- 嗅上皮の背丈は高く（50 μm），粘液細胞を欠く．
- 粘膜固有層に漿液腺（**ボーマン腺** glands of Bowman）と無髄神経線維（軸索）がある（図20.3）．

嗅粘膜は3種類の細胞から構成される．

- 基底細胞
- 背丈の高い支持細胞で，上皮を覆う漿粘液細胞層の中に細胞の先端が伸びた微絨毛が伸びる．
- 嗅細胞は細長い双極性神経細胞で，先端が膨らみ，微絨毛の間から5〜20本の不動毛を伸ばす．

嗅上皮は神経上皮であるが，神経細胞としては唯一，絶え間ない変性があり，しかし基底細胞からの再生が起こる細胞である．

嗅受容体 Olfactory receptors

線毛に存在する膜受容体が匂い物質を感受する．数百万個もの嗅細胞（神経細胞）に存在するそれぞれの受容体は約1万種類の異なる匂いを感知する．匂い分子が受容体に結合すると細胞は脱分極し，活動電位が生じる．およそ350の正常な，あるいは機能的な匂い受容体遺伝子が存在する．さらに多くの変異した無機能性の遺伝子が存在する．同じ匂い受容体を発現する神経細胞の軸索は，嗅球の同じ糸球体（シナプス性のユニット）に投射する．

基準となる匂いの数は分類の仕方によって，6〜数十の数の幅になる．ヒトでは匂い物質に対する明らかな受容体は約30万種類と考えられている．その理由は，特定の匂いに対する無嗅覚症の種類が，このくらいの数だからである．

嗅覚反応はどのようにして終了するのであろう？ 1つは鼻から空気を吸い込んで空気の流れを増加させることにより，またボーマン腺から分泌される漿液が鼻腔面に残る匂い分子を取り除くことによって終了させるとされる．おそらく最も有効な方法は，支持細胞が分泌する酵素によって匂い物質を水酸化あるいはグルクロン酸化して不活化することである．

> **Tip**：嗅覚系の神経は，外界の環境に直接触れる唯一の神経系で，一生を通じて4〜8週間の期間で絶えず新陳代謝される．この特性は，障害を受けたあるいは変性した神経組織の再生に幹細胞のような可能性を示唆する興味深いものである．【訳注：神経細胞の絶え間ない新陳代謝ではなく，嗅細胞（嗅上皮）の話ではないか．】

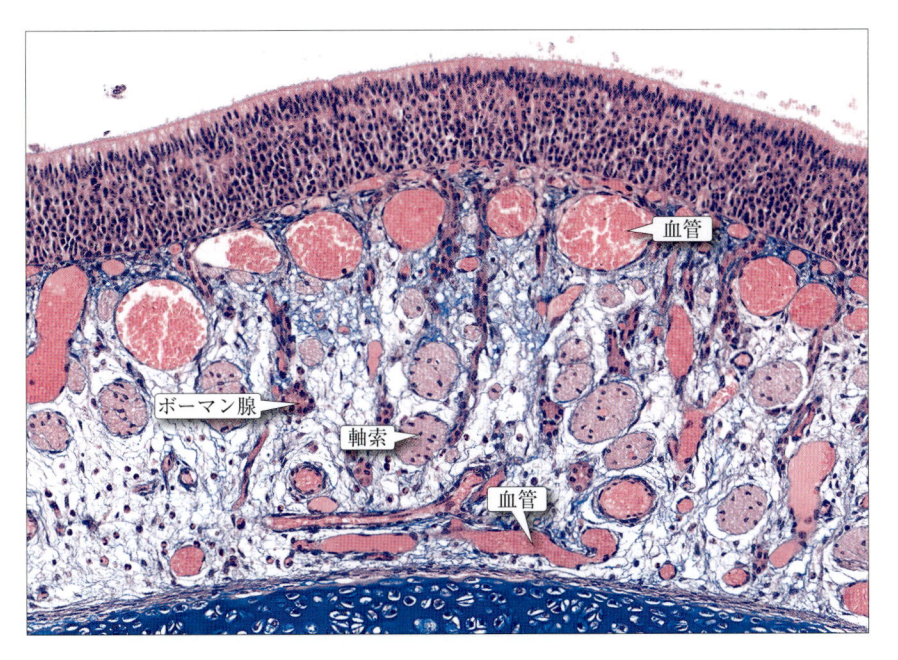

図20.3　嗅粘膜
粘液細胞を含まない背丈の高い偽重層線毛円柱上皮により構成される．漿液腺であるボーマン腺，上皮内の嗅細胞（双極細胞）から出る軸索の束が観察される．粘膜固有層の多数の血管は吸い込んだ空気を暖める役割を果たす．血管が拡張すると，粘膜の腫脹を引き起こす．HE/アルシアンブルー染色，パラフィン切片．×125．

耳

解剖学的に耳は外耳，中耳，内耳の各部位に分けられる．内耳は，聴覚器官と直線・回転の加速，すなわち平衡感覚を感じる器官からなる．聴覚と平衡覚に関する構造と機能に関しては解剖学，生理学，神経科学の教科書に詳細に説明されている．本稿においては主として蝸牛の機能組織学について述べる．蝸牛は聴覚器官であり，難聴と関連して重要である．

外耳と中耳 External and middle ear

音波は外耳道を通って鼓膜の外表面に達する．これらの構造の表面はすべて表皮によって覆われる．皮脂腺や耳道腺（汗腺の一種）は，皮脂や黄色い蝋状の物質【訳注：耳垢になる】を分泌する．これらは外来物質の侵入を制限する．

音波のエネルギーは鼓膜を振動させ，連結した3つの耳小骨（ツチ骨，キヌタ骨，アブミ骨）を介して内耳の蝸牛に連絡し，蝸牛内の液体【訳注：リンパ液】の振動を引き起こす．

耳小骨は中耳，または鼓室をまたぐように繋がる．鼓室は側頭骨の乳突蜂巣や耳管（エウスタキオ管）に連絡する．耳管は鼻咽頭に開口し，中耳と外耳の大気圧を等しくするように働く．

内　耳 Inner ear

内耳は以下の器官からなる．
- 聴覚感覚器である蝸牛（コルチ器が含有されている）．
- 平衡感覚を感知する膜性の嚢と管性の半規管．

いずれの感覚器官も硬い骨の中に収まっており，感覚器官内に生じる液体【訳注：リンパ液】の微細な振動は周囲から隔絶されて，守られている．蝸牛は骨の中になるらせん状の管である．前庭器官（卵形嚢，球形嚢，半規管）も骨の中にあるが，半規管，膨大部，嚢は膜性であり，それを取り巻く骨迷路に近接して，細胞外液と類似する外リンパ液中に浮かぶ．すべての膜迷路は内リンパ液を含む．蝸牛と前庭器官の内面を覆う上皮には有毛細胞が存在する．

有毛細胞 The hair cells

耳石が存在する卵形嚢と球形嚢は，円柱線毛細胞がたわむことにより，例えばエレベーターに乗った際に生じる直線方向の加速度を感知する．この際，有毛細胞は，脱分極を起こし，生じた活動電位を小脳と眼球運動調節系に送る．有毛細胞の不動毛は炭酸カルシウム結晶（平衡砂）によるゼラチン様物質に埋まっている．ゼラチン様物質がゆがめられると，有毛細胞への感覚刺激が生じる．同様のことが半規管の膨大部でも起こるが，こちらは回転性の加速に反応する．有毛細胞は膨大部を隔壁のように横断するゼラチン様の小帽の中に突き出している（図20.4a〜c）．周囲の内リンパ液が動き小帽の位置を動かすと，有毛細胞に求心性の神経興奮を引き起こす．

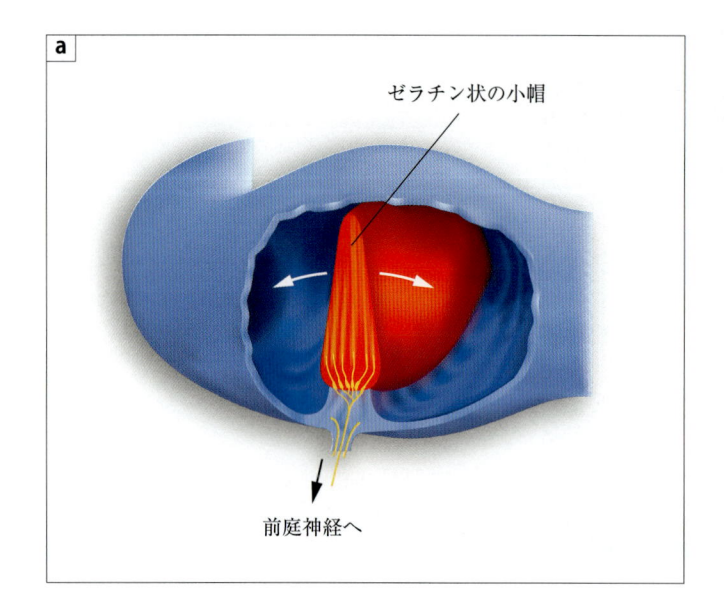

図20.4a　半規管
内耳における半規管膨大部と半規管の横断面における膨大部稜を示す模式図．膨大部稜は支持細胞と感覚細胞からなり，感覚細胞はゼラチン様のかたまりによって支えられる背丈の高い小帽の中に毛の束（絨毛）を伸ばす．半規管の面に対する頭の回転が生じると，回転する半規管内で，その回転の反対方向に内リンパ液の移動が起こる．この力が小帽と特殊化した不動毛を曲げ，そのことが前庭神経を刺激することになる．

蝸　牛 The cochlea

　蝸牛はカタツムリの外観に類似しており，海綿骨で構成された蝸牛軸の周りを管がらせん状に約2.5回転する．蝸牛軸にはらせん神経節が含まれ，聴覚を感知する有毛細胞からの神経線維が到達する（図20.5）．神経刺激は最終的には大脳皮質の聴覚野に到達する．

　蝸牛の有毛細胞は基本的にはきわめて微小な振動，すなわち蝸牛内でリンパ液に満たされた管の動きを感知する機械的

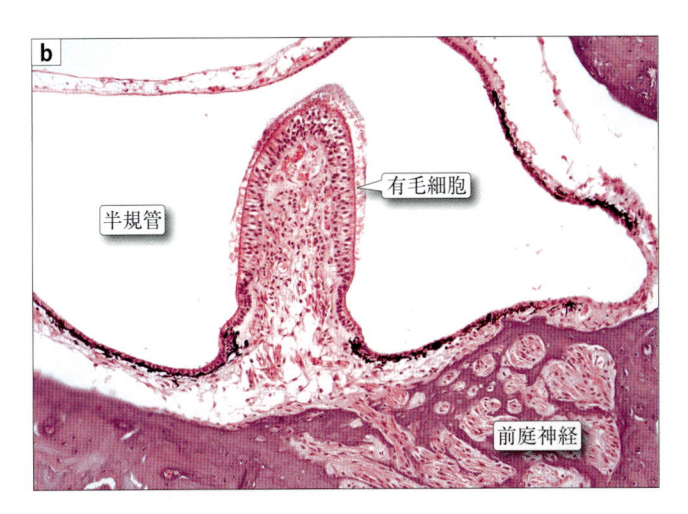

図 20.4b　半規管の膨大部領域
観察試料を作成中に取り出した膨大部領域．半規管内を内リンパ液が満たしており，その中には前庭神経の枝が表層に分布する結合組織のかたまりが芯となって膨大部稜を形成する．不動毛は，表層の感覚有毛細胞から突出し，（試料作成過程で，消失しており，ここではみえていない）ゼラチン様の小帽に入る．頭部の動きに反応して内リンパ液が動き，この小帽が折れ曲がり，有毛細胞も曲がる．このことが，細胞に接する感覚神経線維に興奮性あるいは抑制性いずれかの神経伝達物質を放出することになる．この仕組みは，単一の動きとは異なった角加速度の認識に関与する．HE染色，パラフィン切片．×100.

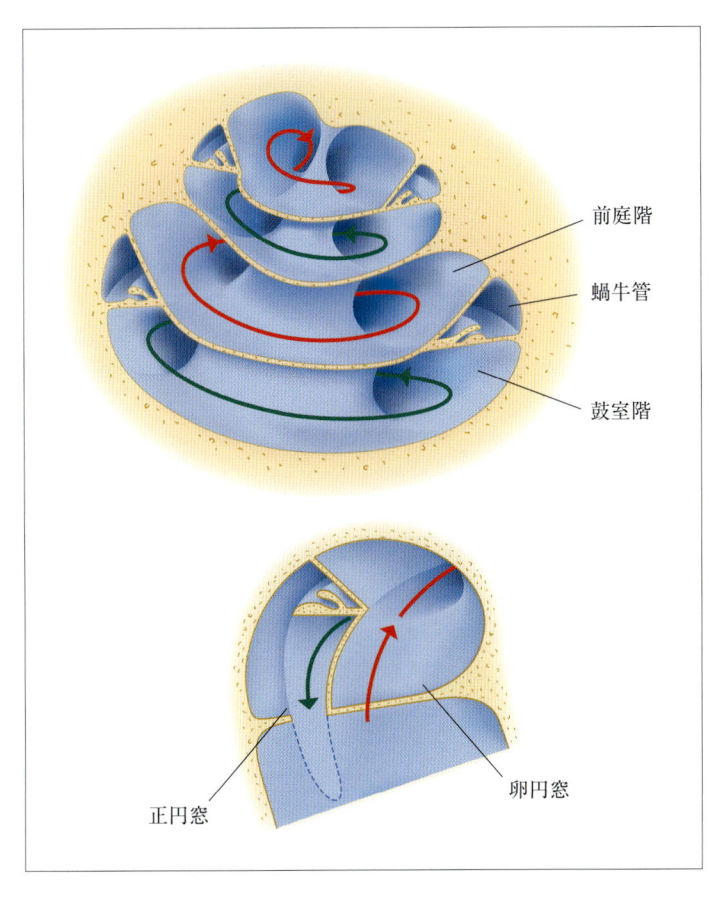

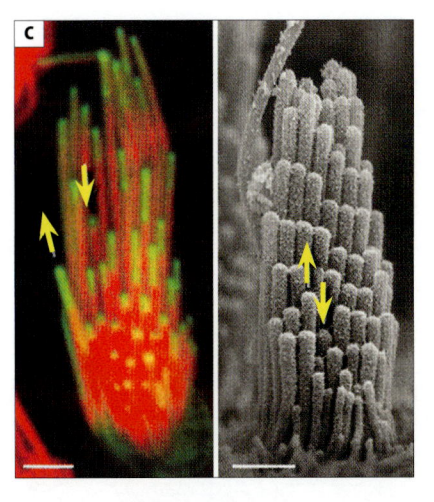

図 20.4c　前庭有毛細胞
左：アクチン遺伝子にGFP（緑色蛍光タンパク質）遺伝子を組み込み，有毛細胞のアクチンを緑色蛍光の発現で示す．長短の不動毛（矢印）が観察される．不動毛の束の機能的な構築を表すダイナミックな形状の一部として，アクチンの芯の新陳代謝を反映する．右：特徴的な配列の不動毛の束を形成し，この不動毛が曲って形状変化を起こすと，その不動毛を有する細胞に機械的なエネルギーが伝わる．矢印はやや異なった長さの不動毛を示す（スケール＝1μm）．（Courtesy B Kachar; from Rzadzinska AK et al. J Cell Biology 2004; 164: 887-97.）

図 20.5　蝸　牛
聴神経とらせん神経節を含む骨性の中心軸である蝸牛軸によって構築される蝸牛の模式図．蝸牛軸に沿ったらせん状の管の中にはコルチ器という聴覚受容体を伴った蝸牛管がある．卵円窓から伝わった音波は前庭階を登る蝸牛液に振動を与え，蝸牛尖に到達し，次いで鼓室階を下がり蝸牛窓に至る．高波長の音は基底回転部で，低波長の音は上部の回転部で検出される．

耳

受容器で，組織学的に非常に複雑な構造をしている．一般的には，蝸牛管のらせん回転は縦方向に走行する3つの区画によって構成される．（外リンパ液に満たされる）外側の2つの管【訳注：前庭階と鼓室階】の終点である蝸牛頂で蝸牛孔によって連絡し，その2つの管に挟まれた中央の蝸牛管は内リンパ液で満たされている．それぞれの区画は膜で隔てられていて，切片で観察すると，らせんのそれぞれの回転の中にいくつかの穴が空いているように見える（図20.6）．鼓室において，外側の管【訳注：前庭階と鼓室階】は，卵円窓に面するアブミ骨と，卵円窓の膜によって閉鎖されている．アブミ骨によるピストン様運動によって蝸牛内の3つの区画（前庭階，鼓室階，蝸牛管）でリンパ液が移動し，これが膜性の隔壁である基底板（**ライスナー膜** Reissner's membrane）を上下に動かす．この膜の上には**コルチ器** organ of Cortiの

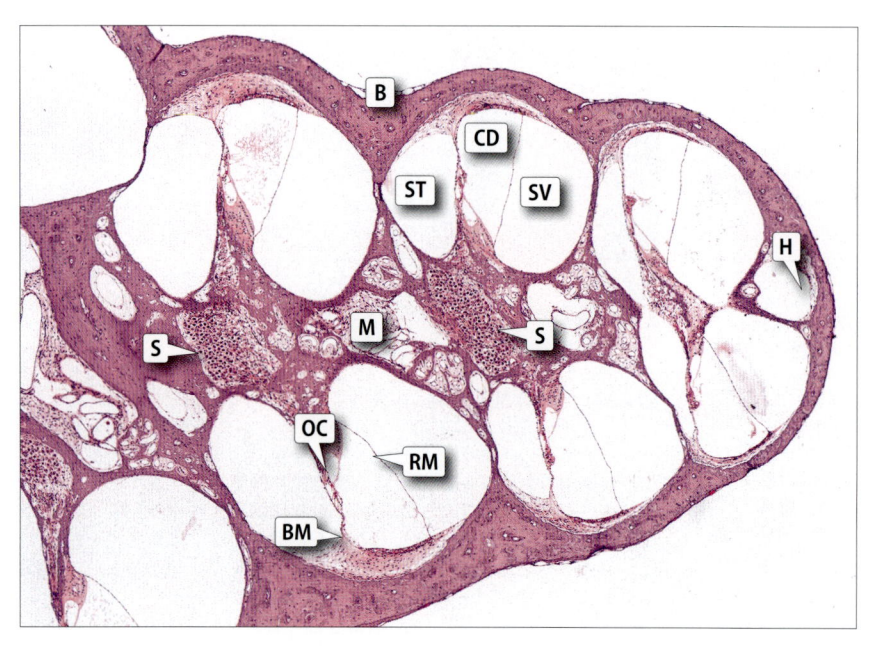

図20.6　蝸牛嚢
切片で観察すると蝸牛管はらせん回転しているので，リンパ液を満たしたいくつかの嚢として観察される．周囲は緻密骨に囲まれ（**B**），中心部には海綿骨でできた蝸牛軸（**M**）がある．回転の各部位は，内リンパ液で充たされる蝸牛管（**CD**），外リンパ節で充たされる前庭階（**SV**）と鼓室階（**ST**）の3つの部位に分けられる．前庭階と鼓室階は蝸牛孔（**H**）で連絡する．ライスナー膜（**RM**，あるいは前庭膜）と基底板（**BM**）が3部位の区画をする．音はコルチ器（**OC**）で感知され，神経信号をらせん神経節（**S**）におくる．らせん神経節は蝸牛神経につながっており，さらに脳に信号が伝えられる．HE染色，パラフィン切片．× 25.

有毛細胞が観察され，有毛細胞の毛（不動毛）とその上に被さる吊り天井状の蓋膜との間で生じる剪断運動によって刺激される（図20.7a，b）．有毛細胞は4列で構成される．約20,000個の細胞で構成される3列の外有毛細胞と約3,500個で構成される1列の内有毛細胞である．内有毛細胞は音の伝達の最初のもととなる．個々の不動毛は，その先端において糸状の構造をなす繊細な線維によって互いに繋がっており，そこにはカドヘリンタンパク質が豊富に存在する（図20.8）．不動毛が曲げられると，この糸状構造（おそらくはピンと張った線状構造）が機械的にイオンチャネルを開き，不動毛の脱分極を引き起こす．その結果，有毛細胞の基底側に存在する神経伝達物質の放出を活性化し，聴神経を刺激する．外有毛細胞は基底膜（蓋膜）の局所的な動きを増強すると考えられている．

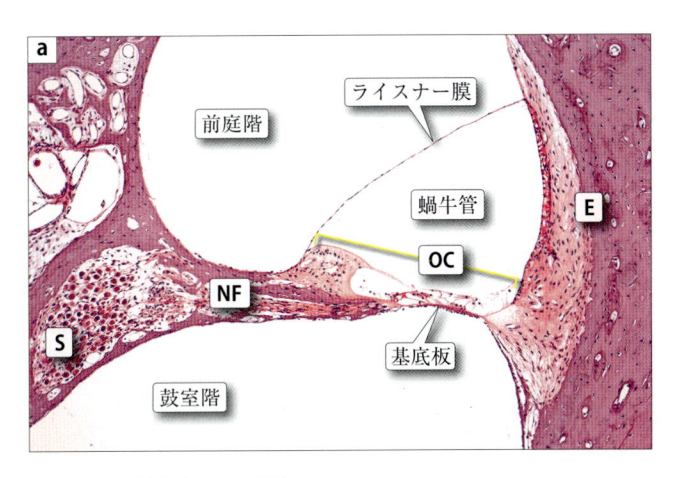

図20.7a 蝸牛とコルチ器
蝸牛回転の1つの組織像．ライスナー膜と基底膜によって前庭階，蝸牛管，鼓室階が区別される．血管条の上皮（**E**）からは内リンパ液が蝸牛管に分泌される．この上皮は上皮内に血管を有するという点で特異である．音のエネルギーは前庭階を通り，蝸牛管に圧力を与えて鼓室階の方へ移動する．音のエネルギーは基底板を上下させて，鼓室階で消失する．コルチ器（**OC**）はこの動きに反応して，神経興奮を蝸牛神経線維（**NF**）を経てらせん神経節（**S**）に伝える．HE染色，パラフィン切片．×70．

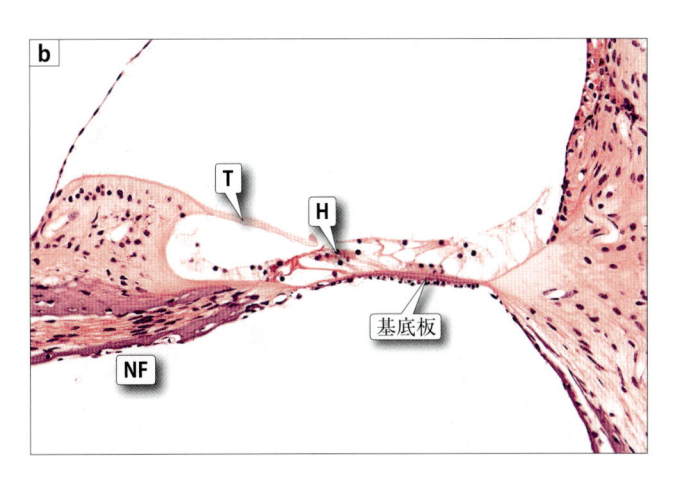

図20.7b コルチ器
コルチ器の基底膜の上下運動，あるいは振動すると有毛細胞（**H**）の不動毛とその上に被る線維性の蓋膜（**T**）との間でずれが生じる．不動毛が振動すると，機械的電気変換と呼ばれる過程を経て，コルチ器に分布する蝸牛神経線維（**NF**）によって神経興奮が伝達される．聴覚の閾値は不動毛の非常にわずかな振動（約±0.003°）に相当する．これはエッフェル塔の頂点が1本の指の横幅程度ずれるごくわずかな揺れである．HE染色，パラフィン切片．×150．

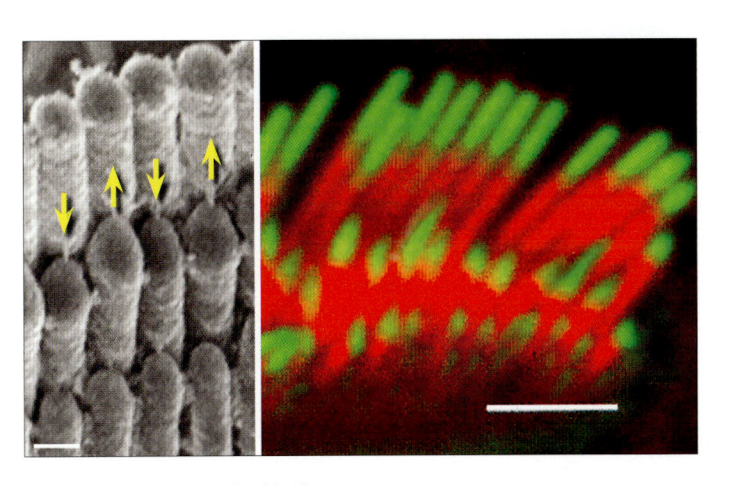

図20.8 コルチ器の有毛細胞
左：まとまって配列する不動毛の束．個々の不動毛が先端で連結する様子が観察される（矢印）（スケール＝25μm）．右：アクチン遺伝子にGFP遺伝子を組み込んで発現させた有毛細胞．様々な形状と長さの不動毛先端が観察される．これは傷害から回復した様子と考えられる（スケール＝2μm）．(Courtesy B Kachar; from Rzadzinska AK et al. J Cell Biol 2004; 164: 887-97.)

眼

　眼が光の信号を網膜や脳の大脳皮質視覚野で処理され選別されて神経刺激と変換されることは，当然の現象ととらえられる．一方で，視野欠損〔年齢により生じる視力障害（完全でない視力）〕は，誰にも当てはまる重大な問題である．適切な標本で眼の微細構造を基本的に学ぶことは，眼が写真カメラに似ていることを知ることになる．視覚画像の膨大な情報を捉えて焦点に結び，分析することは眼で始まり，すべてミニチュアサイズで行われる（図20.9a，b）．

　機能組織学的な眼の重要な構成要素は以下のようにまとめられる．

- 眼瞼と涙腺は外界にさらされた眼球前面を物理的に保護し，潤いを与える．
- 角膜強膜層は眼球を包む3層の中で最外層で，前部は透明な角膜である．
- 血管膜層【訳注：原著ではぶどう膜 uveal membrane】は眼球の中間層で，前方では虹彩と網様体となり，後方に伸びて脈絡膜となる．
- 水晶体は両面凸の弾力性のある構造物で，その前方に眼房水を含有する眼房があり，後方は硝子体が眼球の内腔を占める．
- 網膜は眼球膜の最内層を構成し，多数の神経節細胞層，支

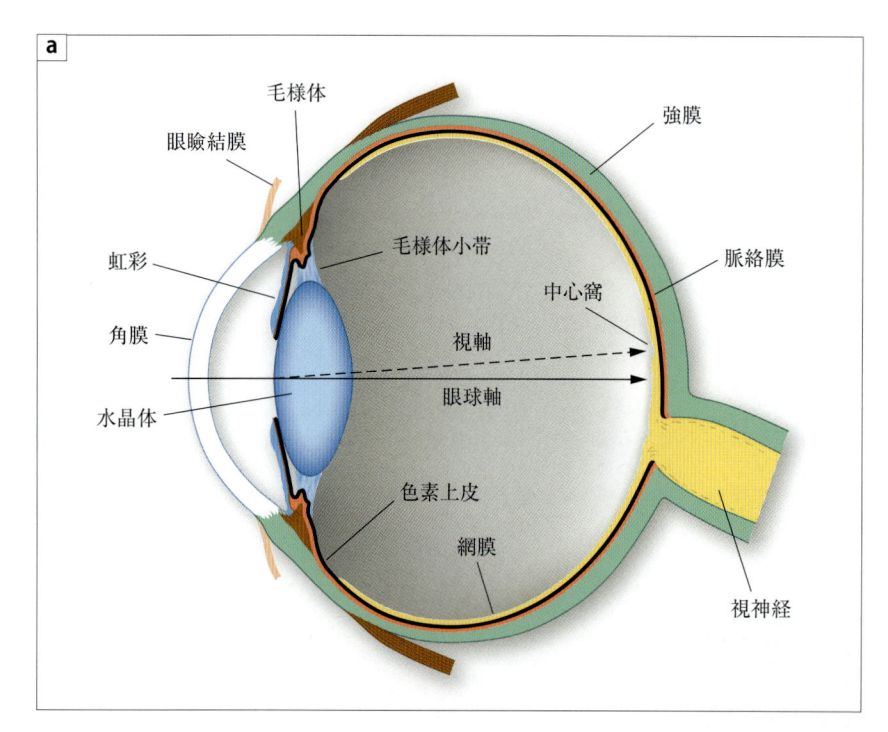

図20.9a　眼球の正中矢状断面
視軸は水晶体の中央を通過し，視神経円盤（視神経）と網膜の凹んだ部位である黄斑の間の網膜部位を結ぶ．眼は見ようとする対象を固定する方向に向ける．（見ようとする対象の）固定位置からの光は視軸に沿って黄斑に結ばれる．黄斑は網膜のほかのいかなる部位よりも高い解像度を示す部位である．

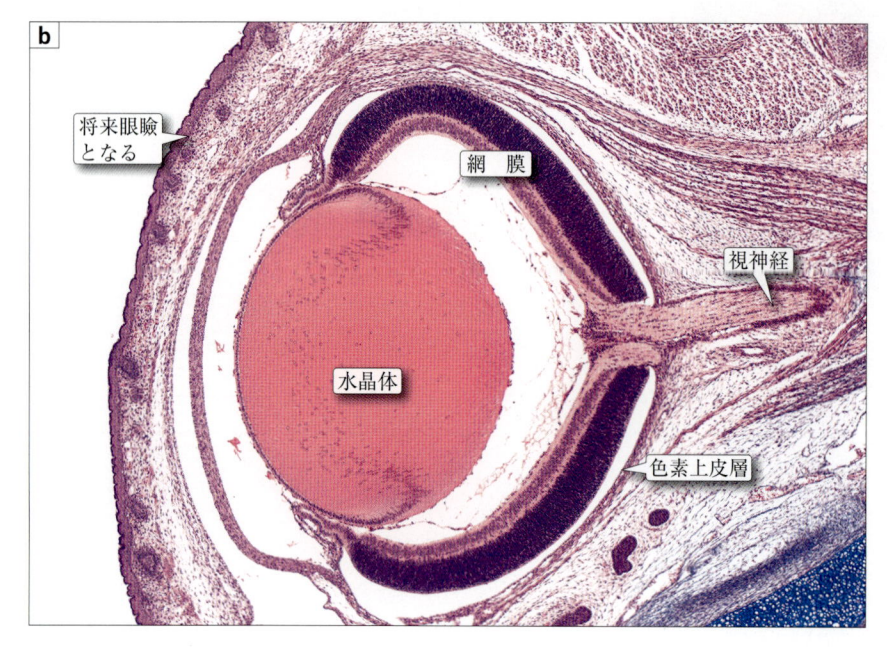

図20.9b　眼の解剖
標本は胎児の眼で，比較的大きな水晶体に水晶体線維の核の配列が弓状の形状を呈している様子が観察される．眼瞼は上下が融合しており，その深部にある隔膜を覆っている．網膜において神経節細胞層と色素上皮層の間に隙間はいずれ消失して，これらの層は融合する．HE染色／アルシアンブルー染色，パラフィン切片．×50.

持細胞層，光受容細胞層，そして色素上皮によって構成される．
- 視神経は中枢神経の伝導路の1つで，網膜から神経線維を受け，網膜表層に血管を送る．

眼瞼と付属構造物
Eyelids and associated structures

眼瞼（図 20.10a, b）は外面は皮膚によって，内面は結膜上皮によって覆われる．結膜上皮は薄い粘膜で，眼球表面に潤いを与える．皮下組織には骨格筋線維や汗腺が存在し，後ろは，緻密結合組織の板状構造である瞼板によって補強され，眼球に剛直性を与え，眼球形状を与える．

通常の形状とはやや異なった皮脂腺は涙の上の油膜を張る．涙そのものは眼窩上方側縁に位置する涙腺で産生される（図 20.11）．涙の膜の厚さは約 40 μm（その上の油膜は，約 0.1 μm）で，免疫グロブリン A，リゾチームや抗炎症作用のあるタンパク質を含有する．

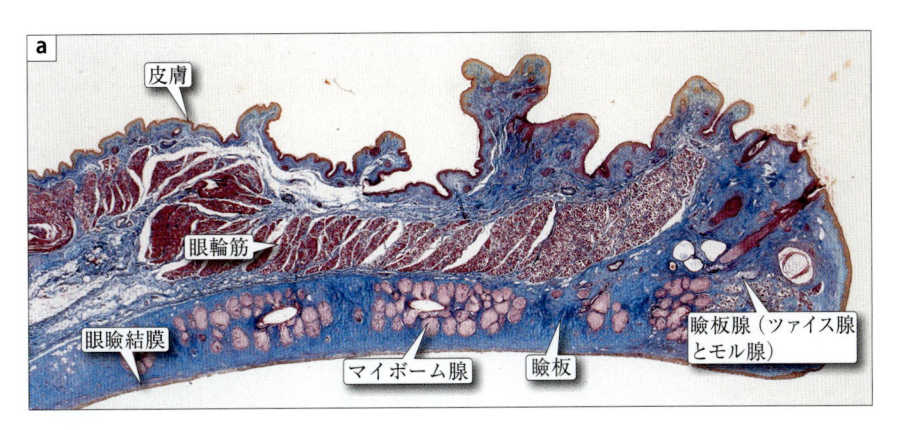

図 20.10a　眼　瞼
眼球に沿った形状に屈曲している．上縁は表皮，下縁は結膜で構成される．眼輪筋の眼瞼部分の筋線維が眼瞼を閉じることに関わる．皮脂腺（マイボーム腺）は眼瞼板と呼ばれる丈夫な結合組織の中に埋まっている．睫毛の周辺には，ツアイス腺（皮脂腺）とモル腺（アポクリン腺）の管（腺）が観察される．マッソントリクローム染色，パラフィン切片．×15．

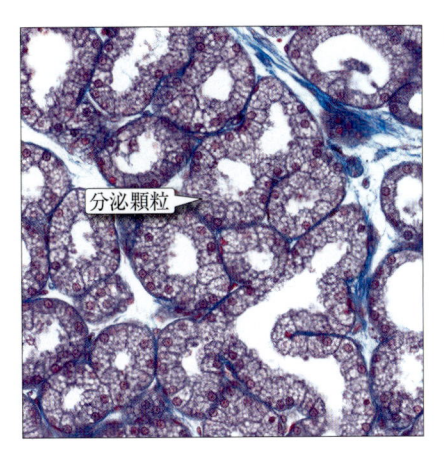

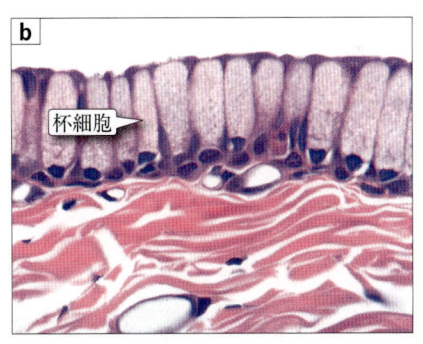

図 20.10b　眼瞼内縁
眼瞼内側を縁取る結膜粘膜は眼球表面の角膜に向かって延びる．杯細胞が多数存在し，ムチンを涙の膜に供給し，正常視に寄与する．結膜の血液から抗体，補体，白血球が供給され，感染に対抗し，また細胞残渣を取り除く．HE 染色，パラフィン切片．×380．

図 20.11　涙　腺
涙腺は細管小胞状の腺で，多量の粘液タイプの分泌顆粒を有する．涙の膜は浸潤機能をもち，眼の主な屈折界面となる．涙に含有される免疫グロブリン（主として免疫グロブリン A），リゾチーム，ラクトフェリン，そのほかの物質が感染に対抗して，眼球表面の炎症反応に関わる．マッソントリクローム染色，パラフィン切片．×200．

眼

角膜と強膜 Cornea and sclera

　角膜は角膜・強膜層の約1/6を占め，時計盤のガラス板のような形状をした体内で一番透明な組織である（図20.12a）．角膜は眼球の主要な屈折要素で，水晶体が調節に応じて示す17～25ジオプター（D）以上の，約43ジオプターの屈折力を示す．ジオプターは屈折力を示す単位で，1D = 1 m^{-1}で，これは明るい場所で1 mの距離の焦点を合わせる屈折力を示す．

　角膜の外表面は薄い重層扁平上皮で，コラーゲン層であるボーマン膜の上にのっている．角膜固有質は厚さが約1 mmで，水分を含む多数のコラーゲン線維がきちんと方向性をもって積み重なっている．それぞれのコラーゲン線維の束は，

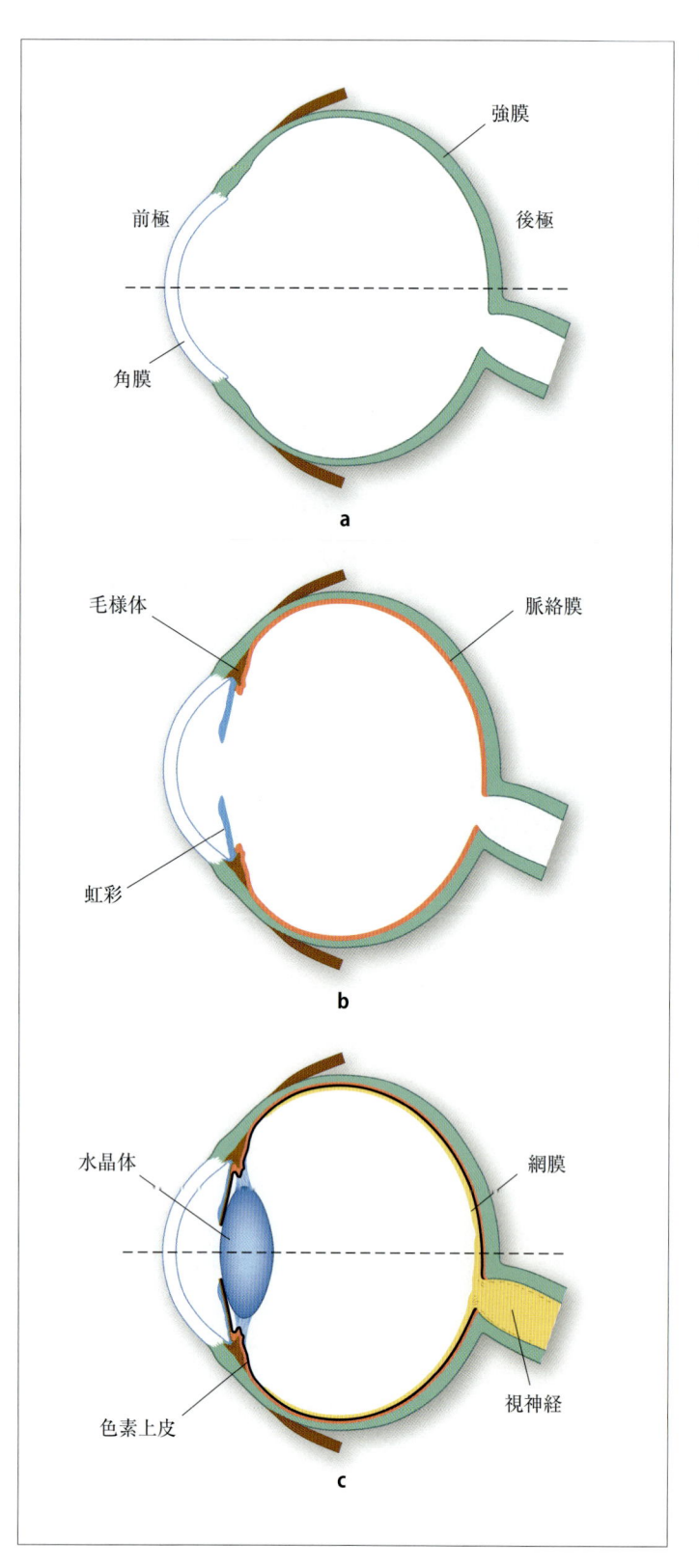

図20.12　眼の層構造
角膜強膜層（**a**）は透明な角膜と強靱で弾力性に欠ける強膜からなる．この層は眼球内圧を閉じ込め，眼球容積を保つ．ぶどう膜【訳注：血管膜】（**b**）は中間の層で，血管性の脈絡膜，毛様体，虹彩によって構成される．眼内液を産生し血管をもたない網膜外層に栄養を供給する．最内層が網膜（**c**）で，毛様体の後ろで終わるが，網膜最外層の色素上皮はさらに毛様体突起まで続く．また，虹彩にも同様の色素上皮が存在する．

互いに斜めや直角に走行し，そのことが光線の干渉を減少させ，角膜に透明性を与えている（図20.13a, b）．内表面は**デスメ膜** Descemet's memprane（この膜もコラーゲン線維束で構築される）と内皮によって縁取られる．角膜には血管がないので，内皮が眼房水から酸素と栄養を通過させて角膜に栄養を与える働きをする．固有質からイオンと水を移送し浮腫を防ぐバリアとして働く．

強膜は，コラーゲン線維，線維芽細胞と若干の弾性線維からなる強靭な層で，角膜から視神経まで広がり，目を外傷から守り，眼球内圧を維持し，外眼筋の付着部位ともなる．また，目の最外層において，眼球のサイズを明らかにする．新生児では直径が10〜17 mm，成人では22〜23 mmである．

ぶどう膜【訳注：血管膜】Uveal tract

ぶどう膜（血管膜）は眼球の中間層（図20.12b）で，以下の3つの部分からなる．

- 脈絡膜
- 毛様体（とその突起）
- 虹彩

脈絡膜と毛様体突起 Choroid and ciliary processes

血管が豊富な脈絡膜は強膜の内側に位置し，前方で網膜の前縁を超えて血管膜において脈絡膜に次ぐ要素である毛様体（突起）に終わる（図20.14）．脈絡膜は網膜の下に位置し，網膜に必須な栄養素を供給する．脈絡膜には線維芽細胞，白

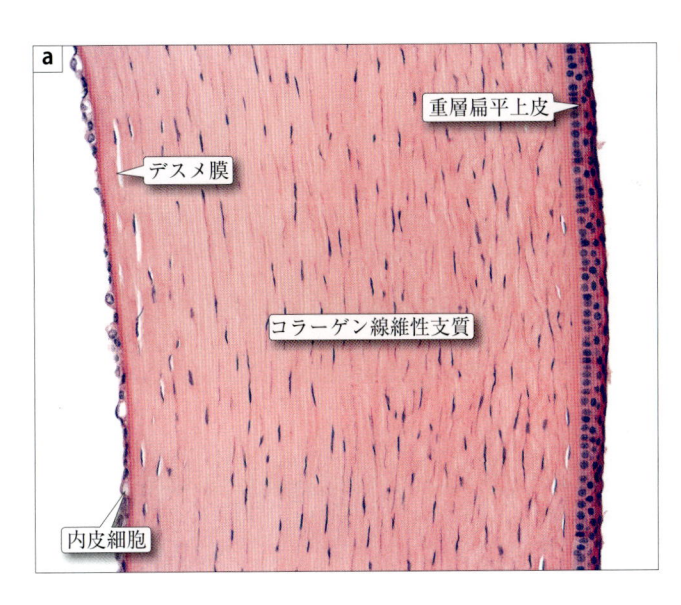

図20.13a 角膜
角膜の前方は重層扁平上皮で，後方は内皮細胞で覆われる．両者の間は，血管を含まない固有質が占め，200〜300枚の平行なコラーゲン線維層板が直行しながら積み重なっている．角膜の前方の弯曲ならびに涙の薄い膜と空気との間の平滑な境界面が眼の屈折率の70％を占める．角膜には三叉神経の枝が豊富に分布し，外来異物による損傷に敏感に反応して警告を発する．HE染色，パラフィン切片．×120．

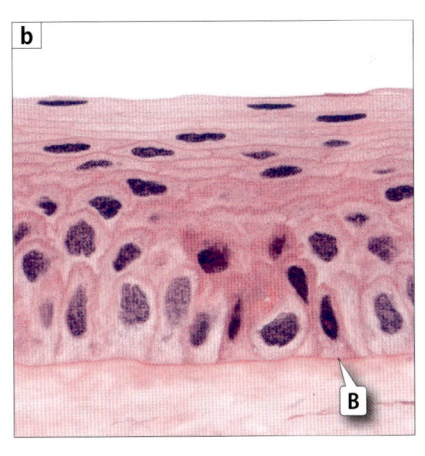

図20.13b 角膜
角膜前面の重層扁平上皮はエネルギー供給の目的でグリコーゲンを含み（角膜には血管がない），ボーマン層（B）と呼ばれる厚い基底膜の上にのる．角膜上皮損傷後の修復では，細胞が角膜の中心にむかって移動する．新しい細胞は上皮内でわずかながら細胞分裂して角膜辺縁から中心に向かって移動する．HE染色，パラフィン切片．×350．

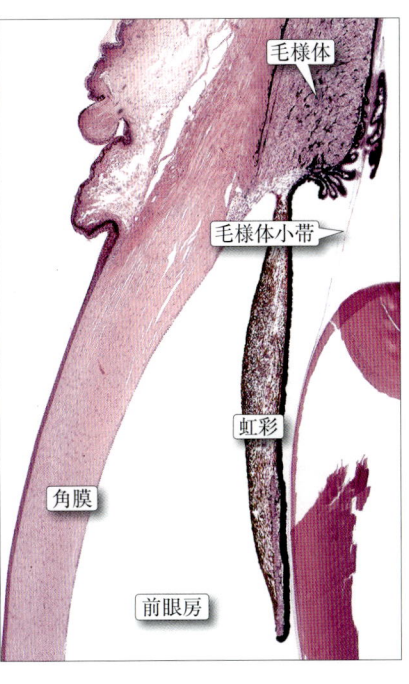

図20.14 眼球前部
強膜が延長し，角膜を形成する．その後方には前眼房が存在する．眼球血管膜（ぶどう膜）は毛様体によって構築され，毛様体には水晶体に接触する毛様体小体を通して水晶体の屈曲率を調節する平滑筋が含まれる．毛様体突起の色素上皮は虹彩に延長し，虹彩の色調に寄与する．虹彩の平滑筋は，瞳孔の直径を制御するために働く．HE染色，アルシアンブルー染色，アクリル樹脂．×12．

眼

血球，散在性のメラニン細胞が含まれ，水晶体の外側縁では脈絡膜は毛様体突起の芯となるように変化している（図20.15a～c）．毛様体突起は不規則な指状の形状をした突起で，網膜前端の鋸状縁から伸びる2層の上皮で覆われる．表層の細胞には色素はなく，結合組織性の芯に面する内層の細胞に多く存在する．

眼房水は毛様体上皮で分泌され，角膜と水晶体の間にある前眼房および後眼房に流入する．角膜と水晶体は総量で250 μLの眼房水から栄養の供給を受ける．眼房水は通常虹彩角膜角にある**シュレム管** Schlemm's canal（静脈へ排導する）から絶え間なく排出される．この眼房水の排出がうまくいかないと眼内圧が上昇し，網膜や視神経を損傷することになる【訳注：緑内障】．

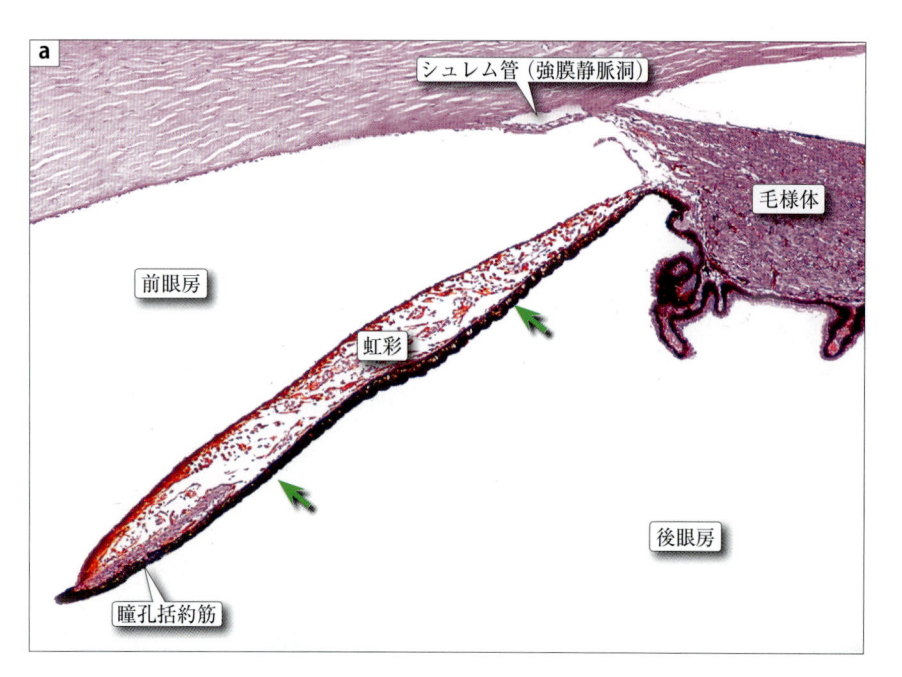

図 20.15a　毛様体と虹彩

虹彩は毛様体から伸びて，毛様体上皮で産生される眼房水で満たされる前眼房と後眼房を境する．眼房水はシュレム管から排出される．虹彩支質は血管が豊富な結合組織である．虹彩支質にはメラニン細胞が存在し，特に後縁に沿って多数観察される（矢印）．虹彩支質に存在する瞳孔散大筋（筋上皮細胞）は弱い光，痛み，恐怖に反応して，交感神経を介して収縮し，瞳孔を開く．瞳孔括約筋は明るい光に反応し，あるいは焦点深度や視力を向上させるために，副交感神経を介して収縮し，瞳孔を閉じる．HE染色，パラフィン切片．×20．

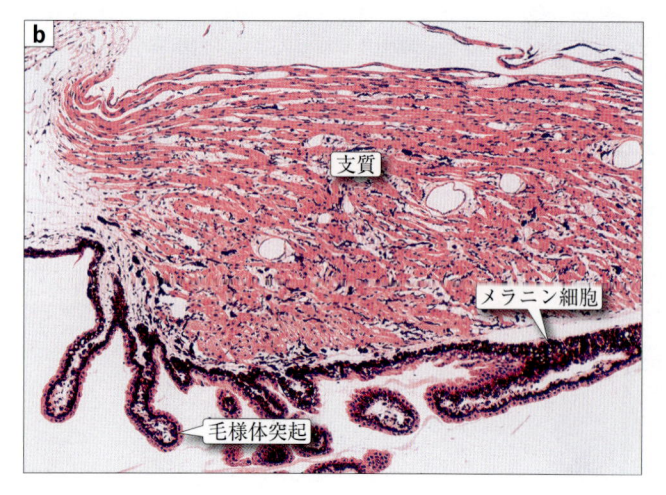

図 20.15b　虹彩

虹彩基部には血管が豊富な支質があり，結合組織，収縮性の高い筋上皮細胞やメラニン細胞が含まれる．虹彩の前面は，上皮で縁取られておらず，線維芽細胞様の細胞層になっている．後面は毛様体突起と連続し，2層の上皮細胞層がある．深層は網膜色素上皮に続くメラニン細胞層であるが，表層は感覚性網膜の続きで，色素をもたない細胞層である．毛様体突起から出る毛様体小帯は水晶体包に付着し，水晶体の形状（すなわち，屈折の調節力）を保持したり変化させたりする．HE染色，パラフィン切片．×80．

毛様体突起の外側には毛様体筋（平滑筋）が存在する．毛様体とその突起から繊細で弾力性のある小帯線維【訳注：毛様体小帯】が水晶体に向かって延び，水晶体を支持する．水晶体の形を変化させることによりその屈折率を変え，対象の遠近にかかわらず焦点を合わせることができる．この作用を調節という．遠方を見る際には，毛様体の輪状筋が弛緩し毛様体小帯がピンと張り，水晶体を扁平にする．一方，近くを見る際には，この筋が収縮して毛様体小帯が緩み，水晶体の曲率が増加する．

虹　彩 The iris

　血管膜3つ目の要素である虹彩は，毛様体から起こる薄い隔膜性組織で，水晶体上に静止している．虹彩が水晶体に接する部分はメラニン細胞を含んでおり，その数が少ないと青色に，多いと茶色に見える（図20.16）．中央の虹彩を欠く部分が瞳孔で，瞳孔縁にある瞳孔括約筋が働くと瞳孔は小さくなる．瞳孔散大筋は，血管の豊富な疎性結合組織とともに瞳孔支質【訳注：瞳孔縁以外の部位】に存在する．

水晶体 The lens

　水晶体は体内で2番目に透明度の高い組織である（水晶体よりも透明度が高いのは角膜だけである）．水晶体のやや黄色い色が紫外線を吸収する働きを示す．水晶体は弾力性があり，水晶体包によって包まれ，前面は単層立方上皮で構成される．水晶体の赤道部に向かって，上皮細胞は増殖して，細胞周期から逸脱する．これらの細胞の遺伝子発現の様式が変化することにより，これらの細胞は著しく伸長する（そこで，これらを水晶体線維という）．これらの細胞は核を失うが，

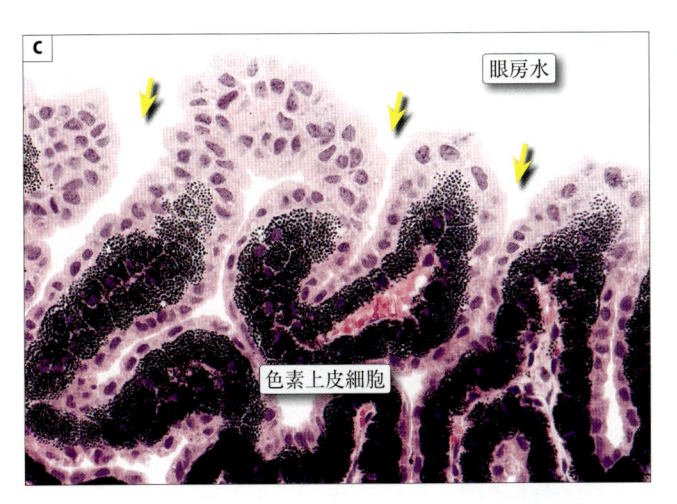

図20.15c　毛様体突起の強拡大像
毛様体突起は毛様体の放射状のヒダで，色素をもたない上皮細胞とその下の色素細胞からなる．突起間の溝（矢印）は毛様体小帯の線維の付着部位になる．毛様体上皮【訳注：毛様体突起】における眼房水の産生は，有窓型血管による濾過液により，ここを通って大きなタンパク質分子が固有質に入る．これらのタンパク質は眼房水には入らない．これは毛様体上皮の頂部をつなぐ密着結合の部位に存在する血液-眼房水関門がタンパク質の流入を制限するからである．HE染色，パラフィン切片．×400．

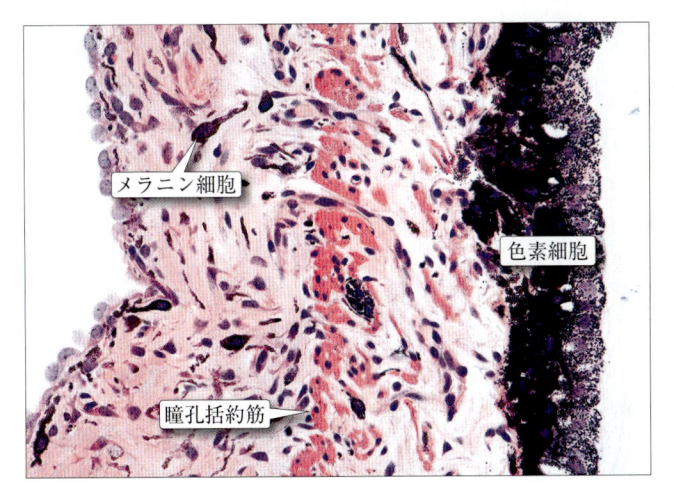

図20.16　虹彩の拡大像
虹彩前縁は線維芽細胞が，後縁は色素上皮が縁取る．虹彩支質は疎性結合組織で構成され，中に瞳孔括約筋の一部が観察される．メラニン細胞は虹彩支質の内部や前縁周辺にあり，（色素上皮を除く）メラニン細胞の数が虹彩の色を決める．茶色の虹彩は多数のメラニン細胞を含有し，青い虹彩ではメラニン細胞が少ない．後者の場合，光スペクトルの青領域にあたる短波長の光が反射する．出生時にはメラニン細胞をわずかしか含まないので，虹彩は青色あるいは灰色を呈する．成人の虹彩の色のパターンには生後4ヵ月頃になる．HE染色，パラフィン切片．×150．

眼

その後も高濃度の，クリスタリンと呼ばれるタンパク質を保持する（図20.17a, b）．新しく作られた線維は互いに次々と積み重なっていく．線維は生涯を通じて産生され，古い線維は中心の核を形成する．このように水晶体は胚子期，胎児期，そして出生後の細胞を含み，その時までに産生された細胞をすべてもつことになる．

約2,000本ある水晶体線維は六角柱の形状を呈し，特殊化したボールとソケット，木工のさぎ継ぎのような関係で互い

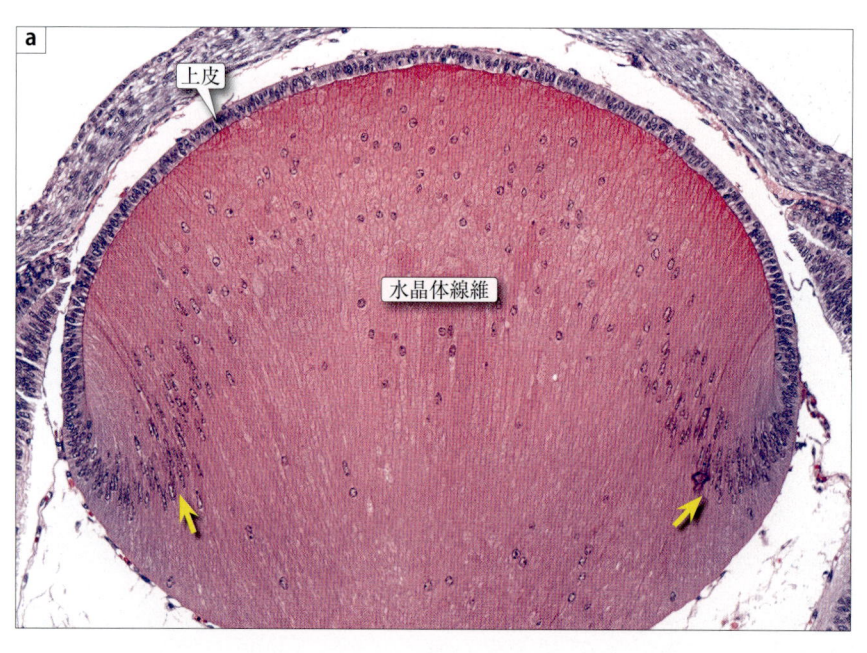

図 20.17a 水晶体
胎児で発達中の水晶体．水晶体前縁の上皮細胞は核の分布で示されるように中央部まで遊走してきて，水晶体線維の弓状の核の配列（矢印）構成する．水晶体内部に観察される三日月形の水晶体線維殻（あるいは層板）に注意せよ．HE染色，パラフィン切片．×140．

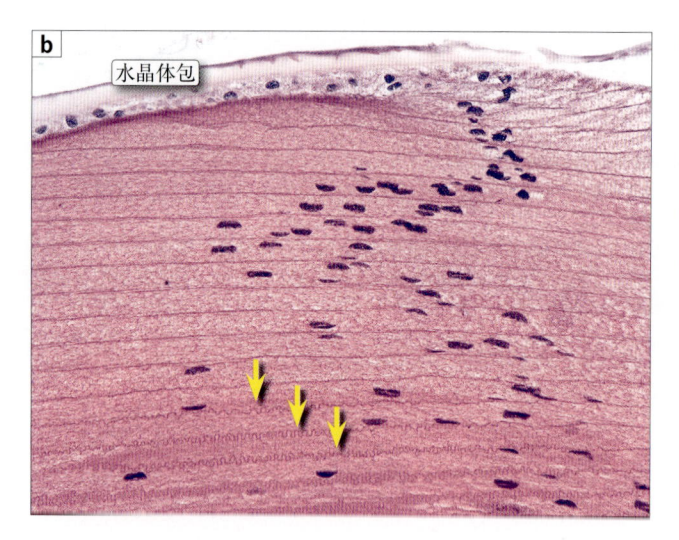

図 20.17b 水晶体包の直下
表層の上皮細胞が分裂し，非常に引き伸ばされて平坦な形状になる．表層部で多くの細胞が発生するので，細胞はC字型の曲面を形成する．古い細胞は核を失い線維と呼ばれるようになり，線維は次々と上に積み重なって同心層構造を前方から後方に向かって作る．新しい水晶体線維は，特殊化したボールとソケット，木工のさぎ継ぎのような仕組みでまだ互いに組み合わさる（矢印）．これらの構造は古い線維と透明性を維持し，水晶体の厚さの調節が行われる際に限られた線維の滑走と柔軟性を生み出す．HE染色，パラフィン切片．×400．

に組み合わさる（図20.18a, b）．線維は前後方向に走り，その末端はY字型あるいは星形をした水晶体縫合に集まる．

> Tip：像の焦点を合わせるために水晶体の形状は，毛様体筋の働きによって変化し，その屈曲率が変わる．水晶体が平らな状態の時には遠方の物体の焦点を合わせ，水晶体が丸く膨らんでいるときには近くの物体の焦点を合わせる．調節は，水晶体によって焦点を合わせる働きを高めることであり，それは年齢とともに低下する．

網　膜 The retina

　網膜は狭い領域に非常に複雑な構造を容れている．網膜は組織学的，発生学的な見地から中枢神経系の一部といえる．最大の解像度を得るために光受容細胞をぎっしりと詰め込むために細胞は小さくなければならず，また光が杆状体や錐状体に届くように，網膜は薄くなければならない．網膜は眼の内面を裏打ちする薄い神経節細胞層である．しかし，組織切片で観察すると非常に重層化しており，神経節細胞あるいはその細胞体，シナプス，グリア細胞，光受容細胞である杆状体細胞と錐状体細胞，最外層の色素上皮によって10層形成

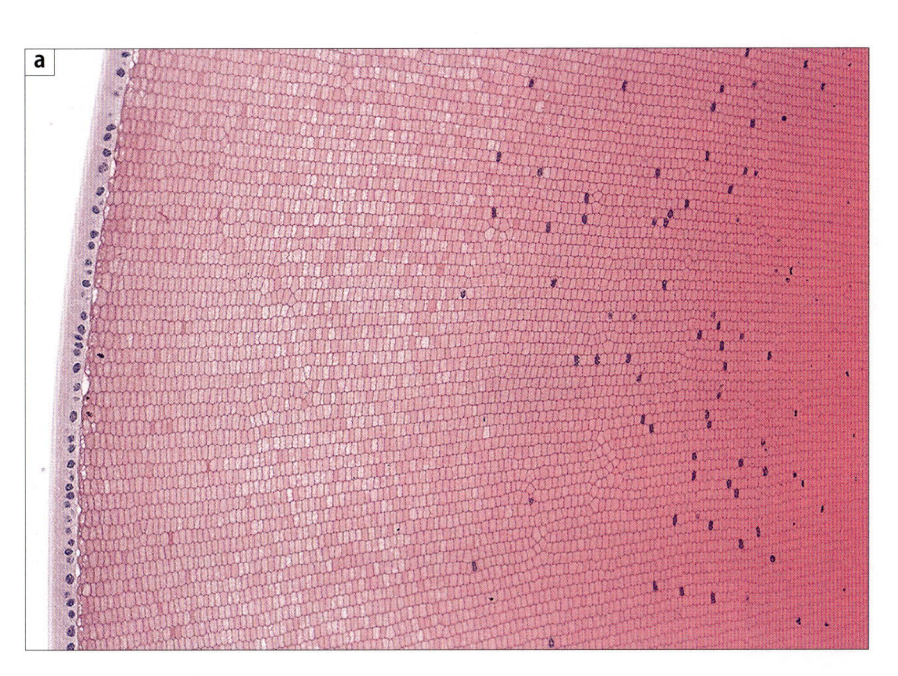

図20.18a　水晶体線維
柱状に重なり，水晶体線維は核と細胞小器官を失った状態の細長い細胞に変化し，クリスタリンタンパク質を合成する．水晶体線維はリボン状の細胞で水晶体前表面の胚芽細胞層周囲で高密度の集団として形成される．成人の水晶体では2,000の水晶体線維が存在し生涯を通じて前水晶体上皮の外縁より新しい水晶体細胞が供給される．HE染色，アクリル樹脂．×180．

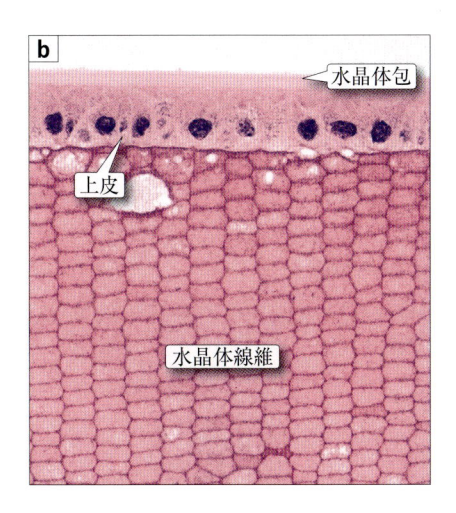

図20.18b　末端で観察される水晶体線維細胞
線維は六角形で規則正しい配列を示す．細胞質にはほかのどの細胞よりも多量のタンパク質が含有される（クリスタリンは湿重量の35％を占める）．線維はギャップ結合でつながり，この構造が水晶体の代謝を助ける．それは水晶体は代謝に必要な栄養を水晶体包と前面の上皮を通過してきた眼房水から得るからである．水晶体は，生涯にわたり産生した線維をすべて保持し続ける．HE染色，アクリル樹脂．×500．

眼

を成している（図20.19a～c）．中心窩を除いて，光は網膜の9つの層を通過し，杆状体と錐状体によって構成される光受容器に到達する．

網膜には50以上の異なった機能があると考えられており，その機能組織学の十分な理解は眼科医，検眼技師，神経科学者にとって重要なことであるが，一般組織学を学ぶ学生は，主な構造を学ぶことが大切である．

網膜に到達する前に，光は水晶体から硝子体を通過する．

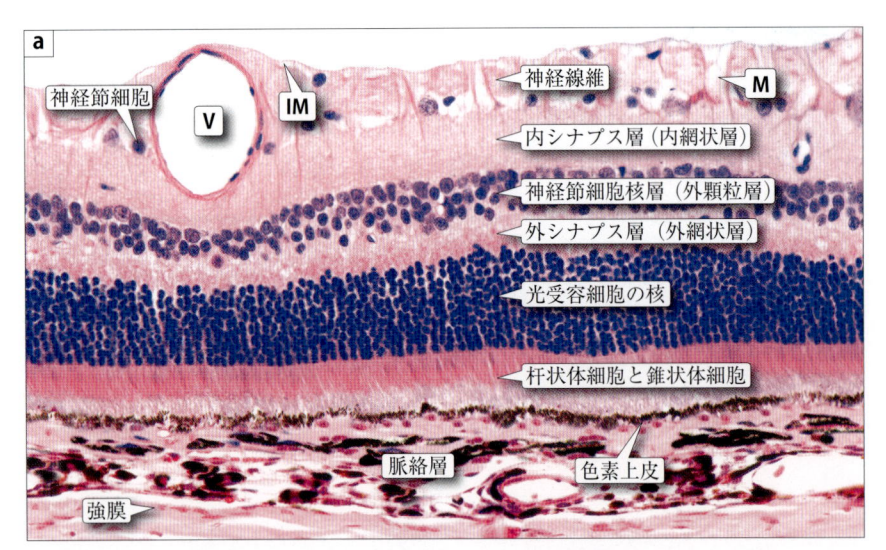

図20.19a 網膜
主な構造物として，強膜，色素を有し血管が豊富な脈絡膜，色素上皮，光受容体としての杆状体細胞と錐状体細胞とそれらの核，外シナプス層【訳注：外網状層】，神経節細胞の核層【訳注：外顆粒層】，内シナプス層【訳注：内網状層】，細長いグリア細胞の突起（**M**），神経節細胞と求心性の神経節細胞線維層が観察される．網膜の血管（**V**）は，神経線維層由来の血管である．内境界膜（**IM**）はミュラー細胞の基底板（基底膜）で，その上に硝子体液が接し，ここを通って光が網膜に到達する．HE染色，パラフィン切片．×375.

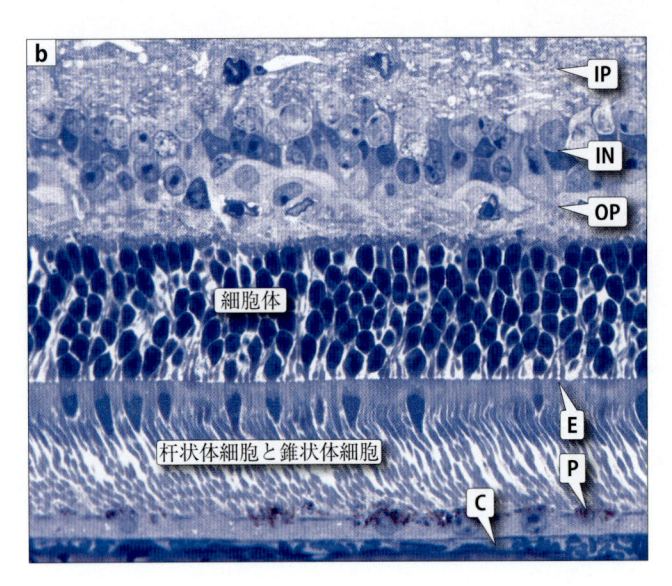

図20.19b 網膜の断面像
エポキシ樹脂に包埋した網膜の薄い切片で，網膜が脈絡膜（**C**）の上にのっている様子が観察される．網膜を構成する層として，まず，色素上皮層（**P**）がある．色素上皮層は過剰に散乱する光を吸収したり，杆状体細胞や錐状体細胞の核や先端部分を貪食し，レチナールを光受容体に戻して再利用する．光受容体層【訳注：杆状体錐状体層】は，杆状体（白黒を感知）と錐状体（色を感知）の外節，内節の部分であり，視物質を含有する外境界膜（**E**）は，実際には密着結合の集合体である．外顆粒層は，杆状体細胞と錐状体細胞の細胞体部分である．外シナプス層（外網状層，**OP**）は，（双極細胞の）樹状突起の部分であり，静止画像の信号処理に関わる．内顆粒層（**IN**）は，アマクリン細胞，双極細胞，水平細胞，網状層間細胞の細胞体部分である．内シナプス層【訳注：内網状層】（**IP**）は，（双極細胞，無軸索細胞，および神経節細胞の）樹状突起であり，動画像からの信号を処理する．これらの層の上に神経節細胞層があり，電気刺激を活動電位に変換する役割を果たす．神経線維層は視神経に繋がる．トルイジンブルー染色，アラルダイト切片．×625.

硝子体は，4〜5 mL の含水ゲル様物質で，卵の白身に似ている．硝子体は水晶体包，鋸状縁，また後方では視神経円板に付着する．ほとんどが水成分であり，ヒアルロン酸と硝子体細胞から産生されるコラーゲンの細線維を含む．

生体で網膜は錐状体光受容器に存在する視物質（視紅あるいはロドプシン）のために紫色がかった赤色に見える．光受容体のすぐ下（あるいは外方）には茶色の色素上皮層があり，これが前方に延びて毛様体色素上皮に続く．網膜中心部【訳注：網膜視部】は視神経円板の側方直径約 5 mm の領域で，その中央は薄くなって黄斑（直径約 2 mm）を形成し，凹面

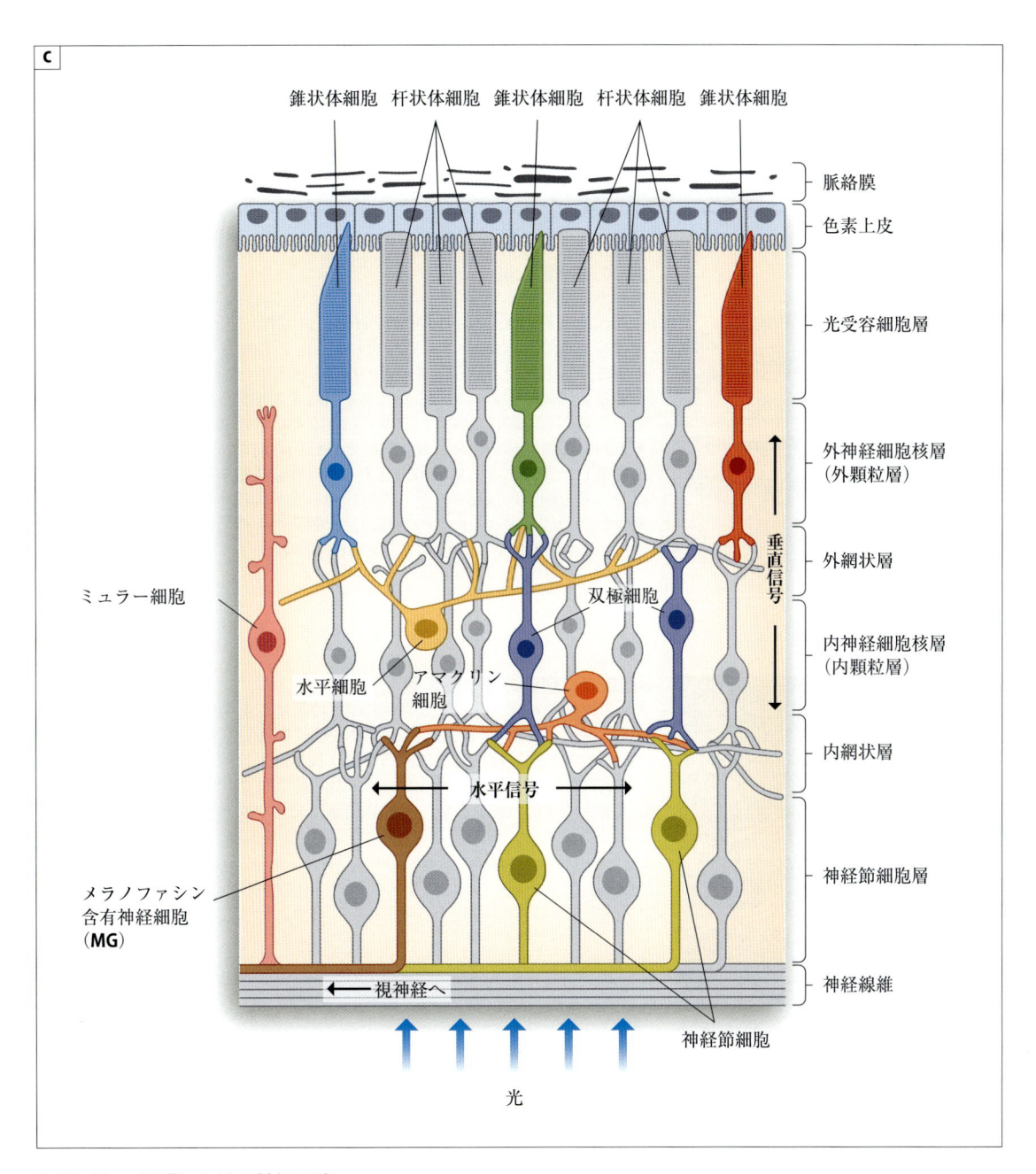

図 20.19c　網膜における神経回路
光は硝子体を通って網膜に入り，外側の色素上皮層に到達する前に，神経節細胞層を通過する．図の上から始まって，神経上皮層は杆状体細胞と錐状体細胞からなり，その核が観察される．中間層／神経細胞層は（水平細胞，双極細胞，アマクリン細胞といった）双極神経細胞からなる．視神経になる神経細胞層は多極性細胞で，軸索は視神経乳頭へ無髄線維として延びていく．メラノプシン含有神経細胞（**MG**）は新規に発見された光感受性神経細胞で，青い光を感知し，身体の概日リズムに関わり，夜明けと夕暮れを感知する．ミュラー細胞は網膜の様々な部位に延びて，グリア細胞として働く．

眼

にくぼむ中心窩（直径約 0.2 mm）を有する．中心窩では錐状体細胞だけしかなく，最大の視力が得られる（図 20.20）．網膜周辺部は視野を広げ，錐状体細胞よりもはるかに多い杆状体細胞が含まれる．ヒトの目には 1 億～1 億 2 千万個の杆状体細胞と 500 万～600 万個の錐状体細胞が存在する．

　光受容細胞（後述）が光を感知した後，生じた興奮信号は網膜でどのように処理されるのであろうか？　この機能にあたっているのが神経節細胞が存在する網膜の残りの層である．神経節細胞は 3 つの細胞層（顆粒層）を形成し，それらの間に 2 つのシナプス層（網状層）が組み込まれる．視覚情報が眼から離れる前に，神経節細胞は 2 つのシナプス層（網状層）でシナプスを形成する．外網状層は入力された視覚情報の空間的（静的）分析を行い，内網状層は経時的（動的）分析に関わる．これらの情報のすべては網膜表層の視神経細胞層で処理されて，最表層の神経線維層に伝えられる．神経節細胞は構造的な相違から，全体の 80％を占める細胞が，X タイプ（詳細と色），Y タイプ（動き），W タイプ（機能はよくわからない），最近では MG タイプ（光の直接感知する）に分類される．神経節細胞層の血管は星状神経膠細胞によって支持される（図 20.21）．星状神経膠細胞は血管の発達を助け，視神経円板周囲に豊富に存在し，そのほかの部位ではまばらである．

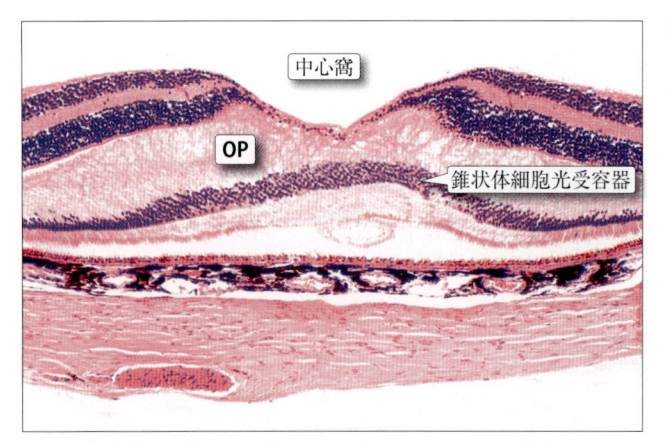

図 20.20　黄 斑
網膜の黄斑の中心では，血管を欠き，薄くなった中心窩を形成する．中心窩は錐状体細胞の光受容体の部分だけで構成され，その上を外網状層（**OP**）が覆う．ここは視野の 1°分に相当し，もっとも視力（解像度）が良い部分である．ヒトでは 4～5 歳頃にこの視力が獲得される．中心窩には 35,000 個もの錐状体細胞が存在し，また青色を吸収する錐状体細胞がほとんどないので，明順応した眼は黄色に対してもっとも感受性が高くなる．中心窩に存在する個々の錐状体細胞は，双極細胞と神経節細胞を介して脳と 1 対 1 の対応を構築し，これによって色彩に関する高分解能情報を脳に与え，視覚野で記録される．網膜周辺部では多くの杆状体細胞と錐状体細胞が一緒になって，視野からの信号を送る．この情報は，両細胞からの情報が合したもので，解像度は低い．HE 染色，パラフィン切片．× 75．

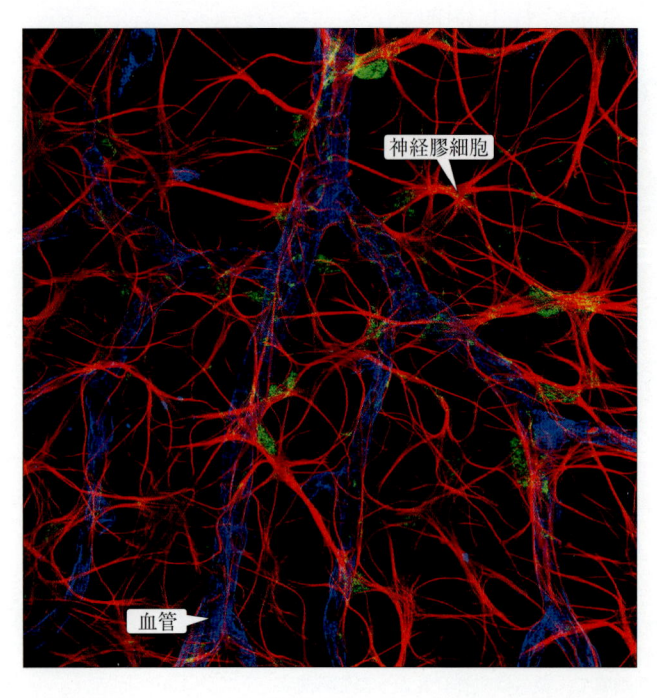

図 20.21　網膜の星状膠細胞
グリア酸性線維素タンパク質（GFAP）に対する蛍光免疫抗体染色像（赤色で反応を示す）．核は緑色に，血管は青色に染色してある．星状膠細胞は神経線維の中と神経節細胞層に観察され，視神経円板の周囲に豊富に存在するが，黄斑の周囲には観察されない．星状膠細胞は血管と軸索に接するが，神経節細胞には接していない．星状膠細胞は発達中の視神経から発生し，網膜に沿って拡がり，網膜における血管形成を刺激する．× 650．(Courtesy T Chan-Ling: Department of Anatomy, University of Sydney, Australia.)

光受容体の機能 Function of the photoreceptors

杆状体細胞は薄暗い中で光を感知し，錐状体細胞は明るい場所で色を感じる．杆状体細胞の外節は多数の自由に浮遊する膜性板が，また錐状体細胞の外節はコインを重ねたような多数の膜の皺が観察される（図20.22）．杆状体細胞も錐状体細胞も視物質分子（ビタミンAに由来するレチナールが，オプシンというタンパク質に結合したもので，色素の種類によってオプシンの構造は異なる）を含む．すべての杆状体細胞は青-緑の光で最大の吸収を示し，個々の錐状体細胞は青，緑，または赤-黄色の光を吸収する（図20.23）．赤または緑に感受性をもつ錐状体細胞の色素遺伝子は，X染色体上に存在する（性と関連する）．

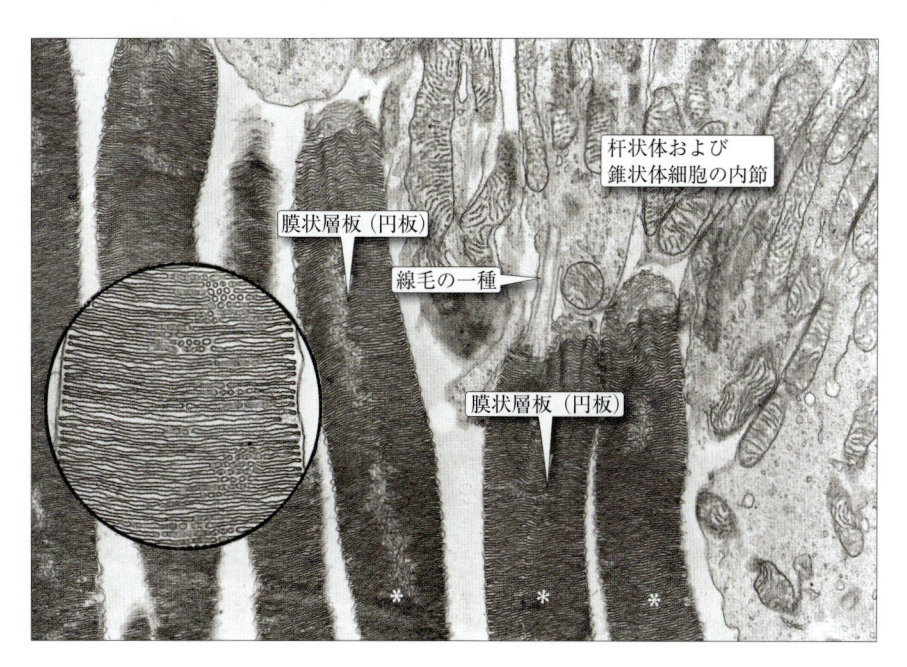

図20.22 杆状体細胞の光受容体の電子顕微鏡像
杆状体細胞の光受容体の電子顕微鏡による微細構造を示す．上部が内節部分，その下に外節が多数の膜状層板構造として観察される．これらの膜状層板構造は細胞膜とは離れている．外節の膜状層板構造は内節で産生され，外節に集まる．外節先端の部分は色素上皮によって貪食され，新陳代謝が行われる．外節の膜には光受容体であるレチナールとオプシンから作られるロドプシンが含有されている．レチナールは1～1,000光子を吸収し，暗電流と呼ばれる生来の電気を抑制する．一方，オプシンは変化し，転換タンパク質を活性化して，膜の脱分極を誘導し，その電気的信号を網膜の神経に伝える．錐状体細胞は新しい膜状層板の生成は行わず，光スペクトラムにおける青-紫，緑-黄色，黄色-赤色に最大吸収を示す3種類のオプシンを有する．×12,000．(From Porter KR & Bonneville MA. Fine structure of cells and tissues. Philadelphia: Lea & Febiger, 1973.)

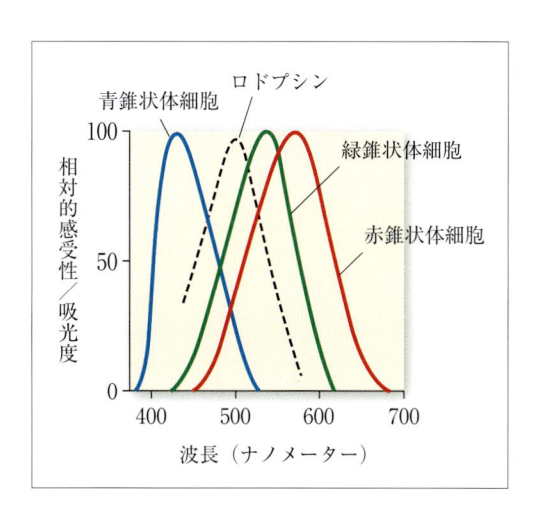

図20.23 視物質
3種類の錐状体細胞における光吸収スペクトルとヒトのロドプシン．それぞれの波長は重なる部分がある．ロドプシンは杆状体細胞にある視物質で，青と緑の色が吸収された後にその色を示すことから，視紅とも呼ばれる．杆状体細胞は広い範囲の視スペクトルを吸収するが，最終的には白黒だけを感知する．錐状体細胞における色知覚は，異なる波長からの刺激の割合に依存する．

眼

光子が視物質に吸収されると色素分子の構造変化が生じ，杆状体あるいは錐状体細胞を興奮させ，レチノール分子をオプシン分子から分離させ，退色が生じる．レチノールは還元されてビタミンAになり，色素上皮で再利用されてレチノールに戻る．ビタミンAは血液からも眼に供給される．杆状体細胞では新たに膜性円板が産生され，細胞の先端に向かって移動し，そこで色素上皮細胞により貪食される．色素上皮のメラニン顆粒は過剰の光を吸収して，反射や干渉を減少される（図20.24）．色素上皮の構造と機能は，貪食能の負担が増加することに伴い老化とともに低下する．

網膜は非常に広い範囲の光の強さ〔約10^{12}単位；すなわち，暗闇の夜にやっと見えるかすかな星の光：8等星（0.0005ルクス）から太陽光（16億ルクス）の強さまで〕を感知することができる．杆状体細胞と錐状体細胞は，スペクトルによって感受性が異なる．暗所では眼は緑色に対してもっとも感受性が高い．一方，明るい所では黄色に対する感受性が高い．したがって，陽が沈むときには庭の黄色い花が目立たなくなり，逆に青い花は明るく見え，そして最終的には（光がなくなり）すべてが色を失う．

杆状体細胞は光の感受性が最も高い（かすかな光を放つ星は，視野中心から20°側方の位置で捉えると明るく見える．このことは，組織学的にこの位置が杆状体の密度が最大であるということと一致する）．色覚は錐状体細胞が関与し，その密度は中心窩で最大となる（図20.25）．

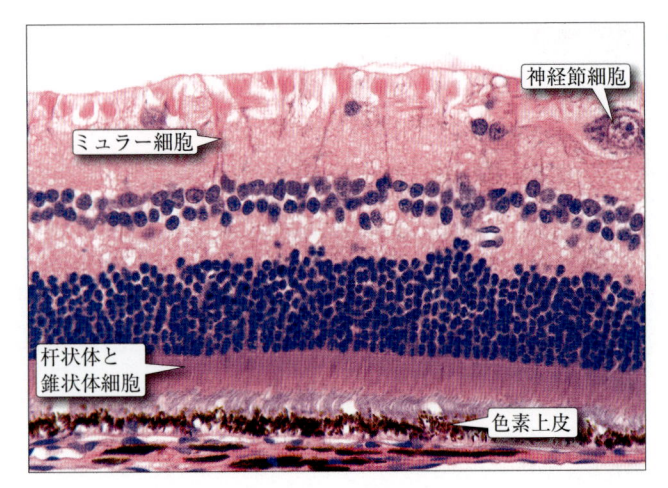

図20.24　色素上皮
基底側にある色素上皮は暗く染まるメラニン顆粒とリソソームを含む．メラニン顆粒は脈絡膜や強膜から後方に散乱した光の反射を最小限に抑える働きがある．リソソームは，外節の間に伸びる色素上皮の微絨毛突起が取り込んだ杆状体細胞と錐状体細胞の外節先端部を消化する．大きな神経節細胞が網膜の内側に観察される．それらの軸索は神経線維層を形成し，やがて視神経となる．細長い突起は背丈の高いミュラー細胞（栄養供給や構造支持に働く）の一部で，神経線維層内の網膜血管に由来する．HE染色，パラフィン切片．×375．

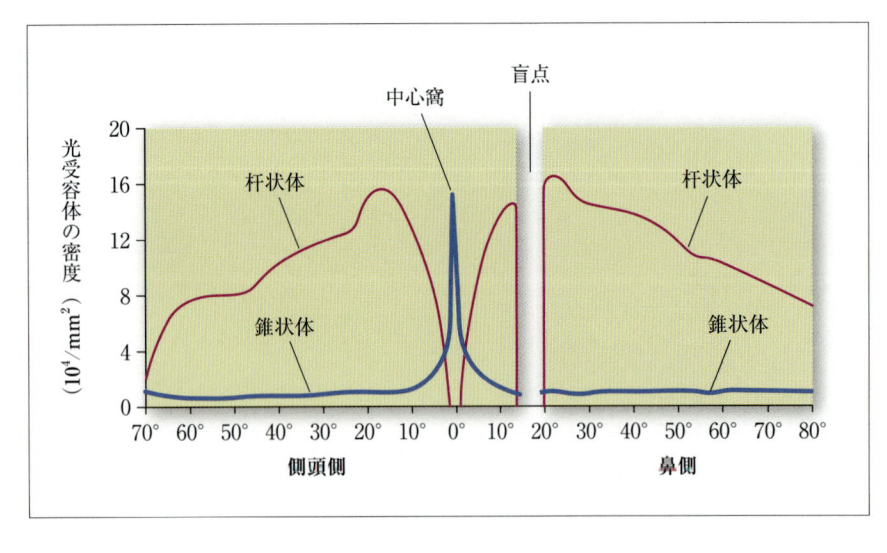

図20.25　光受容体の分布
最も分解能が高い網膜の部位である黄斑と関連した部位の機能として，杆状体細胞と錐状体細胞の密度を示した図である．黄斑部では杆状体細胞が欠落しているが，高い密度の錐状体細胞が最も鋭敏な視力を生み出す．神経節細胞が視神経に入っていく盲点では杆状体細胞，錐状体細胞をともに欠く．

視神経円板，あるいは盲点（図20.26a, b）は神経節細胞層から集まった約100万本の軸索の束が強膜を貫いて眼から出ていく部位である．内顆粒層も含めた内側の網膜内層は，視神経および視神経円板の中を走行する網膜中心動静脈によって血液供給を受ける．

特殊感覚に関する臨床的事項

味 覚 Taste

味蕾は苦味をもつ味（何百万あるうちの一部）に対して，ほかの味よりもずっと感受性が高く，アルカロイド，ニコチン，ストリキニーネといった苦味を有する毒物に対しての防御機構を構成していると考えられる．

また頭部の粘膜が，例えば風邪を引いたときのように充血を起こすと，味覚は減退する．

嗅 覚 Olfaction

無嗅覚症は部分的あるいは完全に匂いを感じない病態で，頭部外傷や嗅神経を侵す腫瘍によって起こる．匂いの感覚は行動と深く関わり（例えば赤ん坊は匂いによって乳首を探し当てる），ある種の哺乳動物では生殖行動に影響を与える（交配や縄張り行動を促したり，発情や排卵を誘導する）．風邪による鼻粘膜の浮腫は過剰の粘液産生のためにしばしば嗅覚を妨げる．

聴覚と前庭系【訳注：平衡感覚】
Hearing and vestibular system

難聴は感染，物理的損傷，神経性要因など様々な要因で生じる．伝音性難聴は耳道の閉塞，鼓膜の損傷や穿孔，中耳炎（細菌による中耳の炎症）の結果生じる．聴神経の経路における損傷や蝸牛有毛細胞の損傷は感音性難聴の原因となる．時としてこの感音性難聴は，長期にわたって過度な音量にさらされるような環境で生じる．

前庭器官やその支配神経の障害は，内因性あるいは外因性によって生じ，目眩（目が回る感覚）や乗り物酔いを引き起こす．身体の周期的な動きに不調和な（不自然な）視覚情報が加わると，乗り物酔いが起こる．卵形嚢と球形嚢は重力のないところでは機能しないが，半規管では回転方向の加速度を感知するという不調和が生じるので，宇宙飛行士などはこの不調和による乗り物酔いを経験する．メニエール病は内リンパ液の過剰産生が原因で生じ，膜迷路をゆがめて，目眩，聴覚消失，耳鳴りを引き起こす．

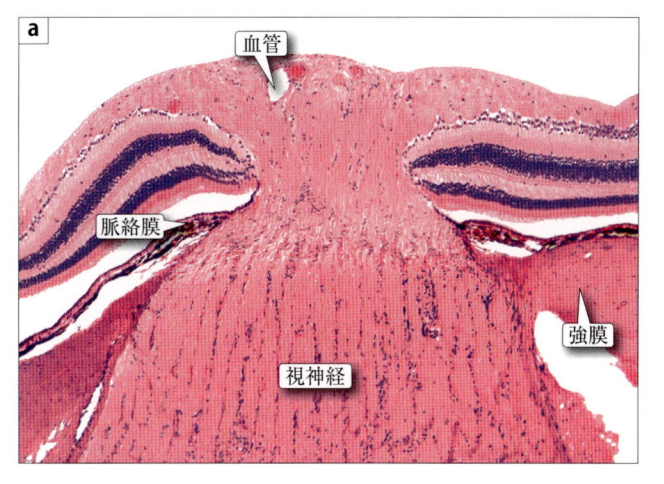

図 20.26a 視神経
視神経は網膜内側の表層にある神経線維層に由来する約100万本の軸索によって構築される．網膜血管は視神経に伴行し，網膜内層に血液供給を行う．一方，網膜外層は脈絡膜の血管からの拡散により，栄養の供給を受ける．脈絡膜や強膜の血管から視神経を介してのタンパク質の網膜への到達はできない．それは，グリア細胞の色素上皮細胞の間に，タイト結合（視神経円板における血液-脳関門）が存在するためである．光受容体と視神経の神経線維との数の比率は125：1で，脳での解析に必要な情報量が制限されていると考えられる．視神経が存在する部位は，光受容体が欠落し盲点となるが，その面積は非常に小さいので視覚の妨げにはならない．HE染色，パラフィン切片．×50.

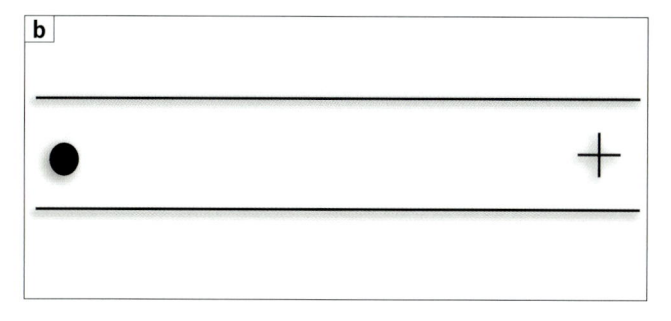

図 20.26b 盲 点
盲点の模式図を示す．盲点は視神経円板の中で光受容体を欠く部位である．左目を閉じ，このページを約30 cm離して保持しなさい．注視点を黒丸に合わせ，このページを近づけてみなさい．そうすると右端の十字が視界から消えるであろう．逆に右目を閉じ，左目の注視点を十字に合わせ，同様のことを繰り返すと黒点が消えるであろう．

視　覚 Vision

　結膜炎（結膜の炎症）は空気中の汚染物質，花粉や微生物（例：トラコーマ）によってしばしば生じる疾患で，眼の発赤，痛みを生じる．化学物質や紫外線（例：酸素アセチレン溶接光やアーク炉より発生する）は角膜の炎症（角膜炎）を伴う重度の結膜炎を起こす．細菌やウイルスは虹彩にも炎症を引き起こすことがある．

　新生児の眼は，青，あるいは青みがかったねずみ色をしている．これは，虹彩ではメラニン細胞の形成が生後3〜4ヵ月までは完成しないためである．色素含量が多いときには眼は黒あるいは茶色を呈し，含量が少ないときには緑，青，あるいは灰色などを呈する．

　前眼房および後眼房の眼房水が正常に排泄されないと，眼内圧の上昇が起こり，網膜への血流供給が抑制され，緑内障と称される神経障害と視力障害を引き起こす．治療としては，効果的な薬剤を用いて眼房水の産生を抑えるか，排泄を促すか，レーザーを用いた手術で眼房水の流出を改善させるかである．

　結像障害はよくあるもので，乱視（角膜の不整な弯曲）は屈折力が放射方向で一様でなくなる状態である．近視は焦点が網膜よりも手前に来る状態で，一方遠視は焦点が網膜の後ろに来る．焦点を結ぶ面は水晶体や眼球の形状と関連して変化する．加齢に伴い，無限遠や近距離の物体を網膜上に結像するための水晶体の形状変化能が低下する，老眼と呼ばれる状態になる．この場合，水晶体包の弾力性が低下し，水晶体線維が増加して水晶体は硬くなる．

　白内障は一般的な失明の原因の1つで，水晶体はクリスタリンタンパク質の凝集あるいは浮腫のために不透明となる．この病態は加齢に伴って起こり，外科的に人工水晶体を入れる必要が生じる場合もある．

　糖尿病と関連する視力障害として，糖尿病性網膜症がある．網膜の毛細血管と小動脈が硬化して微小動脈瘤や出血が生じる．その結果，瘢痕が形成され，網膜機能を損なうことになる．レーザー照射によって障害を受けた血管を凝固し，血管新生や出血を抑えることができる．

　夜盲（暗いところでの視力低下）は，杆状体細胞の機能に問題がある場合に生じ，その主な原因はビタミンAの摂取不足である．

　色盲は通常は遺伝性素因に基づき，女性よりも男性で多い．赤緑色盲は赤，あるいは緑色を感じる錐状体細胞が不足または欠落しているために生じ，赤と緑が同じ色に見える．

付　　録：染　色

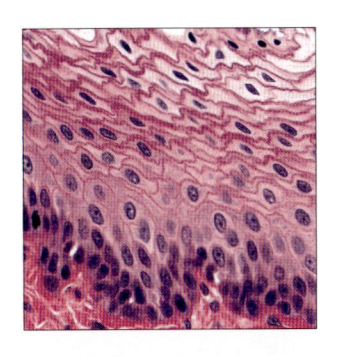

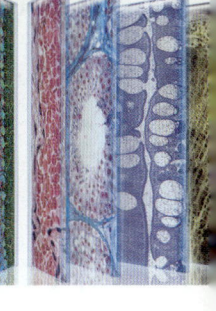

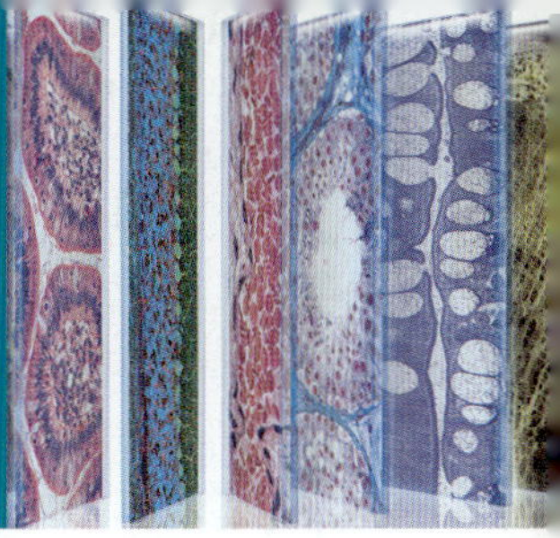

◀ **ヘマトキシリン・エオジン**

　ヘマトキシリンは，核の内容物であるDNA，RNAおよびリボソームを染色することによって，核を濃い青紫色に染色する．粗面小胞体も同じように染色される．エオジンは，細胞質を桃色がかった赤紫色に染色する．結合組織などの細胞外材料は，様々な色調の桃色〜赤色に染色される．

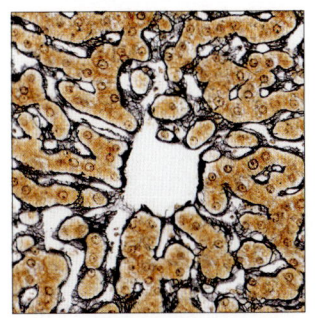

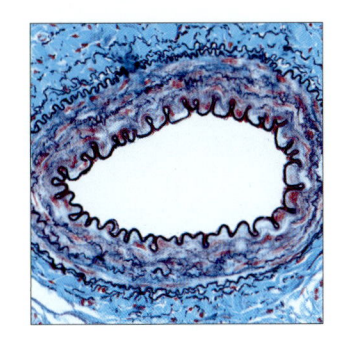

◀ **ゴモリ Gomori のアルデヒドフクシン／マッソン Masson のトリクローム染色**

　アルデヒドフクシンによってエラスチン線維が紫色に染色される．対比染色としてトリクローム染色を用い，細胞核を赤色に染色する．細胞外マトリックスおよびコラーゲンは緑色に染色される．

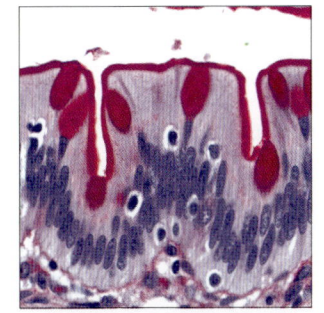

◀ **ゴードン・スウィート銀染色**

　これは細網線維用のアンモニア銀染色であり，次に塩化銀によって真っ黒に染色する．ニュートラルレッドを用いて細胞核の対比染色を行い，細胞質を黄色に染色する．

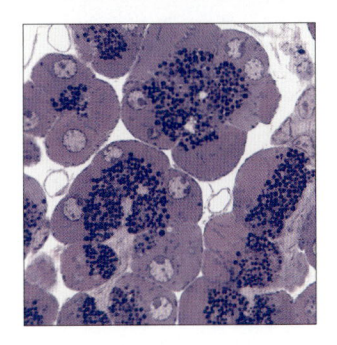

◀ **過ヨウ素酸-シッフ／ヘマトキシリン染色**

　杯細胞，その先端の刷子縁および基底膜については，PAS反応によってムチン／糖タンパク質が，ここにみられるような濃い赤紫色に染色される．対比染色として核がヘマトキシリンによって青色に染色される．

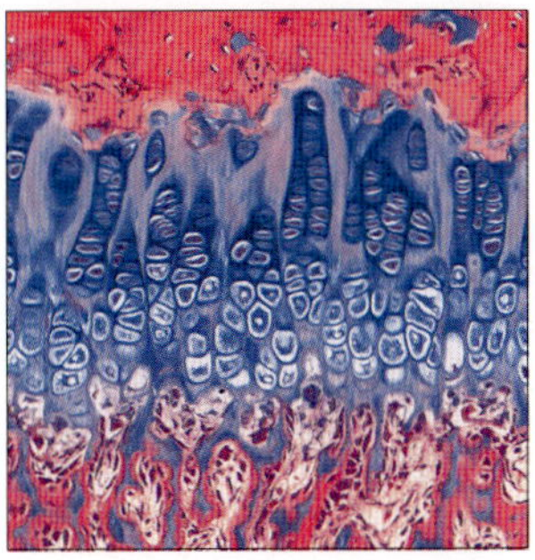

◀ **トルイジンブルー**

　ホウ酸ナトリウム（borax）に溶解した異染性色素トルイジンブルーが，エポン／アラルダイト切片1 μmに推奨される染色である．組織成分に，色素以外の様々な色の変化（例えば，青紫色，脂質には緑色の色調）が認められる．

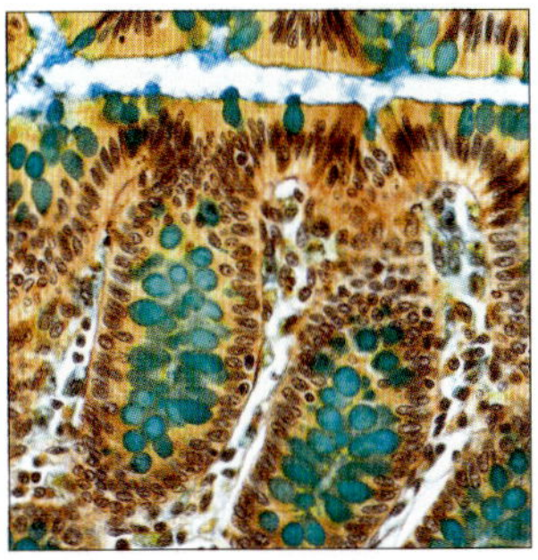

◀ **アルシアンブルー／ヘマトキシリン・エオジン染色**

　アルシアンブルーは（軟骨などの）グリコサミノグリカンを青色〜青緑色の色調に染色する．特に軟骨内骨化がみられる軟骨を明らかにするのに有用である．ヘマトキシリン・エオジンが対比染色として用いられる．

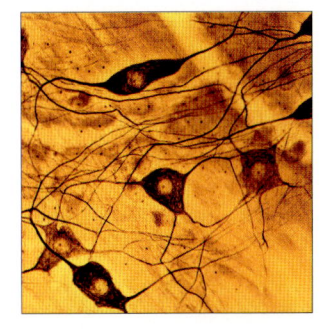

◀ **アルシアンブルー／ヴァン・ギーソン染色**

　アルシアンブルーは通常，ムチン／糖タンパク質を青色に染色するが，ヴァン・ギーソン染料に含まれるピクリン酸がその色を緑色に変え，インジゴカルミンを追加すると核が赤茶色に染色され，細胞質が黄みがかった橙色に染色される．

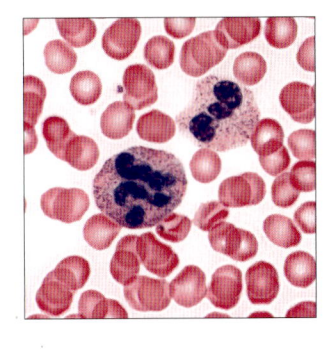

◀ **ビールショウスキー Bielschowsky の銀染色**

　これは神経細胞とその過程を明らかにするためのアンモニア性硝酸銀染色である．この場合，背景組織である平滑筋が黄色〜茶色に染色される．

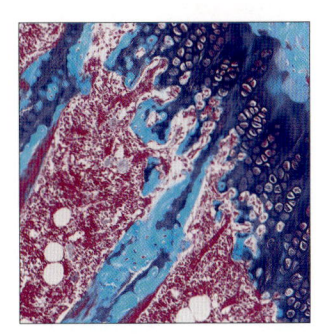

◀ **ロマノフスキー Romanowsky 染色**

　これが改良されて，アズールBおよびエオジンを用いた血液／骨髄用のメイ-グリュンヴァルト-ギムザおよびライトの染色となった．アズールB：核，好中性顆粒，リボソームを多く含む細胞質は青色となり，好塩基性顆粒は紫色となる．エオジン：赤血球，好酸性顆粒，血小板，リボソームを多く含む細胞質は赤色となる．これらを組み合わせると紫色になる．

◀ **マッソンのトリクローム染色**

　この方法をゴモリのアルデヒドフクシンと併用すると，主として3種類の色が様々な色調で生じる．軟骨は青紫色に染色される．類骨は赤紫色である．骨およびコラーゲンは青緑色である．細胞質，筋およびほとんどの血液細胞は赤色である．

491

索　引

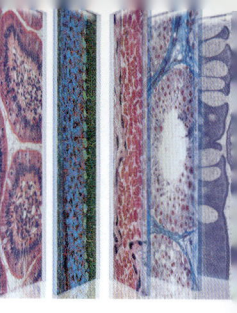

I 型筋線維　142, 149
I 型コラーゲン　123, 125
I 型肺胞上皮細胞　299, 300, 301, 302
IIB 型筋線維　145, 149
II 型コラーゲン　123, 125, 134
II 型肺胞上皮細胞　299, 300, 301, 302
III 型コラーゲン　123, 125, 129
IV 型コラーゲン　122, 123, 125
VIII 型コラーゲン　125
9＋2 構造　44, 292
9＋2 配列　99, 450
X 型コラーゲン　125

A
α 鎖前駆体　122
α 細胞　370, 405, 406, 407
A 帯　138, 144, 146, 147
ABO 式血液型　93
ACTH　395, 396, 397, 403, 404, 411, 412
ADH　385, 398, 399, 411
AT Pase　149
Aurora B　54

B
β アミロイド　187
β カテニンタンパク質　96
β 細胞　370, 405, 406
Bcl-2 ファミリー　59
BMP シグナル経路　102
B リンパ球　80, 92, 263, 269, 319
B 型精祖細胞　445, 446, 447, 451
B 細胞　263, 265, 266
B 細胞の発生　264
B 細胞受容体複合体（BCR）　263

C
CA1 領域　182
CD28　267
CD3　267
CD34　80, 83
CD マーカー　267
CFU-GEMM　84
CRH　403, 412
C 細胞　400

D
DNA　27
DNA ワクチン　286
D 細胞　335, 409

E
ECL（腸クロム親和性 enterochromaffin-like）細胞　409
E-カドヘリン　376

F
FSH　458, 460

G
γδT 細胞受容体　284
G-CSF　80
GM-CSF　80
GnRH　411
G 細胞　335, 409

H
HE 染色　174
HLA 抗原　268
H 帯　146, 147

I
I 細胞　409
I 帯　138, 144, 146, 147

K
K 細胞　409

M
MHC 結合部位　268
mRNA　13, 18
M 期　49, 50
M 線　144, 146, 147
M 細胞　283, 348, 409

P
p53 タンパク質　59

R
Rh 式　93

S
S 期　49, 100, 447

T
T₃（トリヨードサイロニン）　398, 399, 400
T₄（サイロキシン；テトラヨードサイロニン）　398, 399, 400
Th1 および Th2 細胞　267
Toll-like 受容体（TLRs）　258, 260
T リンパ球　80, 89, 263, 266, 319
T 管　146

V
VDJ 遺伝子　266
von Willebrand 因子　125

W
W タイプ　486
Wnt/β-catenin　102
Wnt シグナル　341, 342

X
X タイプ　486
X 染色体　16, 88, 438, 448

Y
Y タイプ　486
Y 染色体　448

Z
Z 線　143, 144, 146, 147

あ
アウエルバッハ神経叢　163, 173, 177
悪性黒色腫　220
悪性貧血　92
アクチニン　147
アクチビン　425
アクチン　140, 144, 147
アクチンフィラメント　35, 38, 40, 146
アクチンマイクロフィラメント　9, 35, 40
アクチン分子単量体　40
アグリカン　126, 255
汗　213, 214
アセチルコリン　146, 172, 173
アセチルコリンエステラーゼ　173
アセチルコリンの小胞　148
圧迫骨折　230
アディポカイン　129
アディポネクチン　129
アデノシン三リン酸（ATP）　27, 325
アドレナリン（エピネフリン）　214, 402, 404, 405, 412
アナフィラキシー　285
アネルギー　264
アパタイト結晶　234
アフタ性口内炎　321
アポクリン汗腺　213, 214, 215
アポクリン分泌　114, 214
アポトーシス　32, 58, 59, 261, 421
アポトーシス細胞　59
アポトーシス小体　59
アマクリン細胞　484, 485
アミリン　406
アミン　172, 296, 347
アメーバ様運動　40
アルコール　363, 371
アルツハイマー病　187
アルドステロン　387, 389, 403
アレルギー　285
アレルギー反応　90, 91, 261, 285
アンギオテンシノーゲン　389, 403
アンギオテンシン I　389, 403
アンギオテンシン II　387, 389, 403
安定した組織　49
安定　100
アンドロゲン　247, 404, 441
アンドロゲン依存性　464
アンドロゲン受容体　443, 455, 460

い
胃　330, 331, 332, 333, 334, 335, 336, 409
胃液　331
胃液分泌　335
胃炎　115, 353
胃潰瘍　353
医学的重要性　77
異形成　115
移行上皮　110, 390, 391
異常　136, 159, 220
胃小窩　112, 330, 331, 332
移植　93, 115
移植抗原　268
胃食道逆流症　353
移植片拒絶　284
移植片対宿主疾患　285
異所形成　65
異所性妊娠　439
胃腺　102, 112, 324, 330, 331, 332
一次海綿骨　240, 242
一次卵胞　419
一倍体細胞　54, 57
一酸化窒素　196, 201, 433, 443
遺伝子組換え　88
遺伝子砂漠　16
遺伝子治療　93, 115, 285
移動期　57

陰
陰窩　349, 350, 351
陰茎　465, 466
陰茎亀頭　466
飲作用　29
第VIII因子　201
インスリン　364, 370, 405
インターロイキン　80
インディアン・ヘッジホッグ　247
インテグリン　126, 127
インテグリン受容体　40
咽頭炎　322
咽頭扁桃　318
インドールアミン　410
インヒビン　422, 425
インフルエンザウイルス　286, 322

う
ヴァン・ギーソン　174
ウィーベル・パラード小体　201
運動終板　146, 148, 173, 174
運動単位　148, 174
運動ニューロン　148, 163, 166
運動ニューロン障害　187
運動皮質　180
う蝕　312, 322

え
衛星細胞　143, 158, 169, 170, 171
栄養血管　441
栄養膜合胞体細胞　63
エーラース・ダンロス症候群　136
エオシン好性　427, 431, 437
液相エンドサイトーシス　30
エクリン汗腺　114, 213, 214
壊死　159, 160
壊死細胞　58
エストラジオール　247, 424
エストロゲン　238, 247, 256, 410, 413, 425, 431
エストロゲン受容体　248
エスピン　456
エナメル芽細胞　318
エナメル器　314, 315
エナメル境　316, 317, 318
エナメル結節　314, 315
エナメル質　312
エナメル質形成　314, 317, 318
エナメル小柱　312, 318
エピトープ　263
エピネフリン　393, 404, 405
エブネル腺　313
エラスチン　4, 123, 124, 125, 193
エリスロポエチン（EPO）　373, 389, 410
遠位尿細管　375, 376, 379, 384, 386
嚥下　320
エンケファリン　404
遠視　490
炎症　256, 303, 304, 490
炎症反応　90
遠心性の流れ　358
延髄　178
エンタクチン　127
エンテロペプチダーゼ　367
エンドサイトーシス　10, 26, 27, 28, 29, 30, 98
エンドサイトーシス小胞　28
エンドセリン　201, 433
エンドソーム　23, 27, 28, 29, 30, 31,

492

107
エントロピー　6

お

横管系　143, 146
黄色化　220
黄色骨髄　136, 272
黄体　417, 426, 427, 428
黄体化　426
黄体期　424, 430
黄体形成ホルモン　395, 417
黄体細胞　21, 410
黄体細胞分泌　427
黄体-胎盤シフト　428
黄体退行　427, 428
黄疸　220, 363, 371
横紋　138, 141, 142
オートファジー　31, 32
オートファジーリソソーム　31
オキシトシン　411, 437
オステオカルシン　125
おたふく風邪　321, 467
オッディ括約筋　365
オトガイ舌骨筋　305
オプシン　487, 488
折りたたみ　20
温点　219
温度受容器　219

か

窩　476, 484, 486
外エナメル上皮（OEE）　315, 316
外眼筋　139, 140, 148, 149, 479
外筋層　390
壊血病　136, 322
開口分泌　172, 335, 347, 367, 369, 393, 396, 397, 398, 404, 405, 406
介在ニューロン　166, 182
介在板　150, 151, 153
外耳　134
概日リズム　408
階層構造　15
外側面　191, 303, 305, 345
回腸　348
海馬　168, 182, 187
外胚葉　64, 65, 95
外分泌細胞　6, 7, 8, 24, 26, 97, 308, 335, 366, 369, 370
外分泌腺　71, 110, 113, 114
外分泌腺房　71
解剖　476
解剖学
解剖学的部位　330
外膜　323
蓋膜　475
海綿骨　136, 223, 224, 230, 231, 232, 245, 248, 249
海綿骨の成長　249
潰瘍　115, 353
潰瘍性大腸炎　353
外卵胞膜　419
外リンパ　472, 474
カイロミクロン　345
カウパー腺　465
蝸牛　45, 472, 473, 474, 475
蝸牛筋　473
蝸牛管　473, 474, 475
蝸牛孔　474
蝸牛神経線維　475
蝸牛嚢　474
核　5, 7, 69, 150, 169, 170, 171, 174, 176, 358, 360, 394, 408
角化細胞　102, 209
角化重層扁平上皮　207, 208
顎下腺　113, 308, 309
核型　14
角質層　208, 210
核小体　2, 13
核小体形成部位（NOR）

核層　484, 485
獲得免疫系
核内分裂　84
核分裂　49
核崩壊　59
核膜（膜）
角膜　476, 478, 479
角膜炎　490
核膜腔　11
核膜孔　12
角膜上皮　115
核ラミン　42
過形成　114, 115, 353, 439
仮骨　255
過剰分泌　412
下垂体　394, 395, 396, 397
下垂体茎　395
下垂体細胞　397
下垂体前葉　396, 397
ガストリン　335
カスパーゼ　59
ガス交換　287, 297, 298, 299, 300, 301, 302
風邪　489
化生　65
可塑性　67
滑液　253
割球　61, 62
褐色脂肪　33, 128, 129
活性化　88
活動電位　146, 147, 148, 149, 150, 151, 152, 153, 170, 171, 172, 174, 191, 470, 471, 472
滑膜　252
滑面　5, 21
滑走フィラメントモデル
カテコールアミン　404
カテプシンK　236
カドヘリン　46, 47, 103
カドヘリンタンパク質　103, 475
カハールの介在細胞　328
カハール体　13
下部食道　330
下部食道括約筋　330
カベオソーム　30
カベオラ　29, 30
鎌状赤血球貧血　92
顆粒　34, 83, 85, 88, 90, 261
顆粒球　83, 86
顆粒膜黄体細胞　426, 427
顆粒膜造血　82
顆粒層　208, 209, 210
顆粒膜細胞　413, 421
カルシウムリン酸　135
カルシウム結合タンパク質　234
カルシウム放出　152
カルシトニン　237, 398, 400
カルシトリオール　389
カルシフェロール　389
カルタゲナー症候群　44, 303
カルマン症候群　423
カルモジュリン　158
カロチン　210
癌　42, 139, 220, 353, 354, 371
肝炎　371
感音性難聴　489
感覚受容器　148
感覚性（求心性）　161
感覚ニューロン　166
感覚皮質　180
汗管　214
眼瞼　476, 477
肝硬変　205, 371
幹細胞　100, 102, 182, 209, 340, 341, 342, 445, 447
肝細胞　5, 6, 7, 356, 358, 359, 360, 361, 362, 363
幹細胞ニッチ　342

間質　276, 299, 387, 388, 389, 413, 414, 415, 429, 431, 432
間質液　118, 202
（間充組織）に関わる結合組織　102
桿状核球　82, 83
管状腺　111, 112, 113
管状胞状腺　464, 465
肝性脳症　371
関節炎（関節症）　256
関節腔　252, 253
関節軟骨　224, 250, 251, 252, 253
関節包　250, 253
関節リウマチ　136
乾癬　220
感染　303, 304, 321, 392
汗腺　112, 207, 213, 214
肝臓　79, 124, 355, 356, 357, 358, 359, 360, 361, 362, 363, 371
肝動脈　356, 359
間葉系細胞　118, 119, 120
間葉系組織　118
間葉系組織由来の細胞系列　118
間葉細胞　233, 239
間葉組織　102

き

キアズマ　57
記憶B細胞　264
機械受容器　218
機械受容細胞　236
機械的電気変換　475
器官　61
気管　107, 290, 291, 293
気管支　292, 294, 195, 296, 304
気管支炎　296, 303
気管支拡張症　44
気管支樹　293, 297
気管支動脈　300
気管支分泌物　295
気管支肺区域　293, 294, 295
気管支と細気管支　296
気管上皮　290, 291
気管食道瘻　353
奇形腫　438
起源　61, 75, 79
起源　79
機構　31
気腫　303
偽重層円柱　107, 287, 288, 320, 430
偽重層円柱状上皮　107, 461, 462, 463
偽重層上皮　107
基底細胞　107, 462, 463
基底細胞癌　220
基底小体　43, 44, 99, 292
基底層　208, 209, 429, 430
基底脱落膜　434, 435
基底膜　71, 97, 99, 102, 122, 127, 443, 444, 446
基底面　97
気道　107, 287, 288, 294, 295, 303, 303
気道上皮　290, 291, 295
気道平滑筋　303
キネシン　38
機能　21, 28, 29, 95, 103, 104, 105, 201, 208, 245, 291, 363, 461
機能層　429, 430
機能調節　393
機能不全の状態　125
基本構造　324
逆位　44
逆行性輸送　24
ギャップジャンクション　104, 154, 235, 236
嗅覚　469, 471, 489
嗅覚受容体　470
嗅球　471
嗅細胞　471

休止帯　244, 245, 246
吸収　46, 98, 353
吸収管　236
吸収上皮細胞　323, 324, 344, 345
吸収障害　92
嗅鞘細胞　171
球状帯　402
弓状動脈　373
嗅上皮　288, 471
嗅神経　470
急性骨髄性白血病（AML）　93
急性リンパ性白血病（ALL）　93
嗅粘膜　470, 471
橋　178, 183
凝固因子　85
凝集素　93
凝縮　7
共焦点蛍光顕微鏡　4
狭心症　159
胸腺　84, 271, 272, 273, 274, 275, 276
胸腺細胞　272, 273
胸痛　159
強度　123, 132
峡部　428
強膜　478, 479
胸膜　302, 303
胸膜炎　304
胸膜腔　302
胸膜内圧　302
胸膜嚢　303
共輸送担体タンパク質　345
巨核芽球　84
巨核球　2, 69, 78, 84, 85, 271
極性　97
極体　423
虚血　159
鋸状縁　485
巨人症　411
筋萎縮性側索硬化症　187
近位尿細管　375, 377, 382
近位尿細管　379, 382, 383
筋芽細胞　118, 141, 142, 158
筋型動脈，移行　194, 195
筋形質　150, 156
筋原線維　140, 143-50
銀好性細胞　409
近視　490
筋ジストロフィー　147
筋周膜　140
筋上皮細胞　158, 214, 480
筋小胞体　152
筋上膜　140
筋節　150, 152, 153
筋線維芽細胞　158, 160, 342, 443
筋層　326
筋組織　73
筋内膜　138, 139, 140, 143
筋フィラメント　140, 152
筋様細胞　154

く

空気関門，血液　299, 300, 301, 302
空腸　336, 338, 339, 345, 346, 348, 352
クッシング症候群　411, 412
クッパー細胞　359, 361, 362
くも膜　180
くも膜下腔　186
クラインフェルター症候群　467
クラウゼ終末小体　220
クラスⅠMHC　268
クラスⅡMHC　268, 269
クラスⅡMHCタンパク質　269
クラススイッチ　266, 278
クラスリン　30
クラスリン被覆小胞　24, 27, 29, 30
クララ細胞　296, 297
グリア　180

493

グリア細胞　167, 169, 489
グリア線維酸性タンパク質　42
グリア伝達物質　167
グリコーゲン　32, 364
グリコーゲンの貯蔵　358
グリコサミノグリカン　126, 131, 223, 351
クリスタリン　482, 483
クリプトジン　346
クループ　303
グルカゴン　364, 367, 370, 405, 407
グルコース　403, 405, 407
くる病　256
グレーブス病　411
クレセンチン　42
クレチン症　398, 411
グレリン　335
クローン　447, 453
クローン病　353
クローン選択説　258, 259, 263
クロマチン　13, 15, 51
クロマチン線維　15
クロム親和性細胞　404, 405
クロモグラニン　336

け

経細胞輸送　46, 345
形質芽細胞　265
形質細胞　258, 262, 265
憩室症　354
形質転換成長因子　79
頸神経節　176
形成　266, 278
形成不全　114
頸部　432, 433
頸部粘液細胞　331, 333
経路　369
血圧　194, 195
血液型　93
血液−眼房水関門　481
血液供給　295, 300, 407
血液凝固　88
血液検査　77
血液−精巣関門　455, 456, 457
血液−組織間の物質交換　192
血液塗抹標本　77, 86, 93
血液脳関門　167, 198
血管　201, 342, 486, 489
血管拡張　201
血管拡張神経　201
血管極　377, 378
血管形成　202
血管収縮　201, 389, 399
血管収縮神経　201
血管条　109
血管内皮増殖因子（VEGF）　201
血管吻合　201
血管平滑筋　157, 196
血管膜　441, 442
血管網　379
月経　431, 432, 433
月経困難症　439
月経周期　394, 413, 417, 423-434, 430, 431, 436, 437
月経周期の調節　427
結合組織　69, 71, 72, 117, 118, 119, 120, 136
血行動態　192
結合部　148
血漿　9, 77, 85, 117
血漿タンパク質　85, 363
血小板　3, 69, 86, 88
血小板産生　84
結晶封入体　459
血清　85
結石　371
血栓　205
血栓症　205
結腸　329

結腸　349, 350, 351, 352
結腸上皮　350
結腸ヒモ　350
欠乏　256, 411, 412, 425
結膜　477
結膜炎　490
血友病　88
血流　196, 201, 388
ケラタン硫酸　126, 134
ケラチノサイト　208, 209
ケラチン　42, 109
ケラトヒアリン顆粒　208, 209
下痢　345, 353
ケルクリング弁　336
ケロイド　221
腱　132
限外濾過　377, 381, 387
原核細胞　1, 11
嫌気性代謝　145
腱索　150
原始線条　64
腱鞘腫瘍　136
原始卵胞　417, 418, 419
腱・靱帯付着部　135
減数分裂　54, 56, 57, 413, 445, 446
瞼板　477
腱付着部　135
原理　393

こ

コイル状の分泌部　214
好塩基球　82, 90, 91, 261, 264
甲介　470
口蓋腺毛偽重層円柱上皮細胞
口蓋扁桃　283, 318, 319
交感神経　176
交感神経系　161
交感神経支配　200
交感神経節　176
後眼房　480
後期　50, 51, 52
後期精子細胞　450
口腔　2, 305, 321
口腔咽頭　285
口腔カンジダ症　321
口腔上皮の肥厚　315
高血圧　160, 205
抗原　258, 259, 263
抗原結合　264, 266
膠原線維束　231
抗原提示　84, 266, 270
抗原提示細胞（APC）　257, 268
抗原に対する特異性　266
硬口蓋　320
後骨髄球　82, 83
後根神経節　164, 176, 177, 187
虹彩　476, 478, 480, 481, 490
虹彩角膜角　480
好酸球　82, 90, 261
厚糸期　57
合糸期　57
口臭　321
甲状腺　398, 399, 400
甲状腺機能亢進症　411
甲状腺機能低下症　411
甲状腺コロイド　398, 399
甲状腺刺激ホルモン（TSH）　395, 398
甲状腺刺激ホルモン放出ホルモン（TRH）　398
甲状腺腫　411
甲状腺濾胞細胞　400
甲状軟骨　289
項靱帯　123, 124
合成　18-21, 123, 124, 126, 393, 410
合成と分泌　393, 394
酵素　29
構造　10, 11, 95, 96

酵素原　367
抗体　159, 257, 258, 263, 264, 265
好中球細胞外トラップ（NET）　263
喉頭　289, 303
喉頭蓋　109, 134, 287, 289, 320, 322, 329, 469
喉頭蓋炎　322
高内皮静脈（HEV）　279
合胞体　63, 141
硬膜　180
肛門管　324, 352
抗有糸分裂薬　37
抗利尿ホルモン（ADH：バソプレシン）　384, 398, 399, 411
ゴードン・スウィート法　361
ゴールドマハティヒ細胞　381
コーン孔　299
呼吸器系　287
呼吸窮迫症候群　303
呼吸細気管支　294, 296, 297, 298
呼吸上皮　287, 290, 291, 293
呼吸路　287
黒質　187
黒体　427
鼓室階　473, 474, 475
コスタメア　150
骨　136, 223, 224, 225, 227, 228, 233, 234, 235, 238, 239, 242, 247
骨格筋の微細構造　144
骨格筋　2, 65, 73, 137, 140, 141, 142, 143, 145, 146, 147, 152, 158, 320, 329, 370
骨格筋線維　147
骨格組織　239
骨芽細胞　118, 231, 233, 234
骨幹　224, 228, 229, 239
骨幹端　224, 242, 243, 246
骨機能単位（BMU）　233, 236, 250
骨吸収　237
骨形成　102, 223, 233, 238, 239, 240, 254, 255
骨形成細胞　233
骨形成タンパク質（BMP）　102
骨細胞　2, 67, 72, 136, 234, 235, 236
骨小腔　225, 226, 228, 229, 232, 235, 245
骨髄　72, 77, 78, 79, 80, 81, 82, 83, 84, 85, 93, 136, 263, 264, 271, 285
骨髄移植　93, 285
骨髄芽球　83
骨髄系幹細胞　81
骨髄の間葉細胞　233
骨髄標本　77, 80
骨成長　247
骨折　228, 230, 255
骨棘　256
骨前駆細胞　239
骨前質　223
骨層板　223, 225, 227
骨粗鬆症　230, 256
骨端　224, 242, 243
骨単位　225, 226, 228, 232
骨端成長板　243, 244, 245, 246, 247, 248, 251
骨端軟骨　243
骨と軟骨の関係　223
骨内膜　231, 233, 236
骨内膜細胞　231, 233
骨軟化症　256
骨軟骨前駆細胞　239
骨膜　231, 232, 233, 242, 243
骨膜細胞　233
骨膜リモデリング　250
骨梁　136, 223, 224, 230
コネクソン　48
小人症　256, 411
鼓膜　472
固有層　128, 284, 325, 329, 443

固有膜　443
コラーゲン　123, 125, 223, 225, 227, 228, 233
コラーゲン, I型　121, 122, 123, 125
コラーゲン, II型　123
コラーゲン, III型　122
コラーゲン, IV型　122, 123, 125
コラーゲン, VIII型　125
コラーゲン, X型　125
コラーゲンのタイプ　123
コラーゲンの配列　227
コラーゲン線維　121
ゴルジ装置　22, 24, 26
コルチゾール　403, 404
コルチ器　472, 473, 475
コルヒチン　37, 100
コレシストキニン　339, 364, 365, 366
コレステロール　28, 363
コロイド　399
コロニー形成単位（CFU）　80
コロニー刺激因子（CSF）　80
根管　311, 312
コンドロイチン　126, 134
コンドロン　134

さ

細気管支　294, 295, 296
再吸収　250, 382, 384, 385, 387, 388, 389
再吸収過程　389
サイクリン依存性キナーゼ（Cdk）　54, 55
細糸期　57
再生　48, 49
再生医学　115
再生能　213
細動脈　124, 190, 194, 195
細動脈周囲リンパ鞘　280, 281, 283
サイトカイン　261
サイトカラシン　40
細フィラメント　147
細胞　299, 300, 302
細胞外液　118, 180, 202
細胞外基質（ECM）　67, 71, 117, 121-6, 130, 133
細胞外物質　4, 69
細胞学　139
細胞型　267, 344, 347, 405
細胞間橋　454
細胞間隙　10
細胞間接着　104
細胞結合　45, 102, 103, 104
細胞骨格　456
細胞質　9, 68, 74, 154, 156, 170, 171, 444, 445, 454, 457
細胞質分裂　49, 50, 51, 52
細胞小器官　86, 483
細胞性免疫　258
細胞増殖　48
細胞体　74
細胞内殺傷　260
細胞のアンテナ　43
細胞分裂像　68
細胞膜　1, 3, 10
細網状膜　381
細網線維　71, 124, 125, 129, 136, 272
細網組織　129
細リンパ管　196
サイロキシン　398, 399, 400
サイログロブリン　398, 399
鎖骨下動脈　193
坐骨神経　162
痤瘡　215, 220
刷毛縁　42, 106, 344
刷子細胞　290, 291
作用　402, 403

サラセミア 92
酸塩基バランス 105
酸好性細胞 400, 401
三次元構造 18
三次絨毛 435
酸素運搬能 92
残余小体 31, 33
細胞周期 49, 51, 54

し

ジオプター 478
肢芽 238, 241
耳下腺 307, 308
色覚 488
色素上皮 484, 485, 488
色素沈着 210, 211
色知覚 487
子宮 413, 429, 432, 433
子宮外妊娠 439
子宮筋層 429
子宮頸部 432, 433
糸球体 185, 374, 375, 379
糸球体外メサンギウム 379, 386
糸球体基底膜 381
糸球体疾患 392
糸球体腎炎 392
糸球体尿細管バランス 387
糸球体毛細血管 381
糸球体濾過 38, 387
子宮内膜 429, 430, 431, 432, 432
子宮内膜症 439
子宮内膜腺 430, 431, 432
軸索 146, 148, 166, 172, 173, 174, 175
軸索のバリコシティー 173
軸索輸送, 順行性/逆行性 166
軸糸 44, 99, 449
シグナル経路 246
シグナル伝達経路 48
シグナル分子Wnt 239
止血 88
止血栓 85, 88
始原 413, 416, 417
始原生殖細胞 64
歯垢 322
耳垢 472
視交叉 395
視交叉上核 408
自己-寛容性 259
自己抗体 412
死後硬直 159
自己再生 102, 446
自己反応性 273
自己-反応性 273, 274
自己免疫疾患 259
歯根 311, 313
歯根膜 312, 313
視索上核 394
支持組織 272
歯周炎 322
歯周組織 322
歯周病 322
思春期 220, 247
思春期成長スパート 247
思春期の成長 247
視床 178
歯状回 182
視床核 180, 181, 182
視床下部 178, 394, 395, 396, 397
視床下部-下垂体刺激領域 394
糸状乳頭 306, 307, 469
茸状乳頭 306, 469
視神経 178, 476, 477, 489
視神経乳頭 485
歯髄 311, 312, 316
歯髄腔 312, 313
ジストロフィン 147, 151
シス面 22, 23
歯石 322

耳石 472
脂腺細胞 215
歯槽 311
歯槽骨 311, 312, 313
舌 138, 305, 306, 307, 308, 309
実質 294, 297
失明 490
歯堤 315
四頭筋腱 251
耳道腺 472
シナプス 165, 172, 182, 185
シナプス間隙 172, 173
シナプス後膜 172
シナプトネマ構造 449
歯肉 312, 313
歯乳頭 316, 318
ジヒドロテストステロン 463
ジフテリア 303
脂肪細胞 2, 33, 68, 118, 119, 128, 129
脂肪腫 136
脂肪組織 68, 128, 129
視野 486
シャーピー線維 312, 313
射精管 462
斜裂 292
ジャンク 16
終期 51, 52, 54
収縮 145, 147, 152, 159
重症筋無力症 159
自由神経終末 218, 219
重層 108, 109
重層円柱上皮 109
重層扁平 108, 109
重層扁平上皮 305, 306, 324, 329
重層立方上皮 109
縦断面 158
十二指腸 339
周皮細胞 197, 198
終末肝細静脈 357, 358
終末グリア 171
終末神経節 176
終末扇 42, 43, 344
絨毛 128, 284, 324, 337, 338, 340, 341, 342, 343, 346, 435
絨毛性絨毛膜 434
絨毛の芯部 342
絨毛膜 63
絨毛膜絨毛 435
主細胞 335, 400, 401, 462, 463
樹状細胞 84, 211, 269, 270
樹状突起 74, 163, 164, 165, 172, 184, 185
受精 413, 422
受精卵 61, 67
出血, 月経の 433
授乳 413, 438
シュミットランテルマン (Schmidt-Landterman) 裂溝 170
寿命 92
腫瘍細胞 321
主要組織適合抗原 (MHC) 268
腫瘍 304, 371, 465, 467
受容体 30, 248, 263, 419
シュレム管 480
シュワン細胞 167, 169, 170, 171
循環器系 189
順輸送 22, 25
上衣細胞 168, 169, 186, 187
漿液細胞 308, 309
漿液性 307
漿液性舌腺であるエブネル腺 306, 307
漿液半月 309
傷害 158
障害 205, 353, 354, 411, 490
消化管 156, 173, 284, 323, 324, 325, 327, 328, 330, 343, 350
消化管内分泌細胞 324, 325, 409

消化酵素 335, 366
上下垂体動脈 395
松果体細胞 408
上気道 287, 288
小丘 163, 164, 166
上丘 178
小腔 134, 234, 235
硝子体 476, 484, 485
硝子体細胞 485
硝子軟骨 70, 126, 133, 134, 252, 290, 291
硝子膜 217, 218
鐘状期 314, 316
ショウジョウバエ 14, 102
小静脈 199, 201
小 (神経) 膠細胞 168
小帯線維 481
小腸 10, 336, 337, 338, 339, 340, 341, 344, 346, 347, 348, 349, 409, 410
小腸粘膜 337, 353
小脳 178, 182, 183, 184, 185
小脳皮質 165, 184, 185
上皮 71, 101, 102, 107, 114, 115, 300, 324, 350, 351, 464
上皮細胞 2, 71, 95, 97, 100, 102, 103, 104, 272, 273, 275
上皮細胞極性 97, 98
上皮細胞層 377
上皮組織 42, 64, 65, 70, 71, 75, 76, 95-115, 118, 127
小襞(M)細胞 283, 348, 409
上皮内癌 454, 467
上皮の素材 100
上皮由来の腺 95, 114
小胞輸送モデル 24
漿膜 323, 326, 327
静脈 198, 199, 200, 201
静脈炎 205
静脈性疾患 205
静脈洞 289
静脈瘤 205
小葉 441
食作用 29
食道 329, 330, 332
食道胃移行部 332
女性化乳房 439
女性生殖器系 413-39
初ична 423
白子 220
自律神経系 (ANS) 161
自律神経支配 462
自律神経節 176, 177
視力障害 490
腎盂 374, 385, 390
腎盂腎炎 392
心外膜 190, 191
心外膜下領域 191
真核細胞 1, 11
心筋 46, 47, 73, 137, 150, 151, 152, 153, 190, 192
心筋虚血 205
心筋梗塞 159, 205
心筋細胞 150, 151, 152, 158, 191
心筋症 159
心筋線維 150, 151, 152
心筋の壊死 205
真菌由来薬物 285
シングルポジティブ 274, 275
神経 170, 171, 172, 176
神経回路 485
神経筋接合部 148, 173
神経細胞層 484, 485, 486
神経支配 159, 190, 218
神経周膜 174, 175, 176
神経上皮層 485
神経上膜 174
神経節 74, 75, 163, 171, 176, 177, 329

神経伝達物質 172
神経内分泌細胞 290, 409
神経内膜 170, 175, 176
腎血管 390
心血管系 189, 190
心室 152, 191
腎小体 374, 375, 377, 378, 379, 380, 381
腎髄質 374, 385
腎錐体 373, 375
新生児 303, 490
新生物 92, 100, 115
心臓 190, 191, 192
腎臓 373, 374, 375, 377, 386
心臓壁 190, 191
心臓弁 192
靭帯 123
腎柱 373, 374
腎洞 374
シントロフィン 159
心内膜 190, 191
心内膜下層 190, 192
腎乳頭 374, 375, 385
腎杯 374, 385
真皮 131, 212, 213
腎皮質 374, 375
真皮乳頭 207, 212
芯部 342, 343
心不全 204, 205
腎不全 390, 392

す

膵液 366, 367
膵炎 371
錘外筋 148
膵管 366
髄腔 77
髄質 277, 373, 374, 375, 402, 404, 410
髄鞘 68, 169, 170, 172
髄鞘形成 170
水晶体 476, 481, 482, 483
水晶体線維 2, 481, 482, 483
水晶体包 481
膵上の皮腺細胞 96
膵臓 365-370
膵臓外分泌細胞 7, 24
膵臓の腺房細胞 368
膵臓のβ細胞 370, 405, 406
膵臓のホルモン 370
錐体細胞 163, 165, 181, 182
水分 384, 387, 388, 389
膵ポリペプチド 370, 407
髄膜 180
スタートコドン 18
ステロイドホルモン 393, 394, 402, 410, 413, 417, 424, 425, 430, 459
頭部 442
スリット隔膜 381
スレオニン 346

せ

精液 441, 464, 466
正円窓 473
精管 436, 441, 442, 441, 461, 462, 463, 464, 467
精管切除術 463
性交不快症 439
精細管 441, 442, 443, 444, 446, 453
精細管周組織 443
精子 64, 441, 445, 448, 460
精子過少症 466
精子形成 441, 445, 446, 455, 458
精子形成周期 452
精子細胞 448, 449, 450, 451, 452, 454
精子の先体反応 421
成熟 266, 278, 350
成熟T細胞 271, 27

成熟期初期　450
成熟面　22
成熟卵胞　422, 423
精子輸送　443
星状膠細胞　167
星状体微小管　39
精上皮　442, 443, 444, 445
生殖細胞　54, 417
成人　311
成人呼吸窮迫症候群　303
性ステロイド　441
性腺刺激ホルモン放出ホルモン　395, 458
正染色質（ユークロマチン）　14
性染色体　57
精巣上体　441, 442, 461-3
精巣上体管　461
精巣網　441, 442, 460, 461
精巣輸出管　441, 442, 460, 461
精祖細胞　445, 446, 447
声帯　289
正中隆起　394, 395
成長線　313
成長ホルモン（GH）　395
精嚢　441, 442, 464
生物学　1
成分　117, 121, 125, 127, 128, 130, 131, 133
精母細胞　445, 448, 449, 455
石化　318
赤芽球島　81
脊髄　162, 186, 187
脊髄神経　161, 162
脊椎の靭帯　124
脊髄の運動ニューロン　186
脊柱　253, 254, 255
赤脾髄　279, 280, 281
セクレチン　367
石灰化　223, 234, 238, 239, 244, 246, 250, 252, 253
舌下腺　308, 309
赤血球　2, 3, 82, 83, 86, 87
赤血球生成　80, 82
赤血球の造血　81
接合子　61, 62, 64
接合部　173, 174, 201
舌腺　306, 307
接着　45, 47, 103, 104
接着性　126
接着帯（接着結合）　38, 45, 46, 47, 103, 104
接着タンパク質　47
舌扁桃　307, 319
セメノゲイン　464
セメント芽細胞　312
セメント細胞　312
セメント質　312, 313
セメント線　135, 226
セメント線　226
セリアック病　353
セルトリ細胞　103, 442, 446, 454-8, 460
セロトニン　328, 347, 393
腺　100, 101, 430
線維芽細胞　118, 276
線維芽細胞成長因子（FGF）　79
線維細胞　119, 483
線維腫　136
線維体　421
線維軟骨　133, 135
線維輪　255
前顆粒膜細胞　413, 415, 418
腺癌, 肺の　304
前期　50, 52
前駆細胞　233
前駆物質　368
前血小板塊　84
前骨髄球　82, 83
前根　186, 187

腺腫　371
腺上皮　333
線条部　310
染色　161, 174, 175, 489
染色体　5, 12, 13, 14, 15, 16, 17, 18, 19
染色体の長さ　14
染色分体　49, 50
前正赤芽球　81, 82
喘息　261, 296, 300, 303
腺組織　71
先体　450
先体顆粒　449
先体期の精子細胞
先体反応　421
先体帽　449
前球　83
前中期　50, 52
前庭階　474, 475
前庭器官　472
前庭神経　472
先天性副腎過形成　412
蠕動　329
セントロメア　16, 50
腺熱　322
前肥満細胞　81
全分泌　114, 214, 215
腺房　358
腺房　113
腺房細胞　8, 113, 366, 367, 368, 370
腺房中心細胞　366, 367, 368
腺房モデル　356, 358, 359
線毛　43, 44, 99, 107
線毛細胞　428, 429
前立腺　464, 465
前立腺特異抗原　465, 467

そ
総肝動脈　359
双極細胞　484, 485
双極性ニューロン　164
象牙-エナメル境　316, 317, 318
象牙芽細胞　316, 317, 318
象牙質　311, 312, 313, 317
象牙質形成　314, 316
象牙前質　312, 316, 317
象牙前質の分泌　316
造血　79, 80, 81
造血幹細胞（HSC）　78, 80, 81, 271
造血成長因子　80
相互作用　102, 120
桑実胚　62
相乗作用　394
創傷治癒　117, 136, 158, 297, 307
増殖　202
増殖, B細胞の　276, 277, 278, 279
増殖期　430
増殖期中期　430
増殖性細胞核抗原（PCNA）　100, 415, 447
増殖能　49, 80, 100, 108
総胆管　365
層板成熟モデル　24
束　140
足細胞　379, 380, 381
束状帯　402, 403
塞栓　205
足底　210
側脳室　178, 182
組織迷入　65
疎性結合組織　72, 129, 130
ソマトスタチン　370, 407
粗面　17-21
ゾリンジャー・エリソン症候群　353
ゾーン　135
損傷　205, 489

た
ターナー症候群　438
帯　464, 467
第3脳室　394, 395
第4脳室　183
体温調節　213
対向流系　388
対向流交換系　387, 389
対向流増幅系　388
体細胞突然変異　266
胎児　61, 239, 242, 244
代謝　21, 407
代謝性骨疾患　256
体循環　189
苔状線維　185
大静脈　199, 200
体性感覚野　181
大腿骨　224
大腸　324, 349, 350, 351
タイチン　147, 151
大動脈　192, 193
タイトジャンクション　46, 97, 101, 103, 197, 198
タイドマーク　252, 253
ダイニン　38, 39, 44, 51
大脳　162, 180, 182
大脳半球　178, 180
大脳皮質　163, 164, 165, 178, 179, 180, 181, 182
胎盤　434, 435
胎盤性副腎皮質刺激ホルモン放出ホルモン　410
唾液腺　307, 308, 310
タキソール　37
多細胞性　111, 112
多糸染色体　14
多染性正赤芽球　82
脱灰　322
脱髄　168
脱髄疾患　187
脱落　430
脱落膜化　424, 431
タニサイト　169
多能性細胞　119
多能性　79, 80, 81, 273
多発性硬化症　187
ダブルネガティブ　274, 275
多様性　95-102
単一管状腺　111, 112
単一コイル状管状腺　111, 112
胆管　362, 363
胆管炎　372
胆管閉塞症　371
単球（マクロファージ）　86, 91, 119, 260, 261
単球コロニー刺激因子　237
単球造血　83
単細胞性　110, 111, 112
炭酸　236
胆汁　356, 357, 362, 363, 364
胆汁色素　363
炭水化物の代謝　21
男性生殖器系　441
弾性線維　123, 124, 125, 193, 212, 299
弾性動脈　192, 193
弾性軟骨　133, 134, 320
胆石　371
単層　104, 105, 106
単層円柱上皮　105, 106, 296, 324, 330, 333, 337, 343, 352, 429, 430
単層扁平上皮　104
単層立方上皮　104, 105
胆嚢　355, 364, 365, 371
胆嚢炎　372
タンパク質ホルモン　398
タンパク質合成　18
断片化　84

淡明層　210

ち
チェックポイント　54, 55
蓄積症　371
腟　434
腟粘膜　434
緻密規則性結合組織　132
緻密結合組織　72, 131, 136, 305
緻密骨　226, 227
緻密層　127
緻密斑　375, 378, 386
緻密不規則性結合組織　131
チモーゲン顆粒　113, 335, 366, 367, 368, 369
着床　428
中間径フィラメント　35, 36, 41, 42
中間径フィラメントのサブタイプ　42
中間フィラメント
中期　50, 52
中心管　168, 169
中心窩　486
中心後回　181
中心細胞　278, 279
中心子周辺物質　39
中心静脈　356, 357
中心体　35, 37, 39
中心子　39
虫垂　283, 352, 354
中枢神経系内
中枢神経系　161, 167, 178, 180, 186, 187
中脳　178
中胚葉　64, 95, 118
中皮　104, 191, 327
中皮腫　304
中膜　155
腸　353
腸陰窩　102, 112
腸管関連リンパ組織　337, 348
腸管神経叢　163
腸間膜　123, 130, 327
腸クロム親和性細胞　325, 409
蝶形骨　395
腸骨　80, 194
長骨　243
聴神経の損傷　489
腸神経　173
腸神経系（ENS）　161, 177, 327
調節　481, 482, 483
腸腺　112, 340
腸チフス　353
超低密度リポタンパク質（VLDL）　363
超微細形態　85
超微細構造　5, 7, 10, 12, 16, 17, 18, 21, 27, 28, 30, 31, 48, 91, 195, 197, 201, 260, 261, 265, 284, 301, 335, 355, 360
直血管　373, 376, 383, 387
直腸　349, 352
直腸肛門部位　352
貯蔵　33, 119, 364

つ
ツァイス腺　477
椎間円板　255
椎体　254
痛風　256

て
手　243
低性腺刺激ホルモン性生殖機能不全　411
ディッセ腔　124, 359, 361
停留睾丸　455, 467
適応　258, 266
デコリン　121, 125

デジタルデコンボリューション顕微鏡　4
テストステロン　410, 441, 458, 459
デスミン　42, 147, 150
デスメ膜　479
鉄欠乏性貧血　92
鉄分　281
テトラヨードサイロニン（T_4）398, 399
デヒドロエピアンドロステロン　403, 404
デフェンシン　346
デュシェンヌ型筋ジストロフィー　159
テロメア　16, 17
テロメラーゼ　17
転移RNA（tRNA）　18
糖鎖付加　18
伝音性難聴　489
伝染性単核症（腺熱）　322
伝導系　192
伝導速度　175

と
糖衣　201
頭蓋骨　239, 240
透過型電子顕微鏡　4
導管　131, 213, 366
動原体　50, 53
動原体微小管　39
糖鎖付加　18
動静脈の吻合　213
同心円　95, 123, 219, 225, 227, 228, 230, 234, 240, 464, 465
糖タンパク質　121, 351
動的不安定性　37
糖尿病　412
頭皮　216, 218
洞房結節　153, 191
動脈　124, 193, 194, 195, 196, 201, 204
動脈系　196
動脈硬化　160, 205
動脈周囲リンパ鞘　280, 282
動脈瘤　205
透明帯　419, 420, 421, 423, 449
透明板　127
洞様毛細血管　198, 356, 358
トームス突起　317, 318
トキソイド　285
特異性　259, 263
特性　96, 192
登上線維　185
トノフィラメント　42, 209
トランスサイトーシス　24
トランス面　22
トリグリセリド　129
トリスケリオン　30
鳥肌　218
トリヨードサイロニン（T3）　398, 399
トルイジンブルー　358
トレッドミル　40
トロポコラーゲン　118, 121, 122
トロポニン　140
トロポミオシン　140
トロンビン　88

な
ナイーブ／免疫担当B細胞　264
内エナメル上皮（IEE）　315, 316
内肛門　328, 352
内肛門括約筋　328, 352
内弾性板：IEL　124
内胚葉　62, 64, 95
内皮　197, 201
内皮細胞　35, 104, 190, 201, 202, 203, 204, 361, 362, 479
内分泌　114, 393, 394
内分泌撹乱物質　454

内分泌系　393, 394, 408, 409
内分泌細胞　111, 365, 410
内分泌腺　71, 110, 114, 393, 394
内分泌腺－外分泌部門脈系　367
内分泌調節　247
内分泌部　370, 404, 405, 406, 407
内卵胞膜　419, 425
内リンパ液　472, 473, 474
ナトリウム　389
ナトリウムチャンネル　171
涙　477
軟口蓋　320
軟骨　72, 133, 134, 135
軟骨芽細胞　118, 119, 133
軟骨管　243
軟骨基質タンパク質　125
軟骨形成　244
軟骨原型　241
軟骨細胞　2, 4, 72, 119, 133, 134
軟骨内骨化　238, 240, 241, 242, 240
軟骨のインターフェース　252
軟骨膜　133, 241
難聴　489
軟膜　180

に
二酸化炭素　85, 87, 300
二次骨形成　240
二次卵母細胞　423
二次卵胞　419, 420
日光角化症　220
ニッスル小体　165
乳管　436, 437
乳管洞　436, 437
乳腺　102, 436, 437, 438
乳腺炎　439
乳頭筋　150, 190
乳突蜂巣　472
乳糜腔　338
乳房組織　436
尿管　373, 374, 390
尿管芽　374, 376
尿管極　377, 379
尿管の近位部　390
尿細管　374, 375, 376, 383, 384, 385, 386
尿素　388, 389
尿道　390, 391
尿道腺（リットレLittréの尿道腺）　466
尿崩症　411
尿路　390
妊娠　413

ぬ
ヌクレオソーム　14, 15, 16, 17, 18, 19, 20, 21

ね
熱傷　221
粘液　309, 332
粘液細胞　113
粘液性　307
粘液腺　329, 330, 332
粘液分泌細胞　112, 290, 295, 330
粘質性（膠様）結合組織　130
粘膜　110, 330–335, 337, 338, 349, 350, 428, 429
粘膜下層　197
粘膜下組織　131, 326
粘膜下腺　291
粘膜関連リンパ組織　265, 271, 283
粘膜筋板　325, 326, 329, 331, 332, 336
粘膜骨膜　287
粘膜固有層　325
粘膜のリンパ濾胞　283

の
脳　17, 178, 179, 180, 181, 182, 183, 184, 185, 186, 187, 198
膿　220
脳幹　183
脳神経　161
脳水腫　180
脳脊髄液　168, 186, 187
能動輸送　114
囊胞性線維症　303
脳梁　178
乗り物酔い　489
ノルエピネフリン

は
歯　310, 311, 312, 313, 314, 315, 316, 317, 318
パーキンソン（Parkinson）病　187
バーグマングリア細胞　185
パーフォリン　267
肺　287, 294, 297, 298, 300, 303, 304
パイエル板　283, 347
パイエル板　348
パイエル板　348
肺炎　304
バイオフィルム　321
肺気腫　125, 303
胚形成　61
肺根　292, 293
杯細胞　2, 71, 106,107, 108, 110, 346
胚細胞腫瘍　454
肺循環　189, 299
肺静脈　200, 300
胚性幹細胞（ES）　61, 64
肺塞栓　205, 303
肺塞栓症　303
胚中心　277, 278, 279, 282
肺動脈　300
胚と胎児の赤血球　83
胚の細胞　61
灰白質　178, 182, 183, 184, 187
胚盤胞　61, 62, 63
胚盤葉上層　61, 64
肺胞　299
肺胞管　297, 298
肺胞細胞　299, 300
肺胞内圧
肺胞嚢　100, 297, 298
胚葉　61, 62, 63, 64, 65, 70
排卵　413, 414, 417, 422, 423
ハウシップ窩　236, 237, 250
白質　178, 180, 182, 183, 184
白色脂肪　33, 129
白色脂肪細胞　128
白色脂肪組織　129
白体　417, 427, 428
白内障　490
白膜　441, 442
破骨細胞による骨表面の掘削　237
破骨細胞　230, 231, 236, 237, 238
パジェット病　256
パシニ小体　171, 219
橋本甲状腺炎　411
破傷風　159
破傷風菌　159
パターン認識　70
白血球　85, 86
白血病　92, 93
ハッサル小体　273
発生　259
発達　79, 84, 95, 265, 279
パネート細胞　102, 324, 346, 349
歯の発生　314
ハバース管　225, 226, 228, 229, 232, 235, 240, 250
馬尾　162, 186
パラクリン制御　393
パラニューロン　409
バレット（化生）　353

バレット食道　353
半規管　472, 473
半月　218
反転帯　250
パンヌス　256
反応性過形成　277
ヒアルロン酸　126, 485

ひ
ビールショウスキー銀染色法　491
鼻炎　304
比較　204
非角化　108, 306,319,329,
皮下組織　216
光感受性　485
鼻腔　287, 288, 289
非形成　114
鼻甲介　287, 288
微細構造　120
微小線維　125
脾索　281
皮脂　214, 215, 472
皮脂腺　112, 215
皮質　373, 375, 376, 402, 403, 404
微絨毛　4, 42, 43, 98, 106, 361, 382
微絨毛をもった単層円柱上皮　106
糜粥　330, 334, 335, 339
尾状核　178
微小管安定化タンパク質　419
微小環境　271
微小管　3, 35, 36, 37, 38, 39, 449, 450
微小管形成中心　38, 39, 267
微小管結合タンパク質　37, 38
微小血管系　196
微小線維　123
皮髄境界部　373, 382
ヒスタミン　90
ヒス束　153, 191
ヒストン　14
脾臓　279, 280, 281, 282, 283
ヒダ　330, 331
肥大　114
ビタミンA　487, 488
ビタミンB_{12}　92, 363
ビタミンC欠乏　322
ビタミンC欠乏症　136
ビタミンD　207, 220, 389, 410
脾柱動脈　280
非特異性尿道炎（NSU）　467
ヒドラ　95
ヒドロキシアパタイト　135, 223, 234, 238
ヒト胎盤性ラクトーゲン（hPL）410
ヒト絨毛性性腺刺激ホルモン（hCG）63, 410, 428
泌尿器系　373
皮膚　210, 220
皮膚炎　220
腓腹筋　149
被包性神経終末　218, 219
肥満細胞　80, 83, 119, 128, 261
ビメンチン　42
百日咳　159, 303
表層粘液細胞　331, 332, 333, 334
表層の上皮　324, 337
表皮　209, 210
表皮　99, 207, 208-12, 213, 214, 215, 216, 217, 218, 219, 220
表面積　26, 183, 337
表面特殊化 98, 99
表面の特殊化　4
表面免疫グロブリン　264
病理学　77
ヒラメ筋　149
ビリルビン　87, 220, 363, 371
ヒルシュスプルング病　354

497

疲労 149, 159
ビンクリスチン 37
貧血 92
ビンブラスチン 37

ふ
ファーター膨大部 365
ファゴソーム 31
ファゴリソソーム 89
ファラシジン 40
ファロイジン 40
部位 214, 215
フィックの法則 192
フィブリノーゲン 88
フィブリリン 123, 125, 126
フィブリン 87, 88
フィブロネクチン 125, 464
フィラグリン 209, 210
フィロポディア 40
フェオメラニン 211
フォルクマン管 226, 228, 232
フォンウィレブランド因子 201
孵化 62
副交感神経 176, 177
副交感神経系 161
副交感神経節 176, 177
副甲状腺 400, 401, 411
副甲状腺機能亢進症 401, 411
副甲状腺機能低下症 411
副甲状腺ホルモン 236, 247, 400, 401
副甲状腺ホルモン関連タンパク質 247
複糸期 57
副腎髄質の境界部 405
副腎皮質刺激ホルモン（ACTH） 395, 396, 404
腹水 67, 371
副鼻腔炎 304
浮腫 205
不全 390, 392, 411
付属性腺 441, 462, 466
双子 439
二つ組 152
付着 88
物質交換 192
フッ化物 322
太いフィラメント 147
ぶどう膜 476, 478, 479
不動毛 45, 98, 107, 461, 462, 463
不妊症 44, 303, 411, 466
プルキンエ細胞 164, 165, 172, 184, 185, 191
プルキンエ細胞層 184
プルキンエ線維 153, 191
ブルンネル腺 111, 113, 339
ブレインボウ（brainbow）トランスジェニックマウス 168, 182
プレグネノロン 28, 459
プレプロインスリン 406
プレプロホルモン 393
プロインスリン 406
プロオピオメラノコルチン 397, 411
プロゲスチン 413, 429
プロゲステロン 429
プロゲストゲン 429
プロコラーゲン 118, 122
プロスタサイクリン 201
プロタミン 449
プロテオグリカン 121, 125, 126, 134
プロトフィラメント 41
プロフィラグリン 208
プロホルモン 393
プロラクチン 395, 396, 397, 437
分化, B細胞の 264, 265
分界溝 306
分化多能性 67

分化段階 445, 446
分岐 71, 293, 294, 297
吻合 201
吻合, 動静脈の 201, 213
分子層 183, 184
分子モーター 37, 38, 166
分泌 308, 309, 425
分泌顆粒 22, 24, 477
分泌期 430, 431
分泌期後期 431, 432
分泌期中期 431
分泌経路 22, 23
分泌細胞 335, 370, 405
分泌組織 410
分泌調節 394
分布 488
噴門 330, 332
噴門部 330, 332
分類 42
分裂運動を停止させる方法 341
分裂間期 49
分裂前期 415
分裂中期 15

へ
平滑筋 154, 155, 158, 194, 196, 330, 331, 325, 326, 338, 353, 390, 391
平滑筋腫 160
閉経後 439
閉鎖症 353
閉鎖帯（タイトジャンクション） 46
閉塞 296
閉塞性気道疾患 296
並列線維骨 223
壁（酸分泌）細胞 332, 333, 334, 335
臍の緒 130
ベッツ細胞 182
ヘテロクロマチン 144, 265
ペニス 390, 391, 465, 466
ヘパラン硫酸 127
ペプチドホルモン 393
ヘム 86, 363
ヘモグロビン（Hb） 82, 86
ベリーニの管 384, 385
ヘリコバクター・ピロリ 353
ヘリング管 362
ヘリング神経葉 398
ペルオキシソーム 5, 32
ヘルニア 255
ヘルパーT細胞 267, 269
弁 190, 192, 200, 205
変形性関節症 256
扁桃 283, 307, 318, 319, 322
扁桃陰窩 319
扁桃炎 319, 322
扁平型細胞 squamous-type cell 68
扁平上皮 68, 104
扁平上皮細胞 68, 104, 108
扁平上皮の異形成 115
鞭毛 43, 44
ヘンレのループ 374, 375
ヘンレ神経叢 325, 329

ほ
ポアズイユの法則 192
傍黄体細胞 426, 427
防御系 257, 258
膀胱 390, 391
膀胱炎 392
房室結節 153,191
房室束（ヒス束） 153, 191
放出 406
胞状 416, 417, 420, 422
胞状腺 111, 112, 113, 436, 437
房水 476, 480, 481, 490
紡錘体 39

傍大動脈内臓胸膜 79
膨大部 413, 428, 472
胞胚腔 62
ボーマン腔 377, 378, 379, 387
ボーマン腺 378, 380, 471
ボーマン嚢 377, 378
保持 411
ホスファターゼ 234
ホスファチジルセリン 59
補体 260
補体系 260
勃起組織 466
ポドソーム 236
母乳 411
ホメオスタシス 386, 387, 401, 404
ポリペプチド 17
ポリリボソーム 18
ホルモン 111, 393, 394, 398
ホルモンの周期 413
ホルモン制御 458
ホルモン調節 458
ホルモン補充療法（HRT） 256
ホロクリン分泌 114

ま
マイクロフィラメント 3, 35, 36, 40, 42
マイスナーの神経叢 177
マイスナー小体 219
マイスネル神経叢 326, 329
マイボーム腺 477
膜貫通タンパク質 11
膜タンパク質 10, 11
膜内骨化 238, 239
膜の表面積 8
膜のラッフリング 29, 237
マクロピノサイトーシス 29
マクロファージ（単球） 91, 260, 300, 302
末梢神経 74, 162, 174, 175, 176
末梢神経系 161
マッソン 174
末端 297, 298
マトリックスメタロプロテナーゼ 236
マルチノッチ細胞 182
マルファン症候群 136
マンシェット 450
慢性アレルギー 261
慢性骨髄性白血病（CML） 93
慢性疲労症候群 159
慢性リンパ性白血病（CLL） 93

み
ミオグロビン 139
ミオシン 149
ミオシンフィラメント 137, 146, 147, 150, 151, 156, 281
ミオパチー 159
味覚 469, 489
味覚受容細胞 469, 470
ミクログリア 168
密着帯 46, 97, 345, 362, 455, 456
ミトコンドリア 7, 27, 28, 139, 143, 145, 150, 151
耳 472, 474
脈絡膜 478, 479, 480, 484
脈管形成 202
ミュータンスレンサ球菌 322
味蕾 306, 307, 469, 470, 489

む
無嗅覚症 489
無月経, 授乳中の 438
無重力 45
無精子症 466
無窓型 196
ムチン 333
無排卵 438, 439

め
眼 476, 482
メイ・グリュンヴァルト・ギムザ 87
明暗のバンド 132
迷走神経 176, 327, 367
メサンギウム 381
メサンギウム細胞 379, 381
メッケル憩室 65
メッケル軟骨 316
メッセンジャーRNA 13
メニエール病 489
目眩 489
メラトニン 408
メラニン 34, 211
メラニン細胞 480, 481, 490
メラノサイト 211, 217
メラノサイト刺激ホルモン 411
メラノソーム 211, 217
メラノプシン含有神経細胞神経節細胞 485
メルケル細胞 212, 409
免疫 263, 285
免疫応答 257
免疫学的寛容 259
免疫学的記憶 258
免疫監視 269
免疫機能 337, 348
免疫グロブリン 285, 295, 325
免疫系 257-61, 263, 337
免疫増強剤 285
免疫調節法 285
免疫薬理学

も
毛幹 216, 217
毛根 216
毛細血管－組織間の物質交換 197
毛細血管 86, 196, 197, 198, 201, 299, 300, 302
毛細血管前括約筋 196
毛細胆管 357, 360, 362, 363
毛細胞 473, 475
毛細リンパ管 202, 203
網糸期 418
網状赤血球 82
網状帯 402, 403, 404, 405
盲端 228, 229
毛皮質 216, 217
毛包 216, 217, 218
網膜 477, 483, 484, 485, 486, 487, 488, 489
網膜血管 488, 489
網膜色素上皮 480
網膜症 490
網膜神経節細胞 484
毛様体 34, 476, 478, 481
毛様体筋 481, 483
毛様体突起 478, 479, 480, 481
モータータンパク質 38, 39, 53
モノクローナル抗体 285
モル腺 477
門脈圧亢進症 205, 371

ゆ
有郭乳頭 305, 306, 307, 469
有形成分 9, 86
有酸素呼吸 27, 28
有糸分裂と減数分裂の比較 56
有糸分裂 37, 38, 39, 49, 50, 53, 54, 55, 56, 445
有髄神経線維 68, 74, 139
有棘細胞 209
有棘細胞癌 220
有棘層 208, 209, 211
遊走 65, 89, 100, 102, 118
有窓型 197, 381
有窓型血管 196
有窓型毛細血管 198

遊走性紅斑（地図状舌） 321
ユーメラニン 211
有毛細胞 472
幽門括約筋 330
幽門腺 335, 336
幽門部 336
遊離リボソーム 18
輸血 93
輸出管円錐 461
輸精上皮 109, 442
輸送機構 24
輸送と代謝 393

よ
葉 182
葉酸 363
葉状乳頭 306, 308
羊膜 63
ヨウ素 324

ら
蕾状期 315
ライスナー膜 474, 475
ライディッヒ細胞 410, 441, 443, 446, 458, 459
ラインケ結晶 458, 459
らせん状 21
らせん神経節 473, 475
ラット 76
ラトケ腔嚢胞 397
ラトケ囊 397
ラマノスキー Ramanowsky 染色 87
ラミニン 99, 125, 127, 141, 195, 378
ランヴィエ絞輪 170
卵円窓 473, 474
卵黄嚢 79
卵管 413, 428, 429
卵管炎 438
卵丘の塊 422
卵形囊 472
ランゲルハンス細胞 211, 270
ランゲルハンス島 365, 370, 404-7
乱視 409
卵巣 413-18, 420, 421-426, 428, 438
卵巣周期 413, 424
ランビエ（Ranvier）の絞輪
卵胞 414
卵胞液 420, 421, 422
卵胞期 413, 424, 430
卵胞刺激ホルモン（FSH） 395, 417
卵胞発育過程 416
卵胞膜黄体細胞 426, 427
卵胞膜細胞 419, 420, 421
卵母細胞 2, 57, 413, 415, 418, 423

り
リーベルキューン陰窩 337
リーベルキューン陰窩 340
リーベルキューン陰窩 349, 352
リウマチ熱 159, 205
リガンド分子 237
リソソーム 360
リゾチーム 346, 477
立毛 216, 218
立毛筋 216, 218
リボソーム 9, 17, 18, 37
リボソーム RNA 13
リポフスチン色素 34
リボ核酸 9, 82
リモデリング 240, 249, 250, 251
領域基質 134, 252
良性腫瘍 136
緑内障 490
リンカー 14
リン酸カルシウム 136, 223, 234
輪状ヒダ 338
リンパ 189, 202, 203
リンパ節 276, 277
リンパ芽球 84
リンパ管 202, 203
リンパ管炎 189, 202, 205
リンパ器官 276
リンパ球 86, 92, 257, 258, 263, 276, 277
リンパ球造血 84
リンパ球系幹細胞 80
リンパ球造血 84
リンパ腫 353
リンパ節 72, 124, 129, 203, 269, 276, 277, 279
リンパ組織塊の環 318
リンパ濾胞 129, 280, 282, 307, 322

る
類骨 233, 234, 244
類骨の基質 233
涙腺 477
類洞 77, 78, 79, 271
ループ状ドメイン 15

れ
冷点 219
レセプター 394
レチナール 484, 485, 487
裂孔ヘルニア 353
レニン 378, 386, 389, 403, 410
レニン-アンギオテンシン系（RAS） 386, 387, 403
レプチン 237, 335
レプトテン期 457

ろ
老化 31
老眼 490
漏出 199, 203
老人斑 187
濾過 387
濾過スリット 380
ロキタンスキー-アショッフ洞 364
ロゼット状のグリコーゲン顆粒 32
ロドプシン 485, 487
濾胞関連上皮 348
濾胞性樹状細胞（FDC） 271, 276, 278, 279, 283

わ
ワクチン 285
ワルダイエルの輪 318, 319
ワルティン腫瘍 321
腕神経叢 162

カラーアトラス機能組織学　原著第2版
Functional Histology Second Edition

2013年1月10日　原著第2版第1版第1刷発行

原　著　者：Jeffrey B. Kerr
監　訳　者：河田　光博　小路　武彦
発　行　人：布川　治
発　行　所：エルゼビア・ジャパン株式会社
　　　　　〒106-0044　東京都港区東麻布1-9-15　東麻布1丁目ビル
　　　　　電話（03）3589-5024（編集）　（03）3589-5290（営業）
　　　　　URL http://www.elsevierjapan.com/
発　売　元：医歯薬出版株式会社
　　　　　〒113-8612　東京都文京区本駒込1-7-10
　　　　　電話（03）5395-7616
　　　　　FAX.（03）5395-8563
　　　　　URL http://www.ishiyaku.co.jp/
　　　　　郵便振替番号 00190-5-13816
組　　　版：有限会社学芸社
印刷・製本：日経印刷株式会社

© 2013 Elsevier Japan K.K.
本書の複製権・翻訳権・上映権・譲渡権・公衆送信権（送信可能化を含む）はエルゼビア・ジャパン株式会社が保有します．
JCOPY〈（社）出版者著作権管理機構 委託出版物〉
本書の無断複写は著作権法上での例外を除き禁じられています．複写される場合は，そのつど事前に（社）出版者著作権管理機構（電話 03-3513-6969，FAX 03-3513-6979，e-mail：info@jcopy.or.jp）の許諾を得てください．

落丁・乱丁はお取り替え致します．　　　　　　　　　　　　　　　　　　Printed and bound in Japan.
ISBN978-4-263-73146-8